INSUFICIÊNCIA CARDÍACA
DEIC-SBC

INSUFICIÊNCIA CARDÍACA DEIC-SBC

EDITOR

José Albuquerque de Figueiredo Neto

EDITORES ASSOCIADOS

Evandro Tinoco Mesquita

Fabiana Goulart Marcondes-Braga

Lidia Ana Zytynski Moura

MANOLE

Produção editorial: Juliana Waku
Projeto gráfico: Departamento de arte da Editora Manole
Editoração eletrônica: Formato Editoração
Ilustrações: Formato Editoração, Luargraf Serviços Gráficos
Capa: Ricardo Yoshiaki Nitta Rodrigues
Imagem de capa: Istockphoto.com

CIP-BRASIL. CATALOGAÇÃO NA PUBLICAÇÃO
SINDICATO NACIONAL DOS EDITORES DE LIVROS, RJ

I47

Insuficiência cardíaca DEIC-SBC / editores José Albuquerque de Figueiredo Neto ... [et al.]. - 1. ed. - Santana de Parnaíba [SP] : Manole, 2022.
: il. ; 28 cm.

Inclui bibliografia e índice
ISBN 9786555769739

1. Insuficiência cardíaca - Diagnóstico. 2. Insuficiência cardíaca - Tratamento. I. Figueiredo Neto, José Albuquerque de.

21-74139 CDD: 616.129
CDU: 616.12-008.46

Meri Gleice Rodrigues de Souza - Bibliotecária - CRB-7/6439

Editora Manole Ltda.
Alameda América, 876
06543-315 – Santana de Parnaíba – SP – Brasil
Tel.: (11) 4196-6000
www.manole.com.br
https://atendimento.manole.com.br

Impresso no Brasil
Printed in Brazil

Editor

José Albuquerque de Figueiredo Neto
Professor Titular de Cardiologia da Universidade Federal do Maranhão (UFMA). Doutor em Cardiologia pela Universidade de São Paulo (USP). Especialista em Cardiologia pela Sociedade Brasileira de Cardiologia (SBC). *Fellow* do American College of Cardiology. *Fellow* da European Society of Cardiology. *Fellow* da American Heart Association.

Editores associados

Evandro Tinoco Mesquita
Professor Titular de Cardiologia da Universidade Federal Fluminense (UFF). Presidente do Departamento de Insuficiência Cardíaca (DEIC-SBC). Vice-Presidente da Sociedad Interamericana de Cardiología (SIAC).

Fabiana Goulart Marcondes-Braga
Pós-Doutora pela Universidade de São Paulo (USP). Professora do Programa de Pós-graduação da USP. Cardiologista da Unidade Clínica de Transplante Cardíaco do Instituto do Coração do Hospital das Clínicas da Faculdade de Medicina da USP (InCor-HCFMUSP). Diretora Científica do Departamento de Insuficiência Cardíaca da Sociedade Brasileira de Cardiologia.

Lidia Ana Zytynski Moura
Professora Titular da Escola de Medicina da Pontifícia Universidade Católica do Paraná (PUC-PR). Doutora pela Faculdade de Medicina da Universidade de São Paulo (FMUSP).

Revisores científicos

Luiz Claudio Danzmann
Doutor em Ciências Cardiovasculares pela Universidade Federal do Rio Grande do Sul (UFRGS). Professor Adjunto de Clínica Médica da Universidade Luterana do Brasil. Coordenador do Comitê de ICFEp do Departamento de Insuficiência Cardíaca da Sociedade Brasileira de Cardiologia. Membro da Sociedade Brasileira de Cardiologia. Membro da Heart Failure Association da European Society of Cardiology.

Marcus Vinicius Simões
Professor Associado de Cardiologia do Departamento de Clínica Médica da Faculdade de Medicina de Ribeirão Preto da Universidade de São Paulo (FMRP-USP). Livre-Docente em Cardiologia.

Nadine Oliveira Clausell
Mestre em Cardiologia pela Universidade Federal do Rio Grande do Sul. Especialista em Medicina Interna no Hospital de Clínicas de Porto Alegre (HCPA). Doutora em Cardiologia e Ciências Cardiovasculares na University of Toronto. Professora Titular de Clínica Médica I – Estágio – do Departamento de Medicina Interna da Universidade Federal do Rio Grande do Sul. Orientadora do Programa de Pós-graduação em Cardiologia pela Universidade Federal do Rio Grande do Sul (UFRGS). Coordenadora do Programa de Transplante Cardíaco do HCPA. Diretora-Presidente do HCPA.

Victor Sarli Issa
Cardiologista do Hospital Universitário de Antuérpia. Doutor pela Faculdade de Medicina da Universidade de São Paulo.

Autores

Adalberto Menezes Lorga Filho
Responsável pelo Setor de Arritmia e Eletrofisiologia do Instituto de Moléstias Cardiovasculares (IMC) de São José do Rio Preto e responsável pelo Serviço de Eletrofisiologia e Ambulatório de Arritmias da Faculdade de Medicina de São José do Rio Preto. Doutor em Ciências com área de concentração em Medicina pela Faculdade de Medicina da Universidade de São Paulo (InCor-HCFMUSP).

Adriana Aparecida Bau
Especialista em Clínica Médica e Cardiologia.

Aguinaldo F. Freitas Jr
Doutor em Ciências pela Universidade de São Paulo. Professor Associado de Cardiologia do Departamento de Clínica Médica da Universidade Federal de Goiás.

Alexandre Jorge de Andrade Negri
Mestre em Ciências da Saúde pela Universidade Cruzeiro do Sul (UNICSUL) – SP. Especialista em Cardiologia pela Sociedade Brasileira de Cardiologia (SBC) e Medicina Intensiva pela Associação de Medicina Intensiva Brasileira (AMIB). Professor Titular de Cardiologia do Departamento de Doenças e Distúrbios Cardiovasculares da Faculdade de Ciências Médicas/AFYA de João Pessoa/PB. Presidente da Sociedade Paraibana de Medicina Intensiva (SOPAMI) – 2020-2021.

Alexandre Siciliano Colafranceschi
Responsável técnico do Programa de Transplantes de Órgãos Torácicos do Instituto Nacional de Cardiologia, Rio de Janeiro. Coordenador do Programa de Transplante Cardíaco e Suporte Circulatório Mecânico do Hospital Pró-Cardíaco, Rio de Janeiro. Professor Adjunto da Universidade Federal do Estado do Rio de Janeiro (UNIRIO). Mestre pela Universidade de Harvard e Doutor pela Universidade de São Paulo.

Ana Flávia Malheiros Torbey
Professora Adjunta de Pediatria do Departamento Materno Infantil da Universidade Federal Fluminense. Doutoranda em Ciências Cardiovasculares pela Universidade Federal Fluminense. Mestre em Saúde da Criança e Adolescente pela Universidade Federal Fluminense. Título de Especialista em Pediatria pela Sociedade Brasileira de Pediatria. Residência Médica em Cardiologia Pediátrica pelo Instituto Nacional de Cardiologia. Residência Médica em Pediatria pela Universidade Federal Fluminense. Médica pela Universidade Federal Fluminense.

Ana Paula Chedid Mendes
Cardiologista do Hospital Universitário Antônio Pedro da Universidade Federal Fluminense. Residência em Transplante de Coração pelo Hospital de Clínicas de Porto Alegre. Título de Especialista em Cardiologia pela Sociedade Brasileira de Cardiologia. Residência em Cardiologia pelo Instituto Nacional de Cardiologia. Residência em Clínica Médica pelo Hospital Federal do Andaraí. Graduação em Medicina pela Universidade Federal Fluminense.

André Rodrigues Durães
Mestre em Medicina e Saúde pela Universidade Federal da Bahia (UFBa). Especialista em Cardiologia. Doutor em Medicina e Saúde pela UFBa. Professor Adjunto de Internato em Terapia Intensiva do Departamento de Medicina da Escola Bahiana de Medicina e Saúde Pública. Presidente da Sociedade Brasileira de Clínica Médica (SBCM) regional Bahia. *Fellow* da European Society of Cardiology (ESC). Gestor em Saúde.

Ândrea Chaves
Cardiologista. RARUS - Serviço de Referência em Doenças Raras. Docente do Centro Universitário Maurício de Nassau, Departamento de Medicina (UNINASSAU). Doutoranda da Pós-graduação em Inovação Terapêutica (PPGIT) da Universidade Federal de Pernambuco (UFPE).

Andressa Daga
Especialista em Cardiologia, Hospital de Clínicas de Porto Alegre.

Antonio Carlos Pereira Barretto
Professor Associado da Faculdade de Medicina da Universidade de São Paulo (FMUSP). Diretor do Serviço de Prevenção e Reabilitação do Instituto do Coração do Hospital das Clínicas da FMUSP (InCor-HCFMUSP). Supervisor da Cardiologia do Hospital Santa Marcelina.

Antonio José Lagoeiro Jorge
Doutorado em Ciências Cardiovasculares pela Universidade Federal Fluminense. Professor Adjunto de Clínica Médica da Universidade Federal Fluminense.

Aurea Lúcia Alves de Azevedo Grippa de Souza
Professora Adjunta de Pediatria do Departamento Materno-Infantil da Faculdade de Medicina da Universidade Federal Fluminense (UFF). Médica cardiologista pediatra do Complexo Hospitalar de Niterói (CHN-DASA). Coordenadora da Cardiologia Pediátrica do CHN-DASA.

Barbara Porto Valente
Médica do Instituto Dante Pazzanese de Cardiologia. Doutoranda em Cardiologia pelo Instituto Dante Pazzanese de Cardiologia.

Camila Dutra Pimenta de Paula
Especialista em Clínica Médica pelo Hospital das Clínicas da Universidade Federal de Goiás.

Camila Hartmann
Mestre em Ciências da Saúde pela Pontifícia Universidade Católica do Paraná (PUCPR). Especialista em Cardiologia pela Irmandade Santa Casa de Misericórdia de Curitiba. Professora Assistente de Cardiologia e Semiologia do Departamento de Clínica Médica da PUCPR. Membro da Sociedade Brasileira de Cardiologia (SBC) e da European Society of Cardiology (ESC).

Camila Nicolela Geraldo Martins
Especialista em Clínica Médica e Cardiologia.

Carisi Anne Polanczyk
Professora Associada da Faculdade de Medicina da Universidade Federal do Rio Grande do Sul. Coordenadora da Unidade de Cuidados Cardiológicos do Hospital de Clínicas de Porto Alegre. Chefe do Serviço de Cardiologia do Hospital Moinhos de Vento.

Carlos Eduardo Lucena Montenegro
Preceptor da Enfermaria de Miocardiopatias e Insuficiência Cardíaca do Pronto-socorro Cardiológico de Pernambuco (PROCAPE). Membro atual da Comissão Julgadora do Título de Especialista em Cardiologia da Sociedade Brasileira de Cardiologia (CJTEC). Especialista em Insuficiência Cardíaca pela Heart Failure Association/Sociedade Europeia de Cardiologia.

Carlos Henrique Miranda
Professor Doutor da Divisão de Medicina de Emergência da Faculdade de Medicina de Ribeirão Preto da Universidade de São Paulo (FMRP-USP). Pós-doutorado em Emergências Cardiológicas.

Carolina Casadei dos Santos
Especialista em Cardiologia pelo Instituto Dante Pazzanese de Cardiologia (IDPC). Doutor em Ciências Médicas pela USP-IDPC. Professor Adjunto de Cardiologia do Departamento de Cardiologia da Faculdade de Medicina do ABC. Membro da Sociedade de Cardiologia do Estado de São Paulo/Sociedade Brasileira de Cardiologia (SOCESP/SBC) e do Departamento de Insuficiência Cardíaca (DEIC-SBC).

Carolina de Araújo Medeiros
Enfermeira do Ambulatório de Doença de Chagas e Insuficiência Cardíaca do PROCAPE da Universidade de Pernambuco (UPE). Docente do Curso de Graduação em Enfermagem do Centro Universitário Estácio do Recife. Mestre pelo Programa de Pós-graduação em Ciências em Saúde da UPE.

Claudio Tinoco Mesquita
Professor Associado da Universidade Federal Fluminense. Coordenador do Setor de Medicina Nuclear – Hospital Pró-Cardíaco. Responsável Técnico da Medicina Nuclear do Hospital Vitória/Samaritano Barra. Doutorado em Medicina pela Universidade Federal do Rio de Janeiro.

Daniela do Carmo Rassi Frota
Mestre em Ciências da Saúde pela Universidade Federal de Goiás (UFG). Especialista em Cardiologia pela Universidade Federal de Goiás. Ecocardiografia do Instituto do Coração do Hospital das Clínicas da Faculdade de Medicina da Universidade de São Paulo (InCor-HCFMUSP). Doutora em Ciências da Saúde pela UFG. Professora Adjunta de Cardiologia da Faculdade de Medicina da UFG. Diretora Científica da Sociedade Goiana de Cardiologia 2020-2021. Título de Especialista em

Cardiologia – Sociedade Brasileira de Cardiologia (SBC). Título de Especialista em Ecocardiografia – DIC-SBC

Daniella Motta da Costa Dan
Cardiologista pelo Hospital Evangélico de Vila Velha/ES. Título de Especialista pela Sociedade Brasileira de Cardiologia. Especialista em Insuficiência Cardíaca e Transplante Cardíaco pelo Instituto do Coração do Hospital das Clínicas da Faculdade de Medicina da Universidade de São Paulo (InCor-HCFMUSP).

Deborah de Sá Pereira Belfort
Cardiologista pelo Instituto do Coração do Hospital das Clínicas da Faculdade de Medicina da Universidade de São Paulo (InCor-HCFMUSP). Especialista em Insuficiência Cardíaca e Transplante Cardíaco pelo InCor-HCFMUSP. Médica da Unidade de Emergência do InCor-HCFMUSP. Médica da Unidade de Terapia Intensiva Cardiológica do Hospital Sírio-Libanês.

Denilson Campos de Albuquerque
Professor Titular de Cardiologia da Faculdade de Ciências Médicas da Universidade do Estado do Rio de Janeiro. Membro do Board Executivo da Cardiologia D'Or/Rede Dor São Luiz. Professor da Pós-graduação do Instituto D'Or de Pesquisa e Ensino – IDOR.

Dilma do Socorro Moraes de Souza
Doutorado em Ciências pela Universidade Federal de São Paulo. Professora Associada de Cardiologia da Faculdade de Medicina da Universidade Federal do Pará (FAMED/UFPA). Cardiologista da Fundação Pública Estadual Hospital de Clínicas Gaspar Vianna.

Dirceu Rodrigues Almeida
Professor Adjunto da Disciplina de Cardiologia da Universidade Federal de São Paulo (UNIFESP). Responsável pela Divisão de Insuficiência Cardíaca, Miocardiopatias e Transplante Cardíaco da UNIFESP.

Edileide Barros Correia
Especialista em Cardiologia. Chefe do Centro de Amiloidose Cardíaca do Instituto Dante Pazzanese de Cardiologia. Chefe da Seção de Miocardiopatias do Instituto Dante Pazzanese de Cardiologia.

Edimar Alcides Bocchi
Professor Associado da Faculdade de Medicina da Universidade de São Paulo (FMUSP). Diretor da Unidade de Insuficiência Cardíaca do Instituto do Coração do Hospital das Clínicas da FMUSP (InCor-HCFMUSP).

Eduardo Gehling Bertoldi
Professor Adjunto da Faculdade de Medicina da Universidade Federal de Pelotas (FaMed-UFPel). Chefe do Departamento de Clínica Médica da FaMed-UFPel. Professor Colaborador do Programa de Pós-graduação em Cardiologia da Universidade Federal do Rio Grande do Sul (UFRGS).

Eduardo Palmegiani
Médico do Setor de Arritmia e Eletrofisiologia do Instituto de Moléstias Cardiovasculares (IMC) de São José do Rio Preto e do Serviço de Eletrofisiologia e Ambulatório de Arritmias da Faculdade de Medicina de São José do Rio Preto. Médico habilitado em Eletrofisiologia pela SOBRAC/SBC/AMB.

Edval Gomes dos Santos Júnior
Professor de Cardiologia da Universidade Estadual de Feira de Santana (UEFS). Professor de Cardiologia da Faculdade Estácio de Alagoinhas/IDOMED. Diretor Médico da Santa Casa de Misericórdia de Feira de Santana. Título de Especialista em Cardiologia e Mestre em Medicina pela Universidade Federal da Bahia (UFBA).

Elerson Arfelli
Coordenador do Laboratório de Eletrofisiologia Clínica do Hospital das Clínicas da Faculdade de Medicina de Ribeirão Preto da Universidade de São Paulo (HCRP-USP). Doutor em Ciências Médicas pela Universidade Federal de São Paulo (UNIFESP).

Eneida Rejane Rabelo da Silva
Especialista em Enfermagem Cardiovascular. Mestre e Doutora em Ciências Biológicas: Fisiologia. Coordenadora da Clínica de Insuficiência Cardíaca do Hospital de Clínicas de Porto Alegre (HCPA). Professora Titular da Escola de Enfermagem da Universidade Federal do Rio Grande do Sul. Pesquisadora 1D CNPq. Coordenadora Adjunta do Programa de Acesso Vascular do HCPA.

Estela Azeka
Professora Livre-docente da Faculdade de Medicina da Universidade de São Paulo (FMUSP). Médica assistente do Instituto do Coração do Hospital das Clínicas da FMUSP (InCor-HCFMUSP). Coordenadora do Núcleo de Pesquisa em Cardiologia Pediátrica e Transplante do InCor-HCFMUSP.

Estêvão Lanna Figueiredo
Especialista em Cardiologia pela Sociedade Brasileira de Cardiologia. Especialista em Clínica Médica pela Sociedade Brasileira de Clínica Médica. Mestre em Clínica Médica pela Faculdade de Medicina da Universidade Federal de Minas Gerais. Cardiologista do Instituto Orizonti e do Hospital Vera Cruz, Belo Horizonte/MG.

Evandro Tinoco Mesquita
Professor Titular de Cardiologia da Universidade Federal Fluminense (UFF). Presidente do Departamento de Insuficiência Cardíaca (DEIC-SBC). Vice-Presidente da Sociedad Interamericana de Cardiología (SIAC).

Fabiana Goulart Marcondes-Braga
Pós-Doutora pela Universidade de São Paulo (USP). Professora do Programa de Pós-graduação da USP. Cardiologista da Unidade Clínica de Transplante Cardíaco do Instituto do Coração do Hospital das Clínicas da Faculdade de Medicina da USP (InCor-HCFMUSP). Diretora Científica do Departamento de Insuficiência Cardíaca da Sociedade Brasileira de Cardiologia.

Fabiana Marques
Mestre em Clínica Médica pela Faculdade de Medicina de Ribeirão Preto da Universidade de São Paulo (FMRP-USP). Médica assistente do Centro de Cardiologia do Hospital das Clínicas da FMRP-USP.

Fabio Antônio Gaiotto
Especialista e Doutor em Cirurgia Cardiovascular. Professor de Tratamento Cirúrgico da Insuficiência Cardíaca da Disciplina de Cardiologia e Cirurgia Cardiovascular do Departamento de Cardiopneumologia do Instituto do Coração do Hospital das Clínicas da Faculdade de Medicina da Universidade de São Paulo (InCor-HCFMUSP). Coordenador da Unidade de Tratamento Cirúrgico do InCor-HCFMUSP. Cirurgião cardiovascular do Hospital Israelita Albert Einstein. Cirurgião Cardiovascular do Hospital Beneficência Portuguesa de São Paulo.

Fabio Fernandes
Médico Assistente do Grupo de Miocardiopatias do Instituto do Coração do Hospital das Clínicas da Faculdade de Medicina da Universidade de São Paulo (InCor-HCFMUSP). Professor Livre-Docente de Cardiologia da FMUSP.

Fábio Morato de Castilho
Professor Adjunto da Faculdade de Medicina da Universidade Federal de Minas Gerais.

Fábio Sândoli de Brito Júnior
Diretor do Serviço de Cardiologia Intervencionista do Hospital Sírio-Libanês. Coordenador do Programa de Intervenção em Cardiopatia Estrutural do Instituto do Coração do Hospital das Clínicas da Faculdade de Medicina da Universidade de São Paulo (InCor-HCFMUSP). Professor Livre-Docente da USP.

Fábio Serra Silveira
Coordenador da Unidade Vascular Hospital Cirurgia. Investigador Principal do Centro de Pesquisa Clínica do Coração. Especialista em Cardiologia pela Sociedade Brasileira de Cardiologia. Membro do DEIC-SE.

Fátima Elizabeth Fonseca de Oliveira Negri
Professora Adjunta de Cardiologia da Universidade Federal da Paraíba e Preceptora da Residência de Medicina Intensiva da Universidade Federal da Paraíba. Mestre em Ciências da Saúde pela Universidade Cruzeiro do Sul.

Felipe Neves de Albuquerque
Mestre em Medicina pela Universidade do Estado do Rio de Janeiro (UERJ). Especialista em Cardiologia pelo Hospital Universitário Pedro Ernesto – UERJ. Doutor em Medicina pela UERJ. Professor convidado da disciplina de Cardiologia do Departamento de Doenças do Tórax da Faculdade de Ciências Médicas da UERJ.

Felix José Alvarez Ramires
Professor Livre-Docente da Faculdade de Medicina da Universidade de São Paulo (FMUSP). Médico Assistente da Unidade de Miocardiopatias e Doenças da Aorta do Instituto do Coração do Hospital das Clínicas da FMUSP (InCor-HCFMUSP). Coordenador do Programa de Insuficiência Cardíaca do Hospital do Coração (HCor).

Fernanda Cecília dos Santos de Vasconcellos
Fisioterapeuta. Fisioterapeuta do Hospital de Clínicas de Porto Alegre – Grupo de Insuficiência Cardíaca. Mestre em Ciências da Reabilitação. Pós-graduada em Saúde Coletiva – Escola de Saúde Pública/RS.

Fernando Antibas Atik
Especialista em Cirurgia Cardiovascular do Instituto do Coração do Hospital das Clínicas da Faculdade de Medicina da Universidade de São Paulo (InCor-HCFMUSP). Doutor em Ciências pela Universidade de São Paulo. Professor Chefe de Cirurgia Cardiovascular do Instituto de Cardiologia do Distrito Federal.

Fernando Bacal
Diretor do Núcleo de Transplantes do Instituto do Coração do Hospital das Clínicas da Faculdade de Medicina da Universidade de São Paulo (InCor-HCFMUSP). Coordenador do Programa de Insuficiência Cardíaca e Transplante do Hospital Israelita Albert Einstein (HIAE). Diretor Científico da Sociedade Brasileira de Cardiologia (SBC).

Fernando Luís Scolari
Especialista em Cardiologia – Hospital de Clínicas de Porto Alegre. Doutor em Cardiologia pela Universidade Federal do Rio Grande do Sul. *Fellow* em Insuficiência Cardíaca Avançada e Transplante da Universidade de Toronto.

Flávio de Souza Brito
Master of Health Science – Duke University. Doutor em Cardiologia pela Universidade Federal de São Paulo (UNIFESP). Professor e Responsável pela Divisão de Transplante Cardíaco da Faculdade de Medicina de Botucatu da Universidade Estadual Paulista (UNESP).

Flávio Henrique Valicelli
Mestrando em Clínica Médica pela Faculdade de Medicina de Ribeirão Preto da Universidade de São Paulo (FMRP-USP). Médico assistente do Centro de Cardiologia do Hospital das Clínicas da FMRP-USP.

Flávio Tarasoutchi
Diretor da Unidade Clínica de Valvopatias do Instituto do Coração do Hospital das Clínicas da Faculdade de Medicina da Universidade de São Paulo (InCor-HCFMUSP). Professor Livre-Docente em Cardiologia pela FMUSP. Coordenador das Diretrizes de Valvopatia. Membro associado da Sociedade Brasileira de Cardiologia.

Gabriela Correa Souza
Curso de Nutrição, Faculdade de Medicina da Universidade Federal do Rio Grande do Sul.

Gabriela Vianna de Andrade Lima
Especialista em Clínica Médica pelo Hospital Getúlio Vargas e Cardiologia pelo PROCAPE.

Gabriella Veloso Santana
Graduação em Medicina pela Faculdade de Medicina de Presidente Prudente. Residente de Cardiologia do Hospital das Clínicas da Universidade Federal de Goiás.

Germana Porto Linhares Almeida
Doutora em Ciências pela Universidade de São Paulo (USP). Residência em Cardiologia no Instituto do Coração do Hospital das Clínicas da Faculdade de Medicina da USP. Médica assistente da Unidade de Insuficiência Cardíaca e Transplante do Hospital de Messejana – Fortaleza/CE. Especialista em Cardiologia pela Sociedade Brasileira de Cardiologia.

Germano Emílio Conceição Souza
Doutor em Ciências pela Faculdade de Medicina da Universidade de São Paulo. Responsável Técnico – Equipe de Insuficiência Cardíaca e Transplante Cardíaco – Hospital Alemão Oswaldo Cruz.

Gilson Soares Feitosa-Filho
Professor Adjunto da Graduação e da Pós-graduação da Escola Bahiana de Medicina. Professor Titular de Medicina da UniFTC. Doutorado em Ciências pelo Instituto do Coração do Hospital das Clínicas da Faculdade de Medicina da Universidade de São Paulo (InCor-HCFMUSP). Presidente da SBC-BA (2020-2021).

Gustavo Arruda Braga
Especialista em Cardiologia pelo Instituto Nacional de Cardiologia. Subespecialização em Insuficiência Cardíaca/Transplante Cardíaco – Instituto do Coração do Hospital das Clínicas da Faculdade de Medicina da Universidade de São Paulo.

Gustavo Calado de Aguiar Ribeiro
Especialista em Cirurgia Cardiovascular. Doutor em Fisiopatologia Médica. Professor de Cirurgia Cardiovascular da Pontifícia Universidade Católica (PUC) de Campinas. Membro Titular da Sociedade Brasileira de Cirurgia Cardiovascular. Diretor do Centro ELSO 274 – Campinas. Responsável pelo Transplante Cardíaco do Hospital Alemão Oswaldo Cruz – Vergueiro

Gustavo Luiz Gouvêa de Almeida Junior
Doutor em Cardiologia pela Universidade Federal do Rio Grande do Sul (UFRGS). Mestre em Cardiologia pela Universidade do Estado do Rio de Janeiro (UERJ). *Fellow* do American College of Cardiology. *Fellow* da European Society of Cardiology. Coordenador da Unidade Coronariana da Casa de Saúde São José – Rio de Janeiro, RJ.

Hueverson Junqueira Neves
Especialista em Cardiologia pela Sociedade Brasileira de Cardiologia (SBC). Mestrado em Cardiologia pela Fundação Cardiovascular São Francisco de Assis (FCSFA). Título de Ergometria pela SBC. Fellow of European Society of Cardiology (ESC).

Humberto Villacorta Junior
Doutor em Ciências Médicas (Área de Cardiologia) pela Universidade de São Paulo. Professor Associado de Cardiologia da Universidade Federal Fluminense.

Iascara Wozniak de Campos
Médica assistente do Núcleo de Transplantes do Instituto do Coração do Hospital das Clínicas da Faculdade de Medicina da Universidade de São Paulo (InCor-HC-FMUSP). Médica do grupo de Insuficiência Cardíaca e Transplante Cardíaco do Hospital Albert Einstein.

Ivan Cirilo Gluz
Especialista em Cardiologia.

Ivna Girard Cunha Vieira Lima
Especialista em Insuficiência Cardíaca, Transplante Cardíaca e Dispositivos pelo Instituto do Coração do Hospital das Clínicas da Faculdade de Medicina da Universidade de São Paulo (InCor-HCFMUSP).

Jairo Tavares Nunes
Pós-graduando da Unidade de Insuficiência Cardíaca do Instituto do Coração do Hospital das Clínicas da Faculdade de Medicina da Universidade de São Paulo (InCor-HCFMUSP).

Jefferson Luís Vieira
Mestre em Gestão de Serviços de Saúde. Especialista em Cardiologia; Insuficiência Cardíaca e Transplante de Coração. Doutor em Cardiologia. Pós-Doutor em Pesquisa Cardiovascular. Membro da diretoria da SBC/DEIC/GETAC eleito triênio 2022-24. Assistente da Unidade de Transplante e Insuficiência Cardíaca do Hospital de Messejana – Fortaleza/CE.

Jessyca Gonçalves Cruz
Especialista em Clínica Médica pelo Hospital Geral Waldemar de Alcântara. Residente de Cardiologia no Hospital de Messejana – Fortaleza/CE.

João David de Souza-Neto
Especialista em Cardiologia. Coordenador da Unidade de Transplante e Insuficiência Cardíaca do Hospital de Messejana – Fortaleza/CE.

João Manoel Rossi Neto
Responsável pelo Ambulatório de Disfunção Ventricular e Transplante de Coração do Instituto Dante Pazzanese de Cardiologia. Doutor em Ciências pela Universidade de São Paulo (USP).

João Ricardo Cordeiro Fernandes
Médico Assistente da Unidade Clínica de Valvopatias do Instituto do Coração do Hospital das Clínicas da Faculdade de Medicina da Universidade de São Paulo (InCor-HCFMUSP).

José Albuquerque de Figueiredo Neto
Professor Titular de Cardiologia da Universidade Federal do Maranhão (UFMA). Doutor em Cardiologia pela Universidade de São Paulo (USP). Especialista em Cardiologia pela Sociedade Brasileira de Cardiologia (SBC). *Fellow* do American College of Cardiology. *Fellow* da European Society of Cardiology. *Fellow* da American Heart Association.

José Alexandre da Silveira
Especialista em Cardiologia. Professor Associado de Cardiologia do Departamento de Clínica Médica do Centro Universitário da Faculdade de Medicina do ABC. Membro da diretoria da Sociedade de Cardiologia do Estado de São Paulo (SOCESP) regional ABCDM.

José Luiz Barros Pena
Professor Adjunto da Pós-graduação da Faculdade de Ciências Médicas de Minas Gerais. Coordenador da Especialização e Setor de Ecocardiografia do Hospital Felicio Rocho, Belo Horizonte. Coordenador do Conselho de Ex-Presidentes do Departamento de Imagem Cardiovascular da Sociedade Brasileira de Cardiologia (DIC-SBC). Diretor Administrativo do Grupo de Estudos de Doenças Raras da SBC (GEDORAC).

Juliano Novaes Cardoso
Doutor em Ciências pela Universidade de São Paulo. Médico do Serviço de Miocardiopatias do Instituto do Coração do Hospital das Clínicas da Faculdade de Medicina da Universidade de São Paulo (InCor-HCFMUSP). Supervisor do Serviço de Cardiologia do Hospital Santa Marcelina de São Paulo.

Katia Luz
Hospital Universitário Antônio Pedro da Universidade Federal Fluminense.

Larissa Campos Braga
Especialista em Clínica Médica pelo Hospital das Clínicas da Universidade Federal de Goiás (HC-UFG).

Larissa Ribas Carestiato do Vale
Médica Cardiologista pelo Instituto Nacional de Cardiologia. Observership em Insuficiência Cardíaca Avançada em Tampa General Hospital.

Laura Caroline Tavares Hastenteufel
Residente em Clínica Médica no Hospital de Clínicas de Porto Alegre. Médica Internista.

Laura Leite da Escóssia Marinho
Especialista em Insuficiência Cardíaca e Transplante pelo Instituto do Coração do Hospital das Clínicas da Faculdade de Medicina da Universidade de São Paulo (InCor-HCFMUSP).

Leandro Ioschpe Zimerman
Professor Titular da Faculdade de Medicina da Universidade Federal do Rio Grande do Sul. Chefe do Setor de Arritmias Cardíacas do Hospital Moinhos de Vento e do Hospital de Clínicas de Porto Alegre. Ex-Presidente e atual Membro do Conselho Deliberativo da Sociedade Brasileira de Arritmias Cardíacas (SOBRAC) e da Sociedade de Cardiologia do Rio Grande do Sul (SOCERGS). Diretor de Tecnologia da Informação da Sociedade Brasileira de Cardiologia (SBC). *Fellow* do American College of Cardiology (FACC) e da European Society of Cardiology (FESC).

Lidia Einsfeld
Mestre em Assistência Farmacêutica pela Universidade Federal do Rio Grande do Sul (UFRGS). Especialista em Saúde da Família e Comunidade – RIS-GHC e Farmácia Clínica e Hospitalar – SBRAFH. Farmacêutica Clínica do Hospital de Clínicas de Porto Alegre (HCPA).

Lidia Ana Zytynski Moura
Professora Titular da Escola de Medicina da Pontifícia Universidade Católica do Paraná (PUC-PR). Doutora pela Faculdade de Medicina da Universidade de São Paulo (FMUSP).

Lígia Lopes Balsalobre Trevizan
Cardiologista pelo Hospital Israelita Albert Einstein e Sociedade Brasileira de Cardiologia (SBC). Especialidade em Insuficiência Cardíaca e Transplante pelo Instituto do Coração do Hospital das Clínicas da Faculdade de Medicina da Universidade de São Paulo (InCor-HCFMUSP). Preceptora da Disciplina de Semi-Intensiva da Faculdade Israelita de Ciências da Saúde Albert Einstein (FICSAE).

Livia Adams Goldraich
Médica cardiologista da Equipe de Insuficiência Cardíaca e Transplante Cardíaco do Hospital de Clínicas de Porto Alegre. *Fellowship* em Insuficiência Cardíaca Avançada e Transplante Cardíaco pela Universidade de Toronto, Canadá. Mestrado em Cardiologia e Ciências Cardiovasculares pela Universidade Federal do Rio Grande do Sul.

Lucas F. Cardoso
Especialista em Cirurgia Cardiovascular pelo Instituto do Coração do Hospital das Clínicas da Faculdade de Medicina da Universidade de São Paulo (InCor-HCFMUSP).

Lucas Simonetto Faganello
Cardiologista e Eletrofisiologista pelo Hospital de Clínicas de Porto Alegre. Mestre em Cardiologia pela Universidade Federal do Rio Grande do Sul. *Fellowship* em Eletrofisiologia Invasiva na McGill Health Care University, Montreal. Eletrofisiologista do Hospital Moinhos de Vento, Porto Alegre.

Luciano Nastari
Especialista em Cardiologia pelo Instituto do Coração do Hospital das Clínicas da Faculdade de Medicina da Universidade de São Paulo (InCor-HCFMUSP). Doutor em Cardiologia pela Universidade de São Paulo – InCor-HCFMUSP. Professor Colaborador da disciplina de Cardiologia do Departamento de Clínica Médica da Universidade de São Paulo.

Luhanda Leonora Cardoso Monti Sousa
Cardiologia com subespecialidade em Doença Coronária Crônica pelo Instituto do Coração do Hospital das Clínicas da Faculdade de Medicina da Universidade de São Paulo (InCor-HCFMUSP). Coordenadora *Heart Team* da disciplina de Coronária Crônica da Unidade de Coronariopatias do InCor-HCFMUSP. Médica Assistente da Unidade de Emergência Referenciada do InCor-HCFMUSP.

Luis Beck da Silva Neto
Médico Cardiologista e Internista. Doutor em Cardiologia pela Universidade Federal do Rio Grande do Sul (UFRGS). *Fellowship* em Insuficiência Cardíaca pela Universidade de Ottawa, Canadá. Diretor Científico do DEIC gestão 2022-2023. Vice-presidente da SOCERGS 2022-2023.

Luis Eduardo Rohde
Professor Associado da Faculdade de Medicina da Universidade Federal do Rio Grande do Sul. Cardiologista do Serviço de Cardiologia do Hospital de Clínicas de Porto Alegre e do Hospital Moinhos de Vento. Chefe da Unidade de Métodos Não Invasivos do Serviço de Cardiologia do Hospital de Clínicas de Porto Alegre. Professor do Programa de Pós-graduação em Ciências da Saúde: Cardiologia e Ciências Cardiovasculares da Universidade Federal do Rio Grande do Sul.

Luis Fernando Bernal da Costa Seguro
Doutor em Ciências pela Universidade de São Paulo. Médico assistente do Núcleo de Transplantes do Instituto do Coração do Hospital das Clínicas da Faculdade de Medicina da Universidade de São Paulo (InCor-HC-FMUSP). Médico da Unidade Crítica Cardiológica do Hospital Sírio-Libanês.

Luís Paulo de Miranda Araújo Soares
Especialista em Cardiologia, Insuficiência Cardíaca e Transplante pelo Instituto do Coração do Hospital das Clínicas da Faculdade de Medicina da Universidade de São Paulo (InCor-HCFMUSP). Membro da equipe de Transplante Cardíaco da Beneficência Portuguesa de São Paulo. Membro da equipe de Transplante Cardíaco do Hospital Alemão Osvaldo Cruz.

Luiz Claudio Danzmann
Doutor em Ciências Cardiovasculares pela Universidade Federal do Rio Grande do Sul (UFRGS). Professor Adjunto de Clínica Médica da Universidade Luterana do Brasil. Coordenador do Comitê de ICFEp do Departamento de Insuficiência Cardíaca da Sociedade Brasileira de Cardiologia. Membro da Sociedade Brasileira de Cardiologia. Membro da Heart Failure Association da European Society of Cardiology.

Luiz Eduardo Fonteles Ritt
Doutor em Cardiologia pela Universidade Federal de São Paulo (UNIFESP). Especialista em Cardiologia e Ergometria pelo Dante Pazzanese/SBC/DERC. Coordenador, métodos gráficos e reabilitação cardiovascular - Hospital Cárdio Pulmonar, Salvador/BA. Gestor, Treinamento, Ensino e Pesquisa - Hospital Cárdio Pulmonar, Salvador/BA. Professor Adjunto de Clínica Médica e Permanente da Pós-graduação em Medicina e Saúde - Escola Bahiana de Medicina e Saúde Pública.

Maraisa Fachini Spada
Cardiologista Pediátrica no Royal Brompton and Harefield Trust. Pós-graduação em Falência Cardíaca por Zurich Heart House and London Heart House. Certificação em Ecocardiografia em Doença Cardíaca Congênita pela European Association of Cardiovascular Imaging (EACVI). Fellowship in Paediatric Cardiology no Royal Brompton and Harefield Trust. Mestre em Saúde Materna e Infantil pela Universidade Federal Fluminense. Residência Médica em Cardiologia Pediátrica pelo Hospital Federal de Bonsucesso. Residência Médica em Pediatria pela Universidade Federal do Rio de Janeiro. Médica pela Universidade Federal Fluminense.

Marcelo Dantas Tavares de Melo
Pós-doutorado em Cardiologia pelo Instituto do Coração do Hospital das Clínicas da Faculdade de Medicina da Universidade de São Paulo (InCor-HCFMUSP). Coordenador do Doutorado Interinstitucional em Cardiologia pela UFPB/USP. Professor Adjunto II da Semiologia da UFPB. Coordenador do Serviço de Ecocardiograma do Hospital Metropolitano de João Pessoa, PB.

Marcelo Imbroinise Bittencourt
Doutorado em Ciências Médicas pela Universidade do Estado do Rio de Janeiro. Médico da Clínica de Insuficiência Cardíaca e Cardiomiopatia - HUPE/UERJ. Cardiologista - Geneone - DASA.

Marcelo Iorio Garcia
Doutor em Cardiologia pela Universidade Federal do Rio de Janeiro (UFRJ). Coordenador de Ecocardiografia do HUCFF-UFRJ. Preceptor da Residência Médica em Ecocardiografia do HUCFF-UFRJ.

Marcelo Luiz da Silva Bandeira
Mestre em Cardiologia pela Universidade Federal do Rio de Janeiro (UFRJ). Especialista em Cardiologia pelo Instituto Nacional de Cardiologia. Professor Assistente de Emergências Médicas do Departamento de Clínica Médica da Universidade do Estado do Rio de Janeiro (UERJ). Presidente do Grupo de Estudos de Circulação Pulmonar da Sociedade Brasileira de Cardiologia.

Marcelo Westerlund Montera
Doutor em Cardiologia pela Universidade de São Paulo (USP). Coordenador do Centro de Insuficiência Cardíaca do Hospital Pró-Cardíaco. *Fellow* do Tampa General Hospital, EUA. *Fellow* do American College Cardiology. *Fellow* da Sociedade Europeia de Cardiologia. *Fellow* da Associação Europeia de Insuficiência Cardíaca.

Marcely Gimenes Bonatto
Cardiologista Especialista em Insuficiência Cardíaca e Transplante de Coração pelo Instituto do Coração do Hospital das Clínicas da Faculdade de Medicina da Universidade de São Paulo (InCor-HCFMUSP). Responsável pelo Serviço de Insuficiência Cardíaca e Transplante de Coração do Hospital Santa Casa de Curitiba e Hospital do Rocio.

Marcia de Almeida Lopes Picanço
Cardiologista rotina da Unidade de Internação do Complexo Hospitalar de Niterói. Cardiologista do Instituto Estadual de Cardiologia Aloysio de Castro. Membro do Departamento da Mulher da Sociedade Brasileira de Cardiologia. Residência Médica em Cardiologia pelo Instituto Nacional de Cardiologia. Residência Médica em Clínica Médica pela Universidade Federal Fluminense. Médica pela Universidade Estadual do Rio de Janeiro.

Marciane Maria Rover
Mestre em Cardiologia. Especialista em Insuficiência Cardíaca Avançada e Transplante Cardíaco.

Marco Aurelio Finger
Especialista em Cardiologia. Doutor em Ciências pela Universidade de São Paulo (USP), no Programa de Pós-graduação USP.

Marcos Serra Silveira
Especialista em Cardiologia pela Sociedade Brasileira de Cardiologia.

Marcus Vinicius Simões
Professor Associado de Cardiologia do Departamento de Clínica Médica da Faculdade de Medicina de Ribeirão Preto da Universidade de São Paulo (FMRP-USP). Livre-Docente em Cardiologia.

Maria da Consolação Vieira Moreira
Especialista e Doutora em Cardiologia pela Universidade de São Paulo. Professora Titular da Faculdade de Medicina da Universidade Federal de Minas Gerais.

Maria Tereza Sampaio de Sousa Lira
Mestre em Cardiologia pela Universidade de São Paulo/Instituto do Coração. Membro do Departamento de

Insuficiência Cardíaca. Membro da Sociedade Brasileira de Cardiologia.

Mauro Rogério de Barros Wanderley Júnior
Mestre em Medicina Interna pela Universidade Federal do Paraná (UFPR). Doutor em Ciências pela Faculdade de Medicina da Universidade de São Paulo.

Miguel Morita Fernandes-Silva
Mestre em Saúde Pública pela Universidade de Harvard. Especialista em Cardiologia pelo Instituto Dante Pazzanese de Cardiologia. Doutor em Cardiologia pela Universidade de São Paulo. Professor Adjunto de Cardiologia do Departamento de Clínica Médica da Universidade Federal do Paraná. Diretor Científico da Sociedade Paranaense de Cardiologia. Cardiologista na Quanta Diagnóstico por Imagem, Curitiba. Título de Especialista em Cardiologia pela Sociedade Brasileira de Cardiologia.

Mônica Samuel Avila
Doutora em Ciências pela Universidade de São Paulo. Médica Assistente do Núcleo de Transplantes do Instituto do Coração do Hospital das Clínicas da Faculdade de Medicina da Universidade de São Paulo. Médica Assistente da Equipe de Transplante Cardíaco e Assistência Circulatória Mecânica do Hospital Sírio-Libanês.

Múcio Tavares de Oliveira Jr.
Diretor do Centro de Infusão e Hospital Dia do Instituto do Coração do Hospital das Clínicas da Faculdade de Medicina da Universidade de São Paulo (InCor-HCFMUSP). Chefe da Unidade de Insuficiência Cardíaca do Hospital Samaritano Paulista.

Murillo de Oliveira Antunes
Pós-Doutorado e Doutorado em Ciências da Saúde pela Universidade de São Paulo (USF). Professor da Universidade de Medicina São Francisco (USF).

Murilo Felipe Vilela
Especialista em Insuficiência Cardíaca e Transplante pelo ICDF. Título de Especialista em Cardiologia pela Sociedade Brasileira de Cardiologia.

Nadine Oliveira Clausell
Mestre em Cardiologia pela Universidade Federal do Rio Grande do Sul. Especialista em Medicina Interna no Hospital de Clínicas de Porto Alegre (HCPA). Doutora em Cardiologia e Ciências Cardiovasculares na University of Toronto. Professora Titular de Clínica Médica I – Estágio – do Departamento de Medicina Interna da Universidade Federal do Rio Grande do Sul. Orientadora do Programa de Pós-graduação em Cardiologia pela Universidade Federal do Rio Grande do Sul (UFRGS). Coordenadora do Programa de Transplante Cardíaco do HCPA. Diretora-Presidente do HCPA.

Natália Duarte Barroso
Residência médica em Cardiologia no Instituto do Coração do Hospital das Clínicas da Faculdade de Medicina da Universidade de São Paulo (InCor-HCFMUSP). Residência em Clínica Médica pela Irmandade Santa Casa de Misericórdia de São Paulo (ISCMSP). Graduação em Medicina pela Faculdade de Medicina da Bahia da Universidade Federal da Bahia (FMB-UFBA). Residência médica em curso na área de Transplante Cardíaco e Insuficiência Cardíaca Avançada no InCor-HCFMUSP.

Odilson Marcos Silvestre
Médico Cardiologista. Professor na Universidade Federal do Acre.

Otavio Rizzi Coelho-Filho
Professor Assistente Doutor da Disciplina de Cardiologia da Faculdade de Ciências Médicas da Universidade Estadual de Campinas (FCM-UNICAMP). Doutor em Cardiologia pela Unicamp. Mestre pela Harvard School of Public Health, Boston, EUA.

Pablo Rodrigues Costa Alves
Professor da Disciplina de Nefrologia do Departamento de Medicina Interna da Universidade Federal da Paraíba. Coordenador da Disciplina de Nefrologia da Faculdade de Ciências Médicas da Paraíba. Médico Nefrologista do Hospital Estadual de Emergência e Trauma Senador Humberto Lucena. Mestre em Saúde Coletiva pela Universidade Federal da Paraíba.

Paulo Henrique Nunes Pereira
Mestre em Ciências Médicas pela Universidade de Brasília. Especialista em Cardiologia pela Sociedade Brasileira de Cardiologia (SBC) e Certificado de área de atuação em Ecocardiografia pelo DIC-SBC. Professor da Faculdade de Medicina do Centro Universitário do Estado do Pará (CESUPA).

Paulo Roberto Chizzola
Graduação em Medicina pela Faculdade de Medicina de Marília. Especialista em Cardiologia pela Sociedade Brasileira de Cardiologia (SBC) e Associação Médica Brasileira (AMB). Doutor em Ciências pela Faculdade de Medicina da Universidade de São Paulo (FMUSP). Médico Assistente do Núcleo de Insuficiência Cardíaca do Instituto do Coração do Hospital das Clínicas da FMUSP (InCor-HCFMUSP).

Pedro Felipe Gomes Nicz
Especialista em Hemodinâmica e Cardiologia Intervencionista pelo Instituto do Coração do Hospital das Clí-

nicas da Faculdade de Medicina da Universidade de São Paulo (InCor-HCFMUSP). Membro titular da Sociedade Brasileira de Cardiologia (SBC). Membro titular da Sociedade Brasileira de Hemodinâmica e Cardiologia Intervencionista (SBHCI).

Pedro Silvio Farsky
Doutor em Ciências pela Faculdade de Medicina da Universidade de São Paulo. Pós-Doutorado em Cardiologia pelo Instituto Dante Pazzanese de Cardiologia. Médico do Instituto Dante Pazzanese de Cardiologia.

Pedro Vellosa Schwartzmann
Doutor em Ciências Médicas pela Universidade de São Paulo (USP). Coordenador da Unidade de Tratamento Cardiovascular Avançado - Hospital Unimed RP. Coordenador da Cardio-Oncologia do Instituto Câncer Brasil. Pesquisador e Coordenador do Centro de Pesquisa CAPED-RP. Professor Colaborador de Pós-graduação da Faculdade de Medicina de Ribeirão Preto da USP (FMRP-USP). Médico Responsável pelo Centro de Treinamento Cardiopulmonar - CTC Ribeirão Preto.

Rafael Rafaini Lloret
Doutor em Ciências pela Universidade de São Paulo. Professor de Medicina da Universidade Anhembi Morumbi. Cardiologista do Programa de Insuficiência Cardíaca do Hospital do Coração (HCor) e do Hospital Israelita Albert Einstein.

Reinaldo B. Bestetti
Professor Livre-Docente de Cardiologia. Coordenador do curso de Medicina da Universidade de Ribeirão Preto.

Renata Rodrigues Teixeira de Castro
Graduada em Medicina pela Universidade Federal Fluminense (UFF). Especialista em Clínica Médica, Cardiologia e Medicina do Esporte. Mestre em Cardiologia pela UFF. Doutora em Fisiopatologia Clínica e Experimental pela Universidade do Estado do Rio de Janeiro (UERJ). Pós-doutora em Cardiologia pela Harvard Medical School.

Renato Barroso Pereira de Castro
Mestre em Clínica Médica pela Faculdade de Medicina de Ribeirão Preto da Universidade de São Paulo (FMRP-USP). Médico colaborador da Divisão de Cardiologia do Hospital das Clínicas da FMRP-USP. Graduação em Medicina pela Universidade Federal Fluminense.

Renato Bueno Chaves
Especialista em Cardiologia pela Universidade de São Paulo.

Ricardo Mourilhe-Rocha
Professor Adjunto de Cardiologia da Universidade do Estado do Rio de Janeiro (UERJ). Coordenador da Clínica de Insuficiência Cardíaca e Cardiomiopatias do Hospital Universitário Pedro Ernesto da UERJ. Doutor em Ciências Médicas pela UERJ.

Ricardo Santiago Ferreira Coelho
Médico Residente de Cardiologia do Hospital Santa Marcelina.

Ricardo Simões
Graduado pela Faculdade de Medicina da Universidade Federal de Minas Gerais (UFMG). Doutorado pela Faculdade de Farmácia da UFMG. Professor Adjunto I de Clínica Médica III da Faculdade Ciências Médicas de Minas Gerais.

Rodrigo Moreno Dias Carneiro
Especialista em Cardiologia pela Sociedade Brasileira de Cardiologia. Coordenador clínico da equipe de Transplante do IMIP-PE.

Sabrina Bernardez Pereira
Gerente de Práticas Médicas do Hospital do Coração (HCor). Doutorado em Ciências Cardiovasculares pela Universidade Federal Fluminense.

Salvador Rassi
Professor Titular de Cardiologia da Faculdade de Medicina da Universidade Federal de Goiás (UFG).

Samuel Padovani Steffen
Cirurgião Cardiovascular do Instituto do Coração do Hospital das Clínicas da Faculdade de Medicina da Universidade de São Paulo (InCor-HCFMUSP). Médico da Divisão de Cirurgia do Núcleo de Transplantes do InCor-HCFMUSP. Especialista pela Sociedade Brasileira de Cirurgia Cardiovascular (SBCCV). Doutorando pela Universidade de São Paulo.

Sandra Marques e Silva
Mestre em Ciências Médicas pela Universidade de Brasília. Especialista em Cardiologia e Ecocardiografia pela Sociedade Brasileira de Cardiologia (SBC). Presidente do Grupo de Estudos de Doenças Raras com Acometimento Cardíaco (GEDORAC-SBC). Pós-graduação em Cardiopatias Familiares pela Universidade Internacional Menéndez Pelayo – Espanha. Cardiologista e Ecocardiografista do Hospital de Base do Distrito Federal.

Sandrigo Mangini
Doutor em Cardiologia pela Faculdade de Medicina da Universidade de São Paulo (FMUSP). Médico Assisten-

te do Núcleo de Transplante do Instituto do Coração do Hospital das Clínicas da FMUSP (InCor-HCFMUSP).

Sheila Carrara Hermann
Enfermeira do Centro de Cardiologia do Hospital das Clínicas da Faculdade de Medicina de Ribeirão Preto da Universidade de São Paulo.

Silvia Marinho Martins Alves
Doutora pelo Instituto do Coração do Hospital das Clínicas da Faculdade de Medicina da Universidade de São Paulo (InCor-HCFMUSP). *Fellow* da European Society of Cardiology.

Silvia Moreira Ayub Ferreira
Especialista em Cardiologia. Doutora em Emergências Médicas pela Faculdade de Medicina da Universidade de São Paulo (FMUSP). Médica Assistente da Unidade de Insuficiência Cardíaca do Instituto do Coração do Hospital das Clínicas da FMUSP (InCor-HCFMUSP). Coordenadora do Programa de Transplante Cardíaco e Assistência Circulatória Mecânica do Hospital Sírio-Libanês.

Simoni Chiarelli da Silva Pokorski
Enfermeira da Clínica de Insuficiência Cardíaca do Hospital de Clínicas de Porto Alegre (HCPA). Especialista em Enfermagem em Cardiologia. Mestre em Enfermagem. Preceptora da Residência em Atenção Cardiovascular. Membro da Coordenação da Residência Integrada Multiprofissional em Cardiologia.

Suellen Rodrigues Rangel Siqueira
Cardiologista pelo Instituto Nacional de Cardiologia-RJ e pela Sociedade Brasileira de Cardiologia. Especialista em Insuficiência Cardíaca e Transplante pelo Instituto do Coração do Hospital das Clínicas da Faculdade de Medicina da Universidade de São Paulo. Médica Assistente do Serviço de Cardiologia do Hospital Alemão Oswaldo Cruz – Unidade Vergueiro.

Vagner Madrini Junior
Médico Assistente da Unidade de Miocardiopatias e Doenças da Aorta do Instituto do Coração do Hospital das Clínicas da Faculdade de Medicina da Universidade de São Paulo (InCor-HCFMUSP).

Vera Maria Cury Salemi
Professora Livre-Docente em Cardiologia pela Faculdade de Medicina da Universidade de São Paulo (FMUSP). Médica Assistente da Unidade Clínica de Insuficiência Cardíaca do Instituto do Coração do Hospital das Clínicas da FMUSP (InCor-HCFMUSP). Professora Colaboradora do Departamento de Cardiopneumologia da FMUSP.

Victor Sarli Issa
Cardiologista do Hospital Universitário de Antuérpia. Doutor pela Faculdade de Medicina da Universidade de São Paulo.

Vitor Emer Egypto Rosa
Médico Assistente da Unidade Clínica de Valvopatias do Instituto do Coração do Hospital das Clínicas da Faculdade de Medicina da Universidade de São Paulo (InCor-HCFMUSP). Doutorado em Cardiologia pela Faculdade de Medicina da USP. Professor Colaborador da Disciplina de Cardiopneumologia da FMUSP. *Fellow* da Sociedade Europeia de Cardiologia (ESC).

Vitor Salvatore Barzilai
Coordenador das UTIs Cardio-Intensivas da rede DASA em Brasília. Coordenador das Unidades de Terapia Intensiva e médico do Programa de Insuficiência Cardíaca e Transplante Cardíaco do Instituto de Cardiologia do Distrito Federal.

Wallace André Pedro da Silva
Especialista em Cardiologia e Terapia Intensiva. Professor Convidado de Cardiologia do Departamento de Cardiologia da Universidade Federal do Tocantins. Chefe do Departamento de Cardiointensivismo do Instituto Sinai – TO. Fellowship of European Society of Cardiology. Presidente da AMIB-TO.

Wilson Alves de Oliveira Júnior
Mestre em Medicina Tropical pela Universidade Federal de Pernambuco (UFPE). Professor Adjunto de Cardiologia da Universidade de Pernambuco (UPE). Coordenador do Serviço Estadual de Referência Estadual em Doença de Chagas e Insuficiência Cardíaca do Hospital Procape da Universidade de Pernambuco.

Wilson Rodrigues Barbosa Neto
Especialista em Cardiologia pelo Instituto Nacional de Cardiologia. Professor Titular de Clínica Médica da UNINORTE.

Wilter dos Santos Ker
Médico nuclear do Hospital Pró-Cardíaco. Médico nuclear do Hospital Vitória e Samaritano Barra. Mestre em Cardiologia pela Universidade Federal Fluminense.

Sumário

SEÇÃO III DIAGNÓSTICO E PROGNÓSTICO

SEÇÃO IV TRATAMENTO NÃO FARMACOLÓGICO

SEÇÃO V TRATAMENTO FARMACOLÓGICO

SEÇÃO VI DISPOSITIVOS IMPLANTÁVEIS E TRATAMENTO CIRÚRGICO

SEÇÃO VII COMORBIDADES NA INSUFICIÊNCIA CARDÍACA

SEÇÃO VIII CARDIOMIOPATIAS

Prefácio

Este livro que chega às suas mãos e aos seus olhos é fruto da colaboração de dezenas de apaixonados pela assistência, pelo ensino e pela pesquisa da insuficiência cardíaca e miocardiopatias. O objetivo central foi elaborar uma obra de fácil consulta, incorporando aspectos da didática contemporânea, por meio de diagramação e ilustrações de vanguarda, embasado nas melhores evidências científicas, combinado com o olhar da experiência clínica. Aqui, sêniores e jovens talentos ligados ao Departamento de Insuficiência Cardíaca (DEIC) e ao Grupo de Estudos em Miocardiopatias (GEMIC), construíram o tradicional livro de cardiologia clínica da Sociedade Brasileira de Cardiologia (SBC), porém, aprofundamos os principais tópicos nessas áreas e ampliamos o conteúdo publicado em 2020.

Nosso livro envolveu autores de inúmeros serviços especializados do país e propositadamente misturou profissionais médicos e multidisciplinares, com notório saber. O professor José Albuquerque, o principal editor, foi incansável na organização do conteúdo, no planejamento e na execução desse projeto editorial, em tempo recorde, menos de 12 meses, e isso só foi possível por contarmos com a competente e primorosa equipe da Editora Manole.

Em uma era em que o conteúdo científico está disponível livremente na internet, um livro só ganha espaço se for uma "obra viva" e que busca dialogar com uma comunidade – cardiologistas que realmente atuam com pacientes com essas duas condições e que conheçam o espírito de excelência científica, presente nos membros do DEIC.

Durante a pandemia, o DEIC esteve ativo junto aos cardiologistas, todos os dias, nos *webinars* IC de A à Z, nos *webinars* da SBC, no Summit Heart Failure, no Congresso de 2021, nos artigos científicos, diretrizes e posicionamento de amiloidose e em nossa revista trimestral *ABC, IC & Cardiomiopatias*, bilíngue e de acesso aberto. O DEIC tem como visão ter impacto na saúde cardiovascular global por meio da educação, geração de novos conhecimentos e, principalmente, colaboração na formação de cardiologistas, profissionais de saúde e cientistas cardiovasculares. Aprender, estudar e ensinar sobre esses temas foram frutos da convivência e inspiração proveniente de importantes mestres, como os professores Raul Carlos Pareto Junior, Charles Mady, Giovanni Bellotti, Edson Saad, Nelson Botelho Reis, Stans Murad Netto, Francisco Manes Albanesi, Cantídio Drumond Neto, Gilson Feitosa, Luiz Venere Décourt, Marco Auréio Dias, Jorge Pinto Ribeiro, Ilmar Kohler, Anis Rassi e Arthur Carvalho Azevedo, entre outros.

Nossa diretoria 2020/2021 teve que se reinventar ao enfrentar a sindemia do coronavírus e atuar em duas frentes, divulgando informações sobre os efeitos patogênicos e entendendo e decodificando as formas clínicas e o tratamento do coronavírus (biovírus) e as complicações cardiovasculares. O DEIC fez tudo isso apoiado no trabalho incansável e competente dos diretores, Dra. Fabiana Marcondes-Braga, Dra. Lidia Zytynski e Dr. José Albuquerque, que muito colaboraram para a implementação de ações, já predefinidas, em nosso planejamento estratégico. Dessa forma, elaboramos posicionamentos, apoiamos os cuidados virtuais na insuficiência cardíaca e a importância das medidas sanitárias e da vacinação. Ao lado disso, o segundo crucial desafio foi a atuação contra *fake news*, em relação aos medicamentos cardiovasculares e a importância da sua manutenção, o que foi confirmado pelo estudo brasileiro Brace Corona. Apoiamos a pesquisa clínica e, em particular, a colaborativa entre os centros de pesquisa do Brasil e realizamos o importante registro brasileiro de takotsubo, em colaboração com outros departamentos da SBC. O DEIC, buscando homenagear os pesquisadores brasileiros durante a pandemia, premiou o professor Renato Damasceno Lopes. Portanto, este livro nasce com espírito dos fundadores do DEIC, há 20 anos, difundindo e apoiando a ciência multidisciplinar sob a liderança do cardiologista que, pouco a pouco, faz emergir uma nova subespecialidade, já bem estabelecida fora do país. Esperamos que este livro auxilie na consolidação desse caminho, fortalecendo e reconhecendo aqueles profissionais que atuam de forma intensa na pesquisa, no ensino, na assistência e na inovação. As novidades científicas e novas tecnologias dessas duas áreas do conhecimento têm sido aceleradas por duas novas áreas da ciência médica – a medicina de precisão/ciências ômicas/biologia de sistemas e pela medicina/transformação digital, aplicadas às doenças cardiovasculares.

Este livro é dedicado a dois importantes personagens, o nosso patrono professor Carlos Chagas, genial cientista brasileiro de renome mundial, que nos inspirou para que a data de seu nascimento (9 de julho) se transformasse no Dia Nacional de Alerta de Insuficiência Cardíaca e que também liderou brilhantemente o término da pandemia de 1919, com ciência e ações de saúde pública que certamente influenciaram nosso Sistema Único de Saúde. O segundo personagem são os profissionais da linha de frente na pandemia de 2020, simbolizados por meio dos enfermeiros, elementos fundamentais no cuidado da insuficiência cardíaca, e aqui fica registrado o reconhecimento e agradecimento do DEIC 2020-2021.

A elaboração desta obra e as demais ações do DEIC foram implementadas com êxito a partir do apoio da Diretoria da SBC, do Presidente Licenciado Marcelo Antônio Cartaxo Queiroga Lopes, do Presidente Celso Amodeo e, particularmente, da sua área corporativa, da qual destacamos o papel do superintendente Luiz Felipe Costamilan e do gestor administrativo do DEIC, Marcello Mendes.

Evandro Tinoco Mesquita
Professor Titular de Cardiologia
da Universidade Federal Fluminense (UFF).
Presidente do Departamento
de Insuficiência Cardíaca (DEIC-SBC).
Vice-Presidente da Sociedad
Interamericana de Cardiología (SIAC).

Prefácio

Com honra e orgulho recebi o convite de José Albuquerque de Figueiredo Neto para introduzir este livro. Honra, pois surge no epílogo de minha vida profissional acadêmica como Professor da Universidade de São Paulo, embora permaneça como sênior no Instituto do Coração (InCor) e na Faculdade. Orgulho, por ter sido lembrado por um acadêmico que realizou pós-graduação sensu-lato e sensu-estrito em nosso grupo no Incor, tendo sido, portanto, nosso aluno. Esse orgulho foi coroado com a demonstração de qualidade observada durante sua vida, atingindo a titularidade em seu meio. Viver o progresso de ex-alunos é o que há de mais gratificante na carreira, e essa satisfação foi a nós trazida de forma incondicional. A educação do indivíduo pela educação, como dizia Paulo Freire, é a melhor forma de fazer evoluir nossa sociedade. José Albuquerque, educado, fez evoluir seu estado e seu país. Basta consultar seu memorial para entender que esta edição está muito bem representada.

Em passado recente, as causas das miocardiopatias eram muito pouco estudadas, por vários motivos, com o interesse maior se concentrando nas consequências sindrômicas, ou seja, a insuficiência cardíaca e seu tratamento. Solicitávamos que congressos, simpósios e departamentos recebessem também o termo miocardiopatias e houve demora para a aceitação da ideia. A "grande evolução" veio com a modificação do termo miocardiopatias para cardiomiopatias. Sugerimos, na ocasião, ironicamente, os termos "cardiopericardiopatias", "cardioendocardiopatias", e "cardioendomiocardiopatias", em editorial dos *Arquivos Brasileiros de Cardiologia*. Mudar termos não significa melhoria de conhecimento. Nossa unidade, no InCor, recebeu e mantém até hoje o termo miocardiopatias em nosso organograma.

Com o tempo e com a evolução de interesse e da tecnologia de estudo, a etiopatogenia e fisiopatologia das agressões miocárdicas receberam maior atenção, havendo produção científica crescente, e de grandes repercussões, em termos de qualidade e quantidade. Processos inflamatórios, e de depósito, além das doenças genéticas próprias das fibras estão sendo cada vez mais conhecidas e entendidas. Laboratórios específicos para essa finalidade foram criados, formando uma nova geração de pesquisadores que, por sua vez, estão gerando em seus centros novos núcleos de estudo.

É gratificante acompanhar essa evolução. Muito nos orgulha, aqui no InCor, ter ajudado, e acompanhado, o resultado positivo atingido. Os "Josés Albuquerques" terão, seguramente, em seus centros, o mesmo orgulho que tivemos, pois fazem parte de uma geração educada, que dará exemplo e formação para as próximas que virão e para este nosso país, que tanto necessita de educação em suas lideranças. A cardiologia está crescendo graças a essa demorada mudança de paradigma, que é cultural e lentamente gera evolução. Os resultados já se fazem presentes com um norte produtivo devidamente traçado, que continuará nos trazendo enorme satisfação. Estamos orgulhosos de nossa Cardiologia que, como em qualquer setor de estudo e trabalho, encontra vários tipos de obstáculos, que estão sendo transpostos de forma adulta e civilizada.

Parabenizo nossa Cardiologia, por intermédio de José Albuquerque, por mais esta obra, que seguramente ajudará a educar nossas sociedades.

Charles Mady
Professor Associado e Diretor do Grupo de Miocardiopatias do Instituto do Coração (InCor) do Hospital das Clínicas da Faculdade de Medicina da Universidade de São Paulo.

Prefácio

Estou muito honrado por ter a oportunidade de escrever o prefácio deste importante livro, no qual o Dr. José Albuquerque e seus mais de 150 colaboradores aceitaram o desafio de abordar um tema tão emocionante como a insuficiência cardíaca.

Desenvolvido de forma simples, didática e de fácil leitura, abrange todo o espectro dessa síndrome, desde a fisiopatologia e epidemiologia até seu algoritmo de diagnóstico e tratamento. O desenvolvimento exaustivo das cardiomiopatias e a abordagem de questões como a relação custo-eficácia ou o impacto recente da Covid-19 merecem comentário especial.

Estes últimos anos têm sido particularmente estimulantes em decorrência da maior e melhor compreensão dos mecanismos fisiopatológicos em jogo, bem como dos resultados favoráveis de estudos clínicos que exploraram várias intervenções farmacológicas com moléculas novas e muito inovadoras. Isso inclui várias situações clínicas dessa síndrome, principalmente em suas formas crônicas, bem como novas abordagens terapêuticas no campo das cardiomiopatias.

A compilação e análise crítica dessas informações recentes trazem valor adicional a este trabalho. Não tenho dúvidas de que todos aqueles que desejam se atualizar sobre este assunto encontrarão nos diferentes capítulos uma boa maneira de fazê-lo.

Escrever um livro é sempre um grande esforço e traz à tona as melhores qualidades de um médico. A educação médica contínua e a preocupação com a transmissão adequada de conhecimentos fazem parte do compromisso com a saúde de nossos pacientes.

Não há maior satisfação do que uma tarefa realizada. Meus sinceros e profundos parabéns aos autores pela paixão e dedicação demonstradas neste projeto.

Álvaro Sosa Liprandi
MTSAC FACC FSIAC
Presidente da Sociedad Interamericana
de Cardiología.

Prefácio

É com enorme prazer que me associo a esta iniciativa do Departamento de Insuficiência Cardíaca (DEIC) da Sociedade Brasileira de Cardiologia na elaboração deste livro sobre insuficiência cardíaca. É indubitável a relevância da insuficiência no presente e no futuro da saúde das populações em nível mundial. Atualmente, mais de 26 milhões de pessoas sofrem de insuficiência cardíaca em todo o mundo, sendo uma causa anual de mortalidade muito relevante. Nos últimos anos, temos conseguido controlar muitas situações clínicas cardiológicas, seja a cardiopatia isquêmica, valvular ou hipertensiva, de forma inexorável, levando à evolução de muitos desses doentes para quadros de insuficiência cardíaca crônica, muitas vezes acompanhados de períodos de descompensação aguda. Isso acarreta não só um enorme impacto para os pacientes e suas famílias, com internações e reinternações e morbilidades várias, como também uma sobrecarga para qualquer sistema de saúde, dada a cada vez maior complexidade das situações e a necessidade de recurso a terapêuticas muito onerosas, farmacológicas ou interventivas. É, portanto, essencial estabelecer estratégias de prevenção, diagnóstico precoce e intervenção atempada, de forma a controlar esta verdadeira "pandemia" para a qual, infelizmente, não existe uma vacina. Na World Heart Federation (WHF), a qual tenho a honra de atualmente presidir, temos desenvolvido projetos que se integrem numa estratégia de combate global às doenças cardiovasculares, nomeadamente a insuficiência cardíaca, com o objetivo de promoção da saúde cardiovascular para todos. Um destes projetos consiste na elaboração de *Roadmaps*, que têm como objetivo descrever os *roadblocks* ou bloqueios, que impedem a implementação de boas práticas, nomeadamente das diretrizes desenvolvidas pelas sociedades científicas, baseadas na evidência científica. Estes "roteiros" destinam-se a assistir os líderes em saúde cardiovascular a avaliarem as necessidades e as falhas e faltas nas suas comunidades; a estabelecer matrizes de avaliação de áreas prioritárias nacionais, alinhadas com uma via ideal de cuidados de saúde; e a identificação dos bloqueios ao longo desta via, procurando exemplos e soluções baseadas na evidência, que possam ser relevantes em diferentes contextos e circunstâncias. Estes roteiros representam, de fato, uma abordagem integrada dos cuidados de saúde, envolvendo um vasto grupo de *stakeholders*, incluindo profissionais de saúde de vários quadrantes, líderes em saúde cardiovascular, decisores políticos, organizações de pacientes e a sociedade civil, num esforço conjunto, tendo como objetivo primeiro encontrar soluções de melhoria de implementação dos cuidados de saúde. Estas soluções deverão ser trabalhadas com o envolvimento das organizações locais, pois o conhecimento da realidade local é essencial na definição das melhores e mais eficazes estratégias de combate às múltiplas situações clínicas, nomeadamente no que se refere à insuficiência cardíaca que, apesar da sua elevada prevalência, ainda carece da identificação e implementação de soluções que permitam um controle mais adequado destas situações clínicas e uma intervenção mais atempada, com o objetivo de obtenção de melhores resultados clínicos, bem como da sua prevenção.

Neste sentido, a formação e educação médica são essenciais, sendo aí fundamental o papel das sociedades científicas no desenvolvimento e na implementação de projetos que permitam divulgar, de forma atempada e adequada, os últimos avanços no conhecimento científico, com o objetivo de responder às necessidades formativas, cada vez mais exigentes, quer de clínicos, cardiologistas, quer de outros profissionais, que terão a responsabilidade de cuidar destes pacientes cada vez mais numerosos. É neste contexto que surge este livro, da iniciativa do DEIC da SBC, o qual se destina a especialistas, quer em ambiente hospitalar, quer para consulta em consultório, a ser usado também por residentes de cardiologia e de clínica médica, bem como por profissionais que lidam, ou não, com insuficiência cardíaca, para os quais é essencial ter um conhecimento atualizado sobre o tema. Cada vez mais o acesso ao conhecimento deve ser encorajado e facilitado por meio da utilização das mais variadas formas de comunicação em medicina. A rapidez estonteante a que a ciência médica vem se desenvolvendo deve ser acompanhada de mecanismos que permitam transmitir esse mesmo conhecimento, de forma eficaz, em particular àqueles que têm o dever de usar esses mesmos desenvolvimentos no tratamento mais adequado das populações que têm a seu cuidado.

Louvo a iniciativa, que envolveu um vasto conjunto de peritos em insuficiência cardíaca que, de forma prática, deram corpo ao livro, que se vai revelar, estou certo, um companheiro de muitos médicos e outros profissionais de saúde no seu dia a dia, com o objetivo de terem sempre à mão um auxílio na resolução de problemas que mais frequentemente terão de confrontar.

Fausto J. Pinto
Presidente da World Heart Federation (WHF)
Genebra, Suíça.
Professor Catedrático de Cardiologia/Medicina
da Faculdade de Medicina da
Universidade de Lisboa, Portugal.

Apresentação

A realização deste livro se embasa em uma história que teve início na formação do Grupo de Estudos de Insuficiência Cardíaca (GEIC) no ano de 2000, idealizado a partir da liderança da professora Maria da Consolação Vieira Moreira e com o apoio fundamental do professor Edimar Alcides Bocchi. Com o crescimento do número de associados e da relevância na produtividade científica, o GEIC se transformou no Departamento de Insuficiência Cardíaca (DEIC) em 2011.

A insuficiência cardíaca afeta mais de 40 milhões de pacientes em todo o mundo, representando um dos mais importantes problemas de saúde global. A despeito dos espetaculares avanços no seu diagnóstico bem como no seu tratamento nas últimas três décadas, sua prevalência tem aumentado. Esse aumento deve-se paradoxalmente ao sucesso alcançado no tratamento das doenças congênitas, valvulares e coronárias, hipertensão e arritmias, que reduziram a mortalidade por estas doenças, entretanto, em longo prazo pode levar à insuficiência cardíaca e ao envelhecimento populacional.

O progressivo envelhecimento populacional tem determinado o aumento da sua prevalência, sendo a causa mais comum de internações hospitalares em pacientes com mais de 65 anos nos países mais desenvolvidos. Adicionalmente, os custos aos sistemas de saúde para cuidar destes pacientes, em decorrência de frequentes hospitalizações ou da incorporação de novas e dispendiosas tecnologias, têm aumentado exponencialmente.

O estudo da insuficiência cardíaca continua a evoluir rapidamente, com novos avanços no entendimento de sua fisiopatologia e novas abordagens diagnósticas e terapêuticas. O objetivo desta edição é resumir a compreensão atual do campo da insuficiência cardíaca em um livro abrangente que se transforme em fonte de consulta para médicos, residentes, enfermeiros e demais profissionais da área da saúde que lidam com o tema, bem como estudantes em todos os níveis, para uma visão atual da insuficiência cardíaca, desde seus fundamentos científicos aos mais recentes avanços clínicos.

Esta obra, resultado da cooperação entre os principais cardiologistas de todo o Brasil que lidam com insuficiência cardíaca, representa várias gerações de estudiosos sobre o tema, desde os fundadores do GEIC, passando pelas lideranças atuais e chegando ao DEIC Jovem, e reúne os mais recentes avanços sobre o tema de forma concisa. Indubitavelmente, será de enorme valor para toda a comunidade cardiológica, sobretudo para quem está em busca de formação médica contínua e atualizada.

O livro está formatado em doze seções, 101 capítulos, e teve a colaboração de mais de 150 autores, de todas as regiões do Brasil, num esforço de integrar e tornar conhecidos todos os serviços que atuam, em diferentes graus de complexidade, com a insuficiência cardíaca no Brasil. Por causa da necessidade de compactação do livro, a Comissão Editorial decidiu disponibilizar um número limitado de referências bibliográficas, sob a forma de Diretrizes e sugestões de leitura. As demais referências podem ser consultadas na plataforma digital do livro.

Em decorrência da explosão de conhecimentos, sabemos que um único texto não pode cobrir adequadamente todos os aspectos de um assunto tão dinâmico e abrangente como a insuficiência cardíaca. Desta forma, pedimos desculpas antecipadamente por quaisquer omissões e deficiências desta edição.

Foi uma honra, privilégio e grande prazer trabalhar e aprender com todos os autores ao longo deste processo, em especial com os editores associados Evandro Tinoco Mesquita, Fabiana Goulart Marcondes-Braga, Lidia Ana Zytynski Moura e com os revisores Nadine Oliveira Clausell, Marcus Vinicius Simões, Luiz Claudio Danzmann e Victor Sarli Issa; a todos o meu respeito, admiração, carinho e agradecimento.

José Albuquerque de Figueiredo Neto
Editor

Agradecimentos

A Deus.

Nenhum livro ou qualquer obra científica surge sem o apoio de muitos indivíduos. Gostaria de começar agradecendo ao Professor Evandro Tinoco Mesquita, atual Presidente do Departamento de Insuficiência Cardíaca da Sociedade Brasileira de Cardiologia (DEIC-SBC), por nos fornecer a inspiração, bem como a oportunidade, de editar este livro.

A Fabiana Goulart Marcondes-Braga e Lidia Ana Zytynski Moura, com quem compomos a diretoria atual do DEIC, pelo apoio incondicional para a realização desta obra. Os últimos dois anos foram de aprendizado constante e desenvolvimento de uma fraterna e profícua colaboração em todas as atividades do nosso departamento.

Aos revisores Nadine Oliveira Clausell, Marcus Vinicius Simões, Luiz Claudio Danzmann e Victor Sarli Issa, pelo seu empenho e observações para a melhoria de cada capítulo.

Gostaríamos de reconhecer formalmente e agradecer aos seguintes membros da equipe da Manole: Juliana Waku, editora; Cássia Aparecida Pizani, assessora executiva, e Adriana Antonaccio, editora executiva, por apoiarem e participarem da construção deste livro.

Ao Marcello Guimarães Mendes, gerente de Departamentos, Qualidade e Projetos da SBC, pela sua participação e apoio a todas as atividades do DEIC desenvolvidas ao longo destes dois anos.

À Sociedade Brasileira de Cardiologia, na pessoa de Luiz Felipe Costamilan, pelo apoio logístico para a realização deste livro.

À minha secretária Natale Maria Lindoso da Silva Mendes, pela atuação incansável para a realização desta obra.

Por fim, agradecemos aos nossos familiares, em especial a minha esposa Andrea, meus filhos Mateus, André e Viviane pela compreensão do tempo que lhes foi tomado para que pudéssemos concluir esta obra, neste período tão difícil da pandemia que afetou a todos nós.

José Albuquerque de Figueiredo Neto
Editor

Conteúdo complementar

Esta obra contém conteúdo complementar disponibilizado em uma plataforma digital exclusiva. O prazo para acesso a esse material limita-se à vigência desta edição. Para acesso a esse material, utilize o QR code abaixo, digite a senha: **COMPLEMENTO2022** e faça seu cadastro.

SEÇÃO I

FISIOPATOLOGIA

1

O sistema renina-angiotensina-aldosterona na insuficiência cardíaca

Carlos Eduardo Lucena Montenegro

DESTAQUES

- O modelo hemodinâmico não explica a evolução dos pacientes com insuficiência cardíaca, nem sua alta letalidade. O modelo fisiopatológico neuro-hormonal ajuda a suprir essa lacuna do conhecimento.
- O sistema renina-angiotensina-aldosterona (SRAA) juntamente com o sistema nervoso simpático são peças-chave nesse modelo neuro-hormonal.
- A enzima conversora da angiotensina tem papel fundamental na produção de angiotensina II, mas sua via não é a única que produz esse metabólito.
- Os produtos resultantes da hiperativação do SRAA podem agir de forma direta ou indireta no cardiomiócito, levando ao remodelamento e perda de função ventricular.
- Quanto maiores os níveis séricos de peptídeos produzidos pelo SRAA, maior a gravidade da insuficiência cardíaca e pior a função ventricular dos pacientes.

INTRODUÇÃO

A insuficiência cardíaca (IC) por muito tempo foi tratada como uma doença meramente hemodinâmica, causada por baixo débito cardíaco e vasoconstrição periférica. Consequentemente, as primeiras pesquisas de novas terapias para IC basearam-se nesse modelo hemodinâmico, visando ou ao aumento do débito cardíaco ou à vasodilatação periférica, com o objetivo de diminuir a pré e pós-carga. Esse modelo explicava de forma muito satisfatória os sintomas da IC, mas não eram suficientes para explicar a progressão da doença, o remodelamento ventricular e, em último caso, a morte dos pacientes. Várias terapias foram testadas baseadas nesse modelo, mas apenas a associação de hidralazina e nitrato de longa duração em altas doses demonstrou benefício de mortalidade no estudo V-Heft I, quando comparados à prazosina ou placebo.

Em meados dos anos 1980, uma nova descoberta lançou luz e dúvidas a esse modelo hemodinâmico. Um estudo realizado em ratos com infartos induzidos em laboratório demonstrou que os ratos tratados com captopril, um inibidor da enzima conversora da angiotensina (IECA), tinham sobrevida mais que duas vezes maior que os ratos tratados com placebo. Dessa forma, uma medicação que tinha propriedades vasodilatadoras por ação indireta, inibindo o sistema renina-angiotensina-aldosterona (SRAA), ao contrário do nitrato e da hidralazina, que são vasodilatadores de ação direta, provava seu benefício. Quando se comparou uma estratégia (hidralazina + nitrato) com a outra (enalapril, outro IECA) no *trial* V-Heft II, houve uma evidente superioridade do IECA na mortalidade de pacientes com IC de fração de ejeção reduzida (ICFEr). Nascia assim a hipótese da ICFEr também como um modelo neuro-hormonal e o SRAA tinha papel fundamental nesse modelo.

FISIOLOGIA DO SRAA

Para compreender melhor a fisiopatologia do mecanismo neuro-humoral da IC, é importante saber que a ativação do sistema nervoso simpático se dá de forma um pouco mais precoce que a do SRAA nesse processo. Essa hiperativação simpática leva à vasoconstrição periférica, inclusive da arteríola aferente renal e consequente redução do fluxo sanguíneo para o aparelho justaglomerular, resultando na clivagem da pró-renina em renina, nas células presentes nesse mesmo aparelho. Essa liberação de renina também pode ser estimulada pela mácula densa presente no túbulo contorcido distal dos néfrons, também como resposta à redução na pressão intraglomerular.

A renina é a enzima responsável pela metabolização do angiotensinogênio, produzido no fígado, em angiotensina I, o qual posteriormente é degradado pela enzima conversora da angiotensina (ECA) em angiotensina II. Grande parte da atividade da ECA no corpo humano é encontrada nos tecidos (90%), enquanto o restante se apresenta na sua forma solúvel, no interstício do coração e nos endotélios vasculares. Essa mesma ECA atua na degradação da bradicinina, peptídeo vasoativo vasodilatador, que causa tosse por sua ação via receptores beta-2 localizados nos pulmões.

Os processos metabólicos decorrentes da ativação do SRAA também podem ocorrer por vias alternativas. Por exemplo, a transformação do angiotensinogênio em angiotensina I também pode ser feita através das enzimas calicreína e catepsina G, e há ainda uma segunda maneira para que a angiotensina I se transforme em angiotensina II, que é pela via da cinase. Essa via tende a ser particularmente importante, principalmente em pacientes usuários de IECA.

A angiotensina II era vista, nos primórdios, como um importante ativador da produção de aldosterona, porém, com o passar do tempo e evolução das pesquisas, viu-se que ela é o mais potente produto do SRAA, sendo diretamente responsável pelo desenvolvimento de IC. É chamado de hiperativação do SRAA todo esse processo de *up-regulation* dos produtos resultantes desse sistema.

EFEITOS DA HIPERATIVAÇÃO DO SRAA

Tendo esses mecanismos em vista, pode-se dizer que os níveis circulantes de angiotensina II são importantes mediadores da resposta sistêmica aguda a depleção de volume e a hipotensão arterial após a estimulação do SRAA. A angiotensina II vai atuar através dos receptores AT1 levando a vasoconstrição arterial sistêmica e arteriolar renal, estimulando a reabsorção de sódio e água pelos túbulos renais e estimulando a liberação de aldosterona e de catecolaminas pelas glândulas suprarrenais. O aumento dos níveis circulantes de angiotensina II, em pacientes com IC, leva de forma precoce a um aumento do volume plasmático circulante (aumento da volemia), devido ao aumento direto da reabsorção de sódio nos rins e, indiretamente, por conta do aumento dos níveis de aldosterona. Esse aumento da reabsorção hídrica é potencializado pelo aumento inadequado da vasopressina, liberada pelo centro da sede no hipotálamo, também estimulada pela angiotensina II, levando a hiponatremia, assim como produção de outro peptídeo vasoconstritor (endotelina). Ainda é importante citar que a angiotensina II regula a produção do estresse oxidativo em vários órgãos e sistemas, incluindo sistema nervoso, órgãos do trato digestivo, pele, sistema reprodutor, linfático, tecido adiposo, glândulas suprarrenais e rins, além do sistema cardiovascular.

O aumento dos níveis séricos de angiotensina II e de aldosterona também pode levar a efeitos cardíacos diretos. Por exemplo, a estimulação dos receptores AT1 pode ser responsável direta pelo desenvolvimento de hipertrofia celular do cardiomiócito, de forma independente dos efeitos vasoconstritores também decorrentes desse fato. A angiotensina II também leva a hipertrofia de fibroblastos e deposição de colágeno, processos esses que podem levar a fibrose miocárdica. Esses processos são fundamentais e considerados como pedras angulares no desencadeamento do remodelamento cardíaco, levando a dilatação e perda de função ventricular.

Evidências mais recentes sugerem que outros peptídeos derivados da angiotensina II, como a angiotensina III, angiotensina IV e angiotensina 1-7, têm algum papel na fisiopatologia da IC, mas esse ainda não foi bem estabelecido até o momento.

A aldosterona também participa desses processos deletérios à estrutura e função cardíaca de forma direta e indireta, envolvendo processos de estresse oxidativo nos tecidos-alvo. Ela é responsável de forma direta, via aumento da produção e deposição de colágeno na matriz extracelular cardíaca, o que também leva a hipertrofia e fibrose miocárdica e vascular (contribuindo para a redução da complacência vascular e ventricular) e, indiretamente, retroalimenta o SRAA, aumentando os níveis da ECA no tecido miocárdico, levando a mais formação da angiotensina II. Mas sua função mais importante e conhecida é a de reabsorção de sódio e excreção de potássio, por meio dos receptores mineralocorticoides nos túbulos distais e coletores do néfron. Em resumo, pode-se dizer que a aldosterona, levando a retenção hidrossalina, fibrose e remodelamento cardíaco, faz exatamente o oposto do peptídeo atrial natriurético secretado pelo coração nos sistemas cardiovascular e renal (Figura 1).

Um ponto importante é o chamado "escape" ou "avanço" de aldosterona. Esse nome se dá ao paradoxal aumento de cerca de 30 a 40% nos níveis de aldosterona sérica, que acontece em alguns pacientes portadores de IC crônica, mesmo em uso de IECA ou bloqueadores dos receptores da angiotensina (BRA). O mecanismo pelo qual isso ocorre é incerto, mas se acredita que seja secundário ao aumento dos níveis de renina. Esse fenômeno pode explicar o sucesso dos antagonistas mineralocorticoides no tratamento da ICFEr.

Um estudo publicado em 2019 mostrou que os níveis de renina plasmática e de aldosterona mostram correlação com a classe funcional e com a fração de ejeção que o paciente tem, o que leva a concluir que, quanto mais grave o paciente, maior a ativação do SRAA (Figura 2).

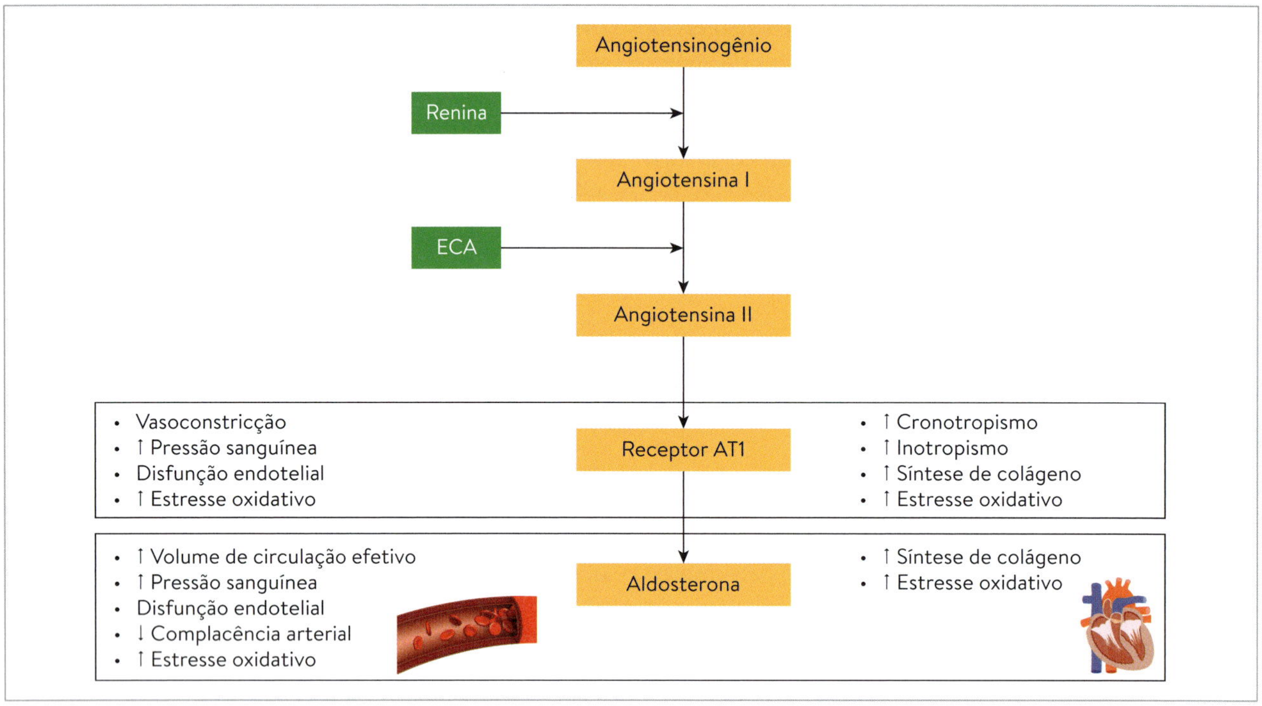

FIGURA 1 Sistema renina-angiotensina-aldosterona.

Fonte: adaptada de Pugliese et al., 2020.

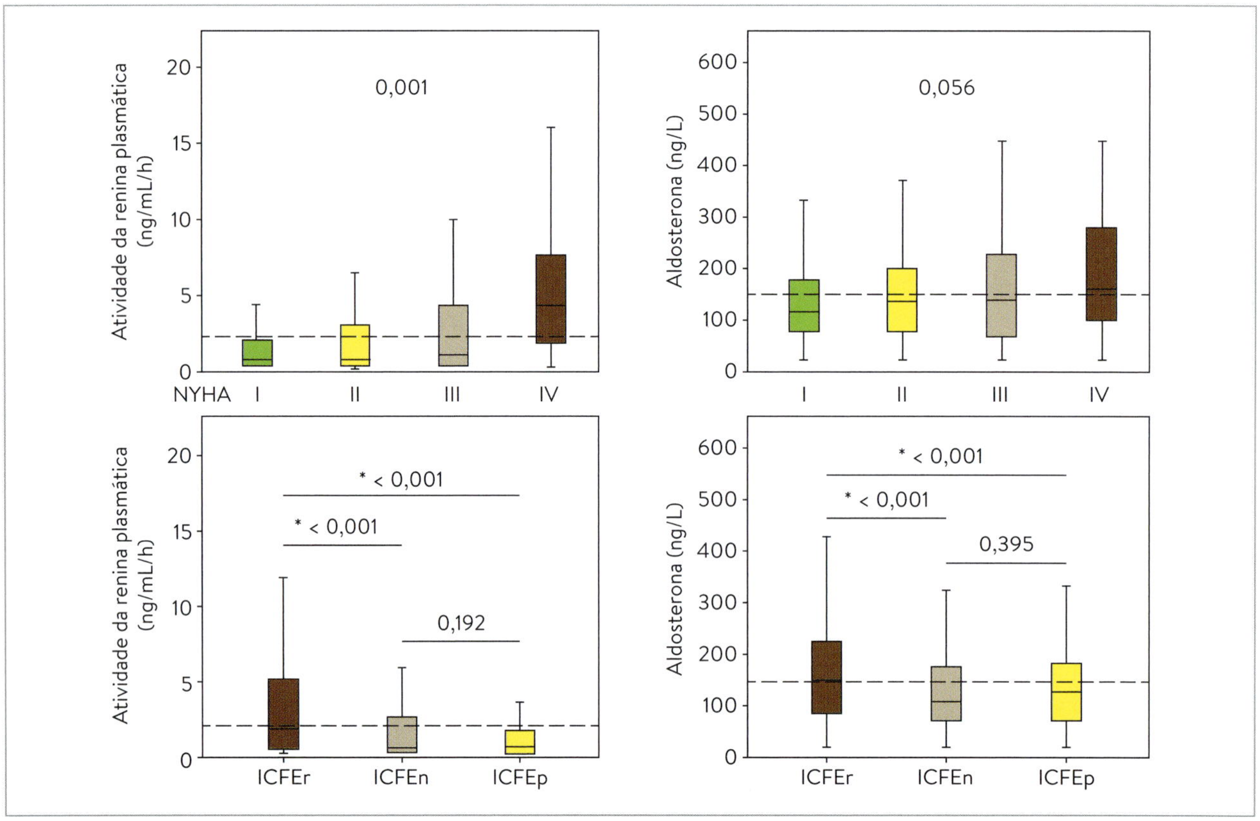

FIGURA 2 Correlação dos níveis de renina plasmática e de aldosterona com a classe funcional e com a fração de ejeção.

ICFEn: insuficiência cardíaca com fração de ejeção normal; ICFEp: insuficiência cardíaca com fração de ejeção preservada; ICFEr: insuficiência cardíaca com fração de ejeção reduzida; NYHA: New York Heart Association.

Fonte: adaptada de Vergaro et al., 2019.

COMO MODULAR O SRAA?

Até o momento, não temos evidência de que a inibição do SRAA seja eficaz na redução de desfechos cardiovasculares em pacientes com IC de fração de ejeção preservada, portanto as observações a seguir se baseiam em estudos envolvendo pacientes com ICFEr, podendo ser entendidas como plausíveis para os pacientes com IC de fração de ejeção intermediária, visto que eles se comportam e respondem às terapias empregadas de forma mais parecida com os pacientes portadores de ICFEr.

Inibidores de ECA

A inibição da ECA faz com que menos angiotensina I se transforme em angiotensina II, além de inibir a degradação da bradicinina, potente vasodilatador. Esses efeitos em conjunto são potencialmente benéficos para o paciente com IC, predominantemente o paciente com ICFEr, inibindo o remodelamento ventricular esquerdo, por redução da hipertrofia, fibrose e apoptose celular do cardiomiócito.

Bloqueadores do receptor da angiotensina (BRA)

Apesar do importante papel da bradicinina em pacientes com IC, sua acumulação nos tecidos pode causar irritação nas vias aéreas e tosse seca. Por não agir no metabolismo da bradicinina, os BRA tendem a ser mais bem tolerados nessa população. Por esse motivo e pelo teórico efeito mais seletivo na inibição do SRAA, visto que também bloquearia o mesmo via angiotensina II gerada por vias alternativas como a da cinase, acreditava-se que os BRA seriam antagonistas mais seletivos do SRAA.

Estudos realizados comparando as duas classes de drogas mostraram não inferioridade dos BRA em relação aos IECA, mas falharam em mostrar superioridade. A adição das duas estratégias também foi testada e até mostrou alguma redução de eventos (hospitalização), mas à custa de mais efeitos colaterais como insuficiência renal e hipercalemia. Por esses motivos, hoje se considera o uso de BRA naqueles pacientes com IC que sejam intolerantes ao IECA.

Antagonistas mineralocorticoides

Como descrito anteriormente neste capítulo, o "escape" de aldosterona, possivelmente causado pelo acúmulo de renina em paciente em uso de IECA ou BRA, faz com que antagonistas mineralocorticoides como a espironolactona, único antagonista mineralocorticoide disponível no mercado brasileiro até o momento, sejam úteis para potencializar a inibição do SRAA em pacientes com ICFEr.

LEITURA SUGERIDA

1. Cohn JN, Archibald DG, Ziesche S, Franciosa JA, Harston WE, Tristani FE, et al. Effect of vasodilator therapy on mortality in chronic congestive heart failure (V-HEFT I). N Engl J Med. 1986;314(24):1547-52.
2. Cohn JN, Johnson G, Ziesche S, Cobb F, Francis G, Tristani F, et al. A comparison of enalapril with hydralazyne-isossorbide dinitrate in the treatment of chronic congestive heart failure (V-HEFT II). N Engl J Med. 1991;325(5):303-10.
3. George J, Struthers AD, Lang CC. Modulation of the renin-angiotensin-aldosterone system in heart failure. Curr Atheroscler Rep. 2014;16(4):403.
4. Hartupee J, Mann DL. Neurohormonal activation in heart failure with reduced ejection fraction. Nat Rev Cardiol. 2017;14(1):30-8.
5. Packer M. The neurohormonal hypothesis: a theory to explain the mechanism of disease progression in heart failure. J Am Coll Cardiol. 1992;20(1):248-54.
6. Pfeffer MA, Pfeffer JM, Steinberg C, Finn P. Survival after an experimental myocardial infarction: beneficial effects of long-term therapy with captopril. Circulation 1985;72(2):406-12.
7. Pugliese NR, Masi S, Taddei S. The renin-angiotensin-aldosterone system: a crossroad from arterial hypertension to heart failure. Heart Fail Rev. 2020;25(1):31-42.
8. Sayer G, Bhat G. The renin-angiotensin-aldosterone system and heart failure. Cardiol Clin. 2014;32(1):21-32, vii.
9. Vergaro G, Aimo A, Prontera C, Ghionzoli N, Arzilli C, Zyw L, et al. Sympathetic and renin-angiotensin-aldosterone system activation in heart failure with preserved, mid-range and reduced ejection fraction. Int J Cardiol. 2019;296:91-7.

2

Alterações no sistema neuro-humoral na insuficiência cardíaca

Aguinaldo F. Freitas Jr.
Camila Dutra Pimenta de Paula
Larissa Campos Braga

DESTAQUES

- A insuficiência cardíaca (IC) pode ser considerada uma síndrome associada à disfunção miocárdica/autonômica e aos mecanismos neuro-humorais compensatórios.
- A hiperatividade simpática é observada na IC e está intimamente relacionada às anormalidades nos reflexos cardiovasculares.
- O sistema nervoso autônomo atua como um parâmetro prognóstico e um alvo terapêutico.

INTRODUÇÃO

A insuficiência cardíaca (IC) é uma síndrome clínica que se desenvolve em resposta a um insulto ao miocárdio e que resulta em declínio na capacidade de bombeamento do coração. Esse processo é, subsequentemente, caracterizado pela interação contínua entre a disfunção miocárdica subjacente e os mecanismos neuro-humorais compensatórios que são ativados: sistema nervoso simpático, eixo renina-angiotensina-aldosterona e as citocinas. Esses sistemas são, inicialmente, capazes de compensar a função miocárdica deprimida, permitindo a manutenção da pressão sistêmica por vasoconstrição, com a redistribuição do fluxo sanguíneo para órgãos vitais; além disso, possibilitam a restauração do débito cardíaco por meio do aumento da contratilidade miocárdica e da frequência cardíaca e pela expansão do volume de fluido extracelular. Contudo, esse mecanismo, em longo prazo, tem efeitos deletérios na estrutura e no desempenho cardíaco, levando à descompensação e progressão da doença.

Dentro desse âmbito, têm-se os sistemas nervosos simpático e parassimpático, nos quais a compensação entre eles na regulação autonômica cardiovascular varia em resposta ao aumento da pressão diastólica final e à queda do volume sistólico logo no início da disfunção ventricular esquerda. O equilíbrio pode ser restabelecido inicialmente, mas à medida que a IC avança, as redes neurais centrais se transformam e os reflexos autonômicos normalmente quiescentes são recrutados. Independente da etiologia da insuficiência cardíaca, o resultado é a atenuação vagal e, ao longo do tempo, o aumento progressivo da ativação simpática e catecolaminérgica (Figura 1). Portanto, a insuficiência cardíaca deve ser considerada um distúrbio da função autonômica e miocárdica.

EFEITOS DO SISTEMA NERVOSO SIMPÁTICO SOBRE O CORAÇÃO

O sistema nervoso simpático tem uma variedade de ações cardiovasculares, com efeitos benéficos e adversos. Sua ativação constitui em uma das primeiras respostas à diminuição do débito cardíaco, resultando em aumento da liberação e redução da captação de norepinefrina nas terminações adrenérgicas. Essas regulações levam ao aumento da frequência cardíaca e da contratilidade, redução da complacência venosa e constrição de vasos sistêmicos e pulmonares.

Sabe-se que no início o aumento da contratilidade ventricular e da frequência cardíaca, como resposta ao aumento das catecolaminas, ajudam a manter o débito cardíaco. Contudo, com a evolução da doença e progressiva piora da função ventricular, esses mecanismos tornam-se insuficientes.

Já a vasoconstrição sistêmica e pulmonar e o aumento dos tônus venosos contribuem para o aumento da pré-carga e para a manutenção da pressão arterial. No caso dos rins,

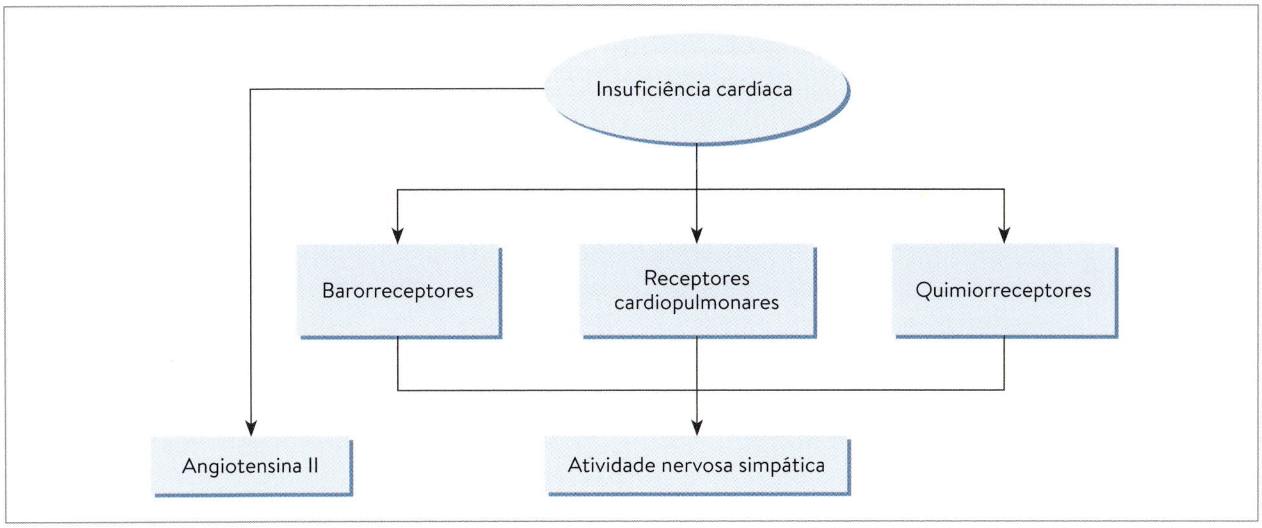

FIGURA 1 Controle autonômico na insuficiência cardíaca.

a vasoconstrição renal, principalmente, da artéria eferente permite o aumento da filtração glomerular, o que também pode não ser eficaz com a progressão da insuficiência cardíaca.

EFEITOS DO SISTEMA NERVOSO PARASSIMPÁTICO SOBRE O CORAÇÃO

Já o sistema parassimpático, por meio da inervação vagal, pode exercer efeito antiarrítmico, diminuindo a frequência cardíaca, e pode neutralizar o efeito pró – arrítmico do sistema nervoso simpático. Além disso, sabe-se que esse sistema pode desempenhar um grande papel na regulação da resposta inflamatória. Dessa forma, sua diminuição pode contribuir para a fisiopatologia da insuficiência cardíaca. Entretanto, o papel da estimulação desse componente (p. ex., a estimulação do nervo vago) como tratamento da IC ainda é desconhecido.

INSUFICIÊNCIA CARDÍACA E HIPERATIVIDADE DO SISTEMA NERVOSO AUTÔNOMO

A hiperatividade simpática observada na insuficiência cardíaca está intimamente relacionada a anormalidades nos reflexos cardiovasculares. Os reflexos simpatoinibitórios, como o reflexo barorreceptor, são significativamente suprimidos, enquanto os reflexos simpatoexcitatórios, incluindo o reflexo simpático aferente cardíaco e o quimiorreceptor arterial, são aumentados.

Em resumo, a atividade simpática reflete o aumento na concentração de norepinefrina, e essa relação é diretamente proporcional à gravidade da disfunção cardíaca e, inversamente, à sobrevida.

Além disso, a ativação prolongada do sistema nervoso simpático leva à regulação negativa e à redução da densidade dos receptores beta-adrenérgicos cardíacos e à dessensibilização da cascata de sinalização através da qual os receptores se acoplam a eventos fisiológicos. Isso afeta adversamente o acoplamento excitação-contração e aumenta as vias apoptóticas, formando um papel central na progressão da insuficiência cardíaca crônica (Figura 2).

Dessa forma, o grau de ativação do sistema simpático pode ser reduzido com uso de inibidores da ECA e com os betabloqueadores, peças fundamentais no tratamento da insuficiência cardíaca.

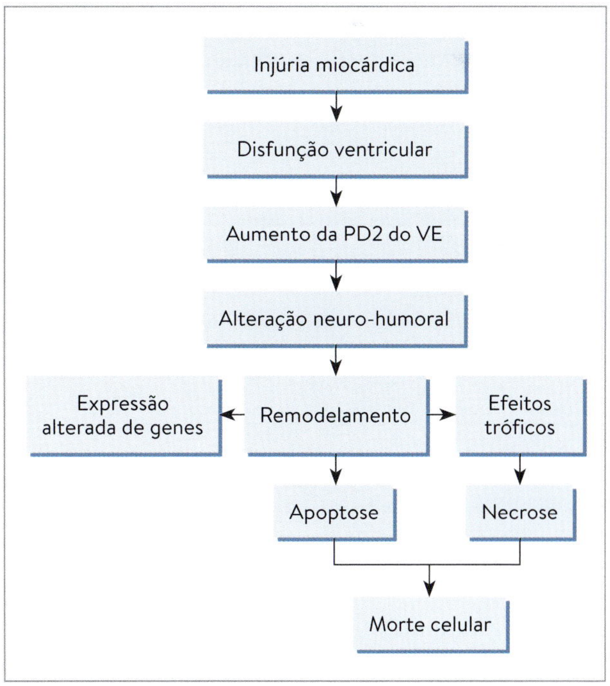

FIGURA 2 Fluxograma do remodelamento miocárdico decorrente da lesão muscular inicial e alterações no sistema nervoso autônomo.

LEITURA SUGERIDA

1. Borovac JA, D'Amario D, Bozic J, Glavas D. Sympathetic nervous system activation and heart failure: current state of evidence and the pathophysiology in the light of novel biomarkers. World J Cardiol. 2020;12(8):373-408.
2. Cohn JN, Levine TB, Olivari MT, Garberg V, Lura D, Francis GS, et al. Plasma norepinephrine as a guide to prognosis in patients with chronic congestive heart failure. N Engl J Med. 1984;311(13):819-23.
3. Floras JS, Ponikowski P. The sympathetic/parasympathetic imbalance in heart failure with reduced ejection fraction. Eur Heart J. 2015;36:1974-82.
4. Grassi G, Mancia G, Esler M. Central and peripheral sympathetic activation in heart failure. Cardiovasc Res. 2021;cvab222.
5. Grassi G, Quarti-Trevano F, Esler MD. Sympathetic activation in congestive heart failure: an updated overview. Heart Fail Rev. 2021;26(1):173-82.
6. Nozawa T, Igawa A, Yoshida N, Maeda M, Inoue M, Yamamura Y, et al. Dual-tracer assessment of coupling between cardiac sympathetic neuronal function and downregulation of beta-receptors during development of hypertensive heart failure of rats. Circulation. 1998;97(23):2359-67.
7. Rosso R, Sparks PB, Morton JB, Kistler PM, Vohra JK, Halloran K, et al. Vagal paroxysmal atrial fibrillation: prevalence and ablation outcome in patients without structural heart disease. J Cardiovasc Electrophysiol. 2010;21(5):489-93.
8. Sakai S, Miyauchi T, Kobayashi M, Yamaguchi I, Goto K, Sugishita Y. Inhibition of myocardial endothelin pathway improves long-term survival in heart failure. Nature. 1996;384(6607):353-5.
9. Schunkert H, Ingelfinger JR, Hirsch AT, Tang SS, Litwin SE, Talsness CE, et al. Evidence for tissue-specific activation of renal angiotensinogen mRNA expression in chronic stable experimental heart failure. J Clin Invest. 1992;90(4):1523-9.
10. Singh RB, Hristova K, Fedacko J, El-Kilany G, Cornelissen G. Chronic heart failure: a disease of the brain. Heart Fail Rev. 2019;24(2):301-7.
11. Triposkiadis F, Karayannis G, Giamouzis G, Skoularigis J, Louridas G, Butler J. Sympathetic nervous system in heart failure. JACC. 2009;54(19):1747-62.
12. van Bilsen M, Patel HC, Bauersachs J, Böhm M, Borggrefe M, Brutsaert D, et al. The autonomic nervous system as a therapeutic target in heart failure: a scientific position statement from the Translational Research Committee of the Heart Failure Association of the European Society of Cardiology. Eur J Heart Fail. 2017;19:1361-78.
13. Zannad F, Alla F, Dousset B, Perez A, Pitt B. Limitation of excessive extracellular matrix turnover may contribute to survival benefit of spironolactone therapy in patients with congestive heart failure: insights from the randomized aldactone evaluation study (RALES). Rales Investigators. Circulation. 2000;102(22):2700-6.

3

Citocinas e marcadores inflamatórios na insuficiência cardíaca

Felipe Neves de Albuquerque
Denilson Campos de Albuquerque

DESTAQUES

- A ativação do sistema imune inato com elevação de citocinas proinflamatórias tem um papel relevante na fisiopatologia do remodelamento cardíaco. Diversos trabalhos *in vitro* demonstraram sua associação com o fenótipo da insuficiência cardíaca (IC), corroborando essa hipótese.
- Esse eixo age intrinsicamente associado aos sistemas neuro-humorais e, durante a dilatação cardíaca, essa relação é ainda mais íntima. Neuro-hormônios determinam a síntese de citocinas que promovem suprarregulação de proteínas chave na ativação desses sistemas. Somados, eles determinam o remodelamento cardíaco patológico.
- Com o (quase) esgotamento das terapias neuromoduladoras após décadas de ensaios clínicos comprovando o benefício dos inibidores da enzima conversora da angiotensina (ECA), bloqueadores de receptores de angiotensina, antagonistas da aldosterona e, mais recentemente, os inibidores da neprilisina, é necessário expandir alvos terapêuticos em potencial para seguir com declínio das taxas de mortalidade da IC.
- Assim, investir no estudo do eixo inflamatório e de drogas antagonistas de citocinas parece um caminho atraente com estudos *in vitro* demonstrando benefícios em marcadores substitutos da estrutura ventricular. O bloqueio adequado do sistema imune inato e da inflamação exacerbada observada nos pacientes mais graves tem grande potencial.

A matéria mais recente no estudo da fisiopatologia da insuficiência cardíaca (IC) é o papel do sistema imune inato e seus mediadores inflamatórios na síndrome, assim como potencias alvos terapêuticos envolvidos nessa cascata de eventos.

Diversos modelos foram propostos para descrever os mecanismos responsáveis pela IC: o cardiorrenal (retenção hidrossalina a partir de anormalidades no fluxo renal), o hemodinâmico (falência da bomba cardíaca), o neuro-humoral (aumento de contratilidade via ativação de determinados eixos fisiopatológicos), modelo com morte celular (excesso ativação adrenérgica, estresse oxidativo, quimioterapia levando a apoptose) e ainda o genético (mutações em diversas proteínas associadas a fenótipos distintos). Pode-se notar que, em todos eles, a inflamação é um denominador comum.

O sistema imune inato é a primeira linha de defesa do organismo contra qualquer tipo de patógeno. Sua atuação é mediada pelas citocinas que atuam como sinalizadores no recrutamento de células de defesa para o sítio acometido.

Foram décadas esmiuçando como os sistemas simpático, renina-angiotensina-aldosterona e peptídeos natriuréticos determinavam o remodelamento cardíaco para, em seguida, demonstrar, através de ensaios clínicos, o benefício da terapia neuromoduladora.

Com todos os eixos modulados por meio de drogas específicas, esse modelo parece estar se esgotando. A redução de eventos clínicos com essa estratégia foi notável, mas a mortalidade desses pacientes continua elevada e novos alvos terapêuticos são necessários. Por isso o enfoque no estudo da fisiopatologia está mudando.

Assim, ao observar níveis elevados de citocinas em pacientes com IC, foi caracterizado também um processo inflamatório. Os principais mediadores identificados foram o fator de necrose tumoral (TNF), a interleucina-1 (IL-1) e a interleucina-6 (IL-6). Eles promovem o reparo do dano ao tecido logo após uma ação de um fator externo (um vírus durante a miocardite, p. ex.). Essa resposta imune inata é ativada localmente a partir do próprio miócito durante a lesão miocárdica.

Existe, portanto, uma ativação imunológica que ocorre em paralelo à instalação da falência cardíaca desencadeada pela estimulação neuro-humoral. Inicialmente, essa resposta inflamatória também é benéfica, mas quando permanece por longos períodos e/ou com alta intensidade, estão associadas a mudanças deletérias nos miócitos cardíacos e na matriz extracelular alavancando o remodelamento cardíaco (Quadro 1).

Recentemente, foi identifcada uma família de receptores denominados *toll-like receptors* (TLR) e *NOD-like receptors* (NLR), responsáveis por identificar os antígenos e moléculas liberadas em processos patológicos como isquemia miocárdica. É através deles que o sistema imune diferencia material endógeno *vs.* exógeno e orienta a atuação das células de defesa. Apesar da proteção inicial, no longo prazo, a sinalização sustentada dos TLR é deletéria por uma *up-regulation* das citocinas proinflamatórias (Figura 1).

QUADRO 1 Efeitos dos mediadores inflamatórios no remodelamento do ventrículo esquerdo

Alterações na biologia do miócito
Hipertrofia do miócito Expressão genética fetal Efeitos inotrópicos negativos Aumento do estresse oxidativo
Alterações na biologia de não miócitos
Conversão de fibroblastos para miofibroblastos *Up-regulation* de receptores AT1 em fibroblastos Aumento secreção MMP por fibroblastos
Alterações na matriz extracelular
Degradação da matriz Fibrose miocárdica
Perda progressiva do miócito
Necrose Apoptose

Fonte: Mann et al., 2018.

AS CITOCINAS PRÓ-INFLAMATÓRIAS

Citocinas são proteínas de 15 a 30 kDa secretadas por células na resposta à ativação do sistema imune inato. Atualmente, sabe-se que sua produção não é restrita a células imunológicas, mas também a uma variedade de células nucleadas – incluindo os miócitos cardíacos. Assim, durante um processo inflamatório cardíaco desencadeado por um fator de estresse ambiental, admite-se que a síntese de citocinas é local – inclusive a nível miocárdico. Elas podem ter propriedade pró x anti-inflamatória, e, durante a dilatação cardíaca associada à IC, foi constatada uma elevação daquelas com características pró-inflamatórias em detrimento das anti-inflamatórias.

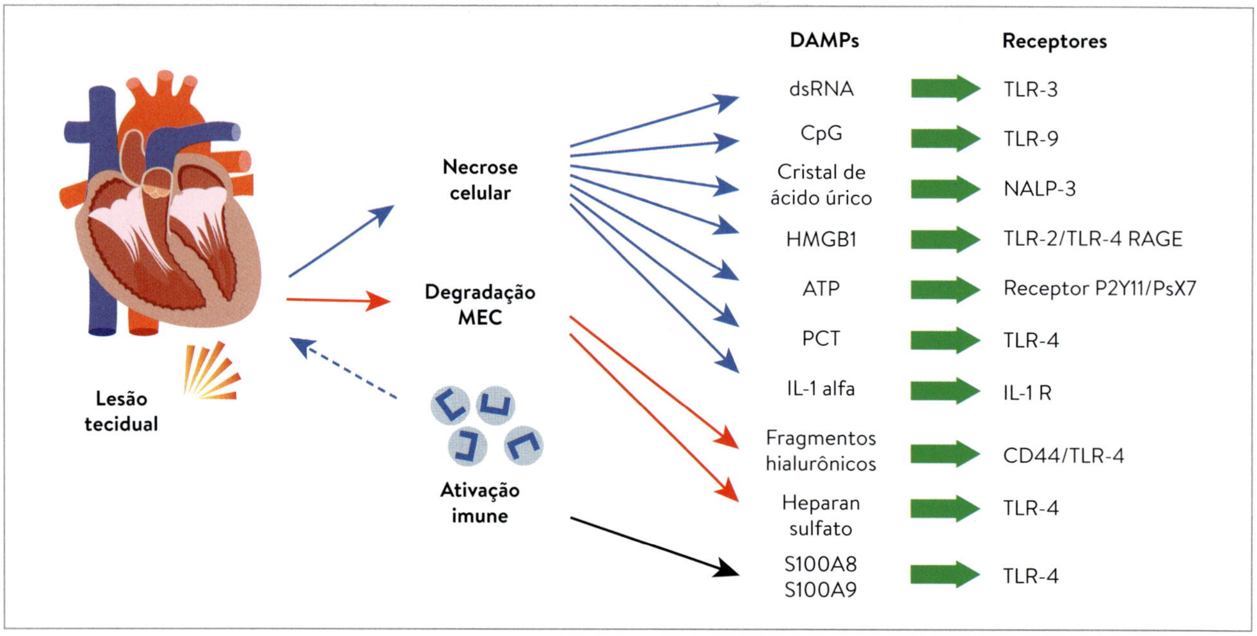

FIGURA 1 Como resultado de uma lesão tecidual inicial, a necrose celular e a degradação da matriz extracelular (MEC) geram subprodutos denonimados padrões moleculares associadas ao dano (DAMPs – *damage-associated molecular patterns*). Essas partículas ativarão uma série de receptores que iniciam a cascata inflamatória da insuficiência cardíaca.

DAMPs: padrões moleculares associadas ao dano; dsRNA: RNA fita dupla; HMGB1: *high mobility group box* 1; PCT: proteína choque térmico.

Adaptada de Mann e Felker, 2016.

Em relação à IC, são três as famílias de citocinas pró-inflamatórias de interesse que serão revisadas a seguir: TNF, IL-1 e IL-6.

Superfamília do fator de necrose tumoral

Essa superfamília consiste de 19 ligantes e 34 receptores que são expressas em uma grande variedade de células, incluindo as miocárdicas. Todos esses membros apresentam atividade pró-inflamatória.

O fator de necrose tumoral (TNFSF2) é o membro mais reconhecido da superfamília com uma grande variedade de propriedades: além da atividade citostática e citotóxica sobre células tumorais (daí sua nomenclatura), influencia o crescimento, diferenciação e função de diversos tipos de células – inclusive miocárdicas.

Outros integrantes relevantes do ponto de vista cardíaco são os diferentes receptores de TNF observados no coração e ainda múltiplas classes de ligantes indutores de apoptose (isolados em áreas de miocárdio infartado).

Importante ressaltar que o processo inflamatório mediado pelas citocinas também é influenciado pela atividade neuro-humoral e já foi observada *up-regulation* de ligantes indutores de apoptose a partir da elevação da noradrenalina e angiotensina II.

Esses dados, em conjunto, corroboram a hipótese inflamatória documentando uma ação local do TNF no miocárdio acometido explicando, em parte, as alterações celulares observadas durante a história natural da IC.

Família da interleucina-1

Originalmente essa família consistia apenas na IL-1α e IL-1β. Atualmente, expandiu-se para incluir sete ligantes com atividade agonista, três receptores antagonistas e uma citocina anti-inflamatória.

De maneira similar ao TNF, a IL-1α e IL-1β são responsáveis por modular reações pró-inflamatórias secundárias a lesão tecidual através de uma complexa sequência de ativação de receptores e também já foram isoladas no miocárdio.

Família da interleucina-6

Baseados na similaridade estrutural, vias comuns de sinalização e na redundância funcional, as seguintes moléculas foram incluídas nessa família: IL-6, fator inibidor de leucemia (LIF), cardiotrofina-1 (CT-1), fator neurotrófico ciliar (CNTF), interleucina-11 (IL-11), oncostatina M (OSM).

Trabalhos já demonstraram a elevação da IL-6, CT-1 e LIF em pacientes com IC avançada assim como seu valor prognóstico. A IL-6 também já foi detectada após infecção por Gram-negativos e no miocárdio hibernado.

A HIPÓTESE CITOCINA

As citocinas listadas acima são alguns dos protagonistas do processo inflamatório da IC, e diversos aspectos da síndrome podem ser explicados pelos seus efeitos biológicos conhecidos quando há ativação sustentada desses receptores: disfunção progressiva de VE, edema pulmonar, remodelamento cardíaco, expressão genética fetal e cardiomiopatia.

Como mencionado anteriormente, o processo inflamatório não é independente ou mais importante que a ativação neuro-humoral. Na verdade, eles atuam sinergicamente regulando-se e amplificando o processo fisiopatológico: a IC avança a partir dos efeitos tóxicos das citocinas endógenas sobre o coração e endotélio somados a ação deletéria da adrenalina, renina e aldosterona.

Por exemplo, a angiotensina II promove inflamação ao induzir um aumento na síntese de TNF. Por outro lado, há evidência de mediadores inflamatórios promovendo uma *up-regulation* de diversos componentes do sistema renina-angiotensina-aldosterona. A relação entre os dois sistemas é profunda.

As citocinas não são a causa exclusiva da síndrome, mas a sua elevação acelera a sua evolução e por isso seriam um alvo terapêutico interessante. Afinal, interromper o processo inflamatório exacerbado através de drogas poderia mudar a história natural desses pacientes.

As citocinas pró-inflamatórias induzem disfunção ventricular. Esse efeito inotrópico negativo se dá por meio de alterações da homeostase do cálcio intracelular, ativação via esfingomielinase neutra e óxido nítrico e por último da ativação/liberação da interleucina-18 (IL-18). Do ponto de vista terapêutico, já foi observada redução de área de infarto em ratos com uso de anticorpos anti-IL-18 reforçando o potencial clínico do bloqueio da "via inflamatória".

Além da disfunção ventricular, efeitos diretos na estrutura ventricular também foram documentados experimentalmente: hipertrofia miócito, alterações expressão gênica fetal, degradação matriz extracelular, apoptose com perda do colágeno fibrilar e desarranjo nos feixes de miofibrilas. O uso de antagonistas de IL-1 (anakinra) foi associado ao remodelamento reverso com melhora da função ventricular em modelo experimental reforçando o virtual benefício dessas drogas.

QUADRO 2 Efeitos deletérios dos mediadores inflamatórios na insuficiência cardíaca
Disfunção ventricular esquerda
Edema pulmonar
Cardiomiopatia
Redução do fluxo sanguíneo para músculo esquelético
Disfunção endotelial
Anorexia e caquexia
Desacoplamento do receptor da adenilato ciclase (experimental)
Ativação programação genética fetal (experimental)
Apoptose dos miócitos cardíacos (experimental)

Adaptada de Mann e Felker, 2016.

CONSIDERAÇÕES FINAIS

A ativação do sistema imune inato com elevação de citocinas pró-inflamatórias tem um papel relevante na fisiopatologia do remodelamento cardíaco. Diversos trabalhos *in vitro* demonstraram sua associação com o fenótipo da IC corroborando essa hipótese.

Esse eixo age intrinsicamente associado aos sistemas neuro-humorais e, durante a dilatação cardíaca, essa relação é ainda mais íntima. Neuro-hormônios determinam síntese de citocinas que promovem *up-regulation* de proteínas-chave na ativação desses sistemas. Somados, eles determinam o remodelamento cardíaco patológico.

Com o (quase) esgotamento das terapias neuromoduladoras após décadas de ensaios clínicos comprovando o benefício dos inibidores da ECA, bloqueadores de receptores de angiotensina, antagonistas da aldosterona e, mais recentemente, os inibidores da neprilisina, é necessário expandir alvos terapêuticos em potencial para seguir com declínio das taxas de mortalidade da IC.

Assim, investir no estudo do eixo inflamatório e de drogas antagonistas de citocinas parece um caminho atraente com estudos *in vitro* demonstrando benefícios em marcadores substitutos da estrutura ventricular. O bloqueio adequado do sistema imune inato e da inflamação exacerbada observada nos pacientes mais graves tem grande potencial.

No entanto, a resposta ainda não está tão clara: os primeiros estudos que testaram a hipótese do bloqueio inflamatório com antagonistas como anti-TNF e utilizaram desfechos clínicos foram inconclusivos e, em alguns casos, até negativos. A impressão inicial era de que o "bloqueio inflamatório" simplesmente não seria um alvo terapêutico viável na IC.

Com o desenvolvimento dos agentes biológicos e a multiplicidade de sítios de bloqueio de interleucinas utilizadas em larga escala na dermatologia e na reumatologia, surgiram novas hipóteses para esses achados iniciais. Se o problema não for no bloqueio da inflamação, mas sim no tipo de droga utilizada é possível que biológicos diferentes tenham perfil de segurança diverso na IC. Por último, é possível que inibir apenas uma citocina seja insuficiente para frear a cascata inflamatória em uma síndrome complexa como essa.

A consistência observada na queda de marcadores inflamatórios a partir do tratamento medicamentoso (e também com marca-passo ressincronizador cardíaco) nos casos com melhora clínica e remodelamento reverso reforça que a hipótese da citocina e do "bloqueio inflamatório" é viável.

O desafio a seguir será identificar terapias seguras e com bloqueios em múltiplos sítios. Mas também, e primordialmente, selecionar o paciente ideal. Assim, ensaios clínicos com biomarcadores para detectar inflamação exacerbada serão desenhados permitindo identificar o fenótipo apropriado para terapia anti-inflamatória.

LEITURA SUGERIDA

1. Adamo L, Rocha-Resende C, Prabhu SD, Mann DL. Reappraising the role of inflammation in heart failure. Nat Rev Cardiol. 2020;17(5):269-85. Erratum in: Nat Rev Cardiol. 2021;18(10):735.
2. Anker SD, Coats AJS. How to RECOVER from RENAISSANCE? The significance of the results of RECOVER, RENAISSANCE, RENEWAL and ATTACH. Int J Cardiol. 2002;86(2-3):123-30.
3. Cocco G, Jerie P, Amiet P, Pandolfi S. Inflammation in heart failure: known knowns and unknown unknowns. Expert Opin Pharmaco. 2017;18(12):1225-33.
4. Dick SA, Epelman S. Chronic heart failure and inflammation: what do we really know? Circ Res. 2016;119(1):159-76
5. Hanna A, Frangogiannis NG. Inflammatory cytokines and chemokines as therapeutic targets in heart failure. Cardiovasc Drug Ther. 2020;34(6):849-63.
6. Mann DL, Felker GM. Braunwald Heart failure. 3. ed. Philadelphia: Sauders; 2016.
7. Mann DL, Zipes DP, Libby P, Bonow RO. Braunwald Tratado de doenças cardiovasculares. 10. ed. Rio de Janeiro: Guanabara Koogan; 2018.
8. Murphy SP, Kakkar R, McCarthy CP, Januzzi JL Jr. Inflammation in heart failure: JACC state-of-the-art review. J Am Coll Cardiol. 2020;75(11):1324-40.
9. Stanciu AE. Chapter Two Cytokines in heart failure. Adv Clin Chem. 2019;93:63-113.

4

Estresse oxidativo na insuficiência cardíaca

Fábio Serra Silveira
Marcos Serra Silveira

DESTAQUES

- A insuficiência cardíaca (IC) é uma das principais causas de morbidade e mortalidade no mundo.
- O estresse oxidativo tem importante papel na evolução da IC.
- O excesso de radicais livres favorece o estresse oxidativo, causando danos à célula.
- Terapias antioxidantes têm recebido atenção especial como possíveis tratamentos para a IC.

A insuficiência cardíaca (IC) figura entre as principais causas de morbidade e mortalidade do mundo. Diversos estudos têm sido feitos para melhor entender a fisiopatologia dessa complexa doença. Nesse cenário, o estresse oxidativo tem recebido especial atenção. O estresse oxidativo é definido como um desbalanço entre oxidantes (espécies reativas de oxigênio – ERO) e antioxidantes. As ERO que, em quantidades normais, exercem um papel importante na fisiologia celular, passam a ter um papel deletério quando em excesso. Quando a produção de ERO supera a capacidade dos sistemas de defesas antioxidantes do organismo, acontece o estresse oxidativo, causando danos aos cardiomiócitos. A produção de ERO pode ser aumentada pela ativação neuro-homonal, pelas sobrecargas de volume e de pressão e por comorbidades que causam inflamação sistêmica, como diabetes melito, obesidade, doença pulmonar obstrutriva crônica e apneia do sono. A produção aumentada de ERO promove efeitos deletérios nas mitocôndrias, causando danos na estrutura e função das células, levando a alterações na regulação do Ca^{2+}, hipertrofia de cardiomiócitos, disfunção endotelial, indução de apoptose, fibrose e aumento da resposta inflamatória (Figura 1). Também têm influência nesse processo o aumento da NADPH oxidase, das xantinas oxidases e o desacoplamento da óxido nítrico sintase (NOS). Quando há aumento da NADPH oxidase, como resposta a estímulos patológicos como alongamento mecânico, angiotensina II, endotelina 1 e fator de necrose tumoral alfa (TNF-alfa), há maior produção de ERO. A injúria cardíaca leva a um desacoplamento e a uma instabilidade estrutural da NOS, levando a uma produção aumentada de ERO.

INSUFICIÊNCIA CARDÍACA COM FRAÇÃO DE EJEÇÃO REDUZIDA (ICFER) *VERSUS* PRESERVADA (ICFEP)

Além da fração de ejeção, as insuficiências cardíacas com fração de ejeção preservada (ICFEP) ou reduzida (ICFER) diferenciam-se também pela fisiopatologia. Na ICFER, o estresse oxidativo que leva à morte dos cardiomiócitos, por necrose ou apoptose, é desencadeado em resposta a um estímulo inicial, que pode ser uma isquemia, sobrecarga de pressão ou volume ou toxicidade. Já na ICFEP, a razão para inflamação e o estresse oxidativo são condições inflamatórias como obesidade, diabetes melito, doença pulmonar obstrutiva crônica e apneia do sono.

RADICAIS LIVRES

São moléculas produzidas por diversos processos metabólicos. Os radicais livres nem sempre são prejudiciais, uma vez que desempenham importantes funções no organismo, como o combate a vírus e bactérias. Quando estão em excesso, no entanto, acumulam-se dentro das células,

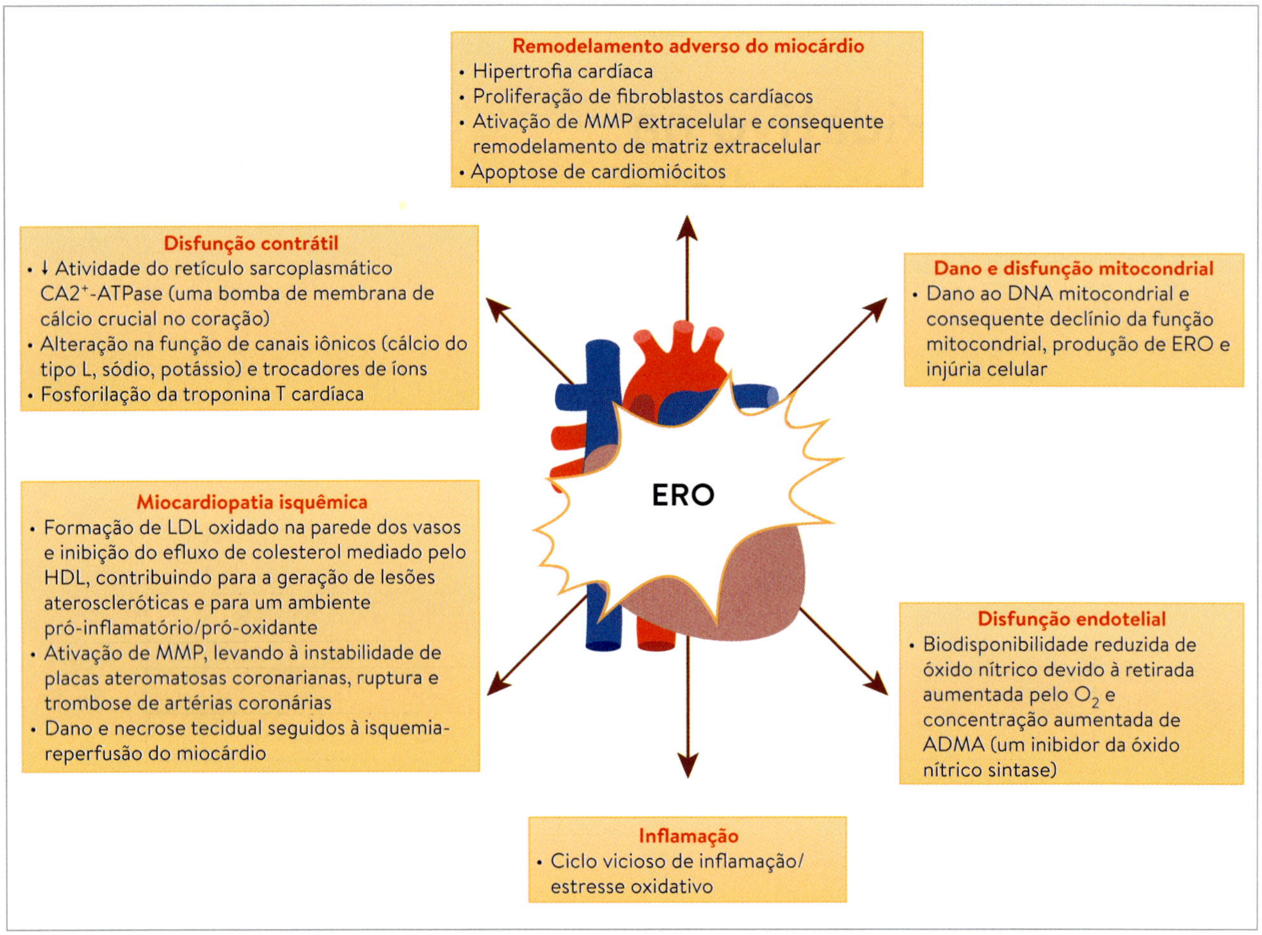

FIGURA 1 Efeitos adversos das espécies reativas de oxigênio (ERO) no coração.

ADMA: dimetilarginina assimétrica; MMP: matriz de metaloproteinases; LDL: lipoproteínas de baixa densidade; HDL: lipoproteínas de alta densidade; DNA: ácido desoxirribonucleico.

levando ao estresse oxidativo, podendo causar danos ao DNA celular, ocasionando doenças graves. Situações como abuso de tabagismo e álcool, uso de drogas como gentamicina, ciclosporina e tacrolimo podem contribuir para o aumento dos radicais livres no organismo.

ANTIOXIDANTES

São moléculas capazes de combater os radicais livres, contribuindo assim com a diminuição do estresse oxidativo. Estudos mostram que a atividade física pode ser uma importante aliada no aumento da produção de antioxidantes, diminuindo assim a inflamação.

Os principais antioxidantes endógenos envolvidos no combate às ERO são: catalase, superóxido dismutase (SOD), glutationa peroxidade (GPx), nicotinamida adenina dinucleotídeo NAD+ e glutationa (GSH).

Dentre os principais antioxidantes exógenos, podem-se citar a vitamina E e o ácido fólico.

As terapias antioxidantes têm sido bastante estudadas, com a esperança de que sejam benéficas na evolução IC.

FASE PRÉ-CLÍNICA

Diversos estudos pré-clínicos foram desenvolvidos com abordagens distintas: a) inibição de produtores de estresse oxidativo; b) melhora na capacidade antioxidante endógena; c) suplementação de antioxidantes exógenos.

Os primeiros estudos experimentais em animais na tentativa de diminuir o estresse oxidativo focaram na NADPH oxidase, xantina oxidase ou desacoplamento da NOS. Estudo com alvo na inibição da NADPH oxidase protegeu o coração quanto à remodelação e disfunção do ventrículo esquerdo (VE) pós-infarto do miocárdio. A inibição da xantina oxidase, por meio de oxipurinol (ratos) ou alopurinol (cães), protegeu o coração da remodelação do VE, melhorou a função contrátil do VE e a eficiência do miocárdio pós-lesão cardíaca. A inibição da NOS por meio de BH4 (sapropterina) também protegeu os camundongos da indução de lesão cardíaca.

Essas observações iniciais sugeriram que inibir diretamente os produtores de ERO, reduzindo assim o estresse oxidativo, poderia melhorar a sobrevida e a função cardíaca após lesão cardíaca.

Além de focar na diminuição do estresse oxidativo, os primeiros estudos também demonstraram que aumentar o antioxidante endógeno leva a uma melhora da função cardíaca em modelos de roedores para IC. Especificamente, esses estudos focaram nas enzimas antioxidantes primárias (SOD, catalase e GPx) e antioxidantes (NAD +, GSH, vitamina E e ácido fólico).

Seguindo esses resultados positivos obtidos aumentando a expressão endógena de enzimas antioxidantes, vários estudos experimentais tentaram melhorar a capacidade do antioxidante endógeno. Os primeiros focaram no aumento dos níveis endógenos de GSH, pela administração de N-acetilcisteína (NAC), um precursor de GSH. Esses estudos demonstraram que o NAC pode melhorar os níveis de GSH, reduzir o estresse oxidativo e melhorar função cardíaca em modelos de rato.

Quanto à suplementação exógena, vários estudos demonstraram que a suplementação de vitamina E e o ácido fólico levam à melhora da função cardíaca. Recentemente, um estudo demonstrou que o aumento nos níveis de NAD +, por suplementação de ribosídeo de nicotinamida (NR), um precursor do NAD +, leva à melhora da função cardíaca e estado redox em um modelo de IC. Essas descobertas sugerem que, ao aumentar a capacidade antioxidante do coração, há uma melhora da sobrevida dos cardiomiócitos.

FASE CLÍNICA

Devido aos resultados favoráveis dos estudos em animais, diversos estudos clínicos foram desenvolvidos na mesma linha de pensamento.

Uma das terapias mais estudadas foi a inibição da xantina oxidase pelo alopurinol ou oxipurinol em pacientes com miocardiopatia dilatada e IC crônica. Foram estudos pequenos, mas que demonstraram melhora de função ventricular, melhora da disfunção endotelial e redução de BNP. No entanto, em um ensaio clínico randomizado, com 405 pacientes com IC, o oxipurinol não melhorou o resultado clínico. O ensaio EXACT-HF, que avaliou o uso do alopurinol nos pacientes com IC classe II a IV da NYHA com níveis séricos de ácido úrico $\geq$ 9,5 mg/dL (um marcador de estresse oxidativo), concluiu que, em pacientes com ICFER e níveis elevados de ácido úrico, a inibição da xantina oxidase com alopurinol falhou em melhorar o estado clínico, capacidade de exercício, qualidade de vida ou fração de ejeção do ventrículo esquerdo (FEVE) após 24 semanas.

Também foi estudada a inibição do desacoplamento de NOS, por meio de tratamento com sapropterina, em pacientes com hipertensão pulmonar ou sistêmica, mas esses ensaios não demonstraram diferenças significativas na síntese de óxido nítrico, estresse oxidativo, hemodinâmica sistêmica, estado redox vascular ou função endotelial.

O estudo PROGRESS-HF avaliou o uso de elamipretide, um novo agente modulador mitocondrial que parece reduzir as ERO. O objetivo desse estudo foi avaliar os efeitos de múltiplas doses subcutâneas de elamipretide no volume sistólico final do ventrículo esquerdo (LVESV), conforme avaliado por ressonância magnética cardíaca em pacientes com ICFER. Elamipretide foi bem tolerado, mas não melhorou LVESV em 4 semanas em comparação com placebo.

Os estudos de suplementação de antioxidantes exógenos (vitamina A, vitamina C, vitamina E e ácido fólico) demonstraram inicialmente que tal suplementação levaria a uma redução nos eventos cardiovasculres, tamanhos de infarto e estresse oxidativo. No entanto, nos estudos HOPE e GISSI-prevenzione, a vitamina E falhou em fornecer um efeito benéfico para a prevenção ou o tratamento da IC, além de aumentar o risco de hospitalização ou morte em pacientes com FEVE menor que 50%. Além disso, uma recente metanálise de 50 ensaios clínicos randomizados estudando os efeitos da suplementação com vitaminas e antioxidantes, incluindo 294.478 participantes, concluiu que a suplementação com vitaminas e antioxidantes exógenos não foram associados a reduções no risco de doenças cardiovasculares.

Uma deficiência mais pronunciada de coenzima Q10 foi correlacionada com a maior gravidade de IC, porém sua suplementação como estratégia de tratamento da IC tem evidências conflitantes, com metanálises de ensaios clínicos demonstrando resultados divergentes.

Considerando o uso de uma terapia mais direcionada, um inibidor do TNF-alfa, etanercept, não mostrou melhora na mortalidade ou hospitalização em pacientes com IC e FEVE $\leq$ 30%. Outro antagonista do TNF-alfa, infliximabe, não melhorou a condição clínica de pacientes com IC crônica moderada a grave, e ainda piorou o prognóstico do paciente quando administrado em altas doses.

A proteína C-reativa (PCR) identifica pacientes com ICFEP com maior risco. PCR é um substituto da atividade da interleucina-1 (IL-1), a citocina inflamatória conhecida por funcionar como um fator cardiodepressor solúvel, prejudicando o relaxamento diastólico e a contratilidade sistólica quando administrada a animais saudáveis (*in vivo*) e cardiomiócitos (*in vitro*). O estudo DHART-2 avaliou se o bloqueio de IL-1 com anakinra melhoraria a aptidão cardiorrespiratória na ICFEP em pacientes obesos e com PCR > 2 mg/L. O tratamento com anakinra por 12 semanas não conseguiu melhorar o pico de VO_2 e o VE/VCO_2 *slope*. Os efeitos da anakinra sobre a PCR e o NT-proBNP merecem exploração em estudos futuros.

O estudo CANTOS, um dos maiores estudos mais recentes nesse campo, demonstrou que o tratamento com um anticorpo monoclonal anti-interleucina-1b (canacinumab) diminuiu significativamente a taxa de eventos cardiovasculares em pacientes com infarto do miocárdio recente e níveis elevados de PCR, já recebendo terapia com estatinas. Uma subanálise desse ensaio sugeriu uma tendência para redução na hospitalização por IC e o desfecho composto de hospitalização por IC ou mortalidade relacionada a IC com canacinumab em comparação com placebo.

Pequenos estudos clínicos demonstraram que a melhora da capacidade antioxidante endógena, ao reforçar os níveis endógenos de GSH, mostraram alguma promessa em pacientes com IC. Esses ensaios demonstraram que a suplementação de NAC em pacientes resultou em uma redução no estresse oxidativo, tamanho do infarto e uma melhora da função cardíaca em pacientes com IC e infarto agudo do miocárdio.

Acredita-se que uma das principais razões de falha dos estudos na fase clínica seja o fato de que as concentrações de agentes antioxidantes usadas *in vitro* podem ter sido muito maiores em comparação com aquelas que podem ser obtidas após ingestão oral em humanos.

CONSIDERAÇÕES FINAIS

Até o momento, o uso de antioxidantes/anti-inflamatórios no tratamento da IC produziu resultados neutros ou inconclusivos. Novas pesquisas visando a etiologias específicas de IC ou compartimentos intracelulares relevantes (p. ex., mitocôndria) poderão trazer mais respostas em um futuro próximo.

LEITURA SUGERIDA

1. Aimo A, Castiglione V, Borrelli C, Saccaro LF, Franzini M, Masi S, et al. Oxidative stress and inflammation in the evolution of heart failure: from pathophysiology to therapeutic strategies. European Journal of Preventive Cardiology. 2020;27(5):494-510.
2. Chakraborti S, Dhalla NS, Ganguly NK, Dikshit M. Oxidative stress in heart diseases. Springer Nature Singapore Pte Ltd; 2019.
3. Peoples JN, Saraf A, Ghazal N, Pham TT, Kwong JQ. Mitochondrial dysfunction and oxidative stress in heart disease. Experimental & Molecular Medicine. 2019;51:162.
4. van der Pol A, van Gilst WH, Voors AA, van der Meer P. Treating oxidative stress in heart failure: past, present and future. European Journal of Heart Failure. 2019;21:425-35.

5

Peptídeos natriuréticos na insuficiência cardíaca

Múcio Tavares de Oliveira Jr.

DESTAQUES

- Os peptídeos natriuréticos (PN) são biomarcadores quantitativos da presença e gravidade de estresse cardíaco hemodinâmico nos pacientes com insuficiência cardíaca (IC) e inúmeros estudos têm demonstrado sua importância na definição diagnóstica do paciente com dispneia.
- Os mecanismos responsáveis pela síntese dos PN são o estresse da parede da cavidade ventricular e o estiramento das fibras cardíacas.
- Os valores de PN em pacientes com IC são bastante diferentes do que em outras causas de dispneia ou edema de membros inferiores.
- A utilização de PN no diagnóstico correto da causa de dispneia leva a melhores desfechos hospitalares.
- Os níveis de corte para os PN estão na dependência do tipo de situação clínica: se o paciente está em IC aguda, IC crônica, se o objetivo é a dúvida diagnóstica em insuficiência cardíaca com fração de ejeção reduzida (ICFEr) ou preservada (ICFEp).

O peptídeo natriurético (PN), o peptídeo natriurético tipo B (BNP) e o aminoterminal ProBNP (NT-proBNP) são biomarcadores quantitativos da presença e gravidade de estresse cardíaco hemodinâmico e insuficiência cardíaca (IC), e inúmeros estudos têm demonstrado sua importância na definição diagnóstica do paciente com dispneia aguda ou com suspeita de IC crônica.

Os valores das concentrações dos PN correlacionam-se entre si, entretanto os valores individuais não são intercambiáveis, os de corte são diferentes e, portanto, a aplicação para avaliar o mesmo paciente com um ou outro não deve ser feita.

Os resultados devem sempre ser interpretados em consideração à função renal e ao índice de massa corporal (IMC), os dois mais poderosos fatores de confusão das concentrações de PN.

FISIOLOGIA

O mecanismo responsável pela síntese dos PN são o estresse da parede da cavidade ventricular e o estiramento das fibras cardíacas. Ambos são produzidos nos átrios e nos ventrículos, mas como a quantidade de músculo e células do ventrículo esquerdo (VE) é muito maior, a expressão do estresse e estiramento deste prevalece sobre os PN produzidos nos átrios e no ventrículo direito (VD). Em situações especiais de sobrecarga de VD, como embolia de pulmão, a quantidade de PN produzido por este passa a ter magnitude considerável, porém sem aquela produzida pela sobrecarga do VE.

Esses dois estímulos provocam a quebra o pré-pró-hormônio que, ao cair na corrente sanguínea, é novamente quebrada em BNP e NT-proBNP. As moléculas são diferentes em concentração e meia-vida, sendo a meia-vida do BNP de 20 minutos e a do NT-proBNP de 120 minutos (Figura 1). A diferença se dá por ser o BNP uma molécula com atividade biológica, atuando nos rins induzindo diurese e nos vasos, provocando dilatação. Tem, portanto, sítios de ligação em células e é degradado pela enzina neprilisina. O NT-proBNP é uma molécula maior, mas sem atividade biológica.

Apesar dessas diferenças, sua utilidade clínica é semelhante e a correlação com fenômenos hemodinâmicos, prognóstico e poder diagnóstico não demonstrou ser diferente.

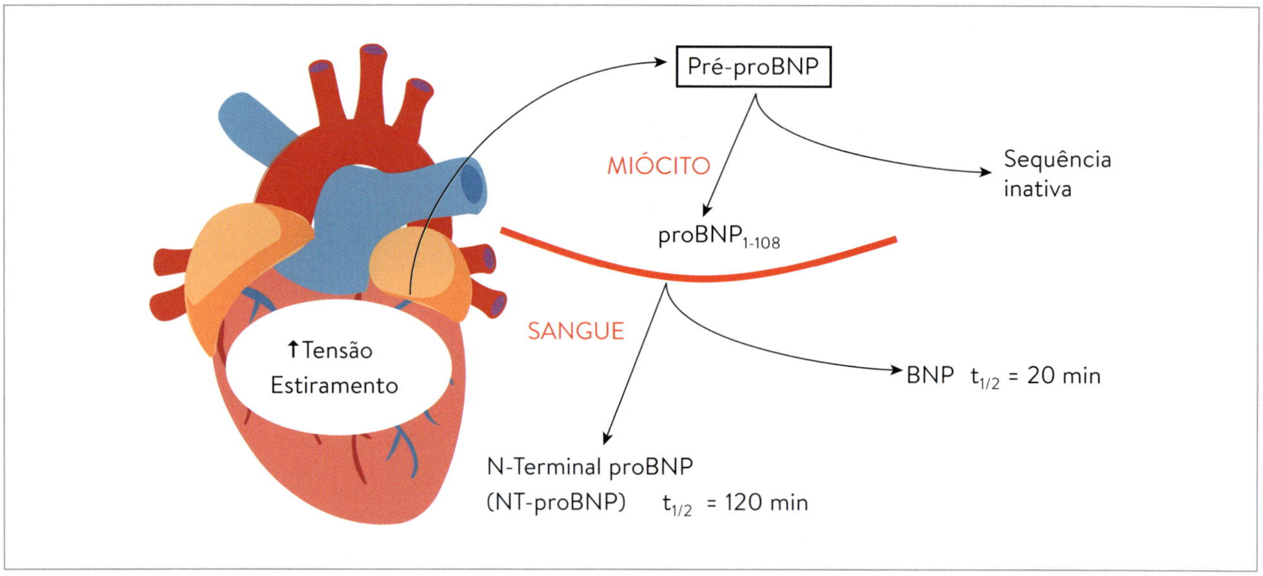

FIGURA 1 Representação esquemática da liberação de BNP e NT-proBNP mediante o estímulo.

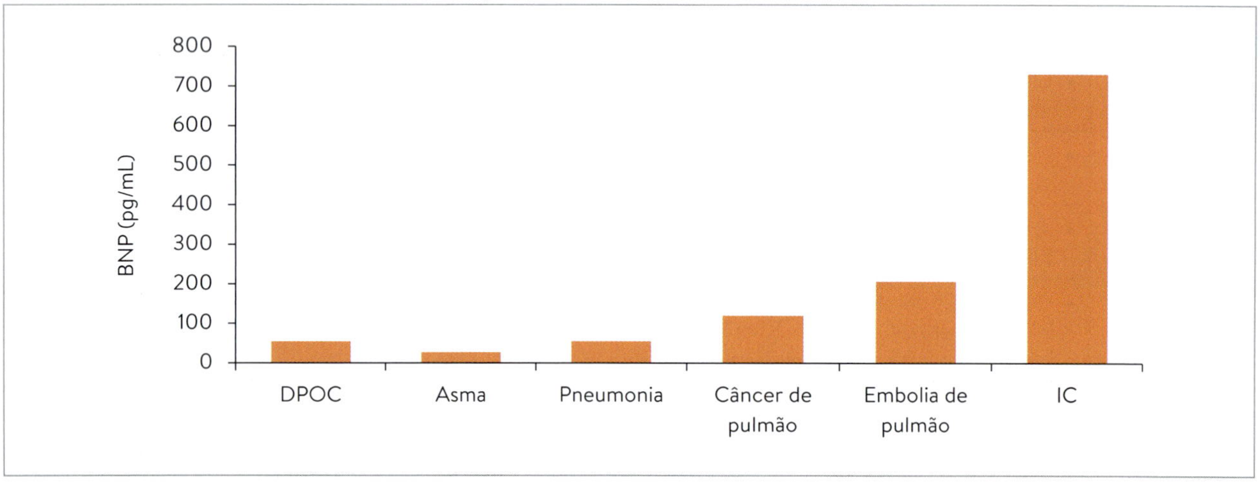

FIGURA 2 Níveis de BNP em pacientes com dispneia aguda e diagnóstico de insuficiência cardíaca (IC) (ou causas pulmonares) e outras causas.

Fonte: adaptada de Morrison et al., 2002.

Pela meia-vida diferente, portanto, a concentração de NT-proBNP é muito maior do que a do BNP. Os estudos que demonstraram os valores de corte apontaram que uma concentração de BNP de 400 pg/mL confirma o diagnóstico de IC em um paciente com dispneia, enquanto para o NT-proBNP, esses valores são de 900 a 1.800 pg/mL.

UTILIDADE DOS PEPTÍDEOS NATRIURÉTICOS – DIAGNÓSTICO DE INSUFICIÊNCIA CARDÍACA

O sintoma predominante na IC é a dispneia, comum em diversas doenças. Como a IC ocorre predominantemente em indivíduos mais velhos, costuma ser acompanhada por múltiplas morbidades, como doença pulmonar, diabetes, disfunção renal, inaptidão física, neoplasias etc., e chegar ao diagnóstico correto de IC é, portanto, um desafio, já que, além disso, os achados de exame físicos como estertores pulmonares, estase jugular e edema de membros são relativamente inespecíficos e aparecem em várias das doenças citadas. Junta-se a isso a baixa especificidade do eletrocardiograma (ECG) e da radiografia de tórax (especialmente na IC com fração de ejeção preservada [ICFEp]).

Essa dificuldade diagnóstica foi abordada no estudo *Breathing Not Properly*, que avaliou haver certeza no diagnóstico de IC em pacientes com dispneia em apenas 49% dos casos. Outros estudos demonstraram incertezas entre 40 e 54%, todos apontando para valores semelhantes.

Diante disso, a existência de um marcador para a IC tornou-se muito útil e consagrada na prática clínica. Os valores de BNP em pacientes com IC são bastante diferentes do que em outras causas de dispneia ou edema de membros inferiores, e essa hipótese foi testada em diversos estudos. Um estudo de Morrison avaliando níveis de BNP em pacientes com dispneia aguda, cujo diagnóstico foi posteriormente adjudicado por dois cardiologistas, encontrou valores médios significativamente diferentes entre pacientes com doença pulmonar, com 61 ± 10 pg/mL, e pacientes com IC, com 758,5 ± 798 pg/mL. Em outro estudo, Dao encontrou valores de BNP em pacientes com dispneia por IC diferente daqueles sem IC (1,076 ± 138 pg/mL *vs.* 38 ± 4 pg/mL, p < 0,001). Em estudo semelhante, Januzzi et al., no estudo PRIDE (*N-terminal Pro-BNP investigation of dyspnea in the emergency department*), encontrou valores de NT-proBNP de 4.054 *vs.* 131 pg/mL entre pacientes com IC e sem IC, respectivamente (p < 0,001).

Apesar de grande valia na diferenciação entre pacientes com e sem IC como causa da dispneia, não foi possível correlacionar os valores de PN em todas as classes funcionais pela NYHA. Pereira-Barretto et al., estudando pacientes com disfunção ventricular importante (FEVE média 23%), encontraram diferença significativa nos valores de NT-proBNP entre pacientes em CF I e II (42 *vs.* 326,7 pg/mL, p = 0,0001) e entre CF II e III (326,7 e 888,1 pg/mL, p = 0,01), mas não entre CF III e IV (888,1 *vs.* 1.082,8 pg/mL, p = 0,25), mas a diferenciação de pacientes bastante ou pouco sintomáticos esteve clara nesse estudo.

A utilização de PN no diagnóstico correto da causa de dispneia leva a melhores desfechos hospitalares, como demonstrado por Mueller no estudo BASEL (*B-Type Natriuretic Peptide for Acute Shortness of Breath Evaluation*). Nesse estudo, pacientes que chegavam à unidade de emergência com dispneia aguda tinham o BNP colhido e eram randomizados para ter o valor conhecido ou desconhecido pela equipe, mostrando que naqueles cujo resultado era conhecido a necessidade de internação era menor (75 *vs.* 85%; p = 0,008), o número de dias internado era menor (8 *vs.* 11; p = 0,001), a necessidade de terapia intensiva era menor (15 *vs.* 24%; p = 0,01) e o custo da internação era 25% menor (Figura 3). Embora exista correlação entre os valores de PN e os valores de pressão capilar pulmonar, detectados com r = 0,79 entre eles e p < 0,05, a utilização dos valores como guia do tratamento e da resposta à medicação em pacientes com IC aguda trouxe benefício adicional ao manuseio convencional nos desfechos relevantes para pacientes, assim como demonstrado por Stienen no estudo PRIMA II (*N-Terminal pro-B-Type Natriuretic Peptide-Guided Therapy in Acute Decompensated Heart Failure*): tempo de internação (9 *vs.* 9 dias, p = 0,84), mesma variação na função renal, percentual de queda de NT-proBNP (50% *vs.* 45%, p < 0,05), valor do NT-proBNP ao final da internação (2.872 *vs.* 2.100 ng/L, p < 0,01) e percentual de prescrição de drogas, assim como a taxa de morte ou reinternação por IC em até 180 dias, 36% para ambos.

Assim como na IC aguda, o uso de valores de PN não faz diferença para desfechos na IC crônica. Pelo menos seis estudos foram publicados e, em nenhum deles, foram demonstrados benefícios significativos na ocorrência de internação ou internação por IC e mortalidade em médio e longo prazos, como descrito na Tabela 1. Entretanto, em alguns deles, nos quais se avaliou titulação de drogas como betabloqueadores, inibidores de conversão de angiotensina,

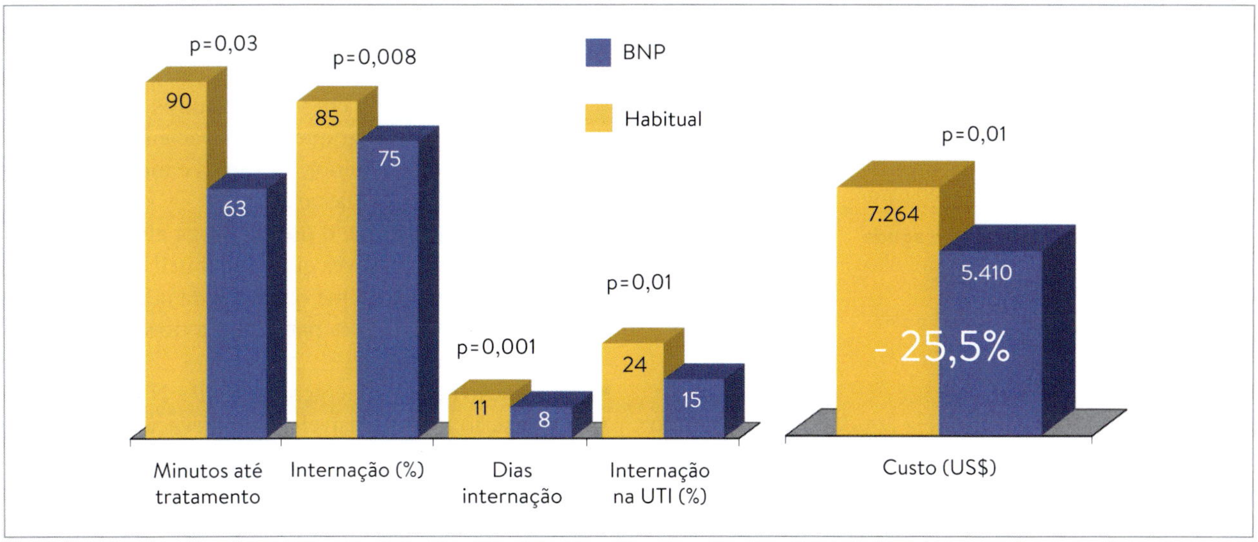

FIGURA 3 Resultados do estudo BASEL – tempo até instituição do tratamento correto, necessidade de internação, necessidade de internação em UTI, tempo de internação e custo total da internação em pacientes com dispneia aguda de acordo com o BNP conhecido ou não pela equipe.

Fonte: adaptada de Mueller et al., 2004.

TABELA 1 Estudos com uso de peptídeos natriuréticos no acompanhamento de pacientes com IC crônica e o impacto em desfechos (não avaliado)

Estudo	N	Impacto na mortalidade	Impacto na reinternação
STARS-BNP (2007)	220	-	Menos
TIME CHF (2009)	499	Sem diferença	Sem diferença
PRIMA (2010)	345	Sem diferença	Sem diferença
BATTLESCARRED (2010)	364	Sem diferença	-
NorthStar (2011)	1.119	Sem diferença	-
PROTECT (2011)	151	-	Menos

bloqueadores dos receptores de angiotensina e antagonistas de mineralocorticoides, houve alguma melhora na prescrição destes nos pacientes seguidos com PN.

VALORES DOS PEPTÍDEOS NATRIURÉTICOS E INTERPRETAÇÃO

Os níveis de corte para os PN estão na dependência do tipo de situação clínica: se o paciente está em IC aguda, IC crônica, se o objetivo é a dúvida diagnóstica em ICFEr ou ICFEp.

Podemos tomar como referência a Tabela 2. No paciente sintomático, o valor de BNP menor de 100 pg/mL ou de NT-proBNP abaixo de 300 pg/mL afasta o diagnóstico de IC, enquanto um BNP acima de 400 pg/mL ou um NT-proBNP acima de 900 pg/mL (ou 1.800 no paciente acima de 75 anos) torna muito provável tratar-se de IC, com excelente valor preditivo positivo.

TABELA 2 Interpretação dos valores de BNP e NT-proBNP em pacientes com dispneia aguda e não aguda

No paciente com dispneia aguda		
NT-proBNP	**BNP**	**Significado**
< 300 pg/mL	100 pg/mL	Descarta IC
300-900/1.800 pg/mL	100-400 pg/mL	Não afasta IC
> 1.000 pg/mL	> 400 pg/mL	Confirma IC
No paciente com dispneia não aguda		
NT-proBNP	**BNP**	**Significado**
< 125 pg/mL	< 35 pg/mL	IC improvável

Para os quadros de dispneia aguda, o algoritmo do SAVIC é útil nessa decisão (Figura 4).

Para o paciente com quadro não agudo, os níveis séricos são diferentes e os PN têm utilidade para confirmar ou excluir a disfunção ventricular. Níveis de BNP abaixo de 35 pg/mL ou NT-proBNP abaixo de 125 pg/mL afastam com significativo valor preditivo negativo tratar-se de disfunção ventricular.

CUIDADOS NA INTERPRETAÇÃO

Algumas situações fazem os valores de PN variarem para mais ou para menos e é importante lembrar ao analisar o resultado.

- Obesos: as concentrações de BNP e NT-proBNP são menores em obesos, com e sem IC. Não há explicação clara para o fenômeno, mas está claro que o mecanismo se relaciona à liberação dos PN e não à degradação, uma vez que tanto BNP como NT-proBNP estão igualmente reduzidos.
- Insuficiência renal: os valores dos PN mesmo com *clearance* menor que 60 mL/min já são suficientes para que se detecte valores aumentados tanto em pacientes com IC como sem IC, o que traz uma limitação na avaliação da dispneia no paciente renal crônico. O mecanismo completo sobre o fenômeno também não está claro, já que apenas uma pequena parcela dos PN é eliminada pelo rim.
- ICFEp: a liberação de PN costuma ser menor do que na ICFEr em situações clínicas semelhantes, como pode ser observado em vários estudos sobre ICFEp. É importante lembrar que nesses pacientes, embora a concentração seja menor, ela nunca é menor do que o valor de corte para afastar IC.
- Sacubitril/valsartana: o uso da droga afeta a concentração de BNP, uma vez que o sacubitril é um inibidor da neprilisina, a enzima que degrada o BNP, mas não o NT-proBNP. Nesses pacientes, a dosagem de NT-proBNP é preferida.
- Fibrilação atrial: a liberação de BNP e NT-proBNP é a explicação mais plausível para a elevação dos PN em pacientes com IC e FA, quer sejam pacientes com ou sem dispneia aguda. Nestes, deve-se ter em mente que os valores são maiores do que nos pacientes sem FA.

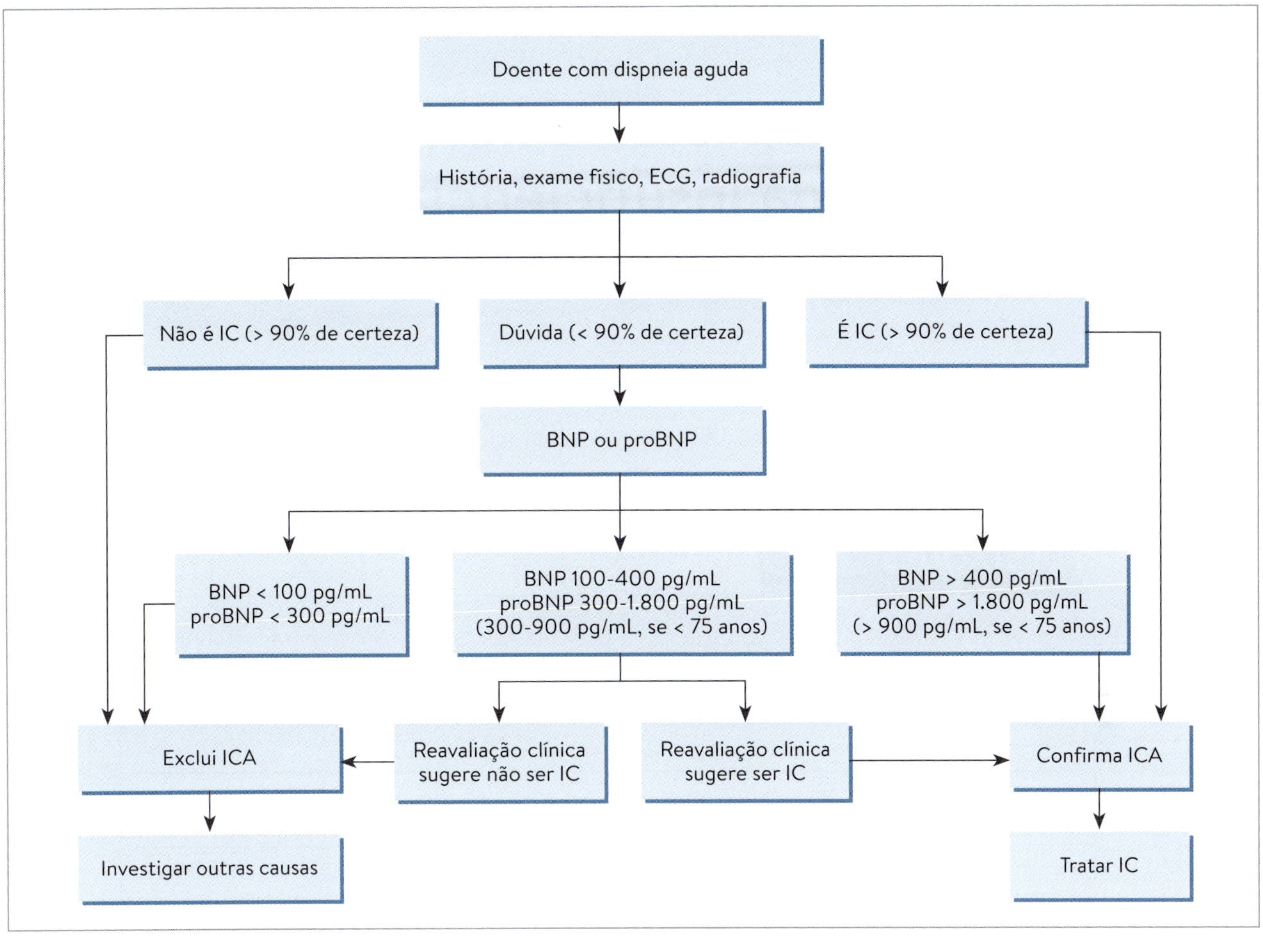

FIGURA 4 Fluxograma para diagnóstico do paciente com dispneia aguda.

Fonte: adaptada de Canesin et al., 2021.

LEITURA SUGERIDA

1. Brunner-La Rocca HP, Sanders-van Wijk S. Natriuretic peptides in chronic heart failure. Card Fail Rev. 2019;5(1):44-9.
2. Canesin MF, Oliveira Jr MT, Pereira-Barretto AC (eds.). Suporte avançado de vida em insuficiência cardíaca: SAVIC. 5.ed. Santana de Parnaíba: Manole, 2021.
3. D'Elia E, Iacovoni A, Vaduganathan M, Lorini FL, Perlini S, Senni, M. Neprilysin inhibition in heart failure: mechanisms and substrates beyond modulating natriuretic peptides. Eur J Heart Fail. 2017;19:710-7.
4. Goetze JP, Bruneau BG, Ramos HR, Ogawa T, de Bold MK, de Bold AJ. Cardiac natriuretic peptides. Nat Rev Cardiol. 2020;17(11):698-717.
5. Januzzi JL Jr, Camargo CA, Anwaruddin S, Baggish AL, Chen AA, Krauser DG, et al. The N-terminal Pro-BNP investigation of dyspnea in the emergency department (PRIDE) study. Am J Cardiol. 2005;95(8):948-54.
6. Krauser DG, Lloyd-Jones DM, Chae CU, Cameron R, Anwaruddin S, Baggish AL, et al. Effect of body mass index on natriuretic peptide levels in patients with acute congestive heart failure: a ProBNP Investigation of Dyspnea in the Emergency Department (PRIDE) substudy. Am Heart J. 2005;149(4):744-50.
7. Maisel AS, Duran JM, Wettersten N. Natriuretic peptides in heart failure: atrial and B-type Natriuretic Peptides Heart Failure Clin. 2018;14:13-25.
8. Mueller C, McDonald K, de Boer RA, Maisel A, Cleland JGF, Kozhuharov N, et al.; Heart Failure Association of the European Society of Cardiology. Heart Failure Association of the European Society of Cardiology practical guidance on the use of natriuretic peptide concentrations. Eur J Heart Fail. 2019;21(6):715-31.
9. van Kimmenade RR, Januzzi JL, Bakker JA, Houben AJ, Rennenberg R, Kroon AA, et al. Renal clearance of B-type natriuretic peptide and amino terminal pro-B-type natriuretic peptide. J Am Coll Cardiol. 2009;53:884-90.
10. Volpe M, Battistoni A, Rubattu S. Natriuretic peptides in heart failure: current achievements and future perspectives. Int J Cardiol. 2019;281:186-9.

6

O papel da vasopressina na fisiopatologia da insuficiência cardíaca

André Rodrigues Durães

DESTAQUES

- A vasopressina tem um papel fundamental na homeostase do organismo humano pelo seu efeito vasoconstrictor periférico e antidiurético.
- A regulação da liberação da vasopressina na circulação ocorre principalmente por estímulo da osmolalidade plasmática aumentada (regulação osmótica) ou como uma resposta baroreflexa a hipotensão ou hipovolemia (regulação não osmótica).
- O efeito antidiurético da vasopressina é obtido por promover a reabsorção de água livre de solutos nos túbulos distal e túbulos coletores do rim.
- A ativação da liberação do hormônio antidiurético pelo fator hemodinâmico, independente do fator osmótico, faz com que o organismo retenha líquido mesmo que a osmolaridade do plasma esteja normal.
- Na insuficiência cardíaca observam-se níveis elevados de vasopressina. Isso ocasiona via receptores V1A e V2 múltiplos efeitos adversos, dentre eles, vasoconstricção, remodelamento miocárdico, piora da função ventricular diastólica, retenção líquida e hiponatremia.
- Os vaptans constituem uma classe de fármacos desenvolvida para o tratamento das formas hipervolêmica e euvolêmica de hiponatremia. Ao bloquearem o receptor V2 a nível renal, induzem a eliminação de água livre (aquarese).

INTRODUÇÃO

A vasopressina, ou arginina vasopressina (AVP), ou ainda, hormônio antidiurético (ADH) é formada por uma sequência de nove aminoácidos (Cys-Tyr-Phe-Gln--Asn-Cys-Pro-Arg-GlyNH2) com uma ponte dissulfídica entre os resíduos de cisteína nas posições um e seis, que são importantes para sua estrutura espacial e interação com seus receptores. Ela tem papel fundamental na homeostase do organismo humano pelo seu efeito vasoconstrictor periférico e antidiurético.

SISTEMA ARGININA-VASOPRESSINA

Sua síntese ocorre nos neurônios magnocelulares localizados nos núcleos supra-ópticos e paraventriculares no hipotálamo na forma de um extenso pró-hormônio. A regulação da liberação da AVP na circulação é um processo complexo, que resumidamente ocorre por estímulo da osmolalidade plasmática aumentada (regulação osmótica) ou como uma resposta barorreflexa a hipotensão ou hipovolemia (regulação não osmótica). Além desses estímulos, dor, náusea, gravidez, hipóxia, estímulo faringeano, acidose, e hormônios e/ou medicamentos (acetilcolina, morfina, epinefrina, histamina, prostaglandinas, vincristina, insulina, etc) podem acionar o mecanismo de liberação da AVP. Já o álcool reduz a liberação de ADH. O mecanismo da barorregulação é menos sensível que a osmorregulação, sendo estimulado na presença de uma queda de 8 a 10% no volume sanguíneo ou de reduções agudas superiores a 5-10% na pressão arterial (Figura 1).

A AVP exerce suas ações por meio de uma série de receptores específicos localizados em diversos tipos de células e tecidos, ocasionando vasoconstrição no leito

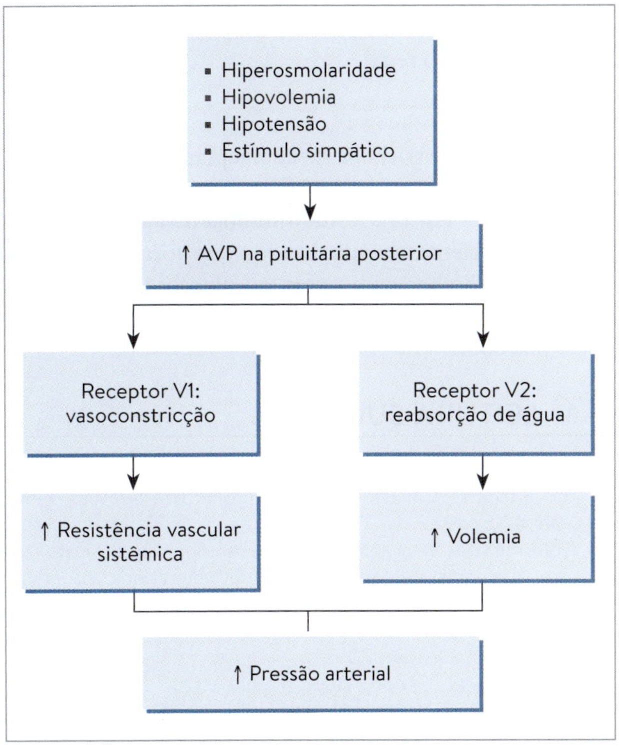

FIGURA 1 Regulação da produção e liberação de arginina vasopressina (AVP).

vascular sistêmico, e regulação da osmolalidade plasmática, atuando nos ductos coletores renais. Além disso, pode atuar no neurotransmissor. Seu mecanismo de ação dá-se pela ativação de vários receptores acoplados à proteína G, os quais são classificados, de acordo com sua localização nos tecidos do organismo e suas rotas de transmissão intracelular por segundos mensageiros, conforme Tabela 1.

Em síntese, a secreção de ADH é estimulada de acordo com variação na osmolaridade do plasma. Uma osmolaridade plasmática acima de 280 mOsm/L é considerado o limiar osmótico para a liberação do ADH. Acima do limiar osmótico, a secreção de vasopressina ocorre de forma linear em relação à osmolaridade plasmática. Pequenas alterações na osmolaridade plasmática são suficientes para causar aumento considerável na secreção de ADH, permitindo que o rim altere rapidamente o volume urinário, garantindo a conservação de água no organismo.

Além do limiar osmótico do ADH, também existe o limiar da sede, em que um aumento na osmolaridade plasmática acima de 290 mOsm/L origina essa sensação. A ativação da liberação do ADH pelo fator hemodinâmico, independente do fator osmótico, faz com que o organismo retenha líquido mesmo que a osmolaridade do plasma esteja normal. Uma queda de 15 a 25% no volume sanguíneo pode elevar a secreção de ADH em até 50 vezes acima do valor fisiológico basal. A vasopressina aumenta a permeabilidade à água das células dos túbulos de conexão e túbulo coletor, através da inserção de aquaporinas na membrana apical. O ADH não consegue atravessar a membrana celular, por isso, para exercer suas funções biológicas, deve interagir com receptores na membrana celular e ativar segundos mensageiros, que irão desencadear uma cascata de eventos intracelulares. O ADH possui meia-vida aproximada de 20 minutos devido à sua rápida metabolização renal e hepática.

INSUFICIÊNCIA CARDÍACA

A insuficiência cardíaca (IC) está associada ao que pode ser visto como um aumento paradoxal da AVP (elevação 3 vezes superior ao de indivíduos saudáveis). Os miócitos do músculo liso vascular cardíaco expressam o receptor V1A. Enquanto a vasopressina pode proteger o coração de lesões miocárdicas, altos níveis de AVP circulante e superexpressão do receptor V1A foram associados à IC. O volume sanguíneo e a pressão atrial aumentados associados à IC sugerem que a secreção de AVP pode ser inibida, mas não é. Em uma situação de hipoperfusão por falência cardíaca, o sistema neuro-hormonal adaptativo estimula a liberação de vasopressina na ausência de um aumento da osmolaridade, a qual, por usa vez, estimula a vasoconstrição via receptor V1A, ocasionando a retenção de água, e concentração da urina via receptor V2 (e, em parte, também via receptor V1A), e poderá ainda mediar a liberação de aldosterona via receptor V1B. Com isso há um aumento da resistência vascular e da pós-carga, uma diminuição da perfusão e da capacidade de contração do miocárdio, hipertrofia e remodelação ventricular e retenção de água acompanhada por congestão pulmonar, edema e aumento da pré-carga. É provável que a síntese e liberação da vasopressina sejam os maiores fatores para o surgimento e manutenção da hiponatremia em pacientes

TABELA 1 Mecanismos de ação e efeitos sistêmicos da AVP

Receptor	Via de sinalização	Localização	Função
Receptores V1 (V1a)	Fosfolipase C	Músculo liso vascular; hepatócitos; miométrio	Vasoconstricção; hipertrofia miocárdica; agregação plaquetária; glicogenólise
Receptores V2	c-AMP	Membrana basolateral do ducto coletor renal	Inserção de aquoporinas na membrana apical dos túbulos coletores e distais
Receptores V3 (V1b)	Fosfolipase C	Pituitária anterior	Liberação de ACTH, prolactina e endorfinas

com IC. Em síntese, esse acionamento patologicamente elevado da vasopressina ocasiona via receptores V1A e V2 múltiplos efeitos adversos, entre eles, vasoconstricção, remodelamento miocárdico, piora da função ventricular diastólica, retenção líquida e hiponatremia.

ANTAGONISTAS DOS RECEPTORES DA VASOPRESSINA ("VAPTANS")

Os vaptans constituem uma classe de fármacos desenvolvida para o tratamento das formas hipervolêmica e euvolêmica de hiponatremia. Ao bloquearem o receptor V2 em nível renal, induzem a eliminação de água livre (aquarese), ocasionando redução da água corporal e elevação do sódio sérico (aumento da osmolalidade), ou seja, são antagonistas não peptídicos da vasopressina. Atualmente há disponíveis dois fármacos aprovados pelo FDA (e ainda não aprovados no Brasil) para tratamento de hiponatremia sintomática (Na $\leq$ 125 mg/dL) euvolêmica (síndrome inapropriada do ADH) ou hipervolêmica (como na IC) resistente a correção por restrição hídrica e otimização de vasodilatadores: o tolvaptano (medicamento de uso oral, apresentando seletividade pelo receptor V2) e o conivaptano (disponível apenas para uso intravenoso, sendo não seletivo, atuando nos receptores V1A e V2). É importante destacar que essas duas drogas ainda não estão liberadas para uso como terapia farmacológica da IC.

Tolvaptano

Tolvaptano é um antagonista seletivo do recetor V2 da vasopressina (de uso oral) com afinidade para o recetor V2 superior à afinidade da vasopressina arginina natural. Quando administradas por via oral, as doses de 15 a 60 mg de tolvaptano provocam um aumento na excreção urinária que resulta em aumento da aquarese, diminuição da osmolalidade da urina e aumento das concentrações séricas de sódio.

O estudo EVEREST (*Efficacy of Vasopressin Antagonist in Heart Failure Outcome Study with Tolvaptan*) e o o estudo TACTICS-HF (*Targeting Acute Congestion with Tolvaptan in Congestive Heart Failure*) não demonstraram superioridade do tolvaptano sobre o placebo em termos de desfechos clínicos duros, embora os efeitos potencialmente benéficos sobre o volume e os sintomas de IC tenham sido observados. O uso de tolvaptano resultou em maior perda de fluido e volume, tendências para maior melhora da dispneia em momentos posteriores (48 e 72 h) e menor necessidade de terapia de resgate adicional (principalmente diurética). Em síntese, a administração de 30 a 45 mg de tolvaptano pode reduzir o edema, o peso corporal e o nível de sódio sérico sem comprometer a pressão arterial e a função renal

Conivaptano

A eficácia e segurança de conivaptano no tratamento de descompensação aguda IC foi estudada por Goldsmith et al. em 2008 em um estudo multicêntrico duplo-cego com 170 pacientes hospitalizados que foram randomizados para receber conivaptan ou placebo. O grupo do conivaptano apresentou maior diurese e perda de peso do que o placebo.

LEITURA SUGERIDA

1. De Vecchis R, Cantatrione C, Mazzei D. Vasopressin receptor antagonists in patients with chronic heart failure. Herz. 2017;42(5):492-7.
2. Goldsmith SR. Arginine vasopressin antagonism in heart failure: Current status and possible new directions. J Cardiol. 2019;74(1):49-52.
3. Hall JE. Guyton and Hall textbook of medical physiology. 13. ed. Philadelphia: Elsevier; 2016.
4. Konstam MA, Gheorghiade M, Burnett JC Jr, Grinfeld L, Maggioni AP, Swedberg K, et al.; Efficacy of Vasopressin Antagonism in Heart Failure Outcome Study With Tolvaptan (EVEREST) Investigators. Effects of oral tolvaptan in patients hospitalized for worsening heart failure: the EVEREST Outcome Trial. JAMA. 2007;297(12):1319-31.
5. Koshimizu TA, Nakamura K, Egashira N, Hiroyama M, Nonoguchi H, Tanoue A. Vasopressin V1a and V1b receptors: from molecules to physiological systems. Physiol Rev. 2012;92(4):1813-64.
6. Magaldi AJB. Mecanismo de concentração e diluição urinária. In: Riella MC. Princípios de nefrologia e distúrbios hidroeletrolíticos 5. ed. Rio de Janeiro: Guanabara Koogan; 2010. p. 59-69.
7. Mann DL, Zipes DP, Libby P, Bonow RO, Braunwald E. Braunwald's heart disease: A textbook of cardiovascular medicine. 11. ed. Philadelphia: Elsevier/Saunders; 2019.
8. Parikh C, Berl T. Disorders of water metabolism. In: Floege J, Johnson RJ, Feehally J. Comprehensive clinical nephrology. 4. ed. St. Louis: Elsevier Saunders; 2010. p. 100-17.
9. Polónia J, Gonçalves FR. The historical evolution of knowledge of the involvement of neurohormonal systems in the pathophysiology and treatment of heart failure. Revista Portuguesa de Cardiologia. 2019;38;883-95.
10. Urbach J, Goldsmith SR. Vasopressin antagonism in heart failure: a review of the hemodynamic studies and major clinical trials. Ther Adv Cardiovasc Dis. 2021;15:1753944720977741.
11. Vaidya A, Kaiser UB. Pharmacology of the hypothalamus and pituitary gland. Chapter 26. In: Golan DE, Armstrong EJ, Armstrong AW, editores. Principles of Pharmacology. The Pathophysiologic Basis of Drug Therapy. 3. ed. Lippincott, Williams & Wilkins; 2012.
12. Vishram-Nielsen JK, Gustafsson F. (2017) Vasopressin and vasopressin antagonists in heart failure. In: Bauersachs J, Butler J, Sandner P (eds). Heart failure: handbook of experimental pharmacology, vol. 243. Cham: Springer, 2017. p. 307-28.

7

Alterações na circulação periférica na insuficiência cardíaca

Edval Gomes dos Santos Júnior

DESTAQUES

- A síndrome da insuficiência cardíaca (IC) gera repostas adaptativas na circulação periférica.
- A hiperativação do sistema nervoso simpático (SNS) produz vasoconstricção periférica, limitação de fluxo, produção de radicais livres e inflamação sistêmica.
- O sistema renina-angiotensina-aldosterona (SRAA) possui importante papel fisiopatológico na IC, com ação periférica vasoconstrictora, inflamatória, pró-trombótica e pró-fibrótica.
- Os peptídeos natriuréticos (NP) possuem efeitos antagônicos aos do SNS e SRAA, produzindo vasodilatação, queda da pressão arterial, natriurese e diurese.
- A disfunção endotelial (DE) é marcada não apenas pela perda da propriedade vasodilatadora, mas também pela perda parcial das propriedades anticoagulantes, aumento da expressão de moléculas de adesão e a liberação de citocinas.
- Além das alterações funcionais relacionadas ao endotélio, a IC está associada a modificações estruturais e morfológicas na vasculatura periférica.
- O comprometimento muscular periférico em portadores de IC é prevalente e está associado a maior morbimortalidade.

INTRODUÇÃO

A insuficiência cardíaca (IC) é uma síndrome clínica sistêmica que produz repostas adaptativas na circulação periférica e na musculatura esquelética. Os mecanismos envolvidos nessas respostas incluem, entre outros, a ativação do sistema nervoso simpático (SNS), ativação do sistema renina-angiotensina-aldosterona (SRAA), ação do sistema dos peptídeos natriuréticos (NP), inflamação e disfunção endotelial (DE), com mudanças na regulação do tônus vascular, fluxo sanguíneo e perfusão tissular. Esse conjunto de alterações sistêmicas secundárias pode gerar repercussões clínicas.

ATIVAÇÃO SIMPÁTICA NA IC

A ativação simpática na IC, com produção de catecolaminas, produz aumento da contratilidade, da frequência cardíaca e da vasoconstricção periférica. Essa resposta adaptativa, de forma crônica, afeta negativamente o sistema cardiovascular. Alguns dos efeitos deletérios incluem a redução da perfusão periférica, incremento da demanda miocárdica, sobrecarga de pressão sobre o ventrículo esquerdo, elevação da pressão capilar pulmonar, além de gerar, diretamente, a morte de miócitos. Um desbalanço entre os sistemas inibitórios e excitatórios pode explicar o aumento resultante da atividade simpática na IC (Quadro 1).

A epinefrina (adrenalina) é sintetizada pelas células cromafínicas da medula adrenal através da ação da enzima feniletanolamina-N-metiltransferese e representa aproximadamente 80% das catecolaminas secretadas por esse tipo celular. A norepinefrina (noradrenalina) representa os 20% restantes. Na circulação, parte da norepinefrina é derivada da produção dos nervos simpáticos pós-ganglionares. Em repouso e em condições normais, o nível dessas catecolaminas é baixo. Entretanto, esses va-

QUADRO 1 Potenciais mecanismos envolvidos na ativação simpática periférica na insuficiência cardíaca

- Dessensibilização do barorreflexo simpatoinibitório
- Aumento do quimiorreflexo
- Sensibilização do reflexo cardíaco simpático-aferente
- Queda de fatores simpatoinibitórios, incluindo óxido nítrico sintase (nNOS) e ácido gama-aminobutírico (GABA)
- Aumento dos fatores simpatoexcitatórios, incluindo vasopressina, endotelina e angiotensina II

lores podem aumentar em decorrência de uma série de condições fisiológicas, como exercícios, frio ou estresse, ou patológicas. A dopamina tem origem nos nervos simpáticos, na medula adrenal e em células não neuronais. Existe uma liberação variável desses neuro-hormônios em reposta aos diversos estímulos.

As respostas às catecolaminas são mediadas por um conjunto de receptores adrenérgicos acoplados à proteína G. Esses receptores são alvos de terapia farmacológica na IC. Classicamente, os receptores adrenérgicos são classificados em alfa-1, alfa-2, beta-1, beta-2 e beta-3. Os receptores alfa-1 são compostos por diversos subtipos, com alta afinidade à epinefrina e norepinefrina. Estão presentes no cérebro, músculo liso vascular e no miocárdio. A ativação produz vasoconstricção e remodelamento cardíaco a longo prazo. Os receptores alfa-2 também possuem alguns subtipos e são amplamente presentes no sistema nervoso central e periférico, bem como nos vasos sanguíneos, com ação vasoconstrictora. Os receptores beta-1 possuem ação predominante no controle da função cardíaca, enquanto os beta-2 estão presentes em células musculares lisas. A ativação dos receptores beta-1 e beta-2 é responsável pela melhora aguda da *performance* contrátil cardíaca. A razão entre beta-1 e beta-2 é de aproximadamente 70:30 no coração humano. Os receptores beta-3 são considerados atípicos. O polimorfismo genético desses receptores e o seu impacto clínico têm sido avaliados.

EFEITOS PERIFÉRICOS DA ATIVAÇÃO SIMPÁTICA

Nos leitos vasculares, a resposta ao estresse provoca, através da ativação simpática, redistribuição do fluxo sanguíneo dos rins, trato gastrointestinal e pele. Essa resposta é decorrente de vasoconstricção mediada pela ativação dos receptores alfa. No pulmão, as catecolaminas produzem relaxamento do músculo liso brônquico (receptor beta-2) e redução da secreção brônquica (receptor alfa-1). Em especial, a epinefrina possui marcante efeito broncodilatador. No trato gastrointestinal, a ativação simpática atua em ambos os receptores e pode provocar relaxamento ou vasoconstricção. Do ponto de vista metabólico, as catecolaminas aumentam a glicemia, inibindo a secreção de insulina (receptores alfa-2), aumentam a secreção de glucagon e a glicogenólise (receptores beta) e aumentam a produção de ácidos graxos livres (receptores beta). Nos rins, a atividade simpática provoca constricção dos vasos mediada pela ação nos receptores alfa. Também pode provocar retenção de sódio e ativação do SRAA. Na musculatura esquelética, a ativação simpática crônica pode restringir o fluxo sanguíneo, a dilatação arteriolar e o recrutamento capilar, gerando hipoperfusão, produção de espécies reativas de oxigênio (ROS) e inflamação.

ATIVAÇÃO DO SISTEMA RENINA-ANGIOTENSINA-ALDOSTERONA (SRAA)

O SRAA é um dos principais mecanismos regulatórios do corpo humano afetando o controle da volemia, pressão arterial, regulação vascular e reparos teciduais. A renina é uma protease produzida nas células justaglomerulares da arteríola aferente renal liberada em condições de redução da pressão de perfusão renal ou queda da volemia. A renina converte o angiotensinogênio produzido no fígado em angiotensina I (Ang I) que é posteriomente clivada pela enzima conversora de angiotensina (ECA) para formar angiotensina II (Ang II). Os principais receptores da Ang II são o AT1 e AT2.

Existe um estreito relacionamento entre a ativação do sistema simpático e o SRAA. A hiperatividade simpática provoca vasoconstricção das arteríolas renais aferentes com queda da perfusão renal e consequente liberação da renina. A atividade da renina plasmática modula diretamente ou indiretamente a progressão da IC. Essa enzima cliva a glicoproteína angiotensinogênio para gerar a Ang I. A concentração plasmática do angiotensinogênio é aproximadamente 10 mil vezes maior que a da Ang I. Sinteticamente, a Ang I origina a Ang II, através da ação da ECA, e a angiotensina 1-7 (Ang 1-7), através da ação da ECA2 e da endopeptidase neutra. A Ang II se liga ao receptor AT1, presente em diversos tecidos, produzindo vasoconstricção sistêmica, liberação de catecolaminas, secreção de aldosterona, ações inflamatórias, pró-trombóticas e pró-fibróticas. A Ang 1-7 atua por meio do receptor Mas e tem efeito oposto, provocando ação vasodilatadora, antifibrótica, anti-inflamatória e antitrombótica. Os efeitos dos receptores AT2 são menos conhecidos, mas podem ser benéficos, produzindo vasodilatação e efeitos antifibróticos. Tanto a Ang II quanto a aldosterona induzem síntese de colágeno, expansão da matriz extracelular, proliferação de fibroblastos e fibrose (Figura 1).

SISTEMA DOS PEPTÍDEOS NATRIURÉTICOS E SEUS EFEITOS SISTÊMICOS

Os NP são compostos pelos peptídeos natriuréticos atriais (ANP), peptídeos natriuréticos cerebrais ou tipo B (BNP) e pelos peptídeos natriuréticos tipo C (CNP).

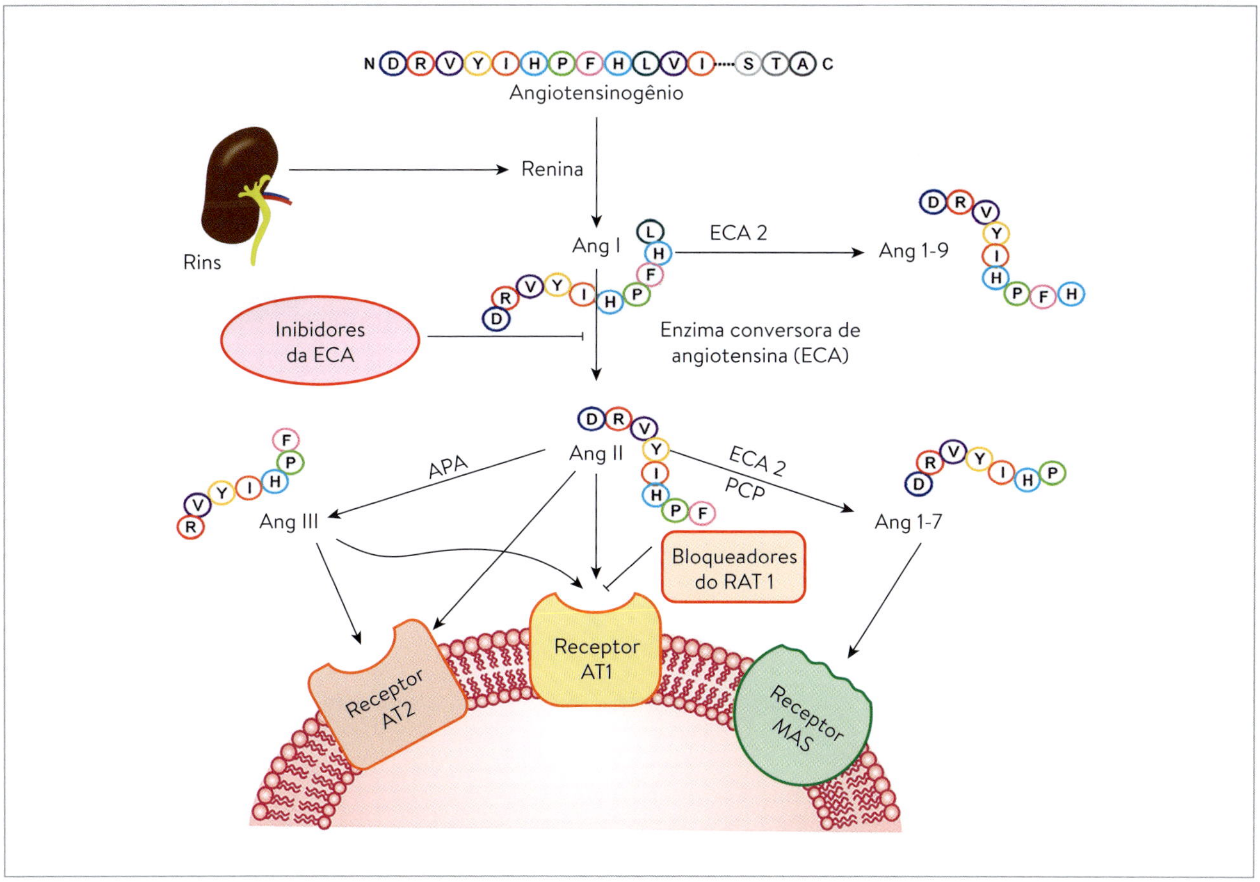

FIGURA 1 Sistema renina-angiotensina-aldosterona e seus receptores.
Fonte: adaptada de Patel et al., 2016.

O ANP é produzido como um pré-hormônio, o pré-proANP, que é sequencialmente clivado até a sua forma ativa. O ANP é estocado principalmente no átrio e secretado mediante sobrecarga de volume ou de pressão. O nível sérico sistêmico é de aproximadamente 20 pg/mL em indivíduos saudáveis e 10 a 100 vezes maior em portadores de IC. O BNP é sintetizado como um pré-pró-hormônio de 134 aminoácidos que é processado sequencialmente formando proBNP, BNP e NT-proBNP. A transcrição do BNP é regulada pela presença de estiramento da parede miocárdica. O nível sérico sistêmico é de aproximadamente 3,5 pg/mL em indivíduos saudáveis e 100 vezes maior em portadores de IC. O CNP é expresso em cérebro, coração, condrócitos e células endoteliais, mas não apresenta expressão significativa na IC.

A ação dos NP ocorre através dos receptores A (NPR-A) e B (NPR-B) que ativam a guanilato ciclase e a produção de GMPc, com efeito na regulação periférica do volume intravascular, vasodilatação, natriurese e diurese. Um terceiro receptor, o NPR-C, não possui ação ainda conhecida. Esses receptores podem ser degradados através de ação lisossomal ou através da enzima endopepetidase neutra ou neprilisina (NEP). Apesar de indivíduos com IC apresentarem elevação dos níveis plasmáticos de NP, os efeitos são insuficientes para contrabalancearem a hiperativação do SNS e do SRAA. Essa resposta pode ser decorrente do desbalanço hormonal, redução da atividade biológica dos NP e/ou aumento da degradação de NPR, via NEP (Figura 2).

DISFUNÇÃO ENDOTELIAL E REMODELAMENTO VASCULAR PERIFÉRICO

O tecido endotelial é marcado por suas ações endócrinas e parácrinas que modulam a função vascular através de substâncias com ações vasodilatadoras, como o óxido nítrico (NO), e substâncias vasoconstrictoras, como a endotelina. A DE é marcada não apenas pela perda da propriedade vasodilatadora, mas também pela perda parcial das propriedades anticoagulantes, aumento da expressão de moléculas de adesão e a liberação de citocinas.

O estresse oxidativo gerado pelo desbalanço entre a formação de radicais livres e a capacidade de inativação através de sistemas de antioxidação endógena é um dos responsáveis pela DE. Além do seu papel na fisiopatologia, a DE também representa uma variável prognóstica, identificando indivíduos com maior risco de hospitaliza-

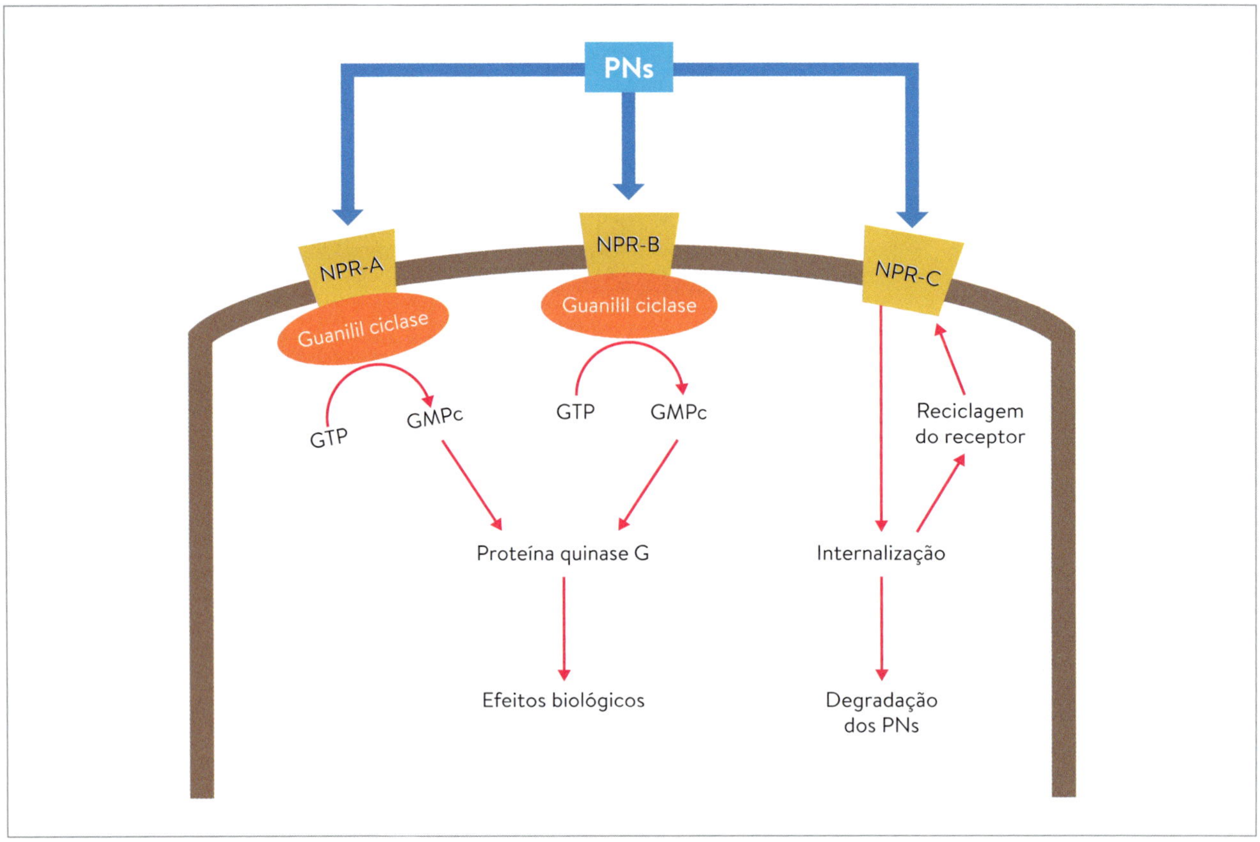

FIGURA 2 Mecanismos envolvidos na ativação dos receptores de peptídeos natriuréticos.

GMPc: monofosfato de guanosina cíclico; GTP: trifosfato de guanosina; NPR-A: receptor A de peptídeo natriurético; NPR-B: receptor B de peptídeo natriurético; NPR-C: receptor C de peptídeo natriurético; PN: peptídeos natriuréticos.

Fonte: adaptada de Rossi et al., 2017.

ção e morte. Essas características foram observadas tanto em indivíduos com fração de ejeção reduzida (ICFEr) como naqueles com fração de ejeção preservada (ICFEp).

Estudos têm demonstrado redução da resposta vasodilatadora dependente de endotélio em leitos arteriais periféricos em portadores de IC. Van Langen et al. analisaram, com ultrassonografia Doppler, artérias periféricas de pacientes com IC. Encontraram uma aceleração menor, com duração mais curta e uma desaceleração mais longa no grupo controle, demonstrando alterações funcionais na circulação periférica do grupo doente. A DE tem sido identificada como um fator preditivo independente para desfechos cardiovasculares maiores em portadores de IC, como hospitalização, transplante cardíaco ou morte.

Além das alterações funcionais relacionadas ao endotélio, modificações estruturais e morfológicas na vasculatura periférica estão associadas à IC (Quadro 2). Poelzl et al. identificaram remodelamento vascular, com progressivo aumento da espessura da parede da artéria braquial de acordo com a gravidade clínica da IC. Nesse estudo, o grupo controle apresentou espessura arterial média de 289 ± 54 μm, o grupo de gravidade intermediária apresentou espessura arterial média de 297 ± 67 μm e o grupo mais grave apresentou espessura arterial média de 344 ± 96 μm. Jung et al. analisaram parâmetros microvasculares na circulação retiniana de portadores de IC e observaram que, quando comparados ao grupo controle, pacientes doentes apresentavam maior espessura da parede e maior área de secção transversal das arteríolas retinianas. O aumento da rigidez arterial tem sido descrito como consequência da ativação neuro-hormonal e do aumento da vasoconstricção periférica gerando aumento da massa muscular lisa arterial e fibrose. Lage et al. analisaram a distensibilidade da carótida comum em indivíduos portadores de IC e em indivíduos controles. Observaram uma significativa redução da distensibilidade ($p < 0,001$) e aumento da espessura da parede arterial ($p < 0,001$) no grupo IC.

QUADRO 2 Principais modificações do sistema arterial que podem ser observadas na insuficiência cardíaca

- Aumento da massa muscular lisa
- Aumento da matriz extracelular
- Aumento da espessura vascular
- Redução da distensibilidade
- Aumento do tônus e vasoconstricção

ALTERAÇÕES NA MUSCULATURA ESQUELÉTICA

Apesar da compensação hemodinâmica, pacientes com IC podem manter intolerância persistente aos esforços. Essa manifestação clínica pode ser parcialmente explicada pela redução da massa e da força muscular esquelética.

A massa muscular é fundamentalmente resultante da síntese e da perda proteica. Esse controle é feito por substâncias com efeitos anabólicos, tais como o hormônio do crescimento (GH), somatomedina ou fator de crescimento tipo insulina I (IGF-1), insulina e testosterona; e substâncias com efeitos catabólicos, tais como miostatina, fator de necrose tumoral (TNF), interleucinas (IL-1β e IL-6), glicocorticoides e angiotensina II.

Dentre os possíveis mecanismos proteolíticos envolvidos no processo de degradação muscular e catabolismo, destacam-se: o sistema ubiquitina-proteassomo, a via da calpaína, a via da caspase e a autofagia lisossomal. A disfunção mitocondrial, com aumento na produção de radicais livres e indução de apoptose celular, e a inflamação também desempenham papel significativo nesse processo.

Outro aspecto relevante é a alteração no padrão de fibras musculares em indivíduos com IC. O musculo esquelético pode ser classificado de acordo com as características de suas fibras. As fibras tipo I possuem densa capilaridade, são ricas em mitocôndrias e resistentes à fadiga. As fibras tipo II possuem alguns subtipos, mas são geralmente mais fadigáveis e com contratilidade variável. Indivíduos com IC, seja com fração de ejeção reduzida ou com fração de ejeção preservada, apresentam alterações na composição das fibras musculares, com aumento significativo de fibras do tipo II e redução do número de capilares por fibra, com impacto na perfusão muscular e na sua eficiência contrátil.

A prevalência de comprometimento muscular periférico em portadores de IC é alta. No estudo SICA-HF, com pacientes com média de idade de 67,3 anos, predominantemente isquêmicos (59,9%) e fração de ejeção média de 36,9%, a prevalência de indivíduos com sarcopenia foi de 19,5% e a sua presença foi associada a menor capacidade para exercício e pior qualidade de vida. Pequeno estudo com jovens portadores de miocardiopatia dilatada encontrou prevalência de 47,3%. A perda muscular, além de prevalente, está associada a pior prognóstico e aumento de mortalidade.

LEITURA SUGERIDA

1. Bowen TS, Schuler G, Adams V. Skeletal muscle wasting in cachexia and sarcopenia: molecular pathophysiology and impact of exercise training. J Cachexia Sarcopenia Muscle. 2015;6(3):197-207.
2. Chatterjee K. Neurohormonal activation in congestive heart failure and the role of vasopressin. Am J Cardiol. 2005;95(9A):8B-13B.
3. Jung S, Kolwelter J, Bosch A, Cifkova R, Harazny JM, Ott C, et al. Hypertrophic remodelling of retinal arterioles in patients with congestive heart failure. ESC Heart Fail. 2021;8(3):1892-900.
4. Katz SD, Hryniewicz K, Hriljac I, Balidemaj K, Dimayuga C, Hudaihed A, et al. Vascular endothelial dysfunction and mortality risk in patients with chronic heart failure. Circulation. 2005;111(3):310-4.
5. Patel VB, Zhong JC, Grant MB, Oudit GY. Role of the ACE2/angiotensin 1-7 Axis of the renin-angiotensin system in heart failure. Circ Res. 2016;118(8):1313-26.
6. Rossi F, Mascolo A, Mollace V. The pathophysiological role of natriuretic peptide-RAAS cross talk in heart failure. Int J Cardiol. 2017;226:121-5.
7. Sayer G, Bhat G. The renin-angiotensin-aldosterone system and heart failure. Cardiol Clin. 2014;32(1):21-32.
8. Sullivan RD, Mehta RM, Tripathi R, Reed GL, Gladysheva IP. Renin activity in heart failure with reduced systolic function-new insights. Int J Mol Sci. 2019;20(13):318.
9. Triposkiadis F, Karayannis G, Giamouzis G, Skoularigis J, Louridas G, Butler J. The sympathetic nervous system in heart failure physiology, pathophysiology, and clinical implications. J Am Coll Cardiol. 2009;54(19):1747-62.
10. Volpe M, Carnovali M, Mastromarino V. The natriuretic peptides system in the pathophysiology of heart failure: from molecular basis to treatment. Clin Sci (Lond). 2016;130(2):57-77.
11. Zuchi C, Tritto I, Carluccio E, Mattei C, Cattadori G, Ambrosio G. Role of endothelial dysfunction in heart failure. Heart Fail Rev. 2020;25(1):21-30.

NOTA DOS EDITORES

Este capítulo possui bibliografia adicional, recomendada pelos autores, na plataforma digital complementar do livro. Para acesso a esse material, utilize o QR code abaixo, digite a senha: **COMPLEMENTO2022** e faça seu cadastro.

8

Alterações na função renal associadas à insuficiência cardíaca

Rafael Rafaini Lloret
Flávio de Souza Brito

DESTAQUES

- A injúria renal é um achado frequente nos pacientes com insuficiência cardíaca e sua real relação com o prognóstico ainda é incerta.
- A fisiopatologia da injúria renal é complexa e multifatorial, tendo como principais componentes o baixo débito cardíaco, a ativação neuro-hormonal, a inflamação sistêmica e a hipertensão venosa central.
- Os biomarcadores de lesão glomerular têm um papel importante no diagnóstico e na monitorização dos pacientes.
- O sacubitril/valsartana e os inibidores da SGLT2 apresentam resultados promissores relacionados à prevenção da progressão da doença renal em pacientes com insuficiência cardíaca com fração de ejeção preservada.
- A remoção mecânica de fluidos (ultrafiltração) não foi superior à estratégia terapêutica diurética padrão em pacientes com insuficiência cardíaca descompensada.

INTRODUÇÃO

O "eixo cardiorrenal" compreende várias interações e mecanismos de *feedback* que regulam a função do coração e dos rins tanto em condições saudáveis como em estados patológicos. Ao contrário do que se acreditava, a disfunção renal em pacientes com insuficiência cardíaca (IC) não é causada somente pelo baixo fluxo plasmático renal em um contexto de baixo débito cardíaco. Evidências recentes sugerem que outras vias fisiopatológicas estão envolvidas na injúria renal secundária à IC.

A piora da função renal é um achado frequente em pacientes com IC, principalmente naqueles que apresentam internações devido à descompensação aguda. Essa piora é considerada um fator independente de pior prognóstico, resultando em prolongamento do tempo de internação, aumento da mortalidade intra-hospitalar e elevadas taxas de reinternações.

Entretanto, a relação entre a piora da função renal e o prognóstico em pacientes IC aguda tem sido alvo de questionamentos, fundamentalmente, por existir dúvidas em relação à natureza dessa relação, que poderia ser tanto de causalidade como mediada por outras variáveis desconhecidas.

Este capítulo versa sobre as principais relações entre as alterações na função renal e a IC, especialmente no contexto da síndrome cardiorrenal (SCR) aguda, também descrita com SCR do tipo 1.

EPIDEMIOLOGIA E RELEVÂNCIA CLÍNICA DA SÍNDROME CARDIORRENAL

De acordo com o escore de risco RIFLE (*risk, injury, failure, loss of kidney function, end-stage renal disease*) entre 20 e 40% dos pacientes com IC aguda desenvolvem algum grau de injúria renal.

No registro ADHERE (*Acute Decompensated Heart Failure Registry*), 20% dos pacientes incluídos apresentavam nível sérico de creatinina > 2 mg/dL e 1/3 dos pacientes evoluíram com algum grau de disfunção renal durante o acompanhamento do estudo. Dados do mesmo estudo evidenciaram que os indivíduos com graus mais avançados de disfunção renal apresentaram taxas mais elevadas de admissão em unidades de terapia intensiva, necessidade de suporte ventilatório mecânico e mortalidade.

Da mesma forma, o estudo ASCEND-HF (*Acute Study of Clinical Effectiveness of Nesiritide in Decompensated Heart Failure*) avaliou o nível sérico de creatinina no momento da admissão e no momento da alta hospitalar e concluiu que a piora da função renal se associou a taxas elevadas de morte e reinternação 30 dias após a alta hospitalar.

Por outro lado, um estudo prospectivo incluindo 300 pacientes mostrou que uma modesta queda da taxa de filtração glomerular (TFG), após a alta hospitalar, em pacientes com IC agudamente descompensada se relacionou com piora da sobrevida em curto prazo, porém com melhora da sobrevida em longo prazo.

Embora fatores de confusão como viés de seleção ou gravidade possam interferir nos resultados previamente expostos, a literatura até então publicada suporta que o nível sérico de ureia e a relação ureia/cretinina representam potentes preditores de sobrevida em pacientes com IC, tanto em curto como em longo prazo.

FISIOPATOLOGIA DA INJÚRIA RENAL NA INSUFICIÊNCIA CARDÍACA

Baixo débito cardíaco (hipótese de Guyton)

Tradicionalmente, a injúria renal em pacientes portadores de IC tem sido descrita como consequência da piora das funções sistólica e diastólica ventriculares, resultando em uma redução do débito cardíaco e consequente redução do fluxo arteriolar renal aferente, ocasionando, por fim, em perfusão renal subótima (hipótese de Guyton).

Todavia, o fluxo renal é frequentemente normal ou mesmo aumentado nos pacientes com IC aguda e injúria renal. Do mesmo modo, quase 30% dos pacientes com IC descompensada com alto débito cardíaco têm a função ventricular normal. Nesses casos, a redução da pressão de perfusão renal ocasionada pelo baixo débito cardíaco não é capaz de explicar a piora da função renal.

Certamente outros mecanismos como a falência ventricular direita, a congestão venosa e o aumento da pressão venosa central (PVC) podem contribuir para o mecanismo de descompensação do eixo cardiorrenal.

Ativação neuro-hormonal, inflamação e adrenomedulina

Nos pacientes com IC, inicialmente existe uma manutenção do ritmo de filtração glomerular (RFG) decorrente do aumento compensatório da fração de filtração. As vias compensatórias mais estudadas até o momento são: o sistema renina-angiotensina-aldosterona (SRAA), o sistema nervoso adrenérgico, os mecanismos inflamatórios e a adrenomedulina.

A ativação do SRAA e do sistema adrenérgico induz um aumento do volume plasmático, explicado pela retenção de água e pela reabsorção de sódio capazes de manter o RFG estável, em um momento de descompensação cardíaca inicial. Contudo, em longo prazo, a hiperatividade neuro-hormonal contínua promove efeitos deletérios como hipertrofia ventricular esquerda, fibrose e apoptose de células miocárdicas.

A angiotensina II, resultante da ativação do SRAA, além de seu potente papel vasoconstritor, também é responsável direta por disfunção endotelial, aumento na produção de espécies reativas de oxigênio e consequente inflamação.

A inflamação, por sua vez, desenvolve o seu papel fisiopatológico através dos danos vasculares por aceleração da aterosclerose, pela consequente instabilidade de placas ateroscleróticas, pelo desenvolvimento de calcificação vascular e pela superprodução de citocinas pró-inflamatórias afetando diretamente o coração e os rins.

Por fim, um crescente número de evidências sugere que a adrenomedulina também desempenha um papel na SCR. Esse hormônio é fisiologicamente secretado pela glândula adrenal, coração e rins com o intuito de neutralizar a sobrecarga volêmica secundária à ativação do SRAA, através do aumento da diurese e natriurese. Estudos recentes demonstraram que nos pacientes com IC aguda e injúria renal a eficácia contrarregulatória da adrenomedulina pode ser ineficaz.

Disfunção ventricular direita e hipertensão venosa central

A PVC é um fator fisiopatológico crucial para explicar a injúria renal no contexto de IC aguda. A função renal é estritamente relacionada à PVC porque a perfusão renal, em linhas gerais, depende da relação equilibrada entre a pressão arterial média (PAM) e a PVC. A congestão venosa renal e a injúria renal aguda relacionam-se com a falência ventricular direita, principalmente associada a refluxos tricúspides importantes e à elevação da pressão arterial pulmonar. A associação do baixo débito cardíaco, quando presente, com a PVC elevada, resulta em distensão do capilar tubular, congestão venosa renal e aumento da pressão intersticial renal, com consequente hipóxia e ativação secundária do SRAA e sistema adrenérgico.

Condições clínicas como a ascite, que ocasiona o aumento da pressão intra-abdominal, exacerbam o mecanismo de congestão venosa renal, gerando um ciclo congestivo patológico vicioso.

Os mecanismos envolvidos na injúria renal são resumidos na Figura 1.

AS SÍNDROMES CARDIORRENAIS

As SCR são classificadas em 5 tipos a depender do órgão responsável, órgão secundariamente afetado e se o evento precipitante é agudo ou crônico (Tabela 1).

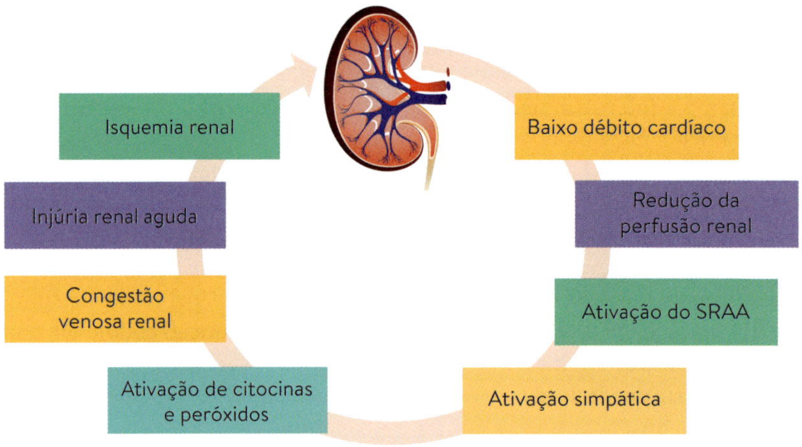

FIGURA 1 Mecanismos fisiopatológicos da injúria renal em pacientes com insuficiência cardíaca descompensada.

TABELA 1 Os tipos de síndromes cardiorrenais e seus mecanismos

Tipos	Síndromes	Mecanismos
Tipo 1	Cardiorrenal aguda	Injúria renal aguda provocada por IC aguda
Tipo 2	Cardiorrenal crônica	IRC progressiva secundária à IC crônica
Tipo 3	Renocardíaca aguda	IC aguda induzida por injúria renal aguda
Tipo 4	Renocardíaca crônica	IC crônica secundária à doença renal crônica
Tipo 5	Cardiorrenal secundária	IC e IRC secundárias à doença sistêmica

IC: insuficiência cardíaca; IRC: insuficiência renal crônica.

A SCR tipo 1 é caracterizada pelo agravamento rápido da função cardíaca levando a uma piora aguda na função renal. Nessa situação, enquadram-se os quadros de edema agudo pulmonar hipertensivo descompensado, insuficiência ventricular direita e choque cardiogênico.

A SCR tipo 2 é caracterizada pelas anomalias crônicas na função renal ocasionando em uma piora progressiva na função renal. Os mecanismos responsáveis pelo agravamento da função renal provavelmente diferem em relação à IC aguda. Nessa situação alguns componentes múltiplos como anemia, predisposição genética, baixo débito cardíaco levando a hipoperfusão renal, hipertensão arterial sistêmica, disfunção endotelial, aterosclerose e estimulação do sistema neuro-hormonal parecem ser os fatores relacionados a essa piora.

As SCR dos tipos 3 e 4 são ocasionadas por disfunção renal aguda ou crônica previamente existente em que o coração é secundariamente afetado, e a SCR tipo 5 refere-se às disfunções secundárias a doenças sistêmicas como ocorre no lúpus eritematoso sistêmico, por exemplo.

O PAPEL ATUAL DOS BIOMARCADORES DE LESÃO GLOMERULAR

A creatinina, a ureia e a TFG são os marcadores classicamente utilizados na prática clínica para monitorar a função renal e os efeitos das terapias nos pacientes IC aguda, particularmente dos diuréticos.

Foi postulado que os níveis de cistatina C, um inibidor da protease cisteína com expressão ubíqua cuja depuração é inteiramente dependente da filtração glomerular, podem ser um preditor de desfechos tanto na IC aguda quanto na IC crônica, independentemente dos níveis de peptídeos natriuréticos e potencialmente superior à creatinina.

Entretanto, a molécula mais promissora como marcadora de injúria renal no cenário da IC é a lipocalina associada à gelatinase neutrofílica (NGAL), uma proteína de ligação ao ferro liberada por neutrófilos e células epiteliais em resposta ao dano renal agudo. Em um estudo com 121 pacientes com IC aguda, níveis de NGAL > 167,5 ng/mL foram associados a um risco 2,7 vezes maior de morte e um risco 2,9 vezes maior de morte ou hospitalização.

Na IC crônica, a molécula de injúria renal 1 (KIM-1) e a N-acetil-β-(D)-glucosaminidase (NAG), duas moléculas expressas por células tubulares renais proximais, foram associadas à classe NYHA e inversamente correlacionadas à fração de ejeção do ventrículo esquerdo. Em uma coorte de 2.130 pacientes do *Gruppo Italiano per lo Studio della Sopravvivenza nell'Insufficienza Cardiaca* (GISSI-HF), NGAL, KIM-1 e NAG foram independentemente associadas ao desfecho combinado de morte ou hospitalização por IC, mesmo em pacientes com função renal normal.

ESTRATÉGIAS TERAPÊUTICAS

No que se refere às estratégias terapêuticas das SCR tipo 1 e 2, há que se levar em consideração a heterogeneidade dos pacientes com IC aguda, incluindo estágios avançados de caquexia cardíaca, a presença de comorbidades como hipertensão arterial e diabetes melito e o tipo de disfunção associada, se IC com fração de ejeção reduzida (ICFEr), intermediária (ICFEi) ou preservada (ICFEp).

Não obstante, o objetivo principal comum é fornecer alívio dos sintomas como a dispneia e o edema periférico, melhorar a função cardíaca, promover qualidade de vida e, em última análise, diminuir as taxas de hospitalização e a mortalidade.

Terapia medicamentosa

A terapia baseada em evidência, principalmente relacionada aos desfechos clínicos dos estudos clínicos em pacientes com ICFEr, é menos conclusiva em pacientes com disfunção renal, haja vista que esse é um dos critérios de exclusão mais comumente selecionado nesses estudos.

No que tange às evidências relacionadas ao uso dos inibidores da enzima conversora de angiotensina (IECA) e aos bloqueadores dos receptores de angiotensina (BRA) em pacientes com ICFEr crônica, dados dos estudos SOLVD (*Studies of Left Ventricular Dysfunction*) e SAVE (*Survival and Ventricular Enlargement*) demonstraram que os IECA significativamente reduziram hospitalizações por IC e eventos cardiovasculares em pacientes em estágio 3 B da doença renal crônica (DRC), (TFG < 60 e > 30 mL/min/1,73 m^2).

Da mesma maneira, no estudo Val-HeFT (*Valsartan Heart Failure Trial*), o uso do valsartana em pacientes com ICFEr em classe funcional NYHA II a IV, reduziu a ocorrência do primeiro evento composto de morte e hospitalização por IC em pacientes com DRC.

O uso dos betabloqueadores no cenário de SCR também é apoiado por evidências derivadas de grandes estudos clínicos randomizados. No estudo MERIT-HF (*Metoprolol CR/XL Randomised Intervention Trial in-Congestive Heart Failure*), os pacientes com TFG < 45 mL/min/m^2 experimentaram os mesmos resultados favoráveis, quais sejam, redução da mortalidade e hospitalização, do que aqueles com estimativa da taxa de filtração glomerular (eTFG) > 60 mL/min/m^2. Do mesmo modo, no estudo SENIORS (*Effects of Nebivolol Intervention on Outcomes and Rehospitalization in Seniors With Heart Failure*), o desfecho primário composto por mortalidade por todas as causas e admissão hospitalar por causa cardiovascular foi significativamente reduzido em pacientes com DRC tratados com nebivolol.

O sacubitril/valsartana é atualmente recomendado para o tratamento de pacientes com ICFEr. Através da inibição conjunta da neprilisina e do receptor de angiotensina (ARNI) foi capaz de reduzir hospitalização e morte cardiovascular. Além disso, dois grandes ensaios clínicos randomizados evidenciaram a capacidade de preservação da função renal quando comparado à IECA/BRA. Apesar desses achados, novas investigações são fundamentais para definir o papel real do sacubitril/valsartana nos pacientes com IC e DRC moderada e avançada.

Mais recentemente, os ensaios clínicos com inibidores do SGLT-2 (iSGLT2) mostraram uma redução significativa nos desfechos cardiovasculares e renais. Evidências dos estudos DAPA-HF (*Dapagliflozin and Prevention of Adverse Outcomes in Heart Failure*), EMPEROR-Reduced (*Empagliflozin Outcome Trial in Patients with Chronic Heart Failure and a Reduced Ejection Fraction*) e DAPA-CKD (*Dapagliflozin and Prevention of Adverse Outcomes in Chronic Kidney Disease*) demonstraram que os efeitos benéficos dos iSGLT2 são observados em todos os estágios do *continuum* cardiorrenal, tanto nos pacientes com diabetes e múltiplos fatores de risco como nos pacientes com doença cardiovascular estabelecida, independentemente do *status* do diabetes.

Tratamento da congestão

O alívio da congestão é meta fundamental nos pacientes com IC aguda, pelo alívio sintomático e pelo impacto em morbidade e reinternação. Alcançar o "peso seco" do paciente representa um marcador indiscutível de tratamento bem-sucedido. As opções de tratamento atualmente disponíveis incluem diuréticos em altas doses de forma intermitente ou sob infusão contínua, associação de diuréticos, o uso de inotrópicos parenterais e a ultrafiltração (UF).

Os diuréticos são fundamentais no tratamento da congestão. Eles atuam em alvos diferentes e específicos ao longo do néfron, e muitas vezes a combinação desses fármacos é necessária para alcançar um volume urinário adequado. Os diuréticos de alça (furosemida, bumetanida e torsemida) são a classe de diuréticos mais amplamente prescrita e podem ser administrados com eficácia tanto em *bolus* quanto em infusão contínua. Contudo, a administração em *bolus* está associada a taxas mais baixas de hiponatremia e hipotensão.

Por sua vez, os diuréticos tiazídicos atuam inibindo a recaptação de sódio nos túbulos contorcidos distais. Em pacientes com IC aguda, os diuréticos de alça, os tiazídicos e os inibidores da aldosterona (espironolactona e eplerenone) são frequentemente utilizados em conjunto para o melhor controle da congestão e equilíbrio eletrolítico, estratégia denominada bloqueio sequencial do néfron.

O uso de solução salina hipertônica foi proposto como tratamento para IC refratária associado à terapia diurética em altas doses, com resultados promissores.

Na remoção intensiva de volume nos pacientes com IC aguda, pode ocorrer a piora nos valores do RFG. Alguns estudos, como o estudo *Cardiorenal Rescue Study in Acute Decompensated Heart Failure* (CARESS – HF), demonstram que a remoção intensiva de volume, através do uso de diuréticos, ocasiona um aumento nos níveis séricos de creatinina e nos demais biomarcadores de lesão tubular. Entretanto, o grupo com maior elevação dos biomarcadores teve maiores taxas de recuperação da função renal em 60 dias associado a uma maior incidência de hemoconcentração e outros sinais de descongestão marcante.

Além disso, a piora nos biomarcadores de lesão glomerular não esteve associada a um pior prognóstico do paciente, incluindo reinternações e mortalidade pós-alta, fato sugestivo de que o descongestionamento intensivo pode, potencialmente, compensar os insultos renais de curto prazo no período pós-alta hospitalar.

Agentes inotrópicos podem melhorar a função cardíaca especialmente em pacientes com IC e baixo débito cardíaco resultando em melhora da perfusão renal e da resposta diurética em pacientes com SCR tipo 1, entretanto os resultados publicados são controversos.

Se todas essas medidas discutidas acima falharem, então a remoção mecânica de fluido pode ser considerada.

Remoção mecânica de fluido

Dispositivos extracorpóreos pequenos, que permitem remoção de volume através de acesso venoso periférico, e o ajuste do fluxo sanguíneo viabilizaram a estratégia de UF no cenário da SCR.

No entanto, para serem seguras e eficazes, todas as terapias descongestivas, incluindo a UF, devem remover fluido evitando instabilidade hemodinâmica ou injúria renal aguda. A taxa e a quantidade de remoção de fluido devem ser inicialmente estabelecidas de acordo com as características hemodinâmicas e clínicas do paciente. Em pacientes com IC aguda, remoção de taxas superiores a 250 mL/h deve ser evitada, especialmente naqueles pacientes com IC direita ou ICPEp com padrão restritivo (nesses pacientes recomendam-se taxas de UF < 150 mL/h).

Dois ensaios clínicos randomizados avaliaram a UF no contexto da IC aguda. O estudo UNLOAD (*Ultrafiltration versus Intravenous Diuretics for Patients Hospitalized for Acute Decompensated Heart Failure*) testou a segurança e eficácia de uma estratégia inicial de UF *versus* terapia diurética intravenosa padrão empacientes com IC aguda com sinais de congestão. Após 90 dias, o grupo UF apresentou menores taxas de reinternação e agravamento da IC.

O estudo CARRESS-HF (*Cardiorenal Rescue Study in Acute Decompensated Heart Failure*), por sua vez, comparou os efeitos de uma dose fixa de UF com taxa de remoção de 200 mL/h com uma terapia farmacológica descongestiva escalonada baseada em metas (dose ajustável de diuréticos de alça intravenosos, tiazídicos, vasodilatadores e inotrópicos) em pacientes com IC aguda e evidência de piora do nível sérico de creatinina. Os pacientes tratados com UF fixa apresentaram aumento significativo da creatinina após 96 horas sem redução de peso corporal.

Após os dados do estudo CARRESS-HF o uso da UF na SCR está restrito a um grupo seleto de pacientes nos quais as terapias farmacológicas foram realmente ineficazes no controle da congestão.

LEITURA SUGERIDA

1. Ahmad T, Jackson K, Rao VS, et al. Worsening renal function in patients with acute heart failure undergoing agressive diuresis is not associated with tubular injuryaggressive diuresis is not associated with tubular injury. Circulation. 2018;19:2016-28.
2. Beldhuis IE, Streng KW, Ter Maaten JM, et al. Renin-angiotensin system inhibition,worsening renal function, and outcome in heart failure patients with reduced and preserved ejection fraction: a meta-analysis of published study data. Circ Heart Fail. 2017;10:e003588.
3. Clark AL, Kalra PR, Petrie MC, et al. Change in renal function associated with drug treatment in heart failure: national guidance. Heart. 2019;105:904-10.
4. Comitê Coordenador da Diretriz de Insuficiência Cardíaca. Diretriz brasileira de insuficiência cardíaca crônica e aguda. Arq Bras Cardiol. 2019;111(3):436-539.
5. Feng S, Janwanishstaporn S, Teerlink JR, et al. Association of left ventricular ejection fraction with worsening renal function in patients with acute heart failure: insights from the Relax – AHF – 2 study. Eur J Heart Fail. 2021;23:58-67.
6. Heyse A, Manhaeghe L, Mahieu E, Vanfraechem C, Van Durme F. Sacubitril/valsartan in heart failure and end-stage renal insufficiency. ESC Heart Fail. 2019;6:1331-3.
7. Heywood JT, Fonarow GC, Costanzo MR, et al. High prevalence of renal dysfunction and its impact on outcome in 118,465 patients hospitalized with acute decompensated heart failure: a report from the ADHERE database. J Card Fail. 2007;13:422-30.
8. Jhund PS, Solomon SD, Docherty KF, , et al. Efficacy of dapagliflozin on renal function and outcomes in patients with heart failure with reduced ejection fraction – results of Dapa HF. Circulation. 2021;26:298-309.
9. MCDonagh TA, Metra M, Adamo M, et al.; Authors/Task Force Members, Document Reviewers. 2021 ESC guidelines for the diagnosis and treatment of acute and chronic heart failure: The Task Force for the diagnosis and treatment of acute and chronic heart failure of the European Society of Cardiology (ESC). Developed with the special contribution of the Heart Failure Association (HFA) of the ESC. Eur J Heart Fail. 2021;1-128.
10. McMurray JJV, Solomon SD, Inzucchi SE, et al. Dapagliflozin in patients with heart failure and reduced ejection fraction. N Engl J Med. 2019;381:1995-2008.
11. Metra M, Nodari S, Parrinello G, et al. Worsening renal function in patients hospitalized for acute heart failure: clinical implications and prognostic significance. Eur J Heart Fail. 2014;10:188-95.
12. Palazzuoli A, Ruocco G, Pellicori P, et al. The prognostic role of diferente renal function phenotypes in patients with acute heart failure. Int J Cardiol. 2019;276:198-203.
13. Ronco C, Bellasi A, Di Lullo L. Cardiorenal syndrome: an overview. Adv Chronic Kidney Dis. 2018;25:382-90.
14. Rossignol P, Coats AJ, Chioncel O, et al. Rena function, electrokytes, and congestion monitoring in heart failure. Eur Heart J. 2019;21:25-31.

NOTA DOS EDITORES

Este capítulo possui bibliografia adicional, recomendada pelos autores, na plataforma digital complementar do livro. Para acesso a esse material, utilize o QR code abaixo, digite a senha: **COMPLEMENTO2022** e faça seu cadastro.

9

Alterações musculoesqueléticas na insuficiência cardíaca

José Alexandre da Silveira

DESTAQUES

- Insuficiência cardíaca (IC) é uma condição clínica que predispõe a perda de massa muscular esquelética.
- A redução de força e a perda de massa muscular na insuficiência cardíaca estão relacionadas à piora da capacidade funcional, fragilidade, mortalidade e redução de qualidade de vida.
- A perda de massa muscular está relacionada a um desequilíbrio entre as ações hormonais que influenciam na relação anabolismo *versus* catabolismo e no controle do apetite *versus* saciedade predominando os efeitos catabólicos e redução do apetite.
- Nas formas avanças de IC ocorre quebra desse equilíbrio predominando consumo em relação a síntese proteica.
- A modificação estrutural da musculatura esquelética da IC avançada caracteriza-se por redução da quantidade e do tamanho das fibras promovendo redução da tolerância ao esforço e fadiga.
- Treinamento melhora a qualidade de vida, pois promove adaptações importantes ao sistema musculoesquelético.

INTRODUÇÃO

Insuficiência cardíaca (IC) é uma síndrome clínica complexa de apresentação fenotípica diversa incluindo as formas de função sistólica ventricular esquerda reduzida (ICFEr) e preservada (ICPFEp). Quanto ao aspecto epidemiológico, a IC é marcada por prevalência, incidência, morbidade e mortalidade elevadas; a apresentação clínica caracteriza-se por congestão, desconforto ao decúbito, fadiga e intolerância ao esforço.

Múltiplos fatores influenciam na limitação da capacidade funcional da IC além da redução do débito cardíaco. Entre eles são listados o impacto de doenças crônicas associadas como hipertensão arterial sistêmica e diabetes melito, redução da reserva pulmonar e destacam-se o comprometimento do sistema musculoesquelético, o qual corresponde a aproximadamente 40% da massa corporal. Nesse sistema ocorre um importante armazenamento de proteínas e consumo de glicose. Diversas condições clínicas podem influenciar a perda de massa muscular, como o envelhecimento, desnutrição e doenças crônicas dentre elas a IC. Nesse contexto dois conceitos relevantes são sarcopenia e caquexia, sendo o primeiro definido como perda progressiva de massa e força muscular sem necessariamente doenças associadas ao envelhecimento, enquanto caquexia é uma síndrome metabólica associada a importante redução de massa corpórea sustentada pela perda de músculo esquelético associado ou não a perda de tecido adiposo. Caquexia ocorre em 10 a 20% dos casos de IC, em especial no grupo ICFEr. No Quadro 1 são apresentados os critérios objetivos para caquexia.

A perda de massa ou redução da força muscular na IC está relacionado a piora da capacidade funcional, fragilidade, mortalidade e redução de qualidade de vida.

QUADRO 1 Critérios diagnósticos para caquexia[10]

- Doença crônica diagnosticada e perda de 5% o peso corporal antes de 1 ano (ou IMC < 20 kg/m²)
- Mais 3 dos 5 critérios abaixo
  - Redução da força muscular
  - Fadiga
  - Anorexia
  - Baixo índice de massa magra
  - Anormalidades bioquímicas: inflamação, anemia ou hipoalbuminemia

MECANISMOS DE PERDA MUSCULAR NA INSUFICIÊNCIA CARDÍACA

Fatores hormonais

A perda de massa muscular está relacionada a um desequilíbrio entre as ações hormonais que influenciam na relação anabolismo *versus* catabolismo e no controle do apetite *versus* saciedade predominando os efeitos catabólicos e redução do apetite. Essas interações ocorrem nos centros hipotalâmicos de fome e saciedade envolvendo hormônio anabolizante sintetizado no fundo gástrico (Ghelin), catabolizantes (leptina e adiponectina), neuropeptídeos que estimulam a ingestão de alimentos (neuropeptídeo Y [NPY] e *agouti-related protein* [AgPR]) e que estimulam a saciedade (*pro-opiomelanocortin* [POMC] e *cocaine – and amphetamine-regulated transcript protein* [CART]). A secreção de hormônio de crescimento (GH), cortisol, aldosterona, catecolaminas, prolactina são estimulados pela Ghelin. A saciedade é regulada por diversos mediadores, principalmente, adiponectina e leptina sintetizadas no tecido adiposo, em que essa última estimula os neuropeptídeos anorexígenos POMC e CART. Portadores de IC com caquexia apresentaram valores reduzidos de Ghelin, consequentemente há aumento da expressão do POMC e CART e redução da expressão do NPY e AgPR.

Dentre os hormônios anabolizantes, a testosterona interage em diversos pontos do sistema cardiovascular, incluindo síntese proteica e hipertrofia dos cardiomiócitos, regulação dos adrenoreceptores e modificação da cadeia pesada da miosina promovendo aumento na contratilidade do cardiomiócito. A redução da concentração sérica da testosterona na IC está relacionada a pior prognóstico, acompanhado por hipoalbuminemia, anemia, inflamação, lesão miocárdica, aumento da rigidez arterial e redução da capacidade de exercício.

Metabolismo proteico

O adequado equilíbrio entre a síntese e o consumo de proteínas é fundamental para a manutenção da eficácia do sistema muscular esquelético, entretanto nas formas avanças de IC ocorre quebra desse equilíbrio predominando consumo em relação a síntese proteica. Diversos são os gatilhos para ativação das cascatas metabólicas para promover a perda de massa e função muscular periférica, dentre eles o sistema nervoso autonômico simpático, sistema renina angiotensina aldosterona com liberação de angiotensina II um potente mediador, citocinas pró-inflamatórias como o fator de necrose tumoral (TNF), interleucinas 1 e 6 (IL-1 e IL-6), glicocorticoides e derivados do fator de crescimento transformador β (TGFβ) como a miostatina. Alterações moleculares incluem a atenuação das vias de sinalização para efeito anabólico do *insulin-like growth factor 1* (IGF-1), ativação do sistema ubiquitina-proteasoma, apoptose e autofagia. O estresse oxidativo participa de maneira significativa para essa síntese/consumo de proteínas contribuindo para perda de massa e força muscular. Em pacientes portadores de IC observa-se aumento dos radicais livres de oxigênio, e essa elevação correlaciona-se com pior classe funcional, baixa tolerância ao esforço e pior prognóstico.

Fatores estruturais

A modificação estrutural da musculatura esquelética da IC avançada caracteriza-se por redução da quantidade e do tamanho das fibras promovendo redução da tolerância ao esforço e fadiga. Dois tipos de fibras diferenciam-se quanto às suas características: as fibras tipo I são muito eficientes no uso de oxigênio para contrações musculares estendidas contínuas, pois possuem maior quantidade de mioglobina, capilaridade e densidade de mitocôndrias; por outro lado as fibras de contração rápida tipo II usam preferencialmente metabolismo anaeróbico, consequentemente mais vulneráveis a fadiga. Na IC grave ocorre o predomínio de fibras do tipo II. Além das transformações do tipo de fibra, o processo de caquexia cardíaca cursa com infiltração de tecido gorduroso perifibular e disfunção mitocondrial.

APRESENTAÇÕES FENOTÍPICAS

A disfunção do sistema muscular esquelético está relacionada com a redução da capacidade funcional tanto na ICFEr quanto na insuficiência ICFEp, entretanto essas apresentações fenotípicas diferenciam-se por características epidemiológicas nas quais os pacientes com ICFEp têm idade mais avançada e doenças associadas, por outro lado

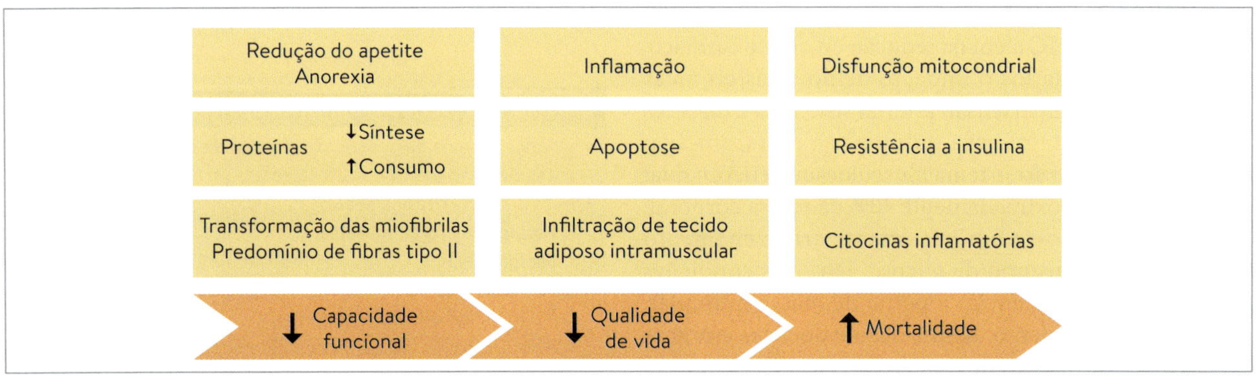

FIGURA 1 Insuficiência cardíaca e sistema musculoesquelético.

a disfunção sistólica é um fator prognóstico independente. Com a intenção de avaliar o impacto da disfunção musculoesquelética nessas duas apresentações, Bekfani et al. fizeram uma análise comparativa entre paciente com ICFEp, ICFEr e grupo controle saudável com aferição estrutural, funcional e metabólica da musculatura esquelética. Todos os pacientes foram submetidos a exames de ecocardiograma, teste cardiopulmonar, teste de caminhada de 6 minutos, avaliação funcional isocinética e biópsia da musculatura esquelética. Os pacientes do grupo ICFEp têm função muscular reduzida, tamanho mitocondrial reduzido e níveis elevados de genes e proteínas relacionados à atrofia (FBXO-32, MSTN-2) em comparação com os grupos ICFEr e controle saudável. Oxidação de ácidos graxos e metabolismo de glicose, bem como densidade de volume mitocondrial reduzida, foram observados em pacientes com ICFEp e ICFEp em comparação com o grupo de indivíduos saudáveis. Os resultados permaneceram inalterados após o ajuste para idade e sexo.

TRATAMENTO

Em décadas anteriores o repouso era recomendado para os pacientes com IC, entretanto, atualmente a reabilitação cardíaca e o treinamento físico têm sido adotados como métodos eficazes para melhorar a qualidade de vida, pois promovem adaptações importantes ao sistema musculoesquelético. O exercício físico pode reverter as alterações musculares periféricas provocadas pela IC, pois melhora o metabolismo muscular e a capacidade oxidativa mitocondrial, aumenta a atividade do GH, atenua a expressão de miostatina, sistema simpático e sistema ubiquitina-proteassoma, consequentemente, melhora a capacidade funcional.

O tratamento clínico da IC impacta favoravelmente tanto na qualidade de vida e sobrevivência quanto na musculatura periférica. Clark et al. demonstraram em uma subanálise do estudo COPERNICUS que o carvedilol reduziu em 33% o risco de perda de peso (> 6% do peso corpóreo) e aumentou 37% o risco para ganho de peso (> 5% do peso corpóreo). A capacidade de o carvedilol prevenir perda de peso foi mais significativa em pacientes com maiores índices de massa corpórea (IMC), enquanto a capacidade de promover ganho de peso foi mais significativa em pacientes com IMC mais baixos. O aumento do peso não foi acompanhado por evidência de retenção hídrica. O carvedilol, portanto, promoveu reversão parcial da caquexia em pacientes com IC grave.

Outras intervenções terapêuticas e nutricionais estão em desenvolvimento, entretanto, até o momento apenas o tratamento clínico específico da IC (p. ex., betabloqueador) e o treinamento físico demonstraram benefícios clinicamente significativos.

CONSIDERAÇÕES FINAIS

IC é uma síndrome de alta prevalência, fisiopatologia multissistêmica complexa na qual o sistema muscular periférico quando acometido promove redução da capacidade de exercício, piora da qualidade de vida e aumento da mortalidade. Inflamação, resposta hormonal, humoral, celular e genética estão envolvidas nesse complexo processo cujo tratamento atual são o treinamento físico, reabilitação cardíaca e o tratamento clínico otimizado com destaque para os betabloqueadores.

LEITURA SUGERIDA

1. Adams V, Linke A, Winzer E. Skeletal muscle alterations in HFrEF vs. HFpEF. Curr Heart Fail Rep. 2017;14(6):489-97.
2. Bekfani T, Elsaied MB, Derlien S, Nisser J, Westermann M, Nietzsche S, et al. Skeletal muscle function, structure, and metabolism in patients with heart failure with reduced ejection fraction and heart failure with preserved ejection fraction. Circ Heart Fail. 2020;13:e007198.
3. Bonaldo P, Sandri M. Cellular and molecular mechanisms of muscle atrophy. Dis Model Mech. 2013;6:25-39.
4. Clark AL, Coats AJS, Krum H, Katus HA, Mohacsi P, Salekin D, et al. Effect of beta-adrenergic blockade with carvedilol on cachexia in severe chronic heart failure: results from the COPERNICUS trial. J Cachexia Sarcopenia Muscle. 2017;8:549-56.
5. Lavine KJ, Sierra OL. Skeletal muscle inflammation and atrophy in heart failure. Heart Fail Rev. 2017;22:179-89.
6. Lenk K, Erbs S, Hollriegel R, Beck E, Linke A, Gielen S, et al. Exercise training leads to a reduction of elevated myostatin levels in patients with chronic heart failure. Eur J Prev Cardiol. 2011;19(3):404-11.
7. Lund LH, Williams JJ, Freda P, LaManca JJ, LeJemtel TH, Mancini DM. Ghrelin resistance occurs in severe heart failure and resolves after heart transplantation. Eur J Heart Fail. 2009;11(8):789-94.
8. Philippou A, Xanthis D, Chryssanthopoulos C, et al. Heart failure-induced skeletal muscle wasting. Curr Heart Fail Rep. 2020;17:299-308.
9. Suzuki T, Palus S, Springer J. Skeletal muscle wasting in chronic heart failure. ESC Heart Failure. 2018;5:1099-107.
10. Tucker WJ, Haykowsky MJ, Seo Y, et al. Impaired exercise tolerance in heart failure: role of skeletal muscle morphology and function. Curr Heart Fail Rep. 2018;15:323-31. von Haehling S, Ebner N, dos Santos MR, Springer J, Anker SD. Muscle wasting and cachexia in heart failure: mechanisms and therapies. Nat Rev Cardiol. 2017;14:323-41.
11. von Haehling S. The wasting continuum in heart failure: from sarcopenia to cachexia. Proc Nutr Soc. 2015;74(4):367-77.
12. Yoshihisa A, Suzuki S, Sato Y, Kanno Y, Abe S, Miyata M, et al. Relation of testosterone levels to mortality in men with heart failure. Am J Cardiol. 2018;121:1321-7.

NOTA DOS EDITORES

Este capítulo possui bibliografia adicional, recomendada pelos autores, na plataforma digital complementar do livro. Para acesso a esse material, utilize o QR code abaixo, digite a senha: **COMPLEMENTO2022** e faça seu cadastro.

10

Alterações no metabolismo cardíaco na insuficiência cardíaca

Estêvão Lanna Figueiredo

DESTAQUES

- A insuficiência cardíaca (IC) associa-se ao metabolismo cardíaco mal adaptado.
- O metabolismo cardíaco na IC está desviado em direção ao uso de ácidos graxos livres menos eficientes energeticamente.
- Melhora na utilização da glicose pelas células cardíacas associa-se à melhora da função cardíaca.
- A modulação do metabolismo cardíaco melhora a função ventricular esquerda e a capacidade ao exercício na IC.

INTRODUÇÃO

O metabolismo energético do coração é essencial para manter o funcionamento da bomba cardíaca. O coração é um dos órgãos mais metabolicamente ativos, gerando até 6 kg de adenosina trifosfato (ATP) ao dia, e sua capacidade de produzir energia é destacada pela densidade muito alta de mitocôndrias e seu padrão único de distribuição em relação a áreas de alta utilização de energia, como sarcômeros (a unidade contrátil) e o sarcolema, onde ocorrem mudanças significativas no fluxo iônico. Em situações fisiológicas, o coração gera mais de 95% do seu ATP por metabolismo oxidativo de substratos energéticos: 60 a 70% da oxidação de ácidos graxos e 30 a 40% da oxidação de glicose e outros substratos, como lactato, aminoácidos e corpos cetônicos. A utilização de ácidos graxos para regeneração de ATP geralmente requer sua entrada nos cardiomiócitos via cotransportadores, como o CD36 e as proteínas transportadoras de ácidos graxos (FATP). Após a esterificação a acil-CoA, eles são levados à mitocôndria, pelo acoplamento transitório à carnitina. Uma vez incorporada à mitocôndria, a acil-CoA é oxidada para liberar acetil-CoA e flavina adenina dinucleotídeo (FADH). Já utilização de glicose requer sua captação pelo sarcolema, através do transportador 4 responsivo à insulina (GLUT4) e do transportador constitutivo de glicose (GLUT1). Evidências recentes indicam que alguma glicose pode entrar no coração pelo cotransportador de sódio-glicose (SGLT1). Uma vez adentrado o miocárdio, a maioria da glicose é metabolizada por glicólise, para liberar ATP, dinucleotídeo de adenina nicotinamida reduzido (NADH) e piruvato. Vias metabólicas adicionais da glicólise, como a via biossintética da hexosamina (HBP) ou a via da pentose fosfato (PPP), produzem metabólitos que desempenham papel importante na transdução de sinal, regulação REDOX de redução da oxidação e síntese de ácido nucleico. Por sua vez, o piruvato é transportado para a mitocôndria pelo transportador e decarboxilado pela piruvato deidrogenase (PDH) a acetil-CoA. A acetil-CoA derivada de precursores metabólicos, como glicose, ácidos graxos e outros (cetonas), entra no ciclo do ácido tricarboxílico (TCA ou ciclo de Krebs). A oxidação da acetil-CoA nesse ciclo gera NADH e FADH, que, por sua vez, doam elétrons para a cadeia transportadora de elétrons, que impulsiona prótons para o espaço intermembrana da mitocôndria para gerar ATP pela via da fosforilação da adenosina difosfato (ADP). A Figura 1 ilustra todos esses processos descritos acima.

Como o *pool* de ATP do miocárdio duraria apenas os poucos segundos da atividade contrátil, deve-se manter uma troca constante de substratos energéticos para o ATP. Além disso, níveis variáveis de atividade requerem uma

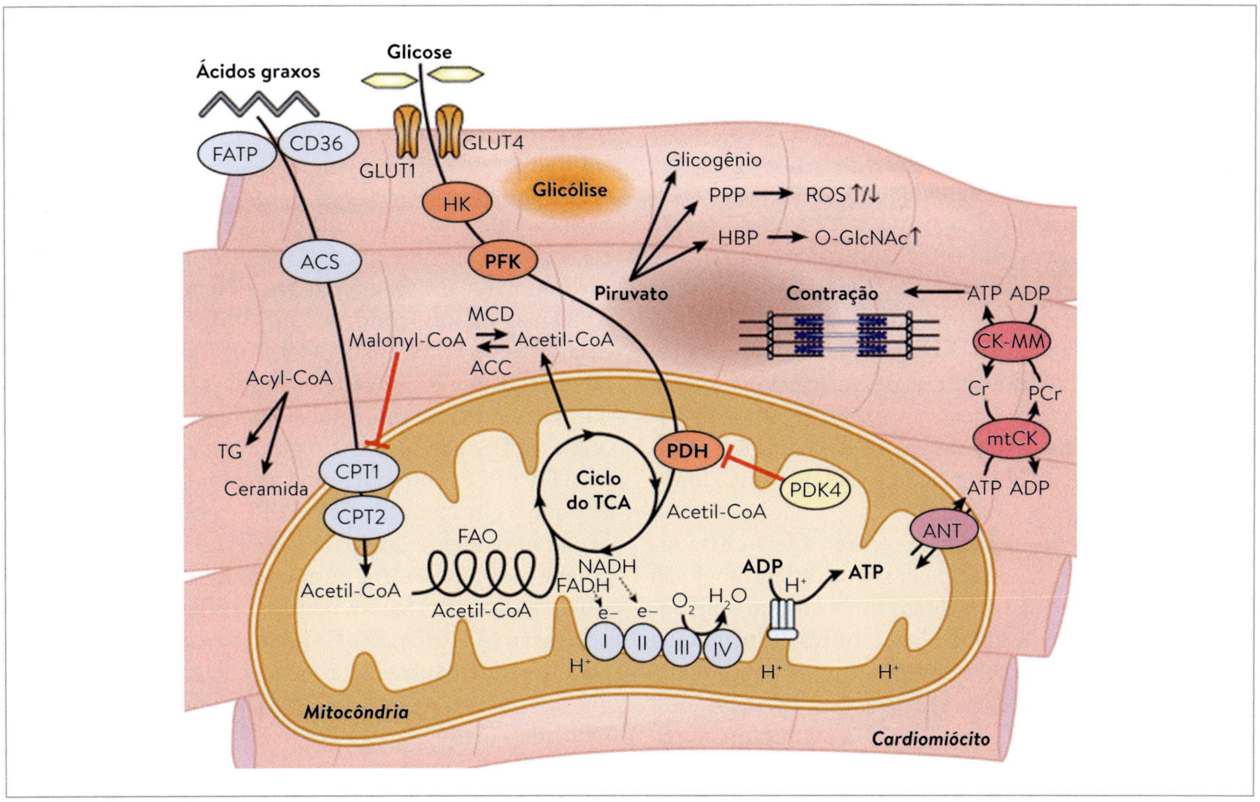

FIGURA 1 Visão geral simplificada da utilização do substrato de energia do miocárdio e mecanismos regulatórios no coração normal. Os ácidos graxos (FA) entram no coração por meio de transportadores como o CD36 e as proteínas de transporte de ácidos graxos (FATP) e são convertidos em FA-acil-CoA pela família de enzimas acil-CoA sintetase (ACS). Esses acil-CoA entram na mitocôndria via carnitina palmitoil transferases (CPT) e são oxidados dentro das mitocôndrias para regeneração de ATP. Alternativamente, eles são usados para a síntese de triglicerídeos ou ceramidas. A glicólise é regulada por várias enzimas, incluindo hexoquinase (HK) e fosfofrutocinase (PFK), gerando piruvato. O piruvato é importado para a mitocôndria através do transportador piruvato da membrana mitocondrial interna e é oxidado pela piruvato desidrogenase (PDH) para a regeneração do ATP. A atividade da PDH pode ser inibida pelo aumento dos níveis e da atividade da piruvato desidrogenase quinase (PDK4). Alternativamente, intermediários glicolíticos podem ser usados para aumentar o armazenamento de glicogênio ou para aumentar o fluxo na via da pentose fosfato (PPP) ou para catalisar a via biossintética da hexosamina (HBP). O ATP gerado a partir da oxidação do substrato intramitocondrial é entregue às miofibrilas pela transportadora de fosfocreatina para manter a contração cardíaca.

Fonte: Bugger et al., 2020.

resposta rápida do suprimento de energia. Características específicas do aparelho metabólico do miocárdio para garantir essa adaptabilidade incluem a ampla gama de substratos energéticos adequados aplicáveis ao miocárdio e sua mistura dinâmica bem ajustada na utilização do substrato de acordo com o suprimento, requisitos e condições circundantes. A reposição do *pool* intermediário do ciclo de Krebs por vias independentes da acetil-CoA é denominada de anaplerose. A carboxilação do piruvato em malato é uma importante reação anaplerótica, que, por sua vez, requer NADPH. Alterações desse aparelho metabólico resultarão em comprometimento da função cardíaca. De fato, o comprometimento energético cardíaco é uma característica de várias doenças miocárdicas, incluindo insuficiência cardíaca (IC) sistólica isquêmica e não isquêmica, doença cardíaca hipertensiva, IC com fração de ejeção preservada (ICFEp), cardiomiopatia hipertrófica (CMH).

A PDH quinase é ativada (isto é, PDH é inibida) por aumentos nas razões acetil-CoA/CoA, ATP/ADP e NADH/NAD +, e a PDH fosfatase é ativada por uma redução nessas razões. Enzimas glicolíticas e PDH quinase são induzidas por hipóxia, promovendo glicólise anaeróbica. PDH, portanto, representa uma etapa limitante no metabolismo de carboidratos.

O coração é capaz de metabolizar os ácidos graxos que circulam no plasma, predominantemente ligados às proteínas plasmáticas ou ao núcleo de triacilglicerol das lipoproteínas plasmáticas, ou da quebra dos triglicerídeos armazenados no miócito. As concentrações plasmáticas de ácidos graxos livres (AGL) são predominantemente determinadas pela atividade hidrolítica da enzima lipoproteína lipase (LPL), uma enzima que, por sua vez, é controlada pela insulina. Em estados de resistência à insulina, os AGL plasmáticos estão aumentados. A isoforma muscular da LPL é ativada pelas catecolaminas e pelo glucagon. Assim, os AGL plasmáticos aumentam durante o exercício sustentado e, principalmente, na IC, que está tipicamente associada ao aumento das catecolaminas plasmáticas e frequentemente à resistência à insulina. Embora alguma absorção de ácidos graxos ocorra por difusão passiva, várias vias de absorção também estão envolvidas nesse processo, incluindo translocase de ácido graxo (FAT/CD36), proteína de ligação de ácido graxo plasmático (FABP pm) e FATP. No miócito cardíaco, os ácidos graxos de cadeia longa são convertidos em acil-CoA de ácido graxo de cadeia longa pela enzima acil-CoA sintase.

Ao contrário dos ácidos graxos de cadeia curta, as moléculas de acil-CoA de ácido graxo de cadeia longa são incapazes de atravessar a membrana mitocondrial sem modificações adicionais. A transferência através da membrana mitocondrial é operada pelo "*carnitine shuttle*", um sistema enzimático que consiste nas enzimas carnitina palmitoil transferase tipo 1 (CPT-1) e CPT-2 na membrana mitocondrial externa e interna, respectivamente. Essas enzimas catalisam a adição (CPT-1) e clivagem (CPT-2) de um grupo carnitina a um complexo acil-CoA-carnitina de cadeia longa que permite o transporte transmembrana. O transporte de carnitina representa a etapa limitadora no metabolismo dos ácidos graxos. A atividade da CPT-1 é potentemente inibida pela malonil-CoA que, por sua vez, depende da atividade das enzimas acetil-CoA carboxilase (ACC) e malonil-CoA descarboxilase (MCD). Existem inibidores farmacológicos do transporte de carnitina diretamente nas enzimas CPT e ao nível de malonil-CoA. Finalmente, a oxidação beta na matriz mitocondrial compreende uma série recorrente de quatro reações nas quais a molécula de ácido graxo acil-CoA de cadeia longa é encurtada em dois átomos de carbono (produzindo acetil-CoA) durante cada ciclo. O FADH2 e o NADH são gerados durante cada um desses ciclos e o acetil-CoA entra no ciclo do TCA para gerar o NADH, todos fornecendo equivalentes redutores para a cadeia de transporte de elétrons.

O coração também pode metabolizar aminoácidos de cadeia ramificada (leucina, isoleucina e valina). Esses aminoácidos essenciais são metabolizados primeiro em cetoácidos de cadeia ramificada pela enzima aminotransferase de cadeia ramificada (BCAT) e, em seguida, em propionil-CoA pelo complexo desidrogenase BCKA (BCKD). O propionil-CoA pode, por sua vez, ser metabolizado em acetil-CoA ou succinil-CoA e, em seguida, entrar no ciclo de TCA. Demonstrou-se que uma fosfatase (PP2Cm) é expressa em mitocôndrias e desfosforila (ativa) o complexo BCKD. PP2Cm é regulado negativamente pelo estresse e sua expressão é reduzida em corações hipertróficos e com IC. Isso resulta em catabolismo reduzido de aminoácidos de cadeia ramificada. Como esses aminoácidos também são moléculas sinalizadoras importantes, isso pode ter efeitos importantes na IC. Eles ativam a sinalização mTOR, que promove a hipertrofia cardíaca e suprime a autofagia cardioprotetora.

Embora a geração de ATP ocorra na mitocôndria, ele é consumido principalmente pelas proteínas dos sarcômeros e por canais iônicos. O mecanismo de transferência predominante é o sistema da creatina quinase (CK), com isoformas na mitocôndria e no citosol. A CK mitocondrial gera fosfocreatina (PCr). Nos locais de utilização da energia, a CK citosólica catalisa a liberação de ATP da PCr, e o primeiro é então acoplado aos processos de ATPase. Além de ser o meio predominante de transporte de ATP, a PCr representa um "reservatório" de ATP, uma vez que a clivagem de ATP da PCr pode ocorrer muito mais rapidamente do que a síntese *de novo* de ATP que ocorre na mitocôndria. A energia livre local disponível para conduzir as reações dentro da célula é determinada pela razão (ATP)/(ADP). Concentrações elevadas de ADP podem reduzir substancialmente a energia livre, mesmo que as concentrações de ATP sejam apenas ligeiramente reduzidas. Este é o caso quando o fluxo de CK é reduzido, como na IC. Existe um mecanismo de transporte ativo para a captação celular da creatina. Os camundongos que superexpressam esse transportador têm níveis supranormais de creatina e PCr. No entanto, isso leva a níveis elevados de ADP livre porque o coração é incapaz de fosforilar esse *pool* aumentado e, consequentemente, a energia livre é reduzida e esses camundongos desenvolvem hipertrofia ventricular esquerda (HVE) e disfunção sistólica do VE. A Figura 2 ilustra as alterações no metabolismo do substrato e mitocôndria durante o desenvolvimento da IC.

COMPROMETIMENTO ENERGÉTICO CARDÍACO NA INSUFICIÊNCIA CARDÍACA

Disfunções no metabolismo cardíaco e depleção de energia contribuem para a IC e redução da capacidade contrátil, independentemente da etiologia. O fluxo de CK está reduzido em aproximadamente 50% em pacientes com IC e também em pacientes com HVE hipertensiva, especialmente naqueles em transição para ICFEp. Os níveis normais de ATP miocárdico são mantidos no início da IC e diminuem apenas nos estágios avançados. A creatina total e a PCr, por sua vez, diminuem no início do curso da doença, resultando no declínio das razões PCr/ATP em paralelo à gravidade da doença. A relação PCr/ATP cardíaca também está significativamente reduzida em pacientes com ICFEp. O comprometimento energético cardíaco ocorre em vários pontos da cascata de geração, transferência e utilização de energia na IC. Em geral, ocorre redução da oxidação de ácidos graxos e aumento da glicólise. A resistência à insulina é comum na IC e frequentemente a expressão de

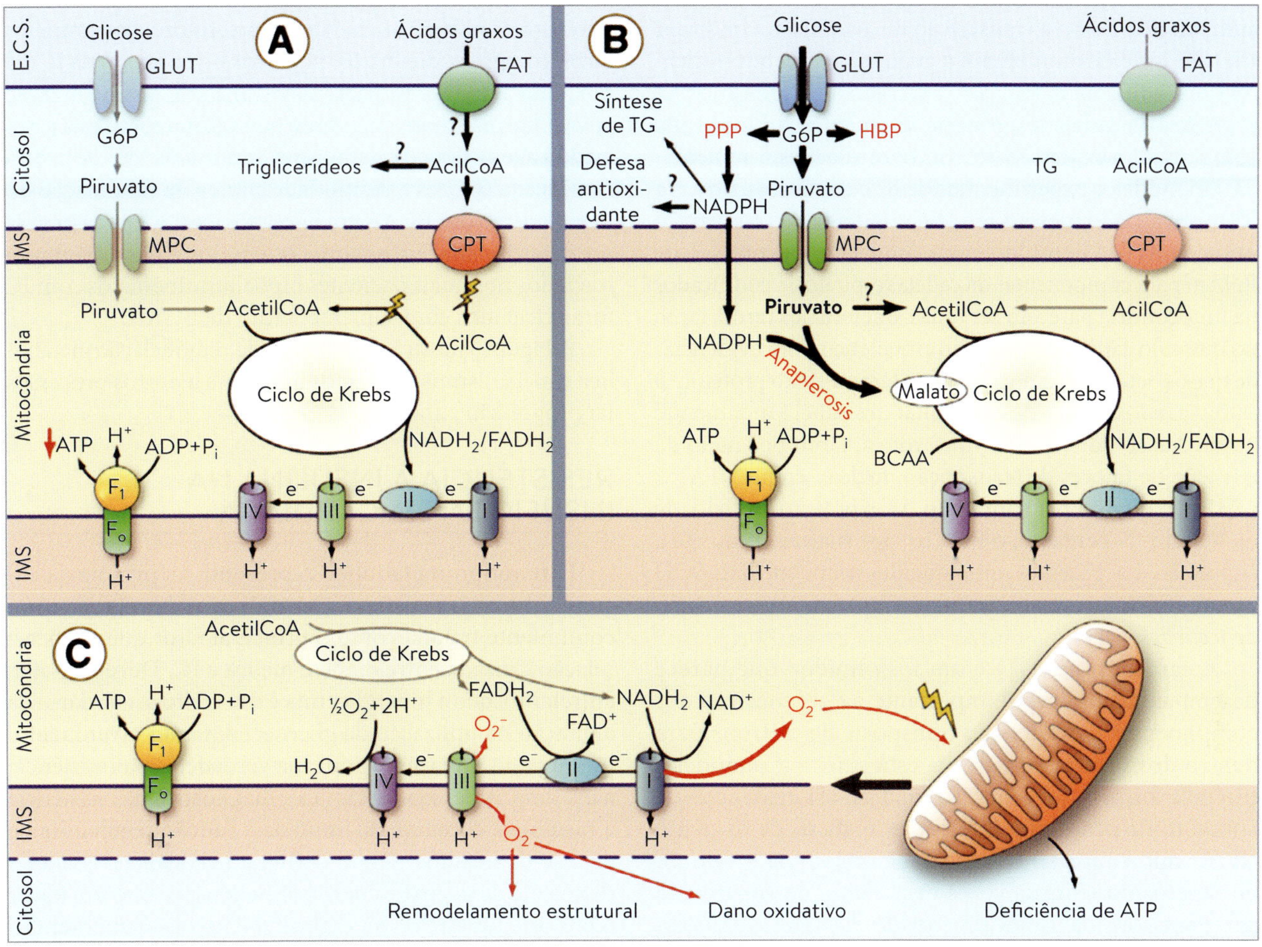

FIGURA 2 Alterações no metabolismo do substrato e mitocôndrias durante o desenvolvimento da IC. As linhas em negrito indicam vias ativadas. Linhas finas representam vias com ativação diminuída. Os pontos de interrogação indicam alterações desconhecidas ou inconsistentes. IMS: espaço intermembranar mitocondrial; GLUT: transportador de glicose; FAT: transportador de ácido graxo. (A) A oxidação de ácidos graxos está prejudicada na hipertrofia e insuficiência cardíaca, levando à redução da produção de ATP. (B) HBP: via biossintética da hexosamina; PPP: via da pentose fosfato; TG: triglicerídeo. A maioria das evidências sugere que a oxidação da glicose não se altera na hipertrofia compensada e diminui na IC, mas existem discrepâncias. Ao contrário, várias vias metabólicas da glicose, não geradoras de ATP (HBP, PPP, anaplerose), são induzidas. (C) Aumento da geração de ROS mitocondriais (talvez devido a alterações na cadeia de transporte de elétrons) causa dano mitocondrial direto, que pode aumentar ainda mais a produção de ROS mitocondrial para criar um ciclo vicioso. Dano nas mitocôndrias resulta em deficiência de ATP. ROS mitocondriais também podem causar danos oxidativos a outros componentes celulares e podem contribuir para a remodelação estrutural adversa.

Fonte: Doenst et al., 2013.

GLUT 4 está diminuída. O consenso dos estudos é que a regulação negativa da oxidação de ácidos graxos pode ser uma característica relativamente tardia.

Existem duas subpopulações distintas de mitocôndrias dentro de miócitos cardíacos e esqueléticos: um grupo subsarcolemal (SSM), com uma grande morfologia lamelar situada logo abaixo do sarcolema e um grupo intermiofibrilar (IFM), que são muito menores, com menos complexidade interna e estão situados entre os miofilamentos. O grupo IFM fornece energia para o aparato contrátil e o grupo SSM para outras funções celulares, incluindo canais iônicos. Na IC experimental devido à sobrecarga de pressão, parece haver um comprometimento significativamente maior do estágio 3 da respiração em IFM *vs.* SSM. Em contraste, os SSM cardíacos são mais suscetíveis a danos isquêmicos causados pela liberação de citocromo C mediada por sobrecarga de cálcio em comparação com IFM. Na hipertrofia cardíaca por sobrecarga de pressão, compensada, há aumento do número de mitocôndrias proporcional ao aumento da massa miocárdica para corresponder à maior demanda de energia. A divisão das mitocôndrias está sob o controle de PGC1α. Isso aumenta a atividade de transcrição de fatores respiratórios nucleares (NRF) que, por sua vez, se ligam ao fator de transcrição mitocondrial A (mtTFA), aumentando assim a transcrição de genes mitocondriais. Os NRF também aumentam a expressão de genes nucleares que codificam enzimas de oxidação de ácidos graxos e proteínas da cadeia respiratória. Enquanto na hipertrofia compensada a expressão de PGC1α cardíaca está aumentada, em modelos experimentais de IC ela está reduzida. Na IC humana, a expressão reduzida do fator de transcrição mitocondrial, a densidade mitocondrial e a expressão de RNAm para componentes da cadeia respiratória codificados na mitocôndria parecem ser uma característica tardia tanto no músculo cardíaco quanto no esquelético, com evidências de que os betabloqueadores podem ter um efeito protetor. O estresse redox parece desempenhar um papel fundamental na mediação da resposta hipertrófica, tanto por meio da ativação de fatores de transcrição nuclear, como NFAT 2 e MEF 2, quanto pelo aumento da expressão e atividade de PGC1α. No entanto, o PGC1α, por sua vez, aumenta a expressão dos potentes antioxidantes mitocondriais SOD 2 e tioredoxina, representando um importante mecanismo de *feedback*.

A cardiolipina (CL) é um fosfolipídeo que parece desempenhar um papel importante na organização dos componentes da cadeia de transporte de elétrons para dentro dos respirassomas. Ela está sujeita a remodelação pela fosfolipase A da mitocôndria. Há evidências de aumento da produção de espécies reativas de oxigênio (ROS) mitocondriais na IC, com aumento da produção de superóxido. Por sua vez, a degradação do superóxido pelas enzimas manganês superóxido dismutase, glutationa peroxidase e catalase é um processo dependente de NADPH. Portanto, a combinação de geração aumentada de superóxido e atividades reduzidas de catalase e glutationa peroxidase provavelmente resultará no acúmulo de peróxido de hidrogênio na mitocôndria. Também existe uma isoforma mitocondrial de NADPH (NOX4) e sua atividade é dependente da angiotensina II (aumentada na IC). O aumento de ROS mitocondrial tem uma série de consequências deletérias na função mitocondrial: a) eles causam danos ao DNA mitocondrial, resultando no comprometimento da produção/função de enzimas codificadas nas mitocôndrias, potencialmente levando a um ciclo vicioso de aumentos adicionais na produção de ROS; b) ROS e espécies reativas de nitrogênio podem potencialmente causar modificação translacionais de enzimas/proteínas mitocondriais; c) eles ativam hipertrofia e fibrose; d) eles aumentam o desacoplamento mitocondrial através do aumento da atividade do poro de transição da permeabilidade mitocondrial (MPTP), canal de ânion da membrana interna (IMAC) e canal de potássio dependente de ATP mitocondrial (mito K ATP).

Estudos recentes em humanos e modelos animais revelaram que a IC aumenta a utilização de corpos cetônicos. Isso pode refletir uma adaptação que mantém a função contrátil cardíaca em face da restrição significativa na disponibilidade de substrato de outras fontes. Não se sabe se o aumento da utilização de corpos cetônicos por meios farmacológicos, dietéticos ou outros no contexto da IC irá melhorar a função cardíaca, mas é uma área de investigação ativa. Outros estudos sugeriram que a IC também está associada a alterações no catabolismo de aminoácidos de cadeia ramificada (BCAA). A utilidade clínica da modulação do metabolismo dos BCAA em humanos com IC ainda precisa ser determinada. No entanto, os ensaios clínicos já foram iniciados nos quais pacientes hipoalbuminêmicos com IC foram tratados com suplementação de BCAA.

A Figura 3 mostra a visão geral da remodelação metabólica e mecanismos propostos ligando-a a outros processos na progressão para a IC.

RESISTÊNCIA À INSULINA NA INSUFICIÊNCIA CARDÍACA

O fenótipo metabólico representa as principais características da resistência à insulina. A hiperglicemia é comumente tratada como o principal fator que explica a relação cruzada entre diabete melito e IC. Deve-se notar, entretanto, que a hiperglicemia é um efeito secundário da alteração na utilização da glicose, enquanto o verdadeiro mecanismo subjacente pode, na verdade, ser a resistência à insulina. A percepção clínica e diagnóstica da resistência à insulina é comumente limitada à função reguladora de glicose da insulina, sendo definida pela captação celular deficiente de glicose, hiperinsulinemia e (como um efeito relativamente tardio) hiperglicemia. Ativação neuroendócrina, vasodilatação prejudicada, insuficiência anabólica e lipotoxicidade com acúmulo de ROS são todos altamente relevantes no cenário de IC e podem contribuir para a progressão da doença e agravamento sintomático. Mesmo em pacientes não diabéticos, a resistência à insulina na IC progride em paralelo à gravidade da doença. A Figura 4 mostra a interação entre resistência à insulina e IC.

TECIDO ADIPOSO

A ativação catabólica é particularmente aparente no tecido adiposo, já que várias vias independentes exercem sinais lipolíticos na lípase sensível a hormônios (Figura 5). Ativação de catecolaminas, citocinas, peptídeos natriuréticos aumentam a lipólise, ativando a adenilato ciclase e aumentando o AMP cíclico.

HIPERTROFIA VENTRICULAR ESQUERDA

A HVE é um fator de risco independente para o desenvolvimento de IC e aumenta a mortalidade em mais de duas vezes. Embora a HVE seja, em princípio, uma resposta adaptativa, esse processo torna-se desadaptativo se não for tratado e pode progredir para disfunção cardíaca e falência. A maioria dos estudos relata uma diminuição precoce da FAO, que é provavelmente a consequência da

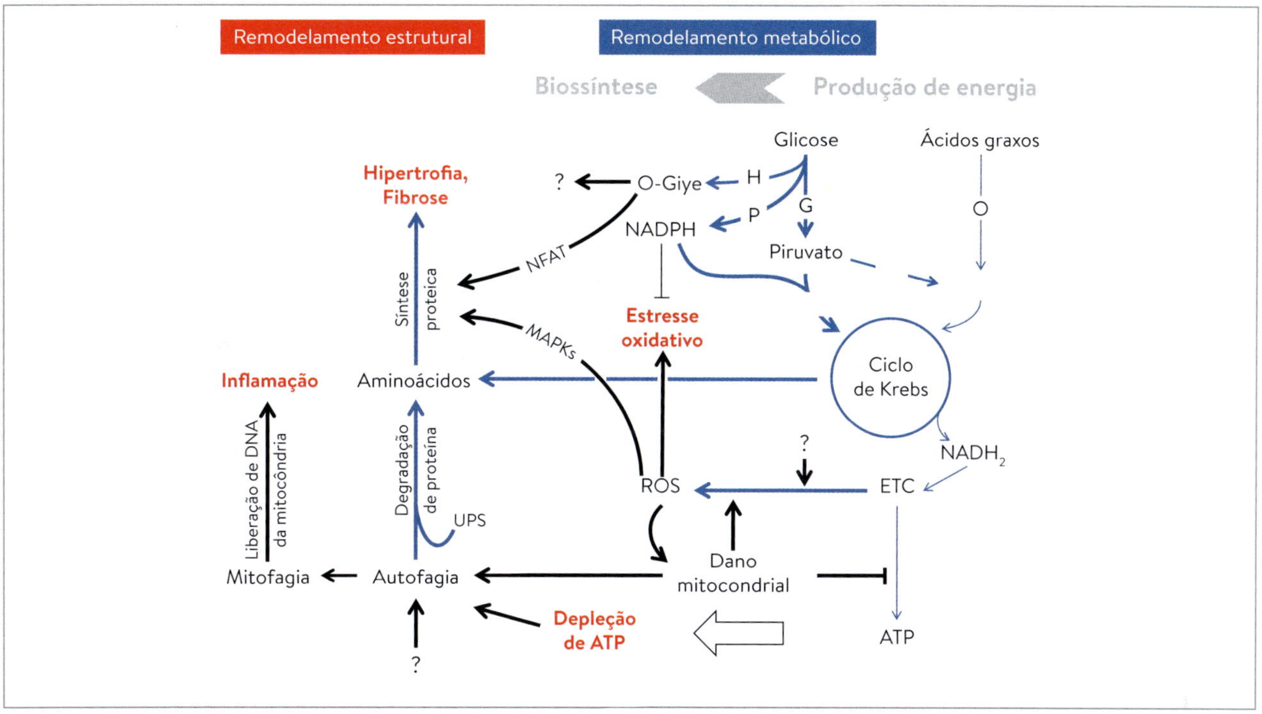

FIGURA 3 Visão geral da remodelação metabólica e mecanismos propostos ligando-a a outros processos na progressão para insuficiência cardíaca. As vias metabólicas são azuis. Linhas em negrito indicam vias/processos que estão aumentados ou dominantes. Linhas finas representam vias/processos que estão diminuídos. Os pontos de interrogação indicam causas/efeitos desconhecidos. Em geral, a remodelação metabólica na hipertrofia e insuficiência cardíaca é caracterizada por mudança da produção de energia à ativação de vias biossintéticas necessárias para processos de remodelação como hipertrofia ventricular e fibrose. Particularmente, a oxidação de ácido graxo está diminuída e pode não ser suficientemente compensada devido à falta de aumento na oxidação de glicose. Essas alterações e outros defeitos mitocondriais resultam em depleção de ATP. Em vez de ser oxidado, o piruvato pode ser usado preferencialmente para anaplerose para manter as frações do ciclo de Krebs, que podem ser cada vez mais canalizadas para a síntese de proteína. Mediadores de hipertrofia, como MAPKs e NFAT são ativados como resultado do aumento de ROS mitocondrial e fluxo através do HBP, respectivamente. Superprodução de ROS mitocondrial causa dano oxidativo. Embora o fluxo através do PPP seja aumentado, a defesa antioxidante pode ser inadequada devido ao consumo de NADPH pela enzima málica anaplerótica. Dano mitocondrial e depleção de ATP podem estimular autofagia. O aumento da atividade da autofagia e do UPS pode contribuir para a hipertrofia, fornecendo aminoácidos e outros metabólitos. Aumento da mitofagia pode desencadear inflamação no miocárdio, pela liberação de DNA da mitocôndria.

H: via biossintética da hexosamina (HBP); P: via da pentose fosfato (PPP); G: glicólise; A: anaplerose; O: oxidação; ETC: cadeia de transporte de elétrons; ROS: espécies reativas ao oxigênio; UPS: sistema ubiquitina-proteassoma.

diminuição da sinalização do PPARα e também da diminuição da sinalização do PGC-1, o que leva à diminuição da expressão das enzimas CPT1 e FAO. Paralelamente, a captação de glicose e as taxas de glicólise aumentam, enquanto a oxidação da glicose pode diminuir e, assim, prejudicar o acoplamento da glicólise à oxidação da glicose. Esse desacoplamento aumenta a produção de lactato e pode causar acidose miocárdica, que pode contribuir para a disfunção contrátil. O aumento da utilização da glicose durante a hipertrofia pode resultar da ativação da AMPK, que aumenta a captação de glicose e estimula a glicólise, aumentando o tráfego de GLUT4 para o sarcolema e pela ativação da fosfofrutocinase. A razão PCr/ATP está diminuída, embora os níveis de ATP permaneçam inalterados.

OBESIDADE

A obesidade está associada ao aumento da utilização de FA do miocárdio, o que aumenta o consumo de oxigênio do miocárdio e reduz a eficiência cardíaca. O aumento da captação de lipídeos pelo miocárdio também está associado ao armazenamento miocárdico de triglicerídeos (esteatose miocárdica). Acredita-se que o acúmulo de lipídeos no coração promova "lipotoxicidade" provavelmente com base na geração de metabólitos lipídicos que ativam as vias de sinalização que contribuem para a disfunção celular, como autofagia prejudicada ou morte celular.

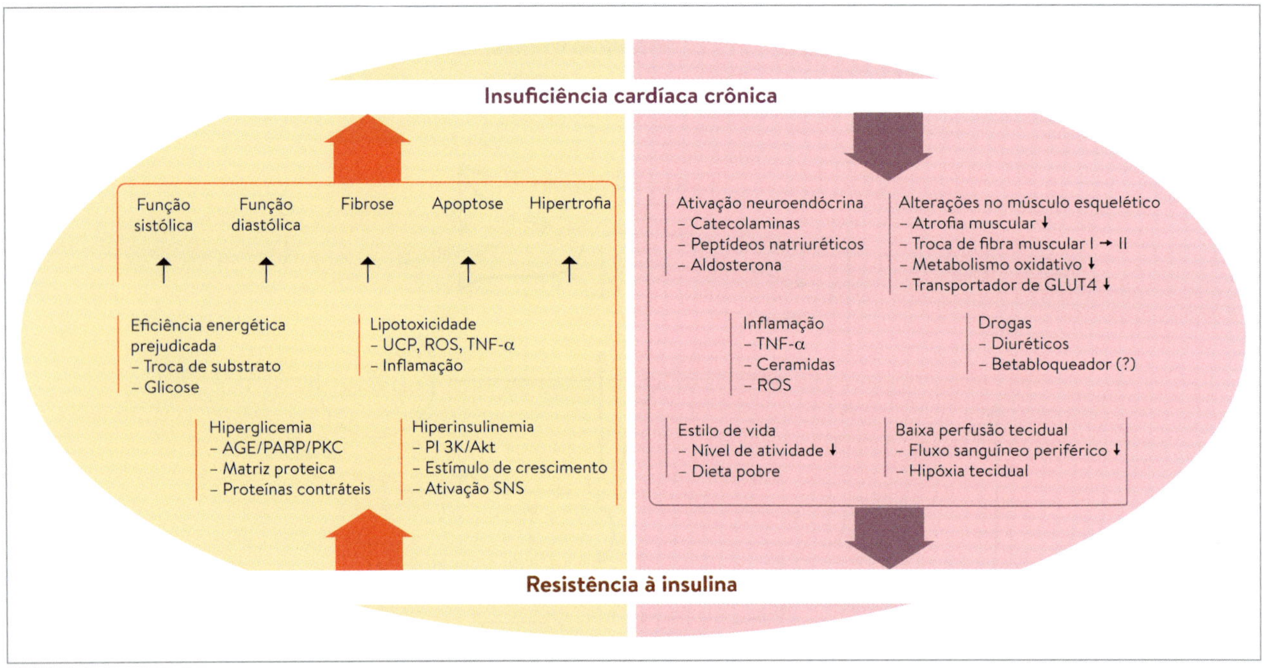

FIGURA 4 Resistência à insulina: características intrínsecas na fisiopatologia da IC. O ciclo vicioso da resistência à insulina como componente intrínseco da fisiopatologia da IC. Várias características da IC desencadeiam a resistência à insulina (parte direita em vermelho). Por sua vez, a resistência à insulina induz uma série de sinais responsáveis pela progressão da IC. Consequentemente, a resistência à insulina é o principal mecanismo subjacente da interação recíproca entre IC congestiva e diabete melito (DM), com a hiperglicemia exercendo apenas efeitos aditivos no DM evidente.

AGE: produtos finais de glicação avançada; PARP: poli (ADP-ribose) polimerase; PKC: proteína quinase C; SNS: sistema nervoso simpático; TNF: fator de necrose tumoral.

MÉTODOS PARA SE AVALIAR DEFEITOS NO METABOLISMO ENERGÉTICO CARDÍACO

O metabolismo cardíaco pode ser avaliado pelas medidas das diferenças arteriovenosas de oxigênio e substratos endógenos, coletando-se amostras do seio coronário (venoso) e da raiz da aorta (arterial). Essas medidas, entretanto, por serem muito invasivas, são pouco utilizadas na prática clínica. O método mais comumente utilizado para avaliar a fisiopatologia do metabolismo cardíaco é a tomografia por emissão de pósitrons (PET) após fluorodeoxiglicose (FDG). Também a ressonância magnética por espectroscopia de prótons.

A Figura 6 ilustra as intervenções farmacológicas disponíveis para modular o metabolismo energético miocárdico na IC. Além das intervenções farmacológicas, mudanças no estilo de vida também representam potenciais tratamentos para alterar a progressão da doença. O exercício pode regular o metabolismo de glicose.

CONSIDERAÇÕES FINAIS

As evidências apontam que um metabolismo anormal e desbalanceado representa um aspecto da fisiopatologia da IC, com implicações sintomáticas e prognósticas. O

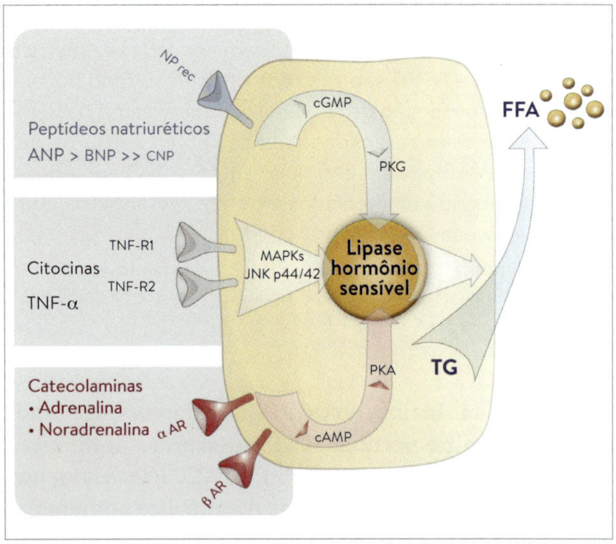

FIGURA 5 Vias independentes de lipólise na insuficiência cardíaca (IC). Vias de sinalização independentes de aumento da atividade lipolítica na IC. Todas as 3 as vias são ativadas na IC.

ANP: peptídeo natriurético tipo A; AR: receptor adrenérgico; BNP: peptídeo natriurético do tipo B; cAMP: adenosina monofosfato cíclico; cGMP: guanosina monofosfato cíclico; c-Jun: cinases N-terminais; CNP: peptídeo natriurético tipo C; FFA: ácidos graxos livres; JNK: quinase c-Jun N-terminal; MAPK: proteína quinase ativada por mitogênio; NP rec: receptor de peptídeo natriurético; PKA: proteína quinase A; PKG: proteína quinase G; TG: triglicerídeo; TNF: fator de necrose tumoral.

Fonte: Doehner et al., 2014.

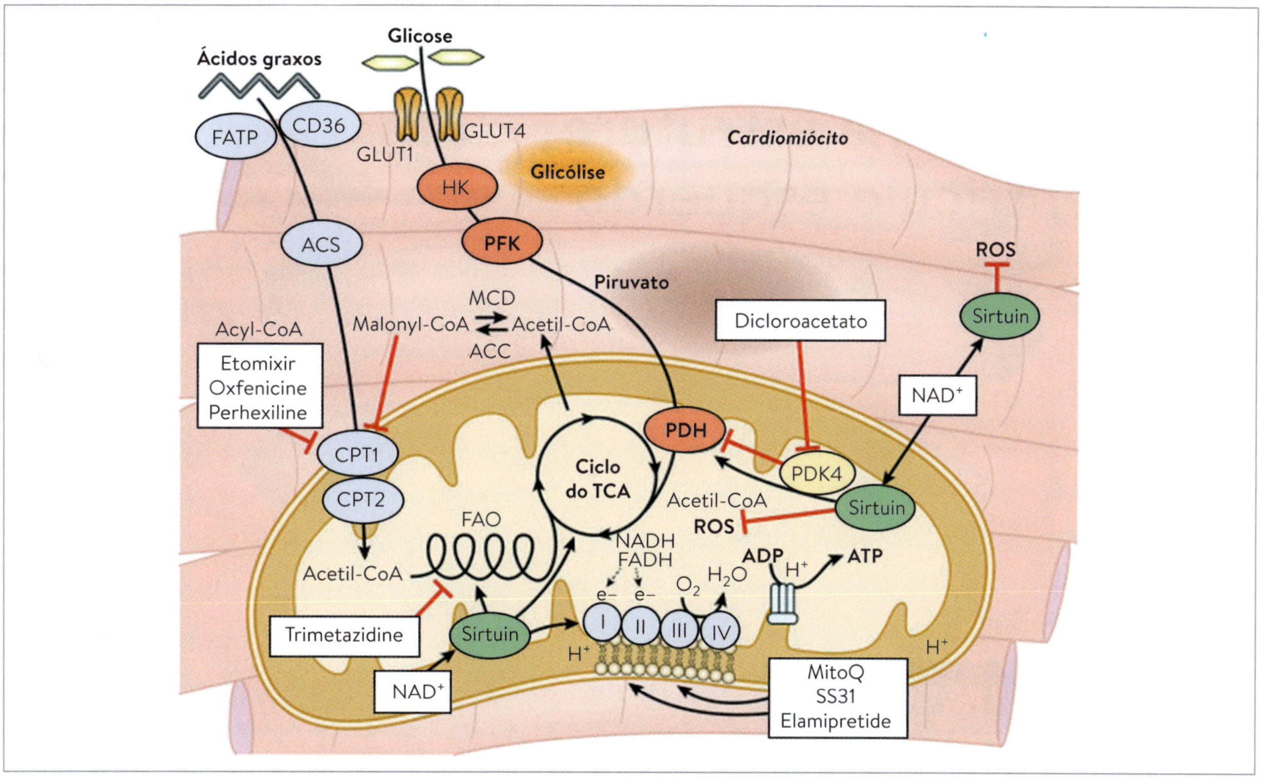

FIGURA 6 Intervenções farmacológicas disponíveis para modular o metabolismo energético miocárdico na insuficiência cardíaca.

Aumento relativo na utilização de glicose pode ser atingido inibindo-se a captação de acetil-CoA pela mitocôndria. Estratégias para se conseguir isso incluem inibição do CPT-1 usando etomoxir, oxfenicina ou perhexilina ou pela inibição predominante de enzimas da espiral de beta-oxidação usando trimetazidina. Uma troca semelhante na utilização de substrato pode ser atingida pela inibição de PDK4 pelo dicloroacetato, que resulta na desinibição do PDH. Otimização da organização dos respirossomas pelo elamipretide e normalização dos níveis de CoQ da mitocôndria pelo tratamento da MitoQ melhora o transporte de elétrons e síntese de ATP na cadeia respiratória. Ativação intra e extramitocôndria de sirtuínas pela suplementação exógena de NAD⁺ pode resultar na ativação global de vias catabólicas que aumentam a síntese de ATP enquanto limitam a produção deletéria de ROS.

Fonte: Bugger et al., 2020.

conceito de disfunção metabólica da IC não deve ser limitado às alterações na utilização de energia pelo miocárdio. O fenótipo metabólico da IC caracteriza-se por resistência à insulina e pela hiperatividade global anabólica e catabólica. O crescente conhecimento da fisiopatologia, associada a novas ideias para alvos terapêuticos metabólicos sugerem que a faceta metabólica da IC pode emergir como a nova fronteira do tratamento dessa patologia.

LEITURA SUGERIDA

1. Bugger H, Wende AR, Abel ED. Alterations in cardiac metabolism in heart failure. In: Felker GM, Mann DL, editores. Heart failure: a companion to Braunwald's heart disease. 4. ed. Philadelphia: Elservier; 2020. p. 233-43.e3.
2. Doehner W, Frenneaux M, Anker SD. Metabolic impairment IF heart failure: the myocardial and systemic perspective. J Am Coll Cardiol. 2014;64:1388-400.
3. Doenst T, Nguyen TD, Abel ED, Phil D. Cardiac metabolism in heart failure: beyond ATP. Circ Res. 2013;113(6):709-24.
4. Karwi QG, Biswas D, Pulinilkunnil T, Lopaschuk GD. Myocardial ketones metabolism in heart failure. J Card Fail. 2020;26(11):998-1005.
5. Lopaschuk GD, Karwi QG, Tian R, Wende AR. Cardiac energy metabolism in heart failure. Circulation Research. 2021;128:1487-513.
6. Rosano GM, Vitale C. Metabolic modulation of cardiac metabolism in heart failure. Card Fail Rev. 2018;4(2):99-103.

11

Alterações na estrutura do ventrículo esquerdo

Ricardo Mourilhe-Rocha

DESTAQUES

- Observa-se um aumento da atividade neuro-hormonal relacionado a disfunção miocárdica na síndrome de insuficiência cardíaca (IC), determinado por mecanismos adaptativos e compensatórios devido à redução do débito cardíaco. Essa atividade neuro-hormonal inicial na tentativa de manter o paciente estável, com o passar do tempo, torna-se deletéria causando as manifestações clínicas progressivas e dano miocárdico.
- O remodelamento cardíaco é definido como as alterações no volume do ventrículo bem como na espessura e forma da parede do miocárdio. O remodelamento se associa com alterações tanto na função sistólica quanto na função diastólica.
- Com o tratamento otimizado usando todas as associações disponíveis possíveis, pode ocorrer lentificação do processo ou haver a reversão parcial ou total do remodelamento com melhora gradual da função cardíaca sistólica e diastólica e consequente melhora do prognóstico da IC.

INTRODUÇÃO

O termo remodelação, remodelamento ou remodelagem foi usado por Hockman e Buckey pela primeira vez em 1982 em relação à isquemia miocárdica, em discussão sobre a substituição do tecido infartado por cicatriz. Em 1985, Janice Pfeffer foi a primeira pesquisadora a utilizar o termo remodelação no contexto atual em modelo de infarto experimental em ratos, e remodelamento foi usado para caracterizar o aumento da cavidade ventricular esquerda. Em 1990, Pfeffer e Braunwald publicaram revisão sobre o remodelamento após infarto agudo do miocárdio (IAM), e a expressão foi utilizada para demonstrar alterações morfológicas, especificamente o aumento da cavidade ventricular, enfatizando que o processo de remodelamento resultava em disfunção ventricular. Nos anos seguintes, o termo remodelamento foi amplamente usado, até que no ano 2000 houve um consenso internacional que definiu remodelamento como variações moleculares, celulares e intersticiais cardíacas, que vão se manifestar clinicamente por alterações no tamanho, massa, geometria e função do coração, em resposta a determinada agressão (Figura 1).

Embora os pacientes com grande remodelamento demonstrem piora progressiva da função ventricular, retardar ou reverter o remodelamento só recentemente se tornou um objetivo do tratamento da IC. Outros mecanismos também podem influenciar o curso das doenças cardíacas e a progressão pode ocorrer de outras maneiras na ausência de remodelamento cardíaco.

O miócito é a principal célula cardíaca envolvida no processo de remodelamento. Outros componentes envolvidos incluem o interstício, fibroblastos, colágeno e vasculatura coronária; processos relevantes também incluem isquemia, necrose celular e apoptose.

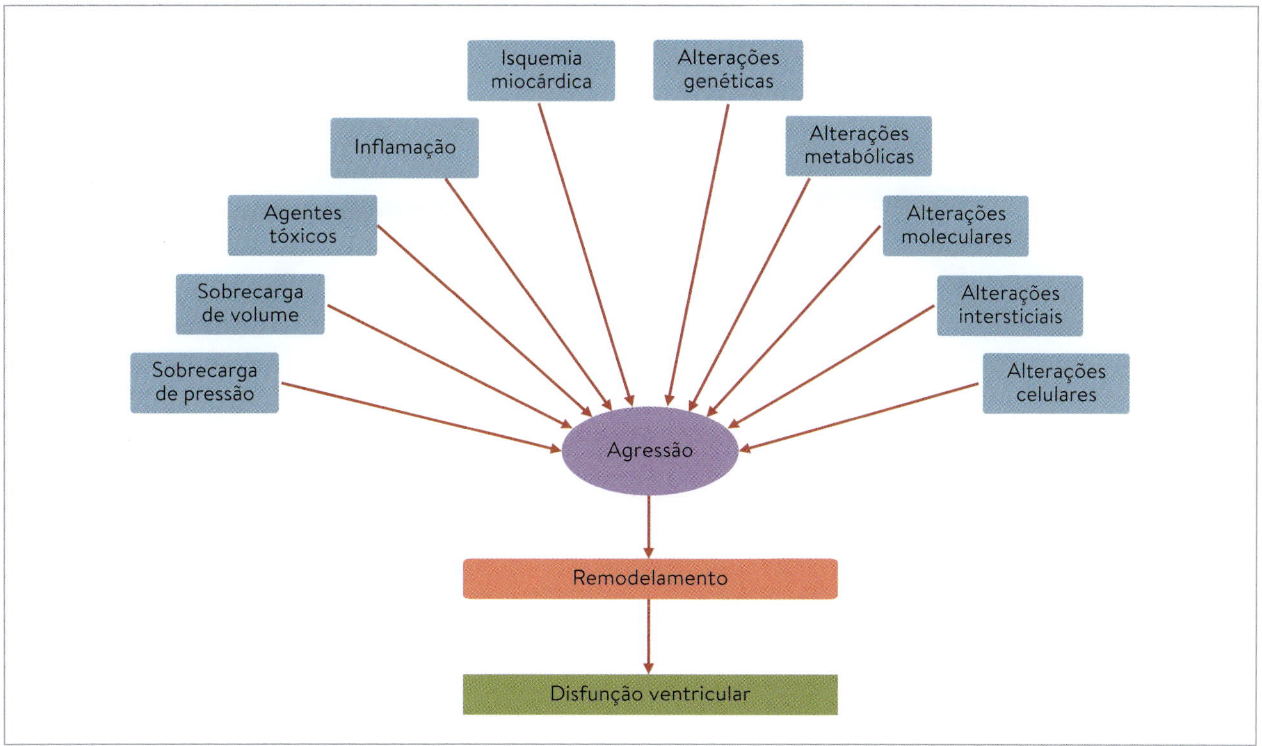

FIGURA 1 Evolução do remodelamento ventricular.

Fonte: o autor.

QUANDO E COMO OCORRE O REMODELAMENTO?

O remodelamento cardíaco pode ser descrito como uma condição fisiológica e patológica que pode ocorrer após o infarto do miocárdio (MI), sobrecarga de pressão (estenose aórtica, hipertensão), doença inflamatória do músculo cardíaco (miocardite), cardiomiopatia dilatada idiopática ou sobrecarga de volume (regurgitação valvar). Embora as etiologias dessas doenças sejam diferentes, eles compartilham várias vias em termos de eventos moleculares, bioquímicos e mecânicos.

A fase inicial de remodelamento levando à reparação da área necrótica e à formação de cicatriz pode, de certo modo, ser considerada benéfica. Esse rearranjo celular da parede ventricular está associado a manutenção ou melhora do débito cardíaco, mas com volumes do ventrículo esquerdo (VE) significativamente aumentados. Conforme o coração se remodela, sua geometria muda; torna-se menos elíptico e mais esférico. Também há mudanças na massa, composição e volume ventricular, as quais podem afetar adversamente a função cardíaca.

A importância do remodelamento como mecanismo patogênico não é clara, e os fatores que levam a ele podem ser os principais determinantes do prognóstico da IC, e não a própria dilatação ventricular. Se a dilatação persistir sem hipertrofia, o estresse da parede miocárdica é aumentado. Vários mecanismos podem ser estimulados pelo aumento do estresse da parede e isso pode levar a uma maior dilatação do coração. Sem terapia para reduzir a dilatação ventricular, diminuir o estresse da parede e promover um padrão neuro-hormonal favorável, esse processo progride para IC crônica. A ativação neuro-hormonal na IC é conhecida por mediar mudanças compensatórias em resposta à queda do débito cardíaco, mas também é um fator importante da progressão da doença e do processo de remodelamento. Os efeitos no remodelamento de fatores diferentes daqueles relacionados ao sistema renina-angiotensina (RAS) e ao sistema nervoso simpático (SNS) estão atualmente sob investigação e incluem endotelina, citocinas (fatores de necrose tumoral e interleucinas), produção de óxido nítrico e estresse oxidativo (Figura 2).

REMODELAMENTO CARDÍACO E PROGRESSÃO DA INSUFICIÊNCIA CARDÍACA

O remodelamento cardíaco é geralmente um sinal adverso e está ligado à progressão da IC. Ele tem sido descrito como um processo adaptativo e não adaptativo, com o componente adaptativo permitindo ao coração manter a função em resposta à sobrecarga de pressão ou volume na fase aguda da lesão cardíaca. O remodelamento progressivo, independentemente dos critérios usados para mensurá-lo,

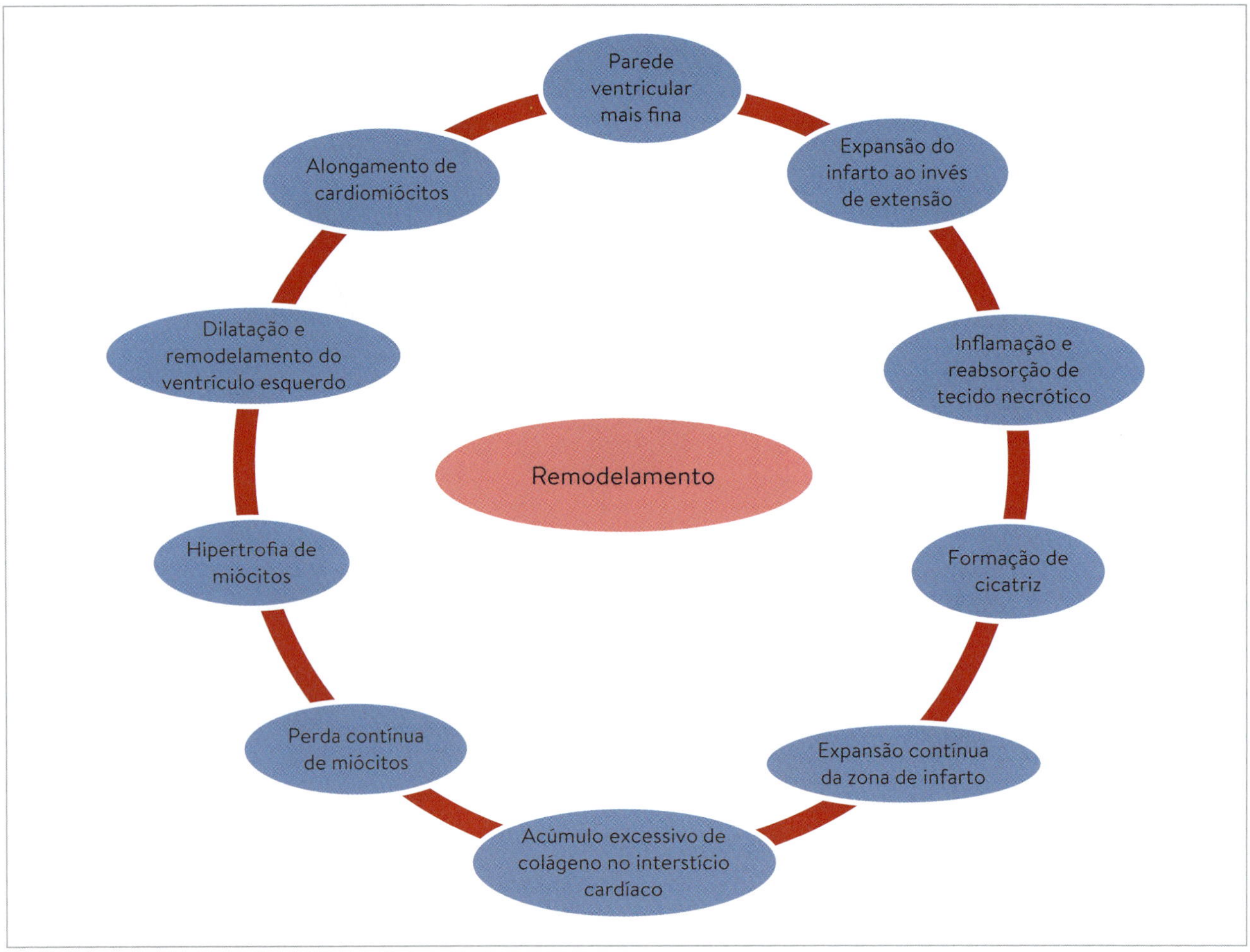

FIGURA 2 Processos que ocorrem durante o remodelamento ventricular.
Fonte: adaptada de Cohn et al., 2000.

pode sempre ser considerado deletério e está associado a um mau prognóstico. Não há dados que indiquem quando ocorre a transição de um possível remodelamento adaptativo para um remodelamento desadaptativo ou como isso pode ser identificado nos pacientes. Pode-se esperar que a ocorrência de tal transição e seu curso de tempo variem muito. No entanto, uma vez estabelecido além de uma determinada fase, é provável que o remodelamento realmente contribua para a progressão da IC. As evidências disponíveis mostram que o remodelamento reverso está associado a mudanças celulares e moleculares: diminuição do tamanho do miócito cardíaco; restauração dos níveis de expressão de genes relacionados a acoplamento excitação-contração em direção aos níveis de um coração normal; redução no conteúdo de colágeno total com descarga hemodinâmica e terapia com inibidores da enzima de conversão da angiotensina (IECA); aumento da densidade microvascular do miocárdio com hemodinâmica melhorando; e reversão de anormalidades genéticas. A progressão do remodelamento reverso para o verdadeiro miocárdio recuperado precisa demonstrar a recuperação no nível clínico, incluindo resposta clínica sustentada com uma diminuição em longo prazo na morbidade e mortalidade, a normalização de biomarcadores cardíacos e a restauração da capacidade de exercício.

MENSURAR E MONITORAR O REMODELAMENTO CARDÍACO

Os dados atuais não permitem uma determinação precisa da proporção de mortalidade e morbidade cardiovascular diretamente atribuível à remodelação cardíaca. Compreender a extensão da remodelação do VE pode, no entanto, ajudar a avaliar o prognóstico da IC – quanto maior a extensão da remodelação, pior é o prognóstico. Aumentos relativamente pequenos no volume ventricular estão associados a um grande aumento independente no risco de morte em pacientes com doença arterial coronariana, IAM ou IC recente. As medidas para avaliar a remodelação do VE incluem tamanho, formato e massa do coração, fração de ejeção (FE), volume diastólico e sistólico final e força máxima de contração. Cada medida é indicativa de um aspecto diferente do estado da doença e nenhuma delas pode ser considerada definitiva atualmente.

MÉTODOS DE DIAGNÓSTICO E SUA IMPORTÂNCIA CLÍNICA

O uso de ecocardiografia ou imagem com radionuclídeos é prática padrão na identificação de disfunção sistólica do VE. Embora a ressonância magnética forneça melhor precisão e confiabilidade do que a ecocardiografia, é ainda de acesso difícil e maior custo para uso rotineiro. A medição da fração de ejeção do ventrículo esquerdo (FEVE) pode guiar com segurança, sobretudo o início do tratamento. No momento, não há dados que apoiem definitivamente o uso de mudanças na FE como base para alterar a terapia. A disfunção sistólica do VE é difícil de ser identificada apenas com base nos sinais e sintomas. Um estudo epidemiológico de homens e mulheres amostrados aleatoriamente de uma população urbana em Glasgow mostrou disfunção sistólica do VE em 2,9% da população. Destes, aproximadamente 50% eram assintomáticos, ou seja, ocorreu remodelamento, mas os sintomas clínicos ainda não se desenvolveram. Os sintomas por si só não são um bom indicador do estado de doença subjacente e os médicos podem precisar olhar para a triagem de uma população sabidamente de alto risco para disfunção VE, como indivíduos com hipertensão arterial, diabete melito e doença coronariana. A FE fornece um guia geral da extensão do remodelamento cardíaco e é um bom preditor clínico. No entanto, ela não fornece uma imagem clara das alterações na fisiologia subjacente do coração. Novos desenvolvimentos que podem ser úteis para avaliar a extensão do remodelamento do VE incluem técnicas de imagem para a avaliação quantitativa de componentes miocárdicos e não miocárdicos e a medição de marcadores plasmáticos. A medição de neuro-hormônios, como o BNP e o NT-proBNP, conhecidos por estarem elevados na IC, talvez combinada com a ecocardiografia, oferece a possibilidade de detecção mais confiável de disfunção ventricular esquerda assintomática e IC, seja com alterações na função sistólica e/ou diastólica.

EFEITOS DAS INTERVENÇÕES TERAPÊUTICAS NO REMODELAMENTO CARDÍACO

Embora o remodelamento seja geralmente aceito como um determinante do curso clínico da IC, desacelerar ou revertê-lo não era, até recentemente, um objetivo reconhecido da terapia para IC. Os dados mais convincentes que demonstram que agentes terapêuticos modificam esse processo são os dados do volume diastólico final e sistólico final e da FEVE. Farmacoterapias, incluindo IECA, bloqueadores do receptor da angiotensina II (BRA), betabloqueadores (BB), antagonistas do receptor mineralocorticoide (ARM) e inibidor da neprilisina e do receptor da angiotensina (ARNI), têm desempenhado um papel fundamental em redução de morbidade e mortalidade em pacientes com IC com fração de ejeção reduzida (ICFEr). Os efeitos das cinco categorias de drogas usadas em combinação têm efeito incremental para o remodelamento reverso conforme recente revisão sistemática e metanálise. Atualmente também se avalia o efeito dos inibidores do cotransportador sódio-glicose 2 (iSGLT2) como mais uma classe terapêutica a ser usada nesse arsenal terapêutico. Além das intervenções farmacológicas, deve-se salientar o papel da reabilitação cardiovascular e da terapia de ressincronização cardíaca como medidas não farmacológicas que contribuem para o remodelamento reverso (Figura 3).

INIBIDORES DA ENZIMA CONVERSORA DA ANGIOTENSINA E BLOQUEADORES DOS RECEPTORES DA ANGIOTENSINA II

Em pacientes com FE < 45%, a administração de captopril 1 semana após IAM com onda Q resultou em reduções significativas no volume diastólico final (VDfVEi) e sistólico final (VSfVEi) indexados do VE e aumentos significativos na FE e índice de VS. Usando ventriculografia com radionuclídeos, o estudo SOLVD Prevenção mostrou que, em comparação com o placebo, o enalapril diminuiu ou reverteu a dilatação do VE em pacientes com disfunção

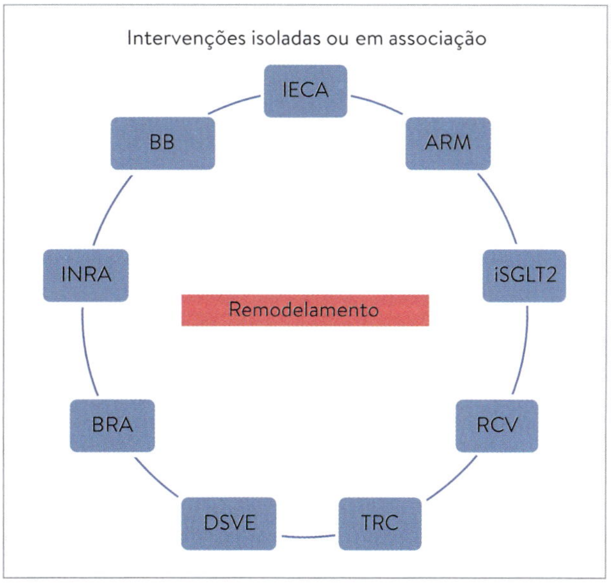

FIGURA 3 Intervenções que determinam o remodelamento reverso.

IECA: inibidores da enzima conversora da angiotensina; BRA: bloqueadores do receptor da angiotensina II; BB: betabloqueadores; ARM: antagonistas do receptor mineralocorticoide; INRA: inibidor da neprilisina e do receptor da angiotensina; iSGLT2: inibidores do cotransportador sódio-glicose 2; TRC: terapia de ressincronização cardíaca; RCV: reabilitação cardiovascular; DSVE: dispositivos de suporte ventricular esquerdo.

Fonte: o autor.

ventricular esquerda assintomática, mas sem IC clínica. Os volumes do VE foram reduzidos em menor grau pelo tratamento com enalapril em pacientes assintomáticos em comparação com pacientes sintomáticos sem IC. Embora o número de pacientes tenha sido pequeno (n = 556), um subestudo do estudo SOLVD Tratamento mostrou que a administração crônica de enalapril evitou a dilatação do VE progressiva e disfunção sistólica em comparação com o placebo em pacientes com IC leve a moderada e FEVE reduzida. Os achados dos dois estudos acima foram consolidados em uma avaliação ecoDoppler de 301 pacientes recrutados nos braços de prevenção e tratamento do SOLVD. Esse subestudo mostrou que, em comparação com o placebo, o tratamento com enalapril atenuou aumentos progressivos na dilatação e hipertrofia do VE em pacientes com disfunção do VE, independentemente dos sintomas.

Estudos com os BRA também mostraram que esses medicamentos atuavam de maneira positiva no remodelamento ventricular. No estudo ELITE, tanto os pacientes com IECA quanto os com BRA apresentaram a mesma evolução quanto à remodelação ventricular, com prevenção da dilatação cardíaca, não havendo diferenças de resposta entre as drogas. A reversão da dilatação cardíaca não ocorre em todos os pacientes com IC e disfunção ventricular. Nos pacientes com menor comprometimento geralmente não se documenta a reversão, sendo mais bem vista nos casos com comprometimento moderado a grave. Estudos mostram que o remodelamento reverso ocorre em 30 a 60% dos casos.

BETABLOQUEADORES

Os BB associados aos IECA melhoram consistentemente a FE em pacientes pós-IAM e IC, independentemente da etiologia.

O estudo MERIT-HF foi o primeiro estudo randomizado a demonstrar que um BB, o succinato de metoprolol, tem efeitos antirremodelamento no VE em pacientes com IC crônica e, consequentemente, fornece uma explicação para a redução altamente significativa na mortalidade por agravamento da IC. Nesse subestudo randomizado, 41 pacientes foram examinados com ressonância magnética três vezes em um período de 6 meses, avaliando as dimensões e função do VE. Houve reduções no índice de VDf e VSf do VE após 6 meses, enquanto a FEVE aumentou no grupo metoprolol. Nenhuma mudança significativa foi observada no grupo placebo em relação a essas variáveis. Os dados de um outro subestudo ecocardiográfico do Grupo Colaborativo Austrália/Nova Zelândia (ANZ) mostraram que o carvedilol diminuiu significativamente o índice de VDf e VSf do VE e aumentou a FEVE em comparação com o placebo, sugerindo uma melhora sustentada no remodelamento cardíaco. Essas melhorias foram aparentes em 6 meses e mantidas em 12 meses. Um subestudo ecocardiográfico da CIBIS I mostrou que, após 5 meses de tratamento, o encurtamento do VE aumentou e as dimensões sistólicas finais foram reduzidas com bisoprolol em comparação com o placebo.

ANTAGONISTAS DOS RECEPTORES MINERALOCORTICOIDES

Foram e randomizados 158 pacientes em um estudo com espironolactona ou placebo. Os parâmetros da função diastólica do VE, avaliados por ecocardiografia Doppler, mostraram alterações significativas, com aumentos no tempo de desaceleração e tempo de relaxamento isovolumétrico e diminuições significativas na velocidade de fluxo inicial transmitral e na onda diastólica de fluxo venoso pulmonar, no grupo espironolactona, mas não com placebo. Pacientes em uso de espironolactona apresentaram padrão de enchimento reverso da disfunção diastólica do VE, enquanto nenhuma alteração foi detectada com placebo. Entre os demais parâmetros ecocardiográficos, apenas o índice de desempenho miocárdico mudou significativamente.

INIBIDOR DA NEPRILISINA E DO RECEPTOR DA ANGIOTENSINA (SACUBITRIL/VALSARTANA)

No estudo PROVE-IT, 794 pacientes foram incluídos (FEVE média = 28,2%), sendo que a concentração média de NT-proBNP na visita basal foi de 816 pg/mL e 455 pg/mL em 12 meses ($p < 0,001$). Aos 12 meses, a mudança na concentração de log2 do NT-proBNP foi correlacionada com mudanças na FEVE, VDfVEi, VSfVEi, volume do átrio esquerdo indexado (VAEi) e relação E/e'. Aos 12 meses, a FEVE aumentou de 28,2% para 37,8%, enquanto o VDfVEi diminuiu de 86,93 para 74,15 mL/m^2 e o VSfVEi diminuiu de 61,68 para 45,46 mL/m^2. O VAEi e a relação E/e' também diminuíram significativamente.

Em outro estudo, o EVALUATE-HF, 464 participantes foram randomizados e observaram-se também maiores reduções com sacubitril-valsartana em relação ao placebo no VAEi, VDfVEi, VSfVEi e na relação E/e'.

INIBIDORES DO COTRANSPORTADOR SÓDIO-GLICOSE 2 (ISGLT2)

Evidências em animais demonstram o benefício dessa classe terapêutica no remodelamento cardíaco, havendo redução da hipertrofia ventricular esquerda e dos cardiomiócitos e redução do estresse da parede, levando à melhora da função diastólica. O primeiro estudo duplo-cego controlado por placebo, em pacientes com ICFEr não diabéticos (n = 84), estes foram randomizados para receber empagliflozina 10 mg/dia ou placebo por 6 meses. A empagliflozina foi associada a uma redução significativa do VDfVE e do VSfVE, além de reduções na massa e esfericidade do VE e melhorias na FEVE. Entretanto, no estudo REFORM, 56 pacientes com DM2 e IC com disfunção sistólica do VE foram randomizados para dapagliflozina 10 mg/dia ou placebo por 1 ano, além da terapia usual. A dapagliflozina não teve efeito sobre o VSfVE ou qualquer outro parâmetro de remodelamento do VE, apesar de reduzir a pressão arterial diastólica. Outros estudos ainda precisam mostrar o papel dessa classe no remodelamento ventricular

OUTRAS INTERVENÇÕES

A reabilitação cardiovascular e a utilização de terapia de ressincronização cardíaca também demostram inúmeros benefícios no remodelamento ventricular.

Terapias mais modernas como o reparo da valva mitral e dispositivos de suporte circulatório mostram parâmetros de melhora da função ventricular em alguns casos, sendo intervenções promissoras.

CONSIDERAÇÕES FINAIS

O interesse nos fenômenos que determinam o remodelamento reverso aumentou com as terapias atuais para IC. Apesar da normalização da dimensão da câmara ventricular e da função do VE com essas intervenções, dados mais recentes mostram que persistem anormalidades importantes no nível molecular. Novos genótipos aparecem no miocárdio com remodelação reversa, cujas consequências funcionais são desconhecidas. Consistente com esses novos *insights* moleculares, os relatórios mostram que os pacientes com remissão fenotípica da IC continuam a apresentar risco de eventos cardiovasculares e, portanto, devem ser mantidos com as terapias atuais recomendadas para IC. O acúmulo de evidências mostra que a remodelação reversa e a recuperação não são sinônimos, nem no nível celular nem ao nível ventricular. No entanto, todos os resultados indicam que, quanto mais cedo o processo da doença for interrompido, maior será a probabilidade de remissão e de retorno mais completo à função cardíaca normal. Portanto, o desafio clínico atual é o início identificação da IC e a intervenção mais adequada para resolver o processo. Além disso, os estudos atuais indicam a natureza incompleta da normalização celular na remodelação reversa do miocárdio; esses achados enfatizam a necessidade de continuar descobrindo os fatores modificáveis, como os fatores transcriptômicos e metabólicos, que influenciam o caminho desde a remodelação reversa do miocárdio até a recuperação.

O QUE AS DIRETRIZES RECOMENDAM

- Bozkurt B, Coats AJS, Tsutsui H, Abdelhamid CM, Adamopoulos S, Albert N, et al. Universal definition and classification of heart failure: a report of the Heart Failure Society of America, Heart Failure Association of the European Society of Cardiology, Japanese Heart Failure Society and Writing Committee of the Universal Definition of Heart Failure: Endorsed by the Canadian Heart Failure Society, Heart Failure Association of India, Cardiac Society of Australia and New Zealand, and Chinese Heart Failure Association. Eur J Heart Fail. 2021;23(3):352-80.
- Cohn JN, Ferrari R, Sharpe N. Cardiac remodeling: concepts and clinical implications: a consensus paper from an international forum on cardiac remodeling. Behalf of an International Forum on Cardiac Remodeling. J Am Coll Cardiol. 2000;35(3):569-82.
- Marcondes-Braga FG, Moura LAZ, Issa VS, Vieira JL, Rohde LE, Simões MV, et al. Emerging topics update of the Brazilian Heart Failure Guideline – 2021. Arq Bras Cardiol. 2021;116(6):1174-212.
- Seferovic PM, Ponikowski P, Anker SD, Bauersachs J, Chioncel O, Cleland JGF, et al. Clinical practice update on heart failure 2019: pharmacotherapy, procedures, devices and patient management. an expert consensus meeting report of the Heart Failure Association of the European Society of Cardiology. Eur J Heart Fail. 2019;21(10):1169-86.
- Writing Committee, Maddox TM, Januzzi JL Jr, Allen LA, Breathett K, Butler J, et al. 2021 Update to the 2017 ACC Expert Consensus Decision Pathway for optimization of heart failure treatment: answers to 10 pivotal issues about heart failure with reduced ejection fraction: a report of the American College of Cardiology Solution Set Oversight Committee. J Am Coll Cardiol. 2021;77(6):772-810.

LEITURA SUGERIDA

1. Bao J, Kan R, Chen J, Xuan H, Wang C, Li D, et al. Combination pharmacotherapies for cardiac reverse remodeling in heart failure patients with reduced ejection fraction: a systematic review and network meta-analysis of randomized clinical trials. Pharmacol Res. 2021;169:105573.
2. Bertero E, Maack C. Metabolic remodelling in heart failure. Nat Rev Cardiol. 2018;15(8):457-70.
3. Desai AS, Solomon SD, Shah AM, Claggett BL, Fang JC, Izzo J, et al.; EVALUATE-HF Investigators. Effect of sacubitril-valsartan vs enalapril on aortic stiffness in patients with heart failure and reduced ejection fraction: a randomized clinical trial. JAMA. 2019;322(11):1077-84.
4. Groenning BA, Nilsson JC, Sondergaard L, Fritz-Hansen T, Larsson HB, Hildebrandt PR. Antiremodeling effects on the left ventricle during beta-blockade with metoprolol in the treatment of chronic heart failure. J Am Coll Cardiol. 2000;36(7):2072-80.
5. Januzzi JL Jr, Prescott MF, Butler J, Felker GM, Maisel AS, McCague K, et al.; PROVE-HF Investigators. Association of change in N-terminal pro-B-type natriuretic peptide following initiation of sacubitril-valsartan treatment with cardiac structure and function in patients with heart failure with reduced ejection fraction. JAMA. 2019;322(11):1085-95.
6. Kim GH, Uriel N, Burkhoff D. Reverse remodelling and myocardial recovery in heart failure. Nat Rev Cardiol. 2018;15(2):83-96.
7. Mathias A, Moss AJ, McNitt S, Zareba W, Goldenberg I, Solomon SD, et al. Clinical implications of complete left-sided reverse remodeling with cardiac resynchronization therapy: a MADIT-CRT substudy. J Am Coll Cardiol. 2016;68(12):1268-76.
8. Onodera H, Matsunaga T, Tamura Y, Maeda N, Higuma T, Sasaki S, et al. Enalapril suppresses ventricular remodeling more effectively than losartan in patients with acute myocardial infarction. Am Heart J. 2005;150(4):689.
9. Reis Filho JR, Cardoso JN, Cardoso CM, Pereira-Barretto AC. Reverse cardiac remodeling: a marker of better prognosis in heart failure. Arq Bras Cardiol. 2015;104(6):502-6.
10. Santos-Gallego CG, Vargas-Delgado AP, Requena-Ibanez JA, Garcia-Ropero A, Mancini D, Pinney S, et al.; EMPA-TROPISM (ATRU-4) Investigators. Randomized trial of empagliflozin in nondiabetic patients with heart failure and reduced ejection fraction. J Am Coll Cardiol. 2021;77(3):243-55.
11. Singh JSS, Mordi IR, Vickneson K, Fathi A, Donnan PT, Mohan M, et al. Dapagliflozin versus placebo on left ventricular remodeling in patients with diabetes and heart failure: the REFORM Trial. Diabetes Care. 2020;43(6):1356-9.
12. Vizzardi E, D'Aloia A, Giubbini R, Bordonali T, Bugatti S, Pezzali N, et al. Effect of spironolactone on left ventricular ejection fraction and volumes in patients with class I or II heart failure. Am J Cardiol. 2010;106(9):1292-6.
13. Wong M, Staszewsky L, Latini R, Barlera S, Glazer R, Aknay N, et al. Severity of left ventricular remodeling defines outcomes and response to therapy in heart failure: valsartan heart failure trial (Val-HeFT) echocardiographic data. J Am Coll Cardiol. 2004;43(11):2022-7.

SEÇÃO II

DEFINIÇÃO, EPIDEMIOLOGIA E ETIOLOGIA

1

Introdução e classificação

Ana Paula Chedid Mendes
Evandro Tinoco Mesquita
Lidia Ana Zytynski Moura
Victor Sarli Issa

DESTAQUES

- Insuficiência cardíaca (IC) é uma síndrome clínica com sinais e sintomas causados por uma anormalidade cardíaca funcional ou estrutural e corroborada por elevação dos peptídeos natriuréticos (PN) e/ou evidência de congestão pulmonar ou sistêmica.
- A IC pode ser categorizada de diferentes formas, com base no tipo de deficiência cardíaca, na sua etiologia, intensidade de sintomas do paciente, perfis hemodinâmicos ou estágio da síndrome.

INTRODUÇÃO

A insuficiência cardíaca (IC) é uma síndrome clínica classicamente definida pela incapacidade do coração para manter o débito cardíaco à custa de pressões de enchimento normais e/ou deficiência no relaxamento dos ventrículos, causando um aumento das pressões de enchimento. Tipicamente, pacientes com insuficiência cardíaca experimentam sintomas de fadiga e intolerância ao exercício quando o débito cardíaco está reduzido, e dispneia e edema periférico quando a pressão de enchimento ventricular se encontra elevada.

Mais recentemente, autores propuseram uma revisão da definição da insuficiência cardíaca. A nova definição é abrangente e permite unificar e facilitar o reconhecimento da IC, incorporando não somente sinais e sintomas, mas também marcadores objetivos de disfunção e congestão. De acordo com a nova definição, a IC é uma síndrome clínica com sinais e sintomas causados por uma anormalidade cardíaca funcional ou estrutural e corroborada por elevação dos peptídeos natriuréticos (PN) e/ou evidência de congestão pulmonar ou sistêmica (Figura 1). Os sinais e sintomas citados no documento foram expandidos e divididos em típicos e atípicos. Além disso, foram incorporados pela primeira vez valores de corte para PN, assim como uma lista de situações que poderiam influenciar seu valor. Isso foi um ponto importante, pois são biomarcadores com alto poder de aceitar ou rejeitar a síndrome, o que traz objetividade e facilidade para o diagnóstico.

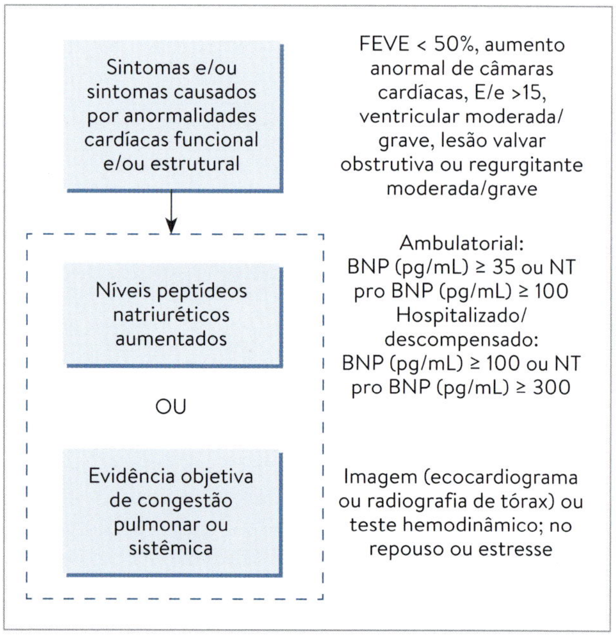

FIGURA 1 Nova definição universal de insuficiência cardíaca.

CLASSIFICAÇÃO DA INSUFICIÊNCIA CARDÍACA

Há inúmeras formas de classificar a IC pelo tipo de deficiência cardíaca, causas de cardiomiopatia, sintomas do paciente, ou perfis hemodinâmicos (Tabela 1). A seguir, são revistas algumas das principais formas de categorização.

TABELA 1 Classificação da insuficiência cardíaca

Classe da NYHA	I, II, III, IV com base na gravidade dos sintomas
Fração de ejeção	ICFEr, ICFEp, ICEFElr com base na fração de ejeção ventricular esquerda
Etiologia	Etiologia específica de HF, por exemplo, isquêmica/não isquêmica, valvular, hipertensiva, cardiomiopatia infiltrativa, como amiloidose cardíaca, peripartum, miocardite viral, cardiomiopatia induzida por quimioterapia
Progressão da doença (ACCF/AHA)	A, B, C, D de acordo com a presença de sintomas e sinais de IC e alterações cardioestruturais
MOGES	Fenótipo de morfológico-funcional (M), envolvimento de órgãos (O), padrão genético de herança (G), etiologia (E), incluindo defeito genético e o estado funcional (S)
INTERMACS	1 a 7 de acordo com os sintomas, capacidade funcional, hemodinâmica para pacientes que são considerados para terapias avançadas de HF

ACCF/AHA: American College of Cardiology Foundation/American Heart Association; INTERMACS: Interagency Registry for Mechanically Assisted Circulatory Support; NYHA: New York Heart Association; MOGE(S): *nosology system*; ICFEr: insuficiência de fração de ejeção reduzida; ICFEp: insuficiência de fração de ejeção preservada; ICFElr: insuficiência de fração de ejeção levemente reduzida.

Intensidade dos sintomas

Outra forma de classificação da insuficiência cardíaca é pela avaliação da intensidade de dispneia para as atividades físicas habituais ou em repouso, a clássica classe funcional da New York Heart Association (NYHA). Assim, a classe funcional I compreende os pacientes que não têm dispneia para realizar atividades físicas rotineiras; a classe funcional II designa os pacientes que têm dispneia quando realizam atividades físicas habituais; a classe funcional III diz respeito aos pacientes que têm dispneia quando realizam atividades físicas menos intensas que as habituais; a classe funcional IV indica os pacientes que têm dispneia em repouso (Tabela 2).

Disfunção miocárdica

A fração de ejeção é o método ecocardiográfico mais utilizado para se avaliar a função ventricular esquerda de pacientes com insuficiência cardíaca; com base no valor da fração de ejeção, pacientes com insuficiência cardíaca são classicamente categorizados como tendo fração de ejeção reduzida (FEVE ≤ 40%), fração de ejeção preservada (FEVE ≥ 50) ou fração de ejeção levemente reduzida (FEVE 41-49%). Esses estratos de pacientes possuem características

TABELA 2 Categorização da classe funcional (CF) da insuficiência cardíaca conforme proposto pela New York Heart Association comparado ao consumo máximo de oxigênio ao esforço (VO_2 máx em mL/kg/min) aproximado e o correspondente em equivalente metabólico (MET)

CF	Sintomas	VO_2 máx	MET
I	Sem limitação à atividade física	> 24	> 7
II	Discreta limitação à atividade física	> 17 e < 24	5 e 6
III	Acentuada limitação à atividade física	> 10 e < 17	3 e 4
IV	Sintomas presentes no repouso ou em qualquer atividade física	< 10	1 e 2

MET: equivalente metabólico; VO_2 máx: consumo máximo de oxigênio medido pela ergoespirometria.
Fonte: adaptada de Froelicher VF. Exercise and heart clinical concepts, 2nd ed. Chicago: Year Book; 1987.

clínicas e epidemiológicas, prognóstico e resposta ao tratamento distintos. Essas diferenças e o fato de que a medida da fração de ejeção é um método bastante difundido e de fácil realização tornam essa classificação muito útil para a prática clínica, bem como para a realização de pesquisa científica em pacientes com insuficiência cardíaca.

Recentemente, uma nova definição universal e classificação para insuficiência cardíaca são elaboradas pelas sociedades europeia, norte-americana e japonesa de insuficiência cardíaca e apoiadas pelas sociedades de IC canadense, indiana, chinesa, australiana e da Nova Zelândia. Os objetivos dessa forma de categorização foram fornecer uma definição universal, simples, mas abrangente, e que possa garantir uma padronização nas pesquisas clínicas, diretrizes, assistência e frente aos pacientes e formadores de políticas públicas; propor uma classificação revisada e baseada na fração de ejeção do ventrículo esquerdo (FEVE) a fim de guiar terapia de acordo com a categoria da IC e, por fim, revisar os estágios da IC, visando prognóstico e com ênfase na prevenção.

A nova classificação de acordo com a FEVE permite a construção de um fenótipo que orienta o tratamento. Destaca-se a substituição do termo "*mid-range*" por FE levemente reduzida, uma vez que os dados atualmente disponíveis evidenciam benefício do bloqueio neuro-hormonal nesse grupo de pacientes, semelhante aos resultados em pacientes com ICFEr. Outro ponto importante e que a nova definição ressalta é a trajetória da FEVE, pacientes com ICFEr podem melhorar a FEVE com o manejo otimizado; assim como pode ocorrer declínio acelerado da FE, sinalizando a necessidade de intensificação da terapia.

- IC com FE reduzida: IC com FEVE ≤ 40 %.
- IC com FE levemente reduzida: IC com FEVE 41-49%.
- IC com FE preservada: IC com FEVE ≥ 50%.
- IC com FE melhorada: IC com FEVE basal ≤ 40%, com aumento de 10 pontos FEVE basal e FEVE ≥ 40%.

Entretanto, algumas limitações importantes a essa forma de categorização devem ser reconhecidas, tais como a limitada reprodutibilidade da medida da fração de ejeção, especialmente quando diferentes métodos são utilizados (p. ex., ecocardiografia e ressonância magnética); a arbitrariedade da utilização de limites categóricos para variáveis biológicas que são contínuas (esse fato específico pode ser notado pela existência de diferentes níveis de corte utilizados pelos diversos estudos e adotados pelas sociedades médicas); a não consideração da possibilidade da variação da fração de ejeção ao longo do tempo; a não inclusão de outras variáveis funcionais, tais como a função do ventrículo direito.

Avaliação do estágio de evolução da insuficiência cardíaca

A insuficiência cardíaca pode ser classificada em estágios de gravidade. O estágio A é aquele que antecede o aparecimento dos sintomas e da disfunção miocárdica, estando presentes apenas os fatores de risco para o surgimento da síndrome, tais como a hipertensão arterial sistêmica, o *diabetes mellitus*, as dislipidemias e, no nosso meio, a infecção pela doença de Chagas. Os pacientes no estágio B são aqueles que apresentam doença cardíaca estrutural, sendo, porém, ainda ausentes as manifestações clínicas; um exemplo é a presença de hipertrofia ventricular esquerda em paciente assintomático portador de hipertensão arterial. O estágio C compreende os pacientes com insuficiência cardíaca propriamente dita, ou seja, com a presença de sinais e sintomas. Já o estágio D engloba pacientes com doença cardíaca estrutural que apresentam sintomas refratários ao tratamento baseado em evidência.

Recentemente os estágios passaram por uma reavaliação e autores propuseram renomeá-los para: risco para IC (estágio A); pré-IC (estágio B); IC (estágio C); IC avançada (estágio D) (Figura 2). As denominações para pacientes assintomáticos, em risco e pré-IC, terão um poder maior de convencimento sobre a gravidade da doença, reforçando a prevenção e adesão à terapia, semelhante ao que acontece com o conceito de pré-malignidade. Vale ressaltar, também, a adição de elevação dos biomarcadores (PN ou troponina para aqueles expostos a agentes cardiotóxicos) como alternativa à alteração funcional ou estrutural no estágio B.

Algo inovador e também importante foi a terminologia proposta para a compreensão da trajetória clínica do paciente: IC piorada (deteriorização dos sinais e sintomas apesar da progressão na terapia, requerendo hospitalização ou terapia avançada e venosa); IC persistente (ausência de melhora dos sintomas); IC em remissão (resolução dos sinais e sintomas acompanhada de resolução de anormali-

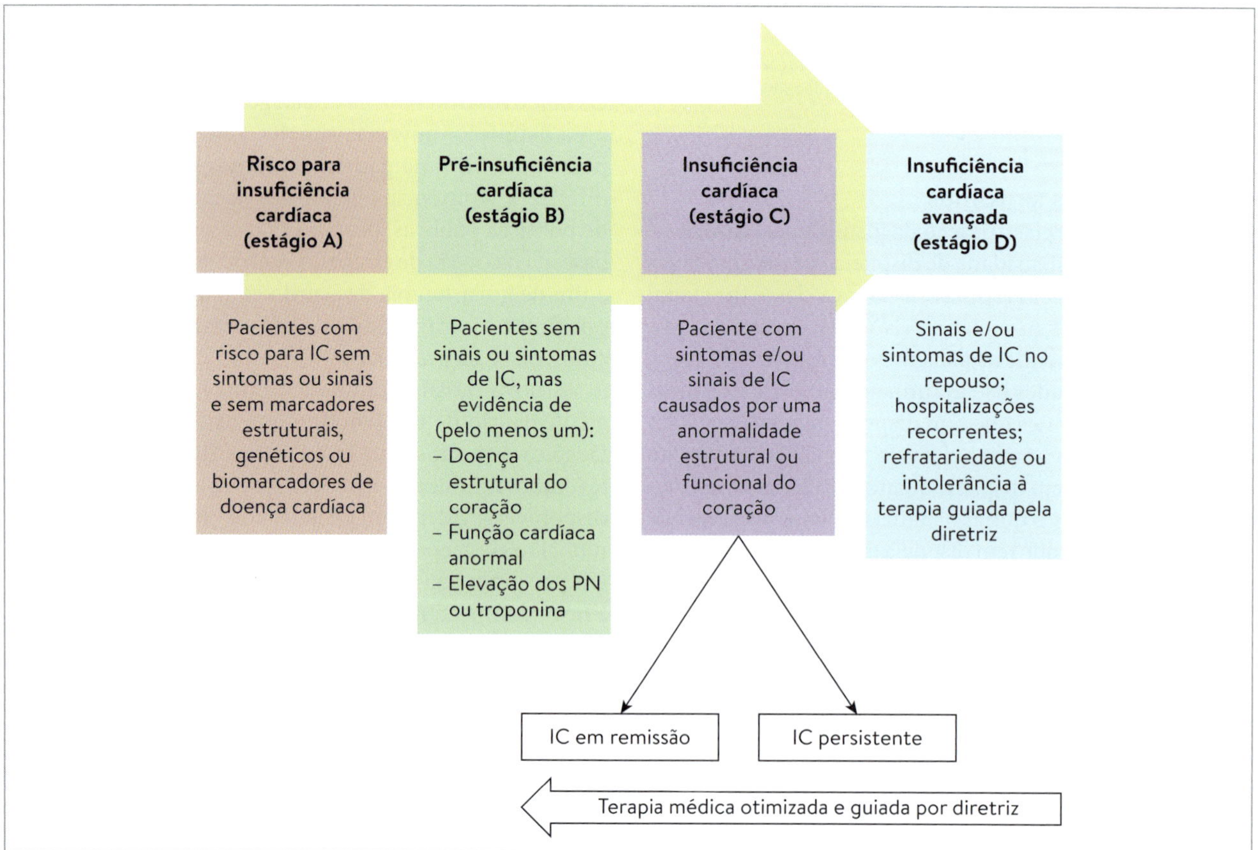

FIGURA 2 Estágios no desenvolvimento e progressão da insuficiência cardíaca.

dades cardíacas prévias). Resultados do estudo TRED-HF revelaram que 40% dos pacientes com cardiomiopatia dilatada que tiveram reversão do remodelamento e melhora dos sintomas com o tratamento ao suspenderem o esquema terapêutico apresentaram recidiva, sugerindo remissão e não recuperação. Outra substituição de destaque é "IC estável" por "IC persistente", importante para a compreensão do conceito terapia tempo sensível, evitando, portanto, a inércia terapêutica (Figura 2).

Avaliação do perfil hemodinâmico

Durante episódios de descompensação da insuficiência cardíaca, é possível caracterizar-se os pacientes de acordo com a presença ou ausência de fenômenos congestivos, bem como de fenômenos de baixo débito cardíaco. O perfil quente e seco (perfil A) representa pacientes que não apresentam sinais de congestão, nem de baixa perfusão; o perfil quente e úmido (perfil B), pacientes que não apresentam sinais de baixa perfusão, mas que têm sinais de congestão; o perfil frio e úmido (perfil C), pacientes que apresentam sinais de baixa perfusão e sinais de congestão; e o perfil frio e seco (perfil L), aqueles que apresentam sinais de baixa perfusão, mas não de congestão. Esse tipo de categorização permite a definição precoce de estratégias de tratamento a pacientes com insuficiência cardíaca aguda ou descompensada.

Demais classificações

Uma classificação mais abrangente da insuficiência cardíaca propõe a descrição a partir de diferentes perspectivas incluindo a apresentação morfofenotípica da doença (M), o órgão afetado (O), o padrão de herança genética (G), a presença de etiologia específica (E), doenças subjacentes e o estado funcional (S); essa forma de categorização é conhecida pelo acrônimo MOGES.

Para pacientes considerados para o implante de dispositivos de assistência ventricular mecânica, a classificação INTERMACS (*Interagency Registry for Mechanically Assisted Circulatory Support*) é comumente utilizada e categoriza os pacientes com insuficiência cardíaca em sete estratos de acordo com os sintomas, capacidade funcional e estado hemodinâmico.

TABELA 3 Classificação do *Interagency Registry for Mechanically Assisted Circulatory Support* (INTERMACS)

Perfil	Descrição	Estado hemodinâmico	Tempo para intervenção
I	Choque cardiogênico grave	Hipotensão persistente, apesar do uso de inotrópicos e BIA associado à disfunção orgânica	Horas
II	Declínio progressivo, apesar do uso de inotrópico	Declínio da função renal, hepática, nutricional e lactatemia, a despeito do uso de agentes inotrópicos em doses otimizadas	Dias
III	Estável, à custa de inotrópico	Estabilidade clínica em vigência de terapia inotrópica, mas com histórico de falência do desmame	Semanas a meses
IV	Internações frequentes	Sinais de retenção hídrica, sintomas ao repouso e passagens frequentes em unidades de emergência	Semanas a meses
V	Em casa, intolerante aos esforços	Limitação marcante para atividades, porém confortável ao repouso, a despeito de retenção hídrica	Urgência variável, dependente do estado nutricional e do grau de disfunção orgânica
VI	Limitação aos esforços	Limitação moderada aos esforços e ausência de sinais de hipervolemia	Urgência variável, dependente do estado nutricional e do grau de disfunção orgânica
VII	NYHA III	Estabilidade hemodinâmica e ausência da hipervolemia	Sem indicação

BIA: balão intra-aórtico; NYHA: New York Heart Association.

LEITURA SUGERIDA

1. Bozkurt B, Coats A, Tsutsui H, Abdelhamid M, Adamaopoulos s, Albert N, et al. Universal definition and classification of heart failure: a report of the Heart Failure Society of America, Heart Failure Association of the European Society of Cardiology, Japanese Heart Failure Society and Writing Committee of the Universal Definition of Heart Failure Consensus Conference. European Journal of Heart Failure. 2021;23(3):352-80.
2. Comitê Coordenador da Diretriz de Insuficiência Cardíaca. Diretriz Brasileira de Insuficiência Cardíaca Crônica e Aguda. Arq Bras Cardiol. 2018;111(3):436-539.
3. Halliday BP, Wassall R, Lota AS, Khalique Z, Gregson J, Newsome S, et al. Withdrawal of pharmacological treatment for heart failure in patients with recovered dilated cardiomyopathy (TRED-HF): an open-label, pilot, randomised trial. Lancet. 2019;393:61-73.
4. Marcondes-Braga FG, Moura LAZ, Issa VS, Vieira JL, Rohde LE, Simões MV, et al. Emerging Topics Update of the Brazilian Heart Failure Guideline – 2021. Arq Bras Cardiol. 2021;116(6):1174-212.
5. Triposkiadis F, Butler J, Abboud FM, Armstrong PW, Adamopoulos S, Atherton JJ, et al. The continuous heart failure spectrum: moving beyond an ejection fraction. Eur Heart J. 2019;40(26):2155-63.

2

Prevalência e incidência

Rafael Rafaini Lloret
Victor Sarli Issa

DESTAQUES

- A insuficiência cardíaca (IC) é um crescente problema de saúde pública, afetando mais de 37 milhões de pessoas pelo mundo.
- A prevalência e a incidência da IC podem variar conforme o envelhecimento dos pacientes.
- Existe a necessidade de estudos epidemiológicos para melhor caracterização desses pacientes no âmbito nacional.

A INSUFICIÊNCIA CARDÍACA PELO MUNDO

A insuficiência cardíaca (IC) é um crescente problema de saúde pública mundial, afetando atualmente mais de 37 milhões de pessoas pelo mundo. A estimativa é que 2% da população adulta apresentem IC, sendo esses valores variáveis em cada país, conforme podemos ver na Tabela 1.

O envelhecimento da população é um dos principais motivos do aumento no número de pacientes com IC. A prevalência da doença aumenta cerca de duas vezes a cada década de vida, chegando a valores superiores a 10% em pacientes com idade superior a 65 anos. Uma metanálise baseada em dados ecocardiográficos identificou que a prevalência de IC nos países desenvolvidos é cerca de 11,8% da população com 65 anos ou mais.

Dados epidemiológicos dos Estados Unidos mostraram que, no ano de 2016, 6,2 milhões de pessoas com idade superior a 18 anos apresentavam IC (2,42% da população). Grande parte desses dados é obtida por meio de informações coletadas dos diagnósticos realizados durante o atendimento de pacientes em serviços hospitalares, podendo acarretar a possibilidade de esses valores estarem subestimados (pela exclusão dos pacientes ambulatoriais) ou superestimados (p. ex., por múltiplas internações de um mesmo paciente). Segundo projeções locais, esses números aumentarão em 2030 para mais de 8 milhões de pessoas (2,97% da população).

Alguns países apresentam prevalência parecida com os Estados Unidos, como, por exemplo, a Suécia, cuja prevalência foi de 2,2%. Entretanto, quando avaliamos as casuísticas obtidas em outros países europeus, observamos que esses valores foram variáveis. Já em países como a Bélgica e o Reino Unido, respectivamente, foram de 1,2% e 1,6%, e na Alemanha a prevalência estimada foi de 4%.

Quando avaliamos a América Latina, temos uma prevalência variável entre os países. Os pacientes mais desenvolvidos da região apresentam a prevalência entre 1 e 2%, enquanto alguns trabalhos mostram uma prevalência de 10,8% em Cuba.

TABELA 1 Taxa de prevalência da insuficiência cardíaca em alguns países pelo mundo

País	Prevalência (%)
Estados Unidos	2,4-3,5%
Canadá	3,6%
Cuba	1,2-2,1%
Espanha	2,1%
Alemanha	4%
Suécia	2,2%
China	1,2-3,5%
Japão	0,8%

Adaptado de: Groenewegen et al., 2020.

Os dados epidemiológicos sobre a incidência da IC são de reprodutibilidade variável. Em países desenvolvidos, a incidência tem apresentado sinais de estabilização e até uma discreta queda, porém em países mais pobres e subdesenvolvidos, a evolução da incidência dessa característica ainda é incerta. Em uma análise geral dos estudos, a incidência variou de 100 a 900 novos casos por ano a cada 100 mil pessoas.

Nos Estados Unidos, cerca de 870 mil casos novos de IC são diagnosticados anualmente. A incidência nesse país vem em declínio, apresentando taxas aproximadas de 219 pacientes por 100 mil habitantes. A respeito da incidência, houve uma variação em relação ao perfil clínico de cada população regional. De uma forma geral, houve um aumento na incidência na população masculina e principalmente em idosos com idade > 70 anos (aumento de 14%) e uma queda no gênero feminino. Dados mostram que a incidência da IC foi parecida em países europeus como a Holanda e a Suécia, que apresentaram, respectivamente, 387,4 e 380 novos casos por 100 mil habitantes.

Dados da América Latina são escassos e pouco confiáveis. Em duas coortes realizadas na Argentina, a incidência apresentou resultados muito heterogêneos e não conclusivos (137 *vs.* 557 casos novos por 100 mil habitantes).

A INSUFICIÊNCIA CARDÍACA NO BRASIL

A insuficiência cardíaca tem sido considerada um problema de saúde pública no Brasil, sendo responsável pelas maiores taxas de hospitalizações por doença cardiovascular (2.862.739 pacientes) no período de 2008 a 2018. No ano de 2015, o tratamento da IC acarretou um custo anual de R$ 22,1 bilhões de reais.

Segundo dados do *Global Burden of Disease Study* (GBD, 2017), quando analisamos a população brasileira com IC nos anos de 1990 e 2017, podemos verificar o aumento no número de pacientes no ano de 2017 (0,67 *vs.* 1,7 milhão). Apesar do aumento no número absoluto, quando avaliada a prevalência da população (a cada 100 mil habitantes) nos dois anos, observamos uma diminuição em 2017 (818,1 *vs.* 777,2) (Tabela 2).

Esse aumento pode estar associado ao perfil clínico da população estudada e, principalmente, ao crescimento e envelhecimento populacional. Outros fatores como gênero, etnia, hipertensão arterial sistêmica, tipo de IC e fatores socioeconômicos estão diretamente relacionados com a prevalência e incidência da doença.

A prevalência e incidência da IC apresentaram uma variação de valores entre os períodos avaliados, conforme a idade e o gênero. Na análise realizada por Oliveira et al. (2020), podemos observar que a incidência da IC aumentou em dez vezes na população com idade entre 50 e 69 anos e seis vezes na população com idade igual ou superior a 70 anos em 2017. Quando avaliada a prevalência em faixas etárias (Tabela 3), a população com 15 a 49 anos apresentou uma elevação nos seus valores, enquanto nos demais grupos esse valor diminuiu.

Dados e estudos nacionais são escassos sobre o tema. Em razão de características econômicas, culturais e étnicas, é necessário estimular novas pesquisas para que possamos compreender melhor os dados desses pacientes.

TABELA 2 Prevalência (em 100 mil habitantes) da insuficiência cardíaca em dois períodos no Brasil conforme faixa etária

Grupo etário	Prevalência em 1990	Prevalência em 2017
Abaixo de 5 anos	818,1 (718,1-922,8)	777,2 (680-874,8)
5 a 14 anos	34,7 (24,2-47,2)	45 (30,8-61,9)
15 a 49 anos	107,1 (90,7-124,8)	119 (100,2-139,3)
50 a 69 anos	1.391,6 (1.172,1 - 1.627,5)	1.330,4 (1.125,6-1.570,4)
70 anos ou mais	8.249,1 (6.918,9-9.752,5)	8.530,2 (7.265,9-9.922,9)
Todas as idades	448,5 (394,8-504,4)	796,1 (698,1-892,6)

Fonte: adaptada de Oliveira et al., 2020.

TABELA 3 Taxa de prevalência da insuficiência cardíaca, por 100 mil habitantes, de acordo com o gênero e a faixa etária

Faixa etária	Gênero masculino	Gênero feminino
Abaixo de 5 anos	45,2 (32-62,1)	44,8 (30,7-63,3)
5 a 14 anos	33,4 (23,1-45,9)	34,9 (24,3-47,2)
15 a 49 anos	114,2 (95,6-134,7)	123,7 (103,9-144)
50 a 69 anos	1.311,3 (1.102,4-1.555,5)	1.347,3 (1.137,1-1.586,4)
70 anos ou mais	7.926,1 (6.721,2-9.286,2)	8.968, 9 (7.622,9-10.482,3)
Todas as idades	685 (602,9-770)	902,3 (790,2-1.020,9)

Fonte: adaptada de Oliveira et al., 2020.

LEITURA SUGERIDA

1. Ciapponi A, Alcaraz A, Calderón M, Mata MG, Chaparro M, Soto N, et al. Burden of heart failure in latin america: a systematic review and meta-analysis. Rev Esp Cardiol. 2016;69(11):1051-60.
2. Comitê Coordenador da Diretriz de Insuficiência Cardíaca. Diretriz Brasileira de Insuficiência Cardíaca Crônica e Aguda. Arq Bras Cardiol. 2018;111(3):436-539.
3. Filho AAF, et al. Livro-texto da Sociedade Brasileira de Cardiologia. Castro I, et al. (eds.). 3. ed. Barueri: Manole, 2021.
4. GBD 2017 Disease and Injury Incidence and Prevalence Collaborators. Global, regional, and national incidence, prevalence, and years lived with disability for 354 diseases and injuries for 195 countries and territories, 19990-2017: a systematic analysis for the Global Burden of Disease Study 2017. Lancet. 2018;392:1789-858.
5. Groenewegen A, Rutten FH, Mosterd A, Hoes AW. Epidemiology of heart failure. Eur J Heart Fail. 2020;22(8):1342-56.
6. Ntusi NB, Mayosi BM. Epidemiology of heart failure in sub-Saharan Africa. Expert Review of Cardiovascular Therapy. 2009;7(2):169-80.
7. Oliveira GMM, Brant LCC, Polanczyk CA, Biolo A, Nascimento BR, Malta DC, et al. Estatística cardiovascular – Brasil 2020. Arq Bras Cardiol [Internet]. 2020;115(3):308-439.
8. Smeets M, Vaes B, Mamouris P, Van Den Akker M, Van Pottelbergh G, Goderis G, et al. Burden of heart failure in Flemish general practices: a registry-based study in the Intego database. BMJ Open. 2019;9:e022972
9. Störk S, Handrock R, Jacob J, Walker J, Calado F, Lahoz R, et al. Epidemiology of heart failure in Germany: a retrospective database study. Clin Res Cardiol. 2017;106:913-22.
10. Virani SS, Alonso A, et al. Heart disease and stroke statistics – 2020 update: a report from the American Heart Association. Circulation.2020;141:e139-e596.
11. Zarrinkoub R, Wettermark B, Wändell P, Mejhert M, Szulkin R, Ljunggren G, et al. The epidemiology of heart failure, based on data for 2.1 million inhabitants in Sweden. Eur J Heart Fail. 2013;15:995-1002.
12. Ziaeian B, Fonarow GC. Epidemiology and etiology of heart failure. Nature Reviews Cardiology. 2016;13(6):368-78.
13. Zipes DP, Libby P, Mann DL (eds.). Braunwald. Heart disease. 11.ed. Philadelphia: Elsevier; 2018.

3

Características dos pacientes

Rafael Rafaini Lloret
Victor Sarli Issa

DESTAQUES

- As características clínico-demográficas dos pacientes são bastante heterogêneas e variáveis.
- Variáveis como gênero, idade e distribuição geográfica modificam a apresentação clínica de pacientes com insuficiência cardíaca.
- Essas variáveis podem ainda influenciar o tipo de tratamento, o acesso ao tratamento e prognóstico dos pacientes.

Dado o fato de a insuficiência cardíaca (IC) representar uma síndrome, as características clínico-demográficas dos pacientes são bastante heterogêneas e variáveis. Condições como localização geográfica, perfil epidemiológico, função cardíaca, idade e gênero podem modificar substancialmente a apresentação dessa síndrome, a resposta ao tratamento e o prognóstico.

A maioria dos estudos que descrevem as características da IC foi realizada na América do Norte e na Europa; contudo, os fenótipos dos pacientes com IC podem ser diferentes noutras regiões em razão de distintas etiologias, comorbidades, sistemas econômicos e de cuidados de saúde. Um estudo mostrou que, na África, os pacientes com IC são mais jovens do que em outras regiões, sendo a maioria da classe III/IV da New York Heart Association (NYHA) e tendo doença valvar. Metade desses pacientes com IC é do sexo masculino e 29% têm HFpEF. As principais causas de IC na África são doença cardíaca hipertensiva e cardiomiopatia dilatada. Na Ásia, a proporção de pacientes da classe III/IV da NYHA é semelhante à da classe II da NYHA. Mais da metade da população de IC é do sexo masculino e tem hipertensão, e a HFpEF está presente em 41% dos pacientes.

Na América do Sul, a causa mais comum de IC é a doença isquêmica do coração. Mais da metade dos pacientes com IC é do sexo masculino e tem hipertensão, e cerca de metade tem dislipidemia e doença valvar. No Brasil, os dados do Registro Brasileiro de Insuficiência Cardíaca (BREATHE) mostram que os pacientes com insuficiência cardíaca apresentam em média 64 anos e 60% deles são do sexo feminino. Em relação à presença de morbidades, podemos observar que, nessa população, 70,8% apresentavam hipertensão arterial sistêmica (HAS), 34% apresentavam *diabetes mellitus* e 36,7% eram dislipidêmicos, 27,3% apresentavam fibrilação atrial, 13,5% depressão, 24,1% tinham algum grau de insuficiência renal crônica, 26,6% tinham antecedente de infarto agudo do miocárdico prévio, 12,6% de acidente vascular cerebral (AVC) ou ataque isquêmico transitório e 12,7% apresentavam doença pulmonar obstrutiva crônica ou asma (Quadro 1). Devemos ressaltar que esses dados foram captados de hospitais privados e públicos pelo Brasil e que as características demográficas de pacientes do sistema público podem ser significativamente diferentes, em especial por uma maior prevalência da doença de Chagas, condição endêmica em nosso meio. Diferentes coortes de pacientes com insuficiência cardíaca causada pela doença de Chagas são mais jovens, apresentam menor número de comorbidades, maior frequência de distúrbios do ritmo e de disfunção do ventrículo direito, além de pior prognóstico quando comparados a pacientes com outras etiologias (Figura 1).

As características demográficas e clínicas de pacientes com insuficiência cardíaca diferem consideravelmente entre aqueles com insuficiência de fração de ejeção preservada (ICFEp) em comparação a pacientes com fração

QUADRO 1 Características dos pacientes no estudo BREATHE

Variáveis	BREATHE (n = 1.261)
Idade (média+/-DP*)	64,1 ± 15,9
Sexo masculino (%)	40,0
Infarto agudo do miocárdio prévio (%)	26,6
Hipertensão arterial (%)	70,8
Dislipidemia (%)	36,7
AVC/AIT prévios (%)	12,6
Fibrilação atrial (%)	27,3
Depressão (%)	13,5
Doença arterial oclusiva periférica (%)	10,8
Insuficiência renal crônica (%)	24,1
Diabetes mellitus (%)	34,0
Doença pulmonar obstrutiva crônica/ asma (%)	12,7
Fração de ejeção do ventrículo esquerdo (média ± DP)	38,8 ± 16,5
Sódio (média ± DP)	137 ± 16
Creatinina (média ± DP)	1,7 ± 4,8
BNP (mediana/[IQR])	1.075 (518;1.890)

Fonte: adaptado de Albuquerque et al., 2015.

de ejeção reduzida (ICFEr). Em particular, verificou-se que os pacientes com ICFEp são mais susceptíveis a serem mulheres e mais velhos, obesos, com uma classe superior da NYHA e comorbidades cardiovasculares (como hipertensão, diabetes, fibrilação atrial, doença valvular) e comorbidades não cardiovasculares (como anemia, doença renal crônica, doença pulmonar crônica, hipotireoidismo, cancro, úlcera péptica e doenças psiquiátricas); enquanto a doença arterial coronária é o principal fator determinante da ICFEr. Recentemente, insuficiência de fração de ejeção levemente reduzida (ICFElr) foi reconhecida como uma entidade potencialmente distinta e as poucas observações disponíveis sugerem que as suas características em geral são intermediárias entre as de ICFEp e ICFEr: uma elevada prevalência de comorbidades, como em ICFEp (ou seja, hipertensão, diabetes, fibrilação atrial, doença pulmonar e renal crônica); e uma elevada prevalência de doença arterial coronária, como em ICFEr, particularmente em homens e pacientes mais velhos.

O gênero pode também influenciar a apresentação clínica de pacientes com insuficiência cardíaca. Frequentemente, as mulheres têm insuficiência cardíaca típica com fração de ejeção preservada; de fato, as mulheres têm menos doença isquêmica do miocárdio (mais frequente nos homens e relacionada com uma fração de ejeção reduzida) e apresentam

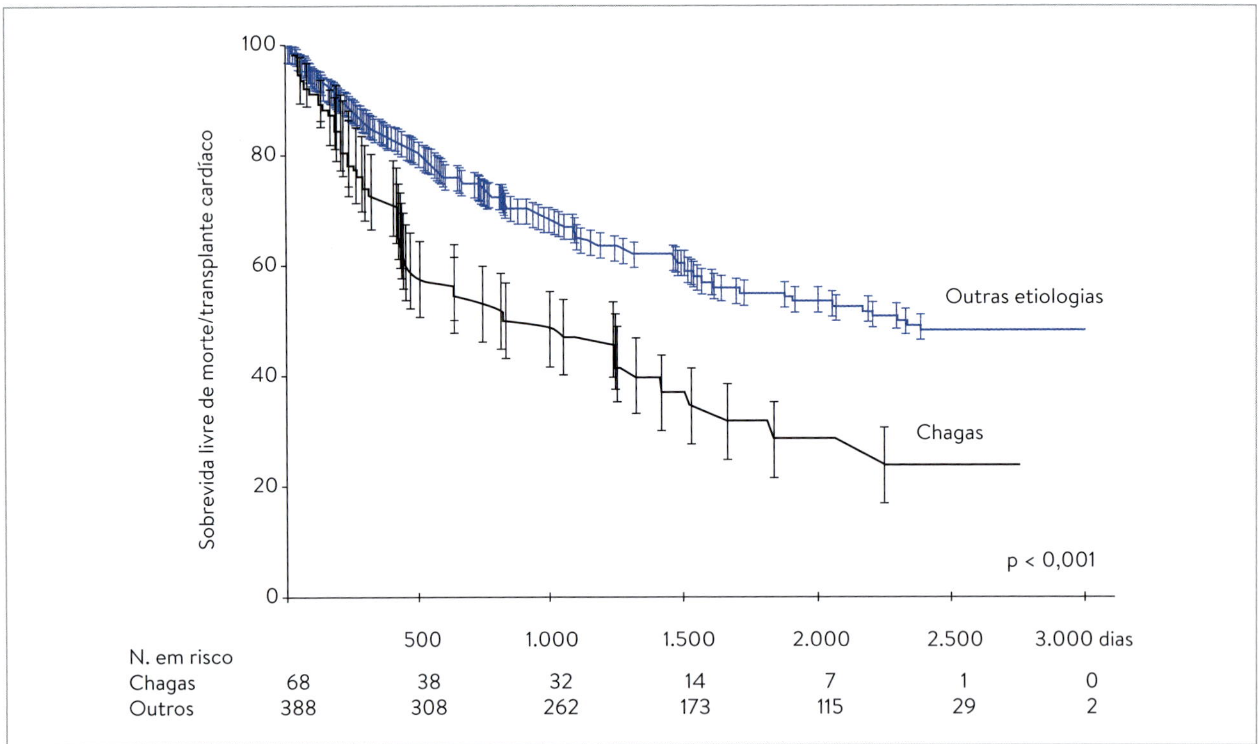

FIGURA 1 Curvas de sobrevida livre de transplante cardíaco de pacientes portadores de insuficiência cardíaca com fração de ejeção reduzida (ICFEr) seguidos em uma clínica multidisciplinar de IC em hospital terciário do Brasil. Observa-se que a sobrevida dos pacientes portadores de cardiomiopatia chagásica crônica é menor do que em pacientes de outras etiologias.
Fonte: adaptada de Issa et al., 2010.

início mais tardio dos sintomas. Nas mulheres, hipertensão arterial e diabetes são os fatores de risco cardiovascular mais importantes associados à ICFEp, que afeta pequenos vasos miocárdicos e causa insuficiência cardíaca diastólica.

Além disso, o impacto da insuficiência na qualidade de vida é mais prejudicial e mais intenso nas mulheres do que em homens, provavelmente em razão não só da presença da própria IC, mas também de maior grau de comorbidade relacionada à idade mais avançada. As mulheres estão ainda em risco de causas específicas de IC, como a doença cardíaca periparto (diabetes na gestação e hipertensão, parto prematuro) e, no caso do câncer da mama, a quimioterapia e a cardiomiopatia induzida por radioterapia.

No que diz respeito ao acesso à terapia, diferentes estudos têm demonstrado que as mulheres têm menos acesso aos tratamentos recomendados e estão frequentemente sub-representadas nos ensaios clínicos (Tabela 1).

A insuficiência cardíaca frequentemente ocorre em idosos e, nesse grupo de indivíduos, sua apresentação também pode estar modificada; entre os idosos, a insuficiência cardíaca é frequentemente de causa multifatorial e, em geral, apresenta comorbidades que podem alterar, e também confundir, o quadro clínico e a avaliação do paciente.

Nesse grupo de pacientes, a IC representa de fato a via final de convergência de múltiplos fatores: (a) alterações induzidas pela idade no sistema cardiovascular; (b) hábitos ao longo da vida; (c) aumento da sobrevivência de pessoas com doenças como diabetes e hipertensão arterial; (d) aumento da prevalência das mesmas doenças cardíacas como, por exemplo, doença cardíaca isquêmica, doença valvar, doença cardíaca hipertensiva; (e) comorbidades (fibrilação atrial, disfunção renal, doença pulmonar obstrutiva crônica, doença vascular periférica e alterações ortopédicas); (f) redução da capacidade funcional.

Portanto, a avaliação clínica e a estratificação prognóstica desses pacientes podem representar um desafio e os modelos disponíveis nem sempre beneficiam na tomada de decisões.

TABELA 1 Ensaios de insuficiência cardíaca: número e percentagem de mulheres inscritas em cada FEVE para entrada

Estudo	%	N	FEVE
A-HeFT	40	420	≤ 35%
CHARM-Overall	32	2.400	Qualquer
CHARM-Preserved	40	1.212	> 40%
CIBIS II	19	515	≤ 35%
COMPANION	32	493	≤ 35%
CONSENSUS	30	75	Desconhecido
COPERNICUS	20	469	< 25%
DIG	22	1.520	≤ 45%
ELITE-I	33	240	≤ 40%
ELITE-II	31	966	≤ 40%
MADIT II	16	192	≤ 30%
MERIT-HF	23	898	≤ 40%
MIRACLE	32	145	≤ 35%
PARADIGM	22	1.832	≤ 40%
RALES	27	446	≤ 35%
SCD HeFT	23	588	≤ 35%
SOLVD-Prevention	11	484	≤ 35%
SOLVD-Treatment	20	505	≤ 35%
Val-HeFT	20	1.003	< 40%
V-HeFT I II III	0	0	< 45%
WARCEF	20	339	< 40%
HF ACTION	29	653	≤ 35%

FEVE: fração de ejeção do ventrículo esquerdo. Fonte: adaptada de Eisenberg et al., 2018.

LEITURA SUGERIDA

1. Albuquerque DC, Souza Neto JD, Bacal F, Rohde LEP, Bernadez-Pereira S, Berwanger O, et al. I Brazilian registry of heart failure: clinical aspects, care quality and hospitalization outcomes. Arq Bras Cardiol. 2015;104(6):433-42.
2. Bocchi EA, Bestetti RB, Scanavacca MI, Cunha Neto E, Issa VS. Chronic Chagas heart disease management: from etiology to cardiomyopathy treatment. J Am Coll Cardiol. 2017;70(12):1510-24.
3. Bozkurt B, Coats AJS, Tsutsui H, Abdelhamid CM, Adamopoulos S, Albert N, et al. Universal definition and classification of heart failure: a report of the Heart Failure Society of America, Heart Failure Association of the European Society of Cardiology, Japanese Heart Failure Society and Writing Committee of the Universal Definition of Heart Failure: Endorsed by the Canadian Heart Failure Society, Heart Failure Association of India, Cardiac Society of Australia and New Zealand, and Chinese Heart Failure Association. Eur J Heart Fail. 2021;23(3):352-80.
4. Comitê Coordenador da Diretriz de Insuficiência Cardíaca. Diretriz brasileira de insuficiência cardíaca crônica e aguda. Arq Bras Cardiol. 2019;111(3):436-539
5. Denfeld QE, et al. Characterizing sex differences in physical frailty phenotypes in heart failure. Circulation Heart Fail. 2021.
6. Dunlay SM, Roger VL. Gender differences in the pathophysiology, clinical presentation, and outcomes of ischemic heart failure. Curr Heart Fail Rep. 2012;9(4):267-76.
7. Groenewegen A, Rutten FH, Mosterd A, et al. Epidemiology of heart failure, Eur J Heart Failure. 2020;22(8):1342-56.
8. Lawson CA, Zaccardi F, Squire I, et al. 20-year trends in cause-specific heart failure outcomes by sex, socioeconomic status, and place of diagnosis: a population-based study. Lancet Public Health. 2019;4:406-20.
9. MCDonagh T.A, Metra M, Adamo M, et al.; Authors/Task Force Members, Document Reviewers. 2021 ESC guidelines for the diagnosis and treatment of acute and chronic heart failure: The Task Force for the diagnosis and treatment of acute and chronic heart failure of the European Society of Cardiology (ESC). Developed with the special contribution of the Heart Failure Association (HFA) of the ESC. Eur J Heart Fail. 2021;1-128.
10. Teixeira A, Parenica J, Park JJ, Ishihara S, AlHabib KF, Laribi S, et al.; GREAT (Global Research on Acute Conditions Team) Network. Clinical presentation and outcome by age categories in acute heart failure: results from an international observational cohort. Eur J Heart Fail. 2015;17(11):1114-23

4

Tipos de insuficiência cardíaca e classificação

Camila Hartmann
Lidia Ana Zytynski Moura

DESTAQUES

- A insuficiência cardíaca (IC) é uma síndrome clínica complexa que transita ao longo de diferentes fenótipos.
- A padronização da definição e dos cortes de fração de ejeção do ventrículo esquerdo (FEVE) se faz necessária, ainda que com limitações inerentes.
- É importante o entendimento do impacto do tratamento no processo evolutivo, com relevante padrão fenotípico, e em prognóstico.

INTRODUÇÃO

A insuficiência cardíaca (IC) é uma síndrome clínica complexa e heterogênea. Ao longo dos últimos anos, as principais sociedades internacionais de cardiologia lançaram diretrizes propondo definições significativas, porém diferentes entre si (Tabela 1). Essa falta de padronização na definição da IC era crítica, pois deixava margem para interpretações diferentes, com impacto direto para médicos, pesquisadores, administradores, serviços de saúde e fontes pagadoras, e indiretos para o próprio paciente.

Algumas definições utilizadas também se mostraram inadequadas ao longo do tempo para a maioria da população com IC. Como exemplo, temos um estudo realizado com pacientes com IC avançada em repouso aguardando implante de dispositivo de assistência ventricular esquerda. O débito cardíaco se mostrou insuficiente para atender às necessidades metabólicas do corpo em apenas em 25% desses pacientes, ao contrário do que era esperado, utilizando-se as definições preconizadas vigentes.

Da mesma forma, a classificação da IC não estava padronizada. As diretrizes forneciam nomenclaturas

TABELA 1 Definição de insuficiência cardíaca nas principais diretrizes clínicas internacionais contemporâneas

ACCF/AHA (2013)	IC é uma síndrome clínica complexa que resulta de qualquer comprometimento estrutural ou funcional do enchimento ventricular ou ejeção de sangue. As manifestações cardinais da IC são dispneia e fadiga, que podem limitar a tolerância ao exercício e a retenção de fluidos, passíveis de levar à congestão pulmonar e/ou esplâncnica e/ou edema periférico. Alguns pacientes têm intolerância ao exercício, mas pouca evidência de retenção de fluidos, enquanto outros reclamam principalmente de edema, dispneia ou fadiga.
ESC (2016)	IC é uma síndrome clínica caracterizada por sintomas típicos (p. ex., falta de ar, inchaço no tornozelo e fadiga) que podem ser acompanhados de sinais (p. ex., pressão venosa jugular elevada, estertores pulmonares e edema periférico) causados por uma anormalidade cardíaca estrutural e/ou funcional, resultando em redução do débito cardíaco e/ou elevadas pressões intracardíacas em repouso ou durante o estresse.
JCS/JHFS (2017)	IC é uma síndrome clínica que consiste em dispneia, mal-estar, inchaço e/ou diminuição da capacidade de exercício em decorrência da perda de compensação para função de bombeamento cardíaco por conta de anormalidades estruturais e/ou funcionais do coração.

ACCF/AHA: American College of Cardiology Foundation/American Heart Association; ESC: European Society of Cardiology; IC: insuficiência cardíaca; JCS: Japanese Circulation Society; JHFS: Japanese Heart Failure Society.

diferentes para a IC com fração de ejeção do ventrículo esquerdo (FEVE) entre 41 e 49% (Tabela 2). A classificação ACC/AHA em estágios A/B/C/D era bem reconhecida pelos profissionais de saúde, mas não era inteiramente utilizada na prática. Por isso, sua nomenclatura foi sendo adaptada por outras diretrizes internacionais ao longo dos anos. Existia, portanto, a necessidade de uma ampla revisão de conceitos e nomenclaturas para definições e classificações em IC.

Em 2020, um comitê internacional composto por 38 especialistas em IC, cardiomiopatia e doença cardiovascular foi formado para fazer essa revisão e publicar um consenso em 2021 com conceitos aplicáveis a todos os países. Participaram 14 países diferentes e 6 continentes, incluindo Estados Unidos, Japão e países da Europa.

QUADRO 1 Definição universal da insuficiência cardíaca
Sinais e/ou sintomas de IC causados por anormalidade cardíaca estrutural e/ou funcional
Fração de ejeção < 50%
Aumento anormal das câmaras cardíacas
E/E' > 15
Hipertrofia ventricular moderada a grave
Estenose ou insuficiência valvar moderada a grave
Evidência de elevadas pressões de enchimento
Níveis elevados de peptídeos natriuréticos
Evidência objetiva de congestão pulmonar ou sistêmica, ao repouso ou provocado por estresse, utilizando exames de imagem ou medidas hemodinâmicas

NOVA DEFINIÇÃO UNIVERSAL

A nova definição universal de insuficiência cardíaca (Quadro 1) foi desenvolvida para uniformizar conceitos e nomenclaturas, permitindo uma comunicação mais clara e assertiva nos sistemas de saúde ao redor de todo o mundo. Isso favorece não só a prática clínica, ao aumentar a acurácia do diagnóstico, mas também a pesquisa e sua aplicação prática nas populações, pois padronizar essa síndrome complexa aumenta a confiabilidade dos dados e reduz a variabilidade entre observadores.

Para que houvesse esse refinamento, foi utilizado o mesmo raciocínio que já ocorre em outras síndromes clínicas, como a insuficiência renal ou hepática, em que os biomarcadores e os exames complementares de imagem exercem papéis importantes no aumento da objetividade. Portanto, a nova definição universal de IC compreende a combinação de sinais e sintomas de IC (Tabela 3) causados por anormalidade cardíaca estrutural e/ou funcional, mais a evidência de elevadas pressões de enchimento, utilizando, para isso, os peptídios natriuréticos (Tabela 4) ou a avaliação de imagem/hemodinâmica.

NOVAS CLASSIFICAÇÕES

Da mesma forma que a definição precisou ser ajustada, em 2020 também houve uma ampla revisão sobre os tipos e a classificação da IC. A necessidade dessa revisão surgiu do entendimento de que a IC é uma síndrome dinâmica, e que, portanto, possui um espectro *continuum* de transição entre estágios clínicos. Ela caminha desde os fatores de risco iniciais da IC até anormalidades cardíacas estruturais, sintomas e doença avançada. E esse caminho não é unidirecional, como se pensava. Existe a possibilidade da remissão para um estágio menor com tratamento apropriado guiado por diretrizes, e isso não significa que o paciente não possui mais insuficiência cardíaca.

TABELA 2 Classificação da insuficiência cardíaca de acordo com a fração de ejeção do ventrículo esquerdo nas principais diretrizes clínicas internacionais contemporâneas

Sociedade	Classificação da IC de acordo com a FEVE	FEVE
ACCF/AHA	IC com fração de ejeção reduzida (ICFEr)	≤ 40%
	IC com fração de ejeção preservada (ICFEp)	≥ 50%
	a) ICEFEp limítrofe	41-49%
	b) ICEFEp melhorada	> 40%
ESC	IC com fração de ejeção reduzida (ICFEr)	< 40%
	IC com fração de ejeção intermediária (ICFEi)	40-49%
	IC com fração de ejeção preservada (ICFEp)	≥ 50%
JCS/JHFS	IC com fração de ejeção reduzida (ICFEr)	< 40%
	IC com fração de ejeção intermediária (ICFEi)	40% até < 50%
	IC com fração de ejeção preservada (ICFEp)	≥ 50%
	IC com fração de ejeção preservada, melhorada (ICFEp melhorada) ou IC com fração de ejeção recuperada (ICFErec)	≥ 40%

ACCF/AHA: American College of Cardiology Foundation/American Heart Association; ESC: European Society of Cardiology; IC: insuficiência cardíaca; JCS: Japanese Circulation Society; JHFS: Japanese Heart Failure Society. FEVE: fração de ejeção do ventrículo esquerdo.

TABELA 3 Sintomas e sinais de insuficiência cardíaca (IC)

Sintomas de IC	Sinais de IC
Típicos	**Mais específicos**
Dispneia	Pressão venosa jugular elevada
Ortopneia	Terceiro som cardíaco
Dispneia paroxística noturna	Galope com somatório do terceiro e quarto sons cardíacos
Tolerância reduzida ao exercício	Cardiomegalia, *ictus cordis* deslocado lateralmente
Fadiga, cansaço	Refluxo hepatojugular
Edema no tornozelo	Respiração de Cheyenne-Stokes em IC avançada
Incapacidade de se exercitar	
Edema de partes do corpo além dos tornozelos	
Bendopneia	
Menos típicos	**Menos específicos**
Tosse noturna	Edema periférico (tornozelo, sacral, escrotal)
Chiado	Estertores pulmonares
Sensação de inchaço	Ganho de peso não intencional (> 2 kg/semana)
Saciedade pós-prandial	Perda de peso (em IC avançada) com perda muscular e caquexia
Perda de apetite	Murmúrio (sopro) cardíaco
Declínio na função cognitiva, confusão (especialmente em idosos)	Entrada de ar reduzida e macicez à percussão em bases pulmonares sugestivas de derrame pleural
Depressão	Taquicardia, pulso irregular
Tontura, síncope	Taquipneia
	Hepatomegalia/ascite
	Extremidades frias
	Oliguria
	Pressão de pulso estreita

TABELA 4 Pontos de corte do biomarcador para diagnóstico de insuficiência cardíaca (IC)

	Biomarcador	IC improvável (pg/mL)	IC possível (pg/mL)	IC muito provável (pg/mL)
Pacientes na emergência	BNP	< 100	100-400	> 400
NT-proBNP	< 50 anos	< 300	300-450	> 450
	50-75 anos	< 300	300-900	> 900
	> 75 anos	< 300	300-1.800	> 1.800
Pacientes ambulatoriais	BNP	< 35-50		
	NT-proBNP	< 125		

BNP: peptídeo natriurético do tipo B; NT-proBNP: fração N-terminal do peptídeo natriurético do tipo B.

A nova classificação da IC (Figura 1) foi desenvolvida para acompanhar o conhecimento atual e permitir um correto entendimento sobre o momento em que o paciente se encontra dentro da doença. Ela padronizou nomenclaturas e suas definições, conforme descrito a seguir:

- **Risco de insuficiência cardíaca (estágio A):** pacientes com fatores de risco para desenvolverem IC, porém sem sinais ou sintomas atuais ou antigos de IC e sem alterações estruturais cardíacas ou aumento de biomarcadores para doença cardíaca. São pacientes com hipertensão, doença cardiovascular aterosclerótica, diabetes, obesidade, exposição conhecida a substâncias cardiotóxicas ou história familiar positiva para cardiomiopatias.
- **Pré-insuficiência cardíaca (estágio B):** pacientes sem sinais ou sintomas atuais ou antigos de IC, mas com evidências de pelo menos um dos fatores a seguir:
  - Doença cardíaca estrutural: hipertrofia ventricular esquerda, aumento de câmaras cardíacas, movimento anormal da parede ventricular, anormalidade no tecido miocárdico (p. ex.: evidência de edema ou fibrose miocárdica na ressonância magnética) e doença valvar.
  - Anormalidade na função cardíaca: redução da função do ventrículo esquerdo ou direito, evidência de aumento das pressões de enchimento (por métodos não invasivos ou invasivos) e disfunção diastólica.
  - Níveis elevados de peptídeos natriuréticos (conforme Tabela 4) ou níveis elevados de troponina (acima do percentil 99 para a referência normal da população) especialmente no contexto de exposição a substâncias cardiotóxicas.

- **Insuficiência cardíaca (estágio C):** pacientes com sinais ou sintomas atuais ou antigos de IC causados por anormalidade cardíaca estrutural e/ou funcional.
- **Insuficiência cardíaca avançada (estágio D):** sinais e/ou sintomas graves de IC ao repouso, hospitalizações recorrentes apesar de tratamento clínico otimizado, refratário ou intolerante ao tratamento clínico otimizado, considerando o uso de terapias avançadas, como transplante cardíaco, suporte mecânico circulatório, ou cuidado paliativo.

O estágio C da insuficiência cardíaca propriamente dita possui algumas particularidades que devem ser avaliadas com cuidado. A nova classificação é contra a terminologia de "IC estável", pois já é esperado que o paciente melhore com o tratamento apropriado da IC. Os pacientes em estágio C devem ter a maior otimização possível do seu tratamento apesar da estabilidade ou melhora clínica percebida, pois há evidências de melhores desfechos com essa prática. A falta de melhora é um marcador de pior prognóstico e deve ser chamada de "IC persistente" e levar os médicos a otimizarem ainda mais o tratamento.

Para aqueles pacientes que têm resolução dos sinais e sintomas da IC juntamente com a resolução de doenças cardíacas estruturais e funcionais anteriormente presentes após uma fase de IC sintomática, é recomendada a

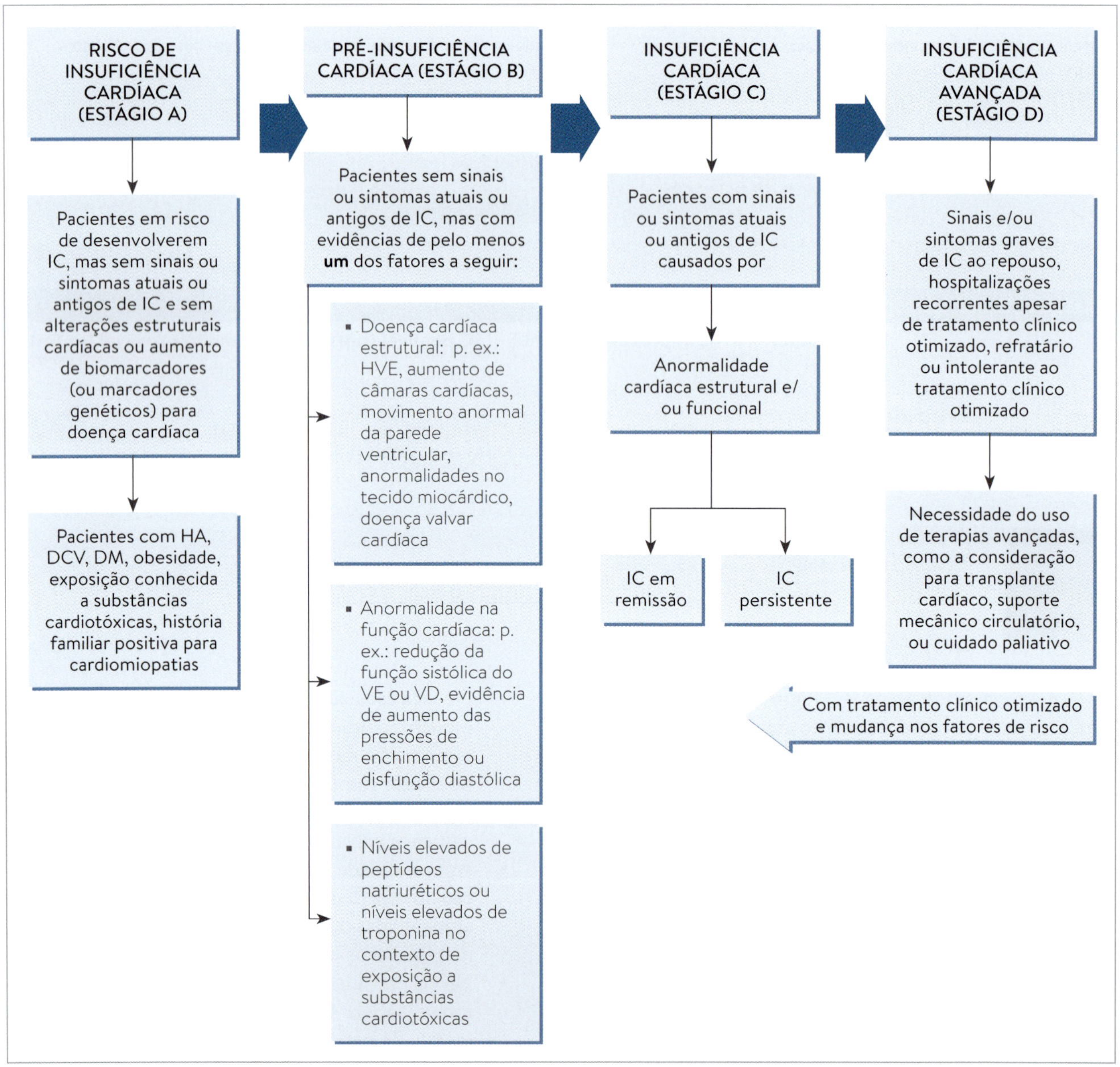

FIGURA 1 A nova classificação padronizada da insuficiência cardíaca (IC).

HA: hipertensão arterial; DCV: doença cardiovascular; DM: *diabetes mellitus*; HVE: hipertrofia ventricular esquerda; VE: ventrículo esquerdo; VD: ventrículo direito classificação de “IC em remissão” ou “IC classe funcional NYHA I” em vez de “IC recuperada”. Os resultados do estudo TRED-HF demonstraram que muitos pacientes considerados “recuperados” da cardiomiopatia dilatada terão recaída após a retirada do tratamento, sugerindo remissão em vez de recuperação.

A recuperação completa e persistente é rara, e mesmo no cenário de causas reversíveis os pacientes podem ter recidiva dos sintomas e/ou desenvolverem disfunção ventricular esquerda no futuro. O termo “IC recuperada”, portanto, deve ser usado com máxima cautela e reservado para pacientes que têm resolução persistente de sinais e sintomas de IC, normalização da estrutura cardíaca, função e perfil de biomarcadores, após resolução e tratamento de uma causa totalmente reversível.

A IC também possui outra classificação para ser utilizada na avaliação dos pacientes que leva em consideração a FEVE. Evidentemente, a FEVE não é uma medida singular pela qual a função ventricular esquerda é avaliada isoladamente. Os volumes da câmara e outros parâmetros estruturais e funcionais cardíacos também são importantes, e outras modalidades diagnósticas podem ser complementares. No entanto, a classificação baseada na FEVE auxilia o racional envolvido nas decisões terapêuticas. Ela define os tipos de IC e, portanto, categoriza o grupo conhecido por responder aos tratamentos que prolongam a vida, a partir do conhecimento que foi adquirido com os resultados de estudos controlados randomizados.

Assim como a classificação anterior, essa também precisou ser revisada e padronizada internacionalmente para harmonizar com as diretrizes de práticas existentes, ajudando a definir os grupos nos quais o tratamento se difere. O Quadro 2 contém todas as nomenclaturas e definições da nova classificação dos tipos de IC de acordo com a FEVE.

Da mesma forma que o paciente pode transitar entre os estágios clínicos da IC, ele pode modificar seu padrão estrutural e funcional de acordo com a FEVE, dependendo da etiologia, fenótipo e resposta terapêutica. Nos casos em que a vigilância longitudinal está disponível, devemos considerar a trajetória da FEVE ao longo do tempo, e não apenas sua simples avaliação do momento. Uma diminuição significativa da FEVE é um fator prognóstico ruim que exige intensificação do tratamento e estratégias avançadas de gestão de acordo com as metas do paciente.

É importante ressaltar que a FEVE pode diminuir após a retirada do tratamento farmacológico em muitos pacientes que haviam normalizado sua FEVE. Isso demostra que não há recuperação total na estrutura e função cardíacas na maioria dos pacientes, apesar da melhora da FEVE. Portanto, é recomendado o uso da terminologia FEVE “melhorada” em vez de “recuperada”. A IC com FEVE “melhorada” merece uma classificação separada e não deve ser classificada como ICFElr ou ICFEp mesmo após a melhora da FEVE para 41 a 49% ou ≥ 50%, respectivamente, uma vez que a interrupção do tratamento nesse grupo leva a piores resultados. Dessa forma, o tratamento otimizado deve ser continuado em pacientes com ICFEm independentemente de ter melhorado para a faixa normal (FEVE ≥ 50%).

QUADRO 2 A nova classificação padronizada da insuficiência cardíaca (IC) de acordo com a fração de ejeção do ventrículo esquerdo (FEVE)

IC com fração de ejeção reduzida (ICFEr)
IC com FEVE ≤ 40%
IC com fração de ejeção levemente reduzida (ICFElr)
IC com FEVE 41-49%
IC com fração de ejeção preservada (ICFEp)
IC com FEVE ≥ 50%
IC com fração de ejeção melhorada (ICFEm)
IC que apresentava de base uma FEVE ≤ 40% e que melhorou em pelo menos dez pontos apresentando uma segunda medida com FEVE > 40%

CONSIDERAÇÕES FINAIS

A nova classificação da IC traz inúmeros *insights* em relação ao processo de mobilidade da fração de ejeção, trazendo um conceito de “continuum” de adoecimento e modificações que o paciente possui ao longo do período de doença. Apesar das limitações relacionadas ao foco único na fração de ejeção do VE e aos limites arbitrários, ela padroniza e uniformiza limites classificatórios, fazendo alusão especialmente aos fenótipos representativos. Mais do que uma subdivisão, ela traz um padrão de injúria e resposta na IC.

LEITURA SUGERIDA

1. Adamo L, Nassif ME, Novak E, LaRue SJ, Mann DL. Prevalence of lactic acidemia in patients with advanced heart failure and depressed cardiac output. Eur J Heart Fail.2017;19:1027-33.
2. Babb M. Clinical risk assessment: identifying patients at high risk for heart failure. AORN J.2009;89(2):273-4, 277-88.
3. Bozkurt B, Coats AJ, Tsutsui H, Abdelhamid M, Adamopoulos S, Albert N, et al. Universal definition and classification of heart failure: A report of the Heart Failure Society of America, Heart Failure Association of the European Society of Cardiology, Japanese Heart Failure Society and Writing Committee of the Universal Definition of Heart Failure. J Card Fail. 2021:S1071-9164(21)00050-6.
4. Halliday BP, Owen R, Gregson J, Vassiliou V, Chen X, Wage R, et al. Myocardial remodeling after withdrawing therapy for heart failure in patients with recovered dilated cardiomyopathy: insights from TRED-HF. Eur J Heart Fail. 2021;23(2):293-301.
5. Konstam MA, Abboud FM. Ejection fraction: misunderstood and overrated (changing the paradigm in categorizing heart failure). Circulation. 2017;135(8):717-9.
6. Triposkiadis F, Butler J, Abboud FM, Armstrong PW, Adamopoulos S, Atherton JJ, et al. The continuous heart failure spectrum: moving beyond an ejection fraction classification. Eur Heart J. 2019;40(26):2155-63.

5

Fatores contribuintes para insuficiência cardíaca

Suellen Rodrigues Rangel Siqueira
Lígia Lopes Balsalobre Trevizan

DESTAQUES

- A capacidade física tem uma relação inversamente proporcional ao risco de insuficiência cardíaca.
- A hipertensão arterial sistêmica crônica pode estar relacionada ao desenvolvimento de insuficiência cardíaca de fração de ejeção preservada e reduzida.
- A cardiomiopatia diabética é um dos principais fatores contribuintes para a insuficiência cardíaca mesmo na ausência de doença arterial coronariana.
- A baixa reserva coronariana está ligada a uma maior chance de hospitalização por insuficiência cardíaca de fração de ejeção preservada.
- O uso abusivo de álcool está relacionado a dano miocárdico, sendo uma causa reversível e evitável de insuficiência cardíaca.

INTRODUÇÃO

A insuficiência cardíaca (IC) é um problema de saúde pública por sua alta prevalência, morbidade e mortalidade. Estudos estimam prevalência de 23 milhões de pessoas no mundo com IC e de 2 milhões de casos novos diagnosticados anualmente. Registros norte-americanos mostram que, entre 2013 e 2016, 6,2 milhões de norte-americanos com mais de 20 anos apresentavam IC. O registro do DATASUS demonstra que apenas no ano de 2019 houve 1.177.590 internações por doenças cardiovasculares, dentre as quais 16,9% foram decorrentes de IC, resultando em 22.776 óbitos por essa doença.

Diversas etiologias podem ser responsáveis pelo quadro de IC e, apesar de as etiologias causadoras de IC de fração de ejeção reduzida (ICFER) serem diferentes das de IC de fração de ejeção preservada (ICFEP), muitas vezes elas podem estar sobrepostas. Embora as causas básicas de IC variem de acordo com sexo, idade, etnia, comorbidades e ambiente, a maioria dos casos permanece evitável. Existem fatores contribuintes para o aumento da incidência e pior prognóstico dessa doença. Estudos mostram que os pacientes com IC possuem uma taxa de mortalidade hospitalar entre 5 e 7% e mortalidade de 20 a 25% no período de um ano após episódio de IC descompensada.

Para direcionar uma intervenção específica é fundamental um entendimento claro sobre os fatores de risco modificáveis. Hipertensão, diabetes, sedentarismo, álcool e obesidade estão ligados a um aumento na incidência de IC. A intervenção precoce torna-se imprescindível para a prevenção de IC e é o tratamento dos pacientes em estágio A, ou seja, com fatores de risco e que ainda não evoluíram com alteração cardíaca estrutural.

HIPERTENSÃO ARTERIAL SISTÊMICA

A hipertensão é um dos principais fatores de risco para IC. O estudo Framingham observou que hipertensão arterial sistêmica (HAS) precedia o quadro de insuficiência cardíaca em 91% dos indivíduos acompanhados durante 20 anos. É estimado que até 2030 mais de 41% dos norte-americanos terão HAS. Esse aumento excessivo está intimamente ligado à incidência crescente dos quadros de IC.

A HAS leva à doença cardíaca hipertensiva, que engloba o desenvolvimento de disfunção diastólica, hipertrofia ventricular esquerda e insuficiência cardíaca de fração de ejeção reduzida e preservada. A disfunção diastólica consiste na alteração do enchimento diastólico, distensibilidade e relaxamento do VE. Hipertensão arterial crônica é a causa mais comum de disfunção diastólica, além de estar associada ao desenvolvimento da hipertrofia ventricular esquerda.

Hipertrofia ventricular esquerda (HVE) é diagnosticada pelos critérios de voltagem do eletrocardiograma e por medidas da parede do VE aferidas por métodos de imagem, como ecocardiograma ou ressonância magnética cardíaca. A definição consiste no aumento da massa do VE secundária a um aumento crônico da pós-carga. A HAS pode causar uma hipertrofia concêntrica do VE com diâmetro normal da cavidade. Entretanto, com a persistência do quadro hipertensivo e, consequentemente, uma pós-carga alta crônica, o VE pode dilatar, levando a um quadro de IC com fração de ejeção reduzida. Alguns estudos já mostraram que HVE pode estar associada à mortalidade cardiovascular e preceder o desenvolvimento de IC.

Law et al. mostraram que cinco classes diferentes de anti-hipertensivos (bloqueador de canal de cálcio, tiazídico, betabloqueador, inibidor da enzima ECA e bloqueador do receptor de angiotensina II) levaram a uma redução significativa da incidência de casos novos de IC e internação hospitalar por descompensação. Tratamento em longo prazo de hipertensão sistólica e diastólica demonstrou reduzir o risco de incidência de IC em até 50% em todas as faixas etárias, porém é particularmente benéfico nos idosos.

DIABETES MELLITUS

A prevalência de *diabetes mellitus* (DM) teve um aumento global de 30% na última década. Os pacientes com *diabetes mellitus* possuem um alto risco cardiovascular, que engloba doenças como acidente vascular cerebral (AVC), infarto agudo do miocárdio (IAM) e doença renal crônica. A insuficiência cardíaca também é uma complicação ligada ao DM, mas sem a devida atenção. DM e IC podem ocorrer de forma concomitante e cada doença pode predispor a outra. A prevalência de IC nos pacientes com DM varia de 9 a 22%, sendo um risco maior que quatro vezes na população geral, independentemente de idade, hipertensão, obesidade, hipercolesterolemia ou DAC. O risco de IC associado a DM é ainda maior em adultos jovens, mulheres e idosos > 60 anos.

Os pacientes portadores de DM frequentemente possuem IC estágio B. As anormalidades subclínicas com alteração estrutural e funcional correspondem à hipertrofia do VE, disfunção diastólica e disfunção sistólica do VE. A presença dessas anormalidades confere um risco maior de IC sintomática com a evolução da doença. DM está fortemente associado à IC via isquemia/infarto do miocárdio. A hiperglicemia acelera a aterosclerose por proliferação vascular e inflamação das células do músculo liso. A associação com dislipidemia é outro fator aterogênico, que pode acelerar o processo aterosclerótico e a instabilidade da placa de ateroma (Figura 1). Entretanto, o DM pode causar doença miocárdica na ausência de doença arterial coronariana (DAC) epicárdica importante. O conceito de cardiomiopatia diabética surgiu em 1972 por Rubler et al., quando encontraram evidência pós-morte de cardiomegalia na ausência de DAC importante. A associação entre mortalidade e hemoglobina glicada (HbA1c) em pacientes com DM e IC aparece em forma de "U", com um menor risco de morte em pacientes com controle modesto (7,1% <HbA1c 7,8%) e um risco aumentado com níveis extremamente altos ou baixos de HbA1c. Portanto, hoje deve-se pensar em DM como fator contribuinte e como etiologia para disfunção diastólica ou sistólica do VE.

DOENÇA CORONARIANA

A doença arterial coronariana é o principal fator de risco para o desenvolvimento de insuficiência cardíaca. Lesões coronarianas podem levar à hipoperfusão e disfunção endotelial, resultando em disfunção e dano miocárdico subclínico e, eventualmente, progredir para insuficiência cardíaca. Ocorre perda dos miócitos funcionais com subsequente fibrose miocárdica e dilatação do VE (Figura 2).

A isquemia miocárdica, associada a outros fatores contribuintes como sexo e idade, pode causar anormalidade da função diastólica do VE e aumento das pressões de enchimento, levando à insuficiência cardíaca de fração de ejeção preservada, apesar da função sistólica normal. Taqueti et al. mostraram que a presença de isquemia coronariana subclínica e a alteração da troponina estavam associadas à disfunção diastólica. Os pacientes com baixa reserva de fluxo coronariano e aumento das pressões de enchimento demonstraram um risco cinco vezes maior de hospitalização por ICFEP.

Sendo a doença coronariana um fator evitável, é imprescindível a prevenção primária com controle dos fatores contribuintes, como dislipidemia, obesidade, tabagismo e sedentarismo.

OBESIDADE

O sobrepeso e a obesidade atingiram níveis globais de proporções epidêmicas, impactando negativamente a saúde em todo o mundo. Sillars et al. observaram um maior risco de mortalidade e incidência de IC nos pacientes com sobrepeso, obesidade e obesidade central independentemente do sexo. Os mecanismos que causam IC relacionada à obesidade não são bem descritos. O acúmulo excessivo de gordura aumenta o volume de sangue circulante, resultando em um persistente aumento no débito cardíaco, trabalho cardíaco e pressão sistêmica, aliado à lesão de miócito induzida pela lipotoxicidade e acúmulo de lipídios no miocárdio, que foram associados como mecanismos potenciais. As alterações metabólicas, inflamatórias e hormonais, como a resistência à insulina, potencializam a relação da obesidade

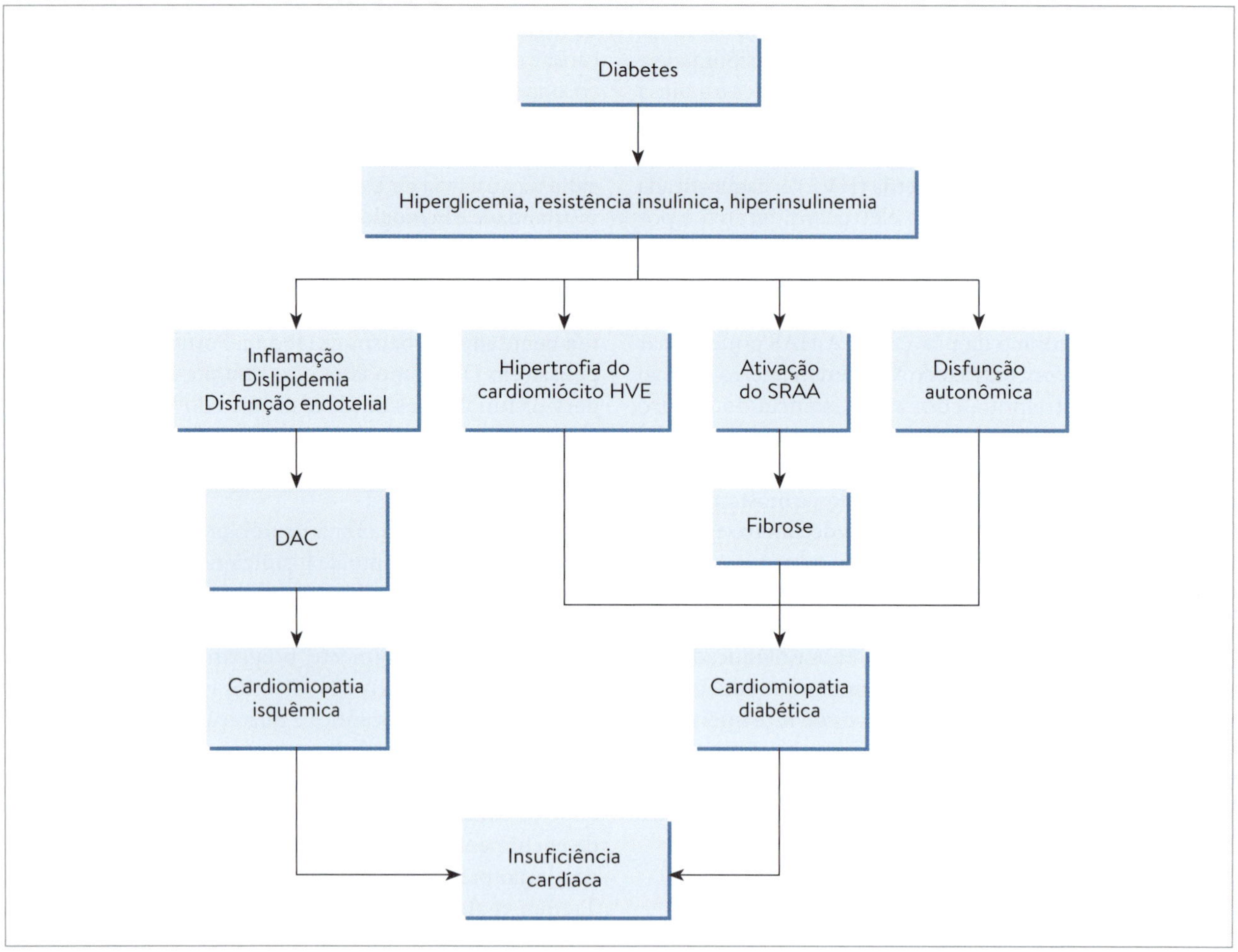

FIGURA 1 Fluxograma da fisiopatologia da insuficiência cardíaca e do *diabetes mellitus*.

DAC: doença arterial coronariana; HVE: hipertrofia ventricular esquerda; SRAA: sistema renina-angiotensina-aldosterona; IC: insuficiência cardíaca.

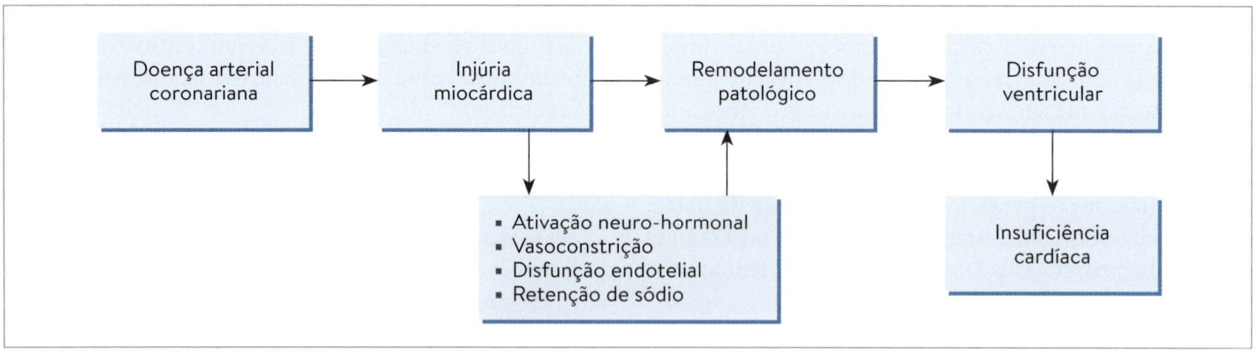

FIGURA 2 Fisiopatologia da insuficiência cardíaca e doença coronariana.

e IC. A perda de peso tem grande benefício na estrutura e função cardíaca, deve ser incentivada em pacientes com risco para desenvolver IC.

Apesar dos efeitos adversos que a obesidade tem sobre estrutura e função cardiovascular, não há consenso em relação ao valor de índice de massa corporal ideal em pacientes com IC manifesta. Estudos sugerem a existência de um fenômeno caracterizado como "paradoxo da obesidade", que é a distribuição em forma de "U" para a relação entre mortalidade e IMC nos pacientes com IC, em que a máxima mortalidade ocorre em pacientes com caquexia (IMC < 20 kg/m^2) e mortalidade comparativamente mais baixa nos pacientes com IMC normal, sobrepeso e obesidade leve (20 e 35 kg/m^2). Um novo aumento da mortalidade é verificado quando o IMC ultrapassa 35 kg/m. Não há estudos em grande escala de segurança ou eficácia de perda de peso com dieta, exercícios ou cirurgia bariátrica em obesos e IC manifesta.

SEDENTARISMO

Sedentarismo e baixa capacidade funcional são fatores de risco modificáveis para insuficiência cardíaca. Vários estudos já mostraram a ligação inversamente proporcional entre aptidão cardiorrespiratória e risco cardiovascular e mortalidade. Uma comparação feita entre 786 ciclistas do Tour de France e a população masculina francesa geral mostrou uma mortalidade menor que 41% no grupo dos atletas.

O estudo Framingham acompanhou por 10 anos 1.142 idosos, e aqueles que eram menos ativos, com base em um questionário de atividade física, possuíam maior risco de evoluir com insuficiência cardíaca sistólica e diastólica. Melhorar a capacidade funciona em indivíduos de meia-idade com baixo condicionamento, o que foi associado a um menor risco de IC em idade avançada, independentemente do índice de massa corpórea. Entretanto, a atividade física não é fundamental apenas nos pacientes idosos. O estudo CARDIA mostrou que baixa capacidade funcional em adultos jovens estava associado à remodelação ventricular e uma maior prevalência de alterações na função sistólica e diastólica do ventrículo esquerdo.

Atualmente, as diretrizes recomendam 150 minutos de atividade física de moderada intensidade por semana ou 75 min/semana de atividade física de vigorosa intensidade. A prática da atividade física deve ser sempre estimulada pelo profissional de saúde em todos os momentos oportunos para tal.

SEXO

O gênero pode ser um fator contribuinte não modificável para certas etiologias de insuficiência cardíaca. É fundamental entender seu papel no reconhecimento, diagnóstico e tratamento dessa doença. Algumas etiologias são exclusivas das mulheres, como a cardiomiopatia periparto (CMP), que pode manifestar-se até 6 meses após o parto, e têm como fatores de risco as multíparas, idade avançada e pré-eclâmpsia. Geralmente, a evolução da CMP é benigna com recuperação da fração de ejeção em até 70% dos casos em 6 meses. Outra etiologia importante é a cardiomiopatia por estresse, também conhecida como síndrome do coração partido ou *takotsubo*, que é mais comum no sexo feminino com predomínio no período pós-menopausa. Em ambas as etiologias, as mulheres podem apresentar sintomas de insuficiência cardíaca (*sex differences in HF*). Uma outra peculiaridade do sexo feminino é a história gestacional. A pré-eclâmpsia (PE) pode ser um fator contribuinte para HF. A PE é diagnosticada quando temos um novo quadro de hipertensão arterial sistêmica (PAS ≥ 140 mmHg e/ou PAD ≥ 90 mmHg) após 20 semanas de gestação associado à proteinúria 0,3 g/dia. Está associado ao aumento da massa do VE e remodelamento concêntrico. Após 1 ano pós-parto, 40% das mulheres permanecem com alterações estruturais e funcionais que podem levar ao quadro de IC.

Existem diferenças entre os sexos feminino e masculino bem estabelecidas nos pacientes com IC. Geralmente, as mulheres com IC são mais idosas, possuem um índice de massa corporal maior e maiores frações de ejeção, maior prevalência de hipertensão e diabetes. Essas diferenças baseadas em etiologia e comorbidades se refletem na prevalência de ICFER e ICFEP.

Mulheres com ICFER têm uma prevalência maior de cardiomiopatia não isquêmica comparada aos homens. Entretanto, ICFEP é duas vezes mais comum em mulheres. Na presença de estresse hemodinâmico, como o aumento de pós-carga nos pacientes hipertensos, o miocárdio feminino é mais provável de remodelar em um padrão concêntrico em comparação ao dos homens, que tendem a apresentar hipertrofia excêntrica.

ÁLCOOL

Consumo abusivo de álcool está associado a dano no miocárdio e maior incidência de IC. A cardiomiopatia alcoólica pode estar subnotificada, mas apresenta alta morbidade e mortalidade e é uma causa evitável de IC. O abuso deve ser desencorajado, limitado a uma ou duas doses ao dia para homens (equivalente a 30 g de álcool/dia) e com restrição ainda maior para mulheres, pois o efeito é pior no sexo feminino e a dose prejudicial ainda é incerta. Estudos observacionais sugerem benefício cardiovascular em doses moderadas de álcool, no entanto não existem estudos randomizados suficientes para atestar o benefício do consumo para a redução de risco de IC. Os pacientes com abuso de bebida alcoólica devem ser aconselhados a reduzirem a quantidade ingerida e aqueles afetados pela cardiomiopatia alcoólica devem ser orientados de forma intensiva e contínua para abster-se totalmente do consumo alcoólico, a melhor estratégia comprovada para reduzir riscos e melhorar o prognóstico.

TABAGISMO

Estudos epidemiológicos sugeriram que fumantes ativos, e em menor medida ex-fumantes, apresentam maior risco de desenvolver insuficiência cardíaca. Estudos clínicos mostraram associações entre tabagismo e alterações na função cardíaca em indivíduos sem doença cardiovascular manifesta. Essas evidências associam o tabaco à insuficiência cardíaca independentemente da doença arterial coronariana (DAC). Os mecanismos que ligam o tabagismo a danos cardíacos não são bem compreendidos, porém a exposição cumulativa ao cigarro foi associada a níveis elevados de NT-proBNP e troponina em uma grande população da comunidade sem DAC e IC manifestas, ou seja, o tabagismo, além de estimular DAC, apresenta risco potencial de aumentar o estresse da parede ventricular e induzir lesão miocárdica subclínica. O número de cigarros por dia ou o consumo maços/ano para o risco de IC deve ser melhor definido, mas análises sugerem que quanto maior o tempo de cessação do tabagismo, maior a redução de risco de desenvolvimento da doença.

Assim, o rastreio para fatores de risco modificáveis pode ser igual para homens e mulheres com uma intervenção individualizada de abordagem.

LEITURA SUGERIDA

1. Aggarwal M, Bozkurt B, Panjrath G, Aggarwal B, Ostfeld RJ, Barnard ND, et al.; American College of Cardiology's Nutrition and Lifestyle Committee of the Prevention of Cardiovascular Disease Council. Lifestyle modifications for preventing and treating heart failure. J Am Coll Cardiol. 2018;72(19):2391-405.
2. Howden EJ, Sarma S, Lawley JS, Opondo M, Cornwell W, Stoller D, et al. Reversing the cardiac effects of sedentary aging in middle age. A randomized controlled trial: implications for heart failure prevention. Circulation. 2018;137(15):1549-60.
3. Maffei S, Guiducci L, Cugusi L, Cadeddu C, Deidda M, Gallina S, et al.; Working Group on "Gender difference in cardiovascular disease" of the Italian Society of Cardiology. Women-specific predictors of cardiovascular disease risk – new paradigms. Int J Cardiol. 2019;286:190-97.
4. Meijers WC, de Boer RA. Common risk factors for heart failure and cancer. Cardiovasc Res. 2019;115(5):844-53.
5. Ohkuma T, Komorita Y, Peters SAE, Woodward M. Diabetes as a risk factor for heart failure in women and men: a systematic review and meta-analysis of 47 cohorts including 12 million individuals. Diabetologia. 2019;62(9):1550-60.
6. Triposkiadis F, Xanthopoulos A, Butler J. Cardiovascular aging and heart failure: JACC review topic of the week. J Am Coll Cardiol. 2019;74(6):804-13.

NOTA DOS EDITORES

Este capítulo possui bibliografia adicional, recomendada pelos autores, na plataforma digital complementar do livro. Para acesso a esse material, utilize o QR code abaixo, digite a senha: **COMPLEMENTO2022** e faça seu cadastro.

6

Doença arterial coronariana e insuficiência cardíaca

Pedro Vellosa Schwartzmann

DESTAQUES

- A doença coronariana representa a principal causa de insuficiência cardíaca e deve ser pesquisada em todos os pacientes, especialmente naqueles com diagnóstico recente. As duas condições coexistem em razão da concomitância de mecanismos fisiopatológicos e comorbidades que contribuem para a gênese de ambas. Em especial, obesidade, diabetes, hipertensão arterial, doença renal crônica e inflamação são os fatores mais comumente associados a essas patologias.
- A abordagem diagnóstica dessa etiologia pode ser feita por testes invasivos ou não invasivos, com escolha preferencial da cinecoronariografia nos pacientes com angina. Após o diagnóstico, as diretrizes mais recentes recomendam o tratamento de revascularização dos pacientes em associação ao tratamento farmacológico, pela melhora da função ventricular e desfechos como demonstrado no estudo STICH.

INTRODUÇÃO

Insuficiência cardíaca (IC) é um grande problema de saúde pública, afetando milhões de pessoas em todo o mundo, e representa a via final comum de doenças que acometem o coração. Sua incidência e prevalência aumentam de forma progressiva, especialmente com o advento de novas terapêuticas para o tratamento de doença arterial coronariana (DAC). Esse aumento de sobrevida após o infarto agudo do miocárdico, bem como a prevenção de morte súbita (medicações e cardiodesfibrilador implantável) são alguns dos principais motivos para o aumento dos pacientes susceptíveis a desenvolver IC. Apesar dos recentes avanços no manejo da IC, essa condição é ainda associada a elevadas morbidade e mortalidade, bem como altas taxas de hospitalização.

O seu adequado manejo inclui, além dos tratamentos farmacológico e não farmacológico, a investigação etiológica. Nesta última, é fundamental analisar fatores de risco para o desenvolvimento de IC, como diabetes, hipertensão arterial, obesidade e insuficiência renal crônica.

Neste capítulo, focaremos na abordagem da doença coronariana associada à IC.

Prevalência da doença coronariana na IC

A DAC é a principal causa de IC ao redor do mundo. Não somente pelos casos de pacientes que sofreram infarto agudo do miocárdio, mas também há significativa contribuição na disfunção ventricular esquerda, com remodelamento cardíaco e ativação neuro-hormonal.

Dados de pacientes incluídos em 26 ensaios clínicos randomizados, com cerca de 43 mil pacientes, demonstram a prevalência de 62% de DAC como a causa da IC. É importante ressaltar que pode haver uma grande variação regional e de acordo com a raça, sendo que em caucasianos a DAC pode ser responsável por até 73% dos casos de IC, enquanto nos afrodescendentes, apenas 36%.

Prognóstico

Muitos estudos correlacionam a presença de DAC na IC com pior prognóstico. A doença aterosclerótica pode contribuir para morte nesses pacientes com IC por diversos mecanismos, como morte súbita, piora da disfunção ventricular, infarto, acidente vascular cerebral e insuficiência renal. O prognóstico tem relação direta com a extensão e a gravidade da DAC, independentemente da função ventricular esquerda (tanto na IC com fração de ejeção reduzida quanto na IC com fração de ejeção preservada).

Abordagem diagnóstica da DAC na IC

A DAC é um agente etiológico muito prevalente e sua presença deve ser sempre investigada não somente por esse fator, mas também pela melhora prognóstica com o tratamento medicamentoso e intervencionista. É possível que o paciente apresente piora progressiva da IC após um infarto agudo extenso, mas há também possibilidade de outros territórios coronarianos contribuírem para isquemia miocárdica e piora da evolução da IC.

Nesse sentido, com esse conhecimento de que isquemia miocárdica representa uma causa tratável de disfunção ventricular (sistólica e diastólica) e detém um valor prognóstico, as diretrizes recomendam avaliação invasiva ou não invasiva para todos os casos de IC recém-diagnosticados. A Tabela 1 apresenta as recomendações de investigação de doença coronariana em pacientes com IC. Observe que as alternativas de exames diagnósticos invasivos e não invasivos são possíveis, com preferência para a cinecoronariografia em pacientes com angina e IC.

TABELA 1 Recomendações da Diretriz Brasileira de Insuficiência Cardíaca para investigação de doença arterial coronariana em pacientes com insuficiência cardíaca

Recomendações	Classe	Nível de evidência
Avaliação por imagem não invasiva em pacientes com ICFEr com alto risco para DAC, a fim de confirmar e quantificar o grau de acometimento isquêmico miocárdico	I	B
Cinecoronariografia em pacientes com IC e sintomas de angina de peito ou equivalente anginoso	I	C
Cinecoronariografia em pacientes com IC, sem sintomas sugestivos de DAC, mas com exames de imagem não invasivos sugestivos de DAC/isquemia miocárdica	I	C
Cinecoronariografia em pacientes com IC FEVE ≤ 35%, sem angina, porém de alto risco para DAC	IIA	C

DAC: doença arterial coronariana; FEVE: fração de ejeção do ventrículo esquerdo; IC: insuficiência cardíaca.

Tratamento da DAC na IC

Os pacientes portadores de IC com fração de ejeção reduzida devem receber o tratamento farmacológico otimizado conforme as recomendações mais recentes. Em pacientes com sintomas e/ou disfunção ventricular, apesar do tratamento clínico, é recomendado o tratamento de revascularização, seja cirúrgico ou percutâneo.

É importante ressaltar que o estudo ISCHEMIA, que descreveu ausência de benefício de revascularização precoce no cenário da doença coronariana, não foi idealizado para analisar a população com função ventricular reduzida. A Tabela 2 contém as recomendações da diretriz brasileira de IC para o tratamento da DAC no contexto da IC.

TABELA 2 Recomendações para o tratamento da doença arterial coronariana na insuficiência cardíaca

Recomendações	Classe	Nível de evidência
Revascularização miocárdica percutânea ou cirúrgica nos pacientes com IC e FEVE ≤ 35%, quadro de angina de peito limitante (classe III a IV) ou lesão de tronco de coronária esquerda (> 50%), com anatomia coronariana favorável para o procedimento escolhido	I	B
Revascularização miocárdica cirúrgica se critérios de elegibilidade do estudo STICH (IC, FEVE ≤ 35%, sem angina limitante ou lesão de tronco de coronária esquerda, mas com lesões passíveis de revascularização cirúrgica)	I	B
Revascularização miocárdica percutânea ou cirúrgica em pacientes com IC e FEVE ≤ 35%, sem angina de peito, mas com anatomia coronariana favorável para o procedimento escolhido e isquemia/reversibilidade documentada em exames não invasivos	IIA	C

DAC: doença arterial coronariana; FEVE: fração de ejeção do ventrículo esquerdo; IC: insuficiência cardíaca.

Um dos motivos para a investigação da DAC e buscar tratamento de revascularização além do farmacológico consiste na possibilidade de melhora da contratilidade miocárdica após a abordagem do miocárdio hibernante. Miocárdio hibernante deve ser suspeitado em pacientes com IC e DAC, dado seu caráter de resposta ao tratamento. Pode ser avaliado por meio de técnicas de imagem, como a cintilografia e a ressonância cardíaca, mesmo em disfunção ventricular crônica (é possível a existência de áreas viáveis apesar de disfuncionantes). A Figura 1 ilustra o possível impacto da revascularização de áreas cronicamente hipoperfundidas e consequente melhora da função ventricular.

Além disso, em pacientes com DAC grave e IC com fração de ejeção reduzida, o estudo STICH (*Surgical Treatment for Ischemic Heart Failure*) avaliou a revascularização miocárdica cirúrgica adicionalmente ao tratamento farmacológico otimizado em pacientes com fração de ejeção inferior a 35%. Os resultados iniciais do estudo demonstraram que os pacientes submetidos à cirurgia de revascularização apresentaram menor incidência do desfecho primário do estudo,

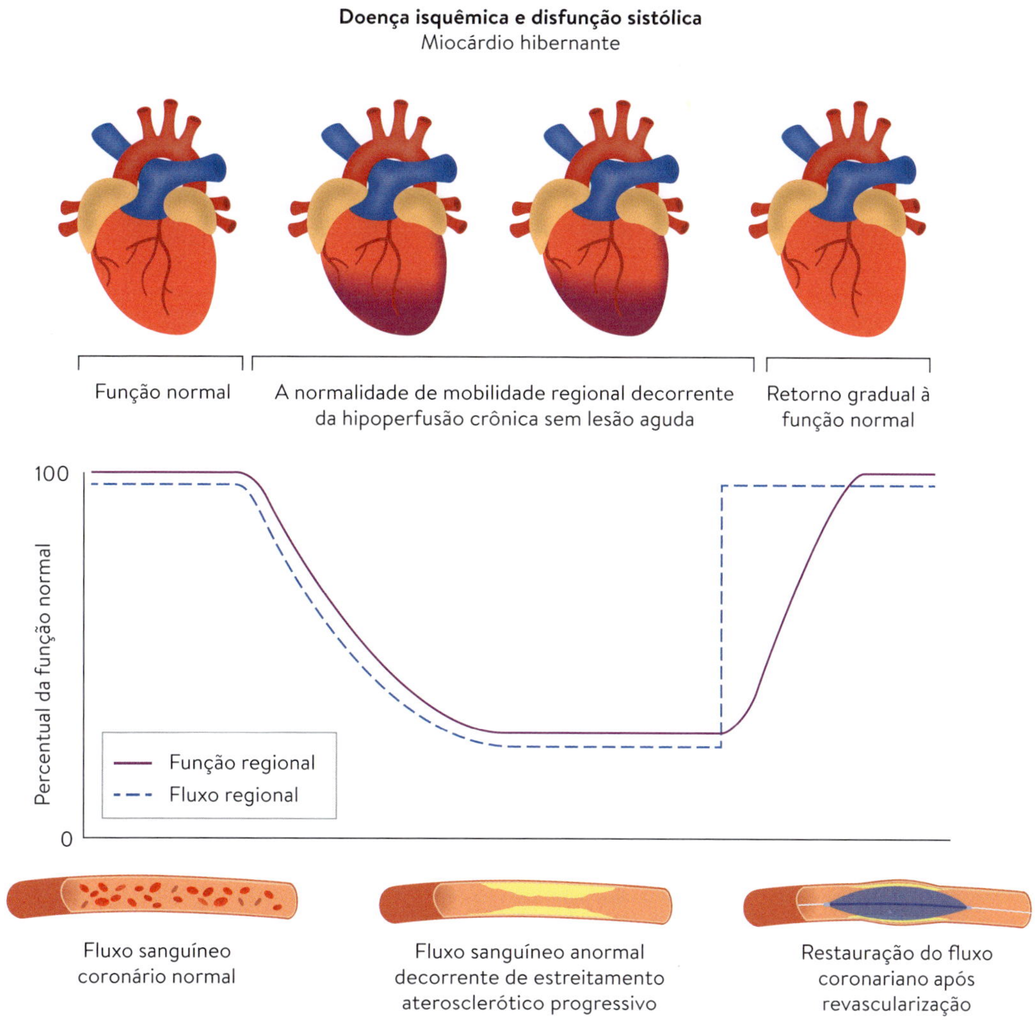

FIGURA 1 Na presença de doença arterial coronariana significativa, a hipoperfusão consequente do território miocárdico pode causar disfunção ventricular. Com a revascularização, há melhora da contratilidade.
Fonte: adaptada de Udelson et al., 2007.

que era hospitalização cardiovascular e morte cardiovascular, sem redução de morte por todas as causas. Após 10 anos de acompanhamento, os resultados do estudo foram ainda mais robustos: redução de 28% na mortalidade por todas as causas ou hospitalização cardiovascular, consolidando o benefício do tratamento de revascularização cirúrgica nesses pacientes com IC e disfunção ventricular grave.

Por fim, há também uma forte associação de DAC com IC com fração de ejeção preservada. Esses pacientes são geralmente mais idosos, com mais fatores de risco para DAC e tendem a sofrer mais mortes por causas não relacionadas à IC, como a DAC, por exemplo. Apesar de nenhum estudo clínico ter conseguido demonstrar um impacto categórico na evolução desses pacientes, as recomendações mais atuais das diretrizes vigentes incluem diurético para manejo da congestão e tratamento de comorbidades como a isquemia miocárdica, que pode ser um importante fator na piora da função diastólica ou disfunção contrátil segmentar.

LEITURA SUGERIDA

1. al-Mohammad A, Mahy IR, Norton MY, Hillis G, Patel JC, Mikecz P, et al. Prevalence of hibernating myocardium in patients with severely impaired ischaemic left ventricles. Heart. 1998;80(6):559-64.
2. Comitê Coordenador da Diretriz de Insuficiência Cardíaca; Rohde LEP, Montera MW, Bocchi EA, Clausell NO, Albuquerque DC, et al. Diretriz brasileira de insuficiência cardíaca crônica e aguda. Arq Bras Cardiol. 2018;111(3):436-539.

3. Exner DV, Klein GJ, Prystowsky EN. Primary prevention of sudden death with implantable defibrillator therapy in patients with cardiac disease: Can we afford to do it? (Can we afford not to?). Circulation. 2001;104(13):1564-70.
4. Flaherty J, Bonow R, Gheorghiade M. Heart Failure as a consequence of ischemic heart disease. Chapter 18. In: Douglas Mann MF (ed.). Heart failure: a companion to Braunwald's Heart disease 3rd ed. Philadelphia: Saunders; 2015.
5. Follath F, Cleland JG, Klein W, Murphy R. Etiology and response to drug treatment in heart failure. J Am Coll Cardiol. 1998;32(5):1167-72.
6. Gheorghiade M, Sopko G, De Luca L, Velazquez EJ, Parker JD, Binkley PF, et al. Navigating the crossroads of coronary artery disease and heart failure. Circulation. 2006;114(11):1202-13.
7. Heusch G, Libby P, Gersh B, Yellon D, Böhm M, Lopaschuk G, et al. Cardiovascular remodelling in coronary artery disease and heart failure. Lancet. 2014;383(9932):1933-43.
8. Jessup M, Marwick TH, Ponikowski P, Voors AA, Yancy CW. 2016 ESC and ACC/AHA/HFSA heart failure guideline update: what is new and why is it important? Nat Rev Cardiol. 2016;13(10):623-8.
9. Lala A, Desai AS. The role of coronary artery disease in heart failure. Heart Fail Clin. 2014;10(2):353-65.
10. Marcondes-Braga FG, Moura LAZ, Issa VS, Vieira JL, Rohde LE, Simões MV, et al. Emerging topics update of the brazilian heart failure guideline. Arq Bras Cardiol. 2021;116(6):1174-212.
11. Maron DJ, Hochman JS, Reynolds HR, Bangalore S, O'Brien SM, Boden WE, et al. Initial invasive or conservative strategy for stable coronary disease. N Engl J Med. 2020;382(15):1395-407.
12. Pagliaro BR, Cannata F, Stefanini GG, et al. Myocardial ischemia and coronary disease in heart failure. Heart Fail Rev. 2020;25:53-65.
13. Petrie MC, Jhund PS, She L, Adlbrecht C, Doenst T, Panza JA, et al. Ten-year outcomes after coronary artery bypass grafting according to age in patients with heart failure and left ventricular systolic dysfunction: an analysis of the extended follow-up of the STICH Trial (Surgical Treatment for Ischemic Heart Failure). Circulation. 2016;134(18):1314-24.
14. Rush CJ, Berry C, Oldroyd KG, et al. Prevalence of coronary artery disease and coronary microvascular dysfunction in patients with heart failure with preserved ejection fraction. JAMA Cardiol. 2021;6(10):1130-43.
15. Shah SJ, Gheorghiade M. Heart failure with preserved ejection fraction: treat now by treating comorbidities. JAMA. 2008;300(4):431-3.
16. Udelson J, Dilsikian V, Bonow R. Nucler cardiology (ca. 16). In: Libby P, Bonow RO, Mann DL, Zipes DP (eds.). Braunwald's heart disease: a textbook of cardiovascular medicine. Philadelphia: Saunders; 2007. p.368.
17. Velazquez EJ, Lee KL, Deja MA, Jain A, Sopko G, Marchenko A, et al. Coronary-artery bypass surgery in patients with left ventricular dysfunction. N Engl J Med. 2011;364(17):1607-16.

7

Hipertensão e insuficiência cardíaca

Hueverson Junqueira Neves
Wallace André Pedro da Silva

DESTAQUES

- Impacto socioeconômico da hipertensão e suas consequências na humanidade.
- Atualização dos mecanismos fisiopatológicos que levam a hipertensão gerar diversas formas de apresentações anatômicas e clínicas da insuficiência cardíaca.
- Análise da participação da hipertensão em cenários complicadores da insuficiência cardíaca (insuficiência cardíaca com fração de ejeção preservada, insuficiência cardíaca com fração de ejeção reduzida, isquemia do miocárdio, fibrilação atrial, morte súbita).
- Desafio do tratamento e recentes abordagens farmacológicas no controle da insuficiência cardíaca de etiologia hipertensiva.

INTRODUÇÃO

A hipertensão é o principal fator de risco para várias doenças cardiovasculares, incluindo acidente vascular cerebral, doença arterial coronariana, fibrilação atrial e doença vascular periférica. Mais de 1 bilhão de pessoas em todo o mundo padecem desse mal, sendo o fator de risco mais prevalente para o desenvolvimento de insuficiência cardíaca. Essa condição é responsável por uma em nove mortes anuais nos Estados Unidos, com um custo anual em saúde de aproximadamente $ 30,7 bilhões. No estudo de Framingham, 91% dos pacientes com insuficiência cardíaca nova tinham hipertensão subjacente. A presença de hipertensão arterial sistêmica (HAS) também foi observada em até 70% dos pacientes no estudo PARADIGM-HF. A hipertensão está associada à insuficiência cardíaca (IC) e, como consequência, a maioria dos portadores de IC tem histórico de hipertensão. A ausência de hipertensão na meia-idade está associada a menores riscos de IC ao longo da vida. O termo "doença cardíaca hipertensiva" abrange um espectro que varia de remodelação estrutural clinicamente silenciosa, como hipertrofia ventricular esquerda (HVE), para o desenvolvimento de sintomas clínicos e insuficiência cardíaca.

HIPERTROFIA VENTRICULAR ESQUERDA

Epidemiologia

A HVE é um mecanismo compensatório que visa uma adaptação às maiores demandas de trabalho do VE, incluindo a sobrecarga de pressão. No *Dallas Heart Study*, que incluiu hipertensos e normotensos com idades entre 30 e 67 anos, a prevalência geral de HVE por ressonância magnética cardíaca foi de 9,4%, sendo maior em participantes com PA sistólica elevada. As estimativas da prevalência de HVE entre hipertensos variam entre os estudos, dependendo da modalidade de teste usada (p. ex., eletrocardiografia [ECG] *vs.* ecocardiografia *vs.* ressonância magnética cardíaca), dos critérios diagnósticos para HVE, assim como da demografia, comorbidades e perfis da população estudada. Vários fatores de risco para HVE já foram estudados. A doença renal crônica (DRC) está intimamente ligada à HVE, mesmo quando a função renal é apenas levemente anormal. Marcadores inflamatórios, como a proteína C reativa de alta sensibilidade (hs-CRP) e interleucina 6 (IL-6), são determinantes de HVE na DRC e, portanto, podem sugerir os mecanismos envolvidos. Mais recentemente, a intolerância à glicose em não diabéticos e a apneia do sono foram considerados fatores de risco para

HVE. Esta última está provavelmente relacionada a uma maior prevalência de hipertensão noturna e ativação do nervo simpático nesses indivíduos. Intimamente relacionados à apneia do sono estão o índice de massa corporal e a espessura da dobra cutânea subescapular, que foram associados a uma maior massa do VE na região coronária. No estudo MESA, envolvendo adultos sem doença cardiovascular clínica, a sobrecarga do VE foi associada ao tabagismo atual e diabetes. A combinação de raça negra e DRC está associada a uma prevalência de HVE de 70% nessa população.

Fisiopatologia

O remodelamento cardíaco por sobrecarga pressórica predominante consiste em disfunção diastólica e hipertrofia ventricular esquerda (HVE) concêntrica. A resposta cardíaca adaptativa responde à sobrecarga de pressão recrutando elementos contráteis, a fim de manter o estresse da parede sistólica do ventrículo esquerdo (VE) normal. Isto inclui hipertrofia de cardiomiócitos com aumento da espessura relativa da parede (ERP), ou HVE concêntrica. Quando a sobrecarga de pressão permanece sustentada, a disfunção diastólica do VE progride, tendo como via comum a evolução para insuficiência cardíaca com fração de ejeção preservada (ICFEP). A disfunção diastólica do VE, o aumento do átrio esquerdo e arritmias atriais são evidências precoces de doença cardíaca hipertensiva. A disfunção diastólica do VE e a ICFEP são as complicações cardíacas mais comuns da HAS sustentada. O estágio final da doença cardíaca hipertensiva resulta na sobrecarga de pressão e volume, consistindo em cardiomiopatia dilatada com disfunção diastólica e fração de ejeção reduzida (ICFER). O desenvolvimento de eventos isquêmicos como resultado da hipertensão é um estágio intermediário comum, mas não obrigatório da doença, que pode acelerar a progressão da doença cardíaca hipertensiva. Aumentos importantes da pressão arterial podem se correlacionar diretamente com maiores riscos de desenvolvimento de insuficiência cardíaca.

A correlação entre a medição da PA no consultório/clínica e a massa do VE não é perfeita. Existem várias explicações para esse achado:

- A PA em consultório não é um substituto confiável para a carga hemodinâmica. A PA ambulatorial de 24 horas se correlaciona muito melhor.
- Nem o monitoramento ambulatorial da PA em consultório nem em 24 horas fornecem informações sobre a carga hemodinâmica ao longo da vida sobre o início e a progressão da hipertensão.
- A estimulação neuro-humoral ligada ao desenvolvimento de HVE pode diferir entre os hipertensos.
- Uma propensão genética para HVE pode existir em alguns e estar ausente em outros pacientes hipertensos. Diferenças raciais/étnicas na probabilidade de desenvolver HVE sugerem fortemente (mas não provam) um componente genético e são discutidas separadamente.

A Figura 1 é um diagrama da progressão e complicações cardiovasculares da doença cardíaca hipertensiva.

CLASSIFICAÇÃO E DIAGNÓSTICO DE DOENÇA CARDÍACA HIPERTENSIVA

A doença cardíaca hipertensiva é classificada usando uma combinação de critérios estruturais e funcionais. Não discutiremos, neste capítulo, a hipertrofia fisiológica das mulheres grávidas ou dos atletas, assim como as cardiomiopatias hipertróficas genéticas ou adquiridas, como na amiloidose ou doença de Fabry.

Apresentações clínicas e classes funcionais

A progressão da hipertensão para a insuficiência cardíaca é complexa e multifacetada. O aparecimento de insuficiência cardíaca sintomática e as hospitalizações em sua decorrência são indicadores de desfechos desfavoráveis e de elevação nas taxas de mortalidade.

Os quatro graus de doença cardíaca hipertensiva descritos por Messerli são: (1) disfunção diastólica isolada, (2) disfunção diastólica com HVE, (3) ICFEP e (4) ICFER (Figura 2).

- Classe I: Disfunção diastólica subclínica sem HVE: relaxamento anormal do VE ao Eco. Comum acima de 65 anos.
- Classe II: Se divide em duas.
  - IIA: HVE com função diastólica normal ou levemente anormal (classe funcional I da NYHA).
  - IIB: HVE com disfunção diastólica (classe funcional II da NYHA ou superior).
- Classe III: HVE + ICFEP + sinais e sintomas de descompensação (dispneia, edema pulmonar).
- Classe IV: ICFER.

Classificação anatômica da hipertrofia ventricular esquerda

A classificação anatômica proposta por Ganau é baseada em medidas ecocardiográficas da geometria do VE e da massa muscular. Sua geometria é determinada pela RWT calculada como o dobro da largura da parede inferolateral do VE e dividido pelo diâmetro diastólico final interno do VE no final da diástole. RWT $\geq$ 0,44 é diagnóstico de HVE concêntrico, enquanto RWT menor que 0,44 com aumento da massa do VE é indicativo de remodelação excêntrica. Essa categoria pode ser ainda mais diferenciada da hipertrofia fisiológica, que é caracterizada por aumentos leves da massa do VE e uma RWT entre 0,32 e 0,44 (Figura 3). A massa do VE é mais bem calculada de acordo com a regra de Simpson modificada e mais comumente indexada a área de superfície corporal (BSA).

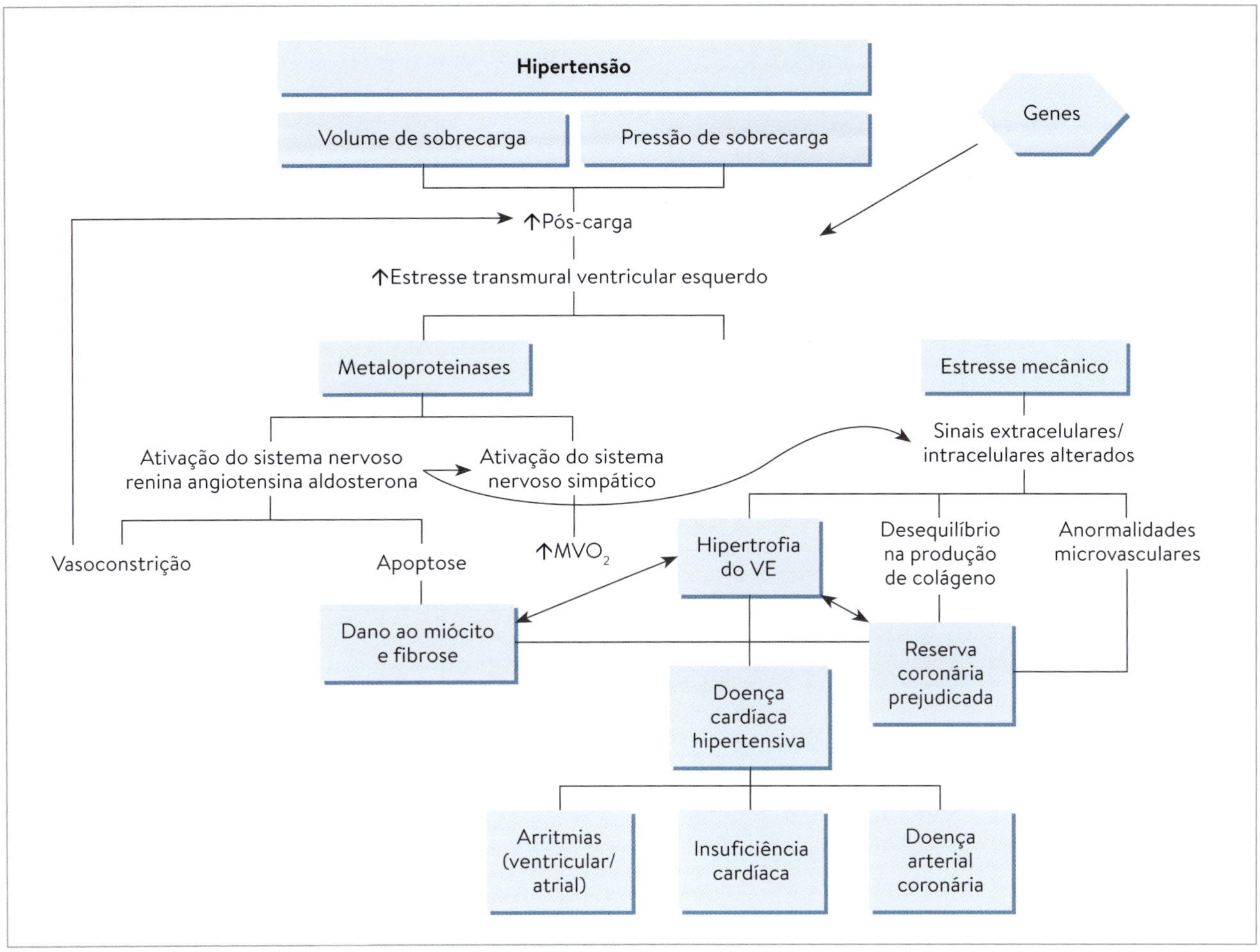

FIGURA 1 Progressão da doença cardio-hipertensiva para suas complicações, como arritmias, insuficiência cardíaca e doença arterial coronariana.

MVO_2: consumo de oxigênio pelo miocárdio.

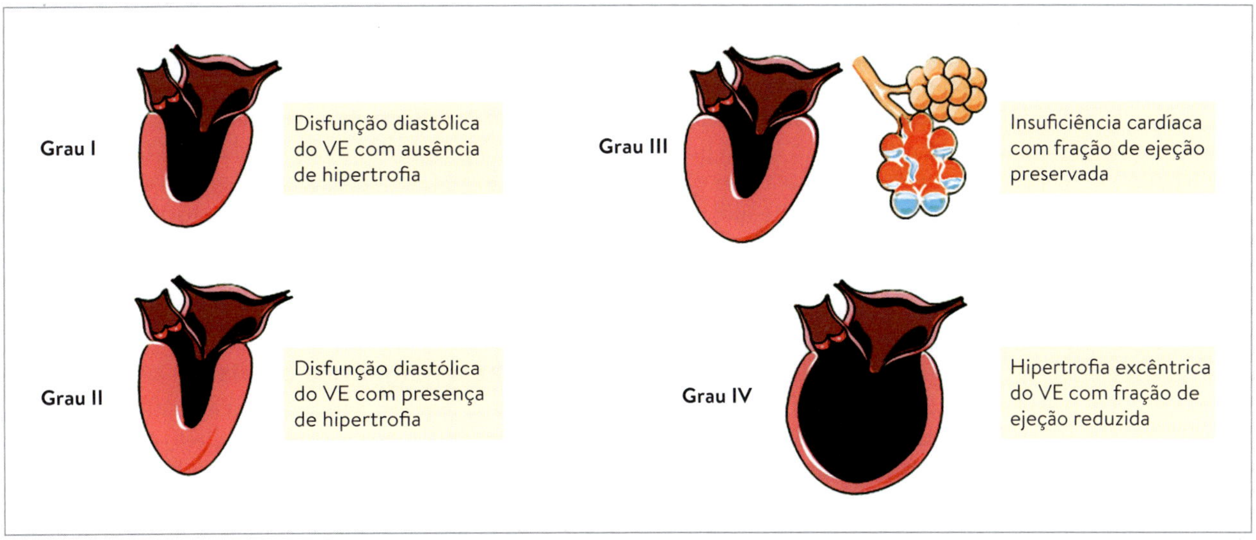

FIGURA 2 Cardiomiopatia hipertensiva e a importância de se identificar suas graduações.

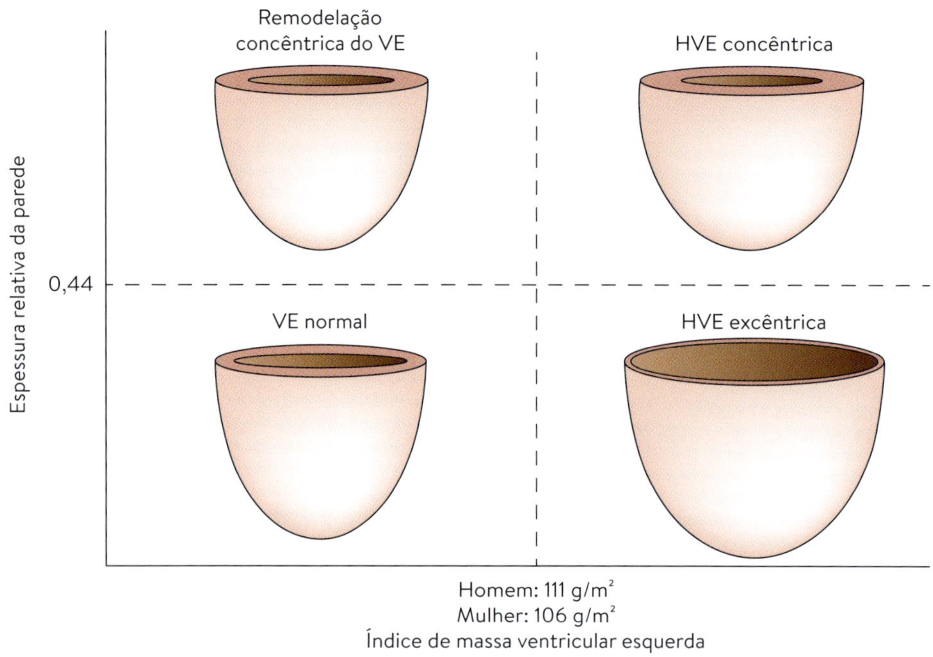

FIGURA 3 As quatro classes anatômicas de massa e geometria do ventrículo esquerdo (VE).

Classe I: VE normal; classe II: remodelação concêntrica do VE sem hipertrofia; classe III: HVE concêntrico; classe IV: hipertrofia ventricular esquerda (HVE) excêntrica.

Critérios de diagnóstico para hipertrofia ventricular esquerda

O aumento da massa miocárdica do VE, além dos pontos de corte definidos, pode ser diagnosticado por ECG, ecodopplercardiografia ou ressonância magnética cardíaca. Embora a ressonância magnética cardíaca seja o método mais preciso para determinar a massa do VE, o preferido é a ecodopplercardiografia, por estar mais disponível do que a ressonância magnética cardíaca, ao mesmo tempo em que fornece maior sensibilidade do que o ECG. O ECG é uma alternativa razoável e econômica especialmente no paciente hipertenso assintomático com baixo índice de suspeita de doença cardíaca hipertensiva, em que a ecodopplercardiografia não é necessariamente indicada.

Eletrocardiograma

Entre os muitos critérios eletrocardiográficos publicados para o diagnóstico de HVE, os critérios de Cornell parecem ser sensíveis e altamente prognósticos para eventos cardiovasculares. A sensibilidade pode ser melhorada usando outros critérios em conjunto (pontuação de Romhilt-Estes, critérios de Perugia). É importante reconhecermos que a sensibilidade e especificidade do ECG para o diagnóstico de HVE dependem da gravidade da HVE nas populações do estudo (Tabela 1).

Ecodopplercardiografia

A ecodopplercardiografia é o método preferido para o diagnóstico de HVE. O uso do índice de massa do VE fornece maior sensibilidade e especificidade para o diagnóstico de HVE do que medições lineares do septo do VE ou da parede posterior. Ressaltamos que a ecodopplercardiografia tridimensional (3D) pode ser tão precisa quanto a RNM cardíaca – o padrão ouro atual para detectar HVE –, mas não é amplamente utilizada na prática clínica (Tabela 2).

Tomografia computadorizada

A tomografia computadorizada (TC) tem excelente resolução espacial e pode avaliar a massa do VE em 3D sem suposições geométricas. No entanto, baixa resolução temporal, radiação associada e valores normais menos bem estabelecidos tornam a TC a modalidade menos utilizada na avaliação de HVE.

Ressonância magnética cardíaca

A ressonância magnética cardíaca permite a estimativa da massa do VE por traçado 3D direto sem quaisquer suposições geométricas. Como resultado, a ressonância magnética demonstrou ser duas vezes mais precisa que a ecodopplercardiografia 2D na determinação da massa do VE, com uma variabilidade entre estudos 93% menor,

TABELA 1 Definições, sensibilidade e especificidade dos critérios eletrocardiográficos para hipertrofia ventricular esquerda

Critérios	Referência	Sensibilidade	Especificidade
R em aVL	≥ 1,1 Mv	11	97
Voltagem Sokolow-Lyon (S V_1 + R V_5 ou V_6)	≥ 3,5 Mv	13	93
Voltagem de Cornell S V_3 + R aVL	>2,8 mV (homens) >2,0 mV (mulheres)	19	97
Escore Romhilt-Estes	Total de ≥ 5 pontos	16	96
1. Qualquer 1 destes: R ou S no plano frontal ≥ 20; S em V_1 ou V_2 ≥ 30; R em V_5 ou V_6 ≥ 30	3 pontos		
2. Vetor ST-T oposto ao QRS com digitálicos	1 ponto		
Vetor ST-T oposto ao QRS sem digitálicos	3 pontos		
3. Aumento do átrio esquerdo V_1	3 pontos		
4. Desvio do eixo esquerdo	2 pontos		
5. Duração QRS ≥ 0,09 s	1 ponto		
6. Deflexão intrinsecoide em V_5 ou V_6 >0,05 s	1 ponto		
Perugia:	≥ 1 dos seguintes critérios	36	90
1. S em V_3 + R em aVL	> 2,4 mV (homens)		
2. *Strain* do VE (ST-T vetor oposto a QRS)	> 2,0 mV (mulheres) presente		
3. Escore Romhilt-Estes	≥ 5 pontos		

sendo considerada o padrão ouro para essa finalidade. No entanto, custo mais alto, menor disponibilidade e menor tolerabilidade continuam a limitar seu amplo uso como teste de rastreamento para HVE em pacientes hipertensos.

COMPLICAÇÕES DA DOENÇA CARDÍACA HIPERTENSA

Insuficiência cardíaca com fração de ejeção preservada (FE ≥ 50%)

A hipertensão é a causa mais prevalente de insuficiência cardíaca. A ICFEP é um grande problema de saúde pública. Cerca de 43% dos pacientes internados por insuficiência cardíaca têm fração de ejeção ventricular esquerda normal (FEVE). A ICFEP está associada à idade avançada, sexo feminino, diabetes, obesidade, DRC, hipertensão e doença arterial coronariana (DAC); assim, com o envelhecimento da população, as internações hospitalares por insuficiência cardíaca, especialmente ICFEP, estão aumentando. Embora o benefício clínico de várias terapias médicas e baseadas em dispositivos tenha sido estabelecido no tratamento da insuficiência cardíaca sistólica, a ICFEP permanece um desafio terapêutico. Quatro grandes estudos de desfecho avaliando os efeitos dos bloqueadores da angiotensina, utilizando a candesartana, a irbesartana e o inibidor da ECA perindopril descobriram que nenhum deles demonstrou redução importante das taxas de mortalidade nos braços de tratamento ativo.

No entanto, a espironolactona demonstrou redução nas hospitalizações por insuficiência cardíaca, especialmente em participantes do estudo na América do Norte.

Insuficiência cardíaca com fração de ejeção reduzida (FE ≤ 40%)

A redução da FEVE é um importante preditor de mortalidade em indivíduos cardiopatas isquêmicos e não isquêmicos, com importantes implicações para o tratamento médico e a prevenção de morte cardíaca súbita. Uma ligação entre a HVE e a função sistólica foi encontrada no Estudo de Saúde Cardiovascular de base populacional. O aumento do índice de massa do ventrículo esquerdo (IMVE) em relação à BSA foi um forte preditor de função do VE deprimida após uma média de 4,9 anos de acompanhamento independentemente da idade, linha de base BP, diabetes, DAC e ondas Q ou fibrilação atrial no ECG basal. Esse achado sugere que a HVE é um predecessor direto ou indireto – via eventos isquêmicos – da deterioração sistólica na doença cardíaca hipertensiva. Em pacientes com HVE, mesmo aumentos mínimos nos peptídeos natriuréticos e na troponina cardíaca podem identificar subgrupos com alto risco de progressão para insuficiência cardíaca sistólica e morte cardiovascular. O tratamento da ICFER – incluindo terapias médicas, terapias baseadas em dispositivos e a prevenção da morte cardíaca súbita – está além do escopo deste capítulo e é descrito em outros capítulos pertinentes deste livro. Deve-se notar aqui, entretanto, que uma redução

TABELA 2

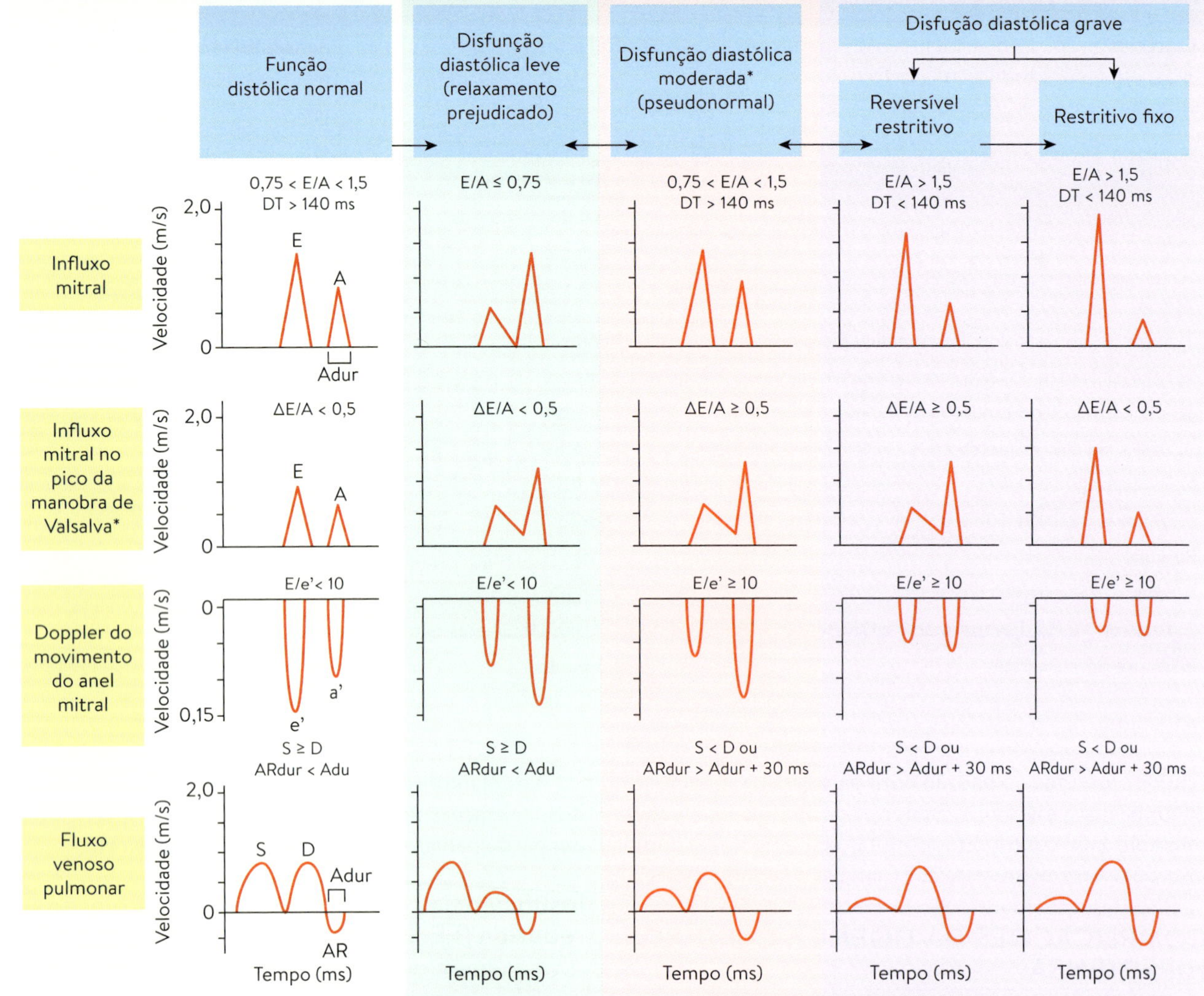

	Função distólica normal	Disfunção diastólica leve	Disfunção diastólica moderada	Reversível restritivo	Restritivo fixo
Relaxamento do VE	Normal	Prejudicado	Prejudicado	Prejudicado	Prejudicado
Complacência do VE	Normal	Normal a ↓	↓↓	↓↓↓	↓↓↓↓
Pressão atrial	Normal	Normal	↑↑	↑↑↑	↑↑↑↑

da HVE com terapia medicamentosa também melhora a função sistólica do VE.

Isquemia do miocárdio

Existem evidências de que tanto a hipertensão quanto a HVE são fatores de risco para doenças coronárias. No *Framingham Heart Study*, a HVE foi um importante determinante de DAC em participantes mais idosos. No estudo CARDIA, a massa do VE por ecocardiografia foi associada independentemente ao cálcio coronariano em adultos jovens. Além da isquemia macrovascular, a isquemia microvascular é uma marca registrada da HVE e pode gerar complicações cardíacas. Como consequência, em corações hipertrofiados que sofrem infarto agudo com elevação de ST, o tamanho do infarto resultante é maior, a FEVE pós-infarto é menor e o risco de morte e insuficiência cardíaca é mais do que duplicado.

Fibrilação atrial

A fibrilação atrial é a arritmia supraventricular mais comum, com prevalência variando de 0,1% em indivíduos com menos de 55 anos a 10% em octogenários. A fibrilação atrial está intimamente ligada à idade avançada, hipertensão, obesidade e diabetes. A hipertensão é o fator de risco modificável mais prevalente para fibrilação atrial em nível populacional. A gravidade da disfunção diastólica, e o grau de aumento do átrio esquerdo se correlacionam com a taxa de fibrilação atrial incidente. PA mais alta foi associada a um risco aumentado de acidente vascular cerebral e tromboembolismo, visto no estudo ARISTOTLE (apixaban para redução do acidente vascular cerebral e outros eventos tromboembólicos na fibrilação atrial). A fibrilação atrial também foi associada a um risco aumentado de mortalidade, independentemente da presença ou ausência de doença cardíaca hipertensiva.

Morte súbita cardíaca

A morte súbita cardíaca, que é mais frequentemente causada por taquiarritmias ventriculares sustentadas, está entre as principais causas de morte em todo o mundo e foi associada à HVE em grandes estudos e registros epidemiológicos. No *Framingham Heart Study*, houve um aumento de 1,45 vez no risco de morte súbita cardíaca para cada aumento de 50 g na massa do VE.

TRATAMENTO

O método mais eficiente de tratamento da insuficiência cardíaca hipertensiva é a prevenção primária antes do início da remodelação patológica. A doença arterial coronariana é altamente prevalente entre pacientes hipertensos, particularmente naqueles com HVE. Portanto, o tratamento desse perfil de pacientes deve ser iniciado, utilizando-se medidas não farmacológicas e farmacológicas, tais como o uso de agentes antiagregantes plaquetários, hipolipemiantes e anti-hipertensivos, assim como o tratamento de diabetes, obesidade, apneia do sono e ingestão de sal reduzida, levando a um menor risco futuro de insuficiência cardíaca. Tratar HAS reduz a HVE e o risco de evolução para insuficiência cardíaca. Vários agentes demonstraram benefícios em grandes estudos randomizados. Diuréticos tiazídicos, inibidores da enzima de conversão da angiotensina (IECA), bloqueadores dos receptores da angiotensina (BRA) e bloqueadores dos canais de cálcio di-hidropiridina (BCC) parecem ser os agentes mais eficazes para esse fim quando comparados com alfa e betabloqueadores. Em uma revisão da Cochrane, os IECA/BRA superaram os BCC em relação aos desfechos de insuficiência cardíaca. As tiazidas, IECA/BRA são provavelmente os agentes ideais para a prevenção da insuficiência cardíaca. Para prevenção primária, as metas de pressão arterial devem estar de acordo com as diretrizes do JNC-9.

O estudo SPRINT demonstrou uma redução dos principais eventos cardíacos adversos com o controle intensivo da pressão arterial (pressão arterial sistólica < 120 mmHg) em pacientes hipertensos com alto risco cardiovascular. Esse benefício foi acompanhado por maiores reduções na HVE e insuficiência cardíaca. Questiona-se se os pacientes hipertensos com HVE também se beneficiariam de um controle mais intensivo da pressão arterial na ausência de outras indicações. Mais estudos são necessários para abordar essa importante questão. Uma vez que a insuficiência cardíaca tenha se desenvolvido, o tratamento deve estar de acordo com as diretrizes de insuficiência cardíaca disponíveis.

Em pacientes com ICFEP, espironolactona, IECA e BRA podem ser considerados para o manejo da hipertensão com base em alguns benefícios sugeridos na redução de hospitalizações por insuficiência cardíaca. Para pacientes em todos os estágios de insuficiência cardíaca sistólica, IECA/BRA e betabloqueadores representam a base de sua terapia anti-hipertensiva. As evidências para IECA/BRA se baseiam nos ensaios SOLVD, CONSENSUS, Val-HEFT e CHARM. Evidências para betabloqueadores surgiram dos ensaios COPERNICUS e MERIT-HF. Como IECA/BRA, esses agentes foram titulados para dosagens máximas toleradas com base nos sintomas e frequência cardíaca. Para aqueles com classe II-IV da NYHA que são titulados ao máximo com os medicamentos mencionados e têm função renal aceitável, o uso de antagonistas da aldosterona é uma indicação de classe I.

A hidralazina e os nitratos de ação prolongada também podem ser considerados em afro-americanos com insuficiência cardíaca NYHA classe III-IV. No ensaio PARADIGM-HF, os inibidores da angiotensina-neprilisina (ARNI) demonstraram reduzir a mortalidade em pacientes com ICFER e sintomas de classe II-III da NYHA. Esses dados foram refletidos nas diretrizes de insuficiência cardíaca atualizadas de 2017 e no Brasil (2019), que atribuíram uma recomendação de classe I para o uso de BRA, IECA ou ARNI nessa população. Dado o sucesso do ARNI na ICFER, em 2019 foi apresentado o ensaio PARAGON-HF, utilizando o ARNI na ICFEP, em substituição ao IECA, porém seu resultado não obteve diferença estatística importante, o que contribuiu para os ARNI não serem recomendação IA para ICFEP. Nas últimas atualizações de 2021 para o tratamento da ICFER, vêm ganhando destaque os inibidores do cotransportador sódio-glicose 2 (SGLT2), sobretudo após as publicações DAPA HF (2019) e EMPEROR (2021). Esse crescente entusiasmo pela inibição do SGLT2 no tratamento da IC volta à tona em 2021, com o ensaio clínico EMPEROR-PRESERVED *Trial*. Nesse estudo, foi avaliada a possível eficácia da empagliflozina em pacientes com ICFEP.

Com relação às metas de pressão arterial, as diretrizes de insuficiência cardíaca ACC/AHA mais recentes defendem o tratamento para atingir uma pressão arterial inferior a 130/80 mmHg.

Recentemente, as sociedades internacionais propuseram o conceito de IC com fração de ejeção levemente reduzida (HFmrEF), em que os pacientes têm fração de ejeção do VE de 41 a 49%. Não está claro se esse grupo é uma população distinta ou se consiste em uma mistura de pacientes com ICFEP. Esse grupo compreende quase um quarto de todos os pacientes com insuficiência cardíaca e sofre morbidade e mortalidade semelhantes aos pacientes com ICFEP e ICFER. Apesar disso, HFmrEF é amplamente sub-representado em grandes ensaios clínicos. Um fator que complica isso é a heterogeneidade do grupo, porque ele parece ser composto por pacientes com função sistólica estável, pacientes com ICFER e FE em recuperação e pacientes com ICFEP em declínio.

Muitos dos dados disponíveis vêm de análises de subgrupos de grandes estudos de insuficiência cardíaca, que incluíram pacientes com ICFmrEF. Mais pesquisas são indicadas para determinar as estratégias de manejo ideais nessa população.

LEITURA SUGERIDA

1. Lazzeroni D, Rimoldi O, Camici PG. From left ventricular hypertrophy to dysfunction and failure. Circ J. 2016;80:555-64.
2. Levy D, Larson MG, Vasan RS, Kannel WB, Ho KK. The progression from hypertension to congestive heart failure. JAMA. 1996;275:1557-62.
3. McMurray JJV, Packer M, Desai AS, et al. Angiotensin-neprilysin inhibition versus enalapril in heart failure. N Engl J Med. 2014;371(11):993-1004.
4. Messerli F, et al The transition from hypertension to heart failure: contemporary update. JACC H. Fail. 2017;5(8):543-51.
5. Oh GC, Cho HJ. Blood pressure and heart failure. Clin Hypertens. 2020;26:1.
6. Pfeffer MA, Claggett B, Assmann SF, et al. Regional variation in patients and outcomes in the Treatment of Preserved Cardiac Function Heart Failure With an Aldosterone Antagonist (TOPCAT) trial. Circulation. 2015;131:34-42.
7. Solomon SD, John MD, McMurray JV, et al. Angiotensin–neprilysin inhibition in heart failure with preserved ejection fraction. Paragon HF. N Engl J Med. 2019;381:1609-20.
8. Struthers AD, MacDonald TM. Review of aldosterone- and angiotensin II-induced target organ damage and prevention. Cardiovasc Res. 2004;61:663-70.
9. Whelton PK, Carey RM, Aronow WS, et al. ACC/AHA/AAPA/ABC/ACPM/AGS/APhA/ASH/ASPC/NMA/PCNA Guideline for the prevention, detection, evaluation, and management of high blood pressure in adults. Hypertension. 2018;71:e13-115.
10. Yusuf S, Pfeffer MA, Swedberg K, et al. Effects of candesartan in patients with chronic heart failure and preserved left-ventricular ejection fraction: the CHARM-Preserved Trial. Lancet. 2003;362:777-81.

NOTA DOS EDITORES

Este capítulo possui bibliografia adicional, recomendada pelos autores, na plataforma digital complementar do livro. Para acesso a esse material, utilize o QR code abaixo, digite a senha: **COMPLEMENTO2022** e faça seu cadastro.

8

Doença valvar e insuficiência cardíaca

Vitor Emer Egypto Rosa
João Ricardo Cordeiro Fernandes
Flávio Tarasoutchi

DESTAQUES

- A disfunção ventricular em pacientes com valvopatia anatomicamente importante é marcador prognóstico e deve ser indicativa de intervenção valvar.
- Na estenose aórtica de baixo-fluxo, baixo-gradiente e fração de ejeção reduzida, a ausência de reserva contrátil no teste com estresse com dobutamina não tem significado prognóstico e não contraindica a intervenção valvar.
- Tratamento medicamentoso deve ser utilizado apenas para minorar os sintomas enquanto o paciente aguarda a intervenção.
- Após a intervenção, podemos utilizar medicações para bloqueio neuro-humoral, porém sem validação por grandes estudos.

As doenças valvares representam até 20% de todos os procedimentos cirúrgicos cardíacos realizados nos Estados Unidos e têm como principais etiologias: a calcífica ou degenerativa, a doença reumática e a valvopatia hereditária ou congênita (p. ex.: valva aórtica bicúspide ou doença mitral mixomatosa). De maneira geral, a história natural das valvopatias inclui um grande período assintomático. Entretanto, quando em estágios mais avançados, frequentemente levam a sintomas de insuficiência cardíaca, momento em que há indicação de intervenção cirúrgica ou transcateter da lesão valvar.

O termo insuficiência cardíaca define uma situação clínica na qual o coração não é capaz de desempenhar de maneira satisfatória sua função de bomba, ficando incapaz de atender às demandas metabólicas do organismo. As valvopatias, de maneira geral, levam a uma sobrecarga mecânica (pressão ou volume) do coração, não necessariamente acompanhada de insuficiência cardíaca. Todavia, a progressão da lesão valvar, em muitos pacientes, culmina com sinais e sintomas de insuficiência cardíaca, consequente a uma disfunção ventricular ("*afterload mismatch*") e, mais raramente, a uma disfunção miocárdica do ventrículo esquerdo (VE), como ocorre com frequência nas doenças miocárdicas.

A estenose da valva aórtica, na sua etiologia degenerativa principal, representa uma alteração inflamatória proliferativa e progressiva da valva, levando a uma calcificação dela, com obstrução da via de saída do VE. Essa obstrução, por sua vez, gera uma elevação na pressão sistólica do VE, além de aumento no tempo de ejeção do VE, aumento na pressão diastólica do VE e redução na pressão aórtica. O aumento da pressão sistólica do VE leva a um crescimento da massa ventricular, podendo culminar em disfunção do VE e levando a um maior consumo de oxigênio. Já o aumento no tempo de ejeção do VE reduz o período diastólico e, consequentemente, o tempo de perfusão e a oferta de oxigênio (O_2) ao miocárdio. Por fim, o aumento na pressão diastólica do VE e a redução na pressão aórtica levam a uma diminuição na pressão de perfusão coronariana, a qual contribui na redução da oferta miocárdica de O_2. Em última instância, o aumento no consumo de O_2 e a redução da sua oferta resultam em isquemia miocárdica, com consequente comprometimento da função do VE.

Na história natural da estenose aórtica, o estágio C2 representa a existência de uma valvopatia anatomicamente importante, em paciente assintomático, com disfunção sistólica do VE. O estágio D, por sua vez, significa presença de sintomas (como dispneia aos esforços) secundários à disfunção sistólica ou diastólica do VE decorrentes da lesão valvar aórtica. O mecanismo da dispneia aos esforços é geralmente a disfunção diastólica do VE, com aumento excessivo na pressão diastólica final, levando à congestão pulmonar. Além disso, há contribuição da capacidade limitada de aumento do débito cardíaco durante esforço físico.

Havendo a presença de sintomas de insuficiência cardíaca secundários a uma valva aórtica estenótica, portanto, é mandatória a indicação de tratamento intervencionista da valvopatia (exceto se contraindicado), tendo o uso de medicações diuréticas apenas efeito paliativo.

Na insuficiência aórtica, há uma sobrecarga de volume ao VE, com consequente aumento da massa ventricular, podendo resultar em disfunção do VE. Além disso, o aumento da pressão sistólica no VE e o prolongamento do tempo de ejeção ventricular, ambos decorrentes de um maior volume ejetado, elevam o consumo miocárdico de O_2 (cuja oferta está reduzida pela diminuição na pressão diastólica da aorta), resultando em isquemia miocárdica e em deterioração adicional da função ventricular esquerda.

De maneira geral, apenas na quarta ou quinta décadas de vida iniciam-se as manifestações clínicas da insuficiência aórtica, geralmente com aparecimento progressivo de dispneia aos esforços, ortopneia e dispneia paroxística noturna. Esses sintomas de insuficiência cardíaca decorrem de um reserva cardíaca comprometida, quando já houve uma considerável cardiomegalia e o estabelecimento de disfunção do VE.

Da mesma maneira que na estenose aórtica, o tratamento clínico – nesse caso com diuréticos e vasodilatadores – apenas alivia os sintomas existentes. O tratamento definitivo demanda a correção da lesão valvar.

Na estenose da valva mitral, cuja etiologia predominante é a febre reumática (> 95% dos casos), os sintomas de insuficiência cardíaca decorrem de elevação da pressão venosa pulmonar, redução da complacência pulmonar e/ou comprometimento do débito cardíaco durante esforço físico. Quando há uma obstrução importante ao esvaziamento do átrio esquerdo, o paciente pode apresentar sintomas de dispneia mesmo em atividades habituais do dia a dia, além de ortopneia. Crises de edema pulmonar decorrem de situações em que há aumento na pré-carga e/ou redução no tempo diastólico, como esforço físico, estresse emocional, febre/infecções, gestação e taquiarritmias.

O conhecimento da fisiopatologia da insuficiência cardíaca na estenose mitral é de suma importância, para que um adequado tratamento seja oferecido. Diferentemente do que ocorre com outras etiologias não valvares de insuficiência cardíaca, o edema pulmonar agudo na estenose mitral demanda não só tratamento com diuréticos como também controle da frequência cardíaca, até mesmo com o emprego de betabloqueadores no contexto da urgência. O tratamento cirúrgico ou percutâneo da estenose mitral, além de propiciar um melhor prognóstico, tem papel fundamental no controle das crises sintomáticas.

A insuficiência mitral, por sua vez, decorre de anormalidade nas cúspides valvares, nas cordas tendíneas, nos músculos papilares, no anel mitral ou mesmo no átrio ou ventrículo esquerdos. Etiologias frequentes incluem prolapso da valva mitral, sequela reumática, endocardite infecciosa, calcificação do anel mitral e cardiomiopatias. A presença e a gravidade dos sintomas dependem de diversos fatores, como gravidade anatômica e velocidade de progressão da insuficiência mitral, pressão atrial esquerda, pressão arterial e venosa pulmonar, ocorrência de taquiarritmias atriais e associação com doença miocárdica, coronária ou outra lesão valvar. Sintomas de insuficiência cardíaca podem acontecer mesmo com uma função ventricular esquerda preservada, assim como nas demais valvopatias.

A insuficiência da valva mitral tem um curso indolente; todavia, a presença de sintomas secundários a um débito cardíaco reduzido ou à congestão pulmonar significa um comprometimento ventricular esquerdo significativo e, algumas vezes, irreversível. O controle dos sintomas é feito pela administração de diuréticos e vasodilatadores, estes últimos objetivando-se a redução da pós-carga. Entretanto, quando há sintomas atribuíveis à insuficiência mitral anatomicamente importante, está indicada intervenção valvar (cirúrgica ou transcateter).

DISFUNÇÃO VENTRICULAR E VALVOPATIAS ANATOMICAMENTE IMPORTANTES PRIMÁRIAS

Com exceção da estenose mitral, todas as valvopatias primárias geram uma sobrecarga de pressão e/ou volume ao ventrículo esquerdo. Dessa maneira, a disfunção ventricular esquerda pode ocorrer na evolução da história natural de tais valvopatias, sendo inclusive um marcador prognóstico indicativo de intervenção valvar. A estenose aórtica inicialmente apresenta-se com hipertrofia ventricular e disfunção diastólica secundárias à hipertrofia e fibrose, em razão da pós-carga excessiva que a obstrução valvar causa ao ventrículo esquerdo. Nessa fase inicial, alguns estudos inclusive sugerem a ocorrência de alterações como redução do *strain longitudinal global*. Um subgrupo desses pacientes apresenta disfunção ventricular (fração de ejeção menor que 50%) quando o mecanismo adaptativo de hipertrofia miocárdica concêntrica chega ao seu limite. Nesse momento, a intervenção cirúrgica ou transcateter está indicada e a função ventricular tem drástica melhora após a correção da obstrução valvar aórtica.

Existe ainda outro conjunto de pacientes com estenose aórtica que compõe uma das entidades mais complexas no contexto das valvopatias: a estenose aórtica de baixo fluxo, baixo gradiente e fração de ejeção reduzida. Tal entidade é definida pela presença de uma área valvar aórtica condizente com estenose aórtica anatomicamente importante ($\leq 1,0\ cm^2$) com gradiente transaórtico médio de estenose aórtica moderada (< 40 mmHg) e fração de ejeção reduzida

(< 50%). Assim, encontramos duas possibilidades: (1) o paciente apresenta estenose aórtica verdadeiramente importante, mas o ventrículo esquerdo não tem força contrátil para gerar um gradiente médio significativo; (2) o paciente apresenta estenose aórtica moderada (pseudoimportante) e disfunção ventricular de etiologia outra (não valvar). Neste último caso, a disfunção é tamanha que o ventrículo esquerdo não tem força contrátil para abrir a válvula. Se fosse administrada alguma medicação que "aumentasse a contratilidade ventricular", veríamos a área valvar aórtica aumentar a valores maiores do que 1,0 cm^2. Nesse sentido, podemos realizar um teste provocativo com dobutamina, ou seja, o ecocardiograma de estresse com baixas doses de dobutamina. Em tal exame, a dose máxima do fármaco é 20 mcg/kg/min e o "aumento de contratilidade ventricular" descrito é a reserva contrátil, definida pelo aumento do volume ejetado ≥ 20% e/ou aumento do gradiente transaórtico médio em 10 mmHg (Figura 1). Aqueles com reserva contrátil e manutenção da área valvar são tidos como portadores de estenose aórtica importante (verdadeiramente importante) e a intervenção valvar está indicada. Aqueles em que há um aumento da área valvar aórtica a valores maiores do que 1,0 cm^2 são descritos como portadores de estenose aórtica moderada (pseudoimportante) e, até o presente momento, não têm benefício prognóstico com a intervenção valvar. Já nos paciente que não têm reserva contrátil, o teste de estresse não é suficiente para definir a gravidade anatômica da valvopatia e o próximo passo é realizar a tomografia com escore de cálcio valvar aórtico.

Pacientes do sexo masculino com escore de cálcio maior que 2.000 UA e mulheres com escore maior do que 1.300 UA apresentam estenose aórtica importante e também têm indicação de intervenção valvar. Por muito tempo, pacientes sem reserva contrátil, pelo fato de não responderem à dobutamina, foram considerados como portadores de disfunção ventricular irreversível e contraindicados à intervenção valvar cirúrgica ou transcateter. Entretanto, estudos recentes demonstraram que pacientes sem reserva contrátil apresentam, na ressonância magnética, a mesma quantidade de fibrose pelo realce tardio e pela fração de volume extracelular (fibrose intersticial) do que aqueles com reserva contrátil, além de apresentarem também melhora semelhante da fração de ejeção após a intervenção. Dito isso, a reserva contrátil no ecocardiograma de estresse com dobutamina não deve ser considerada um fator prognóstico.

A insuficiência mitral e a insuficiência aórtica são valvopatias que, em razão das sobrecargas de volume e pressão causadas pela lesão valvar, apresentam hipertrofia excêntrica, ou seja, os sarcômeros são adicionados em série. Em ambas as valvopatias, a disfunção ventricular também é um marcador prognóstico e o paciente deve ser submetido à intervenção valvar. Entretanto, enquanto na insuficiência aórtica a disfunção ventricular esquerda é definida como a fração de ejeção menor que 50%, na insuficiência mitral o valor de referência é 60%, ou seja, o cálculo da função ventricular esquerda é superestimado na regurgitação mitral, pois uma parcela significativa do sangue não é ejetada para a aorta, e sim para o átrio esquerdo.

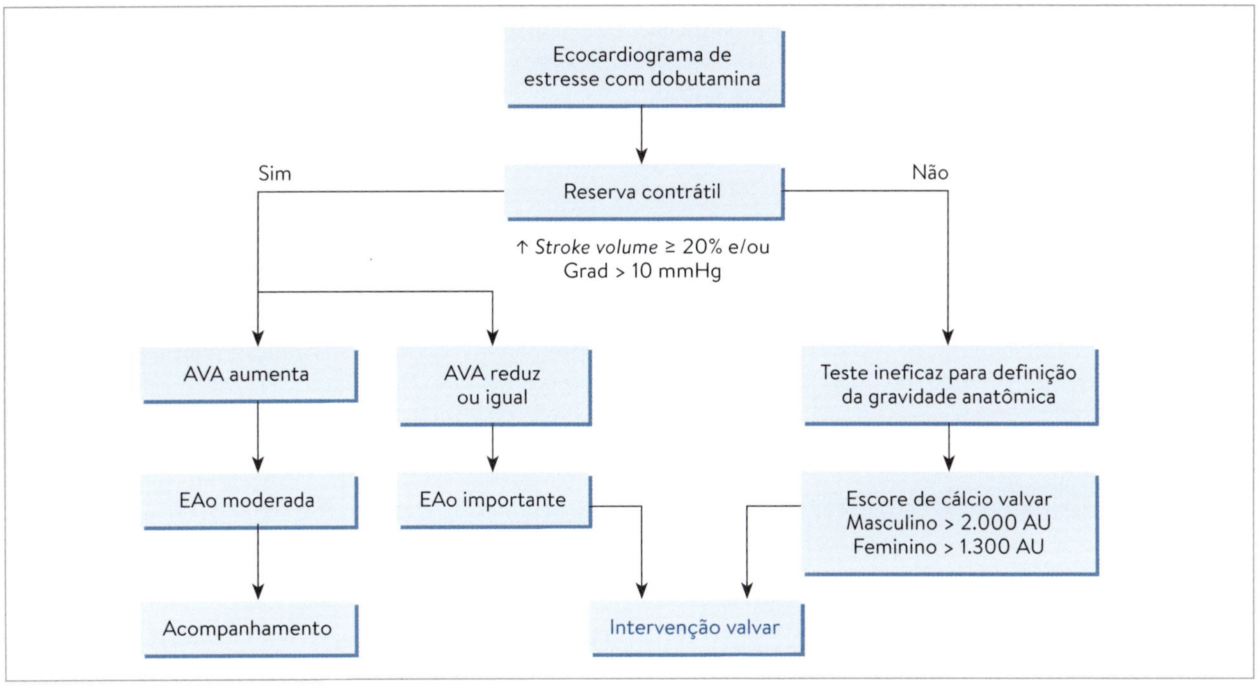

FIGURA 1 Fluxograma explicativo da avaliação do ecocardiograma de estresse com dobutamina em pacientes com estenose aórtica baixo-fluxo, baixo-gradiente e fração de ejeção reduzida.

Grad: gradiente transaórtico médio; AVA: área valvar aórtica.

A estenose mitral é a exceção das valvopatias, por poupar o ventrículo esquerdo. Assim, a disfunção ventricular não é achado comum em tal valvopatia. Entretanto, como a etiologia reumática é a mais frequente nesse cenário, a presença de disfunção ventricular associada à estenose mitral deve sugerir a hipótese diagnóstica de cardite reumática. Apesar de a maioria dos casos de cardite gerar apenas valvulite, estudo recente demonstrou uma série de casos de pacientes adultos com recidiva de febre reumática e disfunção ventricular, que apresentaram melhora significativa após tratamento com corticoterapia.

TRATAMENTO MEDICAMENTOSO DA DISFUNÇÃO VENTRICULAR SECUNDÁRIA À VALVOPATIA PRIMÁRIA

Conforme descrito, disfunção ventricular secundária à valvopatia primária apresenta melhora significativa após a correção do defeito valvar com intervenção. Além disso, nenhuma medicação (com exceção da profilaxia de febre reumática e da profilaxia de endocardite infecciosa) demonstrou reduzir mortalidade em pacientes valvopatas. Assim, antes da intervenção, a prescrição de medicamentos é utilizada apenas para redução dos sintomas e melhoria da qualidade de vida.

Na estenose aórtica, os diuréticos reduzem a pré-carga, diminuindo a congestão pulmonar. Os vasodilatadores podem reduzir excessivamente a pressão arterial sistêmica e a pressão de perfusão das artérias coronárias, não devendo ser utilizados indiscriminadamente. Já os agentes inotrópicos positivos, como a dobutamina, devem ser usados com cautela, pois a taquicardia pode ocorrer e ser prejudicial nesse contexto.

Já na insuficiência aórtica e na insuficiência mitral, os vasodilatadores têm o benefício teórico de melhorar o débito cardíaco com a redução da pós-carga. Entretanto, essa melhora hemodinâmica pode reduzir os sintomas do paciente e atrasar a intervenção valvar, levando a piores resultados do ponto de vista prognóstico. Dessa forma, os vasodilatadores estão indicados apenas para pacientes aguardando a intervenção cirúrgica. Os diuréticos, pela redução da pré-carga e da congestão pulmonar, também podem ser indicados no mesmo contexto. Já os betabloqueadores não são bem tolerados para ambas as valvopatias. A redução da frequência cardíaca leva a aumento do tempo de sístole e diástole, aumentando a regurgitação mitral e a aórtica, respectivamente. Devemos ressaltar que tais medicações não estão contraindicadas para tratamento de outras condições associadas, como, por exemplo, em pacientes com insuficiência mitral e fibrilação atrial de alta resposta ventricular, os betabloqueadores podem ser utilizados com cautela para redução da frequência cardíaca.

Já nos pacientes que mantêm disfunção ventricular, após a intervenção para a correção do defeito valvar, apesar de não haver validação com trabalhos randomizados, é comum utilizarmos medicações para bloqueio neuro-humoral, assim como em outras cardiomiopatias. Dessa forma, extrapolamos as evidências da literatura e fazemos uso de inibidores da enzima de conversão da angiotensina (IECA)/bloqueadores do receptor da angiotensina (BRA), betabloqueadores e espironolactona.

LEITURA SUGERIDA

1. Mann DL, Zipes DP, Libby P, Bonow RO (eds.). Braunwald – Tratado de doenças cardiovasculares, 10.ed. Rio de Janeiro: Elsevier; 2017.
2. Rosa VEE, Lopes MP, Spina GS, Soares Junior J, Salazar D, Romero CE, et al. Rheumatic myocarditis: A poorly recognized etiology of left ventricular dysfunction in valvular heart disease patients. Front Cardiovasc Med. 2021;8:676694.
3. Tarasoutchi F, Montera MW, Ramos AIO, Sampaio RO, Rosa VEE, Accorsi TAD, et al. Atualização das Diretrizes Brasileiras de Valvopatias – 2020. Arq Bras Cardiol. 2020;115(4):720-77.

9

Insuficiência cardíaca em cardiopatia congênita do adulto

Estela Azeka

DESTAQUES

- A ocorrência de cardiopatia congênita em adultos vem aumentando progressivamente e a insuficiência cardíaca congestiva constitui-se em uma das principais apresentações clínicas nessa população.
- Os principais tópicos abordados são: prevalência, fisiopatologia, quadro clínico, diagnóstico e tratamento e as peculiaridades das principais cardiopatias com insuficiência cardíaca.

INTRODUÇÃO

A prevalência da população de adultos com cardiopatia congênita (ACC) vem aumentando progressivamente ao longo dos anos em decorrência dos avanços nos cuidados das crianças que nascem, por serem diagnosticadas e receberem a terapêutica adequada dos defeitos congênitos. A expectativa de sobrevida pode chegar a 88% das crianças que nascem com cardiopatia congênita e que sobrevivem até a idade adulta.

Do ponto de vista epidemiológico, a incidência de cardiopatias congênitas varia entre 6,9 e 9,3 a cada mil nascidos vivos e há predomínio da idade média de 57 anos das ACC, sendo a prevalência de ACC de 4/1.000 adultos. O número de adultos com cardiopatia congênita nos Estados Unidos é estimado em 1,4 milhão, sendo que 300 mil deles apresentam cardiopatia congênita complexa. A prevalência da IC é maior em pacientes com cardiopatia complexa, incluindo o ventrículo único. Os Quadros 1 e 2 mostram as cardiopatias mais prevalentes e os fatores de risco, respectivamente.

A insuficiência cardíaca é frequente nessa população e está associada com aumento da morbidade e da mortalidade, constituindo-se na principal causa de mortalidade em ACC (20%).

FISIOPATOLOGIA

A fisiopatologia das cardiopatias congênitas é heterogênea em decorrência de grande número de anomalias. A complexidade do defeito congênito, as opções dos procedimentos de correção definitiva ou paliativos cirúrgicos irão determinar a morbidade e mortalidade desses pacientes. A IC pode ocorrer por disfunção ventricular, lesões residuais ou por aquisição de novas lesões. Stout et al., na Diretriz de manuseio de ACC da American Heart Association 2018, desenvolveram a classificação das cardiopatias congênitas do adulto dos pontos de vista anatômico e funcional. A classificação engloba variáveis fisiológicas como aortopatia, arritmias, doença valvar associada, insuficiência de órgão terminal, capacidade ao exercício, hipoxemia/hipóxia e cianose, classe funcional da New York Heart Association

QUADRO 1 Causas frequentes de insuficiência cardíaca em cardiopatia congênita do adulto
Cardiopatias:
Ventrículo único
Transposição dos grandes vasos
Tetralogia de Fallot
Hipertensão pulmonar

QUADRO 2 Potenciais fatores de risco de insuficiência cardíaca
Complexidade
Idoso
Reoperações
Disfunção ventricular direita

(NYHA), hipertensão pulmonar, desvio do sangue intracavitário e estenose venosa e arterial.

Foram também classificadas dos pontos de vista anatômico e fisiológico em:

- Anatômico: I. simples, II. moderada complexidade, III. alta complexidade.
- Fisiológico com especificação em cada classe na classificação da NYHA (A, B, C, D) em relação aos sintomas, quadro hemodinâmico, arritmia, capacidade ao exercício, função renal, hepática e pulmonar, doença valvar, hipóxia, hipertensão pulmonar, estenose arterial e venosa.

As cardiopatias congênitas mais prevalentes ao nascimento são estenose aórtica, comunicação interatrial, coarctação da aorta, persistência do canal arterial, estenose pulmonar, transposição dos grandes vasos, tetralogia de Fallot e comunicação interventricular conforme revisão sistemática e metanálise.

A fisiopatologia da insuficiência cardíaca (IC) na ACC inclui sobrecarga de pressão, volume, preservação miocárdica nos procedimentos cirúrgicos, fibrose miocárdica, lesões isquêmicas nos procedimentos cirúrgicos, hipertensão pulmonar e ativação neuro-hormonal. A IC pode levar a comorbidades como alterações metabólicas, aumento do ácido úrico, hematológicas em pacientes cianóticos pelo aumento de hematócrito e insuficiência renal crônica. A IC pode ser por disfunção ventricular sistólica e função ventricular normal, e ser influenciada por fatores genéticos e pela própria ativação neuro-hormonal. Em determinadas situações, o ventrículo direito pode atuar como ventrículo único e evoluir com disfunção desse ventrículo sistêmico, bem como o desvio de sangue por lesões residuais pode levar ao aumento de fluxo de sangue da esquerda para a direita, hipertensão pulmonar e consequente disfunção ventricular por sobrecarga de pressão.

A prevalência de IC em ACC é comum em pacientes portadores de cardiopatia complexa, fisiologia univentricular, transposição das grandes artérias, tetralogia de Fallot e hipertensão pulmonar. As ACC podem apresentar IC quando ainda jovens associada às taquiarritmias. Em relação à IC com disfunção diastólica ou com função preservada de ventrículo esquerdo, ainda não há estudos robustos descritos na literatura.

QUADRO CLÍNICO, DIAGNÓSTICO E EXAMES COMPLEMENTARES

História clínica

Pacientes com ACC e IC podem subestimar seus sintomas, uma vez que convivem com a cardiopatia de base cronicamente e, quando reconhecem sintomas de IC, a função ventricular pode estar em grau avançado e irreversível. É importante salientar que o tratamento precoce pode mudar o prognóstico dos pacientes. A IC pode progredir levando a quadros que necessitam de suporte ventilatório e mecânico, de drogas vasoativas. Os sintomas da IC podem manifestar-se em decorrência da disfunção sistólica e/ou diastólica do ventrículo com morfologia direita, esquerda e único. No entanto, há situações com função ventricular normal no adulto portador de Fontan com sinais de disfunção terminal de órgão e doença hepática severa.

Os sintomas mais frequentes são intolerância ao exercício e palpitações. A história clínica detalhada permite análise cronológica dos procedimentos cirúrgicos realizados, estilo de vida e detectar mudança progressiva nas atividades diárias no sentido de obter informações que muitas vezes são difíceis de serem notadas pelo paciente quando os sintomas são relatados de forma subjetiva.

Exame físico

O exame físico é fundamental na detecção de sinais de IC, bem como pressão arterial sistêmica e oximetria de pulso.

Diagnóstico e exames complementares

O diagnóstico da IC na ACC constitui-se em uma combinação de exame clínico, teste de capacidade funcional, exames complementares e biomarcadores (Quadro 3).

QUADRO 3 Métodos diagnósticos de avaliação da insuficiência cardíaca em cardiopatia congênita do adulto
Radiografia de tórax
Eletrocardiograma/holter
Ecocardiograma com Doppler colorido
Ressonância magnética
Angiotomografia
Ergoespirometria
Biomarcadores (NT-proBNP, BNP)
Cateterismo cardíaco

O eletrocardiograma deve ser realizado para avaliação do ritmo cardíaco, presença de sobrecargas, extrassístoles e arritmias. Deve fazer parte da avaliação inicial do paciente quando se realiza o exame clínico. Muitas vezes, faz-se necessário o acompanhamento em conjunto com especialista de arritmia.

A radiografia de tórax pode revelar alteração da silhueta cardíaca, da área cardíaca e da trama vascular pulmonar.

O ecocardiograma com Doppler colorido constitui-se no método não invasivo de primeira linha que irá monitorar a progressão da doença, avaliar a anatomia cardíaca e a função ventricular.

A ressonância magnética possibilita o acesso do fluxo sanguíneo, a insuficiência das valvas, o volume das cavidades cardíacas e a função ventricular. As avaliações funcional e anatômica podem ser realizadas com o teste farmacológico de estresse. Na presença de contraindicação da realização da ressonância cardíaca, a tomografia computadorizada pode ser uma alternativa na avaliação quantitativa dos volumes e da função[1].

A ergoespirometria é um método que pode predizer a morbidade e a mortalidade desses pacientes detectando alterações que irão depender da cardiopatia de base, como diminuição do pico de consumo de oxigênio e da reserva da frequência cardíaca, e aumento da ventilação minuto pelo volume de CO_2 (VE/VCO_2) *slope*. O pico do consumo de oxigênio (VO_2) nas várias formas de cardiopatia congênita é medido como percentagem do valor preditivo para idade. A média do VO_2 pode variar de 12,5 a 36,7 cc/kg/min. Pacientes com VO_2 < 14 cc/kg/min e 50 a 55% do valor predito para a idade são pacientes potenciais candidatos à avaliação para transplante, pois a sobrevida é baixa em um ano. Pacientes ACC podem apresentar limitação ao exercício em razão de causas cardíacas e não cardíacas. Disfunção ventricular e alterações na sincronia eletromecânica são frequentes na ACC, bem como lesões residuais e incompetência cronotrópica secundária a diversos fatores, como procedimento cirúrgico, anomalias de condução e medicação, podendo estar associados ao aumento da mortalidade. Outras causas que podem levar à limitação ao teste são doença pulmonar restritiva por diversas toracotomias anteriores, doença pulmonar obstrutiva, paralisia diafragmática, disfunção do músculo esquelético e alterações hematológicas.

Os biomarcadores mais frequentes alterados em ACC e IC são NT-proBNP, BNP, endotelina-1, norepinefrina, renina e aldosterona, sendo que os níveis dependerão do tipo de cardiopatia congênita.

TRATAMENTO

O tratamento do paciente com ACC e IC deve incluir avaliação de lesões que podem estar desencadeando os sintomas e que necessitam de abordagem por meio de procedimento cirúrgico e/ou percutâneo, conforme mostrado nos Quadros 4 e 5. Na ausência de possibilidade terapêutica cirúrgica de lesões hemodinâmicas avaliadas por método diagnóstico de imagem no paciente com disfunção ventricular, deve-se iniciar a terapia medicamentosa quando for sintomático ou assintomático com níveis elevados de biomarcadores e diminuição significativa do consumo de oxigênio. Há escassez de ensaios clínicos nessa população. A terapêutica medicamentosa dos pacientes ACC com IC advém, de forma geral, das recomendações de IC na população adulta, no entanto o conhecimento fisiopatológico desses pacientes é fundamental para que a terapêutica possa ser realizada de maneira adequada. O arsenal terapêutico engloba diuréticos, inibidores da enzima conversora de angiotensina, betabloqueadores, bloqueadores de receptores da angiotensina e relatos do uso de sacubitril-valsartana.

QUADRO 4 Potenciais lesões anatômicas que podem estar presentes em adultos com cardiopatia congênita com insuficiência cardíaca
Desvio de sangue residual
Disfunção de valvas e conduitos
Presença de vasos colaterais

QUADRO 5 Possibilidades de abordagem de tratamento da insuficiência cardíaca em adultos com cardiopatia congênita
Medicamentoso
Procedimento cirúrgico/percutâneo
Ressincronização e implante de desfibrilador
Ventrículo artificial
Transplante cardíaco
Reabilitação cardíaca e exercício físico

A IC em ACC pode apresentar-se com ventrículo esquerdo sistêmico e disfunção sistólica em decorrência de doença coronariana, por sobrecarga volumétrica por insuficiência aórtica, insuficiência mitral, comunicação interventricular residual ou por sobrecarga pressórica por estenose aórtica e coarctação de aorta. O manuseio clínico é semelhante aos pacientes com IC na ausência de cardiopatia congênita.

A IC pode ser por disfunção sistólica do ventrículo direito, que atua como ventrículo sistêmico, como na transposição corrigida dos grandes vasos da base, transposição dos grandes vasos da base após correção de Mustard ou Senning, em que a correção ocorre em nível atrial. A mortalidade nessa situação pode chegar a 66%. A eficácia terapêutica medicamentosa ainda não está bem esclarecida. O uso de inibidor de enzima conversora de angiotensina parece ter uma tendência à melhora do pico do consumo de oxigênio e diminuir os níveis de biomarcadores. No entanto, não houve melhora significativa na insuficiência tricúspide, no tamanho do ventrículo direito e na função ventricular. Os bloqueadores dos receptores de angiotensina não revelaram benefícios eficazes. A terapêutica com betabloqueadores parece melhorar a qualidade de vida e a classe funcional NYHA. No entanto, tratamento com altas doses de betabloqueadores em pacientes portadores de d-TGA e marca-passo não mostrou melhora do tamanho do ventrículo direito e da função ventricular, embora houvesse melhora da classe funcional.

É comum pacientes com disfunção de VD, principalmente após cirurgia em nível atrial de d-TGA, evoluírem com cardiomiopatia por taquicardia. Estudos mostram que a incidência varia de 22% em 10 anos a 64% dos pacientes em 25 anos após o procedimento.

Pacientes portadores de tetralogia de Fallot podem evoluir com disfunção ventricular direita por sobrecarga volumétrica e/ou pressórica. Já pacientes portadores de obstrução da via de saída ventricular direita podem apresentar maior risco de desenvolvimento de IC por disfunção ventricular direita. A intervenção cirúrgica e/ou percutânea nesses pacientes pode melhorar a função ventricular.

IC EM SITUAÇÕES ESPECÍFICAS

IC em pacientes portadores de Fontan

Pacientes com fisiologia univentricular quando nascem e os que necessitam de níveis aceitáveis de oxigenação são submetidos a procedimento cirúrgico para aumento do fluxo sanguíneo pulmonar. Posteriormente, é realizada a conexão entre as veias cavas superior e inferior com a artéria pulmonar. A circulação de Fontan consiste no fluxo passivo entre gradiente de pressão venosa central e pressão atrial esquerda. Aproximadamente 40% dos pacientes com circulação de Fontan evoluem com IC. Os mecanismos são variáveis, podem ser em decorrência de disfunção ventricular sistólica ou normal. A disfunção diastólica em geral ocorre acompanhada por arritmias e insuficiências valvares. Hebson et al. (2013) relatam que pacientes com falência na circulação de Fontan desenvolvem aumento da pressão venosa central e pressão capilar pulmonar com diminuição da resistência vascular sistêmica e índice cardíaco normal. Na circulação de Fontan, a capacidade de aumento do débito cardíaco é limitada. Do ponto de vista fisiopatológico, ocorre aumento da pressão pós-sinusoidal na veia cava inferior, levando à fibrose hepática e aumento da pressão portal, causando diminuição do fluxo renal por vasoconstrição, retenção de sódio e água, edema e ascite. O tratamento nessa condição visa manter a contratilidade ventricular, o tratamento das arritmias e a melhora entre a pré-carga e pós-carga, mas pode-se eventualmente desfazer o Fontan. O paciente com a circulação de Fontan falida pode apresentar enteropatia perdedora de proteína, bronquite plástica, cirrose hepática, risco de morte súbita e são potenciais candidatos ao transplante cardíaco.

Em relação à terapêutica medicamentosa, diuréticos são indicados em pacientes com retenção de fluidos, edema, ascite e congestão pulmonar. Betabloqueadores têm mostrado diminuição da necessidade de diuréticos quando em uso, no entanto não se observam efeitos na resistência vascular sistêmica. Inibidores da enzima conversora de angiotensina e bloqueadores de receptores da angiotensina revelaram ausência de melhora na capacidade ao exercício, no enchimento diastólico, e aumento do débito cardíaco. O uso de inibidores tipo 5 da fosfodiesterase, bosentan (inibidor de endotelina) e vasodilatadores pulmonares tem sido feito na tentativa de diminuição da resistência vascular pulmonar.

IC em pacientes operados de transposição dos grandes vasos

Pacientes submetidos à cirurgia de Jatene revelam sobrevida em torno de 80% com aproximadamente 40 anos após o procedimento segundo Couperus et al. (2019). A comorbidade mais frequente encontrada foi a taquicardia supraventricular, em mais de 50% dos pacientes, sendo que a IC ocorreu em 20% deles após 30 anos do procedimento. A função do ventrículo direito encontra-se deprimida em 46% dos casos. Bradiarritmias e arritmia ventricular foram observadas no acompanhamento dos pacientes. O tratamento da IC consiste no controle das arritmias e na melhora da função do ventrículo direito.

Para o tratamento da arritmia, amiodarona (classe IC de agente antiarrítmico) é efetiva em mais de 50% dos casos. Cardioversão elétrica com anticoagulação apropriada pode ser utilizada quando necessário. Procedimentos de ablação e cirurgia de MAZE para os pacientes com fibrilação atrial podem ser benéficos, no entanto a experiência é limitada.

O transplante cardíaco é indicado nos pacientes que evoluem com disfunção ventricular e refratária ao tratamento medicamentoso. As principais cardiopatias indicadas encontram-se no Quadro 6. As potenciais complicações do transplante relacionadas à evolução imediata que apresenta maior aumento da mortalidade na ACC encontram-se nos Quadros 7, 8 e 9.

Pacientes portadores de Fontan com doença hepática podem necessitar de transplante duplo cardíaco e hepático, dependendo da presença de cirrose hepática avaliada por métodos de imagem e biópsia.

Os pacientes ACC que necessitam de assistência circulatória mecânica, como ventrículos artificiais, devem ser avaliados em relação a determinados aspectos, mostrados no Quadro 10.

Há poucos trabalhos em relação à reabilitação cardiovascular e exercícios físicos nos pacientes ACC. Exercícios

QUADRO 6 Principais cardiopatias indicadas para o transplante
Ventrículo único
Transposição das grandes artérias
Dupla via de saída de ventrículo direito

QUADRO 7 Potenciais complicações do transplante
Mortalidade imediata:
Hemorragia
Disfunção aguda do enxerto
Tempo de isquemia prolongado
Cirurgias prévias tecnicamente de difícil dissecção
Doador idoso
Receptor idoso
Cirurgia de Fontan prévia
Complexidade da cardiopatia como *situs inversus* com necessidade de redirecionamento dos vasos
Sensibilização (transfusões prévias, cirurgias prévias e gravidez)

QUADRO 8 Fatores a serem considerados na avaliação do paciente com Fontan para transplante
Cirurgias paliativas múltiplas
Anatomia complexa
Vasos colaterais
Disfunção de múltiplos órgãos
Disfunção hepática
Insuficiência renal
Coagulopatia
Caquexia
Anasarca

QUADRO 9 Principais complicações no período perioperatório do transplante no paciente portador de Fontan
Hemorragia
Síndrome hepatorrenal
Infecção

QUADRO 10 Fatores a serem avaliados no candidato a ventrículo artificial em adultos com cardiopatia congênita
Insuficiência cardíaca direita
Doença hipertensão pulmonar
Cirurgias múltiplas prévias
Disfunção de múltiplos órgãos
Coagulopatia
Insuficiência renal

não competitivos podem ser realizados e parecem melhorar a capacidade física, a tolerância ao exercício e a qualidade de vida.

Nos pacientes que chegam no pronto-socorro, o tratamento da IC aguda no ACC: deve se basear na história clínica e exame físico e realizar a hipótese diagnóstica se o paciente se encontra em choque cardiogênico, dispneia, edema e ascite com necessidade de suporte ventilatório e cardiovascular. Nesse momento, deve-se avaliar:

- Pressão arterial sistêmica.
- Eletrocardiograma.
- BNP ou NT-proBNP.
- Exames laboratoriais: PCR, hemograma, glicemia, função renal, enzimas hepáticas, bilirrubinas, coagulograma.
- Ecocardiograma com Doppler.
- Radiografia de tórax.
- Ultrassonografia de tórax para avaliação de derrame pleural, sinais de embolia pulmonar, congestão pulmonar.
- Tomografia de tórax.

O manuseio da IC aguda depende do mecanismo que está levando ao quadro agudo, que inclui cardioversão dependendo da arritmia, diuréticos no caso de edema, vasodilatadores, inotrópicos e, em casos mais avançados, suporte respiratório com ventilação mecânica e suporte de ECMO nos casos críticos de descompensação cardiovascular e choque.

Em resumo, pacientes ACC e IC englobam uma série de cardiopatias congênitas, que podem ser complexas e com história de vários procedimentos cirúrgicos prévios, além da convivência com a cardiopatia desde o nascimento. Esses pacientes apresentam também comorbidades que advêm da própria evolução natural da doença mesmo corrigida, como fibrose miocárdica, arritmias, hipertensão pulmonar e caquexia, e pelas próprias comorbidades frequentes na população adulta de forma geral, como hipertensão arterial sistêmica e diabetes. O tratamento envolve possibilidade de correção de lesões que possam estar levando à progressão da IC, quantificação da disfunção ventricular, correção das comorbidades quando possível, avaliação da arritmia e intervenção terapêutica, avaliação da cianose e da hipertensão pulmonar, se reversível ou não. A terapêutica necessita de equipe multidisciplinar especializada e alinhada para que o paciente possa evoluir com prevenção de potenciais complicações e qualidade de vida.

LEITURA SUGERIDA

1. Azeka E, Jatene MB, Jatene IB, Horewitz ES, Branco KC, Souza Neto JD, et al. I Guidelines of heart failure and heart transplantation in the fetus, in children and adults with congenital cardiopathy, The Brazilian Society of Cardiology. Arq Bras Cardiol. 2014;103(6 Suppl 2):1-126.
2. Baumgartner H, DeBacker J, Babu-Narayan SV, Budts W, Chessa M, Diller GP, et al. 2020 ESC Guidelines for the management of adult congenital heart disease. Eur Heart J. 2020;1-83.
3. Chessa M, Brida M, Gatzoulis MA, Diller GP, Roos-Hesselink JW, Dimopoulos K, et al. Emergency department management of patients with adult congenital heart disease: a consensus paper from the ESC Working Group on Adult Congenital Heart Disease, the European Society for Emergency Medicine (EUSEM), the European Association for Cardio-Thoracic Surgery (EACTS), and the Association for Acute Cardiovascular Care (ACVC). Eur Heart J. 2021;44:2527-35.
4. Couperus LE, Vliegen HW, Zandstra TE, Kies P, Jongbloed MRM, Holman ER, et al. Long-term outcome after atrial correction for transposition of the great arteries. Heart. 2019;105(10):790-6.
5. Dimopoulos K, Giannakoulas G, Gatzoulis MA. Heart failure in adults with congenital heart disease. In: Shaddy RE (ed.). Heart failure in congenital heart disease. 2011;43-59.
6. Dinardi LFL, Devido M, Pereira TV, Romano GL, Zorzanelli L, Thomas AM, et al. Congenital heartdisease in adults: a new profile inspires a new paradigm. J Am Coll Cardiol. 2021;77(18 Suppl1):2760.
7. Grutter G, Trezzi M, Parisi F. Heart transplantation in adult with congenital heart disease. ISHLT Monograph series. In: Kirklin JK (ed.). Pediatric Transplantation. 2019;13:357-71.
8. Hebson CL, McCabe NM, Elder RW, Mahle WT, McConnell M, Kogon BE, et al. Hemodynamic phenotype of the failing Fontan in an adult population. Am J Cardiol. 2013;112(12):1943-7.

9. Krieger EV, Valente AM. Heart failure as consequence of congenital heart disease. In:. Felker GM, Mann DL (eds.). 4.ed. Heart failure: a companion to Braunwald's Heart disease. Philadelphia: Saunders; 2020. p. 363-76.
10. Opina AD, Franklin W. Management of heart failure in adult with congenital heart disease. Prog Cardiovasc Dis. 2018;61:308-13.
11. Smit-Fun VM, Buhre WF. Heart failure in adult with congenital heart disease. Anesthesiology Clin. 2019;37:751-68.
12. Stout KK, Daniels CJ, Aboulhosn JA, Bozkurt B, Broberg CS, Colman JM, et al. 2018 AHA/ACC Guideline for the management of adults with congenital heart disease. Circulation. 2019;139:e698-e800
13. Van der Linde D, Konings EEM, Slager MA, Witsenburg M, Helbing WA, Takkenberg JJM, et al. Birth prevalence of congenital heart disease worldwide. J Am Coll Cardiol. 2011;58(21):2241-7.
14. Verheugt CL, Uiterwaal CSPM, van derVelde ET, Meijboom FJ, Pieper PG, van Dijk APJ, et al. Mortality in adult congenital heart disease. Eur Heart J. 2010;31(10):1220-9.

10

Hospitalização por insuficiência cardíaca: epidemiologia

Carolina Casadei dos Santos

DESTAQUES

- As hospitalizações são frequentes em pacientes com insuficiência cardíaca (IC) descompensada, e estão associadas a pior prognóstico, grande número de intervenções e alto custo.
- Em nosso meio, as principais causas de descompensação da IC são a má adesão medicamentosa (30%), as infecções (23%) e o controle inadequado da ingestão de água e sódio (9%).
- Após a alta, o paciente com IC ainda permanece vulnerável. Estima-se que 50% dos pacientes sejam readmitidos em 90 dias, reiniciando novo ciclo, com mortalidade de até 30% em 1 ano.

EPIDEMIOLOGIA

A despeito de avanços na terapêutica da insuficiência cardíaca (IC), a síndrome mantém-se como patologia grave, afetando, no mundo, mais de 23 milhões de pessoas. A sobrevida após 5 anos de diagnóstico pode ser de apenas 35%, com prevalência que aumenta conforme a faixa etária (aproximadamente 1% em indivíduos com idade entre 55 e 64 anos, chegando a 17,4% naqueles com idade maior ou igual a 85 anos). Dados recentes distinguem a mortalidade tardia (1 ano) entre portadores de IC crônica de acordo com a classificação por fração de ejeção, atingindo maior taxa para portadores da insuficiência cardíaca com fração de ejeção reduzida (ICFEr) (8,8%), seguida da insuficiência cardíaca com fração de ejeção intermediária (ICFEi) (7,6%) e da insuficiência cardíaca com fração de ejeção preservada (ICFEp) (6,3%), como visto na Tabela 1. De acordo com publicações internacionais, o perfil clínico da IC crônica envolve indivíduos idosos portadores de etiologias diversas, sendo a isquêmica a mais prevalente, com alta frequência de comorbidades associadas.

A IC é a principal causa de internação hospitalar, com base em dados disponíveis de cerca de 50% da população sulamericana. O retrato mais abrangente da situação das internações por IC no Brasil pode ser obtido por meio das análises dos registros do DATASUS, com as limitações inerentes de um banco de dados de caráter administrativo. Dados demonstram que apenas no ano de 2012 houve 26.694 óbitos por IC no Brasil. Para o mesmo ano, das 1.137.572 internações por doenças do aparelho circulatório, em torno de 21% foram decorrentes de IC.

TABELA 1 Mortalidade em 1 ano em insuficiência cardíaca crônica, de acordo com a fração de ejeção

Fração de ejeção	Mortalidade (%)
ICFEr	8,8
ICFEi	7,6
ICFEp	6,3

Fonte: Diretriz Brasileira de Insuficiência Cardíaca, 2018.

As hospitalizações são a principal consequência de insuficiência cardíaca descompensada, resultando em pior prognóstico e elevando os custos. O Estudo BREATHE avaliou uma amostra de pacientes admitidos por insuficiência cardíaca descompensada aguda. No total, 1.263 pacientes foram incluídos de 51 centros de diferentes regiões brasileiras em 2011 e 2012. A mortalidade hospitalar foi 12,6% e os indicadores de qualidade assistencial baseados nas recomendações de alta hospitalar foram alcançados em menos de 65% dos pacientes.

Outros estudos anteriores ao BREATHE mostraram taxas de mortalidade hospitalar similares, variando de 9% a 17%.

O ônus se torna ainda mais significativo quando consideramos que quase 50% de todos os pacientes internados com esse diagnóstico são readmitidos dentro de 90 dias após a alta hospitalar e que essa readmissão é um dos principais fatores de risco para morte nessa síndrome. Diversos estudos concentraram-se na identificação de fatores associados com readmissões frequentes. Os habitualmente descritos na literatura internacional são a terapia inadequada, a falta de adesão ao tratamento, o isolamento social, ou a piora da função cardíaca. Entretanto, em aproximadamente 30 a 40% dos casos não é possível identificar o motivo da descompensação clínica.

As principais causas de descompensação da IC foram má adesão medicamentosa (30%), seguida de infecções (23%) e controle inadequado da ingestão de água e sódio (9%), como mostra a Tabela 2.

TABELA 2 Causas de descompensação por insuficiência cardíaca

Causa de descompensação	% (n = 1.250)
Infecção	22,7
Má adesão medicamentosa	29,9
Aumento de ingesta de sódio e água	8,9
Doença valvar aguda	6,6
Arritmia cardíaca	12,5
Embolia pulmonar	0,4
Outros	32,4

Fonte: Albuquerque et al., 2015.

Uma vez que há uma internação por insuficiência cardíaca aguda (ICA), deve-se classificar o paciente em perfil clínico-hemodinâmico. Este foi definido, segundo a classificação de Stevenson, em quatro perfis hemodinâmicos de acordo com os achados do exame físico de congestão pulmonar e perfusão periférica. Os pacientes com IC aguda geralmente estão em um dos seguintes subgrupos: (1) presença de congestão pulmonar sem sinais de hipoperfusão (quente e úmido); (2) presença de congestão pulmonar associada à hipoperfusão (frio e úmido); e (3) hipoperfusão sem congestão pulmonar (frio e seco).

Em relação ao perfil clínico-hemodinâmico à admissão hospitalar, o predomínio foi para o perfil quente-úmido, que totalizou 67,4% dos casos, enquanto os perfis frio-úmido e frio-seco representaram 17,8% e 5,2%, respectivamente, como mostra a Figura 1.

Uma vez que esse paciente interna por ICA, é mandatório que ele tenha em sua prescrição antes da alta, ou até sua primeira consulta pós-alta, os medicamentos que sabidamente mudam a mortalidade na IC; são eles: inibidores da enzima de conversão de angiotensina (IECA), ou bloqueadores do receptor de angiotensina (BRA), ou inibidor da neprilisina associado a BRA, associado a betabloqueador (carvedilol, ou succinato de metoprolol ou bisoprolol), associado e inibidor dos mineralocorticoides (no Brasil, até o momento apenas a espironolactona encontra-se disponível) e inibidores do *sodium-glucose co-transporter* (ISGT2).

Para o tratamento na fase intra-hospitalar da IC aguda, foram utilizados predominante os diuréticos de alça (89,8%), seguidos de betabloqueadores (57,1%). O uso de vasodilatadores endovenosos (6,6%) e inotrópicos (13,6%) representou pequena parcela da terapia dessa população, como mostrado na Figura 2.

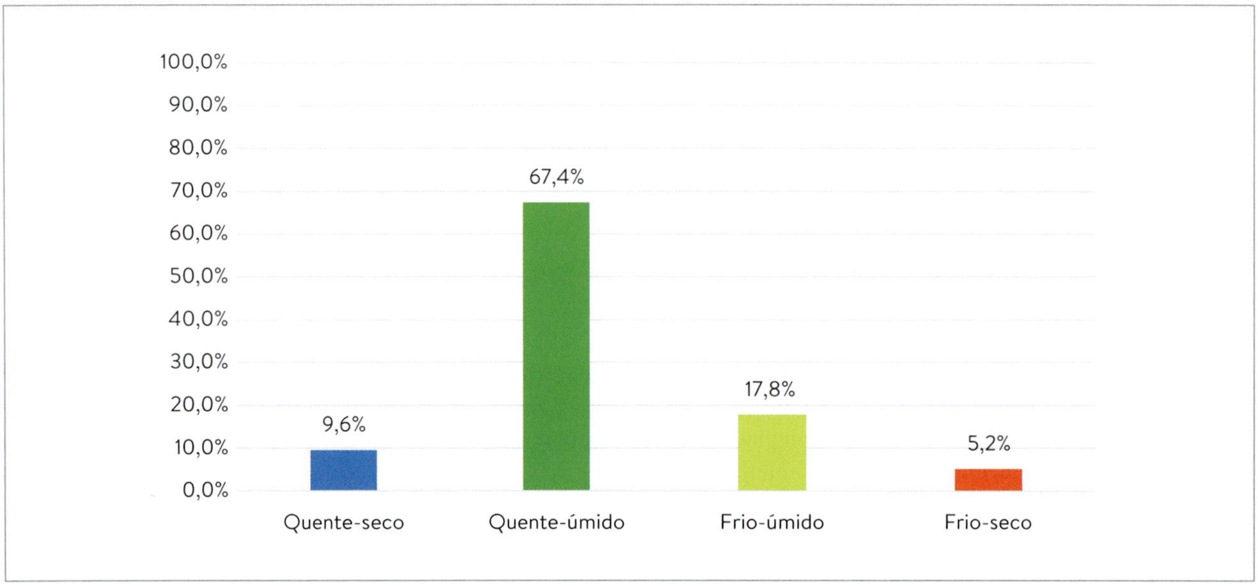

FIGURA 1 Perfis hemodinâmicos na internação.
Fonte: Albuquerque et al., 2015.

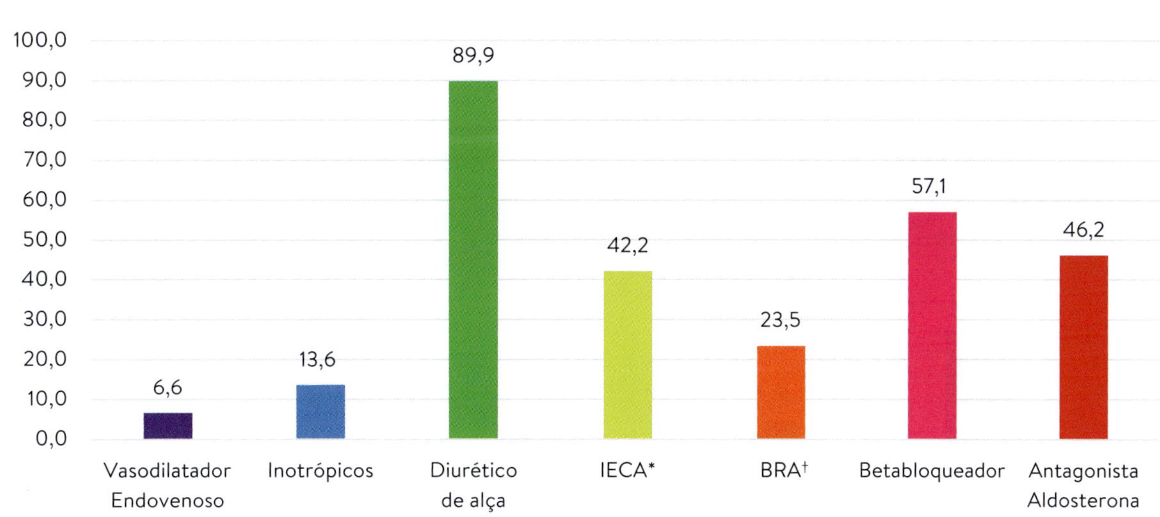

FIGURA 2 Medicações intra-hospitalares.

*IECA: inibidor da enzima de conversão da angiotensina; †BRA: bloqueador do receptor de angiotensina II.

Fonte: Albuquerque et al., 2015.

Após a alta, o paciente com IC ainda permanece vulnerável. Estima-se que 50% são readmitidos em 90 dias, reiniciando novo ciclo, com mortalidade esperada de 30% em 1 ano. A maioria dessas readmissões acontece precocemente, sendo 31,7% em 7 dias e 61% em 15 dias após a alta. Dessa forma, planejar a alta de maneira adequada é parte de uma hospitalização bem-sucedida e fundamental para manter o paciente estável ambulatorialmente. O planejamento de alta e a transição de cuidados devem iniciar muito antes do momento da alta propriamente dito. É importante aproveitar o tempo em que o paciente está internado para que sejam realizadas intervenções clínicas e multidisciplinares, garantindo, além da compensação da doença, a identificação e a correção de fatores de risco para readmissão.

É importante que a primeira consulta pós-alta seja breve, idealmente em 15 dias, e de igual importância são as orientações que são recebidas na alta, para evitar progressão de doença ou re-hospitalização (Tabela 3). A necessidade de adesão aos tratamentos medicamentoso e não medicamentoso, a realização de atividade física e a orientação para cessar tabagismo são medidas importantes de serem realizadas. Segundo os indicadores da Joint Commission on Accreditation of Healthcare Organizations (JCAHO), 63,7% dos pacientes receberam orientações na alta hospitalar sobre a correta tomada da terapia medicamentosa, enquanto apenas 34,9% e 16,2% foram orientados sobre a dieta a ser seguida em domicílio e prescrição de atividade física, respectivamente, conforme observado na Figura 3.

Nos achados na análise do registro BREATHE, a má adesão medicamentosa foi o fator associado como mais frequente causa de descompensação.

TABELA 3 Recomendações pré-alta

Recomendações	Classe	Nível de evidência
Reavaliação clínica preferencialmente em 7 a 14 dias após a alta	I	B
Educação em autocuidados e monitorização de congestão sistêmica	I	B
Programas de acompanhamento frequente, multidisciplinar com associação de estratégias para educação contínua, monitorização de sintomas de congestão e intervenção precoce para prevenção de hospitalizações	I	B

Fonte: Diretriz Brasileira de Insuficiência Cardíaca, 2018.

Entre os pacientes com doenças crônicas, aproximadamente 50% não tomam medicamentos como prescrito. Essa baixa adesão à medicação leva ao aumento da morbidade, da mortalidade e dos custos. Soma-se a isto o fato de que a idade avançada é um fator de risco para a má adesão, que aumenta ainda mais com a polifarmácia, elevando a probabilidade de eventos adversos.

Os pacientes apresentaram alta taxa de mortalidade intra-hospitalar (13%) e baixa taxa de prescrição de medicamentos baseados em evidências. Essa taxa de mortalidade foi maior do que a de 4% reportada nos registros internacionais de IC aguda. Nesses registros, a mortalidade em 1 ano de pacientes com IC aguda foi de 11% a 17%, e a necessidade de reinternação ocorreu em 44% a 66% dos casos.

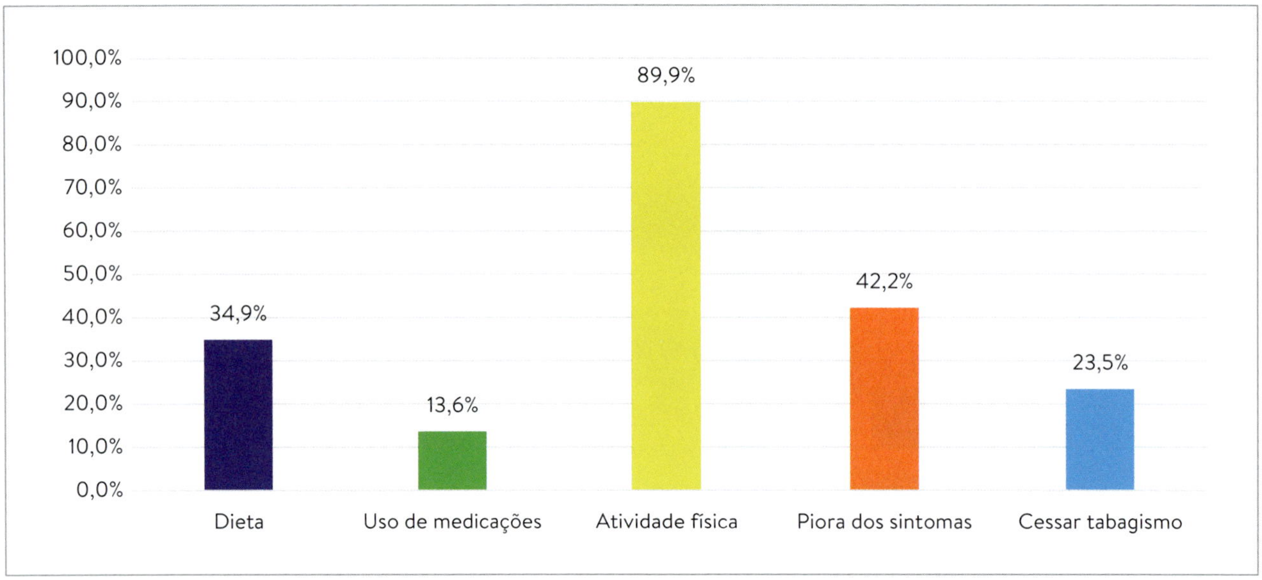

FIGURA 3 Orientações na alta hospitalar conforme os indicadores de qualidade nos cuidados durante a hospitalização por insuficiência cardíaca de acordo com a Joint Commission on Accreditation of Healthcare Organization (JCAHO).
Fonte: Albuquerque et al., 2015.

Quando um paciente é internado por IC, é importante analisar o risco admissional dele. A estimativa do risco admissional de mortalidade intra-hospitalar deve ser estabelecida por meio do perfil de risco clínico, que avalia a apresentação clínica da IC aguda (Quadro 1) e de escores de risco. Dentre eles, o mais validado é a escala de risco do registro ADHERE (Tabela 4). De acordo com o perfil de risco admissional, os pacientes são alocados nos protocolos terapêuticos e na unidade de internação mais adequada. Aproximadamente 77% dos pacientes têm apresentação de baixo risco ou intermediário baixo, com ausência de comorbidades cardiovasculares descompensadas. Esses pacientes podem ser tratados em unidade observacional de insuficiência cardíaca, com possibilidade de 50% de alta após atendimento sem necessidade de admissão, e até 80% de alta hospitalar em até 72 horas. A unidade observacional pode ser uma estrutura física na sala de emergência ou protocolo que pode ser instituído em qualquer unidade hospitalar. Os benefícios clínicos apresentados envolvem redução do tempo de internação hospitalar com segurança clínica, demonstrado pelo baixo índice de complicações intra-hospitalar, e redução de reinternação em 30 dias. O protocolo tem quatro etapas principais, que necessitam ser cumpridas para o alcance dos benefícios clínicos: (1) diagnóstico precoce e tratamento intenso e precoce para descongestão da IC aguda; (2) monitorização clínica e laboratorial frequente para detectar e corrigir precocemente o desenvolvimento de para-efeitos; (3) orientação terapêutica e de hábitos de vida pré-alta hospitalar; (4) reavaliação clínica e laboratorial em até 7 dias pós-alta hospitalar. O perfil de risco desses pacientes deve ser reavaliado frequentemente, pois eles podem evoluir para uma condição de risco mais elevada, indicando a necessidade de revisão da estratégia terapêutica.

Diversas revisões sistemáticas examinaram o efeito da educação de pacientes e cuidadores sobre hospitalização, readmissão, qualidade de vida e custo-efetividade. Programas multidisciplinares de manejo integrado e clínicas de IC apresentam benefício mesmo em indivíduos idosos e com múltiplas comorbidades. Parcerias com equipes de atenção primária estão associadas a menores taxas de readmissão por IC em 30 dias, enquanto intervenções direcionadas exclusivamente aos cuidadores e familiares parecem aumentar esse risco. Intervenções baseadas em fatores humanos, que possam influenciar no gerenciamento de cuidados, como princípios de escolha, descanso, ambiente, atividade, confiança, relações interpessoais, perspectivas e nutrição, podem reduzir essas readmissões em 50%.

Programas assistenciais que contam com enfermeiro coordenador demonstraram maior adesão a intervenções baseadas em evidências e menores taxas de readmissão e permanência hospitalar. O paciente deve ser inscrito no programa multidisciplinar, com o primeiro retorno sendo idealmente agendado em até 1 semana após a alta. Os pacientes e seus cuidadores se reúnem semanalmente, durante 4 semanas, com uma equipe especializada em IC. Os cuidados prestados ao longo do programa de transição incluem, além de avaliação médica especializada, orientação farmacêutica, assistência psicológica, monitorização do serviço social e educação nutricional e dietética, como visto na Tabela 5.

QUADRO 1 Indicadores do perfil de risco clínico admissional da insuficiência cardíaca aguda

Baixo risco	Alto risco
Ausência de fatores de risco imediato de morte	Presença de fatores de risco imediato de morte
Ausência de comorbidade descompensada	Presença de comorbidade descompensada
IC aguda nova por crise hipertensiva	IC aguda nova
IC crônica agudizada	Perfil frio-congesto
Perfil quente-congesto	PAS < 90 mmHg
PAS > 110 mmHg	FC > 130 ppm ou < 40 bpm
FC < 130 ppm	FR > 32 irpm com esforço respiratório
FR < 32 irpm	$SatO_2$ < 90% com suporte de oxigênio
$SatO_2$ > 90% sem suporte de oxigênio	$SatO_2$ < 90% com suporte de oxigênio após 90 minutos com VNI
$SatO_2$ > 90% com suporte de oxigênio sem esforço respiratório	Necessidade de suporte inotrópico ou vasodilatador por via endovenosa contínuo
$SatO_2$ > 90% após VNI de até 90 minutos	Disfunção orgânica acometendo ≥ 2 órgãos
Creatinina < 2,0 mg/dL	Troponina I elevada
Ureia < 2,0 mg/dL	Lactato ≥ 2 mmol/dL
Infecção ou inflamação aguda	
Agitação ou alteração do nível de consciência	

FC: frequência cardíaca; FR: frequência respiratória; PAS: pressão arterial sistólica; $SatO_2$: saturação de oxigênio; VNI: ventilação não invasiva.
Fonte: Diretriz Brasileira de Insuficiência Cardíaca, 2018.

TABELA 4 Escala e risco ADHERE de mortalidade intra-hospitalar

Perfil de risco	BUN (mg/dL)	PAS (mmHg)	Mortalidade (%)
Baixo	≤ 43	≥115	2,14
Intermediário baixo	≤ 43	≤ 115	5,49
Intermediário médio	≥ 43	≥ 115	6,4
Intermediário alto	≥ 43 (Cr < 2,7)	≤ 115	12,28
Alto	≥ 43 (Cr ≥ 2,7)	≤ 115	21,9

BUN: *blood urea nitrogen*; PAS: pressão arterial sistólica; Cr: creatinina. Fonte: Diretriz Brasileira de Insuficiência Cardíaca, 2018.

TABELA 5 Acompanhamento multidisciplinar e impacto na readmissão

Recomendações	Classe	Nível de evidência
Pacientes com IC e alto risco de readmissão hospitalar devem ser incluídos em programas de cuidados multidisciplinares para reduzir o risco de hospitalização	I	A
Programas multidisciplinares e clínicas de IC devem dispor de um profissional de enfermagem com experiência em IC	I	B
Retorno ambulatorial precoce e acompanhamento telefônico com o enfermeiro coordenador após a alta hospitalar podem ser indicados para aumentar a adesão terapêutica, e reduzir as taxas de readmissão e permanência hospitalar	IIA	B

Fonte: Diretriz Brasileira de Insuficiência Cardíaca, 2018.

O BREATHE, que foi o primeiro registro brasileiro de IC aguda, mostrou uma alta taxa de mortalidade intra-hospitalar relacionada às baixas taxas de terapia baseadas em evidências prescritas ao longo da internação, assim como baixo percentual de orientações médicas na alta hospitalar de pacientes internados por IC aguda em diferentes regiões do Brasil. Novas estratégias devem ser adotadas a fim de assegurar melhoria na qualidade do atendimento hospitalar dessa doença.

LEITURA SUGERIDA

1. Albuquerque DC, Neto JD, Bacal F, Rohde LE, Bernardez-Pereira S, Berwanger O, et al; Investigadores Estudo BREATHE. I Brazilian Registry of Heart Failure – Clinical Aspects, Care Quality and Hospitalization Outcomes. Arq Bras Cardiol. 2015;104(6):433-42. Erratum in: Arq Bras Cardiol. 2015;105(2):208.
2. Chin MH, Goldman L. Correlates of early hospital readmission or death in patients with congestive heart failure. Am J Cardiol. 1997;79(12):1640-4.

3. Chin MH, Goldman L. Correlates of major complication or death in patients admitted to the hospital with congestive heart failure. Arch Intern Med. 1996;156(16):1814-20.
4. Diretriz brasileira de insuficiência cardíaca crônica e aguda. Arq Bras Cardiol. 2018;111(3):436-539.
5. Mahajan SM, Heidenreich P, Abbott B, Newton A, Ward D. Predictive models for identifying risk of readmission after index hospitalization for heart failure: a systematic review. Eur J Cardiovasc Nurs. 2018;17(8):675-89.
6. Mesquita ET, et al. Understanding hospitalization in patients with heart failure. Int J Cardiovasc Sci. 2017;30(1):81-90.
7. Ministério da Saúde. Datasus: mortalidade – 1996 a 2012, pela CID-10 – Brasil [Internet]. Brasília, 2008. Disponível em: http://tabnet.datasus.gov.br/cgi/deftohtm.exe?sim/cnv/obt10uf.def.
8. Roger VL. Epidemiology of heart failure. Circ Res. 2013;113(6): 646-59.
9. Solomon SD, Dobson J, Pocock S, Skali H, McMurray JJ, Granger CB, et al. Candesartan in heart failure: assessment of reduction in mortality and morbidity (CHARM) investigators. Influence of nonfatal hospitalization for heart failure on subsequent mortality in patients with chronic heart failure. Circulation. 2007;116(113):182-7.
10. Stevenson LW, Perloff JK. The limited reliability of physical signs for estimating hemodynamics in chronic heart failure. JAMA. 1989;261(6):884-8.
11. Tavares LR, Victer H, Linhares JM, de Barros CM, Oliveira MV, Pacheco LC, et al. Epidemiology of decompensated heart failure in the city of Niterói: EPICA – Niterói Project. Arq Bras Cardiol. 2004;82(2):125-8.
12. Ziaeian B, Fonarow GC. The prevention of hospital readmissions in heart failure. Prog Cardiovasc Dis. 2016;58(4):379-85.

SEÇÃO III

DIAGNÓSTICO E PROGNÓSTICO

1

Avaliação clínica

João Manoel Rossi Neto
Carolina Casadei dos Santos
Marco Aurelio Finger

DESTAQUES

- A insuficiência cardíaca é uma síndrome clínica comum caracterizada por dispneia, fadiga e sinais de sobrecarga de volume, que pode incluir edema periférico e estertores pulmonares.
- A avaliação inicial inclui história e exame físico, radiografia de tórax, eletrocardiografia e avaliação laboratorial para identificar as causas ou os fatores precipitantes.
- A insuficiência cardíaca é improvável quando os critérios de Framingham não são atendidos.
- O teste de exercício cardiopulmonar e suas variáveis de trocas gasosas ventilatórias são usados para fins de diagnóstico, estratificação de risco e tratamento da insuficiência cardíaca.

HISTÓRIA CLÍNICA

A insuficiência cardíaca (IC) é uma síndrome complexa, com alteração da função cardíaca, o que resulta em sinais e sintomas de baixo débito cardíaco (DC) e/ou congestão pulmonar ou sistêmica, em repouso ou aos esforços. Devem ser feitos com detalhe a história clínica e o exame físico em todos os pacientes na busca dos principais sinais e sintomas de IC. Os sintomas de IC incluem aqueles devido ao acúmulo excessivo de líquidos (dispneia, ortopneia, edema, dor de congestão hepática e distensão abdominal por ascite) e aqueles devido à redução do DC (fadiga, fraqueza), que é mais pronunciada com esforço físico.

Para avaliação clínica dos pacientes com IC deve-se fazer uma anamnese dirigida, com história e exame físico realizado de maneira primorosa, uma vez que o diagnóstico da IC é eminentemente clínico. Acrescentam-se dados laboratoriais de testes diagnósticos para corroborar o diagnóstico e prognóstico. Para ajudar no diagnóstico vale-se dos critérios de Boston (Tabela 1), em que no máximo 4 pontos são permitidos para cada uma das três categorias; assim, a pontuação total tem um valor máximo de 12 pontos. O diagnóstico de IC nesse sistema é classificado como "definitivo" com uma pontuação entre 8 e 12 pontos; "possível", com uma pontuação entre 5 e 7 pontos; e "improvável" se a pontuação for de 4 ou menos. Já nos critérios de Framingham (Tabela 2), para o diagnóstico são necessários ao menos 1 critério maior e 2 menores.

Tanto a apresentação clínica aguda quanto a subaguda (dias a semanas) são caracterizadas por falta de ar em repouso e/ou com esforço, ortopneia, dispneia paroxística noturna e desconforto no quadrante superior direito devido à congestão hepática aguda (IC direita). Palpitações, com ou sem tontura podem ocorrer se o paciente desenvolver taquiarritmias atriais ou ventriculares. As apresentações crônicas (meses) diferem das anteriores porque a fadiga, a anorexia, a distensão abdominal e o edema periférico podem ser mais pronunciados do que a dispneia. A anorexia é secundária a vários fatores, incluindo má perfusão da circulação esplâncnica, edema intestinal e náusea induzida por congestão hepática.

EXAME FÍSICO

Os sinais mais específicos para IC incluem presença de terceira bulha (B3), pressão venosa jugular elevada, refluxo hepatojugular, *pulsus alternans* (caracterizado por pulsos periféricos fortes e fracos alternados uniformemente) e impulso apical no *ictus cordis* (deslocado lateralmente além da linha hemiclavicular, geralmente indicativo de aumento do ventrículo esquerdo).

TABELA 1 Critérios de Boston para o diagnóstico de insuficiência cardíaca

Critérios de Boston para o diagnóstico de insuficiência cardíaca	Pontos
Categoria I: história	
Dispneia em repouso	4
Ortopneia	4
Dispneia paroxística noturna	3
Dispneia ao caminhar no plano	2
Dispneia ao subir escadas	1
Categoria II: exame físico	
Frequência cardíaca (1 ponto se frequência cardíaca = 91 a 110 bpm; 2 pontos se FC > 110 bpm)	1 a 2
Turgência jugular (2 pontos se > 6 cmH_2O; 3 pontos se > 6 cmH_2O mais hepatomegalia ou edema)	2 a 3
Crepitantes pulmonares (1 ponto se restrito às bases; 2 pontos se mais do que apenas nas bases)	1 a 2
Sibilos	3
Terceira bulha cardíaca	3
Categoria III: radiografia de tórax	
Edema pulmonar alveolar	4
Edema pulmonar intersticial	3
Derrame pleural bilateral	3
Índice cardiotorácico > 0,50	3
Redistribuição de fluxo para lobos superiores	2

Fonte: Felker, 2019.

TABELA 2 Critérios de Framingham para diagnóstico de insuficiência cardíaca

Critérios maiores	Critérios menores
Dispneia paroxística noturna	Edema de membros
Distensão das veias do pescoço	Tosse noturna
Estertores	Dispneia de esforço
Cardiomegalia	Hepatomegalia
Edema pulmonar agudo	Derrame pleural
Galope B3	Capacidade vital reduzida a 1/3 do normal
Pressão venosa aumentada (> 16 cmH_2O)	Taquicardia (> 120 bpm)
Refluxo hepatojugular positivo	

Fonte: Felker, 2019.

Outras situações importantes a serem detectadas na história e exame físico são os fatores precipitantes ou desencadeantes da descompensação cardíaca. A má aderência ao tratamento ainda é a principal causa de descompensação no Brasil. Dados do registro BREATHE mostram que 39% das hospitalizações estão relacionadas à ingesta de água e sal em excesso, ou a má adesão ao tratamento medicamentoso.

ELETROCARDIOGRAMA

O eletrocardiograma (ECG) é um exame de ampla disponibilidade e, portanto, é o teste diagnóstico mais comumente usado e considerado como padrão na avaliação cardiológica inicial na suspeita de IC, com indicação classe I (Tabela 3), podendo ser responsável por produzir algumas informações sobre os pacientes com insuficiência cardíaca com fração de ejeção reduzida (ICFER), a começar por possuir alto valor preditivo negativo (> 90%), ou seja, raramente é normal em indivíduos com IC, porém pode apenas mostrar achados inespecíficos. Alguns parâmetros do ECG têm uma alta sensibilidade ou uma alta especificidade para a função sistólica normal, mas não existem parâmetros com uma alta sensibilidade e uma alta especificidade para diferenciar de forma confiável a diferenciação entre função sistólica normal ou reduzida (Tabela 2). Entretanto, o ECG pode orientar sobre a etiologia de IC: áreas eletricamente inativas sugerem origem isquêmica, e a presença de bloqueio de ramo direito (BRD) associado a bloqueio divisional anterossuperior esquerdo (BDASE) correlacionado à epidemiologia sugere etiologia chagásica. A largura do QRS tem valor prognóstico e indica os pacientes candidatos a terapia de ressincronização. Outra importante utilidade do ECG é na identificação de fatores precipitantes ou causadores de IC, como bradiarritmias e taquiarritmias (principalmente fibrilação e *flutter* atrial).

TABELA 3 Indicação para a utilização do eletrocardiograma no diagnóstico da insuficiência cardíaca

Classe de recomendação	Indicação	Nível de evidência
Classe I	Eletrocardiograma deve ser realizado na avaliação inicial de todos os pacientes com IC	C

Fonte: Diretriz Brasileira de Insuficiência Cardíaca Crônica e Aguda, 2018.

RADIOGRAFIA DE TÓRAX

A radiografia (RX) de tórax permanece como uma ferramenta importante no diagnóstico dos pacientes com IC e faz parte da sua avaliação inicial, com indicação classe 1 (Tabela 5). A cardiomegalia (índice cardiotorácico > 0,5 no adulto, razão entre o diâmetro cardíaco máximo transversal e o diâmetro da caixa torácica em inspiração profunda) é o achado mais frequente; classicamente a imagem de congestão pulmonar é a de opacidade intersticial e alveolar espalhando bilateralmente para a periferia pulmonar.

TABELA 4 Sensibilidade, especificidade e valor preditivo positivo (VPP) e negativo (VPN) de achados do ECG para função sistólica normal (fração de ejeção > 45%)

ECG	Sensibilidade	Especificidade	VPP	VPN
Fibrilação atrial	19%	90%	61%	57%
Onda Q	18%	79%	42%	53%
Sobrecarga ventricular esquerda	22%	58%	31%	47%
Átrio esquerdo anormal	22%	48%	25%	45%

Fonte: Thomas, 2002.

Outros achados importantes que mostram a congestão pulmonar são: inversão da trama pulmonar (cefalização) e, mais proeminentemente, derrame pleural até edema agudo pulmonar. As apresentações radiológicas podem ser discretas com a evidência das linhas B de Kerley, e mesmo nos pacientes com IC avançada (crônicos) os sinais de congestão podem estar ausentes até na presença de pressões de enchimentos elevadas. Além disso, a cardiomegalia pode estar ausente, principalmente nas IC agudas. Portanto, nenhum desses achados pode diferenciar de forma confiável entre pacientes com função sistólica normal e função sistólica diminuída (Tabela 6). Finalmente, é possível identificar se uma doença pulmonar (p. ex., pneumonia) pode ser a causa dos sintomas.

TABELA 5 Indicação para a utilização da radiografia de tórax no diagnóstico da insuficiência cardíaca

Classe de recomendação	Indicação	Nível de evidência
Classe I	Radiografia de tórax PA e perfil devem ser realizados na avaliação inicial de todos os pacientes com IC	C

Fonte: Diretriz Brasileira de Insuficiência Cardíaca Crônica e Aguda, 2018.

TESTE CARDIOPULMONAR NA IC

O teste cardiopulmonar (TCP) de exercício é uma modalidade diagnóstica usada para avaliar a capacidade funcional do paciente. O teste pode fornecer um grande conhecimento sobre os processos da doença cardíaca e pulmonar, ao mesmo tempo em que auxilia no desenvolvimento de programas individualizados de terapia e reabilitação.

Em pacientes com IC, a capacidade da reserva funcional dos mecanismos metabólicos necessários para realizar o exercício está prejudicada em vários níveis. Nos pulmões a captação de oxigênio (O_2) e o aumento necessário na ventilação (VE) estão prejudicados pela mecânica pulmonar e pela capacidade de difusão frequentemente anormais. A necessidade de maior transporte de O_2 para o músculo esquelético está limitada pela anemia prevalente, bem como pelo menor aumento do DC decorrente da incompetência cronotrópica, incapacidade de aumentar a contratilidade ventricular e presença de regurgitação mitral funcional. A difusão e a utilização do O_2 são limitadas pela densidade capilar reduzida, simpatólise prejudicada com efeito vasoconstritor simpático, volume mitocondrial diminuído e perda seletiva de fibras musculares do tipo 1 com propriedades resistentes à fadiga oxidativa. Finalmente, estão presentes na IC respostas ventilatórias exageradas ao exercício sinalizadas por meio de aferentes intramusculares (ou seja, sinalização ergorreflexa).

A análise dos gases expirados pelo TCP mede três variáveis: consumo de O_2 (VO_2), produção de dióxido de carbono (VCO_2) e ventilação (VE), além da frequência cardíaca (FC). A partir dessas variáveis, outras são determinadas, como: razão de trocas gasosas ($RER = VCO_2/VO_2$), que determina metabolicamente se o esforço foi máximo; variáveis prognósticas, como a eficiência ventilatório do CO_2 (VE/VCO_2 *slope*); a eficiência ventilatória do O_2 (OUES); o valor do VO_2 no primeiro limiar lactato (VT); e a presença de ventilação oscilatória (EOV).

O VO_2 é a medida objetiva da capacidade de exercício de um indivíduo e consiste das variáveis apresentadas na Figura 1, lembrando que $DC = FC \times VS$.

A interpretação do TCP na IC deve começar com a avaliação se houve esforço máximo, indicado pelo

TABELA 6 Sensibilidade, especificidade e valor preditivo positivo (VPP) e negativo (VPN) de achados da radiografia de tórax para função sistólica normal (fração de ejeção > 45%)

Radiografia de tórax	Sensibilidade	Especificidade	VPP	VPN
Cardiomegalia	86%	07%	45%	36%
Cefalização fluxo pulmonar	79%	09%	43%	34%
Derrame pleural	26%	81%	55%	56%
Edema de pulmão	14%	85%	45%	53%

Fonte: Thomas, 2002.

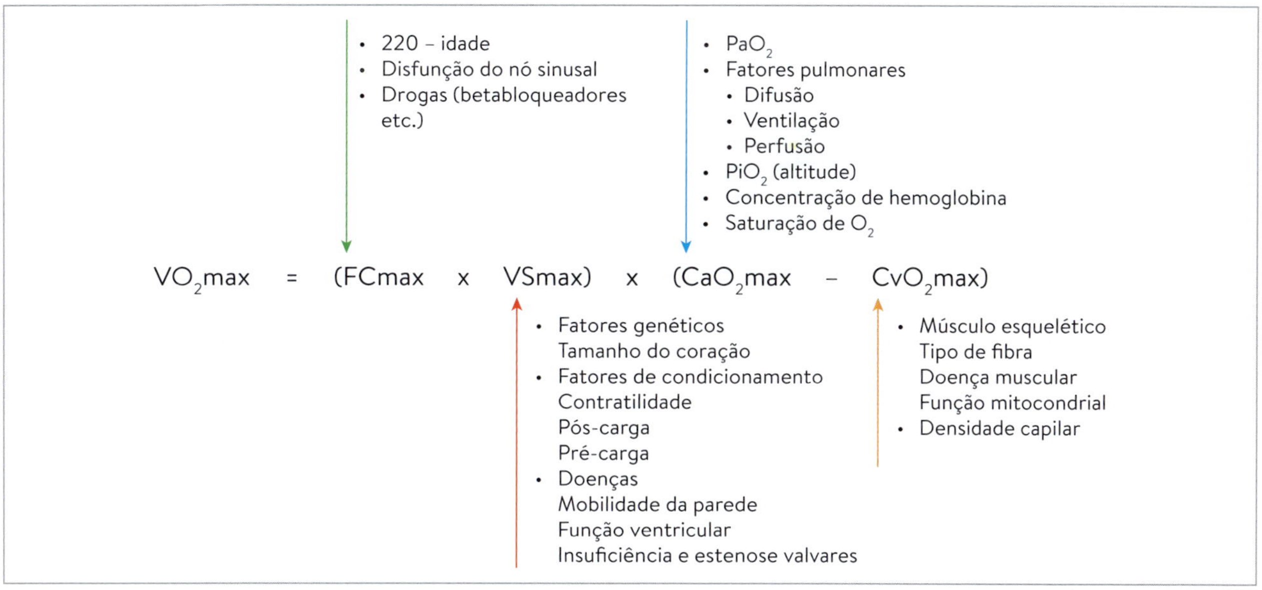

FIGURA 1 Determinantes do consumo de oxigênio máximo (VO_2máx). O VO_2max é diretamente proporcional ao débito cardíaco (DC) vezes a diferença arteriovenosa. O DC é igual a frequência cardíaca (FCmáx) máxima multiplicada pelo volume sistólico máximo (VSmáx). A diferença arteriovenosa é a diferença entre o conteúdo arterial de O_2máx (CaO_2máx) e conteúdo venoso de O_2máx (CvO_2máx).

Fonte: Corrà, 2018.

RER > 1,05 a 1,10. A FC > 85% do previsto também sinaliza esforço máximo, mas muitas vezes não é alcançada na IC pelo uso de medicamentos nodais e/ou com incompetência cronotrópica (p. ex., betabloqueadores).

- Respostas do VO_2: o VO_2 permanece como padrão-ouro do condicionamento físico e deve ser um ponto focal na interpretação do TCP se o esforço máximo for alcançado (VO_2max); quando não se atinge o VO_2 máximo é chamado de VO_2 pico. VO_2 pico < 14 mL/kg/min significa pior prognóstico nos pacientes que não toleram betabloqueador, e < 12 mL/kg/min naqueles que toleram betabloqueador. Para pacientes jovens e aqueles com índice de massa corpórea (IMC) alto ou baixo, o VO_2 pico deve ser interpretado como uma porcentagem do previsto, com valores < 50% indicando um prognóstico ruim. Para pacientes que não atingem o esforço máximo, o foco deve mudar para variáveis de captação de O_2 que são independentes do esforço voluntário (ou seja, OUES < 1,4 e VO_2 no VT < 9 mL/kg/min indicam prognóstico adverso).
- Respostas hemodinâmicas: falha em atingir pressão arterial sistólica (PAS) > 120 mmHg ou manutenção ou queda da PAS no exercício está associada a mau prognóstico, particularmente quando combinada com um VO_2 pico < 14 mL/kg/minuto. Tanto a incompetência cronotrópica quanto a recuperação lenta da FC (< 6 bpm) também apresentam um prognóstico ruim.
- Eficiência e estabilidade ventilatória: classe ventilatória pelo VE/VCO_2 *slope* e EOV estão entre os preditores mais potentes de piores resultados na IC. A presença de EOV está consistentemente associada a uma mortalidade em 1 ano > 20%. A combinação de VE/VCO_2 *slope* elevado e presença de EOV representa uma população de risco particularmente alto, indicando hospitalização e morte elevadas (Figura 2).

Finalmente, os valores de VO_2 pico têm um papel crítico em determinar se um paciente necessita de intervenções avançadas para IC, como transplante cardíaco (Tabela 7) e dispositivo de assistência ventricular (VO_2 pico < 14 mL/kg/min).

TABELA 7 Indicações para transplante de coração – III Diretriz de Transplante de Coração da Sociedade Brasileira de Cardiologia, 2018

CR	Indicação	NE
I	IC avançada e VO_2 pico ≤ 12 mL/kg/min com uso de betabloqueador (BB)	B
	IC avançada e VO_2 pico ≤ 14 mL/kg/min intolerantes a BB	
IIa	IC refratária e VO_2 pico ≤ 50% do previsto < 50 anos e mulheres	B
IIb	IC refratária e VO_2 pico para massa magra ≤ 19 mL/kg/min com IMC > 30	B
	IC refratária e relação VE/VCO_2 > 35 particularmente se VO_2 pico ≤ 14 mL/kg/min e/ou teste cardiopulmonar submáximo (RER < 1,05)	B
III	Prognóstico adverso por escores prognósticos ou VO_2 pico isoladamente	C

CR: classe de recomendação; IC: insuficiência cardíaca; NE: nível de evidência.

Pior prognóstico

Principais variáveis do TCP		
VE/VCO_2 *slope*	**VO_2 pico**	**EOV**
Classe ventilatória I < 30	Classe Weber A > 20 mL/kg/min	Ausente
Classe ventilatória II 30 a 35,9	Classe Weber B 16,0 a 20 mL/kg/min	Ausente
Classe ventilatória III 36,0 a 44,9	Classe Weber C 10,0 a 15,9 mL/kg/min	Presente
Classe ventilatória IV > 45,0	Classe Weber D < 10,0 mL/kg/min	Presente

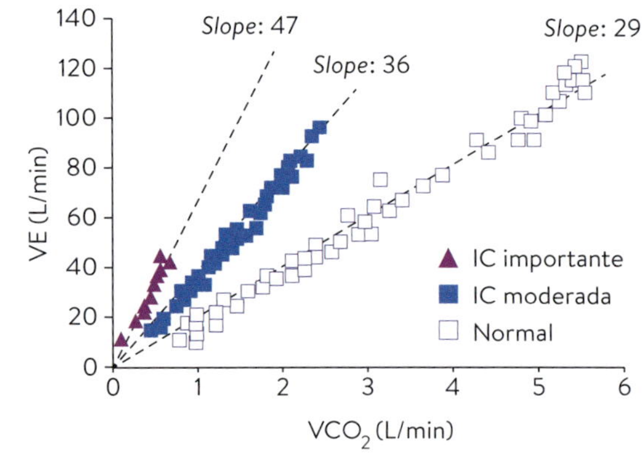

FIGURA 2 Painel A: Estratificação de risco com as variáveis do teste cardiopulmonar (TCP) na insuficiência cardíaca (IC). Painel B: Relação entre ventilação e produção de CO_2 (VE/VCO_2 *slope*).

Fonte: Corrà, 2018.

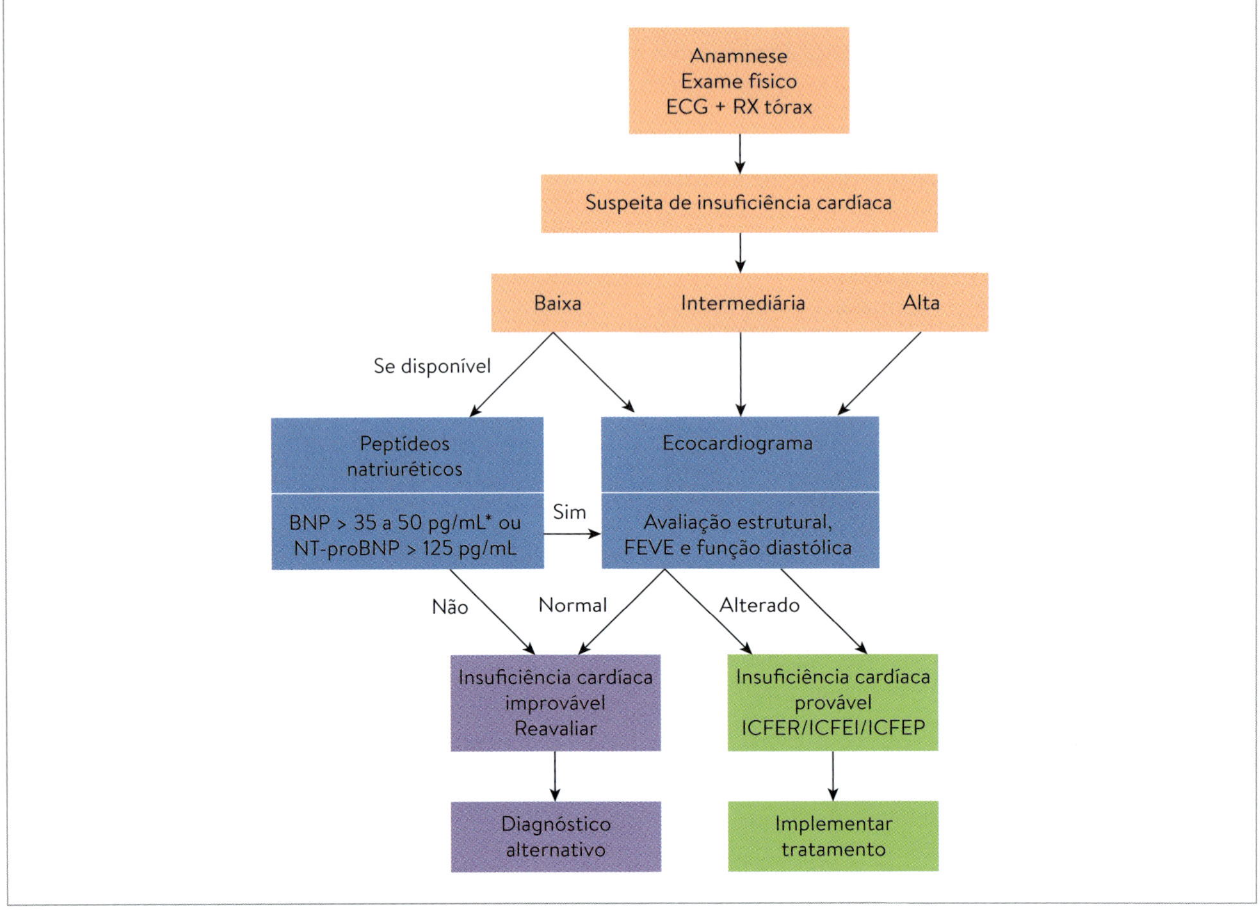

FIGURA 3 Algoritmo diagnóstico na suspeita clínica de insuficiência cardíaca. Insuficiência cardíaca com fração de ejeção reduzida (ICFER) < 40%; insuficiência cardíaca com fração de ejeção intermediária (ICFEI): 40 a 50%; insuficiência cardíaca com fração de ejeção preservada (ICFEP) > 50%. Ver texto para definição de ponto de corte.

ECG: eletrocardiograma; RX: radiografia; BNP: peptídeo natriurético do tipo B; NT-proBNP: fração N-terminal do peptídeo natriurético do tipo B; FEVE: fração de ejeção do ventrículo esquerdo.

Fonte: Diretriz Brasileira de Insuficiência Cardíaca Crônica e Aguda, 2018.

Além do TCP, o teste de caminhada de 6 minutos é uma ferramenta simples para avaliar a capacidade de exercício submáxima que pode ser facilmente administrada na clínica ou no consultório. A distância percorrida em 6 minutos mostrou ser inversamente correlacionada à mortalidade e hospitalizações. A capacidade de caminhar < 300 metros é mais comumente usada como um ponto de corte para indicar o risco de aumento de mortalidade e hospitalizações.

LEITURA SUGERIDA

1. Comitê Coordenador da Diretriz de Insuficiência Cardíaca. Diretriz Brasileira de Insuficiência Cardíaca Crônica e Aguda. Arq Bras Cardiol. 2018;111(3):436-539.
2. Corrà U, Agostoni PG, Anker SD, Coats AJS, Crespo Leiro MG, de Boer RA, et al. Role of cardiopulmonary exercise testing in clinical stratification in heart failure. A position paper from the Committee on Exercise Physiology and Training of the Heart Failure Association of the European Society of Cardiology. Eur J Heart Fail. 2018;20(1):3-15.
3. Felker GM, Mann DL. Heart Failure: A Companion to Braunwald's Heart Disease. Elsevier; 2019.
4. Gustafsson F, Rogers JG. Left ventricular assist device therapy in advanced heart failure: patient selection and outcomes. Eur J Heart Fail. 2017;19(5):595-602.
5. Peterson LR, Schechtman KB, Ewald GA, Geltman EM, de las Fuentes L, Meyer T, et al. Timing of cardiac transplantation in patients with heart failure receiving beta-adrenergic blockers. J Heart Lung Transplant. 2003;22(10):1141-8.
6. Thomas JT, Kelly RF, Thomas SJ, Stamos TD, Albasha K, Parrillo JE, et al. Utility of history, physical examination, electrocardiogram, and chest radiograph for differentiating normal from decreased systolic function in patients with heart failure. Am J Med. 2002;112(6):437-45.
7. Zipes DP, Libby P, Bonow RO, Mann DL, Tomaselli GF, Braunwald E, editores. Braunwald's heart disease: a textbook of cardiovascular medicine. 11. ed. Philadelphia: Elsevier; 2019.

2

Biomarcadores e ecocardiograma na insuficiência cardíaca

Humberto Villacorta Junior
Marcelo Iorio Garcia

DESTAQUES

- Quando há dúvidas diagnósticas, devem-se utilizar os peptídeos natriuréticos (PN) para auxiliar no diagnóstico da insuficiência cardíaca (IC).
- Valores de BNP < 100 pg/mL e de NT-proBNP < 300 pg/mL excluem o diagnóstico de IC. Em pacientes ambulatoriais, esses cortes são, respectivamente, 35 pg/mL e 125 pg/mL.
- Os PN apresentam valor prognóstico. Quanto mais altos os valores, pior a evolução. Queda dos PN após um procedimento ou medicamento indicam boa evolução.
- Elevações de troponina sem evidência de isquemia miocárdica são chamadas de injúria miocárdica e não indicam infarto do miocárdio. No entanto, têm valor prognóstico.
- O ecocardiograma é a ferramenta diagnóstica mais utilizada na avaliação inicial dos pacientes com suspeita de IC.
- A congestão e a hipervolemia são os principais determinantes para a presença de sinais e sintomas. É a estimativa das pressões intracavitárias obtidas pelo ecocardiograma bidimensional (ECO2D) que torna esse método tão valioso nesse contexto clínico.
- A análise detalhada da função diastólica é o parâmetro primordial para uma adequada avaliação hemodinâmica.

BIOMARCADORES NA INSUFICIÊNCIA CARDÍACA

Em 1964, Eugene Braunwald descobriu que o coração secretava catecolaminas e escreveu um editorial com o título "O coração é um órgão endócrino". Nesse editorial, estimulava os cientistas a pesquisarem outras substâncias que pudessem ser secretadas pelo coração. De fato, em 1982 e 1988, foram descobertos, respectivamente, o peptídeo natriurético atrial (ANP) e o peptídeo natriurético do tipo B (BNP).

Para uso na prática clínica, dispõe-se de *kits* de BNP e NT-proBNP (Figura 1). Ambos têm o mesmo desempenho em relação ao diagnóstico e prognóstico na insuficiência cardíaca (IC). No entanto, há diferenças entre os dois: a) a molécula de NT-proBNP tem maior meia-vida e valores mais estáveis (podem ser dosados em sangue total em até 48 h, enquanto o BNP precisa ser dosado em até 6 h); b) os valores de NT-proBNP são mais elevados que os de BNP, com cortes diferentes (Figuras 2 e 3); c) o NT-proBNP sofre mais influência da função renal; e d) o BNP pode se elevar com o uso de sacubitril/valsartana, sendo o NT-proBNP indicado em pacientes em uso desse medicamento.

Esses biomarcadores são úteis no diagnóstico e no prognóstico da IC. O diagnóstico da IC é feito com base nos sintomas e sinais. No entanto, quando há dúvida no diagnóstico – principalmente na IC com fração de ejeção preservada, idosos, IC esquerda com poucos sinais de congestão sistêmica –, devem-se utilizar esses biomarcadores para diminuir erros diagnósticos. Os cortes para esse fim diferem de acordo com o cenário (Figuras 2 e 3). Na sala de emergência, os valores são mais elevados, pois há grande congestão. Nos pacientes ambulatoriais, os cortes são mais baixos, pois o grau de congestão é menor. Devido à maior influência da função renal sobre o NT-proBNP, os cortes são ajustados de acordo com a faixa etária (Figura 2).

Em qualquer cenário e qualquer fase das cardiopatias, maiores valores de peptídeos natriuréticos (PN) estão

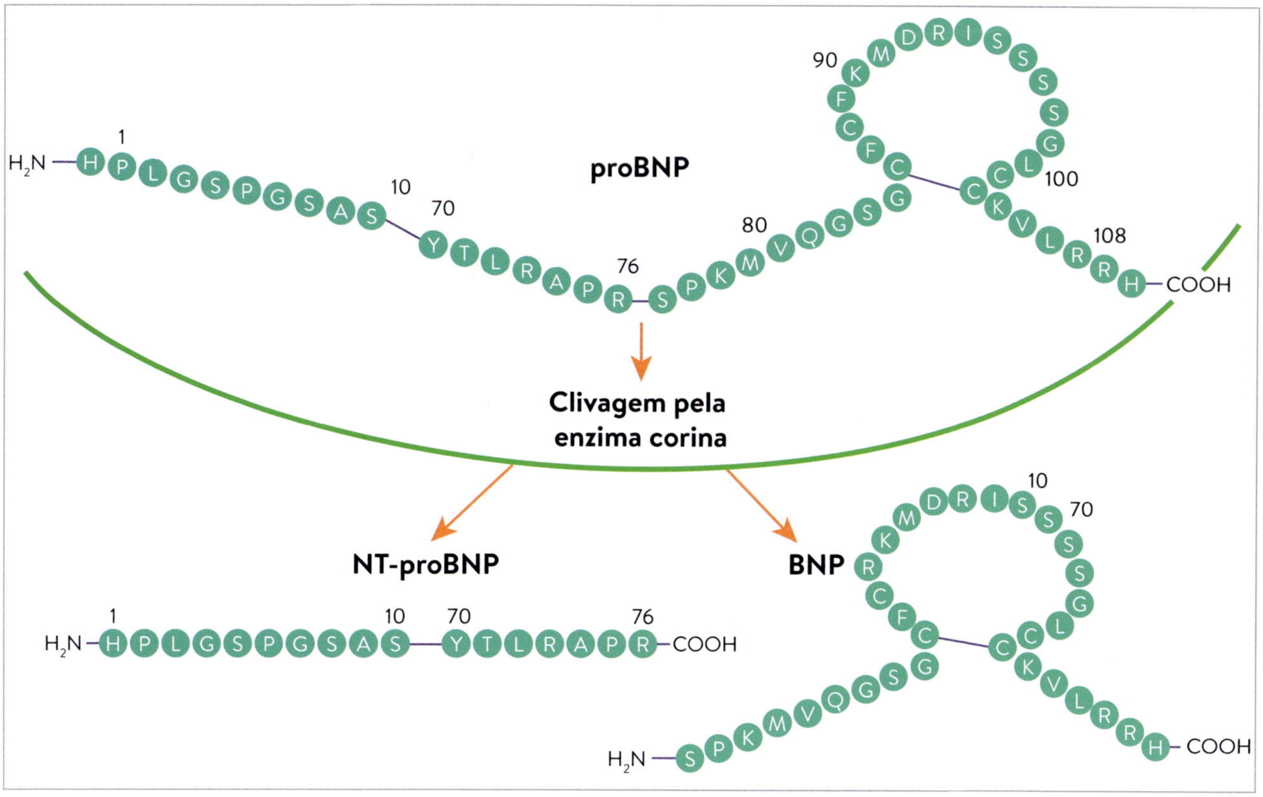

FIGURA 1 Moléculas de BNP e NT-proBNP, a partir da clivagem do precursor proBNP.

Fonte: Alan S. Maisel.

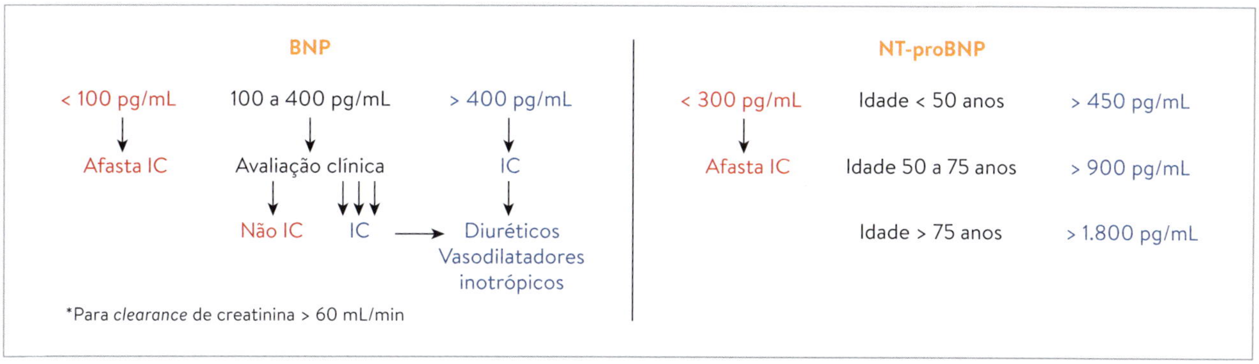

FIGURA 2 Fluxograma com os valores de corte do BNP e NT-proBNP para afastar ou confirmar o diagnóstico de insuficiência cardíaca em pacientes com dispneia aguda na sala de emergência. Entre os dois cortes, há uma área cinzenta, na qual avaliação adicional é necessária.

Fonte: Diretriz Brasileira de Insuficiência Cardíaca, 2018; Januzzi et al., 2018.

relacionados a maior taxa de eventos, tanto em ambientes hospitalares quanto em pacientes ambulatoriais. Na IC descompensada, os valores admissionais dos PN são preditores da evolução hospitalar. Após a alta, tanto o delta de variação entre admissão e alta quanto os valores absolutos de PN na ocasião da alta têm importante valor prognóstico. O ideal é haver uma queda de pelo menos 30% dos PN entre admissão e alta, mas quedas maiores que 50% têm o melhor prognóstico.

Nos pacientes ambulatoriais, usa-se o mesmo raciocínio. Quanto mais altos os níveis de PN, pior o prognóstico. Pode-se avaliar com uma única dosagem, em qualquer momento, mas também de forma seriada, antes e após um procedimento ou medicamento, para avaliar a resposta, quando a avaliação clínica isolada não é clara. Baseado em uma subanálise do estudo PARADIGM-HF e na própria experiência dos autores deste capítulo, quando os níveis caem abaixo de 1.000 pg/mL após o tratamento, isso indica melhor prognóstico (Figura 4).

Os PN são os principais biomarcadores usados no manuseio dos pacientes com IC. No entanto, vale mencionar

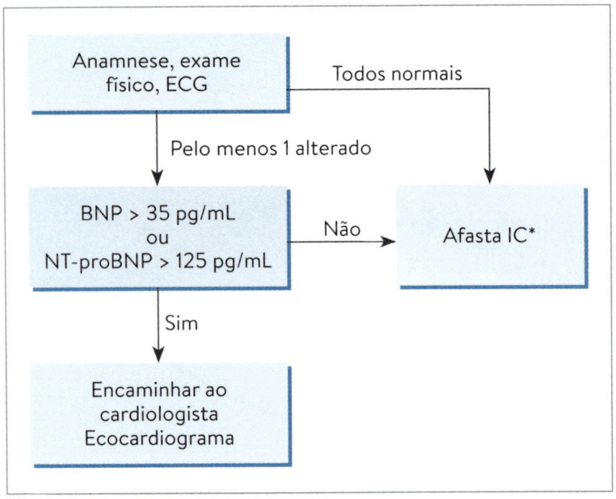

FIGURA 3 Fluxograma diagnóstico da insuficiência cardíaca para pacientes ambulatoriais.

ECG: eletrocardiograma; IC: insuficiência cardíaca.

*Em pacientes com suspeita de IC com fração de ejeção preservada, principalmente se obesos, deve-se prosseguir a investigação com métodos de esforço ou medidas invasivas, mesmo com valores abaixo desse corte.

Fonte: Diretriz Brasileira de Insuficiência Cardíaca, 2018.

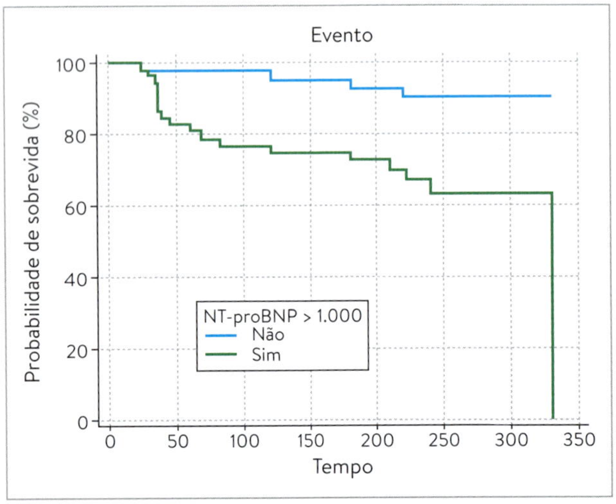

FIGURA 4 Sobrevida livre de eventos (morte cardíaca ou hospitalização por IC) em pacientes ambulatoriais, após tratamento inicial convencional para IC. Pacientes que permanecem com valores de NT-proBNP acima de 1.000 pg/mL apresentam pior evolução.

IC: insuficiência cardíaca.

Fonte: autor: dados ainda não publicados do Centro de Insuficiência Cardíaca do Hospital Universitário Antônio Pedro, Universidade Federal Fluminense.

alguns aspectos sobre as troponinas. Hoje se trabalha com troponinas de alta sensibilidade e é comum que pacientes hospitalizados por IC apresentem pequenas elevações de troponina, na ausência de isquemia miocárdica. Isso é chamado de injúria miocárdica e não indica infarto agudo do miocárdio. Quanto maior for essa elevação, pior o prognóstico. O tratamento nesses casos é voltado para a IC e não para doença isquêmica. Pacientes com IC descompensada, com valores abaixo do corte de troponina, têm excelente prognóstico. Infelizmente apenas 10% dos pacientes com IC aguda têm valores baixos de troponina.

Em conclusão, os PN são úteis no manuseio de portadores de IC, tanto como ferramenta diagnóstica quanto prognóstica. As troponinas podem ter valor prognóstico, principalmente em pacientes hospitalizados por IC.

ECOCARDIOGRAMA NA INSUFICIÊNCIA CARDÍACA

O ecocardiograma bidimensional com análise dos fluxos pelo método Doppler (ECO2D), dada a sua ampla disponibilidade e facilidade de realização à beira do leito, é a ferramenta diagnóstica de imagem mais utilizada na avaliação inicial dos pacientes com suspeita de IC. Já em um primeiro momento, mesmo do ponto vista subjetivo, é capaz de identificar a presença de alterações miocárdicas, danos nas estruturas valvares e no pericárdio. A etiologia e a causa dos sintomas já podem ser inferidas de uma forma rápida e prática. Porém, conta-se com mensurações objetivas através do ECO2D, como a determinação da fração de ejeção do ventrículo esquerdo (método de Simpson, sempre que possível), diâmetros cavitários e espessuras de suas paredes, avaliações regionais, e estimativas da gravidade das lesões valvares.

Sabe-se que no contexto da IC, quer em acompanhamento ambulatorial ou no cenário da descompensação, que a congestão e a hipervolemia são os principais determinantes para a presença de sinais e sintomas. É a estimativa das pressões intracavitárias obtidas pelo ECO2D que torna esse método tão valioso nesse contexto clínico. Algoritmo recentemente publicado, baseado em dados clínicos, dados do bidimensional e das técnicas do Doppler confirmam a alta acurácia do método, quer na presença de ICFEr ou de ICFEp. A análise detalhada da função diastólica é o parâmetro primordial para uma adequada avaliação hemodinâmica.

Na Figura 5 exemplifica-se a mudança na função diastólica à medida que ocorre uma elevação progressiva na pressão média do AE. Com o aumento da pressão no VE, o gradiente transmitral é reduzido. Haverá um aumento na velocidade da onda E, com menor contribuição atrial, elevando a relação E/A no fluxo mitral convencional. Quando a relação E/A é > 2, na presença de disfunção do VE, está-se diante de altas pressões de enchimento, muitas vezes refletindo um pior prognóstico.

Uma das técnicas de maior revolução na ecocardiografia foi a possibilidade da análise das velocidades intramiocárdicas. A utilização do Doppler tecidual (DT), com menor influência da pré e pós-carga do VE, permitiu a melhor estimativa volêmica, em especial quando correlacionada com o Doppler convencional (relação E/e').

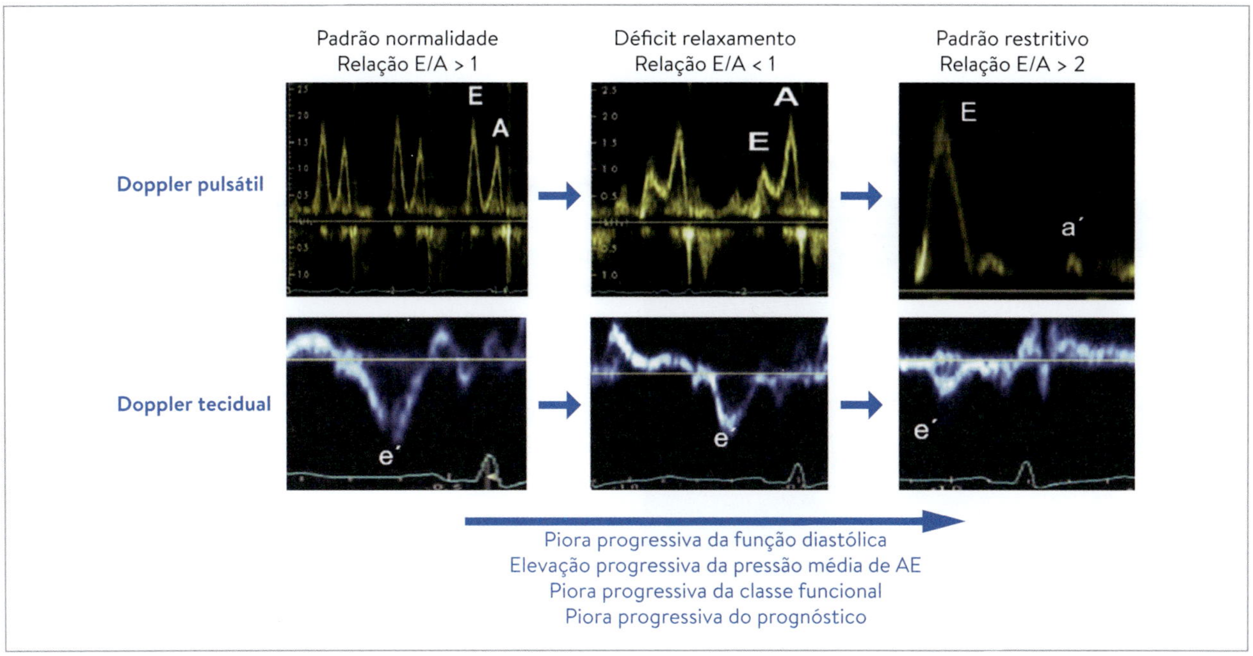

FIGURA 5 Função diastólica e pressões de enchimento do ventrículo esquerdo.

Fonte: arquivo pessoal do autor.

Nem sempre todos os parâmetros são tão claros e de fácil obtenção técnica. Com isso é necessário avaliar sinais adicionais para se chegar a uma conclusão. Esses incluem a velocidade máxima da regurgitação tricúspide e o volume do átrio esquerdo indexado. Na Figura 6 são descritas as principais ferramentas utilizadas.

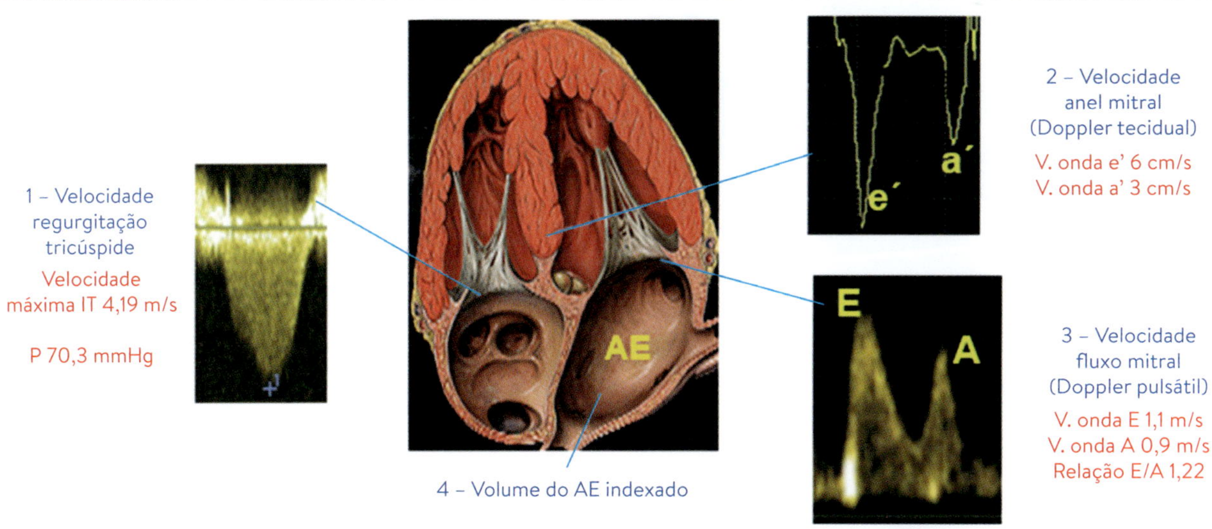

Parâmetro avaliado	Valor de *cutoff*
Velocidade de pico da regurgitação tricúspide	> 2,8 m/s
Relação E/e'	> 14
Volume do átrio esquerdo indexado	> 34 mL/m^2

FIGURA 6 Doppler pulsátil e tecidual, regurgitação tricúspide e volume do átrio esquerdo.

Fonte: JASE, 2016.

A medida do gradiente através da válvula tricúspide, acoplada com medidas no diâmetro da veia cava e sua variação durante a respiração (Figura 7), proporciona estimativas da pressão sistólica na artéria pulmonar (PsAP) e da pressão venosa central (PVC). Na Figura 8 podem-se observar, de uma maneira global, os principais índices hemodinâmicos obtidos através do ecocardiograma.

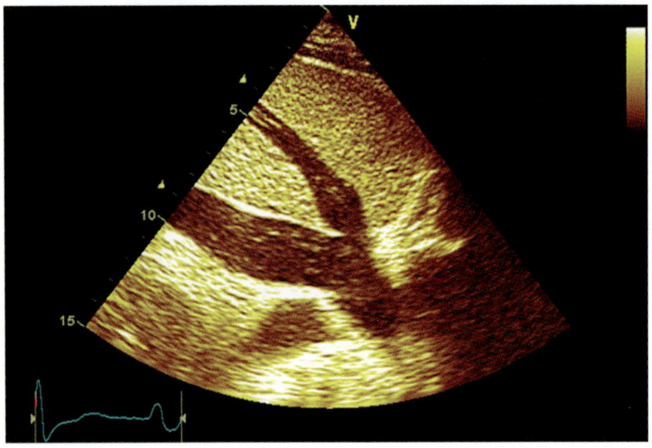

FIGURA 7 Veia cava inferior ingurgitada, denotando aumento de pressão no átrio direto.
Fonte: arquivo pessoal do autor.

Muitas dessas anormalidades descritas são de importância diagnóstica e prognóstica e podem estar presentes sem outras manifestações de congestão ao exame físico. Mais recentemente, tem-se empregado a ultrassonografia pulmonar para aumentar a acurácia da detecção de congestão pulmonar e derrame pleural em pacientes com IC aguda, podendo ser uma estratégia considerada.

O ECO3D apresenta melhor acurácia na quantificação dos volumes ventriculares e fração de ejeção do VE, porém, pela pouca disponibilidade, a recomendação é obter a fração de ejeção pelo método de Simpson.

Não se recomenda a avaliação repetida com ecocardiograma de forma rotineira nos pacientes com IC. Contudo, é recomendada a sua repetição naqueles pacientes que exibem mudança significativa do seu estado clínico, com descompensação da IC, ou perante progressão de sintomas.

A ecocardiografia transesofágica não é recomendada para avaliação rotineira dos pacientes com IC. Esse método pode ser aplicado em contextos clínicos específicos.

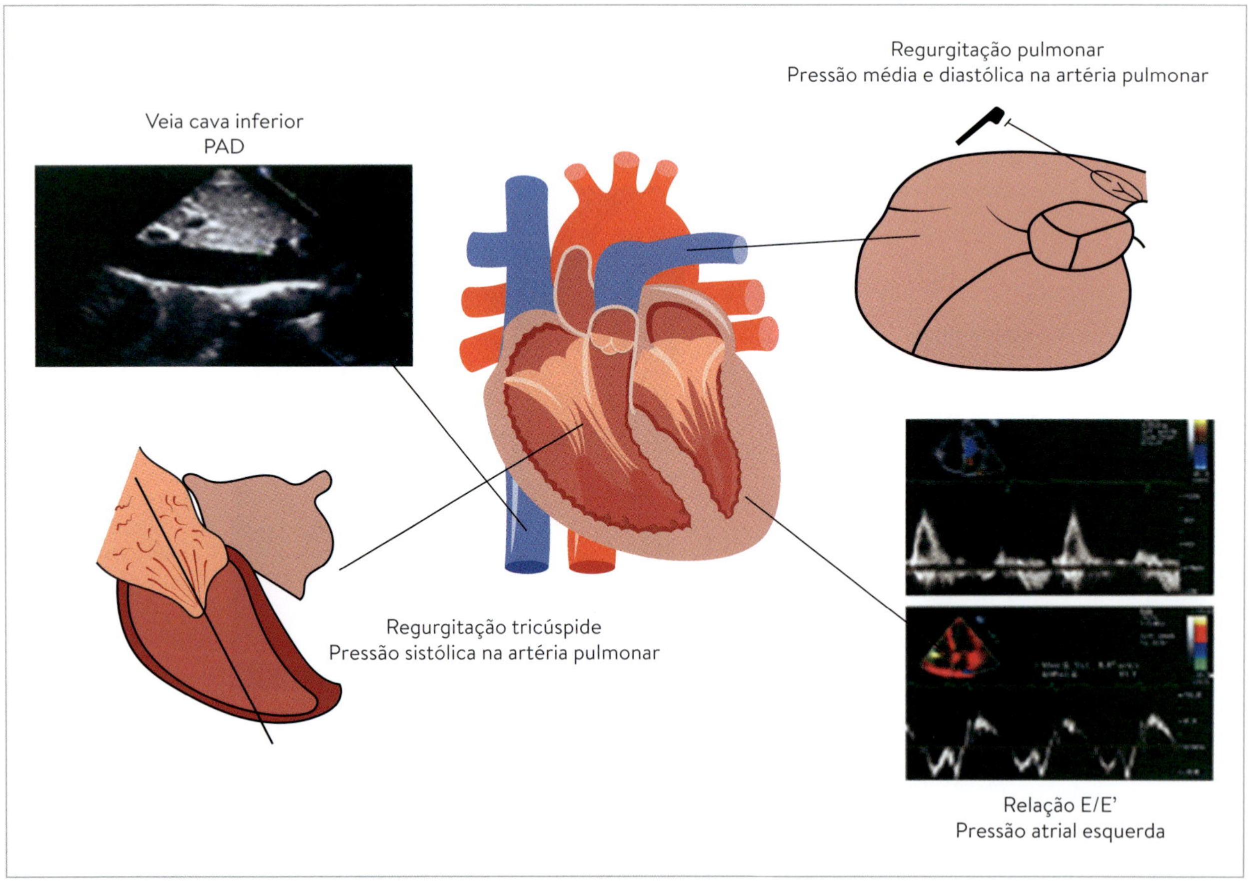

FIGURA 8 Principais índices hemodinâmicos obtidos pelo ECO2D, no contexto da insuficiência cardíaca.
Fonte: arquivo pessoal do autor.

LEITURA SUGERIDA

1. Andersen OS, Smith OA, Dokainish H, Abudiab MM, Schutt RC, Kumar A, et al. Estimating left ventricular filling pressure by echocardiography. JACC. 2017;69:1937-48.
2. Braunwald E. Tratado de doenças cardiovasculares. 10. ed. Rio de Janeiro: Elsevier; 2017.
3. Diretriz Brasileira de Insuficiência Cardíaca Crônica e Aguda. Exame clínico. Arq Bras Cardiol 2018;111(3):436-539.
4. Januzzi JL, Chen-Tourneaux AA, Christenson RH, Doros G, Hollander JE, Levy PD, et al. N-terminal pro-B-type natriuretic peptide in the emergency department: the ICON-RELOADED Study. J Am Coll Cardiol. 2018;71(11):1191-200.
5. Lancellotti P, Galderisi M, Edvardsen T, Donal E, Goliasch G, Cardim N, et al. Echo-Doppler estimation of left ventricular filling pressure: results of themulticentre EACVI Euro-Filling study. Eur Heart J Cardiovasc Imaging. 2017;18(9):961-8.
6. Nagueh SF, Smiseth OA, Appleton CP, Byrd BF 3rd, Dokainish H, Edvardsen T, et al. Recommendations for the evaluation of left ventricular diastolic function by echocardiography: an update from the American Society of Echocardiography and the European Association of Cardiovascular Imaging. J Am Soc Echocardiogr. 2016;29:277-314.
7. Nagueh SF. Non-invasive assessment of left ventricular filling pressure. Eur J Heart Failure. 2018;20(1):38-48.
8. Zile MR, Clagget BL, Prescott MF, McMurray JJV, Packer M, Rouleau JL, et al. Prognostic implications of changes in N-terminal pro-B-type natriuretic peptide in patients with heart failure. J Am Coll Cardiol. 2016;68(22):2425-36.

3

Papel da medicina nuclear

Claudio Tinoco Mesquita
Wilter dos Santos Ker

DESTAQUES

- A medicina nuclear tem ocupado crescente papel na avaliação dos pacientes com insuficiência cardíaca (IC) e miocardiopatias. Desde o uso na avaliação da função ventricular esquerda de modo reprodutível com as técnicas de ventriculografia radioisotópica e GATED SPECT em pacientes submetidos a tratamentos cardiotóxicos até a avaliação detalhada da contratilidade e do sincronismo ventricular pela análise da fase contrátil em pacientes com distúrbios da ativação ventricular.
- Técnicas como a cintilografia com 99mTc-pirofosfato (amiloidose) e a cintilografia de perfusão miocárdica (doença coronariana) são hoje centrais para avaliação etiológica da IC, para definição do seu prognóstico e para tomada de decisão do tratamento.
- Também se destacam a avaliação de doenças inflamatórias com PET-18F-FDG na miocardite e sarcoidose), cintilografia com leucócitos marcados e PET-18F-FDG na endocardite infecciosa e infecções em dispositivos implantáveis, assim como o 123I-MIBG na estratificação do risco de morte súbita, estão incorporadas na prática cardiológica moderna e são ferramentas que todo o médico que lida com pacientes com IC e miocardiopatias deve saber utilizar.

INTRODUÇÃO

A medicina nuclear é a especialidade médica que emprega pequenas quantidades de substâncias radioativas (radiotraçadores) para realizar diagnósticos e tratamentos. Os principais equipamentos empregados para realização das imagens de medicina nuclear são os aparelhos de cintilografia capazes de detectar a radiação gama que é emitida pelos radiotraçadores mais frequentemente empregados em cardiologia como o 99mTc-sestamibi, o 123I-metaiodbenzilguanidina e 99mTc-pirofosfato. Também é parte importante da medicina nuclear os exames com os emissores de pósitrons, sendo mais frequentemente realizada a tomografia por emissão de pósitrons empregando a glicose marcada com 18flúor, na forma da 18F-fluorodesoxiglicose (18F-FDG).

O uso da medicina nuclear na cardiologia passa por importante transformação nos últimos anos. O desenvolvimento de melhores técnicas para manejo clínico da doença arterial coronariana (DAC), o envelhecimento populacional e a crescente agregação de fatores de risco cardiovasculares na população têm levado a um aumento significativo na insuficiência cardíaca (IC) e na demanda por técnicas acuradas de avaliação dos pacientes com IC e miocardiopatias. Neste capítulo serão abordadas as principais aplicações da medicina nuclear nesses pacientes (Tabela 1). Maiores informações podem ser encontradas na "Leitura sugerida".

AVALIAÇÃO DA FUNÇÃO VENTRICULAR ESQUERDA

Entre as mais importantes aplicações da medicina nuclear na cardiologia encontra-se a avaliação da função ventricular esquerda. A função ventricular esquerda pode ser avaliada tanto em estudos em que a radioatividade se concentra no miocárdio (cintilografia de perfusão miocárdica com sincronização eletrocardiográfica – GATED SPECT) como em estudos em que a radioatividade fica circunscrita ao *pool* sanguíneo (ventriculografia radioisotópica).

TABELA 1 Aplicações da medicina nuclear em cardiologia

Condição clínica	Indicação clínica	Exame de medicina nuclear
Avaliação de cardiotoxicidade por quimioterápicos	Avaliação da função ventricular sistólica e/ou diastólica	Ventriculografia radioisotópica de primeira passagem e de equilíbrio
ICFEr e dissincronismo ao ECG	Avaliação do sincronismo cardíaco intraventricular	Cintilografia de perfusão miocárdica pelo GATED SPECT Ventriculografia radioisotópica
Estratificação de risco de morte súbita em paciente com ICFEr	Avaliação da inervação adrenérgica cardíaca global	Cintilografia miocárdica com 123I-MIBG
Diagnóstico de síndrome de *takotsubo*	Avaliação da inervação adrenérgica cardíaca regional	Cintilografia miocárdica com 123I-MIBG
Avaliação de etiologia isquêmica na IC e benefício para revascularização miocárdica	Pesquisa de isquemia e viabilidade miocárdica	Cintilografia miocárdica estresse, redistribuição e imagens tardias com 201tálio Tomografia por emissão de pósitrons com 18F-FDG
Diagnóstico de miocardite/sarcoidose	Avaliação de inflamação miocárdica	Tomografia por emissão de pósitrons com 18F-FDG Cintilografia com 67gálio
Diagnóstico de amiloidose cardíaca por transtirretina	Avaliação da infiltração miocárdica por fibras amiloides de transtirretina	Cintilografia com 99mTc-pirofosfato
Diagnóstico de complicações infecciosas de dispositivos implantados em pacientes com insuficiência cardíaca	Avaliação de inflamação em marca-passos, dispositivos ressincronizadores, desfibriladores e dispositivos de assistência mecânica ventricular	Tomografia por emissão de pósitrons com 18F-FDG Cintilografia com 99mTc-leucócitos marcados

ICFEr: insuficiência cardíaca com fração de ejeção reduzida; GATED SPECT: cintilografia tomográfica de fóton único sincronizada pelo eletrocardiograma.

A ventriculografia radioisotópica é uma técnica disponível há décadas e que se destaca pela capacidade de avaliar de modo reprodutível a função ventricular esquerda sistólica e diastólica. A técnica mais empregada consiste na administração de 99mTc-pirofosfato de forma a gerar a marcação das hemácias, e com isso é possível tomar imagens sincronizadas do coração com eletrocardiograma de forma a se obter a análise da função ventricular esquerda em repouso através da ventriculografia radioisotópica de equilíbrio planar (Figura 1). A ventriculografia isotópica é uma técnica muito útil para avaliar a fração de ejeção do ventrículo esquerdo (FEVE) em pacientes em que o ecocardiograma tem limitações técnicas (janela acústica ruim, implantes mamários, etc.). e naqueles em que houver a necessidade de se monitorar a função sistólica de modo reprodutível e acurado. Diferentemente do ecocardiograma, a ventriculografia radioisotópica é pouco dependente do operador, o que a torna muito adequada para avaliação da função em exames seriados. Mais recentemente a evolução técnica permite a obtenção de imagens tomográficas na ventriculografia radioisotópica (*gated blood pool* SPECT) e a determinação da função ventricular direita e os cálculos dos volumes ventriculares (Figura 2).

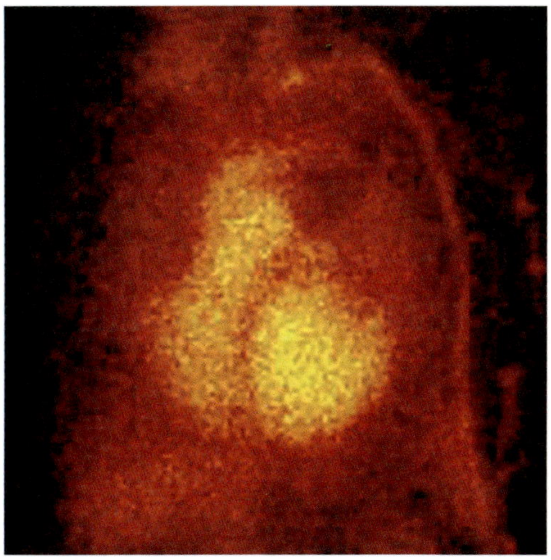

FIGURA 1 Ventriculografia radionuclídica de equilíbrio de paciente com miocardiopatia dilatada idiopática. A fração de ejeção calculada pela técnica planar foi de 22%.

Cardiotoxicidade

A monitoração da função ventricular esquerda nos pacientes em tratamento do câncer é crucial para se evitar o desenvolvimento de complicações potencialmente fatais. O emprego mais frequente da avaliação ventricular seriada é nos pacientes em uso de antraciclinas e naqueles em uso de trastuzumabe, que é um anticorpo monoclonal cujo alvo é o receptor 2 do fator de crescimento epidérmico humano (HER2 ou ErbB2). Durante o tratamento com esses fár-

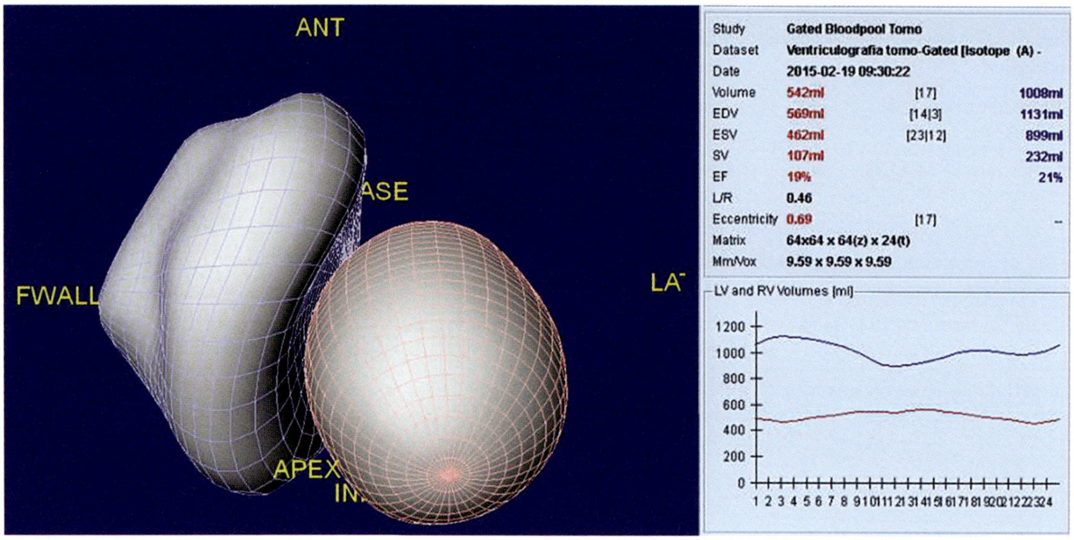

FIGURA 2 Ventriculografia radioisotópica de equilíbrio pela técnica tomográfica (Gated Blood Pool SPECT) do paciente com miocardiopatia dilatada idiopática da Figura 1. A fração de ejeção do ventrículo esquerdo calculada pela técnica tomográfica foi de 19%. Além disso, obtêm-se os valores da fração de ejeção do ventrículo direito (21%) e os volumes ventriculares.

macos o monitoramento clínico e por imagem da função ventricular esquerda é recomendado de modo seriado ou diante de sinais e sintomas de IC. O ecocardiograma é a técnica de escolha para essa avaliação pela sua ampla disponibilidade, custo e por não empregar radiação. Entretanto, nos casos em que a realização do ecocardiograma é de difícil realização técnica ou em que seus resultados sejam duvidosos, a ventriculografia radioisotópica é uma alternativa simples, de baixo custo e amplamente disponível, inclusive no Sistema Único de Saúde (Figura 3).

Avaliação do sincronismo ventricular e terapia de ressincronização

O sincronismo da contração ventricular esquerda se tornou importante alvo de tratamento na cardiologia com a compreensão de que a perda da contração fisiológica das camadas do miocárdio, com atraso na contração da parede lateral do VE em relação ao septo interventricular, acarreta uma perda significativa da eficiência contrátil. O paradigma da perda do sincronismo intraventricular é o bloqueio de ramo esquerdo completo, que em pacientes com IC e fração de ejeção reduzida pode determinar perda significativa da habilidade do VE em propelir o sangue, redução do débito cardíaco, redução da eficiência energética do miocárdio, aumento das pressões intracardíacas, insuficiência mitral funcional, queda da capacidade funcional e maior mortalidade.

As diretrizes nacionais e internacionais de IC apontam o valor da terapia de ressincronização cardíaca (CRT), com implante de marca-passo capaz de estimular de modo ordenado o ventrículo esquerdo (VE) e o ventrículo direito (VD), restaurando o dissincronismo. Esse tratamento é considerado como classe I e nível de evidência A, para os casos de indivíduos com IC, FEVE < 35% e QRS com duração superior a 120 ms, especialmente diante de morfologia de BRE. O estudo MADIT-CRT demonstrou que a CRT diminuiu o risco de eventos adversos em pacientes com IC, mesmo em pacientes relativamente assintomáticos (com uma redução de 34% no risco de mortalidade por todas as causas ou IC).

Entretanto uma limitação da CRT é que cerca de 30 a 40% dos pacientes que alcançam os critérios para implante do ressincronizador não demonstram benefício no acompanhamento. Esses pacientes não demonstram sinais de melhora clínica ou de reversão do remodelamento miocárdico observado na IC com fração de ejeção reduzida. Como a CRT tem custos significativos associados e risco de complicações, como arritmias e infecções, o desenvolvimento de técnicas capazes de melhor selecionar os pacientes é extremamente valioso. A análise de fase pela cintilografia de perfusão miocárdica com 99mTc-sestamibi sincronizada pelo eletrocardiograma (Gated SPECT) permite a avaliação do sincronismo mecânico do VE e tem sido estudada como forma de se melhor selecionar os pacientes para CRT. Dificilmente pacientes que não apresentem dissincronismo mecânico vão apresentar melhora com o implante do CRT. Estudos recentes demonstraram que a análise do desvio padrão da fase de contração ventricular (momento do início da contratilidade pelo GATED SPECT) apontaram que o uso do CRT está associado à redução do desvio padrão de fase após o implante do CRT. Outra informação relevante da técnica é a localização do último local viável de contração do VE. Esse local, como é o que demonstra maior retardo para contração, é o mais adequado para implante do eletrodo ventricular esquerdo na CRT e assim permite a recuperação do sincronismo.

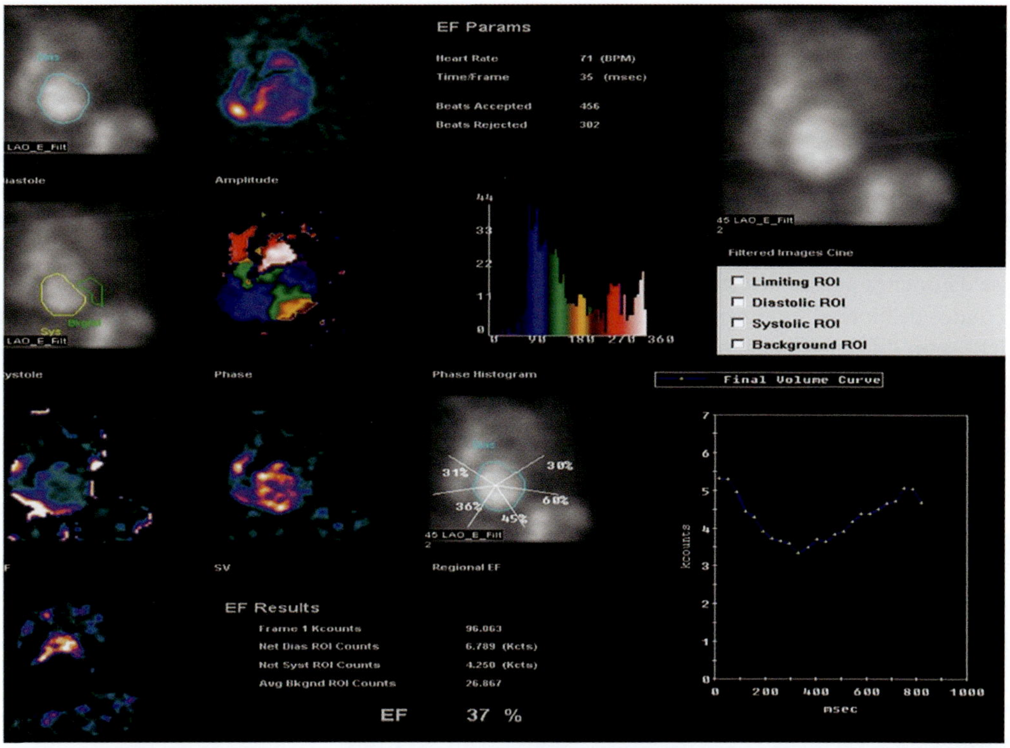

FIGURA 3 Ventriculografia radioisotópica de equilíbrio pela técnica planar em uma paciente com câncer de mama que recebeu trastuzumabe. A fração de ejeção do ventrículo esquerdo antes do tratamento era de 50% e após o tratamento passou para 37%. De acordo com os protocolos atuais de acompanhamento de cardiotoxicidade, a conduta nesses casos é a suspensão temporária do agente antineoplásico para reavaliação. Caso a fração de ejeção do ventrículo esquerdo normalize, o trastuzumabe pode ser reintroduzido.

ESTRATIFICAÇÃO DE RISCO DE MORTE SÚBITA EM PACIENTES COM INSUFICIÊNCIA CARDÍACA

A IC está associada a uma mortalidade desproporcionalmente elevada de morte súbita. Diversos mecanismos estão associados a um aumento da incidência de arritmias ventriculares fatais, sendo que a hiperativação adrenérgica tem contribuição significativa. O excesso de ativação adrenérgica de modo crônico está ligado a um processo de redução do número de receptores adrenérgicos (*down-regulation*, em inglês), que é um dos marcadores de maior risco para eventos adversos. O imageamento do sistema adrenérgico cardíaco pode ser realizado com uso de um radiotraçador, análogo da norepinefrina, que se liga aos receptores pré-sinápticos dos neurônios adrenérgicos cardíacos e que permite uma avaliação da integridade do *status* autonômico. O radiotraçador utilizado para esse fim na prática clínica é o 123I-MIBG (metaiodobenzilguanidina). O maior estudo prospectivo com uso desse exame foi o *ADMIRE Heart Failure*, que avaliou 961 indivíduos com IC classe funcional II/III da New York Heart Association (NYHA) e FEVE de até 35%. Os indivíduos foram submetidos à imagem do miocárdio com 123I-MIBG (integridade neuronal simpática quantificada como a razão de captação do coração/mediastino [H/M] em imagens planas com retardo de 4 horas) e imagem de perfusão miocárdica e foram seguidos por até 2 anos. O tempo para a primeira ocorrência de progressão da classe funcional da NYHA, evento arrítmico com risco de vida ou morte cardíaca foram os desfechos avaliados. A taxa de eventos de 2 anos foi de 15% para H/M > 1,60 e 37% para H/M < 1,60, mostrando que os pacientes com maior comprometimento adrenérgico têm pior prognóstico. Recentemente Scrima et al. demonstraram o valor do 123I-MIBG na identificação de pacientes de baixo risco para morte súbita. Avaliando 81 pacientes consecutivos os autores encontraram que a H/M > 1,60 tem um elevado valor preditivo negativo para arritmias (100%) e para óbitos (96,3%). Em situações de dificuldade para seleção de pacientes para implante de ressincronizador cardíaco, os pacientes com disfunção ventricular esquerda e 123I-MIBG com relação H/M < 1,60 devem ser priorizados pelo maior risco de eventos adversos.

SÍNDROME DE TAKOTSUBO

A cardiopatia adrenérgica aguda, também conhecida como síndrome de takotsubo, é uma doença caracterizada por disfunção sistólica esquerda transitória com uma variedade de padrões de anormalidade contrátil ventricular.

O padrão mais comum é de acinesia/discinesia das regiões mais apicais. A doença é frequentemente precedida por um gatilho emocional ou físico e pode se manifestar na sala de emergência de modo similar a uma síndrome coronariana aguda (SCA). A mortalidade pode chegar a 8 a 10% dos casos principalmente por choque circulatório e/ou arritmias ventriculares. Embora a causa da cardiomiopatia takotsubo permaneça desconhecida, o papel do eixo cérebro-coração na patogênese da doença parece determinante pela associação com estados de hiperadrenergismo. A cintilografia com 123I-MIBG tem sido empregada para caracterização do déficit adrenérgico global e segmentar, em padrão não vascular que pode ser encontrado nas primeiras semanas após o evento agudo. Na Figura 4 são apresentadas imagens de um caso de síndrome de takotsubo.

MIOCARDITE E SARCOIDOSE

A cintilografia com citrato de 67gálio é um exame disponível para investigação de miocardite aguda. Esse traçador se liga a células inflamatórias em sítios de aumento de permeabilidade vascular graças à sua característica ligação com as proteínas transportadoras do ferro como a lactoferina e nos lisossomos leucocitários. O 67gálio tem baixa sensibilidade (36%) para detecção de miocardite em pacientes com miocardiopatia dilatada de início recente e não deve ser empregado de rotina com essa indicação. Um dos poucos tipos de miocardite com alto rendimento diagnóstico para a cintilografia com 67gálio é a decorrente da sarcoidose, em que os granulomas com células gigantes são especialmente ávidos para a retenção do radiotraçador. A presença de cintilografia com 67gálio positiva é considerada como um critério maior para o diagnóstico de sarcoidose cardíaca pelo consenso de especialistas da Heart Rhythm Society (HRS).

O exame de PET-CT com 18F-FDG é o exame mais indicado para avaliação de pacientes com suspeita de miocardite aguda, em especial para os casos de suspeita de sarcoidose cardíaca. A glicose marcada com flúor-18 é captada pelas células inflamatórias a partir de transporte

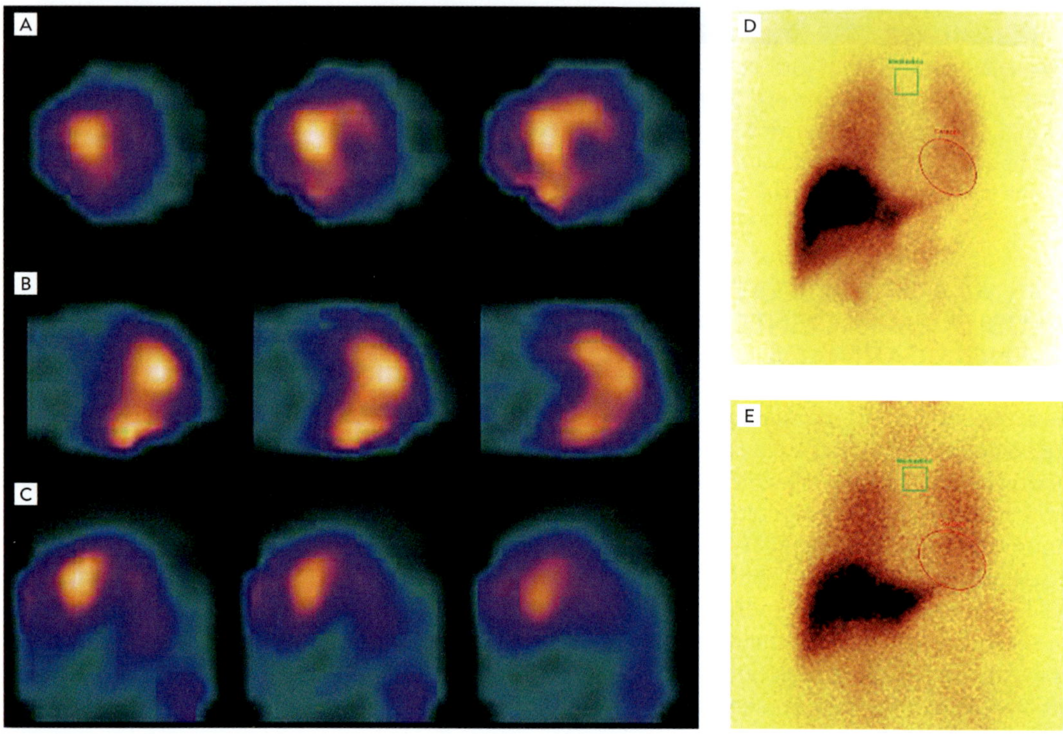

FIGURA 4 Paciente de 76 anos, sexo feminino, com história de suspeita de miocardite. Foi referida para realização de cintilografia de corpo inteiro com 123iodo-MIBG para avaliação de diagnóstico diferencial de síndrome de takotsubo. Foram realizadas imagens cintilográficas planares e tomográficas (SPECT) do tórax em 20 minutos e 5 horas após a administração intravenosa de 5 mCi de 123iodo-MIBG. Imediatamente após a realização das imagens SPECT foi realizada tomografia computadorizada em aparelho integrado híbrido em aparelho (Symbia T2), para correção de atenuação e correlação anatômica de achados cintilográficos. As imagens cintilográficas demonstram redução da captação do radiotraçador na projeção miocárdica. A análise tomográfica (SPECT) observada nas imagens A, B e C demonstram comprometimento da inervação adrenérgica principalmente no ápice e parede lateral do VE. A relação coração/mediastino precoce 1,47 (VN ≥ 1,80) e relação coração/mediastino tardia 1,36 (VN ≥ 1,80) com *washout* 57,86 % (VN ≤ 27%) são visualizadas nas imagens C e D. O estudo cintilográfico demonstra anormalidade na inervação adrenérgica cardíaca global e segmentar. Nota-se aumento do tônus simpático associado.

ativo de modo independente da ação da insulina. Dessa forma, quando é realizada uma adequada supressão da captação de glicose pelo miocárdio, o PET com 18F-FDG se transforma em uma sensível ferramenta para diagnóstico de inflamação miocárdica e para acompanhamento dela em resposta ao tratamento (Figura 5). O maior número de estudos sobre o uso do PET com 18F-FDG na miocardite está concentrado na sarcoidose cardíaca, em que recente metanálise demonstrou uma sensibilidade de 84% e especificidade de 83%. Para que o PET com 18F-FDG seja útil na sarcoidose ou em outras afeções inflamatórias cardíacas como miocardite, endocardite infecciosa ou na rejeição após transplante, é crucial o adequado preparo do paciente para evitar que insulina circulante leve a acúmulo não inflamatório de 18F-FDG no miocárdio.

AMILOIDOSE CARDÍACA

Os radiotraçadores ósseos apresentaram um reposicionamento dentro da cardiologia recente. Enquanto seu uso por décadas foi indicado para avaliação de áreas de infarto do miocárdio recente, atualmente sua grande utilização é para a avaliação do diagnóstico etiológico da amiloidose cardíaca (AC) por transtirretina (ATTR). As imagens com radiotraçadores ósseos permitem um diagnóstico não invasivo de AC por ATTR, uma vez excluída a presença de gamopatia monoclonal de modo não invasivo e bastante eficaz.

O radiotraçador utilizado para o diagnóstico da AC por ATTR no Brasil é o 99mTc-pirofosfato, enquanto em outros países pode-se lançar mão do 99mTc-DPD (ácido 3,3-difosfono-1,2-propanodicarboxílico) e do 99mTc-HMDP (hidroximetilenodifosfonato marcado com 99mTc). É importante frisar que o 99mTc-MDP (metilenodifosfonato marcado com 99mTc), utilizado para cintilografia óssea, tem baixa sensibilidade para o diagnóstico da AC por ATTR e não deve ser usado para essa finalidade.

A cintilografia com pirofosfato é avaliada através de escore visual comparando-se a captação cardíaca com a dos arcos costais adjacentes, sendo necessária a confirmação da captação no miocárdio nas imagens SPECT obtidas 3 horas após a injeção do radiofármaco. A intensidade da captação é definida como grau 0 (sem captação miocárdica), grau 1 (captação miocárdica inferior à dos arcos costais adjacentes), grau 2 (captação semelhante à dos arcos costais) e grau 3 (superior à dos arcos costais). Intensidades de captação graus 2 ou 3 são fortemente sugestivas de ATTR, se gamopatia monoclonal foi adequadamente excluída (Figura 6).

INFECÇÕES EM DISPOSITIVOS CARDÍACOS IMPLANTÁVEIS

Pacientes com IC frequentemente têm dispositivos implantados como marca-passos, ressincronizadores, valvas cardíacas artificiais e dispositivos de assistência circulatória. A presença de material estranho implantado no corpo aumenta o risco de infeção e dificulta o diagnóstico por métodos de imagem convencionais. O uso da cintilografia com 67gálio, cintilografia com leucócitos marcados com 99mtecnécio e PET-CT com 18F-FDG tem sido útil para o diagnóstico de infecções nesses dispositivos. A Figura 7 ilustra um caso de endocardite em um cabo de um ressincronizador cardíaco.

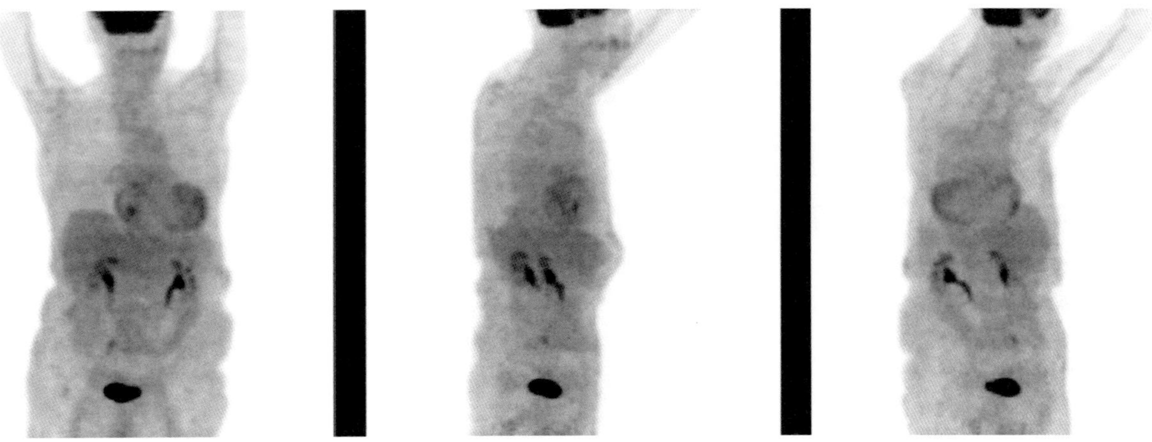

FIGURA 5 Paciente de 89 anos com quadro de insuficiência cardíaca de início recente e coronariografia normal. Evoluir com alterações no ritmo cardíaco e necessidade de marca-passo definitivo. PET-CT com 18F-FDG demonstrando captação anormal do radiotraçador no ventrículo esquerdo e no ventrículo direito. Biópsia cardíaca confirmou o diagnóstico de sarcoidose.

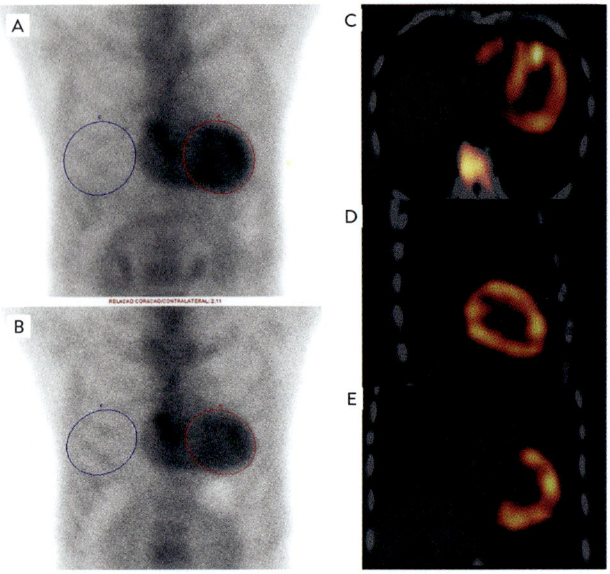

FIGURA 6 Paciente de 84 anos, com história de insuficiência cardíaca e queixa de cansaço aos esforços. Foi referido para realização de cintilografia cardíaca para pesquisa de amiloidose. Foram realizadas imagens estáticas e tomográficas da região do tórax, 1 e 3 horas após a administração intravenosa de 20 mCi de 99mTc-pirofosfato. Imediatamente após a realização das imagens SPECT foi realizada tomografia computadorizada em aparelho híbrido (SPECT-CT). As imagens planares em A e B evidenciam acúmulo não usual do radiotraçador em projeção de área cardíaca (análise visual grau 3 de Perugini). A análise semiquantitativa demonstra relação coração contralateral nas imagens de 1 hora = 2,11 (valor > 1,5); nas imagens de 3 horas = 1,98 (valor > 1,3). As imagens SPECT/CT no corte transversal (C), corte sagital (D) e no corte coronal (E) evidenciam captação difusa do radiotraçador em projeção das paredes ventriculares. Estudo cintilográfico sugestivo de infiltração por amiloidose cardíaca do tipo ATTR.

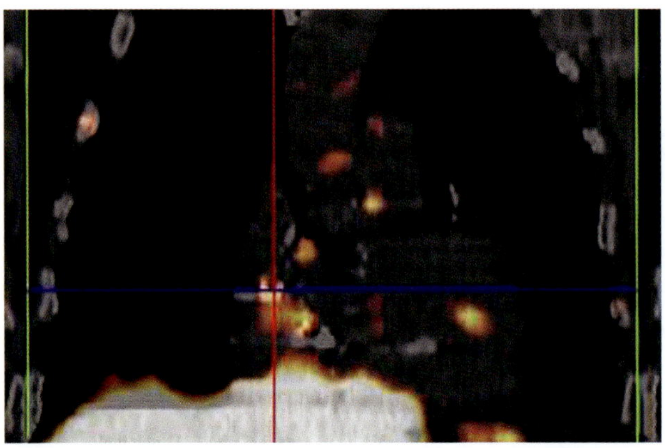

FIGURA 7 Paciente de 72 anos com insuficiência cardíaca e ressincronizador cardíaco implantado há 6 meses. Evoluindo com febre há 4 semanas sem identificação do foco. Cintilografia com leucócitos marcados com 99mTc demonstrando captação do traçador no eletrodo ao nível da valva tricúspide. Extração dos cabos confirmou a endocardite por *S. aureus* no eletrodo.

LEITURA SUGERIDA

1. Fernandes FA, Peix A, Giubbini R, Karthikeyan G, Massardo T, Patel C, et al. Reproducibility of global LV function and dyssynchrony parameters derived from phase analysis of gated myocardial perfusion SPECT: a multicenter comparison with core laboratory setting. J Nuclear Cardiol. 2020.
2. Giudicatti L, Marangou J, Nolan D, Dembo L, Baumwol J, Dwivedi G. The utility of whole body 18F-FDG PET-CT in diagnosing isolated cardiac sarcoidosis: The Western Australian Cardiac Sarcoid Study. Heart Lung and Circulation. 2019;1-6.
3. Gomes A, Glaudemans AWJM, Touw DJ, van Melle JP, Willems TP, Maass AH, et al. Diagnostic value of imaging in infective endocarditis: a systematic review. The Lancet Infectious Diseases. 2017;17(1):e1-14.
4. Gomes A, van Geel PP, Santing M, Prakken NHJ, Ruis ML, van Assen S, et al. Imaging infective endocarditis: Adherence to a diagnostic flowchart and direct comparison of imaging techniques. Journal of Nuclear Cardiology. 2018;1(202085).
5. Jimenez-Heffernan A, Butt S, Mesquita CT, Massardo T, Peix A, Kumar A, et al. Technical aspects of gated SPECT MPI assessment of left ventricular dyssynchrony used in the VISION-CRT study. J Nuclear Cardiol. 2020. Disponível em: https://doi.org/10.1007/s12350-020-02122-3
6. Ker WDS, Nunes THP, Nacif MS, Mesquita CT. Practical implications of myocardial viability studies. Arq Bras Cardiol. 2018;110(3):278-88.
7. Mastrocola EL, Amorim BJ, Vitola JV, Brandão SCS, Grossman GB, Lima RSL, et al. Atualização da Diretriz brasileira de cardiologia nuclear – 2020. Arq Bras Cardiol. 2020;114(2):325-428.
8. Mesquita CT, Ker WDS, de Azevedo JC. Nuclear cardiology in 2020: perspectives of the new SBC guideline. Arq Bras Cardiol. 2020;114(2):196-8.
9. Mesquita CT, Rezende MF, editors. Nuclear cardiology: basic and advanced concepts in clinical practice, 1st ed, Vol. 39. Cham: Springer; 2021. 913p.
10. Wiefels C, Lamai O, Kandolin R, Birnie D, Leung E, Mesquita CT, et al. The role of 18F-FDG PET/CT in cardiac sarcoidosis. Int J Cardiovascular Sciences. 2020;33(4):389-400.

NOTA DOS EDITORES

Este capítulo possui bibliografia adicional, recomendada pelos autores, na plataforma digital complementar do livro. Para acesso a esse material, utilize o QR code abaixo, digite a senha: **COMPLEMENTO2022** e faça seu cadastro.

4

Ressonância magnética cardíaca e tomografia cardíaca

Camila Nicolela Geraldo Martins

Adriana Aparecida Bau

Otavio Rizzi Coelho-Filho

DESTAQUES

- A ressonância magnética cardíaca (RMC) é um método de imagem de excelência para avaliação da morfologia e função cardíaca, além de fornecer informações sobre a etiologia.
- A tomografia computadorizada cardíaca é um método de excelência para avaliação da anatomia coronária, emergindo também como método promissor para avaliação de cardiopatia estrutural.

RESSONÂNCIA MAGNÉTICA CARDÍACA NA INSUFICIÊNCIA CARDÍACA

A imagem cardiovascular é indispensável na avaliação de pacientes com insuficiência cardíaca (IC). Atualmente a ressonância magnética cardíaca (RMC) tem um papel importante no diagnóstico, definição etiológica e avaliação de prognóstico dos pacientes com IC. É importante ressaltar que a RMC é um método não invasivo e que não envolve radiação ionizante, características que conferem segurança ao método. Além disso, apresenta vantagens como alta precisão, reprodutibilidade, campo de visão irrestrito, caracterização do tecido miocárdico, avaliação quanto a presença de trombo e fibrose. O sinal de imagem na RMC é derivado de núcleos de hidrogênio. Os núcleos estão em constante movimento e formam pequenos campos magnéticos orientados aleatoriamente. Quando submetidos a um campo magnético externo de maior intensidade, alinham-se em uma mesma direção. A aplicação de pulsos de radiofrequência (RF) faz com que os núcleos absorvam energia. Quando o pulso de RF cessa, a energia é liberada pelos núcleos de hidrogênio, que voltam a sua angulação de repouso alinhada ao campo magnético externo de maior frequência. Esse retorno tem dois componentes: um longitudinal ao campo magnético externo e outro transversal, denominados respectivamente relaxação T1 e relaxação T2. As principais técnicas utilizadas para obtenção de imagem em RMC em pacientes com IC incluem sequências de *spin-eco* ponderadas em T1 para definir anatomia, sequência gradiente-ECO ("*bright blood*") que permite obtenção de imagens ao longo do ciclo cardíaco em um plano de corte e sequências de gradiente-ECO com inversão-recuperação em um tempo de inversão. Essa sequência também conhecida como realce tardio (RT) permite anular o sinal do miocárdio normal após infusão de contraste para avaliação de RT no miocárdio para detecção de fibrose. A RMC é considerada como o método de imagem padrão ouro para avaliação da massa miocárdica, FEVE e FEVD e para medidas dos volumes. Técnicas de caracterização do tecido miocárdico podem ser avaliadas em situações específicas. Imagens de inversão-recuperação ou também denominadas RT, após administração de contraste, adquiridas precocemente podem servir para avaliar trombos ou tardiamente para avaliar fibrose. A presença de fibrose é comum na IC, e o padrão de fibrose difere entre diferentes etiologias, sendo muitas vezes uma importante pista para o diagnóstico. Além da fibrose, outras características patológicas comuns na IC podem ser encontradas: presença de edema miocárdico, identificados em imagens ponderadas em T2, e deposição extracelular que pode ser identificada pela medida de T1 nativo e pelo cálculo do ECV por T1. Também se pode avaliar a deposição de ferro no miocárdio usando T2*.

Os principais protocolos aplicados a RMC estão descritos na Tabela 1. A Tabela 2 traz os achados mais típicos para as principais modalidades de sequências da RMC para algumas condições específicas na IC.

TABELA 1 Protocolos da ressonância magnética cardíaca para insuficiência cardíaca

Técnica	Informação
CINE (b-SSFP)	Dimensão, massa, função global e segmentar do VE e do VD Dimensão atrial
Phase contrast	QP/QS Débito cardíaco e fluxo na AP Regurgitação valvar Avaliação VSVE
T1w	Infiltração de gordura Espessura pericárdica Informação anatômica
T2 STIR	Edema miocárdico Hemorragia miocárdica Informação anatômica
Perfusão	Defeito de perfusão no miocárdio
Realce precoce	Obstrução microvascular do miocárdio ventricular Trombo Inflamação miocárdica: hiperemia, extravasamento capilar
Realce tardio	Infarto Fibrose no miocárdio Obstrução microvascular do miocárdio
Angiografia coronariana	Origem de coronária anômala Aneurisma coronariano
Mapas T1	Fibrose miocárdica difusa Edema miocárdico Infiltração miocárdica (amioloidose e Fabry)
Mapas T2	Edema miocárdico
T2*	Sobrecarga ventricular de ferro Hemorragia miocárdica
Ce-MRA	Anatomia vascular
3D *whole heart* MRA ou 3D SSFP	Anatomia vascular

AP: artéria pulmonar; b-SSFP: precessão livre no estado estacionário; Ce-MRA: angiografia de ressonância magnética com contraste; QP: fluxo pulmonar; QS: fluxo sistêmico; VE: ventrículo esquerdo; VD: ventrículo direito; VSVE: via de saída do ventrículo esquerdo.

TABELA 2 Mudanças de T1, ECV, T2 e T2* nas diferentes doenças do miocárdio

	T1 nativo	ECV	T2	T2*
MCH	↑	↑		
DAF	↓↓			
Amiloidose cardíaca	↑↑	↑↑		
Sobrecarga de ferro	↓↓		↓↓	↓↓
Miocardite	↑↑	↑	↑↑	

DAF: doença de Anderson-Fabry; MCH: miocardiopatia hipertrófica.

A RMC apresenta limitações e entre elas estão a presença de próteses ou implantes metálicos ferrimagnéticos, claustrofobia e doença renal avançada com depuração de creatinina < 30 mL/min, uma vez que nessa população observou-se risco aumentado de desenvolvimento de fibrose sistêmica nefrogênica.

Cardiomiopatia isquêmica

A DAC é a causa mais comum de IC e por ser uma causa tratável deve ser avaliada em todo paciente com diagnóstico de IC. A RMC pode ser utilizada na DAC para avaliação da função ventricular global e segmentar, detecção de isquemia miocárdica, identificação e caracterização de áreas de fibrose e viabilidade miocárdica. A identificação de miocardiopatia isquêmica como etiologia da IC implica um pior prognóstico em relação a IC não isquêmica. No infarto agudo do miocárdio as imagens em T2 detectam áreas de sinal intenso causada por edema do miocárdio, além de realce precoce devido a obstrução microvascular ou RT em caso de necrose de miócitos. Na DAC crônica as imagens em T2 normalmente não mostram sinal elevado, e a RMC pode ser usada para avaliação de isquemia miocárdica e viabilidade.

A RMC sob estresse apresenta sensibilidade de 91% e especificidade de 81% para detecção de estenose significativa na angiografia coronária. A avaliação de isquemia pela RMC de estresse é realizada por diferentes técnicas: imagem de perfusão de primeira passagem que avalia defeito de perfusão e anormalidades na contratilidade segmentar induzida por estresse. A RMC de perfusão já foi validada em relação a outros métodos na avaliação de DAC. Watkins et al. evidenciaram boa correlação entre o método e as informações sobre fluxo coronariano obtidas por RFF (*fractional flow reserve*). A Figura 1 ilustra protocolo típico do exame de RMC de estresse para ser aplicado em pacientes em investigação para etiologia isquêmica da IC.

A técnica do RT pela RMC contrastada com gadolínio, por sua vez, é capaz de identificar e caracterizar áreas de infarto. O gadolínio tem distribuição extracelular, pois não é capaz de penetrar células íntegras. Nas áreas de infarto, no entanto, o gadolínio tem distribuição livre devido a necrose dos miócitos, além de o *washout* de gadolínio ocorrer mais lentamente nessas regiões. Dessa forma, o tecido miocárdio aparece escuro e as áreas de infarto brancas, o que permite uma precisa delimitação das áreas de necrose miocárdica. A identificação do infarto, assim como a demonstração da área infartada, tem importante valor prognóstico. Padrões típicos de infarto mostram realce subendocárdico ou transmural respeitando um ou mais territórios coronarianos. Na fase aguda da doença isquêmica miocárdica, quando combinamos a análise da contratilidade segmentar e a técnica do RT, é possível diferenciar o miocárdio atordoado (viável, mas com contratilidade diminuída, apesar do reestabelecimento da perfusão) do tecido necrosado (lesão miocárdica irreversível).

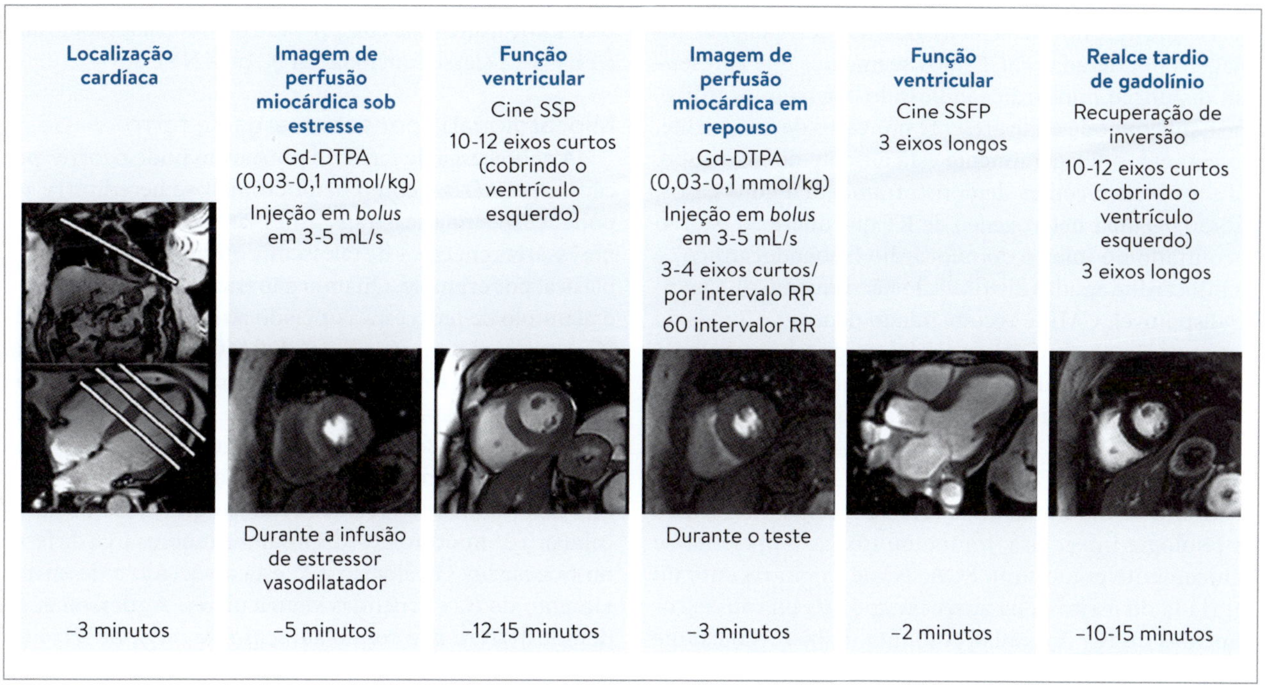

FIGURA 1 Protocolo proposto para investigação de isquemia miocárdica pela ressonância magnética cardíaca, incluindo as seguintes sequências: 1) perfusão durante estresse farmacológico e repouso para investigar isquemia miocárdica, 2) cine para avaliação da função ventricular e 3) realce tardio para avaliação de viabilidade miocárdica.

Modificada com autorização dos autores.

Dessa forma, considera-se atordoamento do miocárdio um segmento com disfunção segmentar pós-infarto, mas que não RT de padrão transmural. Essa diferenciação torna-se importante, pois a disfunção ventricular esquerda aguda causada por necrose miocárdica tem pior prognóstico que do que pacientes com disfunção ventricular reversível. O RT é também utilizado para avaliação de viabilidade miocárdica, sendo que segmentos miocárdicos com RT com transmuralidade > 50% apresentam baixa probabilidade de recuperação da função após a revascularização do território coronariana acometido. Assim, as estratégias para estimar a probabilidade de melhora incluem a resposta a dobutamina em baixas doses, extensão do RT transmural e a espessura miocárdica. A maior extensão da transmuralidade do infarto correlaciona-se inversamente com a probabilidade de recuperação funcional segmentar e global ventricular após a revascularização.

Cardiomiopatias não isquêmicas

Cardiomiopatia dilatada

A cardiomiopatia dilatada é uma causa comum de IC e seu diagnóstico baseia-se na dilatação e disfunção sistólica do VE ou de ambos os ventrículos, na ausência de etiologias identificáveis como causa isquêmica, valvar ou outras causas específicas, por exemplo. A RMC tem se demonstrado grande utilidade na avaliação da IC por obter com precisão a função de ambos os ventrículos e por distinguir a cardiomiopatia dilatada de outras etiologias considerando a distribuição do RT. Quando presente, o RT tem padrão mesocárdico e não segue um território coronariano. Por outro lado, se existe RT subendocárdico coexistente pode indicar contribuição isquêmica para a etiologia da IC. A presença de RT em portadores de miocardiopatia dilatada de etiologia não isquêmica é também um importante preditor independente de risco eventos cardiovasculares, incluindo hospitalização por IC descompensada, morte de origem cardíaca súbita e não súbita, arritmia ventricular e de mortalidade por todas as causas.

Síndrome de takotsubo

A síndrome de takotsubo, também conhecida como "síndrome do coração partido", é caracterizada por uma apresentação clínica semelhante a SCA, na ausência de coronariopatia significativa. Os critérios diagnósticos incluem alteração segmentar reversível e transitória do VE ou VD frequentemente precedida por um evento estressante, envolvimento circunferencial dos segmentos ventriculares além de um território coronário único, ausência de coronariopatia significativa ou miocardite viral, alterações eletrocardiográficas novas e reversíveis, aumentos significativos nos níveis de peptídeo natriurético e aumento de troponina discreto e desproporcional ao grau de disfunção contrátil. A RMC pode auxiliar no diagnóstico diferencial com condições e doenças. O exame de RMC detecta o afilamento apical "típico" e variantes "atípicas" (p. ex., o acometimento biventricular, midventricular, basal e focal). A RMC pode detectar a evidência de hipersinal nas imagens ponderadas em T2 nos segmentos que apresentam disfunção miocárdica indicando edema miocárdico, que também pode estar presente nos casos de miocardite. No entanto, o RT geralmente está ausente no takotsubo. Estudos mais recentes demonstraram, em alguns casos, padrão peculiar heterogêneo de RT que difere do padrão encontrado no infarto do miocárdio (subendocárdico) e na miocardite aguda (distribuição não isquêmica). Quando disponível, CMR é recomendado dentro de 7 dias da apresentação na suspeita de síndrome de takotsubo para auxiliar no diagnóstico e detectar trombo em VE, e para confirmar a recuperação miocárdica no acompanhamento.

Miocardite

A miocardite é uma inflamação do tecido miocárdico de etiologia infecciosa, imune ou tóxica. Apresenta-se clinicamente como uma SCA, IC de início recente ou agravada ou arritmia na ausência de DAC ou causas conhecidas de IC. A análise conjunta de história, exame físico e exames de imagem é fundamental para diagnóstico, avaliar prognóstico e influência na terapêutica. A biópsia endomiocárdica fornece critérios histológicos, imuno-histoquímicos e imunológicos para o diagnóstico de miocardite. No entanto, por apresentar limitação por erro de amostragem e por ser um procedimento invasivo, deve ser considerada em apresentações com risco de vida, pois apenas a biópsia é capaz de diferenciar etiologias, por exemplo, viral ou linfocítica de célula gigante. A RMC é a modalidade de imagem não invasiva primária na suspeita de miocardite. Corrobora o diagnóstico identificando anormalidades da estrutura, função e características do tecido cardíaco e exclui padrões isquêmicos de lesão. A importância desse método na suspeita de miocardite consiste na caracterização tecidual identificando tanto lesões inflamatórias de fase aguda e subaguda quanto presença de fibrose na fase crônica. As principais técnicas de RMC na avaliação de miocardite são as sequências ponderadas em T2, que identificam edema miocárdico, realce miocárdico precoce e o RT. Imagens ponderadas em T2 demonstram aumento global ou regional da intensidade do sinal do miocárdio em relação ao musculo esquelético (indicando edema do miocárdio), imagens de realce precoce ponderadas em T1 mostram aumento da intensidade do sinal miocárdico global em relação a músculo esquelético (indicando hiperemia miocárdica/extravasamento capilar) e presença de RT focal com distribuição não isquêmica (indicando necrose/fibrose). A distribuição mais comum do RT é irregular e envolve a parede lateral subepicárdica. De acordo com critérios propostos no American College de 2009, são necessários dois dos três critérios descritos para o diagnóstico. O valor prognóstico dos achados da RMC na miocardite requer mais investigação. A presença de RT dentro de 5 dias da apresentação foi um preditor independente de morte e de morte cardíaca em pacientes com miocardite viral comprovada por biópsia, superando a FEVE e a classe funcional da IC pela NYHA.

Miocardiopatia por sobrecarga de ferro

A sobrecarga de ferro no miocárdio pode ocorrer por causas primárias, como hemocromatose hereditária, ou pode ser secundária a transfusões sanguíneas de repetição, necessárias em casos de talessemia ou síndrome mielodisplásica, por exemplo. Quando não tratado adequadamente o acúmulo de ferro está associado ao desenvolvimento de IC, arritmias e morte súbita. A RMC deve ser realizada na suspeita de sobrecarga de ferro no miocárdio já que desempenha papel fundamental no diagnóstico e pode ser usada como ferramenta de triagem. O mapeamento em T2* é uma propriedade de relaxamento magnético e está inversamente relacionada aos estoques de ferro intracelular. T2* miocárdico < 20 ms indica sobrecarga de ferro no miocárdio. O valor do T2* está associado a desenvolvimento de IC e arritmias ventriculares. Anderson et al. demonstraram que com o aumento de carga de ferro no miocárdio houve declínio progressivo da fração de ejeção. Em um estudo prospectivo de 652 pacientes com talassemia maior, a ocorrência de IC dentro 1 ano foi de 47%, 21% e 0,2% em pacientes com T2 * menor que 6 ms, 6 a 10 ms e maior que 10 ms, respectivamente. Arritmias ocorreram em 19% dos pacientes com T2 * inferior a 6 ms, 18% de aqueles com T2 * 6 a 10 ms, e 4% daqueles com T2 * maior que 10 ms. A terapia de quelação é o tratamento de escolha para miocardiopatia por sobrecarga de ferro e é fortemente orientada pela quantidade de ferro no miocárdio.

Amiloidose

A amiloidose caracteriza-se pela deposição extracelular de fibrilas de proteínas amiloides insolúveis, que são resultado de uma sequência de alterações no desdobramento das proteínas amiloides. Os três os tipos mais comuns de amiloidose que afetam o coração incluem amiloidose sistêmica tipo AL, na qual as fibrilas de cadeias leves derivam de imunoglobulina monoclonal, amiloidose hereditária TTR, na qual as fibrilas derivam de transtirretina variante, e a amioloidose sistêmica senil (tipo selvagem) ATTR amiloidose. A variante V122I é a mutação mais comum e é encontrada em 3 a 4% dos afro-americanos. A amiloidose ATTR é uma causa subdiagnosticada de IC. A biópsia continua sendo o padrão ouro para o diagnóstico. Dada a sobrevida média curta na amiloidose AL cardíaca (aproximadamente 5 meses), a RMC é indicada em pacientes com IC e suspeita de AC para agilizar o diagnóstico e o tratamento com quimioterapia. Os achados de AC na RMC incluem expansão intersticial com alta captação de gadolínio pelo miocárdio, e normalmente revelam RT subendocárdico ou transmural, encurtamento do T1 subendocárdico, rápido *washout* de gadolínio e anulação miocárdica subótima. Além disso, T1 elevado no mapeamento T1 nativo tem alta precisão para envolvimento cardíaco na amiloidose AL126, e somado ao aumento do ECV prevê mortalidade. T1 nativo elevado também tem alta precisão na AC ATTR em comparação com miocardiopatia hipertrófica, portadores de mutação ATTR e controles normais, e podem representar um marcador precoce de doença.

Cardio-oncologia

A detecção dos efeitos cardiotóxicos do tratamento do câncer é de grande importância. Alguns dos tratamentos que causam disfunção ventricular incluem antraciclinas, ciclofosfamida, docetaxel, bortezomibe, trastuzumabe, bevacizumabe e sunitinibe. A detecção precoce e tratamento imediato da cardiotoxicidade podem prevenir disfunção ventricular e promover recuperação do VE. A definição de disfunção do miocárdio relacionada ao tratamento quimioterápico é definida como uma queda sintomática superior a 5% na FEVE para um valor inferior a 55%, ou uma queda assintomática superior a 10% na FEVE para um valor inferior a 55%. A RMC oferece uma avaliação mais precisa da FEVE, livre de radiação, e é recomendada particularmente quando a função ventricular se aproxima dos limiares para descontinuação da quimioterapia. Recentemente novas técnicas da RMC oriundas do mapeamento de T1 têm demostrado resultados promissores sobretudo no sentido de detectar cardiotoxicidade em um estágio precoce de instalação, o que apresenta grande potencial de aplicação clínica.

Doença de Anderson-Fabry

A doença de Anderson-Fabry é uma doença recessiva ligada ao X causada por atividade reduzida ou ausente da enzima alfa-galactosidase A, resultando no acúmulo de glicoesfingolipídios lisossomais em vários órgãos, como sistema nervoso periférico, rins, pele, sistema nervoso central e coração. Hipertrofia ventricular esquerda, fibrose, IC (inicialmente de FE preservada) e morte súbita por arritmia podem ocorrer. O envolvimento miocárdico é a causa mais comum de morbimortalidade e na doença de Fabry. A terapia enzimática precoce pode causar a regressão da HVE. O RT pode ser encontrado particularmente na parede inferolateral basal do VE, geralmente mesocárdico, poupando subendocárdio. O T1 nativo miocárdico encontra-se reduzido, o que pode ajudar na diferenciação de outras condições como na miocardiopatia hipertrófica, edema e amioloidose, que têm T1 nativo elevado. Diretrizes atuais defendem que as medidas da espessura da parede do VE, do índice de massa e o RT pela RMC orientem a terapia de reposição da enzima alfa-galactosidase em pacientes com doença de Anderson-Fabry.

Insuficiência cardíaca de fração de ejeção preservada

O diagnóstico de IC com FE preservada (ICFEp) requer o seguinte critério: FEVE em repouso ≥ 50%; VE não dilatado (volume indexado < 97/mL/m^2); e biomarcador positivo, imagem e/ou evidência invasiva de disfunção diastólica. Embora os desfechos sejam semelhantes em pacientes com ICFEp e ICFEr, nenhuma terapia medicamentosa foi capaz de melhorar a sobrevida na ICFEp até o momento. Enquanto a ecocardiografia 2D tem resolução temporal superior para avaliação do enchimento do VE, a RMC pode contribuir para uma avaliação superior da FEVE, massa do VE e volumes do AE.

Cardiomiopatia hipertrófica

A cardiomiopatia hipertrófica (CMH) é a doença cardiovascular hereditária mais comum, prevalência de 1 para cada 500 adultos, e maior causadora de morte súbita em jovens. Doença genética de herança autossômica dominante causada por mutações em proteínas sarcoméricas, caracterizadas por substituição e fibrose intersticial e desarranjo de miócitos. A hipertrofia observada pode apresentar diferentes padrões quanto a localização e extensão. Embora a ecocardiografia seja normalmente usada como triagem, a RMC é mais sensível para a identificação de hipertrofia em segmentos mais incomuns (ápice, parede anterolateral e septo posterior) e é útil em medições mais precisas da espessura máxima da parede e detecção de anormalidades como aneurismas apicais, alterações do músculo papilar, alongamento de folhetos valvares e criptas miocárdicas. Na CMH, a fibrose miocárdica pode representar um substrato para taquiarritmias ventriculares, além de ser causa de disfunção diastólica. Até 70% dos pacientes com CMH apresentam áreas de RT. O padrão mais comum de RT na CMH é irregular, mesocárdico com múltiplos focos no septo interventricular (em particular na área de inserção do VD) e na parede livre, especialmente nas regiões com maior hipertrofia. O ECV fornece uma avaliação mais precisa da fibrose difusa conforme validado por biópsia miocárdica. A presença de extenso RT pela RMC, ocorrendo em diversos segmentos miocárdicos, está associada com aumento do risco de arritmias ventriculares fatais, o que está presente independentemente do padrão e da localização do RT. Dados emergentes apontam que a RT acometendo ≥ 15% da massa do VE apresenta risco significativamente maior para MS. Apesar disso, diferentes métodos para quantificar o RT estão disponíveis (método do desvio padrão, método de planimetria manual e método "*full width at half maximum* (FWHM)", sendo que ainda não existe consenso de qual seria o método mais adequado de ser aplicado na MCH. A forte associação observada entre a presença de RT e TVNS nos pacientes com MCH reforça a utilidade da RMC para identificar lesão miocárdica estrutural. Por outro lado, a presença de TVNS identificada na monitoração de 24 a 58 horas, sobretudo em adultos e quando apresentar FC elevada, está associada com aumento do risco de MS.

Miocárdio não compactado

A cardiomiopatia não compactada é uma rara alteração do desenvolvimento caracterizada por aumento da trabeculação do endocárdio resultando em um afilamento da parede do VE. Manifesta-se clinicamente com IC, tromboembolismo e arritmias malignas. A RMC pode ser útil para avaliação das dimensões e função do VE e do VD, além de avaliar morfologia e estrutura. As trabeculações localizam-se preferencialmente no ápice e na parede lateral do VE. O RT pode ser observado, mas não é específico para o diagnóstico. Os critérios diagnósticos estão demonstrados na Tabela 3.

Displasia arritmogênica do ventrículo direito (DAVD)

A displasia arritmogênica do ventrículo direito (DAVD) é uma cardiomiopatia genética rara, de herança autossômica dominante. Os genes mais comumente afetados estão relacionados a desmossomos cardíacos e junções comunicantes. Diretrizes de 2019 incluíram a RMC entre os critérios diagnósticos. A doença caracteriza-se principalmente por infiltrado gorduroso predominantemente no VE, resultando em arritmias ventriculares e progressiva disfunção ventricular. Em contraste com a ecocardiografia, a RMC oferece dados mais precisos do VD. Os achados característicos na RMC são: infiltrado gorduroso à direita, alterações aneurismáticas e dilatação com disfunção ventricular direita, hipertrofia ventricular direita, desordem trabecular e afilamento da parede livre do VD. Em até 76% dos pacientes com DAVD foi possível observar o envolvimento do VE, o que demonstra doença mais avançada e maior risco. O RT ajuda a identificar o maior risco de arritmias ventriculares, assim como pode auxiliar no mapeamento de arritmias para possível ablação endocárdica ou epicárdica.

TOMOGRAFIA COMPUTADORIZADA NA INSUFICIÊNCIA CARDÍACA

A tomografia computadorizada (TC) pode ser uma ferramenta muito útil na avaliação da IC, pois fornece informações precisas da estrutura e função cardíaca, incluindo as artérias coronárias. A TC apresenta de vantagem em relação à ecocardiografia a sua capacidade de caracterizar o miocárdio. Atualmente os avanços na tecnologia da TC cardíaca permitiram uma resolução temporal e espacial aumentada e com isso foi melhorada a capacidade de criar imagens de estruturas tão pequenas quanto 0,3 mm. Com os avanços no poder de processamento do computador, os algoritmos de reconstrução também evoluíram de técnicas de retroprojeção filtradas para reconstrução iterativa que permitiram melhorias na qualidade da imagem e uma redução na dose de radiação ionizante.

Avaliação da doença coronariana

A DAC é responsável por aproximadamente 50% dos casos de IC, desse modo, segundo as recomendações atuais, deve-se excluir a presença de doença arterial coronariana nos pacientes com IC. A angio-TC de coronárias permite a avaliação de maneira não invasiva, rápida e segura da luz e das paredes arteriais, é indicada em pacientes com IC com probabilidade pré-teste baixa a intermediária de DAC, devido a sua alta acurácia diagnóstica, com sensibilidade variando de 91 a 99% e especificidade de 74 a 96%, seu alto VPN (96 a 100%), o que torna o método eficiente para exclusão de DAC. Mesmo em populações com IC pode ser utilizada como investigação de primeira linha para a avaliação de DAC (Figura 2). Além disso, o método apresenta uma boa capacidade para a avaliação de *stents* coronários, com acurácia que pode chegar a 91,9% em comparação com a angiografia convencional e, também, avaliar lesões de enxertos de revascularização miocárdica com sensibilidade e especificidade próximas a 100%. Sua vantagem adicional é a capacidade de fornecer simultaneamente informações sobre o tamanho da câmara cardíaca, anatomia cardíaca e achados extracardíacos que podem ser relevantes em pacientes que desenvolveram IC secundária a anomalias coronárias complexas ou doenças

TABELA 3 Critérios de ressonância magnética cardíaca propostos para diagnóstico de miocárdio não compactado

	Petersen	Jacquier	Captur
Método	Cine SSFP eixo longo: Espessura trabecular da camada do miocárdio medido local de maior trabeculação, perpendicular ao miocárdio compactado	Cine SSFP eixo curto: Obter a massa total do miocárdio e a massa do miocárdio compactado Massa trabecular: diferença entre a massa do miocárdio total e a massa do miocárdio compactado	Cine SSFP eixo curto: Dimensão fractal (DF) Perda de gradiente DF da base ao ápice
Fase cardíaca	Final da diástole	Final da diástole	Final da diástole
Critério	A relação entre camada não compactada e compactada > 2,3 no local de maior trabeculação	Massa trabeculada do VE > 20% da massa global do VE	Global FD > 1,2 Apical FD > 1,3
Sensibilidade	86%	93,7%	Global FD 83% Apical FD 100%
Especificidade	99%	93,7%	Global FD 86% Apical FD 100%

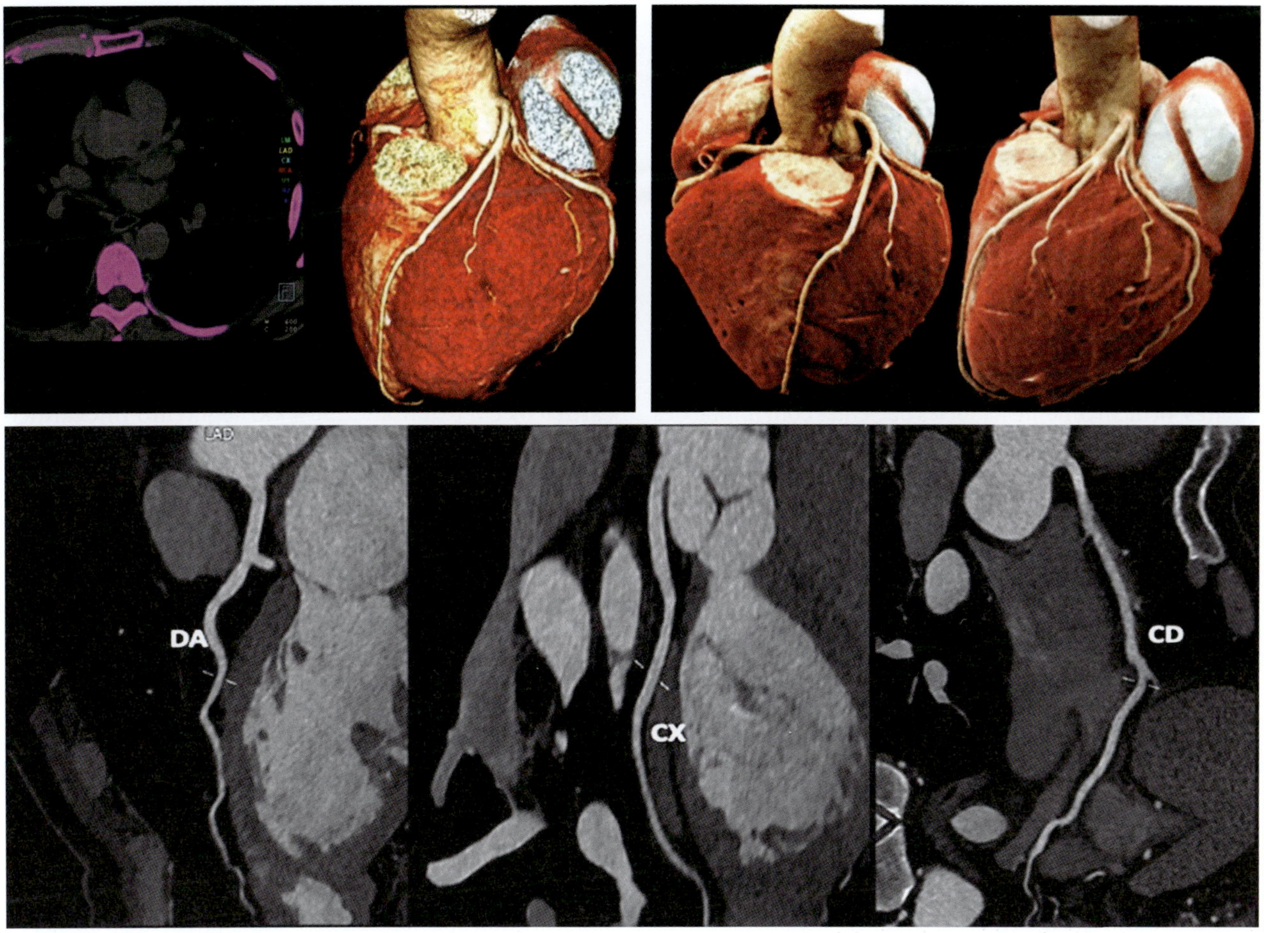

FIGURA 2 Exemplo da aplicação da angiotomografia coronária para excluir doença arterial coronariana em pacientes com insuficiência cardíaca.

sistêmicas como sarcoidose, artrite reumatoide e doença pulmonar crônica.

Perfusão miocárdica pela tomografia computadorizada

A avaliação da perfusão miocárdica pela TC é um método novo, bastante promissor, mas que se encontra em fase de validação e padronização dos protocolos clínicos. Estudos recentes demonstraram uma boa sensibilidade e especificidade no desempenho diagnóstico da perfusão do miocárdio por TC quando comparados a métodos já bem estabelecidos como o SPECT e a perfusão de estresse pela RM cardíaca. O estudo CORE320 avaliou prospectivamente o desempenho diagnóstico da perfusão por TC do miocárdio para a detecção de DAC obstrutiva (estenose ≥ 50%) em angiografia por cateter invasivo com um defeito de perfusão correspondente com SPECT. Nesse estudo, os autores foram capazes de demonstrar uma sensibilidade de 80% e uma especificidade de 74%. Uma metanálise subsequente da mesma forma mostrou um alto desempenho diagnóstico para perfusão por TC do miocárdio quando comparada com CMR de perfusão de estresse, dando uma sensibilidade por vaso, especificidade, valor preditivo positivo e valor preditivo negativo de 94%, 85%, 88% e 93%, respectivamente. É importante ressaltar que os estudos incorporados nessa metanálise incluíram pacientes com FEVE ≥ 20%, porém não foram realizadas análises de subgrupo específicas em pacientes com FEVE < 50%.

Reserva de fluxo fracionário por tomografia computadorizada coronária (FFR-TC)

A reserva de fluxo fracionada usando CTA coronária pode ser adquirida utilizando as aquisições de CTA coronária padrão sem a necessidade de medicação extra ou exposição à radiação. Essa técnica tem como finalidade obter o significado funcional da obstrução coronária de maneira não invasiva e sem necessidade de outra aquisição ou uso adicional de contraste. O FFR-TC demonstrou ter uma alta precisão diagnóstica contra FFR invasivo e capacidade de reduzir a necessidade de angiografia coronária invasiva desnecessária. Uma das principais vantagens do método é que é possível avaliar em um único teste as obstruções coronarianas e se apresentam repercussão hemodinâmica.

Avaliação estrutural e de função ventricular

Insuficiência cardíaca de fração de ejeção reduzida

A disfunção da contratilidade ventricular esquerda e direita após o infarto do miocárdio é um importante preditor de mortalidade. Sabe-se que a avaliação ecocardiográfica continua sendo a primeira escolha para avaliação da função ventricular e a avaliação pela RMC está sendo cada vez mais utilizada devido a sua precisão diagnóstica e o aprimoramento da técnica de RT. A TC cardíaca não é considerada uma técnica de escolha para avaliação da função ventricular, mas permite medir os volumes ventriculares, principalmente naqueles pacientes com limitações à realização do ecocardiograma devido a janela desfavorável ou problemas relacionados a claustrofobia ou a presença de implantes metálicos.

Função ventricular segmentar

A TC cardíaca também é capaz de avaliar alterações da contratilidade segmentar dos ventrículos, que podem estar relacionados a isquemia de repouso, infarto ou miocardiopatias não isquêmicas. Estudos mostraram boa correlação do método quando comparado a avaliação da contratilidade segmentar com ecocardiograma, com boa sensibilidade nos territórios da artéria descendente anterior e artéria circunflexa, porém baixa sensibilidade no território da coronária direita.

Insuficiência cardíaca de fração de ejeção preservada

Pelo menos metade dos pacientes com IC clínica apresentam fração de ejeção preservada. Nesses casos a TC cardíaca pode ser utilizada para avaliar marcadores de disfunção diastólica como alterações na área da válvula mitral, movimentação tecidual do septo, alterações no volume do VE e esvaziamento do átrio esquerdo.

Cardiomiopatias

Como já citado, cerca de 50% dos pacientes com IC apresentam etiologia isquêmica, desse modo, uma modalidade de imagem ideal seria aquela que por si só possibilite detectar cardiomiopatias isquêmicas e não isquêmicas. Com a capacidade de avaliação das paredes ventriculares da TC cardíaca, é possível identificar achados como RT do miocárdio e a espessura da parede do VE em pacientes com cardiopatia hipertrófica, o que tem demonstrado boa correlação com as imagens adquiridas pela RMC. Além disso, também pode ser usada para auxiliar no planejamento de ablação septal, miomectomia cirúrgica em pacientes com obstrução significativa da via de saída do VE. A TC cardíaca também pode identificar áreas de miocárdio não compactado caracterizadas por trabeculações pronunciadas, afinamento focal e alterações segmentares. A TC cardíaca também pode identificar com segurança características compatíveis com displasia arritmogênica do VD, embora a avaliação por esse método não se encontre contemplada nos critérios diagnósticos da doença.

Caracterização do tecido miocárdico

Semelhante ao RT da RMC, o qual é considerado o padrão ouro para avaliação da extensão do infarto e viabilidade miocárdica, o TR pode ser adquirido pela TC cardíaca. O contraste iodado acumula-se no espaço extracelular e pode ser identificado em uma aquisição de cerca de 5 a 15 minutos após a injeção do contraste. Essa técnica apresenta valor prognóstico, uma vez que maiores áreas de acúmulo de contraste correlacionam-se ao aumento de eventos cardíacos e a extensão > 50% do segmento miocárdico identifica a perda de viabilidade. Entretanto, a avaliação de fibrose miocárdica pela TC ainda não está presente em protocolos rotineiros de imagens existentes na literatura.

Uso da tomografia cardíaca no tratamento da insuficiência cardíaca

Terapia de ressincronização cardíaca

Paciente com IC e bloqueio de ramo apresentam dissincronia interventricular que se manifesta como um atraso na contração das paredes de VE com consequente disfunção global dessa câmara cardíaca. Na CRT, a área com maior atraso da contração pode ser acessada pelo seio coronariano. Desse modo, a TC cardíaca permite uma avaliação cuidadosa da anatomia venosa do coração, além de identificar locais ideais para a colocação do eletrodo a fim de otimizar os efeitos da terapia de ressincronização.

Eletrofisiologia

A IC comumente pode estar associada a arritmias, principalmente com fibrilação atrial, a qual é um preditor independente de mortalidade. O estudo eletrofisiológico é uma opção de tratamento da arritmia através do isolamento elétrico das artérias pulmonares. A TC cardíaca pode auxiliar no planejamento do procedimento juntamente com o ecocardiograma e o mapeamento eletroanatômico, uma vez que permite a identificação correta da anatomia das veias pulmonares e do átrio esquerdo, além de detectar a presença de variações anatômicas, avaliar o número de veias pulmonares, seus diâmetros, respectivos óstios, assim como a presença de óstio comum ou outras variações anatômicas ou anomalias de drenagem. O método pode também ser utilizado para calcular a espessura da parede atrial esquerda, detectar trombos de apêndice atrial esquerdo e é a técnica de escolha para identificar complicações pós-procedimento, como estenose da veia pulmonar, fístulas atrioesofágicas, ou derrames pericárdicos.

Doença cardíaca valvular

As doenças valvares também são causas frequentes de IC. Embora se saiba que o ecocardiograma é o padrão-ouro para seu diagnóstico e acompanhamento da doença, a tomografia cardíaca tem mostrado uma boa correlação na avaliação da doença cardíaca valvar e pode ser usada para pacientes com limitações ao ecocardiograma. Na estenose aórtica, uma importante aplicação da TC é a quantificação da calcificação da válvula aórtica, que apresenta importante valor prognóstico, uma vez que calcificações acentuadas da válvula aórtica, mesmo em indivíduos assintomáticos, podem predizer a necessidade de troca valvar. Considera-se a presença estenose aórtica grave quando o escore de cálcio da válvula aórtica é ≥ 2.000 UA em homens e ≥ 1.200 UA em mulheres. Além do fator prognóstico, a TC cardíaca tornou-se fundamental para o planejamento do implante percutâneo transcateter da válvula aórtica, pois permite a visualização da valva e do ânulo aórtico, informações fundamentais para determinar o tamanho da prótese e minimizar possíveis complicações. A TC também permite avaliar a melhor via de acesso e estimar o ângulo da projeção apropriado na fluoroscopia a ser utilizado durante o procedimento. Outras informações importantes são a presença de trombos no VD, deformidades torácicas, avaliação de enxertos para artérias coronárias, e sua posição ou adesão à parede torácica, caso ocorra conversão a cirurgia aberta de emergência.

Transplante cardíaco

Nos pacientes submetidos a transplante cardíaco, a vasculopatia de aloenxerto cardíaco (CAV) é uma complicação importante que pode se desenvolver em receptores de transplante cardíaco. Em pacientes que sobrevivem a 1, 5 e 10 anos, a CAV afeta 8%, 30% e 50%, respectivamente. É uma forma agressiva de CAD causada por hiperplasia intimal coronariana difusa, que pode levar à falha do enxerto, arritmias e morte súbita. A detecção precoce de CAV é importante porque estenoses focais podem ser tratadas com intervenção coronária percutânea, e a terapia imunossupressora pode ser modificada para proporcionar melhor controle da doença. Devido à capacidade da TC cardíaca de detectar a gravidade das estenoses luminais, bem como a morfologia da parede arterial, esse método pode ser considerado um bom teste de primeira escolha para detectar CAV.

CASO CLÍNICO 1

Paciente E.S.C, 35 anos, procurou pronto atendimento com queixa de dor precordial irradiada para MSE, desencadeada após andar de bicicleta, há 30 minutos. Há dois dia apresentou quadro semelhante após estresse emocional com duração de 10 minutos e resolução espontânea.

Tabagista, negava comorbidades ou uso de medicação contínua. História familiar negativa para doença coronariana.

Ao exame físico apresentava bom estado geral, corado, hidratado e afebril, normotenso. Ausculta cardíaca e pulmonar sem alterações. Normovolêmico e perfusão periférica preservada.

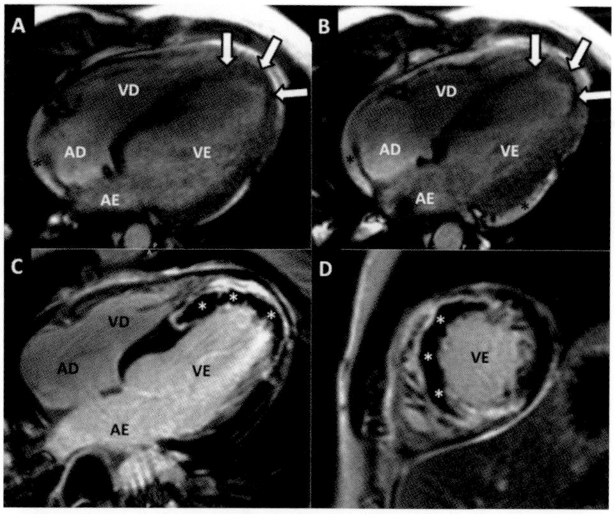

FIGURA 3 Imagens em cine SSFP em 4 câmaras em diástole (A) e sístole (B) revelando disfunção segmentar do VE com FEVE: 38% com a presença de aneurisma apical (setas brancas). Nota-se ainda derrame pericárdico laminar sem repercussão hemodinâmica (asterisco preto). C: Realce tardio em 4 câmaras mostrando extensa área com realce tardio transmural na porção apical com áreas centrais sem captação de contraste, documento presença de obstrução microvascular (asterisco branco). D: Realce tardio em eixo curto mostrando extensa área com realce tardio transmural na parede anterior e septal do VE com área central sem captação de contraste, documento presença de obstrução microvascular (asterisco branco).

Realizado ECG no pronto atendimento que evidenciou ritmo sinusal e supradesnivelamento do segmento ST inferolateral. Paciente foi então submetido a trombólise com melhora clínica e eletrocardiográfica. Marcadores de necrose miocárdica elevados.

Após 48 horas do evento inicial, paciente apresentou novo episódio de dor precordial e ao ECG supradesnivelamento do segmento ST inferolateral e anterior.

CASO CLÍNICO 2

Paciente R.M.A, sexo masculino, 29 anos, procurou pronto atendimento com queixa de dor precordial de forte intensidade, desencadeada ao repouso e irradiada para MSE iniciada no mesmo dia. Há 3 dias apresentara quadro de febre, dor abdominal e diarreia.

Ex-tabagista, negava comorbidades ou uso de medicação contínua. História familiar negativa para doença coronariana.

Ao exame físico apresentava bom estado geral, corado, hidratado e afebril, normotenso. Ausculta cardíaca e pulmonar sem alterações. Normovolêmico e perfusão periférica preservada.

Realizado ECG no pronto atendimento que evidenciou ritmo sinusal e supradesnivelamento do segmento ST de

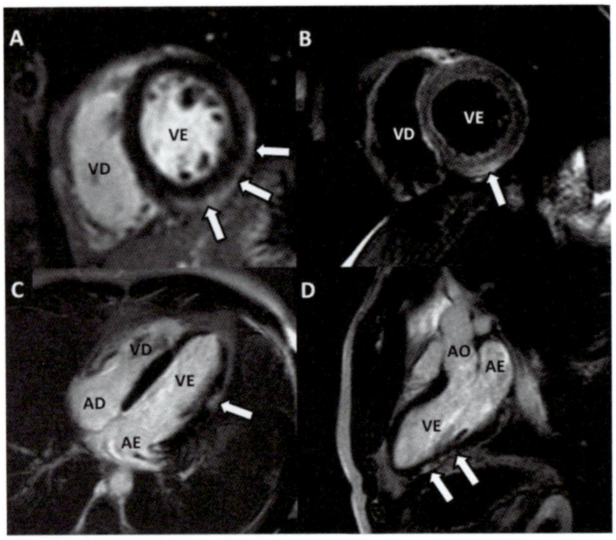

FIGURA 4 Realce tardio em eixo curto mostrando realce com padrão epicárdico nas paredes inferior e lateral (setas brancas). B: Imagem em T2 com saturação de gordura mostrando edema na parede inferior (seta branca). C e D: Realce tardio em eixo longo (C: 4 câmaras e D: 3 câmaras) mostrando cicatriz com padrão epicárdico na parede lateral (setas brancas).

parede inferior. O paciente foi então submetido a trombólise química com alteplase, porém não apresentou critérios de reperfusão: mantinha dor precordial e supradesnivelamento do segmento ST. Marcadores de necrose miocárdica elevados. Encaminhado para serviço terciário para realização de cineangiocoronariografia que não evidenciou coronariopatia obstrutiva a ventriculografia apresentava hipocinesia do segmento inferior apical. Realizada ressonância magnética cardíaca que evidenciou edema nas imagens ponderadas em T2, elevação de T1 nativo e realce tardio de padrão mesocárdico em segmentos correspondentes. Achados compatíveis com miocardite.

LEITURA SUGERIDA

1. Anderson LJ, Holden S, Davis B, Prescott E, Charrier CC, Bunce NH, et al. Cardiovascular T2-star (T2*) magnetic resonance for the early diagnosis of myocardial iron overload. Eur Heart J. 2001;22(23):2171-9.
2. Aziz W, Claridge S, Ntalas I, Gould J, de Vecchi A, Razeghi O, et al. Emerging role of cardiac computed tomography in heart failure. ESC Heart Fail. 2019;6(5):909-20. Karamitsos TD, Francis JM, Myerson S, Selvanayagam JB, Neubauer S. The role of cardiovascular magnetic resonance imaging in heart failure. J Am Coll Cardiol. 2009;54(15):1407-24.
3. Bellenger NG, Burgess MI, Ray SG, Lahiri A, Coats AJ, Cleland JG, et al. Comparison of left ventricular ejection fraction and volumes in heart failure by echocardiography, radionuclide ventriculography and cardiovascular magnetic resonance; are they interchangeable? Eur Heart J. 2000;21(16):1387-96.
4. Butler J. The emerging role of multi-detector computed tomography in heart failure. J Card Fail. 2007;13(3):215-26.
5. Chan RH, Maron BJ, Olivotto I, Pencina MJ, Assenza GE, Haas T, et al. Prognostic value of quantitative contrast-enhanced cardiovascular magnetic resonance for the evaluation of sudden death risk in patients with hypertrophic cardiomyopathy. Circulation. 2014;130(6):484-95.
6. Coelho-Filho OR, Rickers C, Kwong RY, Jerosch-Herold M. MR myocardial perfusion imaging. Radiology. 2013;266(3):701-15.
7. Grothues F, Smith GC, Moon JC, Bellenger NG, Collins P, Klein HU, et al. Comparison of interstudy reproducibility of cardiovascular magnetic resonance with two-dimensional echocardiography in normal subjects and in patients with heart failure or left ventricular hypertrophy. Am J Cardiol. 2002;90(1):29-34.
8. Kim RJ, Wu E, Rafael A, Chen EL, Parker MA, Simonetti O, et al. The use of contrast-enhanced magnetic resonance imaging to identify reversible myocardial dysfunction. N Engl J Med. 2000;343(20):1445-53.
9. Macedo AVS, Schwartzmann PV, de Gusmao BM, Melo MDT, Coelho-Filho OR. Advances in the Treatment of Cardiac Amyloidosis. Curr Treat Options Oncol. 2020;21(5):36.
10. McCrohon JA, Moon JC, Prasad SK, McKenna WJ, Lorenz CH, Coats AJ, et al. Differentiation of heart failure related to dilated cardiomyopathy and coronary artery disease using gadolinium-enhanced cardiovascular magnetic resonance. Circulation. 2003;108(1):54-9.
11. Norgaard BL, Leipsic J, Gaur S, Seneviratne S, Ko BS, Ito H, et al. Diagnostic performance of noninvasive fractional flow reserve derived from coronary computed tomography angiography in suspected coronary artery disease: the NXT trial (Analysis of Coronary Blood Flow Using CT Angiography: Next Steps). J Am Coll Cardiol. 2014;63(12):1145-55.
12. Watkins S, McGeoch R, Lyne J, Steedman T, Good R, McLaughlin MJ, et al. Validation of magnetic resonance myocardial perfusion imaging with fractional flow reserve for the detection of significant coronary heart disease. Circulation. 2009;120(22):2207-13.

NOTA DOS EDITORES

Este capítulo possui bibliografia adicional, recomendada pelos autores, na plataforma digital complementar do livro. Para acesso a esse material, utilize o QR code abaixo, digite a senha: **COMPLEMENTO2022** e faça seu cadastro.

5

Avaliação invasiva

Renato Bueno Chaves
Murilo Felipe Vilela
Fernando Antibas Atik

DESTAQUES

- A cineangiocoronariografia não deve ser realizada de rotina em todos os pacientes com insuficiência cardíaca (IC), devendo ser reservada para casos selecionados.
- Nos pacientes em que a suspeita seja de cardiopatia isquêmica e que exista possibilidade de revascularização com potencial benefício em alívio de sintomas e/ou remodelamento reverso, a cineangiocoronariografia deve ser considerada.
- Deve ser dada preferência à técnica radial, por menor risco de complicações relacionadas ao procedimento.
- As indicações atuais de estudo eletrofisiológico (EEF) na IC são semelhantes às das demais cardiopatias estruturais: pacientes com síncope de causa inexplicada, taquiarritmias com possibilidade de intervenção invasiva, suspeita de doença do nó sinusal não esclarecida em avaliação não invasiva.
- Após documentação, em ensaios clínicos, do benefício do desfibrilador implantável na prevenção primária de morte súbita em pacientes com IC e disfunção ventricular grave, o uso do EEF como estratificação de risco para implante de CDI deixou de ser realizado como rotina, ficando reservado a situações especiais.
- A biópsia endomiocárdica (BEM) é um procedimento relativamente seguro, com taxa de complicações graves menor que 1% quando realizada em centros de maior expertise.
- Sua principal indicação atual é o monitoramento de rejeição do enxerto após transplante cardíaco.
- Em pacientes jovens, com miocardite grave de início recente, havendo suspeita de etiologia com tratamento específico, a biópsia endomiocárdica deve ser considerada.
- Em pacientes com suspeita de cardiopatia infiltrativa que possuam tratamento específico, também deve ser considerada a sua realização.

INTRODUÇÃO

Métodos invasivos de avaliação diagnóstica e com potencial terapêutico são essenciais como complementação do armamentário clínico em insuficiência cardíaca. Neste capítulo, serão abordados a cineangiocoronariografia, o estudo eletrofisiológico, a biópsia endomiocárdica e a avaliação hemodinâmica pulmonar, no que tange às suas indicações, vias de acesso, benefícios e potenciais complicações.

CINEANGIOCORONARIOGRAFIA

A doença arterial coronariana (DAC) pode ocorrer como causa ou comorbidade na insuficiência cardíaca (IC). De acordo com o estudo BREATHE (I Registro Brasileiro de Insuficiência Cardíaca), a prevalência da cardiopatia isquêmica como etiologia da IC no Brasil é estimada em torno de 30% dos pacientes. Sendo assim, torna-se razoável investigar a presença de DAC nos pacientes em que existe essa suspeita como causa ou fator agravante da doença.

Ainda existe alguma incerteza na melhor forma de se investigar DAC nesses pacientes. Atualmente, a maioria dos pacientes realiza essa investigação por meio de métodos não invasivos (ecocardiograma de estresse, teste ergométrico ou teste de esforço cardiopulmonar, cintilografia de perfusão miocárdica, ressonância magnética do coração ou angiotomografia de coronárias), reservando-se a cineangiocoronariografia para situações selecionadas.

De forma geral, as indicações de investigação invasiva das coronárias na IC são semelhantes às das demais cardiopatias. O estudo STICH, no entanto, que comparou as estratégias de tratamento clínico medicamentoso vs. revascularização miocárdica em pacientes com disfunção ventricular esquerda grave (FEVE < 35%), demonstrou claro benefício de longo prazo desta última nos pacientes com doença multiarterial, mesmo assintomáticos, tornando-se, assim, imprescindível identificar esse subgrupo que se beneficiaria de intervenção.

Sendo assim, nos pacientes com IC e disfunção ventricular esquerda severa que tenham probabilidade intermediária ou alta de DAC, seria razoável a investigação invasiva com cineangiocoronariografia naqueles potenciais candidatos à revascularização.

As indicações atuais para a realização de cineangiocoronariografia na IC estão resumidas na Tabela 1.

Quanto à técnica, comumente o exame é realizado por meio de acesso arterial femoral ou radial. As evidências atuais mostram menor taxa de complicações graves quando usada a técnica radial, devendo-se, assim, dar preferência a esse acesso sempre que factível. O procedimento é relativamente seguro quando realizado em centros com boa expertise, com taxas de complicações graves abaixo de 0,5%, mas essa possibilidade deve ser sempre considerada na avaliação de custo/benefício do procedimento (Figura 1).

TABELA 1 Indicações de cineangiocoronariografia nos pacientes com insuficiência cardíaca

Recomendações classe I
▪ Cineangiocoronariografia está indicada nos pacientes com sintomas anginosos refratários ao tratamento medicamentoso, naqueles com arritmia ventricular grave e nos com morte súbita abortada, para avaliação diagnóstica e de possibilidade de revascularização coronária.
▪ Cineangiocoronariografia deve ser considerada em pacientes com insuficiência cardíaca sem sintomas sugestivos de DAC, mas com presença de isquemia em testes não invasivos e que sejam potencialmente elegíveis para revascularização coronária.
▪ Pacientes com insuficiência cardíaca e síndrome coronariana aguda candidatos à revascularização percutânea ou cirúrgica.
Recomendação classe IIa
Cinecoronariografia deve ser considerada em pacientes com insuficiência cardíaca FEVE ≤ 35%, sem sintomas anginosos, porém de alto risco para DAC.

DAC: doença arterial coronariana; FEVE: fração de ejeção do ventrículo esquerdo.

ESTUDO ELETROFISIOLÓGICO

O campo da eletrofisiologia cardíaca apresentou grande evolução nas últimas décadas. Como consequência, o uso do estudo eletrofisiológico na prática clínica tem aumentado significativamente, em razão de sua capacidade de estabelecer diagnóstico em uma grande variedade de patologias cardíacas.

A ferramenta tem se tornado bastante útil na avaliação de pacientes com arritmias e distúrbios de condução, permitindo o diagnóstico e auxiliando na avaliação da necessidade de implante de dispositivos como marca-passo e desfibriladores, bem como procedimentos de ablação.

As indicações de EEF na insuficiência cardíaca atualmente são semelhantes às das demais cardiopatias, e fortemente baseadas em consenso de especialistas, não havendo, ainda, ensaios clínicos prospectivos e randomizados robustos que embasem seu uso especificamente na IC.

Uma vez que ensaios clínicos utilizando-se desfibrilador implantável na prevenção primária de morte súbita em pacientes com IC grave foram publicados, o uso de EEF como estratificação de risco para implante de CDI deixou de ser feito nessas situações.

As atuais indicações de EEF na IC estão resumidas na Tabela 2.

TABELA 2 Indicações de estudo eletrofisiológico na insuficiência cardíaca

Pacientes com palpitações taquicárdicas recorrentes, de início e término súbitos, não esclarecidas por avaliação não invasiva.
Pacientes com palpitações taquicárdicas associadas à síncope, não esclarecidas por avaliação não invasiva.
Pacientes com síncope que permanece inexplicada após investigação não invasiva.
Pacientes sintomáticos com suspeita de disfunção do nó sinusal, após investigação não invasiva inconclusiva.

BIÓPSIA ENDOMIOCÁRDICA

A biópsia endomiocárdica é sem dúvida ferramenta útil na investigação e diagnóstico de algumas doenças do miocárdio, porém sua indicação nas cardiomiopatias dilatadas e restritivas, bem como nas miocardites agudas ainda é um tema carregado de incertezas e controvérsias.

A principal utilidade da biópsia endomiocárdica na atualidade está na avaliação de rejeição do enxerto no paciente transplantado cardíaco.

Nas demais situações, na ausência de ensaios clínicos robustos avaliando o seu papel, o uso hoje em dia se baseia fortemente em consenso de especialistas.

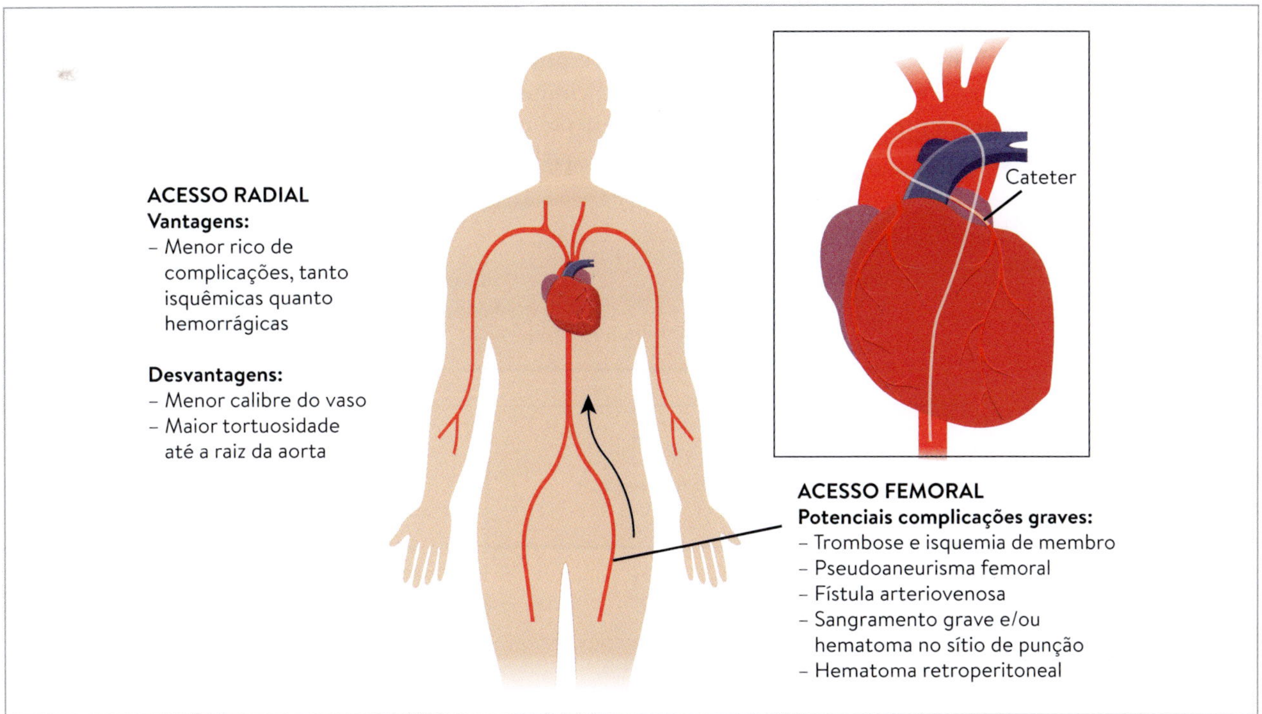

FIGURA 1 Vias de acesso e potenciais complicações.

A utilidade do método diante das novas técnicas de avaliação histopatológica por imuno-histoquímica e análise de genoma viral, bem como a perspectiva de tratamento direcionado por dados objetivos nas cardiomiopatias dilatadas e miocardites como presença ou ausência de inflamação, ausência ou presença/persistência viral são temas de numerosos estudos em andamento, e o método tem sido cada vez mais adotado na prática clínica, conforme mostrado na Figura 2.

A BEM também pode ser bastante útil no diagnóstico de algumas doenças cujo tratamento específico é sabidamente eficaz, como na miocardite de células gigantes, sarcoidose e eosinofílica, que respondem bem a tratamento imunossupressor.

Apesar de relativamente seguro (taxa de complicações graves abaixo de 1%), o procedimento carrega alguns riscos potenciais graves, sobretudo quando realizado em centros com menor experiência, recomendando-se, assim, que seja realizado em locais com boa expertise e capacidade laboratorial para análise histológica e molecular.

As situações em que a BEM estaria indicada atualmente estão resumidas na Tabela 3.

TABELA 3 Indicações de biópsia endomiocárdica na insuficiência cardíaca (IC)

Indicações classe I
Monitoramento de rejeição após transplante cardíaco.
Pacientes com IC de início recente (< 2 semanas), sem causa definida, não responsiva ao tratamento usual e com deterioração hemodinâmica.
Pacientes com IC de início recente (2 semanas a 3 meses), sem causa definida e associada a arritmias ventriculares ou bloqueios atrioventriculares de segundo ou terceiro graus.
Indicações classe IIa
Pacientes com IC com início > 3 meses e > 12 meses, sem causa definida e sem resposta à terapia-padrão otimizada.
Pacientes com IC decorrente de cardiomiopatia dilatada de qualquer duração, com suspeita de reação alérgica e/ou eosinofilia, suspeita de cardiopatia relacionada à antraciclina ou associada à cardiomiopatia restritiva inexplicada.

AVALIAÇÃO DA HEMODINÂMICA PULMONAR

A hipertensão pulmonar (HP) é muito prevalente em pacientes com disfunção do ventrículo esquerdo (VE), e sua presença é associada a sintomas mais severos, baixa tolerância ao exercício e alta mortalidade. De acordo com a atual classificação de Nice, a HP associada à disfunção do VE é classificada como hipertensão pulmonar tipo 2, sendo a forma mais comum dessa patologia. A elevação das pressões de enchimento e a regurgitação mitral funcional são os dois maiores determinantes da HP na disfunção do ventrículo esquerdo.

A HP é definida por uma elevação da pressão média da artéria pulmonar ≥ 25 mmHg, sendo essa medida feita pela cateterização do coração direito, estando o paciente em repouso. De acordo com a causa de base, a HP é classificada em pré e pós-capilar, dependendo da pressão de oclusão da artéria pulmonar (POAP), a qual representa a pressão do átrio esquerdo ou a pressão diastólica final do VE (PDFVE).

Pacientes com disfunção do VE geralmente apresentam HP pós-capilar, causada pelo aumento das pressões de enchimento do VE (POAP > 15 mmHg). Por outro lado, a HP pré-capilar é caracterizada por uma POAP < 15 mmHg, na qual a HP origina-se na própria circulação pulmonar.

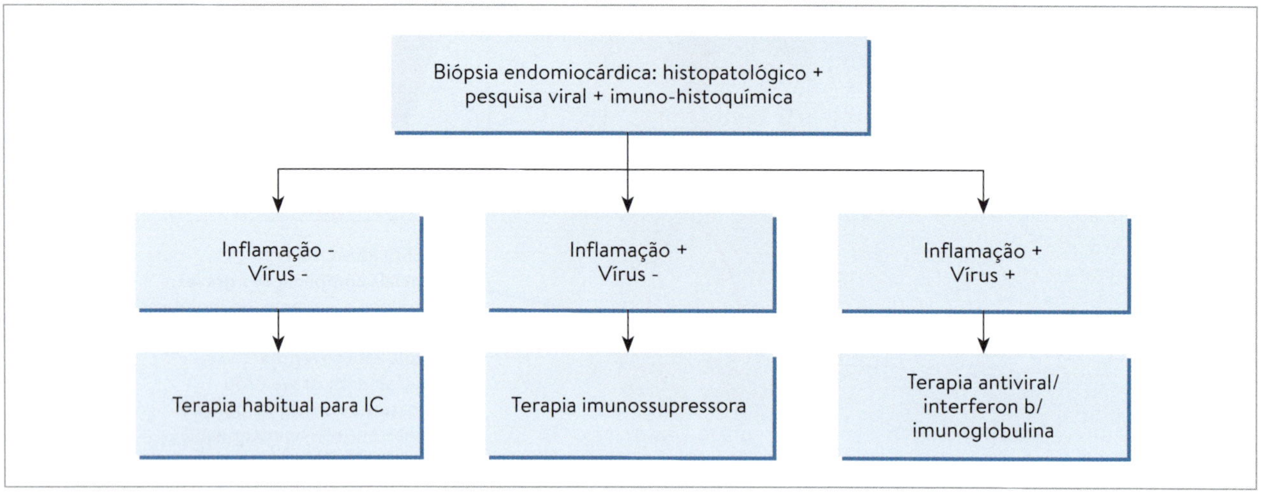

FIGURA 2 Potenciais tratamentos guiados pela biópsia endomiocárdica em pacientes com miocardite.

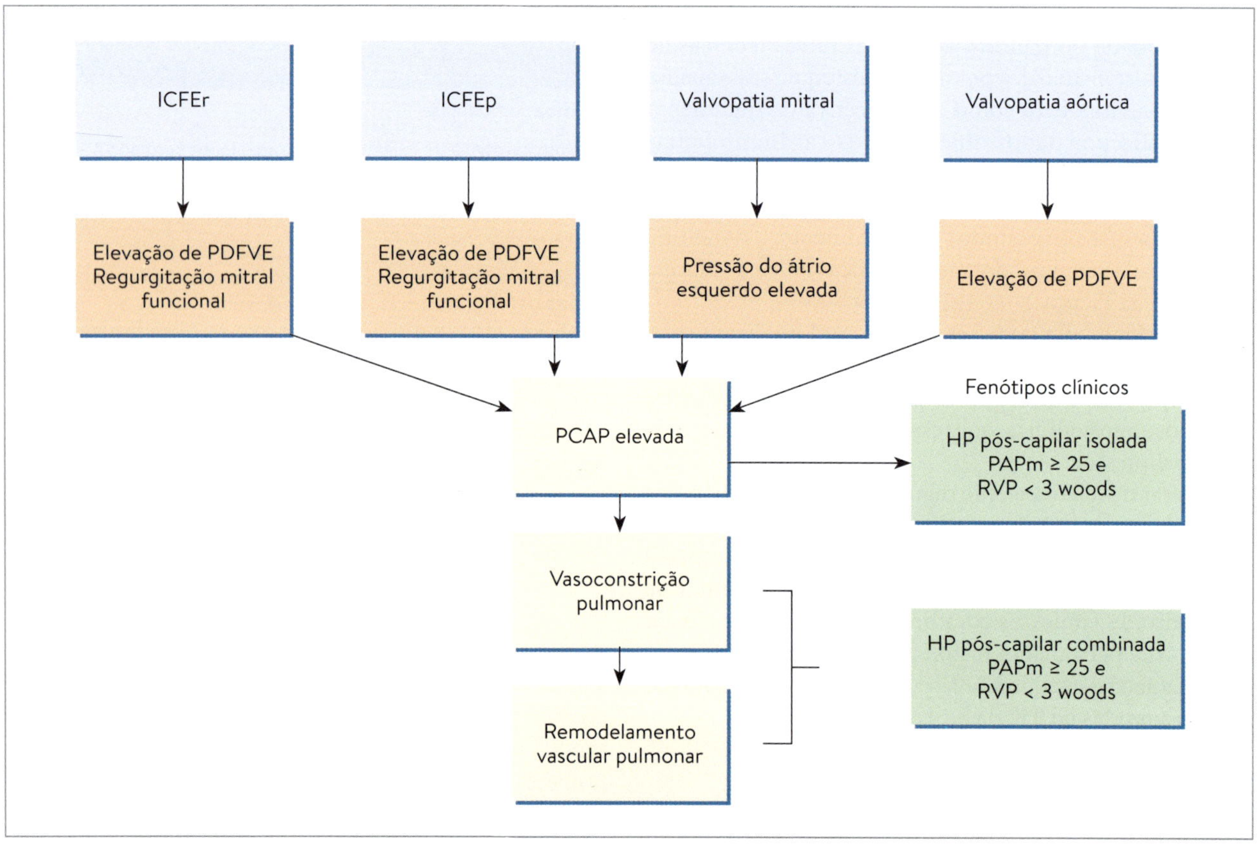

FIGURA 3 Fisiopatologia da hipertensão pulmonar na disfunção do ventrículo esquerdo.

ICFEr: insuficiência cardíaca com fração de ejeção reduzida; ICFEp: insuficiência cardíaca com fração de ejeção preservada; PDFVE: pressão diastólica final do VE; PCAP: pressão capilar da artéria pulmonar; HP: hipertensão pulmonar; PAPm: pressão média da artéria pulmonar; RVP: resistência vascular pulmonar.

Entretanto, existe uma sobreposição entre essas situações, a qual é representada por uma subclassificação da HP pós-capilar em HP pós-capilar isolada (RVP $<$ 3WU) e HP pré e pós-capilar combinada (RVP $>$ 3WU). Do ponto de vista clínico, a distinção entre HP pós-capilar isolada e HP pré e pós-capilar combinada é crucial, visto que a última tem um pior prognóstico. O gradiente diastólico pulmonar (GDP = pressão diastólica da artéria pulmonar – PAOP), que anteriormente era utilizado na subclassificação da HP pós-capilar, não faz mais parte dessa definição.

Dados recentes demonstram que a RVP é o preditor de mortalidade que melhor reflete a importância do ventrículo direito quando comparado com GDP ou outras variáveis. A FAC (variação fracional da área) do ventrículo direito $<$ 35% está associada a um risco duas vezes maior de morte, transplante cardíaco, implante de assistência ventricular do VE ou hospitalização por insuficiência cardíaca de forma independente da elevação da PSAP (pressão sistólica da artéria pulmonar).

A avaliação da hemodinâmica pulmonar tem um papel muito importante no contexto do transplante cardíaco, devendo ser realizada em todos os candidatos ao transplante. Caso a PSAP seja $\geq$ 50 mmHg ou RVP $\geq$ 3 woods ou gradiente transpulmonar $>$ 15 mmHg, o teste de vasorreatividade deverá ser realizado, a fim de determinar a gravidade da HP e a sua reversibilidade ao uso de vasodilatadores.

A patogênese da HP como consequência da disfunção do VE é heterogênea e complexa. Primeiramente, trata-se de transmissão retrógrada passiva de pressões de enchimento elevadas. A sobrecarga volêmica em ambas, tanto em ICFeR quanto ICFeP, resulta em aumento das pressões de enchimento, culminando em HP pós-capilar. A consequência de uma pressão hidrostática elevada é o estresse alveolocapilar, caracterizado por disfunção endotelial e aumento da permeabilidade nas unidades alveolares, clinicamente representado pelo edema pulmonar intersticial. Além disso, com o tempo, a hipertensão venosa pulmonar sustentada pode induzir ao remodelamento vascular pulmonar. Essas alterações vasculares são associadas com o aumento da RVP e promovem a base fisiopatológica da HP pré e pós-capilar combinada. A interação entre hormônios e mediadores inflamatórios (endotelina 1, angiotensina II e fator de necrose tumoral), assim como fatores genéticos (genes relacionados à função imune e à estrutura do citoesqueleto) desempenha um importante papel nesse contexto.

Do ponto de vista terapêutico, tanto a HP pré-capilar isolada quanto a HP pré e pós-capilar combinada se beneficiam do regime terapêutico recomendado para a ICFeR, usando betabloqueadores, IECA e espironolactona, e diuréticos sempre que necessário para aliviar os sintomas de congestão. Um aspecto importante é sempre tentar atingir as doses máximas toleradas pelo paciente, visto que já foi demonstrado que o tratamento clínico utilizando subdoses pode estar associado a desfechos adversos.

LEITURA SUGERIDA

1. Albuquerque DC, Neto JDS, Bacal F, Rohde LEP, Bernardez-Pereira S, Berwanger O, Almeida DR. I Registro Brasileiro de Insuficiência Cardíaca – aspectos clínicos, qualidade assistencial e desfechos hospitalares. Arq Bras Cardiol. 2015;104(6).
2. Cooper LT, Baughman KL, Feldman AM, Frustaci A, Jessup M, Kuhl U, et al. The role of endomyocardial biopsy in the management of cardiovascular disease A Scientific Statement from the American Heart Association, the American College of Cardiology, and the European Society of Cardiology Endorsed by the Heart Failure Society of America and the Heart Failure Association of the European Society of Cardiology. Circulation. 2007;116:2216-33.
3. D'Alto M, Dimopoulos K, Coghlan JG, Kovacs G, Rosenkranz S, Naeije R. Right heart catheterization for the diagnosis of pulmonary hypertension: Controversies and practical issues. Heart Fail Clin. 2018;14(3):467-77.
4. Montera MW, Mesquita ET, Colafranceschi AS, Oliveira Junior AM, Rabischoffsky A, Ianni BM, et al. I Diretriz Brasileira de Miocardites e Pericardites. Arq Bras Cardiol. 2013;100(4Supl1).
5. Muresan L, Cismaru G, Martins RP, Bataglia A, Rosu R, Puiu M, et al. Recommendations for the use of electrophysiological study: update 2018. Hellenic J Cardiol. 2019;60(2):82-100.
6. Petrie MC, Rocchiccioli P. Coronary angiography in heart failure: when and why? Uncertainty reigns. Heart. 2018;104(7):548-9.
7. Ponikowski P, Voors AA, Anker SD, Bueno H, Cleland JGF, Coats AJS, Falk V, et al. ESC Guidelines for the diagnosis and treatment of acute and chronic heart failure. Eur Heart J. 2016;37(27):2129-200.
8. Rohde LE, Montera MW, Bocchi EA, Clausell N, Albuquerque DC, Rassi S. Diretriz brasileira de insuficiência cardíaca crônica e aguda. Arq Bras Cardiol. 2018;111(3):436-539
9. Scanavacca MI, Brito FS, Maia I, Hachul D, Gizzi J, Lorga A, et al. Diretrizes para avaliação e tratamento de pacientes com arritmias cardíacas. Arq Bras Cardiol. 2002;79, (suplV).
10. Yancy CW, Jessup CM. ACC/AHA/HFSA Focused Update of the 2013 ACCF/AHA Guideline for the management of heart failure. Circulation. 2017;136:e137-e161.

NOTA DOS EDITORES

Este capítulo possui bibliografia adicional, recomendada pelos autores, na plataforma digital complementar do livro. Para acesso a esse material, utilize o QR code abaixo, digite a senha: **COMPLEMENTO2022** e faça seu cadastro.

6

Estratificação prognóstica na insuficiência cardíaca

Jessyca Gonçalves Cruz
Jefferson Luís Vieira
Silvia Marinho Martins Alves

DESTAQUES

- Determinar o prognóstico de pacientes com insuficiência cardíaca (IC) é uma tarefa desafiadora, que deve ser buscada com intuito de direcionar recursos e individualizar tratamentos de forma racional.
- A avaliação prognóstica influencia a decisão compartilhada quanto à necessidade de encaminhamento para centros especializados e terapias avançadas de IC, incluindo transplante cardíaco e dispositivos de assistência circulatória mecânica (DACM).
- Diversas variáveis clínicas e demográficas têm sido identificadas como marcadores de risco para desfechos adversos em populações com IC.
- A classificação da New York Heart Association (NYHA), o registro *Interagency Registry for Mechanically Assisted Circulatory Support* (INTERMACS) e os perfis clínico-hemodinâmicos, apesar de limitações, são ferramentas bastante utilizadas na determinação do prognóstico na IC.
- A sobrevida de pacientes com IC piora com a idade, geralmente é melhor em mulheres e varia de acordo com a etiologia da cardiomiopatia.
- O teste de esforço cardiopulmonar (TECP) vem ganhando importância crescente como método de avaliação funcional em pacientes com IC.
- Inúmeros escores de risco foram desenvolvidos visando a minimizar a subjetividade da avaliação prognóstica, persistindo limitações para uso na prática clínica especialmente pela falta de validação na população brasileira.

No Brasil, estima-se que 3 milhões de pessoas sofram de IC, e que a doença seja responsável por aproximadamente 50 mil mortes por ano. Dos cerca de 1.270 pacientes analisados no 1º Registro Brasileiro de IC (BREATHE), 40% morreram. Além disso, 60% dos indivíduos com 70 anos ou mais voltaram a ser internados nos primeiros 90 dias após a alta hospitalar.

Apesar dos importantes avanços na terapia medicamentosa da IC, muitos pacientes progridem para fase avançada da doença, com mortalidade absoluta de aproximadamente 50% em 5 anos. Determinar o prognóstico individual de forma acurada, identificando os pacientes de alto risco, é uma tarefa desafiadora, que deve ser buscada pela equipe assistente com intuito de direcionar recursos e tratamentos de forma apropriada e justa. A avaliação prognóstica influencia a decisão compartilhada quanto ao encaminhamento a centros especializados e à elegibilidade para terapias avançadas de IC, incluindo transplante cardíaco e DACM.

MARCADORES PROGNÓSTICOS

Diversas variáveis clínicas e demográficas têm sido exploradas como marcadores de aumento de risco para desfechos adversos em populações com IC. Fatores prognósticos derivam de vários domínios, incluindo características clínicas e demográficas, estado funcional, estágio da doença, comorbidades, sinais vitais, exames laboratoriais e de imagem, parâmetros hemodinâmicos, adesão terapêutica e determinantes sociais de saúde.

A classificação da NYHA é a forma mais tradicionalmente utilizada para descrever a capacidade funcional de pacientes com IC, auxiliando na tomada de decisões clínicas e na elegibilidade para estudos científicos. A classificação da NYHA, em contrapartida, é subjetiva e pouco reprodutível, não devendo idealmente ser utilizada de forma isolada. Além disso, não é incomum que pacientes com IC se encontrem autolimitados, tendo, portanto, classe funcional subestimada. Apesar dessas limitações, a classificação da NYHA permanece o padrão contra o qual outras medidas são comparadas, sendo amplamente utilizada na prática clínica e em pesquisa para avaliar a resposta ao tratamento e orientar o manejo. O registro INTERMACS foi criado em 2005 para melhor caracterizar particularidades clínicas de severidade da IC avançada e, dessa forma, selecionar potenciais candidatos ao suporte circulatório mecânico. A classificação INTERMACS deve ser utilizada no paciente que já está em terapia otimizada para IC, de forma complementar às demais classificações (Figura 1).

A sobrevida de pacientes com IC piora com a idade, geralmente é melhor em mulheres do que em homens e varia de acordo com a etiologia da cardiomiopatia, sendo pior em pacientes com amiloidose, hemocromatose, infecção por HIV ou toxicidade por doxorrubicina. Além disso, certos achados laboratoriais, incluindo hiponatremia e elevação do peptídeo natriurético tipo B (BNP), bem como marcadores ecocardiográficos de disfunção sistólica e/ou diastólica, também se associam com pior prognóstico na IC.

Em 1999, Stevenson propôs o uso de sinais clínicos identificáveis à beira do leito, para definição do perfil clínico-hemodinâmico do paciente com IC descompensada. Essa classificação apresenta 4 perfis, que levam em conta o estado de perfusão e congestão: A, B, C e L. O paciente de perfil A é aquele que possui pressões de enchimento normais e perfusão periférica adequada, e está com a IC compensada em tratamento ambulatorial; o perfil B é o mais comum da IC descompensada nas emergências, e apresenta-se com pressões de enchimento elevadas e perfusão periférica adequada; pacientes em perfil C (pressões de enchimento elevadas e perfusão periférica inadequada) e L (pressões de enchimento normais e perfusão periférica inadequada) são descompensações mais preocupantes e graves, e geralmente requerem tratamento imediato e intensivo.

O teste ergoespirométrico ou TECP vem ganhando importância crescente como método de avaliação funcional em pacientes com IC. O TECP permite identificar mecanismos de baixa capacidade funcional que podem se correlacionar com alterações dos sistemas cardiovascular, pulmonar e musculoesquelético, resultando em sintomas como a dispneia. Também pode ser de grande aplicabilidade na avaliação prognóstica, servindo, inclusive, como critério de listagem em fila de transplante. Variáveis como consumo de oxigênio pico (VO_2 pico), relação ventilação minuto/produção de dióxido de carbono (VE/VCO_2 *slope*), eficiência da inclinação de consumo de oxigênio (OUES), entre outras, são marcadores clínicos e prognósticos da IC de fração de ejeção reduzida (ICFEr).

ESCORES PROGNÓSTICOS

Visando a minimizar a subjetividade da avaliação prognóstica, inúmeros escores de risco foram desenvolvidos, sendo os principais descritos na Tabela 1. Cada escore foi elaborado a partir de coortes específicas, incluindo aquelas com ICFEr, IC agudamente descompensada (ICAD) e IC de fração de ejeção preservada (ICFEp). O *Seattle Heart Failure Model* (SHFM) é o mais aplicado na prática clínica, mas pode subestimar o risco do paciente, especialmente naqueles hospitalizados por ICAD. Recentemente, outros escores têm sido estudados, incluindo o *Meta-analysis Global Group in Chronic Heart Failure* (MAGGIC). Pesquisadores europeus compararam o desempenho dos escores CHARM, GISSI-HF, MAGGIC e SHFM em um registro

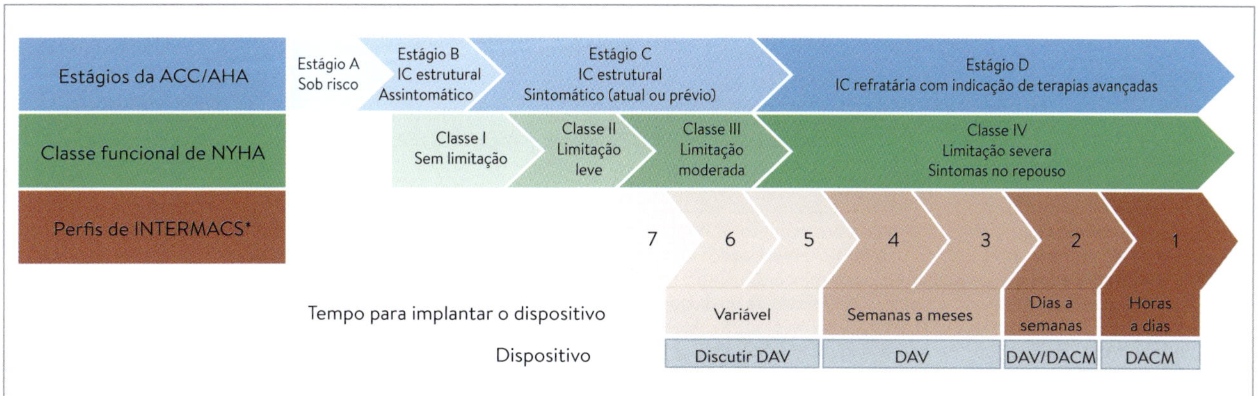

FIGURA 1 Algoritmo integrado de progressão da insuficiência cardíaca.

* INTERMACS: 1 = Choque cardiogênico grave, 2 = Declínio progressivo, apesar do uso de inotrópico, 3 = Estável às custas de inotrópico, 4 = Internações frequentes, 5 = Em casa, intolerante aos esforços, 6 = Limitação aos esforços, 7 = NYHA III.

ACC/AHA: American College of Cardiology/American Heart Association; DACM: dispositivos de assistência circulatória mecânica temporária; DAV: dispositivo de assistência ventricular implantável; IC: insuficiência cardíaca; INTERMACS: Interagency Registry for Mechanically Assisted Circulatory Support; NYHA: New York Heart Association.

TABELA 1 Escores de risco para insuficiência cardíaca

Modelo	ICFEr/ICFEp	IC aguda/ crônica	Preditores	Desfecho
ADHERE CART Model (2005)	ICFEr/ICFEp	Aguda	PAS, ureia, Cr	Morte intra-hospitalar
OPTIMIZE-HF Nomogram (2008)	ICFEr/ICFEp	Aguda	Idade, FEVE, etiologia da IC, FC, PAS, Na, Cr	Morte intra-hospitalar
			Idade, peso, PAS, Na, Cr, hepatopatia, depressão, hiper-reatividade das vias aéreas	Morte ou readmissão em 60 dias
GWTG-HF Score (2010)	ICFEr/ICFEp	Aguda	Idade, raça, DPOC, PAS, FC, Na, ureia	Morte intra-hospitalar
ESCAPE Risk Score (2010)	ICFEr	Aguda	Idade, RCP ou ventilação mecânica, Na, BNP, ureia, dose de diurético, uso de BB, TC6M	Morte em 6 meses
Seattle Heart Failure Model (2006)	ICFEr	Crônica	Idade, sexo, FEVE, NYHA, peso, PAS, etiologia isquêmica, dose de diurético, Na, linfócitos, Hgb, colesterol, ácido úrico, uso de IECA/ BRA/BB/ARM/alopurinol/estatinas, bloqueio de ramo, dispositivo (MP/CDI/TRC)	Morte por todas as causas em 1, 2 e 5 anos
CHARM Risk Score (2006)	ICFEr/ICFEp	Crônica	Idade, sexo, FEVE, NYHA, IMC, DM, FA, IMi, IAM, duração da IC, IC hosp, tabagismo, PAD, FC, bloqueio de ramo, edema periférico, edema pulmonar, estertores, dispneia, cardiomegalia, uso de BRA	Morte por todas as causas em 2 anos; morte CV ou hospitalização por IC
CORONA Risk Score (2009)	ICFEr	Crônica	Idade, sexo, FEVE, NYHA, IMC, DM, IAM, CRM, FA, claudicação, FC, NT-proBNP, Cr, ApoA-1	Morte CV, IAM ou AVC
GISSI-HF Model (2013)	ICFEr	Crônica	Idade, sexo, FEVE, NYHA, IMC, DM, DPOC, EAo, PAS, TFG, Hgb, ácido úrico, NT-proBNP, hs-cTnT	Morte por todas as causas em 2 e 4 anos
MAGGIC Risk Score (2013)	ICFEr/ICFEp	Crônica	Idade, sexo, FEVE, NYHA, IMC, DM, DPOC, diagnóstico recente, tabagismo, PAS, Cr, uso de BB/IECA/BRA	Morte por todas as causas em 1 e 3 anos
PREDICT-HF Risk Score (2020)	ICFEr	Crônica	Idade, sexo, raça, FEVE, NYHA, IMC, DM, região, duração da IC, IC hosp, IAM, valvulopatia, bloqueio de ramo, ICP, DAP, PAS, Bili, TGO, ácido úrico, albumina, K, cloro, Hgb, LDL, triglicerídeos, ureia, leucócitos, NT-proBNP, uso de BB/INRA	Morte por todas as causas em 1 e 2 anos; morte CV ou hospitalização por IC
I-PRESERVE Score (2011)	ICFEp	Crônica	Idade, FEVE, etiologia isquêmica, IC hosp, EQV-MLHFQ, DM, IAM, DPOC/asma, FC, TFG, neutrófilos, NT-proBNP	Morte por todas as causas ou readmissão CV; morte por todas as causas; morte ou readmissão por IC
ARIC Score (2017)	ICFEp	Crônica	EFFECT escore + raça, IMC, FA, FC, hipóxia, BNP/NT-proBNP	Morte por todas as causas em 28 dias e 1 ano

ApoA-1: apolipoproteína A1; ARM: antagonista dos receptores mineralocorticoides; AVC: acidente vascular cerebral; BB: betabloqueador; Bili: bilirrubina; BNP: peptídeo natriurético tipo B; BRA: bloqueador do receptor da angiotensina; CDI: cardioversor-desfibrilador implantável; Cr: creatinina; CRM: cirurgia de revascularização do miocárdio; DAP: doença arterial periférica; DM: diabete melito; DPOC: doença pulmonar obstrutiva crônica; EAo: estenose aórtica; EQV: escore de qualidade de vida; FA: fibrilação atrial; FEVE: fração de ejeção do ventrículo esquerdo; FC: frequência cardíaca; FR: frequência respiratória; Hgb: hemoglobina; hosp: hospitalização; hs-cTnT: troponina T de alta sensibilidade; IAM: infarto agudo do miocárdio; IC: insuficiência cardíaca; ICP: intervenção coronária percutânea; ICFEp: insuficiência cardíaca com fração de ejeção preservada; ICFEr: insuficiência cardíaca com fração de ejeção reduzida; IECA: inibidor da enzima de conversão da angiotensina; IMC: índice de massa corporal; IMi: insuficiência mitral; INRA: inibidores da neprilisina e dos receptores de angiotensina; K: potássio; KCCQ: Kansas City Cardiomyopathy Questionnaire; MLHFQ: Minnesota Living with Heart Failure Questionnaire; Na: sódio; NYHA: classificação funcional da New York Heart Association; NT-proBNP: fragmento N-terminal do peptídeo natriurético tipo B; MP: marca-passo; PAS: pressão arterial sistólica; RCP: reanimação cardiopulmonar; TC6M: teste da caminhada de 6 minutos; TFG: taxa de filtração glomerular; TGO: transaminase glutâmico-oxalacética; TRC: terapia de ressincronização cardíaca. Adaptada de Wehbe et al., 2020.

com 6.161 portadores de IC ambulatorial; embora o escore MAGGIC tenha apresentado o melhor poder discriminatório para mortalidade em 1 ano, todos os escores foram apenas preditores modestos (AUC 0,714–0,743). Um escore prognóstico preciso permitiria aos médicos decidir com segurança se um paciente com IC se beneficiaria de determinadas intervenções diagnósticas e terapêuticas complexas, como DACM e transplante cardíaco. Recentemente, o escore PREDICT-HF foi criado com dados do estudo PARADIGM-HF buscando retratar o tratamento contemporâneo da IC, e aguarda validação prospectiva.

Apesar de todos os esforços voltados para desenvolvimento de modelos de risco validados para pacientes com IC, ainda existem limitações para uso de rotina na prática clínica. É importante destacar que esses escores não foram adequadamente validados na população brasileira, que apresenta distinções peculiares, como cardiomiopatia reumática e doença de Chagas, sabidamente de pior prognóstico.

CONSIDERAÇÕES FINAIS

No momento da avaliação do paciente, uma abordagem individualizada, envolvendo fatores prognósticos, é fundamental. Tal raciocínio deve ir além da estimativa de classe funcional, incluindo dados de história, etiologia, exame físico, exames complementares, avaliação de perfis clínico-hemodinâmicos e tolerância às medicações com impacto em mortalidade.

LEITURA SUGERIDA

1. Albuquerque DC, Neto JD, Bacal F, Rohde LEP, Bernardez-Pereira S, Berwanger O, et al. I Brazilian Registry of Heart Failure – Clinical aspects, care quality and hospitalization outcomes. Arq Bras Cardiol. 2015;104(6):433-42.
2. Alves SMM, Alvarado-Arnês LE, Cavalcanti MDGA, Carrazzone CFV, Pacheco AGF, Sarteschi C, et al. Influence of angiotensin-converting enzyme insertion/deletion gene polymorphism in progression of Chagas heart disease. Rev Soc Bras Med Trop. 2020;53:e20190488.
3. Canepa M, Fonseca C, Chioncel O, Laroche C, Crespo-Leiro MG, Coats AJS, et al. Performance of prognostic risk scores in chronic heart failure patients enrolled in the European Society of Cardiology Heart Failure long-term registry. JACC Heart Fail. 2018;6(6):452-62.
4. Caraballo C, Desai NR, Mulder H, Alhanti B, Wilson FP, Fiuzat M, et al. Clinical implications of the New York Heart Association Classification. J Am Heart Assoc. 2019;8(23):e014240.
5. Groenewegen A, Rutten FH, Mosterd A, Hoes AW. Epidemiology of heart failure. Eur J Heart Fail. 2020;22(8):1342-56.
6. Marcondes-Braga FG, Vieira JL, Souza Neto JD, Calado G, Ayub-ferreira SM, Bacal F, et al. Emerging topics in heart failure: contemporaneous management of advanced heart failure. Arq Bras Cardiol. 2020;115(6):1193-6.
7. Rohde LEP, Montera MW, Bocchi EA, Clausell N, Albuquerque DC, Rassi S. Diretriz Brasileira de Insuficiência Cardíaca Crônica e Aguda. Arquivos Brasileiros de Cardiologia. 2018;111:436-539.
8. Vieira JL, Távora FRF, Sobral MGV, Vasconcelos GG, Almeida GPL, Fernandes JR, et al. Chagas cardiomyopathy in Latin America review. Curr Cardiol Rep. 2019;21(2):8.
9. Vieira JL, Ventura HO, Mehra MR. Mechanical circulatory support devices in advanced heart failure: 2020 and beyond. Prog Cardiovasc Dis. 2020 2020;63(5):630-9.
10. Wehbe RM, Khan SS, Shah SJ, Ahmad FS. Predicting high-risk patients and high-risk outcomes in heart failure. Heart Fail Clin. 2020;16(4):387-407.

NOTA DOS EDITORES

Este capítulo possui bibliografia adicional, recomendada pelos autores, na plataforma digital complementar do livro. Para acesso a esse material, utilize o QR code abaixo, digite a senha: **COMPLEMENTO2022** e faça seu cadastro.

SEÇÃO IV

TRATAMENTO NÃO FARMACOLÓGICO

1

Clínica de insuficiência cardíaca

Eneida Rejane Rabelo da Silva
Simoni Chiarelli da Silva Pokorski
Gabriela Correa Souza
Fernanda Cecília dos Santos de Vasconcellos

DESTAQUES

- Educação por equipe multidisciplinar é nível de evidência IA.
- Consulta multiprofissional em até 30 dias após a alta para pacientes com internação recente por descompensação se traduz em melhores resultados clínicos.
- Nas zonas de manejo dos pacientes com insuficiência cardíaca, o ganho de peso de 1,5 a 2 kg por semana é um importante sinal de alerta.
- Evitar ingestão excessiva de sódio (em níveis > 7 g de sal cloreto de sódio por dia) para todos os pacientes com insuficiência cardíaca crônica.
- O treinamento físico orientado na insuficiência cardíaca é seguro e promove melhora da capacidade funcional e qualidade de vida.

Nas últimas três décadas, o tratamento de pacientes com insuficiência cardíaca (IC) evoluiu consideravelmente, sobretudo pela mudança de paradigma que trouxe intervenções de educação para o autocuidado por equipe multidisciplinar com a mesma importância dos medicamentos e dispositivos implantáveis. As intervenções de equipes multiprofissionais no acompanhamento de pacientes com IC são recomendadas em todos os cenários de cuidado, internação ou clínicas.

No Brasil, estudos com metodologias robustas adicionaram evidências da abordagem multidisciplinar na melhora do conhecimento sobre a IC, adesão ao tratamento e mudança de comportamento com tomada de decisão em relação à monitorização de sinais e de sintomas.

A promoção do conhecimento que os pacientes podem adquirir por meio de estratégias educacionais desenvolvidas nas clínicas de IC e o incentivo para mudanças de comportamento que priorizem o autocuidado da saúde são considerados o alicerce do manejo não farmacológico. Cabe ressaltar que pacientes com IC podem cursar a sua trajetória com limitações cognitivas e físicas, o que indica que necessitarão de suporte social e/ou de um cuidador para auxiliá-los no tratamento.

Alguns comportamentos de autocuidado podem ser decididos e implementados pelo próprio paciente (p. ex., peso diário), enquanto outros mais complexos (reconhecimento de sintomas e tomada de decisão) necessitam da ajuda de um cuidador. Em nossa prática, investimos em um programa estruturado de educação multidisciplinar em IC, que inicia na internação hospitalar e tem acompanhamento ambulatorial.

Durante a internação hospitalar por descompensação da IC, a abordagem é realizada de forma multidisciplinar. Nesse cenário se identificam as causas ou fatores precipitantes de descompensação, inicia-se o processo de educação para o autocuidado e a identificação de vulnerabilidades. Diariamente devemos buscar *feedbacks* do paciente e família (ou cuidador) sobre as orientações da equipe e tratamento, e suas dúvidas sobre essa transição de cuidado do hospital para casa. A Figura 1 ilustra nossa estratégia de acompanhamento na clínica de insuficiência cardíaca.

Nossas ações na clínica de insuficiência cardíaca estão alinhadas com a aplicação da escala de autocuidado (*European Heart Failure Self-Care Behavior Scale* – EHFScBS), traduzida e validada pelo nosso grupo. Essa escala é com-

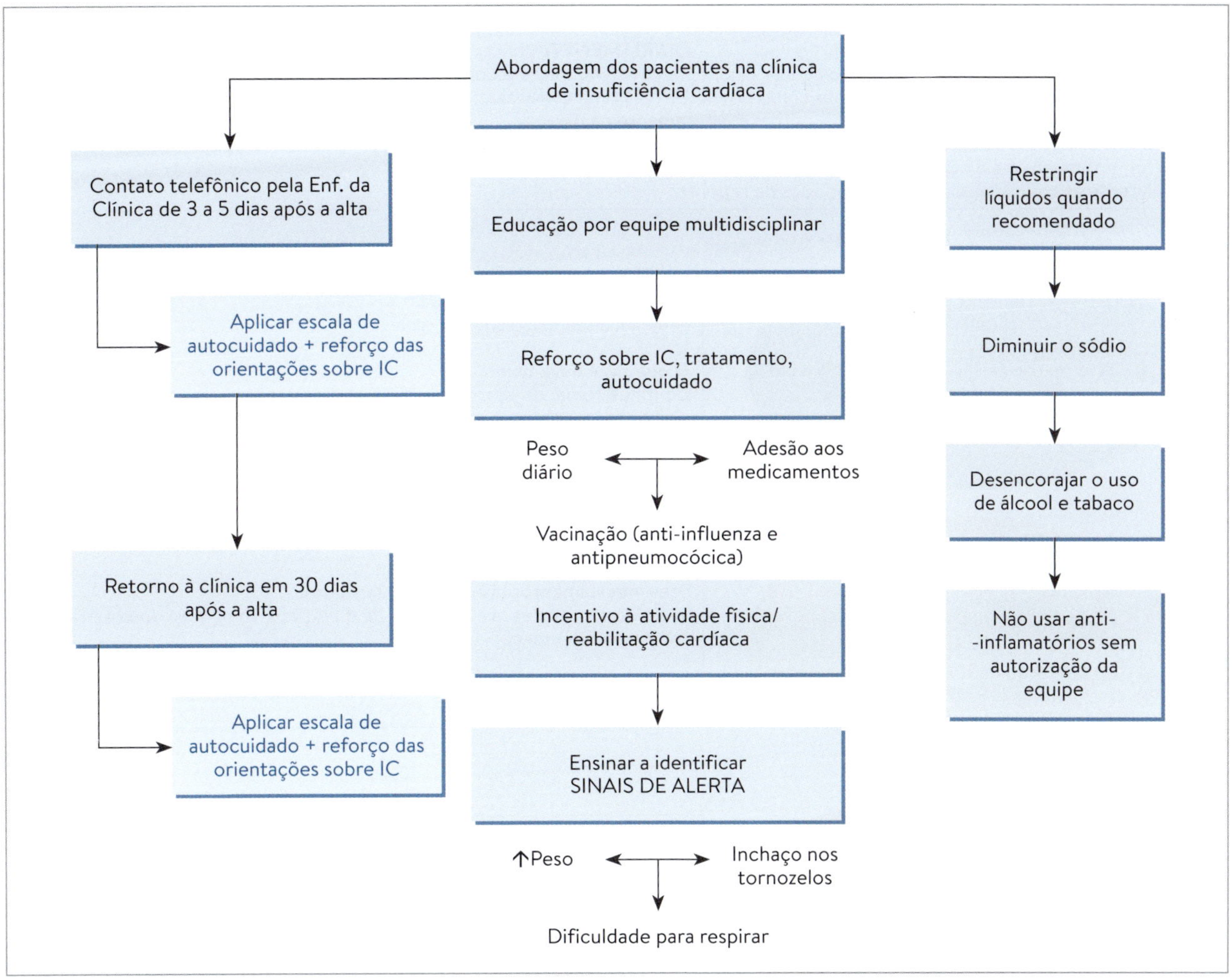

FIGURA 1 Orientações para monitorização e acompanhamento na clínica de insuficiência cardíaca.

posta por doze questões que nos fornecem dados sobre peso diário, reconhecimento de sinais e sintomas sugestivos de descompensação da IC, controle de sal e líquidos, bem como adesão farmacológica e prática de exercícios físicos regulares. Essa escala é aplicada durante o período de internação hospitalar, no contato telefônico após alta (realizado pela enfermeira da clínica de IC até o quinto dia) e nas consultas na clínica. O acompanhamento dos pacientes, alinhado à avaliação sistemática do autocuidado, tem um potencial para direcionar a consulta com a equipe e, principalmente, orientar os ajustes e orientações necessários durante o atendimento dos pacientes.

Os pacientes vinculados ao programa em nossa clínica de IC têm acesso a uma consulta multiprofissional após a alta (enfermeiro, nutricionista e fisioterapeuta) em 30 dias e acompanhamento regular pela enfermeira da clínica, com a periodicidade das consultas estabelecida conforme o escore de autocuidado. Pacientes com autocuidado igual ou superior a 70%, ou seja, um escore de até 20 pontos medidos pela EHFScBS, terão sua consulta de acompanhamento com a enfermeira da clínica agendada com periodicidade trimestral; os demais pacientes, com escore superior a 20 pontos, deverão manter consultas mensais de acompanhamento.

Adicionalmente à escala de autocuidado, aplicamos um instrumento que o paciente leva para casa para monitorização da sua saúde em relação à IC. As Figuras 2 e 3 ilustram esse instrumento, que estimula a autopercepção quanto ao ganho inesperado de peso (3 kg ou mais em uma semana), edema de membros inferiores e/ou abdome e os sintomas de dificuldade para respirar recostado ou deitado, ou apenas se mantém estável. A partir dessas alterações identificadas, o paciente tem uma indicação de registrar em um círculo verde, amarelo ou vermelho, em analogia a um semáforo, suas observações e ações de autocuidado.

Em razão da importância do controle de sinais e sintomas, sua relação com a ingestão de sódio e de líquidos, assim como o autocuidado relacionado a esses aspectos, aprofundaremos, neste capítulo, esses dois cuidados. Adicionalmente, iremos destacar também a importância do exercício físico e orientações para pacientes acompanhados na clínica de IC.

DIARIAMENTE:

- Pese-se antes do café da manhã, após urinar e com pouca roupa. Anote e compare com o peso anterior.
- Tome seus medicamentos exatamente como orientado na última consulta.
- Verifique inchaço nos pés, tornozelos, pernas e estufamento na barriga.
- Coma alimentos com pouco sal.
- Tome somente 6 a 8 copos de líquidos por dia (isso equivale a 1,5-2 litros de líquido)
- Alterne as atividades diárias com períodos de repouso.

Zona verde: TUDO CERTO
Sem inchaço nas pernas
Sem dor ou desconforto no peito
Sem aumento de peso
Sem falta de ar

Se você está na ZONA VERDE:
Seus sintomas estão sob controle.

O que você deve fazer:
Continue tomando corretamente suas medicações; siga se pesando diariamente; continue ingerindo alimentos com pouco sal e limite a quantidade de líquidos em no máximo 2 litros por dia.

Zona amarela: ATENÇÃO!
↑ 1-1,5 kg/dia ou 3 kg ou mais em uma semana
↑ Inchaço nos tornozelos
Falta de ar
Sensação de sufoco à noite
Toma diurético extra
Indisposição para atividades

Se você está na ZONA AMARELA:
Seus medicamentos precisam ser ajustados.
Se você tem uma escala de ajuste de diuréticos, tome uma dose extra conforme orientado.

O que você deve fazer:
Faça contato telefônico com a equipe.

Zona vermelha: PERIGO!
Grande esforço para respirar
Falta de ar para respirar em repouso
Dor no peito
Sente-se confuso
Dorme sentado
Tontura e sensação de desmaio

Se você está na ZONA VERMELHA:
Você precisa de atendimento médico com urgência.

O que você deve fazer:
Procure atendimento médico em um pronto-atendimento, Emergência HCPA ou SAMU (192). Traga para o atendimento as medicações que está usando, a receita e o controle de peso.

FIGURA 2 Zonas de manejo dos pacientes com insuficiência cardíaca.

Controle diário de sintomas de insuficiência cardíaca e peso – mês: ______

Segunda-feira	Terça-feira	Quarta-feira	Quinta-feira	Sexta-feira	Sábado	Domingo
● ● ● ☐ Peso: ___	● ● ● ☐ Peso: ___	● ● ● ☐ Peso: ___	● ● ● ☐ Peso: ___	● ● ● ☐ Peso: ___	● ● ● ☐ Peso: ___	● ● ● ☐ Peso: ___
● ● ● ☐ Peso: ___	● ● ● ☐ Peso: ___	● ● ● ☐ Peso: ___	● ● ● ☐ Peso: ___	● ● ● ☐ Peso: ___	● ● ● ☐ Peso: ___	● ● ● ☐ Peso: ___
● ● ● ☐ Peso: ___	● ● ● ☐ Peso: ___	● ● ● ☐ Peso: ___	● ● ● ☐ Peso: ___	● ● ● ☐ Peso: ___	● ● ● ☐ Peso: ___	● ● ● ☐ Peso: ___
● ● ● ☐ Peso: ___	● ● ● ☐ Peso: ___	● ● ● ☐ Peso: ___	● ● ● ☐ Peso: ___	● ● ● ☐ Peso: ___	● ● ● ☐ Peso: ___	● ● ● ☐ Peso: ___
● ● ● ☐ Peso: ___	● ● ● ☐ Peso: ___	● ● ● ☐ Peso: ___	● ● ● ☐ Peso: ___	● ● ● ☐ Peso: ___	● ● ● ☐ Peso: ___	● ● ● ☐ Peso: ___

FIGURA 3 Registro diário dos pacientes com insuficiência cardíaca.

RESTRIÇÃO DE SÓDIO E DE LÍQUIDOS

Apesar de a restrição dietética de sódio ser talvez a estratégia não farmacológica mais comumente orientada para pacientes com IC, ainda há poucos estudos que abordam os determinantes comportamentais envolvidos na restrição de sal, como apoio social, paladar e acesso aos alimentos, e o quanto estes podem interferir nos resultados obtidos. Em contrapartida, uma alta ingestão de sódio pode estar associada à piora da hipervolemia, à hipertrofia ventricular esquerda, pior função renal e outras doenças cardiovasculares. Sendo assim, não está ainda bem definido o valor ideal do consumo de sódio para pacientes com IC, devendo-se sempre considerar a situação clínica de cada um.

A última diretriz brasileira sugere evitar ingestão excessiva de sódio (em níveis > 7 g de sal cloreto de sódio por dia) para todos os pacientes com IC crônica. Entretanto, é importante ressaltar que, em pacientes com IC gravemente sintomática ou avançada (estágio D), uma restrição mais severa na ingesta de sódio seria capaz de trazer benefícios na redução de sintomas congestivos e reinternações.

A restrição de líquidos também é uma recomendação não farmacológica recorrente para pacientes com IC. Entretanto, com base nas evidências disponíveis, não é possível estabelecermos orientações específicas sobre realizar ou não a restrição hídrica nesses pacientes. As diretrizes atuais afirmam que não há necessidade de restrição hídrica em pacientes com IC leve a moderada, mas uma possível restrição de líquidos pode beneficiar pacientes mais graves.

EXERCÍCIO FÍSICO

Os exercícios são frequentemente utilizados como ferramentas de prognóstico na IC, e testes funcionais como o teste de caminhada dos seis minutos, avaliações de força muscular periférica (teste de uma repetição máxima), força muscular respiratória (avaliação das pressões inspiratórias e expiratórias máximas) podem contribuir nas tomadas de decisão frente ao tratamento.

Quando observada a estabilidade hemodinâmica e autorizado pela equipe médica, em conjunto com as demais intervenções não farmacológicas, os programas de exercício físico cardiovascular promovem melhora da capacidade funcional, da qualidade de vida e do balanço autonômico e perfil neuro-humoral. É importante enfatizar que o treinamento físico regular em pacientes com IC sistólica é seguro e a prescrição de exercício físico deve ser de progressivo aumento de trabalho de 40 a 70% do esforço máximo, por 20 a 45 minutos, três a cinco vezes por semana, por 8 a 12 semanas.

Entretanto, para otimizar os resultados e benefícios, é fundamental considerar as características do paciente e a clínica da IC, podendo integrar exercícios aeróbicos, resistidos, respiratórios e outros recursos como a ventilação não invasiva (Figura 4).

Nos casos de caquexia e classes funcionais II e IV (NYHA), orientações relativas à adaptação das atividades básicas de vida diária com o objetivo de conservação de energia e prevenção de quedas são fortemente recomendadas.

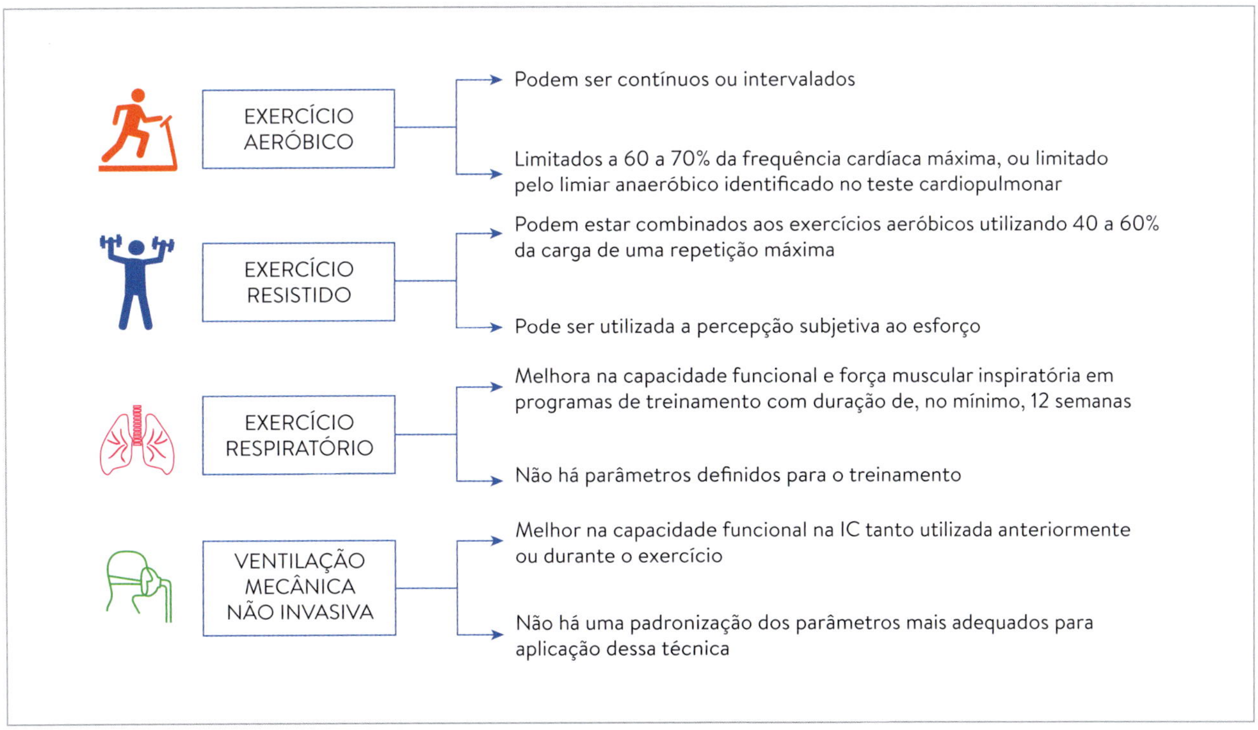

FIGURA 4 Orientações para o planejamento de programa de exercício na insuficiência cardíaca.

LEITURA SUGERIDA

1. Albuquerque DC, et al. I Registro brasileiro de insuficiência cardíaca – aspectos clínicos, qualidade assistencial e desfechos hospitalares. Arq Bras Cardiol. 2015;104(6):433-42.
2. Allen KE, et al. Nutrition, heart failure, and quality of life: beyond dietary sodium. JACC Heart Fail. 2020;8(9):765-9.
3. Alvarez P, et al. Exercise and heart failure: advancing knowledge and improving care. Methodist Debakey Cardiovasc J. 2016;12(2):110-5.
4. Bocchi EA, et al. Long-term prospective, randomized, controlled study using repetitive education at six-month intervals and monitoring for adherence in heart failure outpatients: the REMADHE trial. Circ Heart Fail. 2008;1(2):115-24.
5. Buck HG, et al. Caregivers' contributions to heart failure self-care: a systematic review. Eur J Cardiovasc Nurs. 2015;14(1):79-89.
6. Burgermaster M, et al. Dietary sodium restriction for heart failure: a systematic review of intervention outcomes and behavioral determinants. Am J Med. 2020;133(12):1391-402.
7. Feijó MKEF, et al. Effects of a diuretic adjustment algorithm protocol on heart failure admissions: a randomized clinical trial. J Telemed Telecare. 2021;27(5):288-97.
8. Morton G, Masters J, Cowburn PJ. Multidisciplinary team approach to heart failure management. Heart. 2018;104:1376-82.
9. Ponikowski P, et al. ESC Guidelines for the diagnosis and treatment of acute and chronic heart failure. EHJ. 2016;37(27):2129-200.
10. Raat W, Smeets M, Janssens S, Vaes, B. Impact of primary care involvement and setting on multidisciplinary heart failure management: a systematic review and meta-analysis. ESC Heart Failure. 2021;8:802-18.
11. Rohde LEP, et al. Diretriz brasileira de insuficiência cardíaca crônica e aguda. Arq Bras Cardiol. 2018;111(3):436-539.
12. Souza EN, et al. A nursebased strategy reduces heart failure morbidity in patients admitted for acute decompensated heart failure in Brazil: the HELEN-II clinical trial. Eur J Heart Fail. 2014;16(9):1002-8.
13. van der Meer P, et al. ACC/AHA Versus ESC Guidelines on Heart Failure. JACC. 2019;73(21):2756-68.

2

Restrição hídrica e de sódio: dieta e perda de peso na insuficiência cardíaca

Sheila Carrara Hermann
Carolina de Araújo Medeiros

DESTAQUES

- A restrição hídrica e de sódio é recomendada na prática clínica, entretanto há ausência de evidências científicas robustas e um consenso entre as diretrizes sobre os parâmetros de limite da ingestão hídrica e de sódio.
- Com base na prevalência das evidências disponíveis, recomenda-se na rotina clínica uma dieta com restrição de sódio menor que 2,0 g/dia e fluidos menor que 2 L/dia.
- A ingesta excessiva de sódio e hídrica é evidenciada pela piora da hipervolemia constituindo um fator para descompensação e necessidade de hospitalização.
- O sobrepeso e a obesidade apresentam maior probabilidade de complicações e são mais propensas a desenvolver doenças cardiovasculares.
- Acompanhamento com equipe multidisciplinar estimulando uma reeducação alimentar, atividade física e reabilitação cardiovascular.
- Paradoxo da obesidade: alguns estudos sugerem que a obesidade na insuficiência cardíaca (IC) pode gerar um efeito protetor, impactando na redução da mortalidade e re-hospitalizações.
- Pacientes com caquexia podem apresentar agudização da IC e evoluir de forma grave, com desfecho desfavorável, como hospitalizações frequentes e óbito.

RESTRIÇÃO HÍDRICA E DE SÓDIO

A restrição de sódio na dieta dos pacientes com insuficiência cardíaca (IC) é uma recomendação comum realizada pela equipe multidisciplinar orientada pelas diretrizes internacionais e nacionais atuais. No entanto, as recomendações variam de 1,5 a 3,0 g/dia e refletem a falta de consenso sobre o nível ideal de ingestão máxima de sódio.

Não há registro de ensaios clínicos randomizados com uma casuística expressiva, diferentes tipos de níveis de ingesta diária de sódio e análise de desfechos para direcionar recomendações mais específicas. Entretanto, a ingesta excessiva de sódio e hídrica é evidenciada pela piora da hipervolemia constituindo um fator para descompensação e necessidade de hospitalização.

As recomendações dos principais *guidelines* de ingesta de sódio com nível de evidência estão descritas na Tabela 1.

A congestão é responsável pela maioria dos sintomas e das re-hospitalizações em mais de 85% dos pacientes com IC descompensada. Na terapêutica farmacológica, os diuréticos têm importante função no manejo da hipervolemia, agindo na excreção de sódio e líquidos. É necessário monitorar a ingesta hídrica, débito urinário, peso, função renal e eletrólitos. A piora da função renal, alteração de eletrólitos, desidratação, alcalose metabólica são os efeitos colaterais mais comuns.

Outro cuidado não farmacológico utilizado no manejo da IC é a restrição hídrica, geralmente recomendada na prática clínica. Entretanto não há evidências científicas robustas que avaliem o efeito da restrição da ingesta hídrica

TABELA 1 Diretrizes de recomendações para ingestão de sódio na insuficiência cardíaca

Diretriz e referência	Ano	Recomendação de ingestão de sódio	Nível de evidência
Cardiac Society of Australia and New Zealand	2018	< 2 g/dia	Não declarado
Canadian Cardiovascular Society	2017	2 a 3 g/dia	Limitado
Heart Failure Society, India	2017	< 3 g/dia	Não declarado
Royal College of Physicians	2016	Redução de alta ingesta de sal	Limitado
Scottish Intercollegiate Guidelines Network	2016	Ingestão de sal de < 6 g/dia	Não declarado
American College of Cardiology/American Heart Association	2013	Restrição razoável	C
European Society of Cardiology	2012	Restrição moderada	Não declarado
American Dietetic Association	2011	< 2 g/dia	Regular
Heart Failure Society of America	2010	2 a 3 g/dia; < 2 g/dia em insuficiência cardíaca grave	C

Nível de evidência: C: opinião consensual de especialistas. População limitada avaliada; Regular: beneficia mais do que prejudica, mas a qualidade da evidência é fraca; Limitado: mais pesquisas são necessárias. Fonte: Khan et al., 2020.

e também o parâmetro de limite da ingestão de fluidos, já que os poucos estudos avaliaram diferentes graus de restrição nos pacientes com IC.

Alguns estudos utilizaram restrição de ingesta de fluidos de 1,5 L/dia, outros com limite de 1 L/dia e alguns não excederam 800 mL/dia. Com base nas evidências disponíveis, não é possível fazer recomendações específicas, sendo utilizada na rotina clínica uma dieta com restrição de fluidos menor que 2 L/dia.

DIETA E PERDA DE PESO NA INSUFICIÊNCIA CARDÍACA

A obesidade está diretamente ligada às causas de doenças cardiovasculares. Pessoas que apresentam sobrepeso e obesidade (índice de massa corpórea [IMC] > 25 kg/m^2 e > 30 kg/m^2, respectivamente) apresentam maior probabilidade de complicações e são mais propensas a desenvolver doenças cardiovasculares. Segundo as diretrizes de IC, pacientes com essas características evoluem com remodelamento e queda da função sistólica, mas com possibilidade de reversão. Assim, esses indivíduos devem ser estimulados à perda de peso e a sua manutenção. Em centros especializados que dispõem de equipe multidisciplinar, o paciente pode ser encaminhado ao serviço de nutrição para orientação da dieta adequada e à reabilitação cardiopulmonar, com intuito da orientação de exercícios físicos que o auxiliam nesse processo.

Em muitos casos, pessoas com obesidade mórbida (IMC > 40 kg/m^2) necessitam de uma atitude mais radical, como a cirurgia bariátrica, com acompanhamento multidisciplinar frequente para que essa proposta seja bem-sucedida.

Não se pode deixar de comentar sobre o "paradoxo da obesidade". Estudos sugerem que a obesidade na IC acaba gerando um efeito protetor, impactando na redução da mortalidade e re-hospitalizações (Figura 1). É importante

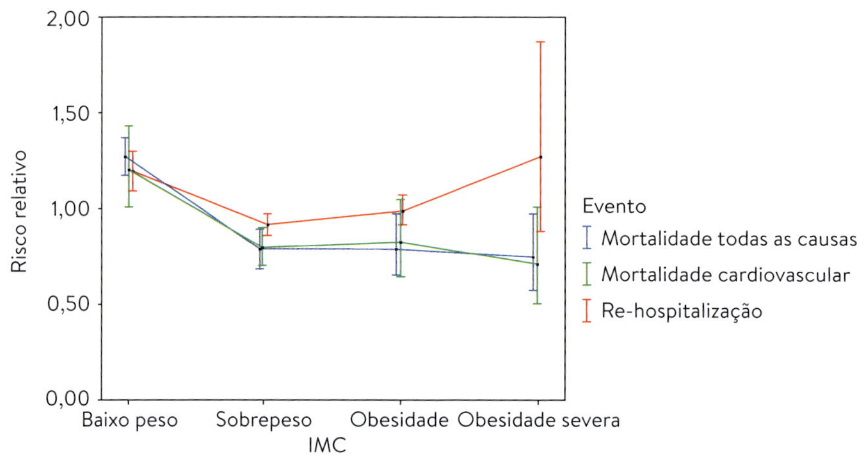

FIGURA 1 Mortalidade por todas as causas, mortalidade cardiovascular e re-hospitalização.
Fonte: Sharma et al., 2015.

ressaltar também que esse efeito protetor também se faz presente para pacientes com IC com fração de ejeção preservada.

Apesar dessa proteção em pacientes com IC, ainda assim é necessária a orientação sobre alimentação saudável e prática de exercícios físicos.

A caquexia (IMC < 20 kg/m^2) também representa um problema para a saúde do portador de IC, uma vez que o baixo peso oferece riscos à saúde. Estudos apontam que, em comparação à caquexia, o sobrepeso apresenta melhor prognóstico. O paciente em caquexia quando apresenta agudização do quadro pode evoluir de forma mais grave e caminhar para um desfecho desfavorável, como hospitalizações frequentes e óbito. Diante desse cenário, são de suma importância as orientações nutricionais, com prescrição de dieta hiperproteica, além das orientações do fisioterapeuta ou educador físico.

LEITURA SUGERIDA

1. Albert NM, Nutter B, Forney J, Slifcak E, Tang WHW. A randomized controlled pilot study of outcomes of strict allowance of fluid therapy in hyponatremic heart failure (SALT-HF). J Card Fail. 2013;19(1):1-9.
2. Aliti GB, Rabelo ER, Clausell N, Rohde LE, Biolo A, Beck-da-Silva L. Aggressive fluid and sodium restriction in acute decompensated heart failure. Jama Intern Med. 2013;173(12):1058-64.
3. Billingsley HE, Hummel SL, Carbone S. The role of diet and nutrition in heart failure: a state-of-the-art narrative review. Prog Cardiovasc Dis. 2020;63(5):538-51.
4. Burgermaster M, Rudel R, Seres D.Dietary sodium restriction for heart failure: a systematic review of intervention outcomes and behavioral determinants. Am J Med. 2020;133(12):1391-402.
5. Lavie CJ, Sharma A, Alpert MA, De Schutter A, Lopez-Jimenez F, Milani RV, et al. Update on obesity and obesity paradox in heart failure.Prog Cardiovasc Dis. 2016;58(4):393-400.
6. Jaarsma T, Hill L, Bayes-Genis A, La Rocca HPB, Castiello T, Celutkiene J, et al. Self-care of heart failure patients: practical management recommendations from the Heart Failure Association of the European Society of Cardiology. Eur J Heart Fail. 2021;23(1):157-74.
7. Khan MS, Jones DW, Butler J. Salt, no salt, or less salt for patients with heart failure? Am J Med. 2020;133(1):32-8.
8. Moura LZ, Bonatto MG, Montera MW. Insuficiência cardíaca aguda: diagnóstico e manuseio terapêutico não farmacológico e farmacológico. 3. ed. Livro-texto da SBC. Santana de Parnaíba: Manole; 2021.
9. Rohde LEP, Montera MW, Bocchi EA, Clausell NO, de Albuquerque DC, Rassi S, et al. Diretriz brasileira de insuficiência cardíaca crônica e aguda. Arq Bras Cardiol. 2018;111(3):436-539.
10. Sharma A, Lavie CJ, Borer JS, Vallakati A, Goel S, Lopez-Jimenez F, et al. Meta-analysis of the relation of body mass index to all-cause and cardiovascular mortality and hospitalization in patients with chronic heart failure. Am J Cardiol. 2015;115(10):1428-34.
11. Vecchis R De, Baldi C, Cioppa C, Giasi A, Fusco A. Effects of limiting fluid intake on clinical and laboratory outcomes in patients with heart failure. Results of a meta-analysis of randomized controlled trials. Herz. 2016;41:63-75.
12. Yancy CW, Jessup M, Bozkurt B, Butler J, Casey DE, Drazner MH, et al. 2013 ACCF/AHA guideline for the management of heart failure: a report of the american college of cardiology foundation/american heart association task force on practice guidelines. Circulation. 2013;128(16):240-327.

3

Tabagismo, álcool e drogas ilícitas

José Alexandre da Silveira

DESTAQUES

- O tabagismo está relacionado com maior mortalidade na insuficiência cardíaca (IC), maior risco de internações por insuficiência cardíaca aguda, menor qualidade de vida, além de alterações estruturais cardíacas e impacto desfavorável na cinética dos biomarcadores troponina e NT-próBNP.
- A ingestão de 90 g de álcool por dia por 5 anos está relacionada a maior chance de cardiomiopatia alcoólica, entretanto, fatores genéticos influenciarão a susceptibilidade de lesão miocárdica pelo álcool.
- O uso de cocaína potencialmente promove alterações estruturais cardíacas compatíveis com alterações da função diastólica, o que aumenta, consequentemente, o risco de insuficiência cardíaca.

Hábitos e vícios influenciam significativamente no impacto da morbimortalidade da insuficiência cardíaca (IC), assim como os clássicos preditores de risco como etiologia chagásica e isquêmica, fração de ejeção de ventrículo esquerdo (FEVE) reduzida, hiponatremia, insuficiência renal, hipercalemia, peptídeos natriuréticos elevados, baixo desempenho em testes funcionais, classes funcionais avançada, entre outros. Neste capítulo será revisado o impacto clínico e epidemiológico do tabagismo e do uso de bebidas alcoólicas e drogas ilícitas na IC.

TABAGISMO

A relação entre tabagismo, mortalidade e descompensação da IC foi bem demonstrada em uma subanálise do estudo SOLVD. Os pacientes apresentavam FEVE < 35% e foram acompanhados em média por 41 meses, após ajuste estatístico considerando-se cor da pele, etiologia e FEVE. Os fumantes apresentaram uma mortalidade 41% maior e um risco de morte ou descompensação da IC ou infarto do miocárdio 39% maior em comparação aos não fumantes com diferença estatisticamente significativa, entretanto não houve diferença entre mortes ou hospitalização por piora da IC.

Uma recente metanálise envolveu nove estudos robustos que avaliaram um total de 70.461 pacientes acompanhados por um tempo de acompanhamento de 12 a 41 meses e identificou que 16% dos tabagistas continuam com o vício mesmo após o diagnóstico de IC. A persistência no tabagismo aumentou o risco de morte em 38,4%, aumentou as readmissões hospitalares por IC em 44,8% e esteve relacionada com piora da qualidade de vida, aumento de arritmias ventriculares e proporcionou maior rigidez arterial.

Estudos demonstraram impacto do tabagismo tanto na estrutura cardíaca quanto nos biomarcadores. Uma quantidade de 4.580 pacientes livres de IC, doença coronariana ou doença valvar que participaram do estudo *Atherosclerosis Risk in Communities* (ARIC) foi dividida em fumantes, ex-fumantes e não fumantes. O grupo de fumantes apresentou maior índice de massa ventricular esquerda, maior prevalência de hipertrofia ventricular esquerda e pior função diastólica refletida por maior relação E/E'. Os ex-fumantes apresentaram variáveis estruturais semelhantes às dos não fumantes. Biomarcadores de estresse de parede miocárdica (NT-proBNP) e de lesão miocárdica (troponina T de alta sensibilidade – TnT-hs) apresentaram-se elevados mais frequentemente em tabagistas depois de 15 anos de acompanhamento e houve uma correlação direta entre ex-

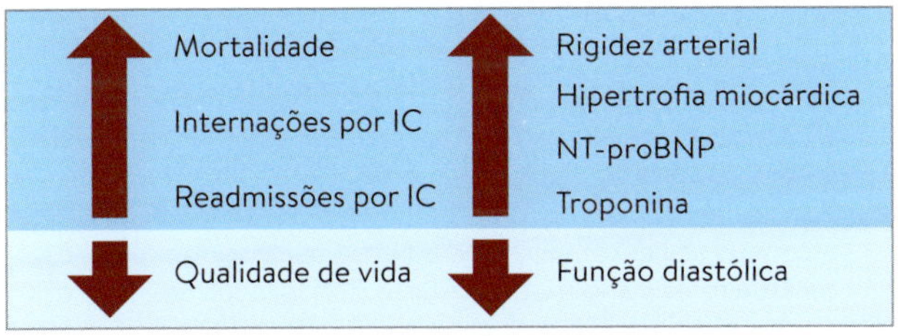

FIGURA 1 Insuficiência cardíaca e tabagismo.

posição acumulativa ao tabaco e valores significativamente maiores de NT-proBNP e TnT-hs.

ÁLCOOL

A relação entre álcool e coração costuma ser controversa e apresentar aspectos contraditórios, entretanto, devem ser destacadas duas situações distintas: a cardiomiopatia alcoólica (CMA) e a IC de outras etiologias. A CMA é caracterizada por hipertrofia ventricular esquerda, redução da função sistólica, ausência de outra etiologia evidente e exposição a ingestão excessiva de álcool por período prolongado. A quantidade estimada é de 90 g de álcool por dia por pelo menos 5 anos. Fatores genéticos influenciarão na susceptibilidade do paciente ao álcool que pode promover lesão miocárdica por apoptose, desbalanço entre síntese e degradação de proteínas contráteis, redução da sensibilidade do cálcio para com as miofibrilas e finalmente disfunção mitocondrial e sarcoplasmática. A CMA tem prognóstico mais favorável do que a miocardiopatia dilatada idiopática, potencial significativo para reversão da disfunção sistólica, e apresenta como preditores de pior prognóstico a presença de fibrilação atrial, duração do intervalo QRS no eletrocardiograma maior que 120 ms e o não uso de betabloqueadores. Nesse contexto a redução da quantidade e preferencialmente a abstinência alcoólica são fortemente recomendadas.

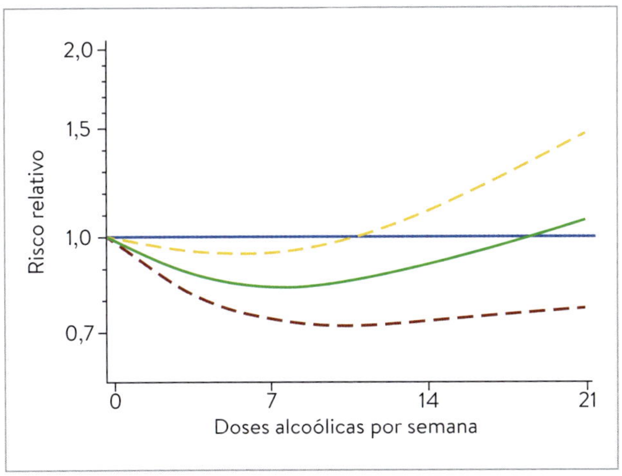

FIGURA 2 Associação entre doses de bebidas alcoólicas por semana e risco de insuficiência cardíaca.

Fonte: adaptada de Larsson et al., 2015.

Fora do contexto de CMA, a ingestão de bebidas alcoólicas correlacionou-se com alteração do remodelamento cardíaco em uma coorte de adultos saudáveis proporcionando discreto, mas significativo, aumento do índice de massa ventricular esquerda, volume sistólico final do VE, no entanto, sem correlação significativa com disfunção de VE, principalmente quando a escolha da bebida foi pelo vinho. Larsson et al. avaliaram a relação de álcool dose resposta e disfunção ventricular em uma metanálise com oito estudos prospectivos que incluíram um total de 202.378 pacientes e nos quais foram identificados 6.211 casos de IC. Ocorreu uma relação não linear entre consumo de álcool e risco de IC, em que o consumo com moderação foi associado com redução de risco de IC.

DROGAS ILÍCITAS

O impacto na saúde global relacionado ao uso de drogas ilícitas é muito significativo. Nesse contexto, as doenças cardiovasculares representam um alvo sensível, principalmente quando se relacionam doenças coronarianas e IC com a droga ilícita mais estudada, que é a cocaína. A fisiopatologia da lesão miocárdica pela cocaína e seus derivados é pouco conhecida e modestamente descrita na literatura, entretanto, em uma recente revisão sistêmica e metanálise foi demonstrado que o uso crônico de cocaína se associou com alterações estruturais e fisiopatológicas compatíveis com disfunção diastólica que potencialmente promoverá IC. Outro aspecto muito interessante foi a não correlação deletéria entre betabloqueadores e IC induzida por cocaína, o que reforça a tese de que mais estudos são necessários para preencher esse hiato de evidências científicas.

CONSIDERAÇÕES FINAIS

O conjunto de evidências permite concluir que o tabagismo, o uso de drogas ilícitas e a ingestão excessiva de bebidas alcoólicas impactam negativamente na história natural da IC e demandam iniciativas de suporte e acolhimento dos dependentes no sentido de promover a abstinência e reduzir o risco cardiovascular. Apesar de a literatura científica atual identificar dados favoráveis relacionados ao consumo moderado de álcool com o risco de desenvolver IC, recomenda-se a redução ou preferencialmente a abstinência ao consumo de bebidas alcoólicas em pacientes com IC estabelecida.

LEITURA SUGERIDA

1. Arenas DJ, Beltran S, Zhou S, Goldberg LR. Cocaine, cardiomyopathy, and heart failure: a systematic review and meta-analysis. Sci Rep. 2020;10(1):19795.
2. Gerorge A, Figueredo VM. Aocoholic cardiomyopath: a review. J Cardiac Fail. 2011;17:844-9.
3. Guzzo-Merelo G, Segovia J, Domingues F, Cobo-Marcos M, Gomes-Bueno M, Avellana P, et al. Natural history and prog-

nostic factors in alcoholic cardiomyopathy. J AM Cool Cardiol HF. 2015;3:78-86.

4. Larsson SC, Orsini N, Wolk A. Alcohol consumption and risk of heart failure: a dose-response meta-analysis of prospective studies. European Journal of Heart Failure. 2015;17:367-73.
5. Marcondes-Braga FG, Moura LAZ, Issa VS, Vieira JL, Rohde LE, Simões MV, et al. Atualização de tópicos emergentes da Diretriz de Insuficiência Cardíaca – 2021. Arq Bras Cardiol. 2021; [online].
6. Nadruz W, Jr., Claggett B, Goncalves A, Querejeta-Roca G, Fernandes – Silva MM, Shah AM, et al. Smoking and cardiac structure and function in the elderly: the ARIC Study (Atherosclerosis Risk in Communities). Circ Cardiovasc Imaging. 2016;9(9):e004950.
7. Nadruz W, Jr., Goncalves A, Claggett B, Querejeta Roca G, Shah AM, Cheng S, et al. Influence of cigarette smoking on cardiac biomarkers: the Atherosclerosis Risk in Communities (ARIC) Study. Eur J Heart Fail. 2016;18(6):629-37.
8. Rodrigues P, Santos-Ribeiro S, Teodoro T, Gomes FV, Leal I, Reis JP. Association between alcohol intake and cardiac remodeling. J Am Coll Cardiol. 2018;72:1452-62.
9. Son YJ, Lee HJ. Association between persistent smoking after diagnosis of heart failure and adverse health outcomes: A systematic review and meta-alnalysus. Tobac Induc Dis. 2020;5.
10. Suskin N, Sheth T, Negassa A, Yusuf S. Relationship of current and past smoking to mortality and morbidity in patients with left ventricular dysfunction. J Am Coll Cardiol. 2001;37(6):1677-82.

4

Vacinação e insuficiência cardíaca

Múcio Tavares de Oliveira Jr.

DESTAQUES

- A infecção pelo vírus influenza tem grande influência na descompensação da insuficiência cardíaca (IC), tendo sido demonstrada que a vacinação é uma ferramenta protetora significativa.
- Se compararmos o benefício da vacina da influenza com os resultados de estudos recentes sobre drogas para IC, podemos notar que a magnitude do benefício da vacinação é comparavel aos benefícios das outras intervenções.

INTRODUÇÃO

Anualmente em todo o mundo cerca de 1 bilhão de pessoas desenvolvem influenza, e dependendo de algumas variáveis, como a cepa do vírus e da proteção da vacina, e, claro, da cobertura vacinal, entre 3 e 5 milhões de pessoas no mundo necessitam ser hospitalizadas. Dependendo dos mesmos fatores, ocorrem entre 300 e 650 mil mortes decorrentes da influenza.

A infecção pelo vírus influenza se relaciona à maior mortalidade por causas respiratórias e tem sido consistentemente descrita na população em geral; além disso, a infecção por influenza aumenta a predisposição das vias aéreas a infecções bacterianas, especialmente o Pneumococo. Esse tipo de relação tem sido encontrado também em portadores de doença crônica; nesse sentido, a incidência de complicações cardíacas após pneumonia adquirida na comunidade foi estimada em 17,7% e a incidência de IC, em 14,1%.

As primeiras evidências robustas da relação entre influenza e complicações da IC foi descrita pelos *Atherosclerosis Risk in Comunities Studies*, que avaliam a morbidade cardiovascular de quatro comunidades dos Estados Unidos, com um total de 450 mil adultos entre 35 e 84 anos. Entre 2010 e 2014, nos períodos sazonais de influenza, ocorreram picos de admissões hospitalares por IC aguda, em cada um dos períodos, coincidindo com os picos de visitas a unidades de emergência por síndrome gripal, sugerindo, portanto, uma relação causal entre influenza e agudização da IC (Figura 1).

A influenza também se relaciona a agravamento de outras condições cardiovasculares, como o infarto agudo do miocárdio (IAM). Em indivíduos com sorologia positiva para influenza, o risco de IAM aumenta em seis vezes nos sete primeiros dias da gripe e, de forma impressionante, cai abruptamente após o oitavo dia, sugerindo que a inflamação sistêmica da influenza desempenhe papel importante como gatilho para a instabilização da placa aterosclerótica e a ocorrência da síndrome isquêmica aguda.

Especula-se que as causas de piora do quadro de IC se relacionam a dano miocárdico por inflamação, um desarranjo metabólico decorrente do estado inflamatório sistêmico, e que a infecção por influenza interfira na interação cardiorrenal, com retenção de fluidos e hipervolemia.

Se a gripe tem essa influência na descompensação da IC, tem sido demonstrado que a vacinação é uma ferramenta protetora significativa. Diversas publicações têm consistentemente mostrado resultados que apontam para a mesma direção.

Analisando o banco de dados de *Danish National Patient Registry*, Modin et al. selecionaram 134 mil pacientes maiores de 18 anos com diagnóstico prévio de IC, de 2003 a 2015, e em um acompanhamento médio de 3,7 anos analisando a situação vacinal, o número de vacinas e a ocorrência de morte, demonstraram que a cobertura vacinal variou de 16 a 54% e os indivíduos que receberam mais de uma vacina tiveram menos mortalidade CV e menor mortalidade total. Os dados mais significativos foram naqueles que, durante o acompanhamento, receberam três ou mais doses anuais de vacina contra a influenza, e nesses a mortalidade total

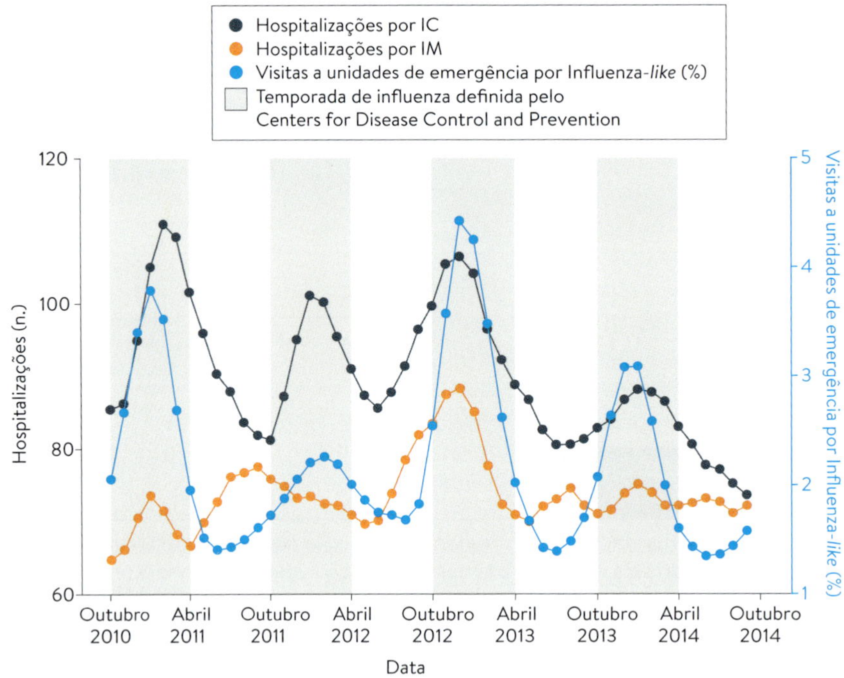

FIGURA 1 Coincidência de ocorrência de visitas a unidades de emergência por síndrome gripal em períodos sazonais de influenza e ocorrência de picos de internação por insuficiência cardíaca (IC) aguda. IM: infarto do miocárdio.
Fonte: modificada de Kytomaa et al., 2019.

foi 28% menor e a mortalidade cardiovascular foi 29% menor em comparação aos indivíduos portadores de IC não vacinados (Figura 2).

Mais recentemente, analisando a base de dados Clalit Health Services de Israel, com 6.435 pacientes com IC em 2017 e 2018, sendo 69% deles vacinados, foi detectada uma mortalidade total de 13%, mas nesses indivíduos vacinados a mortalidade total foi 22% menor, o desfecho combinado de morte ou internação cardiovascular foi 17% menor e o maior impacto ocorreu nos indivíduos entre 70 e 83 anos, nos quais a vacinação levou a uma redução de mortalidade por todas as causas de 33%.

A vacinação contra influenza demonstrou ainda reduzir a mortalidade hospitalar em pacientes portadores de IC. Apresentado no Congresso Europeu de Cardiologia de 2020, mas ainda não publicado, comparando pacientes que receberam ou não vacina para influenza, a mortalidade nos vacinados foi de 1,3% e nos não vacinados, de 3,6% ($p < 0,001$), três vezes maior. Comparando os vacinados para pneumococo, a mortalidade nos vacinados foi de 1,2% e nos não vacinados, 3,6% (< 0,001).

Embora existam fortes evidências demonstrando a proteção da vacinação, estamos longe de ter o benefício traduzido em termos populacionais. Em uma subanálise do estudo PARADIGM-HF, com 8.100 pacientes, apenas 21% receberam vacina para influenza. Entretanto, nestes, a mortalidade por todas as causas foi 19% menor do que naqueles não vacinados.

Se compararmos o benefício da vacina da influenza com os resultados de estudos recentes sobre drogas para IC, podemos notar que a magnitude do benefício da vacinação contra influenza se compara aos benefícios das outras intervenções (Tabela 1).

TABELA 1 Benefício da vacinação contra influenza

Estudo	Redução de morte	Redução de morte e hospitalização
PARADIGM-HF	17%	25%
DAPA-HF	18%	30%
EMPHASIS-HF	22%	34%
SHIFT	10%	18%
Vacinação	20%	14%

A Atualização de Tópicos Emergentes da Diretriz Brasileira de Insuficiência Cardíaca de 2021 incluiu a vacinação como classe I de indicação (Tabela 2).

Orientar, indicar e lembrar de prescrever vacinação anual para pacientes com IC deve passar a fazer parte da consulta e da orientação de alta de todo paciente com IC.

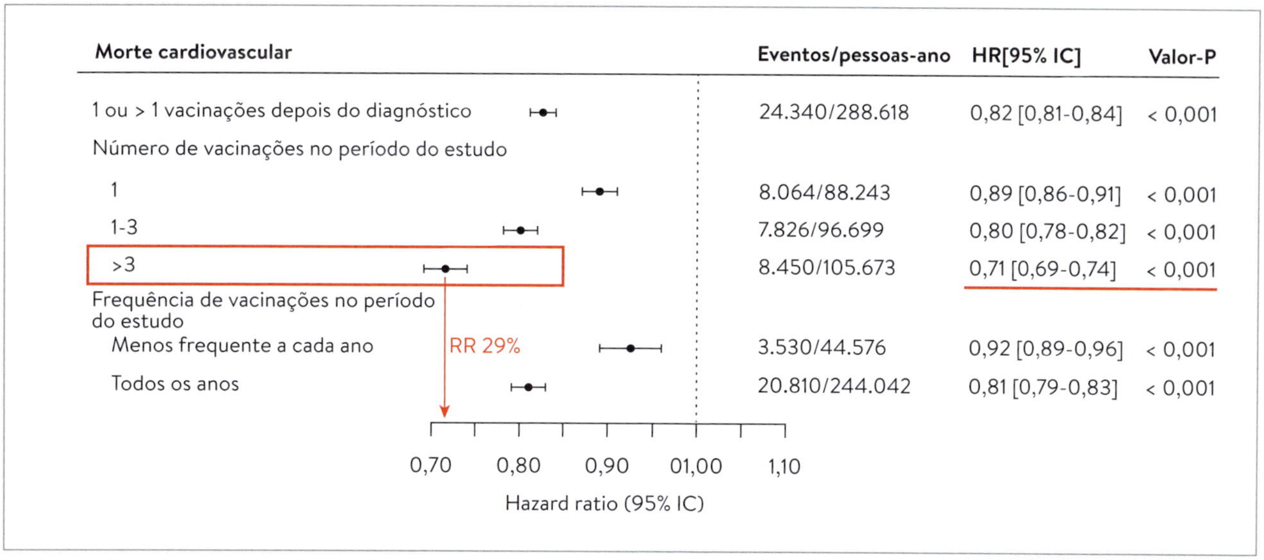

FIGURA 2 Análise de subgrupos demonstrando redução de morte cardiovascular em pacientes que receberam vacina contra influenza.

Fonte: adaptada de Modin et al., 2019.

TABELA 2 Indicação de vacina para influenza e pneumococos na atualização das Diretrizes de Insuficiência Cardíaca (IC) Aguda e Crônica da Sociedade Brasileira de Cardiologia

Recomendações	Classe	NE	Comentário
Vacina contra influenza, para prevenção de fatores agravantes na IC e para redução de mortalidade na IC	I	B	Modificada: novos estudos retrospectivos mostram benefício em mortalidade
Vacina contra pneumococoocos para prevenção de fatores agravantes na IC	I	C	Recomendação de 2018 mantida

Fonte: Marcondes-Braga et al., 2021.

LEITURA SUGERIDA

1. Corrales-Medina VF, Musher DM, Shachkina S, Chirinos JA. Acute pneumonia and the cardiovascular system. Lancet. 2013;381(9865):496-505.
2. Fagnoul D, Pasquier P, Bodson L, Ortiz JA, Vincent JL, De Backer D. Myocardial dysfunction during H1N1 influenza infection. J Crit Care. 2013;28:321-7.
3. Fukuta H, Goto T, Wakami K, et al. The effect of influenza vaccination on mortality and hospitalization in patients with heart failure: a systematic review and meta-analysis. Heart Fail Rev. 2019;24:109-14.
4. Gotsman I, Shuvy M, Tahiroglu I, Zwas DR, Keren A. Influenza vaccination and outcome in heart failure. Am J Cardiol. 2020;128:134-9.
5. Kadoglou NPE, Bracke F, Simmers T, Tsiodras S, Parissis J. Influenza infection and heart failure-vaccination may change heart failure prognosis? Heart Fail Rev. 2017;22:329-36.
6. Kwong JC, Schwartz KL, Campitelli MA, et al. Acute Myocardial Infarction after Laboratory-Confirmed Influenza Infection. N Engl J Med. 2018;378:345-53.
7. Kytömaa S, Hegde S, Claggett B, et al. Association of influenza-like illness activity with hospitalizations for heart failure: the atherosclerosis risk in communities study. JAMA Cardiol. 2019;4:363-9.
8. Marcondes-Braga FG, Moura LAZ, Issa VS, et al. Atualização de tópicos emergentes da Diretriz de Insuficiência Cardíaca – 2021. Arq Bras Cardiol. 2021.
9. Modin D, Jørgensen ME, Gislason G, et al. Influenza vaccine in heart failure. Circulation. 2019;139:575-86.
10. Packer M, Anker SD, Butler J, et al; EMPEROR-Reduced Trial Investigators. Cardiovascular and renal outcomes with empagliflozin in heart failure. N Engl J Med. 2020;383:1413-24.
11. Rodrigues BS, David C, Costa J, et al. Influenza vaccination in patients with heart failure: a systematic review and meta-analysis of observational studies. Heart. 2020;106:350-7.
12. Simonse F, Fukuda K, Schonberger LB, Cox NJ. The impact of influenza epidemics on hospitalizations. J Infect Dis. 2000;181:831-7.
13. Swedberg K, Komajda M, Böhm M, Borer JS, Ford I, Dubost-Brama A, Lerebours G, Tavazzi L; SHIFT Investigators. Ivabradine and outcomes in chronic heart failure (SHIFT): a randomised placebo-controlled study. Lancet. 2010;376(9744):875-85.
14. Tomiyama H, Yamashina A. Vascular dysfunction: a keyplayer in chronic cardio-renal syndrome. Intern Med. 2015;54:1465-72.
15. Vardeny O, Claggett B, Udell JA, et al. Influenza vaccination in patients with chronic heart failure. J Am Coll Cardiol HF. 2016;4:152-8.
16. Wolter N, Tempia S, Cohen C, et al. High nasopharyngeal pneumococcal density, increased by viral coinfection, is associated with invasive pneumococcal pneumonia. J Infect Dis. 2014;210:1649-57.
17. World Health Organization. Influenza (seasonal): fact sheet n. 211 march 2014. Disponível em: http://www.who. int/mediacentre/factsheets/fs211/en/.
18. Zannad F, McMurray JJ, Krum H, et al.; EMPHASIS-HF Study Group. Eplerenone in patients with systolic heart failure and mild symptoms. N Engl J Med. 2011;364:11-21.

5

Reabilitação cardiovascular na insuficiência cardíaca

Renata Rodrigues Teixeira de Castro
Luiz Eduardo Fonteles Ritt

DESTAQUES

- Reabilitação cardiovascular tem impacto direto na qualidade de vida, ganho funcional e redução de hospitalização em insuficiência cardíaca, inclusive na de fração ejeção preservada e pós-transplante cardíaco.
- Todo paciente com insuficiência cardíaca deve ser aconselhado quanto a engajar-se em um programa de exercícios sob orientação profissional.
- Antes de iniciar o programa de reabilitação, é necessário que o paciente seja avaliado e tenha seu risco para o exercício estratificado e assim determinado o nível de supervisão necessário nas sessões. A modalidade a distância pode ser utilizada em casos específicos e em cargas individualizadas.
- A carga de segurança a ser implementada nas sessões deve ser determinada pelo médico de acordo com a avaliação clínica e complementar, idealmente com base em um teste cardiopulmonar.
- O exercício intervalado pode ser utilizado em casos específicos e sob supervisão médica.
- A reabilitação atenua os efeitos da fragilidade em pacientes idosos com insuficiência cardíaca.

INTRODUÇÃO

A reabilitação cardiovascular é definida pela Organização Mundial da Saúde como o conjunto de atividades necessárias para assegurar às pessoas com doenças cardiovasculares condições física, mental e social ótimas, que lhes permita ocupar pelos próprios meios um lugar tão normal quanto seja possível na sociedade. Nessa definição fica claro que o papel da reabilitação é muito mais amplo do que "academia para cardiopatas" ou "treinamento físico para cardiopatas". De fato, a reabilitação tem cinco objetivos principais: treinamento físico, gerenciamento do estresse, alimentação saudável, adesão ao tratamento medicamentoso e abstinência tabágica. Neste capítulo focaremos o pilar treinamento físico.

Os sintomas de pacientes com insuficiência cardíaca (IC) com classe funcional acima de I (New York Heart Association) são desencadeados ou tornam-se mais exuberantes com a atividade física. A percepção dessa exacerbação acaba fazendo com que os pacientes reduzam seu volume de atividade física diária, gerando uma cascata de eventos secundários à redução da capacidade funcional como efeitos psicológicos negativos, disfunção endotelial, inflamação e piora ainda maior da capacidade funcional. De fato, o treinamento físico leva a diversos benefícios em pacientes com IC (Quadro 1), resultando em melhora da capacidade funcional e importante aumento da qualidade de vida desses pacientes.

Estudos unicêntricos mostraram redução em eventos cardiovasculares maiores como morte e hospitalização. O estudo HFACTION, estudo clínico multicêntrico randomizado, que avaliou o papel da reabilitação cardiovascular na IC, não mostrou diferença entre o grupo tratamento padrão *versus* reabilitação no desfecho composto de morte e hospitalização, mostrando algum benefício na análise ajustada para fatores de prognóstico, na qualidade de vida e na redução de hospitalizações. Em uma metanálise de 44 estudos que avaliaram reabilitação cardiovascular em IC, Taylor et al. mostraram redução na hospitalização e melhora em qualidade de vida.

QUADRO 1 Benefícios do treinamento físico em pacientes com insuficiência cardíaca

Efeitos vasculares ▪ Melhora da função endotelial ▪ Redução os níveis pressóricos ▪ Redução da pós-carga
Efeitos musculares ▪ Melhora da força, massa e função muscular ▪ Melhora do metabolismo oxidativo ▪ Melhora da extração muscular de oxigênio
Efeitos neuro-humorais ▪ Redução da atividade de renina-agiotensina-aldosterona ▪ Redução do peptídeo natriurético-atrial
Efeitos ventilatórios ▪ Melhora da eficiência ventilatória ▪ Redução do espaço morto ▪ Redução da dispneia
Efeitos cardíacos ▪ Aumento do débito cardíaco ▪ Redução das pressões de enchimento ▪ Bradicardia em repouso
Efeitos anti-inflamatórios ▪ Redução de citocinas
Efeitos endocrinológicos ▪ Redução da resistência à insulina ▪ Redução da adiposidade ▪ Redução da hiperlipidemia

INDICAÇÕES E CONTRAINDICAÇÕES

Os benefícios de melhora da capacidade funcional, da qualidade de vida e a redução dos sintomas justificam a indicação de reabilitação cardíaca em pacientes com IC com fração de ejeção reduzida e preservada (Tabela 1). As únicas contraindicações da prática de exercícios físicos em pacientes com IC são: pacientes instáveis, com miocardite aguda ou que estão em curso de processo infeccioso agudo sistêmico.

CLASSIFICAÇÃO DE RISCO DE PACIENTES COM INSUFICIÊNCIA CARDÍACA PARA PARTICIPAÇÃO EM SERVIÇOS DE REABILITAÇÃO CARDIOVASCULAR

Idealmente, todo o treinamento deverá ser supervisionado, com sessões não supervisionadas sendo adicionadas gradualmente. Quando todo o protocolo é seguido, o risco de eventos é muito baixo, mesmo quando pacientes com IC grave se exercitam em mais alta intensidade. A decisão quanto à necessidade de supervisão durante o treinamento levará em consideração a classificação de risco que considera diversos fatores clínicos e resultados de exames complementares (Tabela 2).

TABELA 1 Indicações e contraindicações da reabilitação cardiovascular em pacientes com insuficiência cardíaca

Indicação	Recomendação	Nível de evidência
Exercícios aeróbicos regulares em pacientes com IC para aumentar a capacidade funcional, reduzir sintomas e melhorar qualidade de vida	I	A
Exercícios aeróbicos regulares em pacientes com FEVE reduzida para diminuir hospitalizações por IC	I	A
Exercícios aeróbicos em pacientes com FEVE preservada para aumentar capacidade funcional e melhorar a função diastólica	IIa	B
Exercícios aeróbicos de baixa intensidade na fase hospitalar da IC com ventilação não invasiva	IIb	B/C
Exercícios em pacientes clinicamente instáveis, com miocardite aguda ou que estão em curso de processo infeccioso agudo sistêmico	III	C

TABELA 2 Classificação de risco e decisão quanto à necessidade de supervisão durante o treinamento de pacientes com insuficiência cardíaca

Classificação de risco	Condições	Necessidade de supervisão
Baixo risco	▪ FE > 50% ▪ Sem arritmias complexas em repouso ou induzidas pelo exercício ▪ IAM, CRVM, PTCA não complicados ▪ Ausência de congestão ou sinais/sintomas de isquemia residual ▪ Assintomático ▪ Capacidade funcional > 7 METs	Nas primeiras 6 a 18 sessões
Risco intermediário	▪ FE: 40 a 49% ▪ Sinais ou sintomas, incluindo angina em exercícios moderados (5 a 6,9 METs) ou na recuperação	Nas primeiras 12 a 24 sessões
Alto risco	▪ FE < 40% ▪ Sobreviventes de PCR ou morte súbita ▪ Arritmias ventriculares complexas em repouso ou no exercício	Sempre

(continua)

TABELA 2 Classificação de risco e decisão quanto à necessidade de supervisão durante o treinamento de pacientes com insuficiência cardíaca (*continuação*)

Classificação de risco	Condições	Necessidade de supervisão
Alto risco	▪ IAM ou CRVM complicados com choque cardiogênico; IC congestiva; sinais/sintomas de isquemia residual ▪ Resposta hemodinâmica anormal ao exercício (queda de PA; déficit cronotrópico não medicamentoso) ▪ Capacidade funcional < 5 METs ▪ Sintomas e/ou sinais em exercícios < 5 METs ou no período de recuperação ▪ Infra de ST durante exercício (isquemia)	

Vale lembrar que hipotensão, hipertensão, instabilidade clínica, deterioração clínica, isquemia ativa e doença pulmonar severa são consideradas contraindicações à sessão de treinamento, desde que sob supervisão. Portanto, a avaliação do paciente antes de cada sessão de treinamento é obrigatória.

CONCEITOS BÁSICOS PARA A PRESCRIÇÃO DE EXERCÍCIOS NA INSUFICIÊNCIA CARDÍACA

Os pacientes estáveis e com terapia farmacológica otimizada deverão ser submetidos à avaliação funcional, preferencialmente com teste cardiopulmonar de exercício. Os dados do teste serão necessários para a prescrição do treinamento.

O treinamento físico de pacientes com IC deve incluir treinamento aeróbico contínuo, treinamento aeróbico intervalado, treinamento resistido e treinamento respiratório. Avaliações periódicas a cada 3 a 6 meses deverão ser realizadas.

A prescrição do treinamento físico de pacientes com IC está detalhada na Tabela 3.

REABILITAÇÃO SUPERVISIONADA OU DOMICILIAR

Apesar dos comprovados benefícios da reabilitação cardíaca em pacientes com IC, o número de serviços de reabilitação no Brasil é historicamente baixo. A distância, o custo e a baixa disponibilidade de serviços representam importantes barreiras ao acesso dos pacientes elegíveis. Infelizmente, esta é uma realidade mundial. Considerando-se ainda o baixo risco de eventos em pacientes adequadamente avaliados, a reabilitação domiciliar (prática de exercícios sem supervisão presencial, mas orientada e acompanhada por profissionais habilitados) emerge como uma opção para melhorar o acesso dos pacientes ao tratamento.

EXERCÍCIO DE RESISTÊNCIA NA INSUFICIÊNCIA CARDÍACA

A IC é uma síndrome com efeitos sistêmicos e tem impacto direto no metabolismo muscular, sendo a sarcopenia e, em estágios mais avançados, a caquexia sinais de gravidade.

A Organização Mundial da Saúde e as diretrizes mais recentes para atividade física na população em geral colocam que para o adulto é recomendado engajar-se em ao menos 2 sessões semanais de exercícios de resistência além dos exercícios aeróbicos, e essa indicação não é diferente para o paciente com IC.

Dentre os componentes de uma prescrição de exercício em pacientes com IC, o componente do exercício resistido

TABELA 3 Prescrição do treinamento físico de pacientes com insuficiência cardíaca

	Treinamento aeróbico	Treinamento contrarresistência
Frequência	3 a 5 vezes por semana, idealmente todos os dias	2 a 3 vezes por semana Treinamento de equilíbrio diariamente
Intensidade	40 a 80% do VO_2 máximo Escala de BORG 10 a 14 Entre limiares ventilatórios 1 e 2 70 a 85% da frequência cardíaca de pico do esforço	Escala de BORG < 15 40 a 60% de 1 RM
Duração	20 a 60 minutos	10 a 15 repetições em pelo menos uma série de 8 a 10 exercícios diferentes envolvendo membros superiores e inferiores
Modo	Contínuo ou intervalado	
Progressão	Progressão gradual com avaliações regulares (a cada 3 a 6 meses) para ajustar intensidade e duração de acordo com a tolerância do paciente	Progressão gradual com avaliações regulares (a cada 3 a 6 meses) para ajustar intensidade e duração de acordo com a tolerância do paciente

para os principais grupos musculares utilizando pesos livres, bandas elásticas, equipamentos de musculação ou mesmo o próprio peso corporal devem ser instituídos com carga individualizada, em geral em torno de 30 a 50% da carga voluntária máxima (carga máxima que o indivíduo é capaz de levantar em 1 repetição para um tipo de exercício específico) ou que consigam executar de forma confortável em séries de 8 a 12 repetições.

Em uma revisão sistemática com metanálise de 59 estudos que avaliaram o efeito do exercício aeróbio isolado, resistido isolado ou ambos combinados no ganho funcional e no remodelamento cardíaco, Santos et al. verificaram que o exercício resistido isolado, assim como combinado com o aeróbico, esteve relacionado a ganho em capacidade funcional e não estiveram relacionados a efeitos deletérios no remodelamento cardíaco.

O ganho de força impacta ainda no equilíbrio, mobilidade e reversão da fragilidade.

EXERCÍCIO INTERVALADO NA INSUFICIÊNCIA CARDÍACA

Os exercícios chamados intervalados ou de alta intensidade (HIIT) são uma metodologia de treinamento capazes de atingir ganhos funcionais superiores em menor espaço de tempo e são classicamente utilizados por atletas e esportistas amadores.

São definidos como estímulos rápidos e repetidos de exercício de curta duração de alta ou muito alta intensidade (1 segundo a 5 minutos) separados por períodos curtos de descanso ativo ou passivo contínuo.

Os exercícios de HIIT são também aplicáveis em grupos selecionados de pacientes com IC. Estudo publicado em um centro da Noruega foi o primeiro a mostrar efeitos positivos no ganho funcional medido pelo VO_2 pico, função endotelial e em parâmetros ecocardiográficos como melhora da fração de ejeção, débito cardíaco, diâmetros e volumes ventriculares e de outros marcadores de prognóstico em pacientes com IC e fração de ejeção reduzida como o BNP. Nesse estudo foi aplicado um protocolo de 4 minutos em uma carga de 85 a 95% do VO_2 máximo intercalando com períodos de 3 minutos a 60 a 70% do VO_2 máximo.

O estudo SMARTEX-HF foi um estudo multicêntrico, randomizado, conduzido em centros europeus, que avaliou 231 pacientes com IC e fração de ejeção < 35% por meio do treinamento HIIT em protocolo de 4 minutos a 85 a 95% com intervalos de descanso ativo em 60 a 70% do máximo e comparou com o treinamento moderado contínuo e a orientações usuais para atividade física. O estudo não mostrou superioridade do HIIT em relação ao treinamento moderado contínuo no que tange os desfechos de redução nos volumes ventriculares ou em ganho funcional medido pelo VO_2 pico. Um ponto a ser ressaltando é que o grupo treinamento contínuo treinou em níveis acima do preconizado, o que pode ter levado a um ganho acima do padrão no grupo treinamento contínuo.

Vale ressaltar que nos estudos clínicos o treinamento intervalado era realizado em ambiente supervisionado e que os pacientes elegíveis eram aqueles estáveis e em NYHA II-III com tratamento otimizado. Não houve diferença significativa nos desfechos de segurança entre os grupos.

REABILITAÇÃO CARDIOVASCULAR NA IC COM FRAÇÃO DE EJEÇÃO PRESERVADA

São parcos os dados de terapias que se mostraram efetivas no tratamento de IC com fração de ejeção preservada. Em um estudo que avaliou dieta, exercício ou a combinação de ambos, Kitzman et al. verificaram um incremento significativo na capacidade funcional medida pelo VO_2 que foi maior no grupo de estratégia combinada (aumento médio de 2,5 $mL.kg^{-1}.min^{-1}$. Donelli et al. avaliaram o efeito do exercício intervalado (HIIT) em pacientes com IC e fração de ejeção preservada e verificaram em 19 pacientes que o HIIT foi superior ao exercício moderado em determinar um incremento maior da capacidade funcional. Já no estudo *OptimEx-Clin Study Group* 180 pacientes com IC e fração de ejeção preservada foram randomizados para HIIT, treinamento moderado contínuo ou tratamento padrão e verificou-se um incremento de VO_2 em ambos os grupos mas que não foi superior no grupo HIIT.

REABILITAÇÃO CARDIOVASCULAR E FRAGILIDADE NA INSUFICIÊNCIA CARDÍACA

A fragilidade é por vezes um fator concomitante no paciente com IC, principalmente nos mais idosos, e tem na redução da capacidade funcional, equilíbrio, mobilidade e força pilares importantes para sua definição em diferentes escores. Em um estudo multicêntrico que avaliou pacientes com IC idosos, imediatamente após internação por IC descompensada, Kitzman et al. randomizaram os pacientes para um grupo de cuidado usual *versus* um programa de treinamento físico individualizado com foco nos componentes de força, equilíbrio e capacidade funcional e mostraram que os pacientes do grupo reabilitação reduziram o grau de fragilidade comparados ao grupo controle com base no teste *Short Physical Performance Battery*.

REABILITAÇÃO CARDIOVASCULAR NO PACIENTE PÓS-TRANSPLANTE CARDÍACO

O paciente que é submetido a transplante cardíaco, além de comprometimento extremo funcional, tem em geral comprometimento muscular e periférico relacionados a IC avançada.

O programa de reabilitação iniciado inclusive antes do transplante pode ter efeito direto em que o paciente esteja em uma melhor condição e melhor tolerância ao procedimento cirúrgico.

Apesar de o coração transplantado imprimir um débito cardíaco adequado, a reversão da fadiga não se faz de forma imediata, pois requer recuperação dos efeitos sistêmicos da IC. Nesse processo a implementação de um programa estruturado de exercício físico é crucial em atingir um maior ganho funcional e na redução dos efeitos deletérios dos imunossupressores.

Em geral devem-se seguir os mesmos preceitos da prescrição de exercício a reabilitação no que tange tipo de exercício, carga e número de vezes por semana.

LEITURA SUGERIDA

1. Anderson L, Nguyen TT, Dall CH, Burgess L, Bridges C, Taylor RS. Exercise-based cardiac rehabilitation in heart transplant recipients. Cochrane Database Syst Rev. 2017;4:CD012264.
2. Belardinelli R, Georgiou D, Cianci G, Purcaro A. Randomized, controlled trial of long-term moderate exercise training in chronic heart failure: effects on functional capacity, quality of life, and clinical outcome. Circulation. 1999;99(9):1173-82.
3. Bozkurt B, Fonarow GC, Goldberg LR, Guglin M, Josephson RA, Forman DE, et al. cardiac rehabilitation for patients with heart failure: JACC Expert Panel. J Am Coll Cardiol. 2021;77(11):1454-69.
4. Carvalho T, Milani M, Ferraz AS, Silveira ADD, Herdy AH, Hossri CAC, et al. Brazilian Cardiovascular Rehabilitation Guideline – 2020. Arq Bras Cardiol. 2020;114(5):943-87.
5. Coats AJ, Adamopoulos S, Meyer TE, Conway J, Sleight P. Effects of physical training in chronic heart failure. Lancet. 1990;335(8681):63-6.
6. Donelli da Silveira A, Beust de Lima J, da Silva Piardi D, et al. High-intensity interval training is effective and superior to moderate continuous training in patients with heart failure with preserved ejection fraction. Eur J Prev Cardiol. 2020;27(16):1733-43.
7. Ellingsen Ø, Halle M, Conraads V, Støylen A, Dalen H, Delagardelle C, et al.; SMARTEX Heart Failure Study (Study of Myocardial Recovery After Exercise Training in Heart Failure) Group. High-intensity interval training in patients with heart failure with reduced ejection fraction. Circulation. 2017;135(9):839-49.
8. Grace SL, Warburton DR, Stone JA, Sanderson BK, Oldridge N, Jones J, et al. International Charter on Cardiovascular Prevention and Rehabilitation: a call for action. J Cardiopulmonary Rehab Prev. 2013;33(2):128-31.
9. Kitzman DW, Brubaker P, Morgan T, Haykowsky M, Hundley G, Kraus WE, et al. Effect of caloric restriction or aerobic exercise training on peak oxygen consumption and quality of life in obese older patients with heart failure with preserved ejection fraction: a randomized clinical trial. JAMA. 2016;315(1):36-46.
10. Kitzman DW, Whellan DJ, Duncan P, Pastva AM, Mentz RJ, Reeves GR, et al. Physical rehabilitation for older patients hospitalized for heart failure. N Engl J Med. 2021;385(3):203-16.
11. Long L, Mordi IR, Bridges C, Sagar VA, Davies EJ, Coats AJ, et al. Exercise-based cardiac rehabilitation for adults with heart failure. Cochrane Database Syst Rev. 2019;1(1):CD003331.
12. Mueller S, Winzer EB, Duvinage A, Gevaert AB, Edelmann F, Haller B, et al.; OptimEx-Clin Study Group. Effect of high-intensity interval training, moderate continuous training, or guideline-based physical activity advice on peak oxygen consumption in patients with heart failure with preserved ejection fraction: a randomized clinical trial. JAMA. 2021;325(6):542-51.
13. O'Connor CM, Whellan DJ, Lee KL, Keteyian SJ, Cooper LS, Ellis SJ, et al. Efficacy and safety of exercise training in patients with chronic heart failure: HF-ACTION randomized controlled trial. JAMA. 2009;301(14):1439-50.
14. Santos FV, Chiappa GR, Ramalho SHR, de Lima ACGB, de Souza FSJ, Cahalin LP, et al. Resistance exercise enhances oxygen uptake without worsening cardiac function in patients with systolic heart failure: a systematic review and meta-analysis. Heart Fail Rev. 2018;23(1):73-89.
15. Wisloff U, Stoylen A, Loennechen JP, Bruvold M, Rognmo O, Haram PM, et al. Superior cardiovascular effect of aerobic interval training versus moderate continuous training in heart failure patients: a randomized study. Circulation. 2007;115:3086-94.

6

Planejamento familiar e gestação em pacientes com insuficiência cardíaca

Dilma do Socorro Moraes de Souza

DESTAQUES

- O planejamento familiar é indispensável e deverá ser o passo inicial para a estratificação de risco da gravidez na portadora de cardiopatia.
- Os preditores de risco mais aceitos em mulheres cardiopatas são os adotados pela Organização Mundial da Saúde (OMS).
- O aconselhamento da gestante cardiopata deverá envolver quando possível uma equipe multidisciplinar especializada.
- A gravidez é contraindicada em mulheres cardiopatas classificadas como risco IV pela OMS.
- A avaliação e o acompanhamento são mandatórios pelo *Heart Team* para gestantes cardiopatas.

INTRODUÇÃO

O planejamento familiar da portadora de cardiopatia está apoiado em aspectos fundamentais inerentes ao casal e relacionados à cardiopatia da mulher que deseja engravidar e aos métodos contraceptivos a serem adotados. Deve-se individualizar cada situação médica no sentido de "aconselhar futuras gestações, melhorar a expectativa de vida com qualidade e reduzir a mortalidade materna por cardiopatia".

O risco de complicações na gravidez depende do diagnóstico da patologia cardíaca de base, função valvar e ventricular, classe funcional, presença de cianose, pressões na artéria pulmonar e comorbidades, tais como doenças reumáticas e musculoesqueléticas, devendo, também, ser incluídos os transtornos mentais. Portanto, a estimativa de risco deve ser individualizada.

Neste capítulo serão abordados os aspectos do risco materno-fetal em mulheres cardiopatas, dando ênfase para a gestante de alto risco tomando como base os critérios de risco modificados da Organização Mundial da Saúde (OMS) e o manejo individualizado.

A Diretriz da Sociedade Europeia de Cardiologia de 2018 inclui como preditores de eventos cardíacos maternos na fase tardia da gestação alguns elementos como: regurgitação valvar atrioventricular sistêmica, moderada a severa, disfunção sistólica do ventrículo direito (TAPSE < 16), história de tabagismo, níveis de peptídeo natriuréticos (NT-proBNP > 128 pg/mL) com 20 semanas e portadoras de prótese valvar mecânica.

QUADRO 1 Principais preditores de eventos cardíacos em gestantes cardiopatas
Evento cardíaco prévio (insuficiência cardíaca, ataque isquêmico transitório, acidente vascular cerebral, arritmias)
Classe funcional > II NYHA
Obstrução cardíaca do lado esquerdo (moderada a severa) (área da valva mitral menor que 2 cm^2, área valvar aórtica inferior a 1,5 cm^2, ou gradiente da via de saída do ventrículo esquerdo máximo superior a 30 mmHg pelo ecocardiograma)
Fração de ejeção < 40%
Hipertensão arterial pulmonar
Medicação cardíaca antes da gravidez
Cianose (saturação de O_2 < 90%)

NYHA: New York Heart Association.

QUADRO 2 Principais preditores de eventos neonatais
Classe funcional III/IV NYHA ou cianose durante a consulta pré-natal
Cardiopatia materna com obstrução do coração esquerdo
Tabagismo durante a gestação
Saturação < 90%
Múltiplas gestações
Uso de anticoagulantes durante a gestação
Medicação cardíaca antes da gestação e cardiopatia cianótica ao nascimento
Prótese valvar mecânica
Evento cardíaco materno durante a gestação
Diminuição da função cardíaca materna durante a gestação
Doppler útero placentário anormal

NYHA: New York Heart Association.

CLASSIFICAÇÃO MODIFICADA DO RISCO CARDIOVASCULAR MATERNO NA GRAVIDEZ SEGUNDO A OMS

O risco na gestação em portadoras de cardiopatia, assim como o risco neonatal, é classificado de acordo com o tipo de cardiopatia e nível de gravidade. A OMS divide esse risco em quatro categorias conforme os quadros a seguir.

QUADRO 3 Risco cardiovascular baixo
Cardiopatia; risco I (baixo) – taxa de eventos maternos 2,5 a 5%
Estenose pulmonar, PCA, prolapso de valva mitral reparado com sucesso
CIA, CIV, PCA, drenagem anômala de veias pulmonares não complicadas e reparadas com sucesso
Extrassístoles atriais ou ventriculares isoladas

As mulheres com risco de complicações moderado ou alto (OMS II-III, III e IV) antes e durante a gravidez, e até as proximidades do parto, devem ser monitoradas em centros especializados por equipes multidisciplinares constituídas por cardiologista, obstetra, anestesista, que tenham experiência em cardiopatia de alto risco. Dependendo da situação individual de cada paciente, outros especialistas e áreas afins podem ser consultados.

QUADRO 4 Risco cardiovascular pequeno
Cardiopatia; risco II (pequeno) – taxa de evento materno 5,7 a 10,5%
Defeito do septo atrial ou ventricular não corrigido e não complicado
Tetralogia de Fallot corrigida
Síndrome de Turner sem dilatação da raiz aórtica

Pacientes com risco classes II/III (Quadro 5) devem ter avaliação individualizada.

QUADRO 5 Risco cardiovascular intermediário
Cardiopatia; risco II-III (intermediário) – taxa de evento materno 10 a 19%
Disfunção ventricular leve; fração de ejeção > 45%
Cardiomiopatia hipertrófica
Doença valvar nativa ou protética (não incluída em risco I ou IV da OMS) estenose mitral leve, estenose aórtica moderada
Síndrome de Marfan sem dilatação da raiz aórtica
Valva aórtica bicúspide com dilatação da raiz aórtica < 45 mm
Coartação da raiz aórtica corrigida
Defeito do septo átrio ventricular

Na gestação em pacientes de risco III/IV (OMS) deve ser levada em consideração a morbimortalidade materno-fetal e, no plano de cuidados, avaliar a possibilidade de internação precoce com decisões compartilhadas (paciente, família e equipe médica) (Quadro 6).

QUADRO 6 Risco cardiovascular III
Cardiopatia; risco III – taxa de evento materno 19 a 27%
Disfunção ventricular moderada; fração de ejeção de 30 a 45%
Cardiomiopatia periparto previa sem comprometimento ventricular
Prótese mecânica
Ventrículo direito sistêmico com boa função ventricular ou diminuição leve da função ventricular
Cirurgia de Fontan não complicada
Cardiopatia cianótica não corrigida
Doença cardíaca complexa
Estenose mitral moderada
Estenose aórtica grave assintomática
Dilatação moderada da aorta na síndrome de Marfan (40 a 45 mm) ou com válvula aórtica bicúspide (45 a 50 mm), síndrome de Turner (20 a 25 mm/m^2), tetralogia de Fallot < 50 mm
Taquicardia ventricular

As portadoras de cardiopatia classe IV OMS terão contraindicação a gravidez, de acordo com as patologias cardíacas citadas no Quadro 7.

A gravidez é mal tolerada em portadoras de cardiomiopatia dilatada e que apresentem progressiva deterioração na função ventricular.

Todas as pacientes com cardiomiopatia dilatada e planejando a gravidez, caso haja alto risco de deterioração irreversível da função ventricular, requerem aconselhamento adequado e cuidados multidisciplinares conjuntos, para reduzir a mortalidade materna e a perda fetal.

QUADRO 7 Risco cardiovascular IV
Cardiopatia; risco IV – taxa de evento materno de 40 a 100%
Hipertensão arterial pulmonar
Disfunção ventricular importante; fração de ejeção < 30% ou classe funcional III/ IV (New York Heart Association)
Cardiomiopatia periparto prévia com disfunção ventricular residual
Estenose mitral importante
Estenose aórtica importante e sintomática
Ventrículo direito sistêmico com disfunção ventricular moderada a importante
Dilatação importante da aorta: na síndrome de Marfan (40 a 45 mm) ou com válvula aórtica bicúspide (> 50 mm), síndrome de Turner (> 25 mm/m^2), tetralogia de Fallot > 50 mm
Síndrome de Ehlers-Danlos
Recoartação importante
Fontan com alguma complicação

As cardiopatas com risco de complicações geralmente necessitam de terapia farmacológica durante a gestação. São especiais as situações de doença hipertensiva gestacional, arritmias cardíacas, insuficiência cardíaca e tromboembolismo pulmonar. O manejo antes da gestacional inclui a modificação de alguns medicamentos, principalmente os inibidores do sistema renina angiotensina aldosterona, utilizados na hipertensão arterial e insuficiência cardíaca, para evitar danos fetais.

No Quadro 8 são citados alguns fármacos e possíveis efeitos adversos materno-fetais.

QUADRO 8 Relação de fármacos e efeitos adversos	
Mononitrato de isosorbida	Cefaleia, hipotensão, não é teratogênico
IECA/BRA	Contraindicados; retardo do crescimento intrauterino (RCIU), oligoidrâmnio, falência renal, ossificação anormal
Hidralazina	Trombocitopenia neonatal e síndrome lúpus-like
Carvedilol	Relativamente seguro, baixo peso ao nascer e RCIU
Bisoprolol	Relativamente seguro, baixo peso ao nascer e RCIU, bradicardia e hipoglicemia fetal
Succinato de metoprolol	Relativamente seguro, baixo peso ao nascer e RCIU, bradicardia e hipoglicemia fetal
Digoxina	Não teratogênica
Sacubitril/ valsartana	Não deve ser usado na gestação
Ivabradina	Não deve ser usado na gestação RCUI, bradicardia no recém-nascido
Aspirina	Segura em baixas doses, risco de sangramento materno-fetal
Varfarina sódica	Contraindicada na gestação
Metildopa	Segura, considerada escolha para hipertensão na gestação

O QUE AS DIRETRIZES RECOMENDAM

Avaliação pré-concepção do risco materno-fetal

- Anamnese e exame físico
- Registro de saúde e cirúrgico obtido e revisado
- Eletrocardiograma (ECG): 12 derivações, ecocardiograma e exames laboratoriais
- Classe funcional (NYHA): teste cardiopulmonar
- Avaliação da necessidade de tratamento clínico ou cirúrgico
- Avaliação genética para pacientes com doença cardíaca hereditária
- Discutir a interrupção de medicações teratogênicas
- Prover contracepção adequada até que a gestação seja desejada

Avaliação pré-natal desde o diagnóstico da gravidez

- Assegure-se de que as medicações teratogênicas estejam suspensas
- Caso a gravidez não tenha sido planejada, conduzir avaliação completa de risco
- Discutir plano de cuidado, incluindo local adequado para o nascimento

Gestação de pacientes estáveis da parte clínica

- Conduta pré-natal conjunta (cardiologia e obstetrícia)
- Rever plano de cuidado*
- Realizar ecocardiograma materno
- Ecocardiograma fetal (18 a 22 semanas de gestação)

(continua)

(continuação)

Gestação de pacientes descompensadas ou risco III/IV OMS

- Discutir morbimortalidade materno-fetal
- Rever plano de cuidado
- Possibilidade de internação precoce
- Decisões conjuntas (paciente, família, equipe médica)
- Plano de parto por escrito, avaliação pré-anestésica, acompanhamento em centro terciário com especialista em cardiopatia congênita e medicina materno-fetal para cada situação clínica

LEITURA SUGERIDA

1. Avila WS, Alexandre ERG, Castro ML, Lucena AJG, Marques-Santo C, Freire CMV, et. al. Posicionamento da Sociedade Brasileira de Cardiologia para Gravidez e Planejamento Familiar na Mulher Portadora de Cardiopatia – 2020. Arq Bras Cardiol. 2020 Arq Bras Cardiol. 2020;114(5):849-942.
2. Avila WS, Lobo CG Abreu SB, Bortolotto MR, Testa CB, Tarasoutchi F, et al. Pregnancy and heart valve prostheses: maternal and fetal outcomes. Comparative study. Eur Heart J. 2018; 39(Suppl1):1126.
3. Avila WS, Ribeiro VM, Rossi EG, Binotto MA, Bortolotto MR, Testa C, et al. Pregancy in women with complex congenital heart disease. A constant challenge. Arq Bras Cardiol. 2019;113(6):1062-9.
4. Andrade J, Ávila WS. Doença cardiovascular, gravidez e planejamento familiar. Capítulo 2: Modificações hemodinâmicas da gravidez. São Paulo: Atheneu; 2003. p. 11-20.
5. Braunwald E, Mann DL, Zipes D, Libby P, Bonow RD, et al. Braunwald's Heart Disease: A Textbook of Cardiovascular Medicine. 10. ed. Saunders Elsevier; 2017.
6. Bright RA, Lima FV, Avila C, Butler J, Stergiopoulos K. Maternal heart failure. J Am Heart Assoc. 2021;(14):e021019.
7. Canobbio MM, Warnes CA, Aboulhosn J, Connolly HM, Khanna A, Koos BJ, et al. Management of pregnancy in patients with complex congenital heart disease. A scientific statement for healthcare professionals from the American Heart Association. Circulation. 2017; 135(8):e50-87.
8. Ramlakhan KP, Johnson MR, Roos-Hesselink, J.W. Pregnancy and cardiovascular disease. Nat Rev Cardiol. 2020;17:718-31.
9. Regitz-Zagrosek V, Roos-Hesselink JW, Bauersachs J, Blomstrom – Lundqvist C, Cifkova R, De Bonis M, et al. 2018 ESC guidelines for the management of cardiovascular diseases during pregnancy. Eur Heart J. 2018;39(34):3165-10-241.
10. Siu SC, Sermer M, Colman JM, Alvarez AN, Mercier LA, Morton BC, et al. Prospective multicenter study of pregnancy outcomes in women with heart disease. Circulation. 2001;104:515.
11. Sociedade Brasileira de Cardiologia. Guidelines for pregnancy in the womanwith heart disease. Arq Bras Cardiol. 2009;93(6 Suppl 1):e110-78.
12. Van Hagen IM, Thorne SA, Taha N, Youssef G, Elnagar A, Gabriel H, et al. Pregnancy outcomes in women with rheumatic mitral valve disease: results from the registry of pregnancy and cardiac disease. Circulation. 2018;137(8):806-16.
13. World Health Organization (WHO). Medical eligibility criteria for contraceptive use. 5. ed. Geneva: WHO; 2015.

SEÇÃO V

TRATAMENTO FARMACOLÓGICO

1

Diuréticos

Estêvão Lanna Figueiredo

DESTAQUES

- Diuréticos têm papel importante no tratamento dos pacientes com insuficiência cardíaca com fração de ejeção reduzida (ICFEr), por melhora nos sintomas e na qualidade de vida, embora sem efeito na mortalidade.
- Podem ser usados tanto nas formas crônicas quanto nas descompensações agudas, por via oral ou intravenosa.
- Os mais frequentemente utilizados são os diuréticos de alça, os tiazídicos e os poupadores de potássio/antagonistas dos receptores dos mineralocorticoides.
- Na ICFEr, devem sempre ser utilizados em conjunto com as drogas bloqueadoras neuro-humorais, que alteram a sobrevida (inibidores da enzima conversora da angiotensina (IECA)/bloqueadores dos receptores da angiotensina (BRA)/inibidor da neprilisina e do receptor de angiotensina (INRA), betabloqueadores) e seu uso deve ser rigorosamente monitorizado, em razão do potencial de provocarem distúrbios hidroeletrolíticos, disfunção renal e outras toxicidades.

INTRODUÇÃO

Considerando que a insuficiência cardíaca (IC) apresenta, como sintomas cardinais, graus variados de congestão pulmonar e sistêmica, os diuréticos são a classe terapêutica mais largamente utilizada nessa doença para a melhora dos sintomas congestivos. Isto se justifica pelo óbvio efeito terapêutico ao provocar diurese e alívio da sobrecarga volêmica. Entretanto, seus efeitos na mortalidade não foram demonstrados em ensaios clínicos randomizados (ECR). Uma metanálise da Cochrane mostrou que, em pacientes com IC crônica, diuréticos de alça e tiazídicos parecem reduzir o risco de morte e a piora da IC quando comparados ao placebo. E, quando comparados a um controle ativo, os diuréticos parecem melhorar a tolerância aos esforços. Entretanto, essa metanálise incluiu apenas estudos de pequeno porte, com acompanhamento curto, mostrando grandes reduções em eventos que não refletem a realidade.

MECANISMOS DE AÇÃO DOS DIURÉTICOS NA ICFER

Na ICFEr, inicialmente um dano ao miocárdio resulta na diminuição da função cardíaca, ativando vários mecanismos compensatórios para manter a adequada perfusão tecidual. Primeiramente, pelos mecanismos de Frank-Starling, a pré-carga é aumentada pela dilatação das câmaras e expansão de volume, a fim de aumentar o débito cardíaco. Com o advento da hipoperfusão renal, ativa-se o sistema renina-angiotensina-aldosterona (SRAA), que favorece o movimento do volume para o intravascular, visando manter a pressão arterial e aumentar o débito cardíaco efetivo. À medida que a IC se cronifica, a incapacidade do coração em manusear o aumento no volume leva a aumentos na pressão diastólica do ventrículo esquerdo e do átrio esquerdo. Essas pressões aumentadas são transmitidas, retrogradamente, à vasculatura pulmonar, levando ao extravasamento de líquidos dos capilares aos alvéolos e interstício pulmonares. Esta é a explicação causal para a dispneia na ICFEr. Pressões aumentadas nas câmaras cardíacas direitas provocam subsequente congestão hepática e edema periférico. A retenção crônica de sódio e água, nos casos de congestão com sobrecarga de volume, expande ainda mais o volume intravascular, resultando em acúmulo excessivo de líquidos no extravascular. Além da ultrafiltração, a única maneira de se livrar do sódio e da água é pelo aumento da natriurese renal e diurese. Os diuréticos aumentam o débito renal de sódio e água.

Embora nem todos os pacientes com ICFEr tenham sintomas congestivos, quando estes estão presentes os diuréticos devem ser utilizados. Essas drogas normalizam gradualmente o volume intravascular para aliviar a congestão e o edema. Além disso, têm efeito venodilatador imediato, aumentando a capacitância venosa e diminuindo a pré-carga. Isto é particularmente benéfico na descompensação sistólica aguda.

Há vários diuréticos disponíveis e a escolha do agente mais apropriado deve ser feita com base na gravidade dos sintomas, vias de administração disponíveis e efeitos colaterais. Assim, um amplo conhecimento da sua farmacocinética e farmacodinâmica é mandatório. A Figura 1 ilustra os locais, modo de ação e efeitos na absorção de sódio dos diferentes diuréticos. A Tabela 1 mostra a posologia e intervalos de administração dessas drogas. Já a Tabela 2 mostra os potenciais efeitos colaterais dos diuréticos.

Ao atingir a euvolemia, o grau de sobrecarga volêmica e a resposta diurética determinarão o sucesso terapêutico. Esta última é definida como a capacidade de induzir natriurese e diurese após a administração do diurético.

Como o objetivo da terapia diurética é se livrar do excesso de sódio (e da água que o acompanha), a medida do sódio urinário tem despertado novo interesse como indicador da resposta diurética. Uma medida na amostra isolada de urina 1 a 2 horas após a administração de diuréticos de alça demonstrou uma excelente correlação com o débito urinário total de sódio na coleta de 6 horas de urina. Entretanto, após dias consecutivos do uso de diuréticos de alça na IC agudamente descompensada, a composição urinária de sódio muda de maneira significativa. Apesar do persistente aumento de volume do débito urinário (diurese), o débito renal de sódio (natriurese) diminui com o tempo, contribuindo para a resistência diurética. A Tabela 3 exemplifica fatores determinantes da resistência diurética e as possíveis medidas terapêuticas para revertê-la.

DIURÉTICOS NA ICFER CRÔNICA

O uso de diuréticos de alça é recomendável em pacientes com ICFEr crônica a fim de prevenir sintomas e sinais de congestão. Claramente, pacientes com risco de congestão se beneficiariam pela manutenção de um diurético de alça. Entretanto, naqueles com baixo risco de piora da congestão, o uso de diuréticos de alça pode resultar em distúrbios eletrolíticos, ativação neuro-humoral adicional, aceleração no declínio da função renal e hipotensão sintomática. Isto pode ser ainda mais significativo na ICFEr, pois é passível de acarretar redução das drogas bloqueadoras neuro-humorais que, sabidamente, reduzem morbidade e mortalidade. Em pacientes selecionados, assintomáticos, euvolêmicos/hipovolêmicos, os diuréticos podem ser temporariamente suspensos. Os pacientes podem ser treinados a ajustarem, por si mesmos, suas doses de diuréticos, com base na monitorização de sintomas e sinais de congestão e na medida diária do peso.

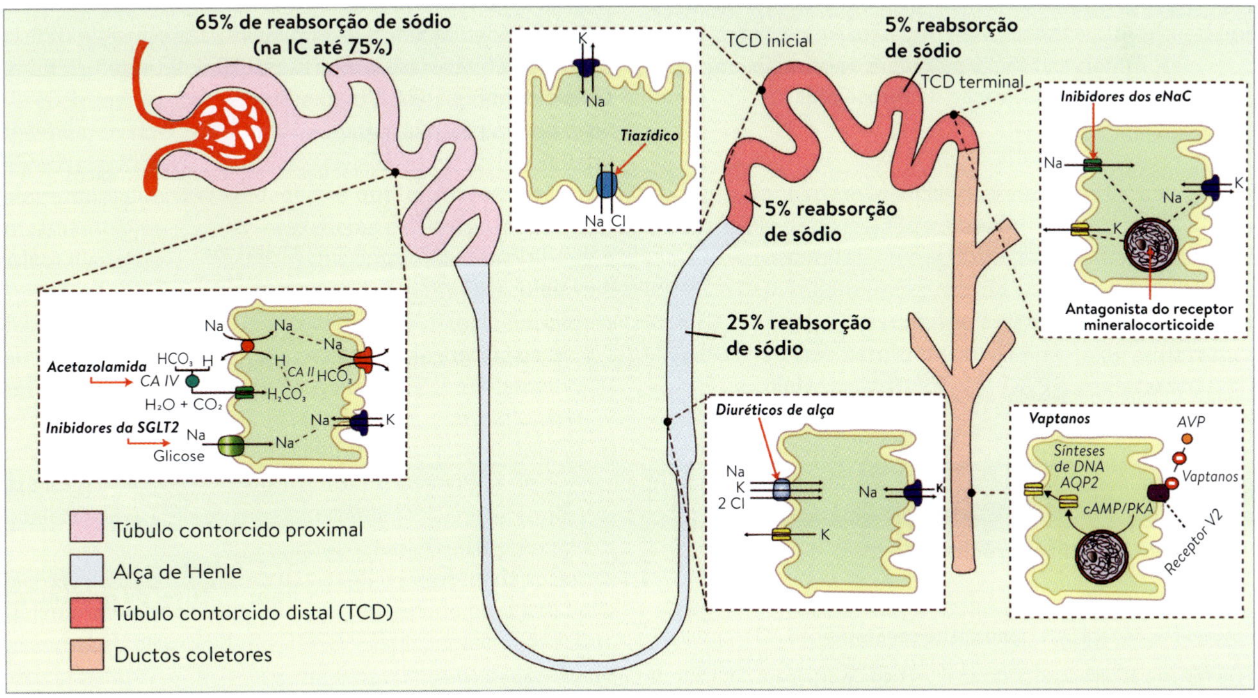

FIGURA 1 Locais, modo de ação e efeitos na absorção de sódio dos diferentes diuréticos.

AQP2: aquaporina-2; AVP: arginina-vasopressina; cAMP: adenosina monofosfato cíclica; eNaC: canal de sódio do epitélio; IC: insuficiência cardíaca; PKA: proteína-kinase A; SGLT2: cotransportador de sódio-glicose 2.

Fonte: Mullens et al., 2019.

TABELA 1 Diuréticos mais frequentemente utilizados na insuficiência cardíaca descompensada

Medicamento	Via	Intervalo	Dose mínima	Dose máxima
Diurético de alça				
Furosemida	EV VO	4/4h-6/6 h Variável	20 mg 40 mg	240 mg 240 mg
Bumetanida	EV	6/6 h	0,5-2 mg	10 mg
Tiazídicos				
Hidroclorotiazida	VO	12/12 h-24/24 h	25 mg	100 mg
Clortalidona	VO	12/12 h-24/24 h	12,5 mg	50 mg
Indapamida	VO	24/24 h	2,5 mg	5 mg
Poupadores de potássio				
Espironolactona	VO	12/12-24/24 h	25 mg	50 mg
Amilorida	VO	24/24 h	2,5 mg	20 mg
Triantereno	VO	24/24 h	25 mg	100 mg

EV: endovenosa; IRA: insuficiência renal aguda; VO: via oral. Fonte: Comitê Coordenador da Diretriz de Insuficiência Cardíaca, 2018.

TABELA 2 Principais efeitos colaterais dos diuréticos utilizados na insuficiência cardíaca com fração de ejeção reduzida

Medicamento	Efeitos colaterais potenciais
Diuréticos de alça	Hipocalemia, hipomagnesemia, hipocalcemia, desidratação, alcalose, disfunção renal, ototoxicidade
Tiazídicos	Hipocalemia, hipomagnesemia, hipocalcemia, hiperuricemia, hiperglicemia, hiperlipidemia
Poupadores de potássio/antagonistas dos receptores mineralocorticoides	Hipercalemia, disfunção renal, ginecomastia

TABELA 3 Fatores determinantes de resistência à ação diurética da furosemida e medidas terapêuticas para evitar/tratar

Fatores de resistência à ação da furosemida	Medidas terapêuticas
Hiponatremia	Reposição de sódio – solução hipertônica
Hipotensão arterial	Suspensão de vasodilatadores e betabloqueadores; uso de inotrópicos
Hipoalbuminemia	Reposição de albumina 1 hora antes
Uso crônico prévio de diuréticos	Associação com diuréticos tiazídicos e espironolactona
Baixo débito	Inotrópicos ou vasodilatadores
Hipovolemia relativa	Solução hipertônica
Insuficiência renal	Altas doses de diuréticos ou ultrafiltração ou diálise

Fonte: Comitê Coordenador da Diretriz de Insuficiência Cardíaca, 2018.

TABELA 4 Recomendações das diretrizes brasileiras de insuficiência cardíaca (IC) para o uso de diuréticos na IC crônica e aguda

Insuficiência cardíaca crônica		
Recomendações	**Classe**	**Nível de evidência**
Diuréticos de alça para controle de congestão	I	C
Diurético tiazídico associado ao diurético de alça para controle da congestão; apesar da terapêutica otimizada e incrementos na dose de diurético de alça	I	B
Início de diuréticos na ICFEr assintomática	III	C

(continua)

TABELA 4 Recomendações das diretrizes brasileiras de insuficiência cardíaca (IC) para o uso de diuréticos na IC crônica (A) e aguda (B) (*continuação*)

Insuficiência cardíaca aguda

Recomendações	Classe	Nível de evidência
Prescrição de diuréticos no tratamento da congestão em doses endovenosas equivalentes ou o dobro das doses orais utilizados	I	B
Monitorização frequente de sinais vitais, ingesta hídrica, débito urinário, peso, função renal, eletrólitos e sinais/sintomas de congestão	I	C
Realizar mudança do esquema de administração de diuréticos de doses intermitentes, para infusão contínua em pacientes com resistência a diuréticos	IIB	B
Associação de diuréticos de alça com diuréticos tiazídicos e/ou doses mais altas (natriuréticas) de diuréticos poupadores de potássio (espironolactona) em pacientes com resistência a diuréticos	IIA	B
Uso de solução hipertônica em pacientes com congestão refratária	IIA	B
Diálise, visando a ultrafiltração, devem ser consideradas em pacientes com hipervolemia refratária e/ou insuficiência renal aguda	I	B

TABELA 5 Dicas práticas para o uso de diuréticos

Cuidados:
- Hipocalemia significativa
- Significativa disfunção renal (creatinina > 2,5 mg/dL ou taxa de filtração glomerular < 30)
- Hipotensão sintomática ou grave assintomática (PAS < 90 mmHg)
- Interações medicamentosas potencialmente perigosas:
  - IECA/BRA/INRA – maior risco de hipotensão (geralmente não importante)
  - Associação com outros diuréticos – maior risco de hipovolemia, hipotensão, piora da
  - Função renal e distúrbios eletrolíticos
  - Anti-inflamatórios não esteroidais (AINE): piora da função renal e diminuição dos efeitos dos diuréticos

Como usar:
- Checar função renal e eletrólitos.
- Começar com baixas doses, mas que sejam suficientes para provocar alívio dos sintomas e sinais de congestão e perda sustentada de peso
- Ajustar a dose de acordo com sintomas e sinais, chegar ao "peso seco" do paciente. Avaliar manutenção de dose mínima para evitar congestão
- Checar ureia, creatinina, sódio e potássio 1 a 2 semanas após e a cada aumento de dose
- Treinar pacientes para ajustarem suas doses de acordo com sintomas, sinais, peso

Hipotensão assintomática:
Dose pode ser reduzida se não houver sintomas ou sinais de congestão
Hipotensão sintomática:
- 1 - Reduzir doses se não houver sintomas ou sinais de congestão
- 2 - Considerar suspender nitratos e outros vasodilatadores
- 3 - Se tais medidas não resolverem o problema, procurar um especialista

Hipocalemia/hipomagnesemia:
- Aumentar doses de IECA/BRA/INRA se não estiverem em doses ótimas e se PAS tolerar
- Adicionar antagonistas dos receptores de mineralocorticoides/poupadores de potássio
- Suplementação (com cuidado) de potássio e/ou magnésio

Hiponatremia:
- Com hipovolemia: suspender tiazídicos ou trocar para diuréticos de alça, se possível; reduzir ou interromper diuréticos de alça, se possível
- Com hipervolemia: redução de líquidos, aumento da dose de diuréticos de alça, considerar tolvaptan (se disponível), suporte inotrópico venoso, ultrafiltração

Hiperuricemia/gota:
Considerar profilaxia com alopurinol, usar colchicina se sintomáticos e evitar AINEs

Resposta inadequada/resistência: ver Tabela 3

Piora da função renal:
- Checar hipovolemia/desidratação
- Avaliar consumo de outras drogas nefrotóxicas (p. ex.: AINEs)
- Suspender/evitar antagonistas mineralocorticoides
- Suspender tiazídicos se estiver usando e combinação com diuréticos de alça
- Considerar reduzir doses de IECA/BRA/INRA
- Considerar ultrafiltração/diálise

IECA: inibidores da enzima conversora da angiotensina; BRA: bloqueadores dos receptores da angiotensina; INRA: inibidor da neprilisina e do receptor de angiotensina. Fonte: Mullens et al., 2019.

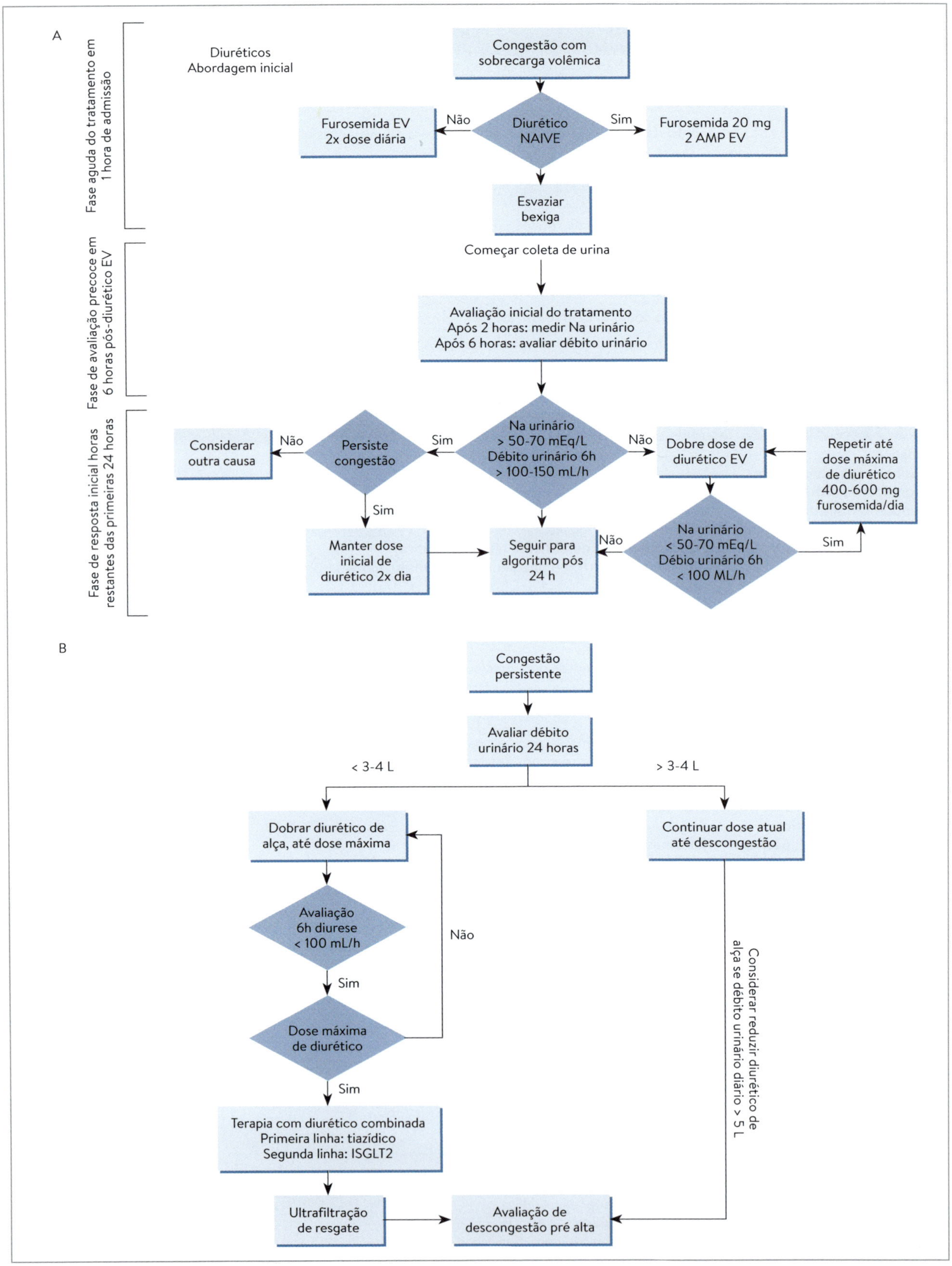

FIGURA 2 Fluxograma para o uso de diuréticos na insuficiência cardíaca com fração de ejeção reduzida (ICFEr) aguda: (A) congestão com sobrecarga de volume; (B) algoritmo após 24 horas.

Fonte: Mullens et al., 2019.

O estudo ReBIC-1, multicêntrico, randomizado, duplo-cego, placebo-controlado, brasileiro, demonstrou que em pacientes ambulatoriais com IC estável, a suspensão da furosemida não mudou a autopercepção de dispneia nem se associou a aumento na reutilização de diuréticos. Assim, a descontinuação da furosemida pode ser segura em pacientes selecionados e com rigoroso acompanhamento clínico, com ICFEr, recebendo terapia otimizada.

O QUE AS DIRETRIZES RECOMENDAM

- Comitê Coordenador da Diretriz de Insuficiência Cardíaca. Diretriz Brasileira de Insuficiência Cardíaca Crônica e Aguda. Arq Bras Cardiol. 2018;111(3):436-539.
- Mullens W, Damman K, Harjola VP, Mebazaa A, Brunner-La Rocca HP, et al. The use of diuretics in heart failure with congestion – a position statement from the Heart Failure Association of the European Society of Cardiology. Eur J Heart Fail. 2019;21:131-55.
- Ponikowiski P, Voors AA, Anker SD, Bueno H, Cleland JGF, Coats AJS, et al. 2016 ESC Guidelines for the diagnosis and treatment of acute and chronic heart failure: the task force for the diagnosis and treatment of acute and chronic heart failure of the European Society of Cardiology (ESC). Developed with the special contribuition of the Heart Failure Association (HFA) of the ESC. Eur Heart J. 2016;37(27):2129-200.
- Marcondes-Braga FG, Moura LAZ, Issa VS, Vieira JL, Rohde LE, Simões MV, et al. Atualização de tópicos emergentes da Diretriz de Insuficiência Cardíaca – 2021. Arq Bras Cardiol. 2021;116(6):1174-212.

LEITURA SUGERIDA

1. Felker GM, Ellison DH, Mullens W, Cox ZL, Testani JM. Diuretic therapy for patients with heart failure: jacc state-of-the-art review. J Am Coll Cardiol. 2020;75(10):1178-95.
2. Felker MG, Lee KL, Bull DA, Redfield MM, Stevenson LW, Goldsmith SR, et al. Diuretic strategies in patients with acute decompensated heart failure. N Eng J Med. 2011;364:797-805.
3. Forde-McLean R, Jessup M. HFrEF pharmacological treatment: diuretics. In: Camm AJ, Lüster TF, Maurer G, Serruys PW (eds.). ESC CardioMed (3edn). Online textbook. Oxford: Oxford University Press; 2018. p.1-12.
4. Kapelios CJ, Bonou M, Malliaras K, et al. Association of loop diuretics use and dose with outcomes in outpatients with heart failure: a systematic review and meta-analysis of observational studies involving 96,959 patients. Heart Fail Rev. 2020.
5. Rohde LE, Rover MM, Neto JAF, Danzmann LC, Bertoldi EG, Simões MV et al. Short-term diuretic withdrawl in stable outpatients with mild heart failure and no fluid retention receiving optimal medical therapy: a double-blind, multicenter randomized trial. Eur Heart J. 2019;40:3605-12.

2

IECA, BRA e INRA

Vagner Madrini Junior
Felix José Alvarez Ramires

DESTAQUES

- A modulação do sistema renina-angiotensina-aldosterona é obrigatória no cenário da insuficiência cardíaca com fração de ejeção reduzida (ICFEr), excetuando-se contraindicações.
- A prescrição de INRA, de inibidor da enzima conversora da angiotensina (IECA) ou de bloqueador do receptor da angiotensina (BRA) reduz mortalidade, hospitalização e morbidade na ICFEr.
- O inibidor da neprilisina e dos receptores de angiotensina (INRA) se mostrou superior ao IECA na redução de mortalidade e hospitalização por IC crônica.
- O antagonismo da aldosterona é fundamental na redução da mortalidade, hospitalização e morbidade na ICFEr.

INTRODUÇÃO

Na evolução do conhecimento da fisiopatologia da insuficiência cardíaca (IC), muito se progrediu. Há aproximadamente dois séculos esse conhecimento se baseava apenas na observação semiológica e se entendia como uma doença de acometimento renal promovendo a retenção de água.

O reconhecimento da ativação neuro-hormonal, no final da década de 1960 e início da de 1970, promoveu o maior avanço no conhecimento da fisiopatologia da IC e desencadeou a identificação de vários potenciais alvos terapêuticos. Além disso, esse novo conhecimento abriu caminho para a definição da IC como uma síndrome clínica.

FISIOPATOLOGIA

Em um primeiro momento, o sistema renina-angiotensina-aldosterona (SRAA) foi o mais estudado e implicado na fisiopatologia da IC. Em 1985, Janice e Marc Pfeffer, estudando os vários mecanismos de ação do SRAA no miocárdio e na IC, propuseram o termo remodelamento. Essa terminologia, naquele momento, representava a fibrose miocárdica causada e amplificada pelo SRAA.

De maneira mais contemporânea, hoje o termo remodelamento não mais se refere apenas a fibrose miocárdica, mas a uma modificação na condição genômica, molecular, estrutural, geométrica e funcional do coração. As alterações estruturais se baseiam não mais apenas na fibrose intersticial, mas também nas alterações fenotípicas dos cardiomiócitos. Esse conceito mais atual se deu graças ao maior conhecimento de uma complexa cascata de eventos estimulada pelo SRAA promovendo esse remodelamento mais amplo.

Além disso, os peptídeos do SRAA promovem vasoconstricção e aumento da pós-carga, elevações da frequência cardíaca e do consumo energético, além de retenções de sódio e água, promovendo aumento da volemia e da pré-carga. Portanto, a atenuação dos efeitos desses peptídeos tem papel fundamental na organização hemodinâmica (pré e pós-carga), assim como efeito direto no remodelamento miocárdico.

Outras vias, também ativadas no cenário da IC, apresentam efeitos protetores no miocárdio e no perfil hemodinâmico. Entre elas, os peptídeos natriuréticos (PN). Nas últimas duas décadas muito tem se estudado em relação a esse sistema com várias aplicações terapêuticas. Do ponto de vista hemodinâmico, tais peptídeos promovem, de maneira simplista, vasodilatação e natriurese. Porém, e provavelmente mais importante, é o seu papel na proteção do remodelamento miocárdico com preservação da resposta genômica, molecular, estrutural, geométrica e funcional do coração.

Sabemos que a ativação desses sistemas, e a dinâmica do remodelamento, são contínuas perpetuando a modulação da cascata de eventos. Independentemente do estágio clínico, uma vez a agressão miocárdica ocorrendo, a ativação desses peptídeos permanece e se mantém ativada levando à manutenção contínua da dinâmica desse remodelamento e, consequentemente, perpetuando o estímulo às alterações moleculares, estruturais e funcionais do coração.

Todo esse conhecimento fisiopatológico e neuro-hormonal foi a base da proposta dos estudos de pacientes com disfunção sistólica ventricular, mostrando benefícios do bloqueio neuro-hormonal.

IECA/BRA

Os inibidores da enzima conversora de angiotensina (IECA) atuam inibindo a ação da enzima conversora de angiotensina I e, portanto, reduzem a produção de angiotensina II, além de aumentarem a produção de bradicininas. Esses efeitos geram, em última análise, vasodilatação e natriurese, além dos efeitos protetores no remodelamento já descritos com redução da fibrose miocárdica, preservação da estrutura, geometria e função cardíaca.

Os IECA fazem parte do grupo de fármacos modificadores da evolução da IC e apresentam benefício comprovado nos pacientes com IC de fração de ejeção reduzida (ICFEr), tanto em relação a morbidade quanto na mortalidade promovendo, ainda, melhora da qualidade de vida. Esses dados foram amplamente avaliados por uma série de estudos exemplificados na Tabela 1. Além disso, o benefício dessa classe se estende para as diferentes etiologias de miocardiopatias causadoras da IC.

O impacto dessa classe é observado inclusive em pacientes em CF I e II, avaliados no estudo SOLVD Prevenção, ficando evidente que, mesmo nessa população, a manutenção da ativação do SRAA está presente.

As principais opções dessa medicação estão exemplificadas na Tabela 2.

Os bloqueadores do receptor de angiotensina (BRA) agem de forma seletiva bloqueando os receptores do subtipo AT1 da angiotensina II. Não interferem na degradação da bradicinina, reduzindo a incidência de tosse (efeito adverso observado com os IECA). Diversos estudos avaliaram essa classe de medicação na IC (Tabela 3) sendo, portanto, uma alternativa nos pacientes intolerantes aos IECA e com eficácia comparável.

TABELA 1 Principais estudos avaliando IECA na ICFEr

Características	CONSENSUS[16]	SOLVD Tratamento	SOLVD Prevenção
Período de recrutamento	1985-1986	1986-1989	1986-1990
Número de pacientes	253	2.569	4.228
Acompanhamento	188 dias	41,4 meses	37,4 meses
População	IC NYHA IV Cardiomegalia	IC NYHA II a IV FEVE < 35%	IC NYHA I e II FEVE < 35%
Desfecho primário	Morte por todas as causas	Morte por todas as causas	Morte por todas as causas
Resultados	Enalapril superior ao placebo	Enalapril superior ao placebo	Enalapril sem diferença em relação ao placebo quanto a mortalidade, porém reduziu desenvolvimento de IC e internação por IC

FEVE: fração de ejeção do ventrículo esquerdo; ICFEr: insuficiência cardíaca com fração de ejeção reduzida; IECA: inibidores da enzima conversora de angiotensina; NYHA: New York Heart Association.

TABELA 2 Apresentações farmacológicas de IECA

Medicação	Dose inicial	Dose alvo
Captopril	6,25 mg, 3 vezes/dia	50 mg, 3 vezes/dia
Enalapril	2,5 mg, 2 vezes/dia	10 a 20 mg, 2 vezes/dia
Ramipril	1,25 a 2,5 mg, 1 vez/dia	10 mg, 1 vez/dia
Lisinopril	2,5 a 5,0 mg, 1 vez/dia	20 a 40 mg, 1 vez/dia
Perindopril	2 mg, 1 vez/dia	8 a 16 mg, 1 vez/dia

IECA: inibidores da enzima conversora de angiotensina.

TABELA 3 Principais estudos avaliando BRA na ICFEr

Variáveis	ELITE II	Val-HeFT	CHARM-Added	CHARM-Alternative
Período de recrutamento	1997-1998	1997-1999	1999-1999	1999-2001
Tempo de acompanhamento	18,5 meses	23 meses	41 meses	33,7 meses
Tamanho da amostra	3.152	5.010	2.548	2.028
Tipo de população	IC NYHA II a IV FEVE ≤ 40% > 60 anos	IC NYHA II a IV FEVE < 40% 93% em uso de IECA	IC NYHA II a IV FEVE ≤ 40% 100% em uso de IECA	IC NYHA II a IV FEVE ≤ 40% 0% em uso de IECA
Desfecho primário	Morte por todas as causas	Morte por todas as causas	Morte cardiovascular e hospitalização por IC	Morte cardiovascular e hospitalização por IC
Resultado	Losartana não superior ao captopril	Valsartana superior ao placebo no subgrupo sem IECA no desfecho combinado mortalidade + morbidade	Candesartana superior ao placebo	Candesartana superior ao placebo

BRA: bloqueadores do receptor de angiotensina; FEVE: fração de ejeção do ventrículo esquerdo; ICFEr: insuficiência cardíaca com fração de ejeção reduzida; IECA: inibidores da enzima conversora de angiotensina; NYHA: New York Heart Association.

O uso concomitante de IECA/BRA está associado a maiores taxas de efeitos colaterais, especialmente nos pacientes em uso de antagonistas de mineralocorticoides. Por esse motivo, a associação dessas duas classes deve ser evitada. As principais opções dessa medicação estão exemplificadas na Tabela 4.

TABELA 4 Apresentações farmacológicas de bloqueadores do receptor de angiotensina (BRA)

Medicação	Dose inicial	Dose alvo
Candesartana	4 a 8 mg, 1 vez/dia	32 mg, 1 vez/dia
Losartana	25 a 50 mg, 1 vez/dia	100 a 150 mg, 2 vezes/dia
Valsartana	40 a 80 mg, 1 vez/dia	320 mg, 1 vez/dia

INIBIDORES DA NEPRILISINA E DOS RECEPTORES DE ANGIOTENSINA

Apesar dos grandes avanços no tratamento da IC, com o uso dos IECA ou dos BRA, dos betabloqueadores e dos bloqueadores de mineralocorticoides, ainda assim o número de reinternações, a perda de qualidade de vida e principalmente a mortalidade se mantêm muito elevados. Vale ressaltar que essas classes de fármacos tiveram seu benefício comprovado nas décadas de 1980 e 1990.

Desde então, do ponto de vista farmacológico relacionado à modulação do SRAA, pouco havia progredido no atendimento dessa população de pacientes que cresce a cada ano, até a publicação do estudo PARADIGM-HF. Esse estudo randomizou 8.442 pacientes com IC crônica (CF II-IV) com disfunção ventricular sistólica (FEVE < 40% e posteriormente ≤ 35%), avaliando o sacubitril/valsartana em comparação ao enalapril (IECA) de forma duplo-cega randomizada 1:1. O sacubitril/valsartana é a primeira molécula dessa nova classe de fármacos inibidores da neprilisina e dos receptores de angiotensina (INRA).

O sacubitril/valsartana promoveu, em comparação ao enalapril, redução de 20% no desfecho combinado primário (morte cardiovascular/hospitalização por IC), 20% de redução de morte cardiovascular e 21% redução de hospitalizações, além da melhora da qualidade de vida medida pelo KCCQ e redução dos níveis de NT-proBNP.

Na avaliação nas diferentes faixas etárias e na análise das combinações com a presença ou ausência e com diferentes doses de outras classes de fármacos como os betabloqueadores e inibidores da aldosterona, o sacubitril/valsartana se mostrou superior e mais seguro comparado ao grupo enalapril.

Em relação à função renal, houve uma redução na perda dessa função no grupo sacubitril/valsartana comparado ao enalapril. Outro estudo evidenciou remodelamento reverso com o tratamento com sacubitril/valsartana. Nessa análise houve melhora da função ventricular sistólica e redução de diâmetros das cavidades ventriculares. Em relação ao comportamento elétrico do coração, avaliando o perfil de arritmias nos pacientes com IC e cardiodesfibriladores implantáveis, sugeriu menor ocorrência de arritmias ventriculares e de terapias apropriadas nos pacientes em uso de sacubitril/valsartana.

As principais variáveis de segurança do sacubitril/valsartana, tais como função renal, hiperpotassemia e angioedema, revelaram, em algumas variáveis, resultados favoráveis ao sacubitril/valsartana em comparação ao enalapril e em outras sem diferenças. A hipotensão foi mais frequente no grupo do sacubitril/valsartana, mas não promoveu maior suspensão da droga estudada.

A dose alvo de sacubitril/valsartana a ser alcançada, avaliada no estudo PARADIGM-HF, foi de 200 mg (97 mg de sacubitril e 103 mg de valsartana), 2 vezes/dia. O estudo TITRATION evidenciou excelente tolerância ao fármaco e sugeriu que os pacientes que toleravam doses muito baixas de IECA ou BRA, ou seja, pacientes pouco tolerantes principalmente pela hipotensão, deveriam iniciar com doses mais baixas de sacubitril/valsartana, como 50 mg 2 vezes/dia (24 mg de sacubitril e 26 mg de valsartana) e progredindo a dose a cada 3 semanas para 100 mg, 2 vezes/dia (49 mg de sacubitril e 51 mg de valsartana) e depois à dose alvo de 200 mg, 2 vezes/dia, sempre respeitando a tolerância do paciente na progressão da dose.

Outros estudos (TRANSITION, PIONER) sugeriram que o início de sacubitril/valsartana, ainda na fase hospitalar por descompensação da IC, mas já fora da fase aguda, ou seja, na fase pré-alta, é seguro e bem tolerado. Vale lembrar que a associação com IECA é contraindicada e arriscada pelo aumento da ocorrência de angioedema. Portanto, em pacientes que previamente estão em uso de IECA, na mudança para sacubitril/valsartana, devem-se respeitar 36 horas de intervalo.

Portanto, os INRA, cuja molécula disponível no momento é o sacubitril/valsartana, protagonizam a modulação do SRAA no tratamento da IC crônica com redução da mortalidade e morbidade. Com base nesses dados, as diretrizes atualizadas recomendam a substituição dos IECA e BRA por esse fármaco nos pacientes com IC CF II-III (NYHA).

Baseado em milhares de pacientes avaliados em estudos robustos relacionados à ICFEr, fica claro que, excetuando-se condições de contraindicação absoluta dessas classes, o INRA deve sempre que possível ser incluído na estratégia terapêutica, ou os IECA ou os BRA nos intolerantes. É fundamental a modulação do SRAA no cenário da ICFEr.

LEITURA SUGERIDA

1. Almufleh A, Marbach J, Chih S, Stadnick E, Davies R, Liu P, et al. Ejection fraction improvement and reverse remodeling achieved with sacubitril/valsartan in heart failure with reduced ejection fraction patients. Am J Cardiovasc Dis. 2017;7(6):108-13.
2. Damman K, Gori M, Claggett B, Jhund PS, Senni M, Lefkowitz MP, et al. Renal effects and associated outcomes during angiotensin-neprilysin inhibition in heart failure. JACC Heart Fail. 2018;6(6):489-98.
3. Diego C, Gonzalez-Torres L, Nunez JM, Centurión Inda R, Martin-Langerwerf DA, Sangio AD, et al. Effects of angiotensin-neprilysin inhibition compared to angiotensin inhibition on ventricular arrhythmias in reduced ejection fraction patients under continuous remote monitoring of implantable defibrillator devices. Heart Rhythm. 2018;15(3):395-402.
4. Marcondes-Braga FG, Moura LAZ, Issa VS, Vieira JL, Rohde LE, Simões MV, et al. Atualização de Tópicos Emergentes da Diretriz de Insuficiência Cardíaca-2021. Arq Bras Cardiol. 2021.
5. Rohde LEP, Montera MW, Bocchi EA, Oliveira CN, Campos AD, Rassi S, et al. Diretriz Brasileira de Insuficiência Cardíaca Crônica e Aguda. Arq Bras Cardiol. 2018;111(3):436-539.
6. Seferovic JP, Claggett B, Seidelmann SB, Seely EW, Packer M, Zile MR, et al. Effect of sacubitril/valsartan versus enalapril on glycaemic control in patients with heart failure and diabetes: a post-hoc analysis from the PARADIGM-HF trial. Lancet Diabetes Endocrinol. 2017;5(5):333-40.
7. Wachter R, Senni M, Belohlavek J, Butylin D, Noe A, Pascual-Figal D; TRANSITION study Investigators. Initiation of sacubitril/valsartan in hospitalized patients with heart failure with reduced ejection fraction after hemodynamic stabilization: primary results of the TRANSITION study. Eur Heart J. 2018;39(Suppl.):167.

NOTA DOS EDITORES

Este capítulo possui bibliografia adicional, recomendada pelos autores, na plataforma digital complementar do livro. Para acesso a esse material, utilize o QR code abaixo, digite a senha: **COMPLEMENTO2022** e faça seu cadastro.

3

Antagonistas dos receptores mineralocorticoides

Gilson Soares Feitosa-Filho

DESTAQUES

- O antagonismo da aldosterona é fundamental na redução da mortalidade, hospitalização e morbidade na insuficiência cardíaca com fração de ejeção reduzida (ICFER).
- Os antagonistas de receptores de aldosterona são a espironolactona (disponível no Brasil), eplerenone (não disponível no Brasil) e finerenone (resultados iniciais muito promissores).
- O uso de antagonistas de receptores de aldosterona exige monitoração de eletrólitos, particularmente potássio.
- Efeitos colaterais antiandrogênicos, como ginecomastia, são vistos com frequência no uso de espironolactona, mais raramente com eplerenone e ausentes com finerenone.

INTRODUÇÃO

O sistema renina-angiotensina-aldosterona tem um importante papel na insuficiência cardíaca com fração de ejeção reduzida (ICFER) e seu bloqueio comprovadamente melhora desfechos, inclusive de mortalidade. As diretrizes mais recentes indicam o uso de antagonistas de receptores mineralocorticoides para pacientes com ICFER após a ênfase no tratamento com inibidores da enzima de conversão da angiotensina (IECA)/bloqueadores dos receptores da angiotensina (BRA)/sacubitril-valsartana e betabloqueadores. O uso de antagonistas de receptores mineralocorticoides deve sempre motivar uma monitoração dos eletrólitos séricos, especialmente potássio.

AÇÕES DA ALDOSTERONA

Com o surgimento dos IECA e, posteriormente, dos BRA, imaginava-se que a aldosterona seria suprimida como resultado da supressão da angiotensina II. Estudos mais tarde mostraram que existem outros secretagogos da aldosterona, sendo a própria hipercalemia, decorrente de IECA e BRA, um dos principais estímulos.

Estudos adicionais demonstraram que o bloqueio da aldosterona melhorava a função endotelial, especialmente a biodisponibilidade de óxido nítrico, com seus possíveis efeitos antiateroscleróticos.

Em adição aos efeitos positivos na função endotelial, o bloqueio da aldosterona mostrou também significativa redução da fibrose miocárdica, o que pode ter implicações na redução de arritmias, em associação ao aumento sérico de potássio e magnésio. Além disso, a aldosterona pode causar inflamação e lesão tecidual não somente no coração, mas também em rins e cérebro, e afetar a coagulação sanguínea, diminuindo a fibrinólise.

FARMACOLOGIA

A espironolactona é o antagonista de receptor mineralocorticoide mais amplamente usado, sendo o único disponível até este momento no Brasil. Foi desenvolvida em 1957, inicialmente como um diurético poupador de potássio. Trata-se de uma pró-droga, com potente ação antimineralocorticoide, moderada ação antiandrogênica e leve ação inibidora de esteroidogênese. Age inibindo competitivamente os canais de troca sódio-potássio dependentes de aldosterona nos túbulos contorcidos distais, promovendo natriurese com saída maior de sódio e retenção de potássio.

Muitos efeitos colaterais são possíveis. Além daqueles consequentes a um aumento de diurese (desidratação, hiponatremia, tontura, hipotensão etc.), os efeitos colaterais mais frequentes são hipercalemia, ginecomastia e perda de libido sexual.

A dose inicial de espironolactona costuma ser de 25 mg/dia, podendo ser aumentada até 50 mg/dia em casos de insuficiência cardíaca refratária.

Já o eplerenone, não disponível comercialmente no Brasil, foi aprovado para uso médico nos Estados Unidos em 2002 e apresenta uma ação mais seletiva aos receptores mineralocorticoides que a espironolactona em relação a outros receptores e, por isso, apresenta menos efeitos colaterais de natureza antiandrogênica, como ginecomastia ou redução de libido sexual. O eplerenone apresenta uma potência antimineralocorticoide inferior à espironolactona, de modo que 25 mg de espironolactona equivalem a aproximadamente 50 mg de eplerenone. Ele tem duas apresentações: de 25 mg e de 50 mg.

O finerenone é um antimineralocorticoide não esteroidal ainda em avaliação em ensaios clínicos, com resultados iniciais muito promissores. Embora tenha como propriedade uma alta potência em inibir os receptores mineralocorticoides (ainda maior que a espironolactona), o Finerenone é praticamente desprovido de efeitos colaterais de ginecomastia ou redução de libido.

ESTUDOS MAIS RELEVANTES

Estudo RALES (NEJM, 1999)

O Estudo RALES foi marcante em trazer um novo conceito de tratamento ICFER. Com o melhor tratamento disponível à época (ainda não era comum o uso de betabloqueadores na ICFER), a espironolactona, de forma duplo-cega e randomizada, foi testada contra placebo em, ao todo, 1.663 pacientes com ICC CF III ou IV com fração de ejeção inferior a 35%, tanto isquêmicos como não isquêmicos, em 195 centros de 15 países. A média de acompanhamento foi de cerca de 2 anos. A medicação foi capaz de reduzir significativamente em 30% o risco de morte por qualquer causa, sem aumentar de forma importante o risco de hipercalemia ou insuficiência renal graves. Ginecomastia ou mastalgia ocorreram em 10% dos pacientes do grupo espironolactona. O benefício em mortalidade da espironolactona mesmo em baixas doses (geralmente 25 mg) sugere que seu principal efeito não seja diurético, que é pouco afetado nessa dose, mas sim no remodelamento cardíaco.

Estudo EPHESUS (NEJM, 2003)

O EPHESUS testou um novo antagonista mineralocorticoide, o eplerenone, em pacientes com insuficiência

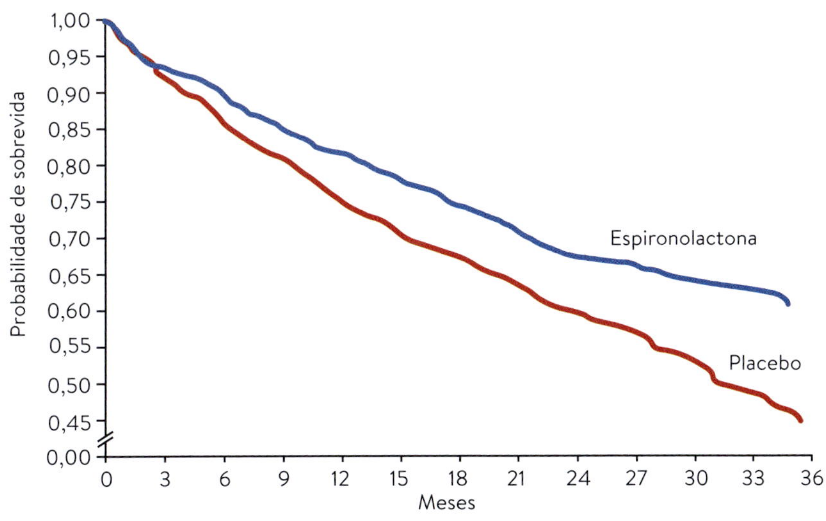

N. em risco													
Placebo	841	775	723	678	628	592	565	483	379	280	179	92	36
Espironolactona	822	766	739	698	669	639	608	526	419	316	193	122	43

FIGURA 1 Sobrevida espironolactona *vs.* placebo, p < 0,001 (Estudo RALES – NEJM, 1999).

TABELA 1 Comparação entre os três antagonistas de receptores mineralocorticoides

	Ação antimineralocorticoide	Ação antiandrogênica	Dose mínima habitual	Dose máxima habitual
Espironolactona	+++	++	25 mg	50 mg
Eplerenone	++	+	25 mg	50 mg
Finerenone	+++	-	10 mg	20 mg

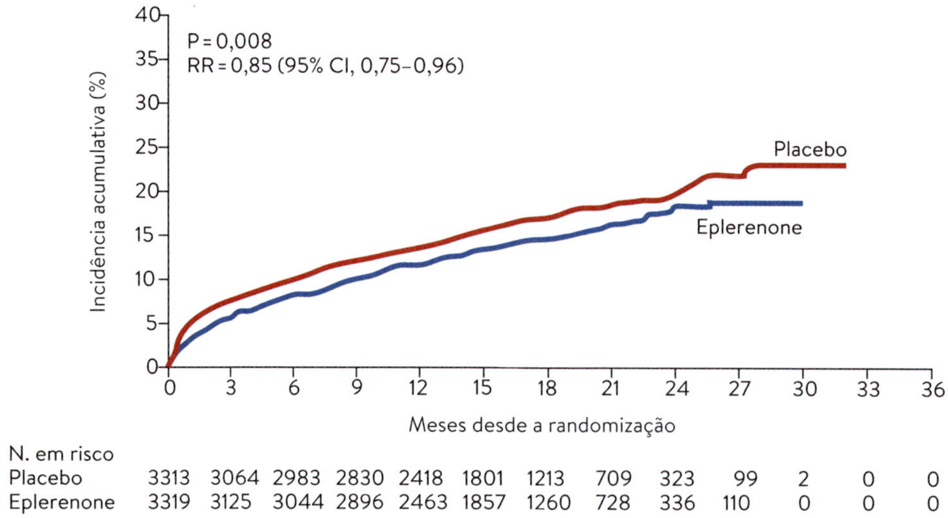

FIGURA 2 Incidência cumulativa de morte: eplerenone *vs.* placebo (Estudo EPHESUS – NEJM, 2003).

cardíaca sintomática pós-infarto. Para tanto, reuniu 6.642 pacientes de 674 centros de 37 países, todos com IAM entre 3 e 14 dias, com FE < 40%, com sintomas de insuficiência cardíaca como congestão pulmonar ou terceira bulha, ou sem sinais/sintomas de ICC na presença de diabetes. O estudo foi duplo-cego e randomizado entre eplerenone e placebo, com acompanhamento médio de 16 semanas. Os desfechos primários foram alcançados, com redução significativa de morte por qualquer causa e, também, do desfecho composto de morte ou hospitalização por causa cardíaca. Ginecomastia não foi um efeito colateral mais frequente que o grupo placebo.

Estudo EMPHASIS-HF (NEJM, 2011)

Após a publicação dos estudos RALES e EPHESUS confirmando o benefício dos antagonistas de receptores mineralocorticoides em casos mais graves de insuficiência cardíaca, restava a dúvida se o mesmo benefício poderia ser alcançado em casos mais leves. Isso foi testado no estudo EMPHASIS-HF, no qual 2.737 pacientes com IC com fração de ejeção menor ou igual a 35% com classe funcional II foram randomizados para receber, de forma duplo-cega, eplerenone ou placebo. Com um acompanhamento médio de 1,8 ano, eplerenone reduziu de forma significativa o desfecho composto proposto: morte cardiovascular ou hospitalização por insuficiência cardíaca. O NNT para reduzir um desfecho composto em um ano foi de 19, e o NNT para reduzir uma morte cardiovascular em um ano foi de 50.

Enquanto no RALES apenas 10% dos pacientes usavam betabloqueadores, no EMPHASIS-HF 85% usavam essa importantíssima medicação para ICFER. Ainda assim, o benefício pareceu muito alto em se tratando de classe

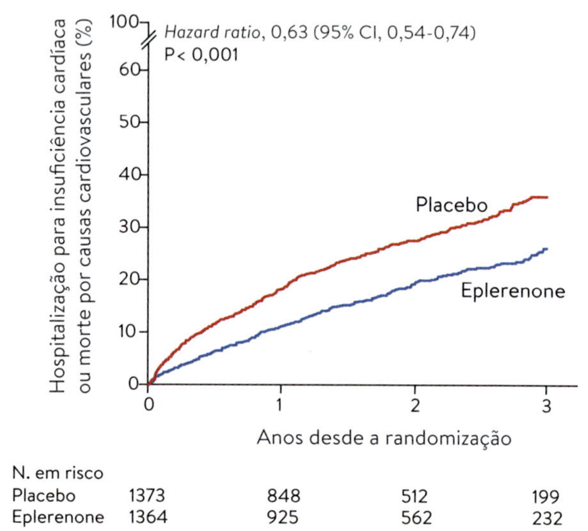

FIGURA 3 Ocorrência de desfecho primário eplerenone *vs.* placebo (EMPHASIS-HF – NEJM, 2011).

funcional II, especulando se o benefício dos antagonistas de receptores de mineralocorticoides não poderia ser até mais amplo, talvez inclusive para pacientes assintomáticos.

Hipercalemia, como já se esperava, foi um efeito colateral mais frequente no grupo eplerenone, mas sem aumentar, por exemplo, o número de internações por hipercalemia ou sem significativamente aumentar o número de suspensão da droga em comparação com placebo. Além disso, além do desfecho primário bastante robusto, a redução de mortes por qualquer causa é um fortíssimo argumento a favor do uso da medicação.

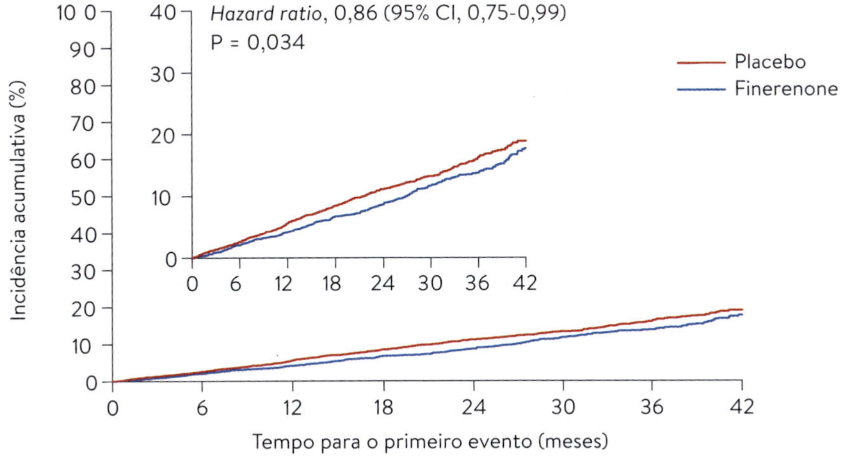

N. em risco								
Finerenone	2833	2760	2688	2582	2017	1488	984	537
Pl acebo	2841	2753	2653	2549	1969	1475	951	536

FIGURA 4 Incidência cumulativa de desfecho composto primário finerenone *vs*. placebo (FIDELIO DKD – Circulation, 2021).

FIDELIO DKD (NEJM, 2020; Circulation, 2021)

O promissor finerenone é o mais novo antagonista seletivo de receptores de mineralocorticoides, não esteroide, com alguns estudos de fase 3 ainda em desenvolvimento. Com potência antimineralocorticoide pouco maior que a espironolactona, mas desprovido dos efeitos antiandrogênicos, ele tem, por enquanto, um grande estudo concluído que, embora não trate de pacientes com insuficiência cardíaca, nos permite uma avaliação inicial: o FIDELIO DKD.

Nesse estudo randomizado, duplo-cego e placebo--controlado, pacientes com *diabetes mellitus* tipo 2 com albuminúria e *clearance* de creatinina entre 25 e 75 foram tratados com IECA ou BRA em doses otimizadas e randomizados para finerenone ou placebo. O acompanhamento médio foi de 2,6 anos e quase a metade (46%) tinha doença cardiovascular prévia, definida como doença coronária ou acidente vascular cerebral ou doença arterial periférica previamente conhecidas. Insuficiência cardíaca classe funcional II a IV foi critério de exclusão.

Desse modo, o FIDELIO DKD demonstrou a redução de desfecho composto de morte cardiovascular, infarto, acidente vascular cerebral e hospitalização por insuficiência cardíaca em pacientes diabéticos nefropatas, com bom controle pressórico e glicêmico, independentemente da presença de doença cardiovascular preexistente.

LEITURA SUGERIDA

1. Bakris GL, Agarwal R, Anker SD, et al. Effect of finerenone on chronic kidney disease outcomes in type 2 diabetes. N Engl J Med. 2020;383:2219-29.
2. Brilla CG, Matsubara LS, Weber KT. Anti-aldosterone treatment and the prevention of myocardial fibrosis in primary and secondary hyperaldosteronism. J Mol Cell Cardiol. 1993;25:563-75.
3. Brown NJ, Kim KS, Chen YQ, Blevins LS, Nadeau JH, Meranze SG, et al. Synergistic effect of adrenal steroids and angiotensin II on plasminogen activator inhibitor-1 production. J Clin Endocrinol Metab. 2000;85:336-344.
4. Farquharson CA, Struthers AD. Spironolactone increases nitric oxide bioactivity, improves endothelial vasodilator dysfunction, and suppresses vascular angiotensin I/angiotensin II conversion in patients with chronic heart failure. Circulation. 2000;101:594-597.
5. Filippatos G, et al. Finerenone and cardiovascular outcomes in patients with chronic kidney disease and type 2 diabetes. Circulation. 2021;143:540-52.
6. Macdonald JE, Kennedy N, Struthers AD. Effects of spironolactone on endothelial function, vascular angiotensin converting enzyme activity, and other prognostic markers in patients with mild heart failure already taking optimal treatment. Heart. 2004;90:765-70.
7. Marcondes-Braga FG, Moura LAZ, Issa VS, Vieira JL, Rohde LE, Simões MV, et al. Atualização de tópicos emergentes da Diretriz de Insuficiência Cardíaca – 2021. Arq Bras Cardiol. 2021.
8. Pitt B, Remme W, Zannad F, Neaton J, Martinez F, Roniker B, et al. Eplerenone post-acute myocardial infarction heart failure efficacy and survival study investigators Eplerenone, a selective aldosterone blocker, in patients with left ventricular dysfunction after myocardial infarction. N Engl J Med. 2003;348:1309-21.
9. Pitt B, Zannad F, Remme WJ, Cody R, Castaigne A, Perez A, et al. The effect of spironolactone on morbidity and mortality in patients with severe heart failure. Randomized Aldactone Evaluation Study Investigators. N Engl J Med. 1999;341:709-17.
10. Rocha R, Stier CT Jr. Pathophysiological effects of aldosterone in cardiovascular tissues. Trends Endocrinol Metab. 2001;12:308-314.
11. Struthers AD. The clinical implications of aldosterone escape in congestive heart failure. Eur J Heart Fail. 2004;6:539-45.
12. Young MJ, Kanki M, Karthigan N, Konstandopoulos P. The role of the mineralocorticoid receptor and mineralocorticoid receptor-directed therapies in heart failure. Endocrinology. 2021;162(11):bqab105.
13. Zannad F, et al. Eplerenone in patients with systolic heart failure and mild symptoms. N Engl J Med. 2011;364(1):11-21.

4

Betabloqueadores

Salvador Rassi
Daniela do Carmo Rassi Frota

DESTAQUES

- Os betabloqueadores (BB) devem ser iniciados com os pacientes estabilizados, euvolêmicos, principalmente aqueles em classe funcional IV da New York Heart Association (NYHA). Classe I, NE-A.
- Os BB devem ser iniciados o mais precoce possível após o diagnóstico de IC, inclusive ainda internados, estando o paciente estável hemodinamicamente. Classe I, NE-A.
- Os BB devem ser iniciados em todos os pacientes com fração de ejeção ≤ 40% que tiveram infarto agudo do miocárdio prévio. Classe I, NE-B.

Os betabloqueadores (BB) são considerados o tratamento de primeira linha para pacientes sintomáticos com insuficiência cardíaca (IC) com fração de ejeção reduzida (ICFEr), por causa dos benefícios consistentes quanto à redução da mortalidade. O tratamento a longo prazo torna os pacientes menos sintomáticos, com melhora da capacidade funcional e da sensação de bem-estar. Estes benefícios são vistos em pacientes com e sem doença arterial coronária (DAC) e independem também da presença ou não de diabetes e do gênero ou etnia. O mecanismo exato de sua ação não é totalmente esclarecido, embora se presuma que ajam sobre o eixo neuro-humoral.

Muitas vezes inicia-se o tratamento da ICFEr sintomática com inibidores da enzima conversora de angiotensina (IECA), antes dos BB. Isso é particularmente verdadeiro em pacientes com IC avançada, quando existe uma estreita margem para erro. O motivo da titulação de uma medicação antes de se iniciar outra, ou o seu início simultâneo, está em poder identificar melhor os efeitos colaterais de cada uma. Essa sequência de se iniciar com IECA e posteriormente os BB é histórica, mas em alguns pacientes, como após infarto agudo do miocárdio ou com taquicardia persistente, os BB podem ser particularmente benéficos e devem ser iniciados antes ou concomitantes aos IECA. Os BB devem ser prescritos para todos os pacientes com ICFEr estáveis clinicamente, a menos que haja contraindicação para eles ou intolerância a estas drogas, o que é raro. Mesmo se os sintomas forem leves e melhorarem com os outros tratamentos instituídos, deve-se iniciar os BB assim que possível, em decorrência de seus efeitos na redução da morte súbita, deterioração clínica e progressão da doença.

Somente o carvedilol, bisoprolol e succinato de metoprolol são aprovados para o tratamento farmacológico da IC crônica. Embora o atenolol, propranolol e tartarato de metoprolol estejam amplamente disponíveis e sejam relativamente mais baratos, não existem evidências que apoiem o seu uso nessa população de pacientes com IC.

Não é necessário que os pacientes estejam tomando altas doses de IECA antes de se iniciar o BB. Em pacientes ainda com doses baixas do IECA, a adição do BB produz uma grande melhora nos sintomas e reduz a mortalidade, benefício alcançado em maior plenitude, com esta associação, do que com dose plena do IECA isoladamente.

As recomendações atuais são de iniciar os BB naqueles pacientes considerados euvolêmicos pela avaliação clínica. O princípio geral é titular a dose inicial para cima a cada 2 semanas, até se atingir a dose alvo ou a máxima dose suportada pelos pacientes (FC entre 55 a 60 bpm e pressão sistólica de 90 mmHg) sem efeitos adversos. É imperativo o contato próximo com o paciente nesse período e ajustar concomitantemente a dose do diurético ou vasodilatador durante a titulação do betabloqueador se ocorrer hipotensão.

Diante da descompensação clínica da IC não se deve suspender totalmente o BB, pois existe um risco potencial de agravamento ainda maior com sua retirada total. Deve-se reduzir sua dose e tentar a compensação com o aumento dos diuréticos.

Ocasionalmente o paciente pode apresentar uma resolução significativa de seu quadro de IC, tanto sintomático quanto da disfunção do ventrículo esquerdo, e isso não justifica a suspensão dessa medicação pelos riscos de recorrência.

Entre os efeitos colaterais mais importantes encontra-se a bradicardia, principalmente se empregado juntamente com a digoxina e/ou amiodarona. Pacientes com bloqueio atrioventricular avançado devem receber essa medicação com cautela, devido ao risco de aumento do bloqueio. A hipotensão arterial pode ser minimizada com a redução da dose de diurético e/ou IECA, ou estabelecendo-se um período maior de tempo entre a administração dos medicamentos. Na prática, o carvedilol, por seus efeitos de betabloqueio não seletivo e de alfa1-bloqueador, é mais hipotensor do que o bisoprolol e metoprolol, beta1 seletivos.

O agravamento da IC pode ocorrer no início da fase de titulação em pacientes ainda não euvolêmicos, quando se deve então aumentar os diuréticos e o intervalo de elevação das doses do BB.

Não há estudos randomizados comparando o uso dos BB na IC, portanto, não se pode sugerir superioridade de um sobre o outro. Deve-se ter em mente que uma melhora objetiva da função cardíaca pode não estar aparente 6 a 12 meses após o início do BB. Considere usar um BB cardiosseletivo (bisoprolol, p. ex.) se houver a concomitância de IC e doença reativa de vias aéreas.

TABELA 1 Dose oral dos betabloqueadores, como usados nos ensaios clínicos

	Dose inicial (mg)	Dose alvo (mg)	Dose máxima (mg)
Carvedilol	3,125 – a cada 12 h	25 – a cada 12 h	50 – a cada 12 h > 85 kg
Succinato de metoprolol	25 – 1 vez/dia	200 – 1 vez/dia	200 – 1 vez/dia
Bisoprolol	1,25 – 1 vez/dia	10 – 1 vez/dia	10 – 1 vez/dia

TABELA 2 Resultados clínicos favoráveis dos betabloqueadores nos ensaios clínicos

Efeito	Estudo	BB
Redução da mortalidade total	MERIT-HF, CIBIS-II, Copernicus	Succinato de metoprolol, bisoprolol, carvedilol
Redução da mortalidade cardiovascular	MERIT-HF, CIBIS-II, Copernicus	Succinato de metoprolol, bisoprolol, carvedilol
Redução da mortalidade cardiovascular e hospitalização em IC	CIBIS-II, MERIT-HF, Copernicus, US Carvedilol	Bisoprolol, Succinato de metoprolol e carvedilol
Redução nos sintomas de IC	CIBIS-II, MERIT-HF, US Carvedilol	Bisoprolol, Succinato de metoprolol, carvedilol

TABELA 3 Betabloqueadores: contraindicações e eventos adversos durante seu uso

Contraindicações	Eventos adversos
Asma	Hipotensão arterial
Bradicardia sinusal (< 50 bpm)	Bradicardia
BAV de 2° e 3° grau	Retenção de líquido
Broncoespasmo	Piora da IC
Claudicação severa	
IC descompensada – na fase aguda	

LEITURA SUGERIDA

1. Cleland JGF, Bunting KV, Flather MD, Altman DG, Holmes J, Coats AJS, et al. Beta-blockers in Heart Failure Collaborative Group, Beta-blockers for heart failure with reduced, mid-range, and preserved ejection fraction: an individual patient-level analysis of double-blind randomized trials. Eur Heart J. 2018;39(1):26-35.
2. Diretriz Brasileira de Insuficiência Cardíaca Crônica e Aguda. Arq Bras Cardiol. 2018;111:436-539.
3. Effect of metoprolol CR/XL in chronic heart failure: Metoprolol CR/XL Randomised International Trial in Congestive Heart Failure (MERIT-HF). Lancet. 1999;353:2001-7.
4. Ezekowitz JA, O'Meara E, McDonald MA, Abrams H, Chan M, Ducharme A, et al. 2017 Comprehensive update of the Canadian Cardiovascular Society Guidelines for the management of heart failure. Can J Cardiol. 2017;33:1342-433.
5. Marcondes-Braga FG, Moura LAZ, Issa VS, Vieira JL, Rohde LE, Simões MV, et al. Atualização de tópicos emergentes da Diretriz de Insuficiência Cardíaca – 2021. Arq Bras Cardiol. 2021.
6. Murphy SP, Ibrahim NE, Januzzi JL Jr. Heart failure with reduced ejection fraction: a review. JAMA. 2020;324:488-504.
7. Packer M, Coats AJ, Fowler MB, Katus HA, Krum H, Mohacsi P, et al. Effect of carvedilol on survival in severe chronic heart failure. N Engl J Med. 2001;344:1651-8.
8. Ponikowski P, Voors AA, Anker SD, Bueno H, Cleland JGF, Coats AJS, et al. 2016 ESC Guidelines for the diagnosis and treatment of acute and chronic heart failure. Eur Heart J. 2016;(37):2129-200.
9. The Cardiac Insufficiency Bisoprolol Study II (CIBIS-II): a randomised trial. Lancet. 1999;353:9-13.
10. Yancy CW, Jessup M, Bozkurt B, Butler J, Casey Jr DE, Drazner MH, et al. 2013 ACCF/AHA Guideline for the management of heart failure. A report of the American College of Cardiology Foundation/American Heart Association Task Force on Practice Guidelines. J Am Coll Cardiol. 2013;62(16):e147-239.

5

Controle de frequência cardíaca: ivabradina e digoxina

Salvador Rassi
Daniela do Carmo Rassi Frota

DESTAQUES

- A recomendação da ivabradina é para pacientes que adequadamente medicados permanecem sintomáticos com frequência cardíaca (FC) > 70 bpm, em ritmo sinusal, fração de ejeção ≤ 35%, para reduzir mortalidade cardiovascular e hospitalização por insuficiência cardíaca (IC). Classe II-A, NE-B.
- Todo esforço deve ser feito para se atingir a dose máxima do betabloqueador (BB) ou a dose máxima tolerada, antes de se iniciar a ivabradina.
- A ivabradina não tem efeito na pressão arterial e na contratilidade miocárdica.
- A digoxina pode ser usada em pacientes sintomáticos, principalmente naqueles com fibrilação atrial, para controle de FC não alcançada com BB. Classe II-A, NE-B.
- A digoxina pode ser benéfica em pacientes com insuficiência cardíaca com fração de ejeção reduzida (ICFEr), a menos que contraindicada, para diminuir hospitalização por IC. Classe II-A, NE-B.

Em pacientes com insuficiência cardíaca (IC) que têm contraindicação ou intolerância aos betabloqueadores (BB), ivabradina ou digoxina podem ser usados como uma alternativa. Se o paciente estiver em fibrilação atrial (FA), apenas a digoxina pode ser dada, para reduzir a frequência cardíaca (FC). Se o paciente estiver em ritmo sinusal, utiliza-se preferencialmente a ivabradina e, como segunda alternativa, a digoxina.

A FC elevada está associada a um pior prognóstico na IC. A análise dos estudos com BB demonstrou que os benefícios na redução da mortalidade estão correlacionados com a redução na FC. Uma matanálise de 23 estudos com BB, incluindo 19 mil pacientes, mostrou que os benefícios dos BB nas taxas de mortalidade estão fortemente associados com a redução na FC, mais do que com a dose alcançada.

Em decorrência dos benefícios na redução da mortalidade com o uso de BB em pacientes com IC com fração de ejeção reduzida (ICFEr), que não foram alcançados com a ivabradina, pacientes devem ficar com a máxima dose tolerada com os BB com FC de pelo menos 70 bpm para se considerar o uso da ivabradina e devem estar em ritmo sinusal para responder a medicação, que somente afeta o nó sinusal. A ivabradina pode ocasionar borramento visual transitório e é contraindicada se houver bradicardia, bloqueio atrioventricular avançado e disfunção hepática grave.

Os resultados do estudo SHIFT (*Ivabradina and outcomes in chronic heart failure: a randomised placebo – controlled study*) mostraram que a redução na FC alcançada com a adição de ivabradina ao tratamento padrão com BB, IECA/BRA, antagonistas mineralocorticoides e diuréticos, em paciente em ritmo sinusal, com FC > 70 bpm, FE < 35% causaram uma redução do desfecho composto de morte cardiovascular e hospitalização. Esse resultado favorável se deu basicamente pela redução nas hospitalizações, evidenciando a importância de se adicionar ivabradina ao tratamento padrão quando, apesar das doses máximas de BB empregados, a FC se mantém acima de 70 bpm.

Desde a publicação do estudo DIG (*The effect of Digoxin on Mortality and in Morbidity in Patients with Heart Failure*), em 1999, que se sabe da não redução na mortalidade, mas sim da hospitalização de pacientes com IC. Na época desse estudo os pacientes recebiam apenas diuréticos e IECA para tratamento de IC, quando medicados com digoxina. A ivabradina foi efetiva em uma população mais bem medicada (inibidores da enzima conversora da angiotensina (IECA)/bloqueadores de receptores da angiotensina (BRA), BB, antagonista mineralocorticoide, diuréticos), quando adicionada. Esses resultados colocam o uso da ivabradina prioritariamente à digoxina. Entretanto, deve-se ter em mente que a digoxina pode ser adicionada ao tratamento padrão da IC, mesmo em pacientes em uso de ivabradina, caso se deseje melhorar sintomas/hospitalização, não sendo contraindicado. Se o paciente já estiver em uso da digoxina, como parte de seu tratamento de ICFEr, ela não deve ser retirada; instituem-se ao esquema em uso as outras medicações que bloqueiam o sistema neuro-humoral.

A ivabradina exerce seus efeitos através da inibição dos canais *If* localizados no nó sinusal, o que implica que o paciente tem que estar em ritmo sinusal para seu uso. A digoxina pode ser usada em ritmo sinusal e FA, sendo uma excelente opção para o controle da FC em paciente com FA e resposta ventricular rápida. Há uma limitação no uso da digoxina diante da função renal prejudicada, com intoxicação potencial, fato que não ocorre com a ivabradina, que é segura nessas condições. O limiar terapêutico da digoxina é muito estreito, daí seu potencial para intoxicação, principalmente quando há disfunção renal associada. O tratamento com a digoxina é comumente iniciado e mantido em uma dose que varia entre 0,125 e 0,25 mg/dia. Doses baixas, que variam entre 0,125 mg/dia ou em dias alternados, devem ser usadas inicialmente se o paciente tiver mais que 70 anos de idade, apresentar função renal deprimida ou ser um paciente frágil. O principal efeito adverso são as arritmias cardíacas, principalmente as ectopias ventriculares e o bloqueio atrioventricular. Sintomas gastrointestinais como anorexia, náuseas e vômitos também são usuais, bem como queixas neurológicas (desorientação, confusão mental e distúrbios visuais).

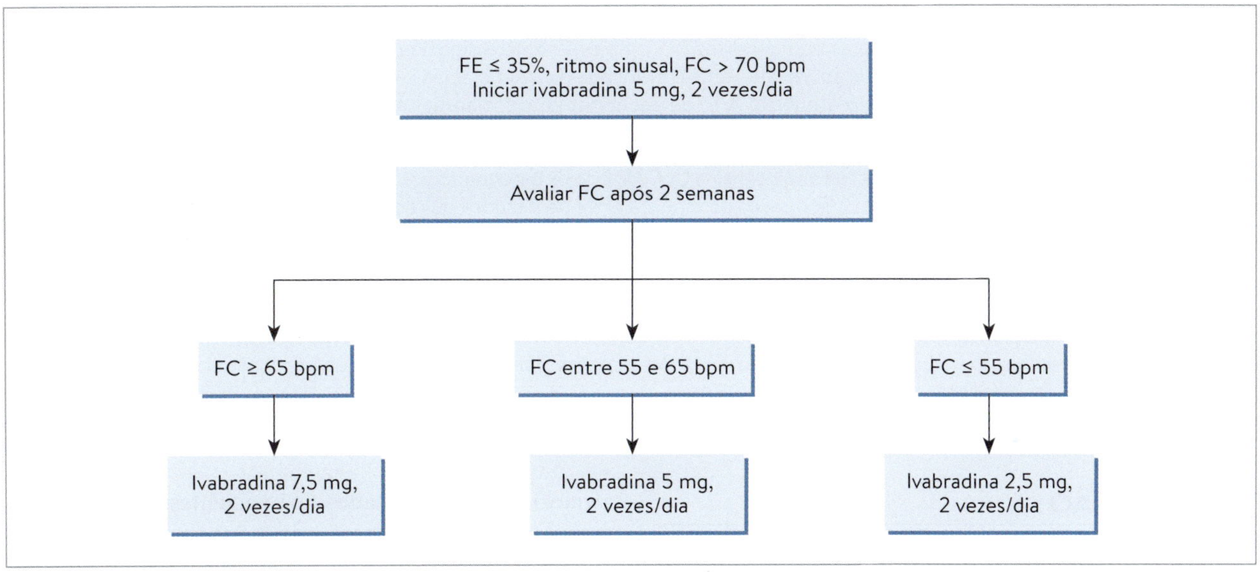

FIGURA 1 Dose de ivabradina de acordo com a frequência cardíaca. Fonte: adaptada do estudo SHIFT.

TABELA 1 Dose recomendada da digoxina de acordo com a TFG (mL/min/1,73 m²)

TFG mL/min/1,73 m²	Dose mg/dia
> 90	0,25
60 a 90	0,125
30 a 60	0,125, em dias alternados
< 30	Não usar

Adaptado de: DiDomenico et al., 2014.

LEITURA SUGERIDA

1. 2016 ESC Guidelines for the diagnosis and treatment of acute and chronic heart failure. Eur Heart J. 2016:37;2129-200.
2. DiDomenico RJ, Bress AP, Na-Thalang K, Tsao YY, Groo VL, Deyo KL, et al. Use of a simplified nomogram to individualize digoxin dosing versus standard dosing practices in patients with heart failure. Pharmacotherapy. 2014;34:1121-31.
3. Digitalis Investigation Group. The effect of digoxin on mortality and morbidity in patients with heart failure. N Engl J Med. 1997;336:525-33.
4. Diretriz Brasileira de Insuficiência Cardíaca Crônica e Aguda. Arq Bras Cardiol. 2018;111:436-539.
5. Hartmann C, Bosch NL, Miguita LA, et al. The effect of ivabradine therapy on heart failure patients with reduced ejection fraction: a systematic review and meta-analysis. Int J Clin Pharm. 2018;40:1443-53.
6. Marcondes-Braga FG, Moura LAZ, Issa VS, Vieira JL, Rohde LE, Simões MV, et al. Atualização de tópicos emergentes da Diretriz de Insuficiência Cardíaca – 2021. Arq Bras Cardiol. 2021.
7. McAlister FA, Wiebe N, Ezekowitz JA, Leung AA, Armstrong PW. Meta-analysis: β-blocker dose, heart rate reduction, and death in patients with heart failure. Ann Internal Med. 2009;150:784-94.
8. Murphy SP, Ibrahim NE, Januzzi JL Jr. Heart failure with reduced ejection fraction: a review. JAMA. 2020;324:488-504.
9. Swedberg K, Komajda M, Böhm M, Borer JS, Ford I, Dubost-Brama A, et al.; SHIFT Investigators. Ivabradine and outcomes in chronic heart failure (SHIFT): a randomised placebo-controlled study. Lancet. 2010;376:875-85.

6

Hidralazina e nitrato

Paulo Roberto Chizzola

DESTAQUES

- A adição de uma dose fixa da associação de H+N a um novo padrão de terapia da época, que incluía os bloqueadores neuro-hormonais e não somente a digoxina e o diurético, mostrou-se eficaz no aumento da sobrevida na fase avançada da insuficiência cardíaca (IC) com disfunção sistólica do ventrículo esquerdo (VE) de pacientes autodeclarados afrodescendentes.
- Em quais situações a associação H+N deve ser prescrita? 1) Como alternativa aos inibidores da enzima de conversão da angiotensina (IECA), ou aos bloqueadores de receptores da angiotensina (BRA); 2) nos casos de hipercalemia persistente ou recorrente; 3) no caso de insuficiência renal estabelecida ou por piora da função renal, seja na instabilidade clínica ou secundária ao uso de IECA ou BRA.
- A hidralazina tem propriedades antioxidantes: amplia a eliminação de radicais livres, restaura o acoplamento excitação-contração prejudicado pelo desequilíbrio nitroso-redox, além de reduzir o a tolerância ao nitrato, comprovadamente por meio da inibição da produção de espécies reativas de oxigênio (ROS).

INTRODUÇÃO

Há quatro décadas, a terapia farmacológica no tratamento da insuficiência cardíaca (IC) passou a incluir o uso da associação de dois vasodilatadores por via oral, um arterial e um venoso, conjuntamente ao uso dos diuréticos e digitálicos, com percepção de alguma melhora clínica e hemodinâmica. O uso da associação da hidralazina ao dinitrato ou mononitrato de isossorbida (H+N) por via oral mostrava potencial de manutenção da melhora hemodinâmica obtida com a titulação de soluções de nitroprussiato de sódio ou nitroglicerina por via endovenosa.

EVIDÊNCIAS DE EFETIVIDADE

A eficácia da adição da associação H+N ao tratamento vigente da IC com disfunção sistólica do ventrículo esquerdo (VE), que na época incluía o uso do diurético com digoxina, foi comparada à adição de outro vasodilatador, o prazosin, e ao placebo, no estudo multicêntrico denominado *Veterans Administration Cooperative Vasodilator - Heart Failure Trial* (V-HeFT), publicado em 1986, cujo objetivo primário era avaliar a redução de mortalidade entre os grupos, em comparação duplamente cega. Foram aleatoriamente designados 642 pacientes, todos do sexo masculino, para receberem tratamento adicional com placebo, prazosin (20 mg/dia), ou a associação de H+N na dose máxima de 300/160 mg/dia, respectivamente. A redução do risco de morte foi de 34% ($P < 0,028$) para 2 anos e de 36% para 3 anos de tratamento, além da melhora significativa da fração de ejeção do VE (FEVE) no grupo em uso de H+N em relação aos demais grupos. Cinco anos após, o mesmo grupo de pesquisadores publicou o estudo denominado V-HeFT II, no qual comparou a associação de H+N na mesma dose anteriormente estudada (300/160 mg/dia, respectivamente), em comparação duplamente cega ao uso do maleato de enalapril 20 mg, em 804 homens com IC com disfunção de VE e em uso de diurético e digoxina, observados por 2 anos. Houve redução de 28% no risco de morte no grupo em uso de enalapril ($p = 0,016$) com maior incidência na redução da morte súbita e com efeito benéfico mais proeminente em pacientes com sintomas menos graves, em classe funcional I ou II, segundo a classificação da New York Heart Association (NYHA), apesar de o grupo em uso de H+N apresentar melhora ao esforço físico. Os autores ainda sugeriram, na ocasião, que os diferentes efeitos dos dois regimes (enalapril ou H+N) sobre a mortalidade e os desfechos fisiológicos possam ser somados se usados em combinação. Comparado com enalapril, assim como ocorreu melhora na tolerância ao esforço físico, o uso do H+N também apresentou melhora da FEVE a partir da 13ª semana e se mantendo ao longo de 2 anos de tratamento ($p < 0,05$). Assim sendo, conclusivamente, aventou-se a possibilidade de que pacientes em uso de enalapril poderiam se beneficiar com a redução da mortalidade e, se adicionassem o uso do H+N, poderiam melhorar a tolerância ao esforço físico e terem uma melhora da FEVE, maior do que se esperaria com o uso do enalapril, somente.

ETNIA E RESPOSTA TERAPÊUTICA

O uso de doses fixas e combinadas de compostos de hidralazina e dinitrato de isossorbida ou mononitrato de isossorbida no tratamento da IC, em um único comprimido, foi patenteado pelo Dr. Jay N. Cohn, autor dos estudos VHeFT I e II, e licenciado à empresa farmacêutica NitroMed, que patrocinou o estudo denominado *African-American Heart Failure Trial* (A-HeFT), iniciado em 2001 e publicado em 2004. Esse estudo avaliou o benefício adicional de uma dose fixa da associação H+N em pacientes autodeclarados afrodescendentes portadores de IC avançada secundária à disfunção sistólica do VE, subgrupo que aparecia com resposta favorável a essa terapia em estudos prévios. Pouco mais de mil pacientes em classe III ou IV da NYHA, recebendo terapia padrão há pelo menos 3 meses que incluía o uso de medicação inibidora da enzima de conversão da angiotensina (IECA) ou bloqueador do receptor da angiotensina (BRA), betabloqueadores (BB), digoxina, espironolactona e diuréticos, foram aleatoriamente designados para receberem um comprimido de placebo ou comprimido contendo a associação fixa de H+N na dose de 37,5/20 mg, respectivamente, 3 vezes/dia. Posteriormente, a dose era aumentada para dois comprimidos 3 vezes/dia (dose diária total de 225 mg de cloridrato de hidralazina e 120 mg de dinitrato de isossorbida) conforme tolerância e efeitos colaterais induzidos pelo medicamento. O estudo foi encerrado precocemente assim que foi constatada maior taxa de mortalidade no grupo placebo (10,2%) em relação ao grupo em uso da associação fixa de H+N (6,2%, $P = 0,02$) com redução de 43% na taxa de morte por qualquer causa ($P = 0,01$), redução relativa na taxa de primeira hospitalização por IC de 33% ($P = 0,001$) e melhora na qualidade de vida ($P = 0,02$). A adição de uma dose fixa da associação de H+N a um novo padrão de terapia da época, que incluía os bloqueadores neuro-hormonais e não somente a digoxina e o diurético, mostrou-se eficaz no aumento da sobrevida na fase avançada da IC com disfunção sistólica do VE de pacientes autodeclarados afrodescendentes.

A diferença de prognóstico entre pessoas autodeclaradas afrodescendentes ou de origem branca vai além da questão sociocultural. A IC tem pior prognóstico e a cardiopatia hipertensiva é mais predominante entre afrodescendentes. A incidência de doença arterial coronariana assim como os níveis plasmáticos de norepinefrina e a atividade da renina plasmática são menores entre os afrodescendentes que nos brancos, segundo análise retrospectiva dos estudos V-HeFT I e II. A redução da mortalidade observada no estudo V-HeFT I foi mais significativa no subgrupo de afrodescendentes que receberam a associação H+N ($P = 0,04$), enquanto os pacientes brancos não mostraram diferença significativa em relação ao grupo em uso do placebo. Já no estudo V-HeFT II os brancos mostraram maior redução da mortalidade com o uso do maleato de enalapril comparado ao grupo em uso da associação H+N ($P = 0,02$). Essa análise retrospectiva sugere que os IECA são particularmente eficazes em brancos, e a associação H+N pode ser igualmente eficaz em afrodescendentes.

INDICAÇÃO CONSENSUAL

A prescrição da associação H+N está indicada no tratamento da IC sintomática com disfunção sistólica do VE e em classe funcional II, III ou IV (NYHA), independentemente de a apresentação clínica ser crônica ou aguda. Em quais situações a associação H+N deve ser prescrita? 1. Como alternativa aos IECA, ou aos BRA; 2. nos casos de hipercalemia persistente ou recorrente; 3. no caso de insuficiência renal estabelecida ou por piora da função renal, seja na instabilidade clínica ou secundária ao uso de IECA ou BRA. Nessas condições, a terapia com H+N deve ser considerada independente da etnia autodeclarada (classe I de indicação, nível de evidência B). Como no Brasil atualmente não existe a apresentação comercial da associação fixa de H+N em um mesmo comprimido, é sugerido que a dose deve ser iniciada com 25 mg de hidralazina associada a 10 mg do dinitrato ou mononitrato de isossorbida, ambos 3 vezes/dia, com incremento progressivo da dose até a dose-alvo de 100 mg de hidralazina e 40 mg do nitrato, ou até a dose tolerada, ambos 3 vezes/dia. Para pacientes "autodeclarados negros" e com disfunção sistólica do VE, em classe funcional III ou IV (NYHA), a indicação deve ser considerada mesmo que o paciente esteja em uso pleno de IECA ou BRA (classe I de indicação, nível de evidência B). Outra indicação a ser considerada é a prescrição da associação H+N nos casos refratários à terapêutica otimizada, independentemente da etnia (classe IIa de indicação, nível de evidência C), mesmo que estejam também em uso pleno de IECA ou BRA. Não há estudos que comprovem a eficácia e segurança do uso de H+N associado ao complexo medicamentoso sacubitril/valsartana, denominado em estudo como LCZ 696. Análise de registros de atendimento médico mostra que a prescrição H+N incide em 11 a 13% em negros, apesar da indicação consensual, e a prescrição de sacubitril/valsartana incide em 18% dos negros. Outra situação em que a prescrição da associação H+N deve ser considerada é nos casos de IC com disfunção sistólica durante o período gestacional, ou no caso de planejamento de gravidez, já que o uso de IECA, BRA ou LCZ 696 é contraindicado devido à fetotoxicidade.

Por fim, diretriz da Sociedade Brasileira de Cardiologia reforça a recomendação sugerindo que, em relação à associação H+N, "não deixe de ser feita" a prescrição na IC do paciente autodeclarado afrodescendente quando este apresentar disfunção de sistólica do VE com FE menor ou igual a 40%, em classe funcional III ou IV (NYHA). O mesmo é recomendado aos pacientes com contraindicação ao uso de IECA ou BRA, de qualquer etnia.

Aos pacientes em fase de estabilização hemodinâmica com medicação de uso endovenoso como o nitroprussiato de sódio ou dobutamina, o processo de retirada gradual dessas medicações exige a adição de um IECA ou BRA, ou a associação de H+N. Além de ser uma boa estratégia que auxilia na retirada da medicação endovenosa, mantém o débito cardíaco, o volume sistólico e faz parte é também um dos indicadores de desempenho e de qualidade no que se refere a boas práticas clínicas em cardiologia prescrever a associação de H+N, dentro das indicações referidas, na alta hospitalar. As recomendações para tratamento farmacológico da IC com fração de ejeção reduzida (ICFEr) previamente consolidado em 2018 foram mantidas na atualização dos tópicos emergentes da diretriz brasileira de IC de 2021 em relação ao uso da associação H+N. O algoritmo de tratamento da ICFEr mantém a recomendação do uso da associação H+N na condição de "estratégia terapêutica adicional para FE menor ou igual a 35% e em afrodescendentes autodeclarados".

MECANISMO DE AÇÃO

A associação de H+N promove melhora clínica no tratamento da IC com disfunção sistólica do VE cujos mecanismos ainda não são plenamente conhecidos. Esses mecanismos vão além dos efeitos hemodinâmicos promovidos pela ação vasodilatadora, com redução da pós-carga. Estudos *in vitro* avaliam a interferência dessa associação de medicamentos no equilíbrio nitroso-redox, na redução da produção de superóxido, e no restauro do ciclo do íon cálcio e a consequente melhoria da contratilidade da fibra miocárdica. A exposição da célula miocárdica à associação da H+N, em doses crescentes, mostra redução da produção de superóxido, reversão parcial dos mecanismos fisiopatológicos como a ciclo do íon cálcio, da sua liberação no sistema retículo-endotelial e recaptação, e melhora da contratilidade da fibra miocárdica. O que mostra que a melhora no mecanismo fisiopatológico é dose dependente. Mais precisamente, é observada uma combinação da redução da produção de superóxido e peroxinitrito nos dois principais sistemas enzimáticos geradores de espécies reativas de oxigênio (ROS), NADPH oxidase e xantina oxidorredutase com consequente melhoria da contratilidade na fibra miocárdica. A associação H+N mantém um equilíbrio saudável entre o óxido nítrico (ON) e ROS. O ON desempenha um papel complexo na manutenção da saúde cardiovascular e exerce sua ampla influência por meio de vários mecanismos que dependem de um equilíbrio entre o ON e ROS, como o superóxido e o chamado equilíbrio nitroso-redox. Os efeitos ampliados do ON pela presença dos nitratos orgânicos têm efeitos de longo alcance no sistema cardiovascular por meio de uma variedade de mecanismos, incluindo a regulação positiva do GMP cíclico intracelular, via ativação da guanilil ciclase, S-nitrosilação de proteínas efetoras, levando à ativação a jusante do receptor de rianodina do miócito; por outro lado, a presença da hidralazina inibe a formação do peroxinitrito e seus efeitos deletérios na IC. É possível que os efeitos mediados pela associação da H+N na homeostase do ON sejam os responsáveis pelo benefício do tratamento preferencial em afrodescendentes, já que esses apresentam diferenças na homeostase do ON e deficiências nos efeitos cardiovasculares mediados pelo ON em comparação com os de etnia diversa.

Além dos efeitos vasodilatadores da associação H+N, efeitos favoráveis no equilíbrio nitroso-redox ocorrem como fruto dessa associação. Os nitratos orgânicos são substratos de ON e contribuem com o aumento da disponibilidade de ON. A hidralazina tem propriedades antioxidantes: amplia a eliminação de radicais livres, restaura o acoplamento excitação-contração prejudicado pelo desequilíbrio nitroso-redox, além de reduzir a tolerância ao nitrato, comprovadamente por meio da inibição da produção de ROS (Figura 1). Portanto, é razoável especular que os benefícios do H+N podem estar relacionados à manutenção do equilíbrio nitroso-redox e à inibição da tolerância ao nitrato, em vez dos efeitos hemodinâmicos puros.

Estima-se que, entre os autodeclarados afrodescendentes portadores IC com disfunção sistólica do VE e elegíveis a receberem H+N, apenas 15% receberam a prescrição conforme recomendação. A despeito da subutilização, a prescrição de H+N está associada à redução da mortalidade observada após período de hospitalização. Portanto, faz-se necessária maior divulgação dos efeitos benéficos da associação da H+N para maior adesão médica à prescrição, conforme as recomendações das diretrizes, para que os melhores resultados possíveis no tratamento da IC sejam alcançados.

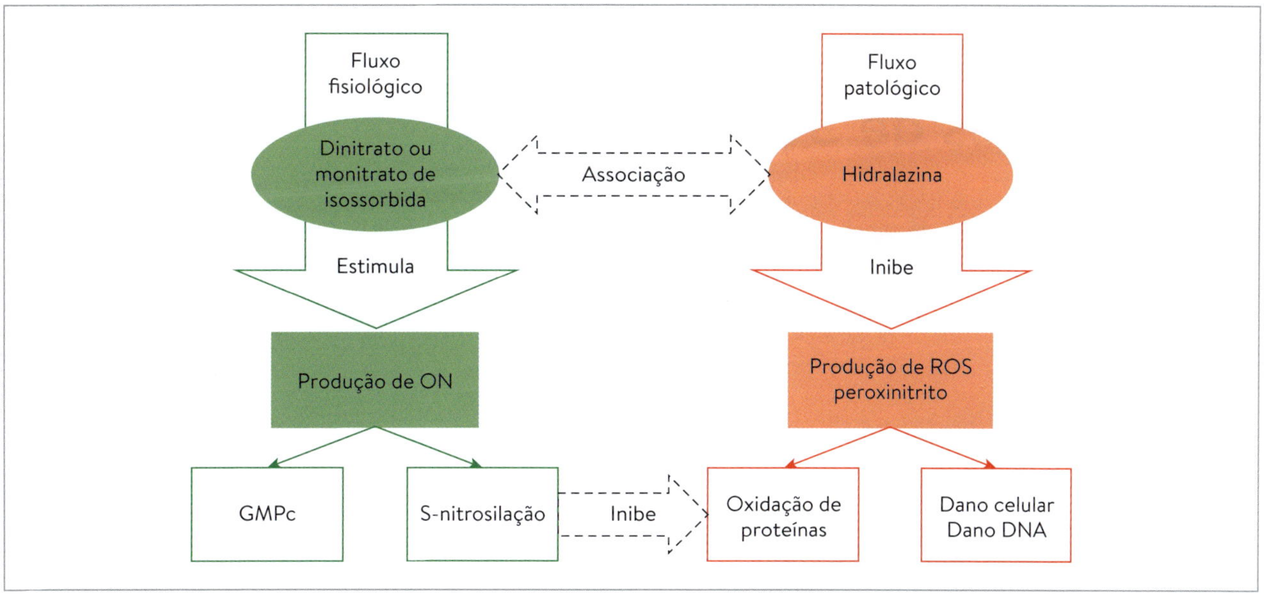

FIGURA 1 A combinação de um estimulador de óxido nítrico (nitrato) e um antioxidante (hidralazina) resulta na regulação das alterações bioquímicas secundárias à insuficiência no sistema cardiovascular. ON: óxido nítrico; SRO: espécies reativas do oxigênio; GMPc: guanosina-monofosfato cíclico. Fonte: adaptada de Hare, 2004.

LEITURA SUGERIDA

1. Al-Mohammad A. Hydralazine and nitrates in the treatment of heart failure with reduced ejection fraction, ESC Heart Failure. 2019;6:878-83.
2. Cole RT, Gupta D, Butler J. Current perspectives on hydralazine and nitrate therapies in heart failure. Heart Fail Clin. 2014;10(4):565-76.
3. Comitê Coordenador da Diretriz de Insuficiência Cardíaca, Rohde LEP, Montera MW, Bocchi EA, et al. Diretriz Brasileira de Insuficiência Cardíaca Crônica e Aguda. Arq Bras Cardiol. 2018;111(3):436-539. Portuguese. Erratum in: Arq Bras Cardiol. 2019;112(1):116.
4. Dulce RA, Yiginer O, Gonzalez DR, Goss G, Feng N, Zheng M, et al. Hydralazine and organic nitrates restore impaired excitation-contraction coupling by reducing calcium leak associated with nitroso-redox imbalance. J Biol Chem. 2013;288(9):6522-33.
5. Giblin EM, Adams KF Jr, Hill L, Fonarow GC, Williams FB, Sharma PP, et al. Comparison of hydralazine/nitrate and angiotensin receptor neprilysin inhibitor use among black versus nonblack Americans with heart failure and reduced ejection fraction (from CHAMP-HF). Am J Cardiol. 2019;124(12):1900-6.
6. Halpern DG, Weinberg CR, Pinnelas R, Mehta-Lee S, Economy KE, Valente AM. Use of medication for cardiovascular disease during pregnancy: JACC state-of-the-art review. J Am Coll Cardiol. 2019;73(4):457-76.
7. Marcondes-Braga FG, Moura LAZ, Issa VS, Vieira JL, Rohde LE, Simões MV, et al. Atualização de Tópicos Emergentes da Diretriz Brasileira de Insuficiência Cardíaca – 2021. Arq Bras Cardiol. 2021;116(6):1174-212.
8. Nielsen PM, Grimm D, Wehland M, Simonsen U, Krüger M. The combination of valsartan and sacubitril in the treatment of hypertension and heart failure – an update. Basic Clin Pharmacol Toxicol. 2018;122(1):9-18.
9. Ponikowski P, Voors AA, Anker SD, Bueno H, Cleland JGF, Coats AJS, et al.; ESC Scientific Document Group. 2016 ESC Guidelines for the diagnosis and treatment of acute and chronic heart failure: the Task Force for the diagnosis and treatment of acute and chronic heart failure of the European Society of Cardiology (ESC)Developed with the special contribution of the Heart Failure Association (HFA) of the ESC. Eur Heart J. 2016;37(27):2129-200.
10. Regitz-Zagrosek V, Roos-Hesselink JW, Bauersachs J, Blomström-Lundqvist C, Cífková R, De Bonis M, et al.; ESC Scientific Document Group. 2018 ESC Guidelines for the management of cardiovascular diseases during pregnancy. Eur Heart J. 2018;39(34):3165-241.
11. Writing Committee, Maddox TM, Januzzi JL Jr, Allen LA, Breathett K, Butler J, et al. 2021 update to the 2017 ACC Expert Consensus Decision Pathway for optimization of heart failure treatment: answers to 10 pivotal issues about heart failure with reduced ejection fraction: a report of the American College of Cardiology Solution Set Oversight Committee. J Am Coll Cardiol. 2021;77(6):772-810.
12. Ziaeian B, Fonarow GC, Heidenreich PA. Clinical effectiveness of hydralazine-isosorbide dinitrate in African-American patients with heart failure. JACC Heart Fail. 2017;5(9):632-9.

NOTA DOS EDITORES

Este capítulo possui bibliografia adicional, recomendada pelos autores, na plataforma digital complementar do livro. Para acesso a esse material, utilize o QR code abaixo, digite a senha: **COMPLEMENTO2022** e faça seu cadastro.

7

Inibidores de SGLT2

Maria da Consolação Vieira Moreira
Fábio Morato de Castilho

DESTAQUES

- A insuficiência cardíaca (IC) é uma síndrome complexa e, apesar dos grandes avanços no seu tratamento, a doença cursa com altas taxas de hospitalização e mortalidade.
- Mais de 70% dos pacientes com IC têm comorbidades associadas, as quais têm efeito independente sobre a mortalidade. O *diabetes mellitus* é uma das comorbidades mais frequentes e, quando presente, acarreta prognóstico particularmente ruim.
- Nos últimos anos, grandes avanços ocorreram em relação aos medicamentos antidiabéticos e ao risco cardiovascular, e uma nova via de tratamento da IC com fração de ejeção reduzida (ICFEr) foi aberta, diferente do bloqueio convencional do sistema neuro-hormonal.
- Na atualidade, os inibidores do cotransportador 2 de sódio-glicose (SGLT2) constituem novos paradigmas no tratamento da ICFEr.
- Vários ensaios clínicos analisaram o impacto dos inibidores de SGLT2 na IC e outros desfechos cardiovasculares e demonstraram, de forma consistente, benefícios na redução dos eventos cardiovasculares, hospitalização por IC e mortalidade.
- A Diretriz Brasileira de Insuficiência Cardíaca – 2021 recomenda que os inibidores de SGLT2 sejam iniciados precocemente, logo após o início das três drogas fundamentais no tratamento da ICFEr.

INTRODUÇÃO

Pacientes com IC e fração de ejeção reduzida (ICFEr) têm expectativa de vida substancialmente reduzida quando comparados com a população geral, de idade semelhante. Nas últimas três décadas, grandes avanços foram feitos no tratamento farmacológico de pacientes com ICFEr, incluindo mudanças no paradigma, além do clássico bloqueio neuro-hormonal. Na atualidade, cinco classes de fármacos estão disponíveis, com importante impacto na redução da mortalidade dos pacientes com ICFEr, e são, portanto, consideradas como terapia fundamental, e recomendadas pelas Diretrizes de tratamento da ICFEr. O tratamento da ICFEr requer a combinação de vários fármacos, tais como inibidores da enzima conversora da angiotensina (iECA) ou bloqueadores dos receptores da angiotensina II (BRA) ou inibidor da neprilisina e dos receptores de angiotensina (INRA)-sacubitril/valsartana, e betabloqueadores e antagonistas de receptores mineralocorticoides (ARM), os quais proporcionam benefício incremental com redução acentuada na mortalidade por todas as causas, mortalidade cardiovascular, hospitalizações por todas as causas e hospitalizações por IC. Apesar do progresso no tratamento da IC, a doença ainda cursa com altas taxas de hospitalização e mortalidade, cujos fatores determinates são diversos. A IC é uma síndrome complexa com múltiplas causas. O tratamento recomendado nas Diretrizes nem sempre é implementado, as doses farmacógicas alvo nem sempre são atingidas e, além disso, cursa com várias comorbidades.

INSUFICIÊNCIA CARDÍACA E *DIABETES MELLITUS*

Mais de 70% dos pacientes com IC têm comorbidades associadas, as quais têm efeito independente sobre a mortalidade. O *diabetes mellitus* (DM) representa uma das comorbidades mais frequentes entre os pacientes com IC, presente em 40% a 45% dos participantes inscritos em estudos clínicos recentes de IC, independentemente da fração de ejeção do ventrículo esquerdo (FEVE). Quando a IC se desenvolve em pacientes com DM, o prognóstico é particularmente ruim. A mortalidade cardiovascular é cinco vezes aumentada após eventos de IC, um risco incremental que excede o observado após eventos ateroscleróticos não fatais. O DM representa um preditor independente de excesso de eventos cardiovasculares, confere maior risco de incidência de IC, re-hospitalização por IC e mortalidade por todas as causas, particularmente quando os pacientes têm outras comorbidades. Outra comorbidade comum associada à IC e ao DM é a doença renal crônica. No entanto, nos últimos anos, houve um progresso importante na evolução das terapias disponíveis para ambas as condições, ICFEr e DM.

NOVOS PARADIGMAS: INIBIDORES DO COTRANSPORTADOR 2 DE SÓDIO-GLICOSE (SGLT2) NA ICFER

Nos últimos anos, grandes avanços ocorreram em relação aos medicamentos antidiabéticos e risco cardiovascular, e uma nova via de tratamento da ICFEr, diferente do bloqueio convencional do sistema neuro-hormonal, foi aberta. Ao longo da última década, estudos de desfechos cardiovasculares investigaram várias classes de novos agentes redutores de glicose, incluindo inibidores do cotransportador 2 de sódio-glicose (SGLT2), os quais demonstraram segurança cardiovascular em pacientes com *diabetes mellitus* tipo 2 (DM2). Além disso, esses agentes apresentaram efeitos benéficos na redução de eventos cardiovasculares, bem como hospitalização por IC e redução de mortalidade cardiovascular, como demonstrado no estudo EMPA-REG OUTCOME, utilizando a empagliflozina. De particular importância tem sido a demonstração consistente de redução das hospitalizações por IC em ensaios com inibidores de SGLT2, utilizando empagliflozina, canagliflozina e dapagliflozina em pacientes com DM2. Além disso, foi demonstrado proteção renal consistente com o uso dessas drogas em pacientes com DM2.

MECANISMOS E EFEITOS BIOLÓGICOS DOS INIBIDORES DE SGLT2 NA ICFER

Os mecanismos subjacentes à proteção cardiovascular e os efeitos renais dos inibidores de SGLT2 em pacientes com e sem DM2 ainda não são totalmente compreendidos, sendo que vários mecanismos foram propostos, conforme resumidos na Figura 1.

Esses novos fármacos agem inibindo a reabsorção tubular renal de glicose, por meio da inibição dos receptores de SGLT2 presentes no túbulo distal, promovendo redução da glicose plasmática, com resultante glicosúria. Essas mudanças relacionadas à glicemia também estão associadas com natriurese, diurese osmótica, perda modesta de peso, aumento do hematócrito e redução da pressão arterial. Os efeitos hemodinâmicos favoráveis são mediados por uma série de mecanismos, incluindo diurese osmótica, natriurese e redução do volume do fluido plasmático e intersticial, levando a uma redução na pré-carga e pós-carga ventricular. Estudos pré-clínicos sugerem que essa classe de drogas regula e melhora a função endotelial e tem efeitos anti-inflamatórios, o que levaria a benefícios cardiovasculares. Esses efeitos benéficos seriam independentes da inibição dos inibidores de SGLT2 e do controle da glicemia. Os inibidores de SGLT2 conferem proteção do néfron, provavelmente por meio de um *feedback* tubuloglomerular mediado por vasoconstrição da arteríola aferente e redução na pressão intraglomerular.

PRINCIPAIS ENSAIOS CLÍNICOS SOBRE O IMPACTO DOS INIBIDORES DE SGLT2 NA INSUFICIÊNCIA CARDÍACA E OUTROS DESFECHOS CARDIOVASCULARES

O inibidor de SGLT2, empagliflozina, foi a primeira droga redutora de glicose a mostrar redução em desfechos cardiovasculares em um grande ensaio clínico randomizado e controlado com placebo. Posteriormente, vários ensaios clínicos com essa classe de fármacos se seguiram e alguns deles estão resumidos na Figura 2.

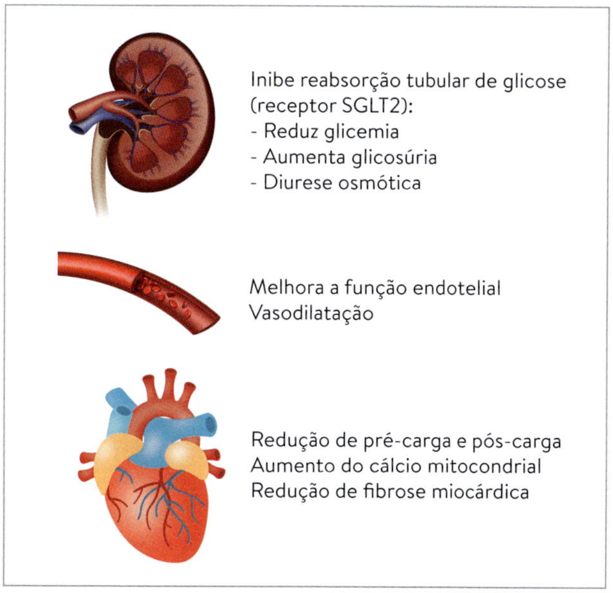

FIGURA 1 Mecanismos de ação dos inibidores de SGLT2.

O estudo EMPA-REG OUTCOME randomizou 7.020 pacientes com DM2 e doenças cardiovasculares estabelecidas e taxa de filtração glomerular estimada (TFG) > 30 mL/min para receber empagliflozina 10 mg ou placebo. No grupo de empagliflozina, o estudo mostrou redução significativa de morte cardiovascular, *hazard ratio* (HR) de 0,62; intervalo de confiança (IC) de 95%, 0,49 a 0,77; P < 0,001, de morte por todas as causas HR de 0,68; IC de 95%, 0,57 a 0,82, P < 0,001 e de hospitalização por IC, HR de 0,65; IC de 95%, 0,50 a 0,85; P = 0,002. Ocorreu também redução significativa de infarto do miocárdio (IM) não fatal e acidente vascular cerebral (AVC) não fatal. O benefício da empagliflozina foi observado em pacientes com e sem história de IC prévia.

O CANVAS-R foi o segundo grande ensaio de um inibidor SGLT2, e incluiu 10.142 pacientes com DM2, TFG > 30 mL/min e doença cardiovascular estabelecida ou idade > 50 anos com dois fatores de risco para doenças cardiovasculares, os quais foram randomizados para receber canagliflozina (100 ou 300 mg/dia) ou placebo. Ocorreu uma redução de 33% na hospitalização por IC no grupo que recebeu canagliflozina (HR de 0,67; IC 95%, 0,52 a 0,87). Houve redução significativa, 14% do desfecho primário combinado (morte cardiovascular, IM não fatal ou AVC não fatal, bem como dos eventos renais). Esses benefícios ocorreram em pacientes com e sem doença cardiovascular aterosclerótica preexistente.

O ensaio DECLARE-TIMI 58 avaliou a dapagliflozina *vs.* placebo em 17.160 pacientes, 10.186 dos quais não tinham doença cardiovascular aterosclerótica preexistente, mas com múltiplos fatores de risco para doença aterosclerótica. Não houve redução dos desfechos primários combinados, definidos como morte cardiovascular, IM ou AVC isquêmico. No entanto, o composto de morte cardiovascular ou hospitalização por IC foi reduzido (HR de 0,83; IC de 95%, 0,73 a 0,95; P = 0,005). O benefício foi semelhante em pacientes com e sem IC ou com e sem doença aterosclerótica cardiovascular preexistente.

NOVAS EVIDÊNCIAS NO TRATAMENTO DA ICFER

O primeiro ensaio para avaliar o efeito de inibidor da SGLT2 na incidência de agravamento da IC ou morte cardiovascular em pacientes com IC foi o DAPA-HF, publicado em 2019. Nesse grande estudo internacional, multicêntrico, duplo-cego, paralelo, randomizado, controlado por placebo, 4.744 pacientes foram incluídos com ICFEr, classe II-IV, estável, FEVE ≤ 40%, com ou sem DM2, recebendo terapia médica ideal e com peptídeos natriuréticos elevados, TFG ≥ 30 mL/min, os quais foram randomizados para receber dapagliflozina 10 mg por dia *vs.* placebo.

Após acompanhamento médio de 18 meses, o tratamento com dapagliflozina reduziu o desfecho primário, composto de primeiro agravamento da IC (hospitalização ou visita no setor de emergência e com necessidade de administração de terapia intravenosa para IC) ou morte em decorrência de causas cardiovasculares (386 *vs.* 502; HR de 0,74; IC de 95%, 0,65 a 0,85; P < 0,001). Esse composto foi impulsionado pela hospitalização (237 *vs.* 326; HR de 0,70; IC de 95%, 0,59 a 0,83) e morte cardiovascular (227 *vs.* 283; HR de 0,82; IC de 95%, 0,69 a 0,98). Houve também menos mortes totais observadas no grupo dapagliflozina (276 *vs.* 329; HR de 0,83; IC de 95%, 0,71 a 0,97).

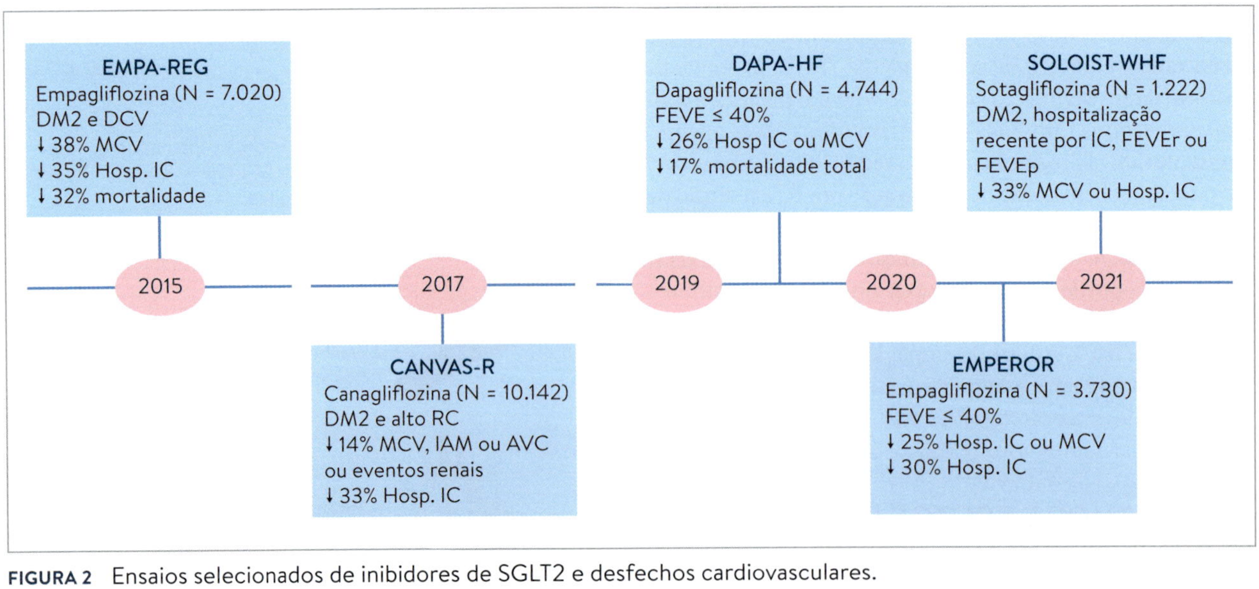

FIGURA 2 Ensaios selecionados de inibidores de SGLT2 e desfechos cardiovasculares.

DCV: doença cardiovascular; DM2: *diabetes mellitus* tipo2; Hosp IC: hospitalização por insuficiência cardíaca descompensada; AVC: acidente vascular cerebral; DCV: doenças cardiovasculares; FEVE: fração de ejeção do ventrículo esquerdo; FEVEr fração de ejeção do ventrículo esquerdo reduzida; FEVEp fração de ejeção do ventrículo esquerdo preservada; IAM: infarto agudo do miocárdio; IC: insuficiência cardíaca; MCV: morte cardiovascular; RC: risco cardiovascular.

O estudo DAPA HF incluiu 55% de pacientes que não tinham DM concomitante. A análise de subgrupo revelou uma redução quase idêntica no desfecho primário entre pacientes não diabéticos (HR de 0,73; IC 95%, 0,60 a 0,88) *vs.* pacientes com diabetes (HR de 0,75; IC 95%, 0,60 a 0,90). Sendo assim, a inibição do SGLT2 com dapagliflozina foi demonstrada pela primeira vez para reduzir a morbidade e a mortalidade em pacientes com e sem DM2 e ICFEr.

Na sequência, o estudo EMPEROR-*Reduced* foi publicado, em 2020. É também um estudo internacional, multicêntrico, duplo-cego, randomizado, controlado por placebo que incluiu 3.730 pacientes com ICFEr, classe II-IV estável, FEVE ≤ 40%, com ou sem DM2, recebendo terapia médica ideal e peptídeos natriuréticos elevados, TFG ≥ 20 mL/min, os quais foram randomizados para receber empaglifozina 10 mg/dia *vs.* placebo. Após acompanhamento médio de 16 meses, a empagliflozina reduziu o risco combinado de morte cardiovascular ou hospitalização por IC em comparação com o placebo (HR de 0,75; IC de 95%, 0,65 a 0,86; P < 0,00), uma diferença que foi relacionada principalmente à redução na hospitalização por IC. Os efeitos foram semelhantes em pacientes com e sem DM2. É importante ressaltar que esse estudo incluiu pacientes com disfunção sistólica de VE mais grave, níveis mais elevados de peptídeos natriuréticos e TFG mais baixa, em comparação com os pacientes no ensaio DAPA-HF. A taxa anual de declínio na TFG foi mais lenta no grupo da empagliflozina do que no grupo placebo (0,55 *vs.* 2,28 mL por min, P < 0,001), e os pacientes tratados com empagliflozina tiveram um risco menor de desfechos renais graves. Assim, o estudo EMPEROR-*Reduced* estendeu os benefícios dos inibidores de SGLT2 na população com ICFEr mais avançada e estável.

Recentemente, foi publicado o estudo SOLOIST-WHF. É um estudo internacional, multicêntrico, duplo-cego, randomizado, controlado por placebo, que incluiu 1.222 pacientes diabéticos, com hospitalização recente por IC descompensada, FEVE reduzida ou preservada, os quais foram randomizados para receber sotaglifozina (não disponivel no Brasil) *vs.* placebo. O desfecho primário foi o número total de mortes por causas cardiovasculares e hospitalizações e visitas urgentes por IC (primeiros eventos e eventos subsequentes). O estudo foi encerrado prematuramente por falta de financiamento do patrocinador. A despeito disso, após acompanhamento médio de 9 meses, as taxas de eventos cardiovasculares foram menores no grupo sotagliflozina do que no grupo placebo (51,0 *vs.* 76,3; HR de 0,67; IC de 95%, 0,52 a 0,85; P < 0,001). A taxa de morte por causas cardiovasculares foi de 10,6 no grupo da sotagliflozina e 12,5 no grupo do placebo (HR de 0,84; IC de 95%, 0,58 a 1,22); a taxa de morte por qualquer causa foi de 13,5% no grupo da sotagliflozina e 16,3% no grupo de placebo (HR de 0,82; IC de 95%, 0,59 a 1,14). A sotaglifozina foi benéfica na redução de eventos cardiovasculares em pacientes diabéticos, após hospitalização recente por IC descompensada, independente da FEVE.

São necessários novos estudos para se compreender melhor os mecanismos de ação dessa nova classe de fármaços. Vários ensaios clínicos em larga escala estão em andamento e, provavelmente, nos fornecerão uma visão geral mais abrangente do seu papel no tratamento da ICFEr, e também sobre o potencial papel dos inibidores de SGLT2 no tratamento da IC aguda e ICFEp.

PAPEL DOS INIBIDORES DE SGLT2 NA NA PREVENÇÃO E NO TRATAMENTO DA ICFER

Com base nas evidências disponíveis, os inibidores de SGLT2 (empagliflozina, canagliflozina e dapagliflozina) podem ser recomendados para reduzir o risco de hospitalização por IC em pacientes com DM2 com qualquer doença cardiovascular ou de alto risco cardiovascular. Atualmente, os dados disponíveis sugerem que a dapagliflozina e a empaglifozina devem ser consideradas no tratamento de pacientes com ICFEr, com ou sem DM2. Considerando a quantidade de evidências novas que se tornaram disponíveis desde a publicação da Diretriz Brasileira de Insuficiência Cardíaca da SBC, publicada em 2018, então, o DEIC da SBC reconheceu a necessidade de revisar e resumir essas informações em um documento recentemente publicado. Esse documento foi denominado Atualização de Tópicos Emergentes da Diretriz de Insuficiência Cardíaca – 2021, o qual fez as recomendações para o uso de inibidores de SGL2 no tratamento da ICFEr e prevenção das comorbidades resumidas no Quadro 1.

QUADRO 1 Recomendações da Diretriz Brasileira de Insuficiência Cardíaca – 2021, para o uso de inibidores de SGL2 no tratamento da insuficiência cardíaca com fração de ejeção reduzida (ICFEr)
Inibidores de SGLT2 (dapagliflozina ou empagliflozina) em pacientes com ICFEr sintomáticos diabéticos ou não já com dose máxima otimizada tolerada de betabloqueador, antagonista da aldosterona, iECA/BRA ou INRA para reduzir desfechos cardiovasculares e progressão da disfunção renal. Classe/nível de evidência (NE): I/A
Inibidores de SGLT2 (canagliflozina, dapagliflozina ou empagliflozina) para prevenção de hospitalização por IC em pacientes com diabetes tipo 2 e que apresentam fatores de risco cardiovasculares para aterosclerose ou doença cardiovascular aterosclerótica estabelecida. Classe/NE: I/A
Inibidores de SGLT2 (dapagliflozina ou empagliflozina) como medicação antidiabética inicial associada ou não à metformina em pacientes com ICFEr. Classe/NE: I/A
Inibidores de SGLT2 (dapagliflozina ou empagliflozina) em pacientes com ICFEr para a prevenção da redução da função renal em pacientes com e sem diabetes, com TGF > 20 mL/min/1,73 m². Classe/NE: IIa/A.

Esses medicamentos são bem tolerados, utilizados em dose única diária e não necessitam de titulação de doses. Foram associados a um perfil de efeito colateral aceitável dentro dos ensaios clínicos estudados, com baixo risco de infecções micóticas genitais, cetoacidose diabética, hipotensão ou hipoglicemia, desde que outros medicamentos antidiabéticos e diuréticos sejam ajustados apropriadamente. A eficácia dessa classe de medicamentos não foi comprovada em níveis de TFG < 30 mL/min para dapagliflozina e níveis de TFG < 20 mL/min para empagliflozina. São contraindicados em pacientes com DM tipo I.

Na atualidade, estão disponíveis seis medicamentos para compor as estratégias de tratamento dos pacientes com ICFEr, os quais proporcionam notável melhora de sobrevida, taxas de hospitalização, sintomas e qualidade de vida. A IC é uma síndrome complexa que deve ser tratada com várias drogas e com efeitos aditivos. Uma questão importante diz respeito ao momento do início dessa nova classe de fármacos. Em resumo, a totalidade das evidências atuais sugere que os pacientes com ICFEr devem ser tratados precocemente com uma combinação de quatro drogas: um iECA ou BRA ou INRA, adicionado a um betabloqueador,

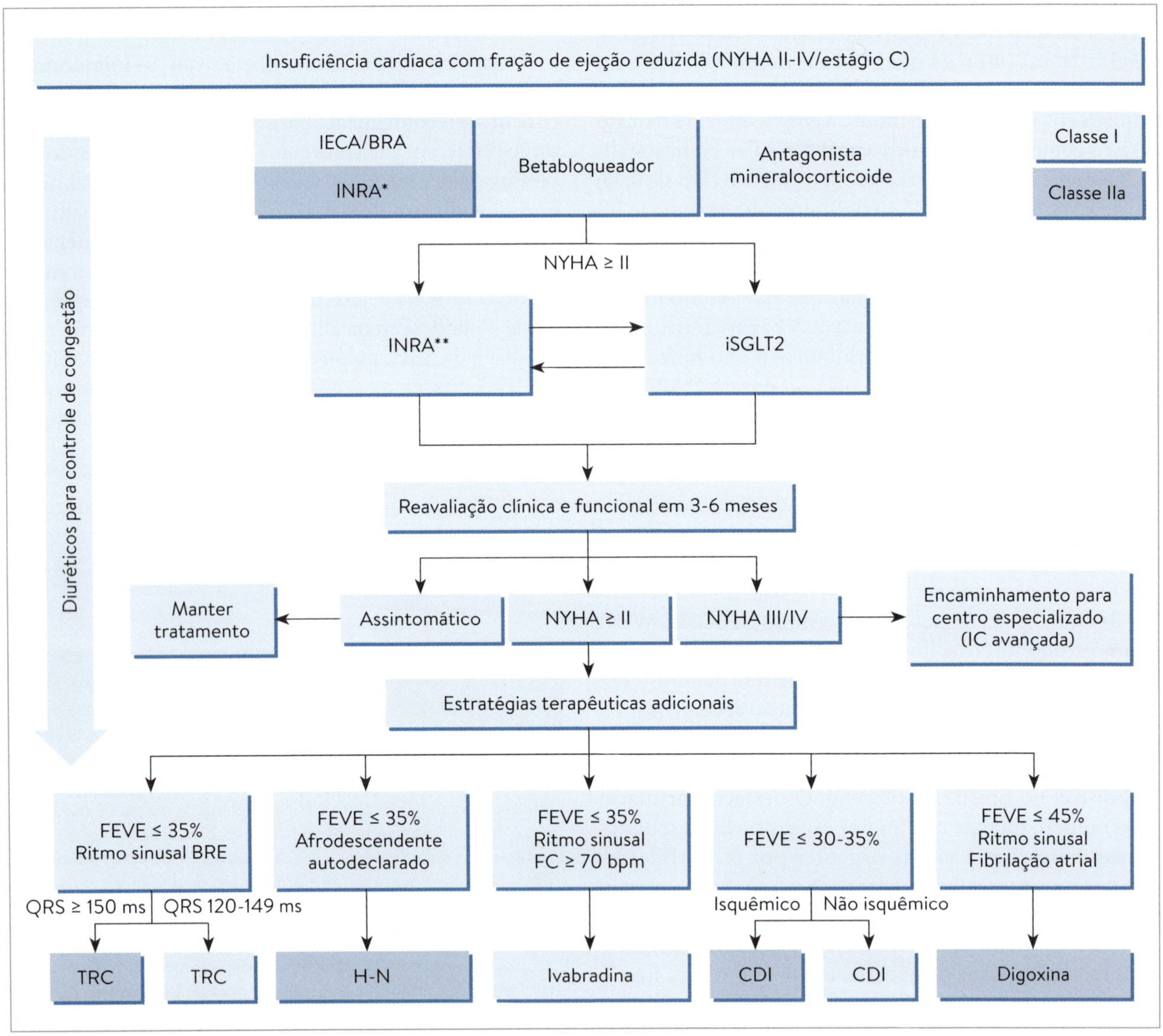

FIGURA 3 Algoritmo de tratamento da insuficiência cardíaca com fração de ejeção reduzida (ICFEr) da Diretriz Brasileira de Insuficiência Cardíaca – 2021.

BRA: bloqueadores dos receptores da angiotensina II; BRE: bloqueio de ramo esquerdo; CDI: cardiodesfibrilador implantável; FEVE: fração de ejeção do ventrículo esquerdo; H-N: combinação de hidralazina e nitrato; IC: insuficiência cardíaca; IECA: inibidores da enzima conversora da angiotensina; INRA: inibidor da neprilisina e do receptor de angiotensina; iSGLT2: inibidores do cotransportador de sódio e glicose 2; NYHA: New York Heart Association; TRC: terapia de ressincronização cardíaca.

* Em lugar de IECA/BRA;

** Em substituição a IECA/BRA.

ARM e um inibidor de SGLT2, para melhorar sintomas, qualidade de vida, reduzir hospitalizações e mortalidade. O documento de Atualização de Tópicos Emergentes da Diretriz de Insuficiência Cardíaca – 2021 propôs um algoritmo para início e sequenciamento dessas drogas. Esse documento sugere que os inibidores de SGLT2 (dapagliflozina ou empagliflozina) sejam iniciados precocemente, logo após o início das três drogas fundamentais no tratamento da ICFEr, como demonstrado na Figura 3.

A tarefa importante agora é garantir o acesso a essa terapia baseada em evidências para todos os pacientes com ICFEr.

LEITURA SUGERIDA

1. Bhatt DL, Szarek M, Steg PG, Cannon CP, Leiter LA, McGuire DK, et al. SOLOIST-WHF Trial Investigators. Sotagliflozin in patients with diabetes and recent worsening heart failure. N Engl J Med. 2021;384:117-28.
2. de Leeuw AE, de Boer RA. Sodium-glucose cotransporter 2 inhibition: cardioprotection by treating diabetes – a translational viewpoint explaining its potential salutary effects. Eur Heart J Cardiovasc Pharmacother. 2016;2:244-55.
3. Marcondes-Braga FG, Moura LAZ, Issa VS, Vieira JL, Rohde LE, Simões MV, et al. Atualização de Tópicos Emergentes da Diretriz de Insuficiência Cardíaca – 2021. Arq Bras Cardiol. 2021;116(6):1174-212.
4. McMurray JJV, Solomon SD, Inzucchi SE, Køber Let, Kosiborod MN, Martinez FN, et al. Dapagliflozin in patients with heart failure and reduced ejection fraction. N Engl J Med. 2019;381:1995-2008.
5. Neal B, Perkovic V, Mahaffey KW, Zeeuw D, Fulcher G, Erondu N, et al. Canagliflozin and cardiovascular and renal events in type 2 diabetes. N Engl J Med. 2017;377: 644-57.
6. Packer M, Anker SD, Butler Jet, Filippatos G, Pocock SJ, Carson P, et al. EMPEROR-Reduced Trial Investigators. Cardiovascular and renal outcomes with empagliflozin in heart failure. N Engl J Med. 2020;383:1413-24.
7. Seferovic PM, Coats AJ, Ponikowski P, Filippatos G, Huelsmann M, Jhund PS, et al. European Society of Cardiology/Heart Failure Association position paper on the role and safety of new glucose-lowering drugs in patients with heart failure. Eur J Heart Fail. 2020;22:196-213.
8. Verma S, McMurray JJ. SGLT2 inhibitors and mechanisms of cardiovascular benefit: a state-of-the-art review. Diabetologia. 2018;61:2108-17.
9. Zelniker TA, Wiviott SD, Raz I, Im K, Goodrich EL, Bonaca MP, et al. SGLT2 inhibitors for primary and secondary prevention of cardiovascular and renal outcomes in type 2 diabetes: a systematic review and meta-analysis of cardiovascular outcome trials. Lancet. 2019;393:31-9.
10. Zinman B, Wanner C, Lachin JM, Fitchett D, Bluhmki E, Hantel S, et al. EMPA-REG OUTCOME Investigators. Empagliflozin, cardiovascular outcomes, and mortality in type 2 diabetes. N Engl J Med. 2015;373:2117-28.

NOTA DOS EDITORES

Este capítulo possui bibliografia adicional, recomendada pelos autores, na plataforma digital complementar do livro. Para acesso a esse material, utilize o QR code abaixo, digite a senha: **COMPLEMENTO2022** e faça seu cadastro.

8

Estimuladores da guanilato ciclase

Luis Beck da Silva Neto

DESTAQUES

- Vericiguat, um novo estimulador da guanilato ciclase solúvel por via oral, aumenta a produção de guanosina monofosfato (GMP) e sensibiliza a guanilato ciclase solúvel ao óxido nítrico endógeno por estabilizar a ligação de óxido nítrico ao seu sítio de ligação.
- Vericiguat vem a ser uma nova abordagem para suprir o déficit relativo de produção de GMP cíclico que ocorre em pacientes com insuficiência cardíaca.
- Esta medicação vem integrar o grupo de medicações com efeito sobre sintomas e re-hospitalizações em pacientes com insuficiência cardíaca com fração de ejeção reduzida (ICFER), podendo ser uma opção adicional em pacientes com: hospitalizações frequentes a despeito de terapia otimizada, piores taxas de função renal, ou com intolerância a outras drogas.
- Esta classe de drogas é contraindicada em concomitância com nitratos.

INTRODUÇÃO

O óxido nítrico (ON) tem sido estudado como molécula sinalizadora do sistema cardiovascular há algumas décadas. O ON foi nomeado a "molécula do ano" em 1992 pela revista *Science*, mas demorou mais 6 anos para que os responsáveis pelas principais descobertas ao seu redor ganhassem o Prêmio Nobel. Três cientistas americanos – Robert F. Furchgott, Louis J. Ignarro e Ferid Murad – receberam o Prêmio Nobel de Fisiologia e Medicina de 1998.

A descoberta do papel de sinalização do ON nos sistemas cardiovascular e nervoso já tinha quase 20 anos, em 1998, quando foi tema do Prêmio Nobel, mas seu uso clínico está apenas começando. Robert Furchgott, um distinto professor de farmacologia da State University of New York (SUNY) iniciou os estudos que levaram à identificação do ON como agente biológico em 1980. Naquela época, ele estava tentando reconciliar os contraditórios efeitos das drogas nos vasos sanguíneos. Ele concluiu que as células endoteliais produzem uma molécula de sinal desconhecida que faz com que as células do músculo liso vascular relaxem. Ele chamou a molécula de sinal de *endothelium derived relaxing factor* (EDRF), ou fator de relaxamento derivado do endotélio.

Posteriormente o EDRF veio a ser reconhecido como o ON, tendo importância na ação de drogas como os nitratos como vasodilatadores "doadores" de ON, no entendimento do efeito mais seletivo de vasodilatadores como hidralazina, que dependem da produção preservada de ON pelo endotélio e, mais recentemente, os estimuladores da guanilato ciclase, que facilitariam a produção de ON.

VERICIGUAT: MECANISMO DE AÇÃO

Vericiguat, um novo estimulador da guanilato ciclase solúvel por via oral, aumenta a produção de guanosina monofosfato (GMP) por estimulação direta da guanilato ciclase solúvel através de um sítio de ligação independente de ON e sensibiliza a guanilato ciclase solúvel ao ON endógeno por estabilizar a ligação de ON ao seu sítio de ligação. Na insuficiência cardíaca, a disfunção endotelial e produção de espécies reativas de oxigênio têm demonstrado redução na biodisponibilidade de ON, resultando em diminuição de guanilato ciclase solúvel e redução de síntese de GMP cíclico (GMPc). Vericiguat vem a ser uma nova abordagem para suprir o déficit relativo de produção de GMPc que ocorre em pacientes com insuficiência cardíaca.

Do ponto de vista clínico, tem efeito vasodilatador e, baseado em estudos pré-clínicos, possivelmente tenha efeito antifibrótico direto, melhorando o remodelamento miocárdico e o relaxamento diastólico.

VERICIGUAT: EVIDÊNCIAS CLÍNICAS

Após estudos de fase II indicando possível benefício clínico, foi realizado o estudo VICTORIA (*Vericiguat Global Study in Subjects with Heart Failure with Reduced Ejection Fraction*). Estudo VICTORIA é um ensaio clínico randomizado, multicêntrico, controlado por placebo, duplo-cego em pacientes com insuficiência cardíaca com fração de ejeção reduzida (ICFER). Esse estudo alocou 5.050 pacientes com ICFER, com fração de ejeção < 45%, em classe II, III ou IV da New York Heart Association (NYHA), para receber vericiguat 10 mg/dia por via oral, ou placebo, em adição a todo tratamento clínico baseado em diretrizes. O desfecho primário foi morte cardiovascular ou primeira hospitalização por insuficiência cardíaca. Em um período de 11 meses, o desfecho primário ocorreu em 35,5% dos pacientes com vericiguat e em 38,5% dos pacientes no grupo placebo (HR 0,90; IC95% 0,82 a 0,98; P = 0,02), com um número de pacientes necessários para tratar (NNT) de 24 para salvar uma vida em 11 meses. O desfecho composto de morte por qualquer causa ou hospitalização por insuficiência cardíaca também obteve redução estatisticamente significativa (HR 0,90; IC95% 0,83 a 0,98; P = 0,02). O benefício do desfecho composto deveu-se prioritariamente à redução de hospitalizações (HR 0,91; IC95% 0,84 a 0,99; P = 0,02), não havendo benefício estatisticamente significativo em morte cardiovascular isoladamente (HR 0,93; IC95% 0,81 a 1,06) ou mortalidade total (HR 0,95; IC95% 0,84 a 1,07; P = 0,38).

Essa medicação vem integrar o grupo de medicações com efeito sobre sintomas e re-hospitalizações em pacientes com ICFER, podendo ser uma opção adicional em pacientes com:

- Hospitalizações frequentes a despeito de terapia otimizada.
- Pior função renal, já que o estudo considerava inclusão de pacientes com taxa de filtração glomerular (TFG) > 15%.
- Intolerância a outras drogas.

Deve-se salientar que essa classe de drogas é contraindicada em concomitância com nitratos. A eventual suspensão de nitratos para o uso de vericiguat é ainda uma lacuna do conhecimento a requerer futura comparação.

LEITURA SUGERIDA

1. Aimo A, Castiglione V, Vergaro G, et al. The place of vericiguat in the landscape of treatment for heart failure with reduced ejection fraction. Heart Fail Rev. 2021.
2. Armstrong PW, Pieske B, Anstrom KJ, Ezekowitz J, Hernandez AF, Butler J, et al. Vericiguat in patients with heart failure and reduced ejection fraction. N Engl J Med. 2020;382(20):1883-93.
3. Armstrong PW, Roessig L, Patel MJ, Anstrom KJ, Butler J, Voors AA, et al. A Multicenter, randomized, double-blind, placebo-controlled trial of the efficacy and safety of the oral soluble guanylate cyclase stimulator: The VICTORIA Trial. JACC Heart Fail. 2018;6(2):96-104.
4. Gheorghiade M, Greene SJ, Butler J, Filippatos G, Lam CS, Maggioni AP, et al. Effect of vericiguat, a soluble guanylate cyclase stimulator, on natriuretic peptide levels in patients with worsening chronic heart failure and reduced ejection fraction: the SOCRATES-REDUCED Randomized Trial. JAMA. 2015;314(21):2251-62.
5. Lombardi CM, Cimino G, Pagnesi M, et al. Vericiguat for heart failure with reduced ejection fraction. Curr Cardiol Rep. 2021;23:144.
6. Marcondes-Braga FG, Moura LAZ, Issa VS, Vieira JL, Rohde LE, Simões MV, et al. Atualização de tópicos emergentes da Diretriz de Insuficiência Cardíaca – 2021. Arq Bras Cardiol. 2021.
7. SoRelle R. Nobel Prize Awarded to scientists for nitric oxide discoveries. Circulation. 1998;98(22):2365-6.

9

Omecamtiv mecarbil

Andressa Daga
Ivan Cirilo Gluz
Luis Beck da Silva Neto

DESTAQUES

- O tratamento farmacológico da insuficiência cardíaca com fração de ejeção reduzida (ICFER) continua sendo um desafio.
- O aumento a contratilidade por meio de drogas inotrópicas positivas tem falhado consistentemente em melhorar desfechos clínicos.
- Tratamentos sem efeito inotrópico mostraram incremento em qualidade de vida e sobrevida.
- Omecamtiv mecarbil é um novo fármaco inotrópico positivo com um mecanismo de ação inovador: chamado de ativador da miosina cardíaca.
- Omecamtiv mecarbil resultou em uma diminuição de risco relativo de 8% no desfecho primário composto de morte cardiovascular ou visitas à emergência ou internação por IC.

INTRODUÇÃO

O tratamento de pacientes com insuficiência cardíaca (IC) e redução da contratilidade miocárdica foi e continua sendo um desafio. O aumento da contratilidade por meio de drogas inotrópicas positivas tem falhado consistentemente em melhorar desfechos clínicos e tem frequentemente resultado em aumento de mortalidade. Em contraste, os tratamentos sem efeito inotrópico ou mesmo com efeito negativo na contratilidade – como inibidores da enzima conversora de angiotensina e bloqueadores beta-adrenérgicos – mostraram incremento em qualidade de vida e sobrevida. O efeito deletério dos agentes inotrópicos previamente estudados mostrou estar relacionado ao mecanismo de ação desses fármacos; a estimulação da contratilidade por meio da modulação do AMP cíclico do miocárdio resulta em aumento do risco de mortalidade devido a efeito pró-arrítmico e agravamento da disfunção ventricular, apesar dos efeitos hemodinâmicos favoráveis.

UM NOVO INOTRÓPICO

Mais recentemente, um novo tipo de agente inotrópico positivo foi desenvolvido com um modo de ação completamente diferente. Esses agentes, chamados de ativadores da miosina cardíaca, aumentam o acoplamento entre a actina e a miosina miocárdica sem aumentar o consumo de oxigênio do miocárdio. Esse efeito resulta em um tempo de ejeção sistólica prolongado. Estudos iniciais de fase 1 e 2 com omecamtiv mecarbil, o primeiro agente dessa nova classe de drogas, mostraram efeitos inotrópicos positivos (Figura 1). No entanto, dada a experiência de aumento da mortalidade com agentes inotrópicos positivos anteriores, os ensaios de fase 3 seriam fundamentais para avaliar os efeitos clínicos dessa droga.

Estudos preliminares demonstraram que esse inotrópico propicia melhora na função cardíaca, no controle da frequência cardíaca, nas dimensões ventriculares e nos níveis séricos de peptídeos natriuréticos.

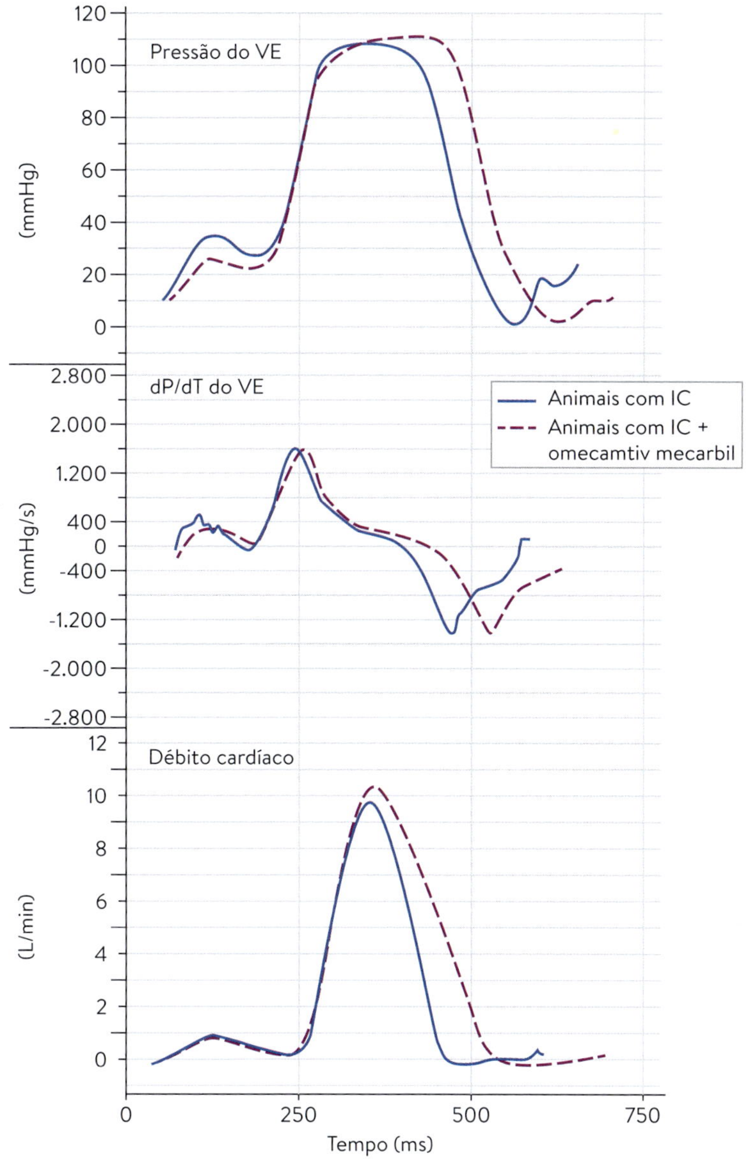

FIGURA 1 Efeitos contráteis do omecamtiv mecarbil. Esta figura compara a média de ondas fásicas de um animal representativo, de pressão no VE (topo), dP/dT do VE (meio) e fluxo sanguíneo aórtico (débito cardíaco) (abaixo) antes (linha contínua) e após omecamtiv mecarbil (linha tracejada) na presença de IC. Omecamtiv mecarbil não aumentou o dP/dT do VE, mas prolongou o tempo de ejeção sistólica do VE e aumentou o volume sistólico e o débito cardíaco.

VE: ventrículo esquerdo; dP/dT: delta de pressão/delta de tempo; IC: insuficiência cardíaca.

Fonte: adaptada de Shen et al., 2010.

O ESTUDO GALACTIC-HF

O estudo GALACTIC – HF (*Cardiac Myosin Activation with Omecamtiv Mecarbil in Systolic Heart Failure*) testou o omecamtiv mecarbil contra placebo em 8.232 pacientes portadores de IC com FE < 35% e níveis de peptídeos natriuréticos elevados em uso de terapia para ICFER conforme as atuais diretrizes. A média de idade foi de apenas 64,5 anos, uma vez que pacientes com mais de 85 anos foram excluídos. De acordo com a classificação da New York Heart Association (NYHA), 53% dos pacientes estavam na classe II, 3% na classe IV e o restante na classe III. Apenas 21% dos pacientes eram mulheres. As terapias de base incluíram um inibidor da enzima conversora de angiotensina em 87%, com aproximadamente 20% recebendo um inibidor do receptor da angiotensina-neprilisina. O betabloqueador foi usado em 94% dos pacientes. Como a inclusão de pacientes foi concluída em julho de 2019, antes dos relatos dos efeitos benéficos dos inibidores do cotransportador de sódio-glicose 2 (iSGLT2) na IC sistólica, apenas 2% dos pacientes estavam recebendo tal terapia. Esses pacientes poderiam estar internados, ou ter procurado atendimento em emergência ou apresentado alguma internação no último ano por IC.

O desfecho primário composto foi definido como morte cardiovascular ou eventos relacionados à visita ambulatorial não programada, visita à emergência ou internação por IC. O desfecho composto primário ocorreu em 37% no grupo omecamtiv mecarbil contra 39,1% no grupo placebo (HR: 0,92; IC 95%: 86 a 99; P = 0,03). Portanto, o efeito do omecamtiv mecarbil no desfecho primário composto foi uma redução significativa, mas modesta, do risco relativo de 8%.

Ao analisar a morte cardiovascular, não foi encontrada diferença entre os grupos. No entanto, o uso de omecamtiv mecarbil pareceu ter um pequeno benefício na qualidade de vida relacionada à saúde, de acordo com os resultados do questionário KCCQ (*Kansas City Cardiomyopathy Questionnaire*), entre pacientes hospitalizados que tiveram escores iniciais piores do que os pacientes ambulatoriais.

Em reanálise do estudo GALACTIC-HF, observando a interação da fração de ejeção do ventrículo esquerdo (FEVE) com os desfechos de interesse, observou-se um significativo benefício de omecamtiv mecarbil em extratos de FEVE mais reduzidas. Houve uma redução de 17% no risco relativo do desfecho primário em pacientes com FEVE ≤ 22% (HR: 0,83; IC 95% 0,73 a 0,95) comparado com pacientes com FEVE ≥ 33% (HR: 0,99; IC 95% 0,84 a 1,16; interação da FEVE por quartis, p = 0,013).

IMPACTO NA PRÁTICA CLÍNICA NO BRASIL

De posse desses dados, qual seria o lugar desse novo agente no tratamento de pacientes com IC com fração de ejeção reduzida? Considerando-se as evidências sugerindo particular benefício em pacientes hospitalizados e naqueles com uma FEVE mais baixa, poder-se-ia especular que os efeitos podem ser mais convincentes nos pacientes mais doentes (aqueles na classe IV da NYHA). No entanto, paradoxalmente, muito poucos desses pacientes foram incluídos no estudo GALACTIC-HF.

Enquanto esse medicamento não se encontra disponível no Brasil, fica a importante mensagem de que se deve certificar de que os pacientes estejam usando as medicações com comprovado e inequívoco benefício na sobrevida dos pacientes com IC, como inibidores da conversão da angiotensina ou inibidores da angiotensina-neprilisina, betabloqueadores, inibidores da aldosterona e iSGLT2.

LEITURA SUGERIDA

1. Ahmad T, Miller PE, McCullough M, Desai NR, Riello R, Psotka M, et al. Why has positive inotropy failed in chronic heart failure? Lessons from prior inotrope trials. Eur J Heart Fail. 2019;21(9):1064-78.
2. Consensus Trial Study Group. Effects of enalapril on mortality in severe congestive heart failure. Results of the Cooperative North Scandinavian Enalapril Survival Study (CONSENSUS). The CONSENSUS Trial Study Group. The New England Journal of Medicine. 1987;316(23):1429-35.
3. Effect of metoprolol CR/XL in chronic heart failure: Metoprolol CR/XL Randomised Intervention Trial in Congestive Heart Failure (MERIT-HF). Lancet. 1999;353(9169):2001-7.
4. Malik FI, Hartman JJ, Elias KA, Morgan BP, Rodriguez H, Brejc K, et al. Cardiac myosin activation: a potential therapeutic approach for systolic heart failure. Science. 2011;331(6023):1439-43.
5. Marcondes-Braga FG, Moura LAZ, Issa VS, Vieira JL, Rohde LE, Simões MV, et al. Atualização de tópicos emergentes da Diretriz de Insuficiência Cardíaca – 2021. Arq Bras Cardiol. 2021.
6. McMurray JJ, Packer M, Desai AS, Gong J, Lefkowitz MP, Rizkala AR, et al. Angiotensin-neprilysin inhibition versus enalapril in heart failure. N Engl J Med. 2014;371(11):993-1004.
7. Pitt B, Zannad F, Remme WJ, Cody R, Castaigne A, Perez A, et al. The effect of spironolactone on morbidity and mortality in patients with severe heart failure. Randomized Aldactone Evaluation Study Investigators. N Engl J Med. 1999;341(10):709-17.
8. Shen YT, Malik FI, Zhao X, Depre C, Dhar SK, Abarzua P, et al. Improvement of cardiac function by a cardiac Myosin activator in conscious dogs with systolic heart failure. Circ Heart Fail. 2010;3(4):522-7.
9. Swedberg K. Stimulation of contractility in systolic heart failure. N Engl J Med. 2021;384(2):178-9.
10. Teerlink JR, Diaz R, Felker GM, McMurray JJV, Metra M, Solomon SD, et al. Omecamtiv mecarbil in chronic heart failure with reduced ejection fraction: rationale and design of GALACTIC-HF. JACC Heart Fail. 2020;8(4):329-40.
11. Teerlink JR, Diaz R, Felker GM, McMurray JJV, Metra M, Solomon SD, et al. Cardiac myosin activation with omecamtiv mecarbil in systolic heart failure. New England Journal of Medicine. 2020;384(2):105-16.
12. Teerlink JR, Diaz R, Felker GM, McMurray JJV, Metra M, Solomon SD, et al. Effect of ejection fraction on clinical outcomes in patients treated with omecamtiv mecarbil in GALACTIC-HF. J Am Coll Cardiol. 2021;78(2):97-108.
13. Teerlink JR, Felker GM, McMurray JJV, Solomon SD, Adams KF, Jr., Cleland JGF, et al. Chronic Oral Study of Myosin Activation to Increase Contractility in Heart Failure (COSMIC-HF): a phase 2, pharmacokinetic, randomised, placebo-controlled trial. The Lancet. 2016;388(10062):2895-903.
14. Zannad F, Ferreira JP, Pocock SJ, Anker SD, Butler J, Filippatos G, et al. SGLT2 inhibitors in patients with heart failure with reduced ejection fraction: a meta-analysis of the EMPEROR-Reduced and DAPA-HF trials. Lancet. 2020;396(10254):819-29.

SEÇÃO VI

DISPOSITIVOS IMPLANTÁVEIS E TRATAMENTO CIRÚRGICO

1

Indicações e resultados de cardiodesfibrilador implantável

Lucas Simonetto Faganello
Leandro Ioschpe Zimerman
Luis Eduardo Rohde

DESTAQUES

- A morte súbita cardíaca (MSC) permanece como um fator importante na morbidade e na mortalidade de pacientes com insuficiência cardíaca.
- O cardiodesfibrilador implantável (CDI) é uma das mais importantes terapias para a prevenção de MSC e para o tratamento de arritmias ventriculares sustentadas.
- Desde seu primeiro implante em 1980, o CDI passou por notável evolução, tornando-se ainda mais seguro e eficaz.
- É consenso o atual papel do CDI na prevenção secundária de MSC, assim como na prevenção primária de pacientes com insuficiência cardíaca de etiologia isquêmica.
- É necessária uma análise crítica da relação de custo-efetividade para o implante de CDI no contexto da prevenção primária, principalmente nos pacientes de etiologia não isquêmica.
- O desenvolvimento de estratégias que busquem uma seleção adequada dos pacientes é fundamental para uma indicação mais precisa para o implante do CDI no contexto da prevenção primária de MSC.

INTRODUÇÃO

A morte súbita cardíaca (MSC) é um fator importante na morbidade e na mortalidade de pacientes com insuficiência cardíaca (IC). No estudo MERIT-HF (*Metoprolol CR/XL Randomized Intervention Trial in Congestive Heart Failure*), a MSC foi responsável por 64% das mortes dos pacientes em classe funcional II da New York Heart Association (NYHA), 59% das mortes dos pacientes em classe funcional III e 33% daqueles em classe funcional IV. A despeito do emprego de terapia médica otimizada baseada em *guidelines* (TMOG), incluindo implante de ressincronizadores cardíacos, a MSC permanece como a responsável por 35 a 40% da mortalidade por todas as causas em ensaios clínicos recentes.

Diversos são os possíveis mecanismos envolvidos com MSC, podendo incluir isquemia subendocárdica, hipertrofia ventricular, estiramento miocárdico, aumento do tônus simpático, resposta errática aos barorreceptores levando a um aumento de arritmias ventriculares, distúrbios eletrolíticos, assim como o risco de embolia coronariana.

Nesse contexto, com uma história de mais de 40 anos, o desfibrilador implantável (CDI) é hoje a mais importante terapia implantável para a prevenção de morte súbita cardíaca e para o tratamento de arritmias ventriculares sustentadas.

CARDIODESFIBRILADOR IMPLANTÁVEL: UMA BREVE HISTÓRIA

É creditado a Claude Beck, cirurgião cardíaco norte-americano, a primeira desfibrilação cardíaca efetiva. Efetuada em 1947, foi realizada com sucesso em um paciente de 14 anos que fora submetido à cirurgia para correção de malformação torácica. Embora o advento das unidades coronarianas nas décadas seguintes tenha contribuído com uma melhora no manejo de arritmias ventriculares, a maioria das MSC ocorriam fora de ambientes hospitalares, com uma taxa de mortalidade de aproximadamente 90% dentre esses pacientes.

Nascido na Polônia em 1924, Mieczyslaw (Michel) Mirowski foi o único membro da sua família a sobreviver ao holocausto. Após a guerra, cursou medicina em Lyon, completou sua residência em Israel e seu *fellowship* em cardiologia no Hospital John Hopkins. Em 1962, retornou a Israel para se tornar chefe da cardiologia no Hospital Asaf Horofeh. Inspirado pela morte súbita de seu mentor e amigo em 1966, Professor Harry Aller, Mirowski idealizou a possibilidade de um CDI.

Em 1968, Mirowski tornou-se diretor da unidade coronariana no Hospital Sinai de Baltimore, e em 1969, juntamente com o Dr. Morton Mower, iniciou as pesquisas para o desenvolvimento do CDI. Mirowski sofreu críticas severas da comunidade médica nos anos seguintes, o que ensejou, inclusive, um editorial escrito pelo Dr. Bernand Lown, autoridade em desfibrilação, publicado no *Circulation* em 1972 dizendo que não somente era impossível o implante de um desfibrilador como também antiética a necessidade de indução de fibrilação ventricular para o teste do dispositivo.

Em 1978, foi publicada no *American Heart Journal* uma série de casos com 25 cães que haviam recebido o dispositivo. Estes foram filmados enquanto conscientes, demonstrando a viabilidade do implante, a efetividade da sensibilidade, assim como da terapia. Foi somente no final da década de 1970, após passar por extensa revisão e investigação do comitê de ética, que Mirowski recebeu, por fim, a autorização para o implante de CDI em humanos. No dia 4 de fevereiro de 1980 no Hospital John Hopkins, o cirurgião Dr. Levi Watkins foi o responsável pelo primeiro implante do dispositivo. Tratava-se de uma paciente de 57 anos, com história prévia de infarto do miocárdio, síncope recorrente e documentação de fibrilação ventricular. Em 1985, o Food and Drug Administration (FDA) autorizou a comercialização de CDI.

Nos anos subsequentes, o CDI evoluiu notavelmente. Menores e mais leves, com algoritmos e sistemas de detecção modernos, o dispositivo tornou-se ainda mais seguro e eficaz. Mas foram os resultados de grandes ensaios clínicos randomizados que impulsionaram ao uso rotineiro do CDI dentro da prática cardiológica.

PREVENÇÃO SECUNDÁRIA

Os três mais importantes ensaios clínicos relacionados a CDIs no contexto de prevenção secundária foram o estudo *Antiarrhythmic Versus Implantable Defibrillator* (AVID), o *Canadian Implantable Defibrillator Study* (CIDS) e o *Cardiac Arrest Study-Hamburg* (CASH).

Publicado no *New England Journal of Medicine* em 1997, o estudo AVID arrolou 1.016 pacientes que haviam sobrevivido a um episódio de parada cardíaca ou taquicardia ventricular (VT) sustentada e fração de ejeção de ventrículo esquerdo (FEVE) ≤ 40%. Os pacientes foram randomizados para CDI vs. terapia antiarrítmica (majoritariamente amiodarona). Encerrado de forma prematura por motivos de segurança, foi observada uma redução relativa de 29% em mortalidade por todas as causas.

Em 2000, o estudo CIDS foi publicado no *Circulation*, sendo randomizados 659 pacientes para amiodarona *vs.* CDI. Os critérios de inclusão foram: FV documentada, parada cardíaca em ritmo chocável, TV sustentada em pacientes com FEVE ≤ 35%, ou síncope com subsequente documentação de TVNS ou TV sustentada monomórfica ao estudo eletrofisiológico (EEF). Embora sem significância estatística (P = 0,14), a mortalidade foi 19,7% menor no grupo CDI.

Iniciado em 1987 e publicado em 2000, o estudo CASH randomizou 346 pacientes para CDI, amiodarona, propafenona ou metoprolol. Apesar de o grupo propafenona ter sido encerrado prematuramente em razão do excesso de mortalidade, o estudo continuou com os três grupos remanescentes. Ao final de um acompanhamento médio de 57 meses, a terapia com CDI foi associada a uma redução não significativa de 23% de mortalidade em relação ao grupo antiarrítmico.

Uma metanálise desses três estudos demonstrou uma redução de mortalidade de 28% da terapia com CDI em comparação com amiodarona, e subanálises desses estudos mostraram que o benefício se dava principalmente em pacientes com FEVE < 35%.

PREVENÇÃO PRIMÁRIA

O papel do CDI para prevenção primária de MSC em pacientes com ICFEr sem história prévia de arritmias sustentadas ou síncope foi investigado por diversos ensaios clínicos desenhados na década de 1990. Em razão do peso da evidência e da magnitude do efeito encontrado, esses estudos mudaram a prática e os protocolos da cardiologia nos anos subsequentes.

Publicado em 1996 no NEJM, o estudo *Multicenter Automatic Defibrillator Implantation Trial* (MADIT) selecionou 196 pacientes com história de infarto há ≥ 3 semanas, classe funcional da NYHA I-III, FEVE ≤ 35%, TVNS (3 a 30 batimentos) e indução de taquicardia ventricular sustentada ou fibrilação ventricular ao EEF. O desfecho primário estabelecido foi mortalidade por todas as causas. Randomizados para implante de CDI ou terapia convencional (amiodarona na maioria dos casos), os pacientes foram seguidos por um período médio de 27 meses. Ao fim do estudo, 39 mortes haviam ocorrido no grupo de tratamento convencional contra 15 no grupo CDI, evidenciando uma redução de risco relativo de 54% (P = 0,009). A amostra relativamente pequena, o alto número de pacientes usando betabloqueador no grupo CDI e o potencial efeito adverso dos antiarrítmicos no grupo de tratamento convencional foram motivos de críticas ao estudo.

O estudo *Coronary Artery Bypass Graft Patch* (CABG-Patch) randomizou 900 pacientes com FEVE ≤ 35%, indicação de cirurgia de revascularização miocárdica (CRM) eletiva e anormalidades eletrocardiográficas preestabelecidas. Randomizados para CRM mais implante de CDI no mesmo procedimento *vs.* somente CRM, nenhuma evidência de aumento de sobrevida foi observada. O resultado negativo do estudo fez emergir o raciocínio no qual a correção do substrato isquêmico poderia levar a uma diminuição do risco de MSC nesse subgrupo de pacientes.

Em 1999, foi publicado o *Multicenter Unsustained Tachycardia Trial* (MUSTT). Foram randomizados 704 pacientes com FEVE ≤ 40%, cardiopatia isquêmica, TVNS (> 3 batimentos) pelo menos 4 dias após o último infarto do miocárdio e com indução de arritmia ventricular sustentada ao EEF. O desfecho primário era parada cardíaca ou morte secundária à arritmia. Pacientes foram randomizados para terapia guiada pela eletrofisiologia vs. nenhuma terapia adicional. A terapia guiada pela eletrofisiologia consistia em testes com drogas antiarrítmicas e uma série de EEFs para o teste de efetividade. O CDI poderia ser implantado se um ou mais antiarrítmicos houvesse falhado na supressão de arritmias durante estimulação ventricular. Na alta hospitalar, no grupo guiado pela eletrofisiologia, 7% não receberam nenhuma terapia, 26% receberam antiarrítmicos da classe I, 9% receberam sotalol, 10% amiodarona e 46% CDI. Ao fim de 5 anos de acompanhamento, houve diferença significativa entre os grupos (P = 0,04), sendo que ela foi majoritariamente decorrente do subgrupo de pacientes que receberam CDI (RR 0,24; 95% IC, 0,13-0,45; P < 0,001). Os autores concluíram que uma abordagem de implante de CDI guiada por EEF em pacientes com cardiopatia isquêmica, FEVE < 40% e TVNS reduziria o risco de MSC.

A fim de aumentar a aplicabilidade da prevenção primária, Moss et al. publicaram em 2002 o estudo MADIT II, que randomizou 1.232 pacientes com história de ICFEr de etiologia isquêmica e FEVE ≤ 30%. Não era necessário a história de TVNS ou a realização de EEF. Dentre os critérios de exclusão estavam: classe funcional da NYHA IV, revascularização miocárdica nos últimos 3 meses e IAM nos últimos 30 dias. Os pacientes foram randomizados em uma relação 3:2 para implante de CDI (742 pacientes) vs. terapia convencional (490 pacientes), com um acompanhamento médio de 20 meses. O desfecho primário preestabelecido era morte por todas as causas. Ao final do estudo, o desfecho primário ocorreu em 19,8% no grupo de terapia convencional, contra 14,2% no grupo intervenção (HR 0,69, 95% IC, 0,51-0,93; P = 0,016). É importante observar que o uso de betabloqueadores e IECAs foi altamente prevalente e semelhante entre os grupos, indicando que a disparidade do uso de betabloqueadores no MADIT I não explica a diferença de desfecho encontrada, e que o benefício do CDI se dá também em pacientes com terapia medicamentosa otimizada. Somente alguns pacientes do grupo CDI foram submetidos ao EEF, e o CDI foi implantado independentemente do resultado. A não indução ao EEF nessa população estudada não se correlacionou com diminuição do risco de arritmias ventriculares no acompanhamento.

Dois estudos investigaram o papel do implante de CDI na prevenção primária de pacientes com infarto do miocárdio recente: o *Defibrillator in Acute Myocardial Infarction Trial* (DINAMIT) e o *Immediate Risk Stratification Improves Survival* (IRIS). O estudo DINAMIT randomizou 674 pacientes com FEVE ≤ 35% e história recente de IAM (6 a 40 dias) para implante de CDI (n = 332) *vs.* terapia convencional (n = 342), tendo um acompanhamento médio de 30 meses. De maneira semelhante, o estudo IRIS randomizou 898 pacientes com FEVE ≤ 40% e/ou TVNS ao Holter e história de IAM recente (5 a 31 dias), para implante de CDI (n = 445) vs. terapia médica otimizada (n = 453) para um acompanhamento médio de 37 meses. Em ambos os estudos, nenhum benefício adicional foi observado em relação ao desfecho primário – mortalidade por todas as causas. A diminuição de mortalidade por causas arrítmicas foi balanceada por um aumento correspondente de mortes por causas não arrítmicas.

O estudo *Defibrillators in Nonischemic Cardiomyopathy Treatment Evaluation* (DEFINITE) foi o primeiro grande estudo a investigar o benefício da prevenção primária do CDI em pacientes com IC de etiologia não isquêmica. Publicado em 2004 no NEJM, randomizou 458 pacientes com FEVE ≤ 35%, história de extrassístoles ventriculares (>10/h) ou TVNS para terapia médica otimizada (229 pacientes) ou TMOG e implante de CDI VVI (229 pacientes). Pacientes com classe funcional NYHA IV foram excluídos do trabalho. Ao final de um acompanhamento médio de 29 meses, apesar do implante de CDI ter diminuído o número de mortes súbitas por arritmia, houve uma redução não significativa da mortalidade total.

Publicado em 2005 no NEJM por Bardy et al., o *Sudden Cardiac Death in Heart Failure Trial* (SCD-HeFT) é o maior estudo a ter investigado o papel do CDI na prevenção primária de MSC em pacientes com IC. Foram randomizados 2.521 pacientes com classe funcional II ou III e FEVE ≤ 35% (foram incluídos pacientes de etiologia isquêmica e não isquêmica) para placebo (847 pacientes), amiodarona (845 pacientes) e CDI VVI (829 pacientes). Após um acompanhamento médio de 45 meses, não foi observada diferença entre os grupos amiodarona e placebo, porém o implante do CDI foi associado a uma redução no risco de morte de 23% (HR 0,77; 97,5 IC, 0,62-0,96; P = 0,007) e a uma redução absoluta de risco de 7,2%. O benefício mostrou-se semelhante entre os grupos isquêmicos e não isquêmicos, porém foi mais importante nos pacientes com classe funcional II quando comparado com os pacientes em classe funcional III.

Køber et al. publicaram, em 2016, o *Defibrillator implantation in patients with nonischemic systolic heart failure* (DANISH). Foram randomizados 1.116 pacientes com ICFEr de etiologia não isquêmica, e em terapia médica otimizada, com FEVE ≤ 35% para TMOG e implante de

TABELA 1 Cardiodesfibrilador implantável no contexto de prevenção primária e secundária

Trial	Ano	Número de pacientes randomizados	Critérios de inclusão	Randomização	Acompanhamento médio	Redução do risco de morte*	NNT
Prevenção secundária							
AVIC	1997	1016	Parada cardíaca por FV; TV com síncope; TV sustentada com FE ≤ 40%	CDI x DAA (amiodarona)	18 meses	0,7 (P < 0,02)	14
CIDS	2000	296	FV; TV com síncope; TV sustentada com FE ≤ 35%	CDI x amiodarona	36 meses	0,8 (P = 0,142)	50[Ω]
CASH	2000	346	PC decorrente de TV/FV	CDI x amiodarona x metoprolol	57 meses	0,76 (P = 0,08)	13
Prevenção primária							
MADIT	1996	196	IAM (>3 sem) e TVNS, NYHA I-III, FE ≤ 35% e indução de TV/FV ao EEF	CDI x terapia convencional	27 meses	0,46 (P = 0,009)	4
CABG-PATCH	1999	900	FE ≤ 35% com indicação de CRM eletiva e ECG anormal[†]	CRM + CDI x CRM	32 meses	1,07 (P = 0,64)	33
MUSTT	1999	704	CI com FE ≤ 40%, TVNS e indução de AVS ao EEF	Terapia guiada pela EF x terapia convencional (sem DAA)	60 meses	0,8 (P = 0,06) 0,24 (P < 0,001)[φ]	4[θ]
MADITT II	2002	1.232	CI (IAM > 30 dias, CRM > 3 meses) e FE ≤ 30%	CDI x terapia convencional	20 meses	0,69 (P = 0,016)	18
DINAMIT	2004	674	IAM recente (6-40 dias) e FE ≤ 30%	CDI x terapia convencional	30 meses	1,08 (P=0,66)	59 (NND)
IRIS	2009	898	IAM recente (5-31 dias) com FE ≤ 40% e/ou TVNS	CDI x terapia convencional	37 meses	1,04 (P = 0,78)	500
DENIFIT	2004	458	IC não isquêmica com FE ≤ 35% EVs frequentes e/ou TVNS	CDI x terapia convencional	29 meses	0,65 (P = 0,08)	16
SCD-HeFT	2005	2.521	IC e NYHA II-III	Placebo x amiodarona x CDI	45 meses	0,77 (P = 0,007)	14
DANISH	2016	1.116	IC não isquêmica com FE ≤ 35% e TMO	TMO e CDI x TMO	67 meses	0,87 (P = 0,28)	56

AVID: *antiarrhythmic versus implantable defibrillator*; CIDS: *Canadian Implantable Defibrillator Study*; CASH, *Cardiac Arrest Study-Hamburg*; MADIT: *Multicenter Automatic Defibrillator Implantation Trial*; CABG-PATCH: *Coronary Artery Bypass Graft Patch*; MUSTT: *Multicenter Unsustained Tachycardia Trial*; DINAMIT: *Defibrillator in Acute Myocardial Infarction Trial*; IRIS, *Immediate Risk Stratification Improves Survival*; DEFINIT: *Defibrillators in Nonischemic Cardiomyopathy Treatment Evaluation*; SCD-HeFT: *Sudden Cardiac Death in Heart Failure Trial*; DANISH: *Defibrillator implantation in patients with nonischemic systolic heart failure*; FV: fibrilação ventricular; TV: taquicardia ventricular; PC: parada cardíaca; IAM: infarto agudo do miocárdio; TVNS: taquicardia ventricular não sustentada; NYHA: New York Heart Association; FE: fração de ejeção; CRM: cirurgia de revascularização miocárdica; AVS: arritmia ventricular sustentada; CI: cardiopatia isquêmica; EV: extrassístoles ventriculares; IC: insuficiência cardíaca; TMO: tratamento médio otimizado; CDI: cardiodesfibrilador implantável; NNT: número necessário para tratar; NND: número necessário para causar dano.

*Risco expresso através de *hazard ratio*.

[†] QRS > 114 ms, valor médio quadrático da voltagem nos 40 ms terminais do QRS < 20 mV, duração final do QRS aos 40 mV > 38ms.

[§] Redução da mortalidade dos pacientes que receberam CDI x grupo controle.

[¶] Redução da mortalidade do grupo CDI vs. grupo controle.

[Ω] NNT derivado da redução do risco absoluto pacientes/ano.

[θ] NNT quando comparado o subgrupo dos pacientes que receberam CDI vs. pacientes do grupo controle.

CDI (556 pacientes) vs. somente TMOG (560 pacientes). Ambos os grupos apresentavam altas taxas de uso de betabloqueadores e IECA e, em ambos os grupos, havia a mesma proporção de TRC (terapia de ressincronização cardíaca). Apesar de uma diminuição na taxa de morte súbita (4,3% × 8,2%), o implante do desfibrilador não foi associado a uma diminuição da mortalidade por todas as causas (21,6% no grupo CDI × 23,4% no grupo controle – HR 0,87; 95% IC, 0,68-1,12; P = 0,28). Por fim, quando realizada análise de subgrupos por faixas etárias, ficou demonstrado um benefício em mortalidade do implante do CDI quando em pacientes < 59 anos.

ESTRATIFICAÇÃO DE RISCO

Enquanto as diretrizes trazem uma recomendação abrangente para implante de CDI no contexto da prevenção primária, baseados em FEVE e classe funcional, é notável a relação de custo-efetividade limitada dessa estratégia quando analisados os pacientes com IC de etiologia não isquêmica. Ensaios clínicos robustos que estudaram o CDI nesse contexto falharam em mostrar diminuição de mortalidade. Ademais, a adição de CDI a TRC em pacientes não isquêmicos também não parece ser associada com diminuição de mortalidade. Além disso, é controverso o benefício da adição do CDI a TRC em pacientes não isquêmicos. À face do exposto, é necessário o desenvolvimento de estratégias que visem uma seleção mais adequada dos pacientes, assim como uma indicação mais precisa do implante do CDI para prevenção primária de MSC.

A presença de fibrose miocárdica à ressonância nuclear magnética (RNM) tem se mostrado um preditor consistente para eventos arrítmicos e MSC. Uma metanálise publicada em 2017 no *Journal of American College of Cardiology* incluiu 29 estudos e 2.948 pacientes com IC não isquêmica. A presença de fibrose à RNM foi fortemente associada a arritmias ventriculares ou morte súbita (HR: 6,7; p < 0,001) e a significância estatística manteve-se mesmo quando analisados os subgrupos com FEVE > 35%. Publicada recentemente, uma coorte retrospectiva com 1.165 pacientes corrobora com esses dados. Com um acompanhamento médio de 36 meses, foram estudados pacientes com diagnóstico de IC não isquêmica que haviam sido submetidos à RNM. A presença de fibrose foi um forte preditor para desfecho arrítmico (HR: 9,7; P < 0,001) e um algoritmo simples combinando fibrose e três pontos de corte de FE (≤ 20%, 21-35% e > 30%) foi significativamente superior para predizer desfechos arrítmicos quando comparado ao uso isolado da FEVE >35%. A ausência de fibrose em pacientes com FE 21 a 35% foi associada a um baixo risco (taxa de evento anual de 0,7%), enquanto a presença de fibrose em pacientes com FEVE > 35% foi associada a um alto risco de eventos arrítmicos (taxa de evento anual de 3%, P = 0,007).

Além da presença de fibrose, outros dados podem auxiliar na identificação de pacientes de alto risco. Pimentel et al. publicaram em 2017 uma coorte com 106 pacientes com IC de etiologia não isquêmica e FEVE ≤ 40%. Após um acompanhamento médio de 23,5 meses, os três preditores independentes para evento arrítmico importante foram: diâmetro diastólico final do ventrículo esquerdo (DDVE > 73 mm), presença de ventilação periódica ao teste ergoespirométrico e TVNS > 10 batimentos ao Holter.

Uma recente análise que incluiu 8.399 pacientes que foram arrolados para o PARADIGM-HF e utilizou modelos de Cox com análise multivariável e de regressão logística identificou que mudanças dinâmicas em parâmetros cardiovasculares e sistêmicos podem auxiliar na decisão terapêutica. Variáveis como pro-BNP basal (*N-terminal prohormone of B-type natriuretic*) e bilirrubina total e colesterol melhoraram a estratificação para o risco de MSC nesse grupo de pacientes.

INDICAÇÕES

O implante de CDI é recomendado com a finalidade de reduzir o risco de morte súbita e de morte por todas as causas em paciente com história de arritmia ventricular sustentada e expectativa de vida > 1 ano (classe I, NE A).

O implante de CDI é recomendado para prevenção primária de morte súbita cardíaca para a redução de mortalidade em pacientes com insuficiência cardíaca de etiologia não isquêmica (classe IIa, NE A) ou isquêmica com pelo menos 40 dias após infarto (classe I, NE A), com FEVE ≤ 35%, classe funcional NYHA II ou III, em terapia médica otimizada (pelo menos 3 meses) e com expectativa de vida > 1 ano.

O implante do CDI não é recomendado para pacientes com infarto do miocárdio há < 40 dias (classe III).

O CDI não é recomendado para pacientes em classe funcional IV com sintomas refratários ao tratamento farmacológico e que não sejam candidatos para TRC, assistência ventricular mecânica ou transplante cardíaco (classe III).

Pacientes com comorbidades importantes e expectativa de vida < 1 ano não possuem um benefício provável com o implante de CDI (classe III).

PERSPECTIVAS FUTURAS

Desde seu primeiro implante em 1980, o CDI passou por considerável evolução. Apesar do progresso e do claro benefício já demonstrado, o procedimento não é isento de riscos. A inserção do eletrodo na circulação venosa central pode causar obstrução vascular, infecção, trombose e perfuração cardíaca. Além disso, a disfunção do eletrodo é estimada em 0,58% ao ano, necessitando muitas vezes de extração. Com o intuito de evitar tais complicações, o CDI subcutâneo foi desenvolvido como alternativa. Indicado para pacientes sem necessidade de estimulação cardíaca, o aparelho se mostrou seguro e não inferior aos dispositivos com sistemas intravenosos. Dados preliminares apontam para a utilidade dessa terapia em pacientes com insuficiência cardíaca, mas estudos adicionais ajudarão a definir o papel desse dispositivo nesses pacientes, visto que frequentemente a estimulação é necessária, seja por dissincronia ventricular ou bradicardia relacionada ao tratamento medicamentoso.

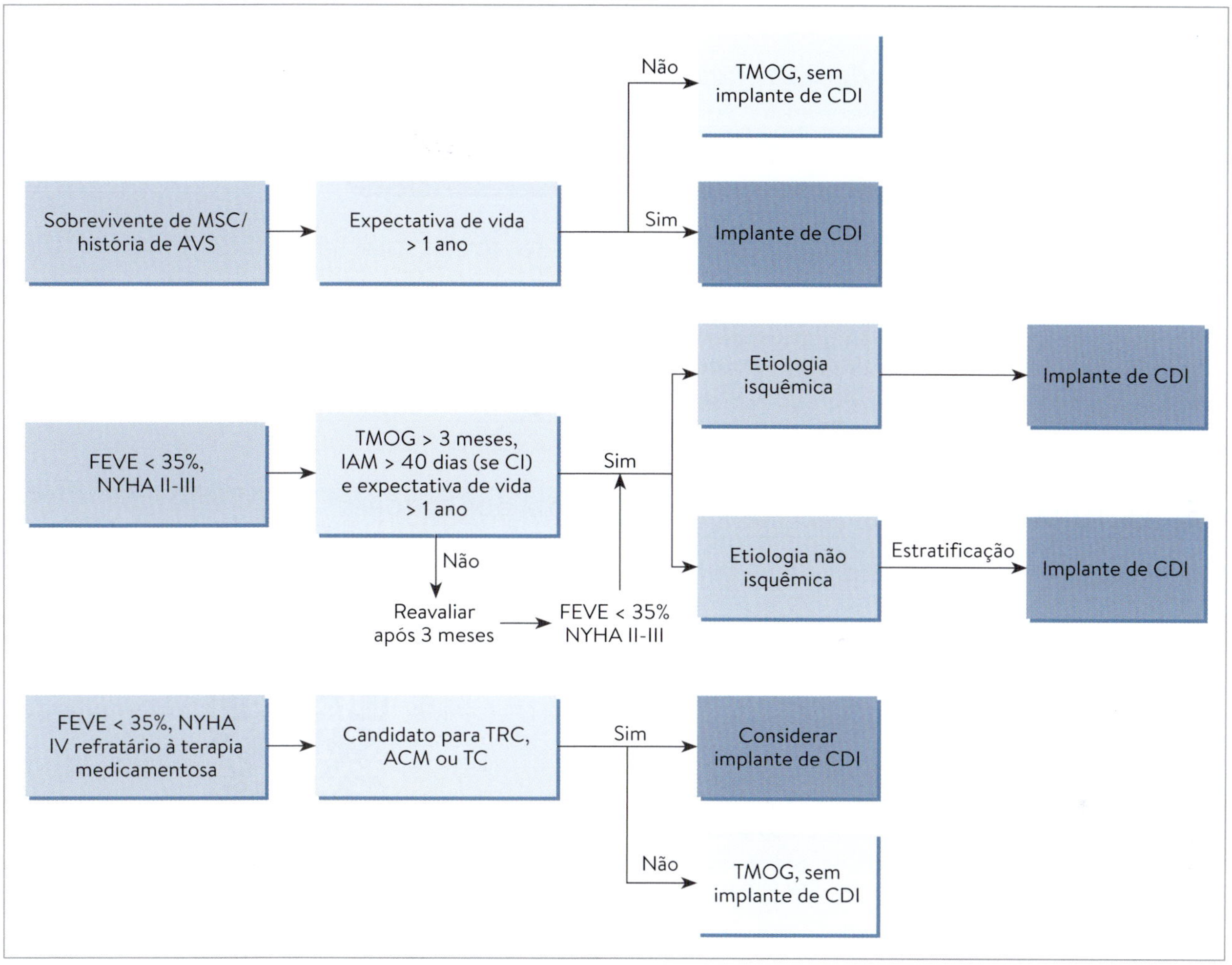

FIGURA 1 Proposta para cardiodesfibrilador implantável (CDI) em pacientes com insuficiência cardíaca. MSC: morte súbita cardíaca; AVS: arritmia ventricular sustentada; FE: fração de ejeção; NYHA: New York Heart Association; TMOG: terapia médica otimizada baseada em guidelines; IAM: infarto agudo do miocárdio; CI: cardiopatia isquêmica; TC: transplante cardíaco; ACM: assistência circulatória mecânica.

TABELA 2 Recomendação para cardiodesfibrilador implantável (CDI) em pacientes com insuficiência cardíaca

Recomendações	SBC 2018		ESC 2016		AHA 2017	
	Classe	NE	Classe	NE	Classe	NE
Sobreviventes de PC em razão de AVS excluindo-se causas reversíveis	I	A	I	A	I	A (CI) B (NI)
FE ≤ 35%, NYHA II-III, etiologia isquêmica, > 40 dias após IAM e > 90 dias após CRM, com TMO e expectativa de vida > 1 ano	I	A	I	A	I	A
FE ≤ 35%, NYHA II-III, etiologia não isquêmica, com TMO e expectativa de vida > 1 ano	IIA	A	I	B	I	A

PC: parada cardíaca; AVS: arritmia ventricular sustentada; FE: fração de ejeção; NYHA: New York Heart Association; IAM: infarto agudo do miocárdio; CRM: cirurgia de revascularização do miocárdio; TMO: terapia médica otimizada.

CONSIDERAÇÕES FINAIS

CDI é uma estratégia de tratamento com potencial de mudar a história natural da IC. Infelizmente, a taxa de uso para pacientes potencialmente elegíveis em todo o mundo é extremamente baixa. Parte da baixa adesão ao uso de CDI se deve ao alto custo da terapia, particularmente nos cenários de prevenção primária. Nesse contexto, a estratificação utilizando marcadores que identificam pacientes de alto e baixo risco de eventos arrítmicos se faz necessária, visando racionalizar o uso de CDI para aqueles pacientes que podem ter maior benefício clínico. Idealmente, essas estratégias, baseadas em preditores prognósticos, deveriam ser testadas em estudos prospectivos.

O QUE AS DIRETRIZES RECOMENDAM

- Rohde LEP, Montera MW, Bocchi EA, Clausel NO, Albuquerque DC, et al. Diretriz Brasileira de Insuficiência Cardíaca Crônica e Aguda. Arq Bras Cardiol. 2018;111(3):436-539.
- McDonagh TA, Metra M, Adamo M, et al. 2021 ESC guidelines for the diagnosis and treatment of acute and chronic heart failure: developed by the Task Force for the Diagnosis and Treatment of Acute and Chronic Heart Failure of the European Society of Cardiology (ESC) with the special contribution of the Heart Failure Association of the ESC. Eur Heart J. 2021;42:3599-726.

LEITURA SUGERIDA

1. Alvarez CK, Cronin E, Baker WL, Kluger J. Heart failure as a substrate and trigger for ventricular tachycardia. J Interv Card Electrophysiol. 2019;56:229-47.
2. Antiarrhythmics versus Implantable Defibrillators (AVID) Investigators. A comparison of antiarrhythmic-drug therapy with implantable defibrillators in patients resuscitated from near-fatal ventricular arrhythmias. N Engl J Med. 1997;337:1576-84.
3. Buxton AE, Lee KL, Fisher JD, Josephson ME, Prystowsky EN, Hafley G. A randomized study of the prevention of sudden death in patients with coronary artery disease. Multicenter Unsustained Tachycardia Trial Investigators. N Engl J Med. 1999;341:1882-90.
4. Di Marco A, Brown PF, Bradley J, Nucifora G, Claver E, et al. Improved risk stratification for ventricular arrhythmias and sudden death in patients with nonischemic dilated cardiomyopathy. J Am Coll Cardiol. 2021;77(23):2890-905
5. Køber L, Thune JJ, Nielsen JC, Haarbo J, Videbæk L, Korup E, et al. Defibrillator implantation in patients with nonischemic systolic heart failure. N Engl J Med. 2016;375:1221-30.
6. Marcondes-Braga FG, Moura LAZ, Issa VS, Vieira JL, Rohde LE, Simões MV, et al. Atualização de tópicos emergentes da Diretriz de Insuficiência Cardíaca–2021. Arq Bras Cardiol. 2021.
7. Moss AJ, Hall WJ, Cannom DS. Multicenter Automatic Defibrillator Implantation Trial Investigators. Improved survival with an implanted defibrillator in patients with coronary disease at high risk for ventricular arrhythmia. N Engl J Med.1996;335:1933-40.
8. Pimentel M, Zimerman A, Chemello D, Giaretta V, Andrades M, et al Predictors of serious arrhythmic events in patients with nonischeic heart failure. J Interv Card Electrophysiol. 2017;48(2):131-139.
9. Rohde LEP, Vaduganathan M, Claggett BL, Polanczyk CA, Dorbala P, et al. Dynamic changes in cardiovascular and systemic parameters prior sudden cardiac death in heart failure with reduced ejection fraction: a PARADIGM-HF analysis Eur J Heart Fail. 2021;23(8):1346-56.
10. Saur B, Smith B, Yance CW. Heart failure and sudden cardiac death card. Electrophysiol Clin. 2017;9(4):709-23.

NOTA DOS EDITORES

Este capítulo possui bibliografia adicional, recomendada pelos autores, na plataforma digital complementar do livro. Para acesso a esse material, utilize o QR code abaixo, digite a senha: **COMPLEMENTO2022** e faça seu cadastro.

2

Indicações e resultados da terapia de ressincronização e novas modalidades de estimulação

Dirceu Rodrigues Almeida
Flávio de Souza Brito

DESTAQUES

- O alargamento do QRS (> 120 m/s) associado ao bloqueio de ramo esquerdo (BRE) ocorre em cerca de 15 a 25% dos pacientes com insuficiência cardíaca e tem se mostrado um fator de mau prognóstico.
- A dissincronia elétrica e mecânica, intra e interventricular, secundárias ao alargamento do QRS e BRE ocasionam consequências deletérias cardíacas como redução do débito cardíaco, aumento do consumo de oxigênio miocárdico, piora do refluxo mitral e remodelamento desfavorável.
- A terapia de ressincronização ventricular (TRV) modula favoravelmente a ativação neuro-hormonal e o processo de remodelamento ventricular em pacientes com insuficiência cardíaca com fração de ejeção reduzida (ICFER). Em pacientes com FE ≤ 35%, em CF II-III, portadores de QRS ≥ 150 ms, a TRV foi capaz de reduzir morte e hospitalização por IC.
- Não existem evidências científicas suficientes para indicar a TRV em pacientes com QRS estreito, fibrilação atrial e em portadores de bloqueio de ramo direito (BRD).
- Atualmente, formas diversas de estimulação ventricular têm sido avaliadas. A estimulação do feixe de His e a estimulação direta do ramo esquerdo são as mais promissoras até o momento.

Na evolução da disfunção ventricular, aproximadamente 15 a 25% dos pacientes portadores de insuficiência cardíaca (IC) apresentam QRS alargado (> 120 ms), mais frequentemente decorrente de bloqueio da condução pelo ramo esquerdo (BRE), e essa prevalência aumenta com a progressão da doença. O BRE e o aumento na duração do QRS têm se mostrado fortes marcadores de pior prognóstico, estando relacionados a um maior comprometimento miocárdico funcional, principalmente pela presença da dissincronia interventricular observada, com frequência, nessa condição. Na ocorrência de BRE, a ativação ventricular esquerda se faz através do septo interventricular, pelo estímulo oriundo do ventrículo direito, resultando em um retardo significativo entre o início da contração ventricular direita e esquerda e consequente atraso nas aberturas e fechamentos das válvulas aórtica e mitral. Esse retardo de despolarização determina a assincronia de contração interventricular que é responsável por alterações hemodinâmicas e mecânicas que irão comprometer o desempenho ventricular esquerdo e determinar um impacto negativo na evolução dos pacientes com IC de fração de ejeção reduzida (ICFEr).

Em pacientes portadores de disfunção ventricular esquerda, com BRE, a duração do QRS tem correlação positiva com a presença e grau de dissincronia elétrica e mecânica intraventricular e interventricular. As consequências deletérias da dissincronia são redução do débito cardíaco, aumento do consumo de oxigênio, encurtamento do tempo de enchimento ventricular, favorecimento de insuficiência valvular mitral e remodelação desfavorável dos átrios e ventrículos. O encurtamento do tempo de ativação ventricular com marca-passo biventricular (estimulação simultânea dos ventrículos), objetivando sincronizar a contração biventricular, associado a um eletrodo atrial para sincronização atrioventricular, determina um melhor padrão de contração, melhor eficiência energética com redução do consumo de oxigênio, prolongamento do tempo diastólico com melhora da perfusão miocárdica e redução do refluxo mitral.

Por meio desses efeitos hemodinâmicos benéficos, a terapia de ressincronização ventricular (TRV) modula favoravelmente a ativação neuro-hormonal e o processo de remodelação ventricular, efeitos que podem implicar em redução de mortalidade. A partir desse conceito fisiopatológico da dissincronia e suas consequências vários estudos foram conduzidos para se demonstrar benefícios da TRV na IC. Os estudos observacionais iniciais demonstram efeitos benéficos da TRV em vários parâmetros clínicos e laboratoriais, como melhora da classe funcional, aumento da tolerância ao esforço, aumento de fração de ejeção, melhora do índice de *performance* miocárdica, melhora de função diastólica e redução no grau de refluxo mitral, mas a despeito da melhora observada em vários parâmetros clínicos, nenhum desses estudos foi capaz de demonstrar redução de mortalidade com TRV. Entretanto, esses estudos iniciais apresentam limitações metodológicas importantes como casuísticas pequenas, não randomização, intervenções não cegas, inclusão de diferentes etiologias, pacientes não otimamente tratados, com graus variados de duração do QRS para inclusão (variando de 120 a 180 ms) e com períodos curtos de acompanhamento (4 a 48 semanas). A despeito dos resultados positivos em parâmetros clínicos, hemodinâmicos e eletromecânicos esses estudos revelaram uma série de problemas. O local de posicionamento do eletrodo no ventrículo esquerdo através da veia cardíaca posterior não é factível em 5 a 10% dos pacientes e falhas na captação local do estímulo podem ser causadas pela presença de fibrose no local do implante do eletrodo, comprometendo o limiar de estimulação e facilitando a falência tardia de captura, o que ocorre em 5 a 10% dos casos. Esses estudos também permitiram a documentação de que 30 a 40% dos pacientes não se beneficiavam da TRV, os chamados "não respondedores".

Minimizando as limitações dos estudos anteriores, foi conduzido o estudo CARE-HF que diferiu dos anteriores por randomizar um maior número de pacientes e incluir a documentação ecocardiográfica da dissincronia de contração nos pacientes com duração do QRS < a 150 ms, como critério de inclusão. O estudo foi multicêntrico, internacional, randomizado e comparou os efeitos da ressincronização ventricular diante do tratamento farmacológico otimizado em pacientes com ICFEr (fração de ejeção ≤ 35%), em classes funcionais III e IV, com QRS ≥150 ms e presença de dissincronia de contração ecocardiográfica para os pacientes com QRS entre 120 e 149 ms. O objetivo primário do estudo foi a avaliação de eventos combinados de mortalidade total por qualquer causa e/ou hospitalização não planejada por um evento cardiovascular maior. Os objetivos secundários foram frequência de hospitalizações por IC, qualidade de vida e função ventricular. Em um segmento médio de 29 meses verificou-se uma redução relativa de risco para os eventos combinados (morte ou hospitalização) de 37% ($p < 0,001$). Também se verificou resultado positivo na redução de 46% hospitalização por IC ($p < 0,001$), melhoria de qualidade de vida, maior tolerância ao esforço, maior fração de ejeção, redução de cavidade ventricular e redução da área de regurgitação mitral. Os benefícios foram idênticos para os pacientes com cardiopatia isquêmica e não isquêmica. Esse estudo se diferenciou dos demais por demonstrar redução de mortalidade com a utilização TRV em um grupo selecionado de pacientes com IC. A diferença em relação aos estudos anteriores poderia ser atribuída a um critério mais rigoroso de seleção dos pacientes, associando a documentação da dissincronia de contração (que é corrigida pela ressincronização), para os pacientes com QRS inferior a 150 ms, além da inclusão de uma população mais grave e, portanto, com maior probabilidade de eventos. Em uma análise de evolução tardia do estudo CARE-HF os benefícios da TRV em redução de mortalidade foram mantidos.

Baseando-se nos resultados desse estudo as diretrizes adotaram a TRV no tratamento da ICFEr com grau de recomendação I nível de evidência A para pacientes com as seguintes características: IC sintomática em classe funcional II a IV ambulatorial, em ritmo sinusal, com tratamento farmacológico otimizado, fração de ejeção ≤ 35%, diâmetro diastólico > 55 mm e QRS ≥ 120 ms. Os pacientes em classe funcional IV estáveis em nível ambulatorial teriam indicação com nível de evidência B.

Não existem evidências científicas suficientes para indicar a TRV em pacientes com QRS estreito, fibrilação atrial e em portadores de bloqueio de ramo direito (BRD).

A despeito de consistentes benefícios da TRV na redução de morbidade e mortalidade em pacientes com ICFEr, essa modalidade terapêutica apresenta várias limitações e algumas questões não resolvidas que dificultam a sua efetiva implementação na prática clínica. A despeito de uma criteriosa seleção de pacientes para a indicação da TRV existe uma taxa elevada (25 a 30%) de não respondedores. A identificação dos pacientes "não respondedores" é fundamental para evitar indicações fúteis ou não custo-efetivas. O critério de indicação baseado em duração do QRS ≥ 120 ms deverá ser reconsiderado, visto que 30% dos pacientes com BRE não apresentam dissincronia mecânica quando avaliados pelos métodos de imagem, deixando claro que dissincronia elétrica não necessariamente indica dissincronia mecânica.

Quando se analisam os estudos com resultados positivos e as metanálises verifica-se que a redução de risco de eventos ocorre principalmente em pacientes com QRS alargado pelo BRE com duração de QRS acima de 150 ms, indicando que os pacientes com BRD ou BRE com QRS inferior a 150 ms não apresentam o mesmo benefício clínico com a TRV. Essas informações sugerem que o eletrocardiograma ainda deve ser o melhor método de diagnóstico complementar para seleção dos candidatos à TRV.

A ecocardiografia bidimensional com os recursos de Doppler tecidual, da técnica do *tissue tracking*, vem se tornando uma ferramenta importante para uma melhor seleção dos pacientes candidatos a TRV. Atrasos regionais de contração e de relaxamento ventricular tanto intraventricular como interventricular, decorrentes de atrasos eletromecânicos, podem ser bem caracterizados pelo Doppler tecidual. Retardos eletromecânicos acima de 60 ms nas regiões basais são altamente indicativos de dissincronia intraventricular. A despeito de não estar contempladas as diretrizes, uma criteriosa caracterização da dissincronia mecânica interventricular e intraventricular com a utilização das técnicas modernas de ecocardiografia com Doppler tecidual é um pré-requisito importante para se obter o máximo benefício da TRV nos pacientes com ICFER.

A área de fibrose ventricular e a sua extensão mural (transmuralidade) no local de implante do eletrodo ventricular esquerdo devem ser avaliadas pela ressonância magnética na seleção dos pacientes para implante da TRV. O eletrodo ventricular esquerdo não deve ser implantado em área de fibrose extensa.

São preditores de resposta positiva à TRV os pacientes com as seguintes características: sexo feminino, miocardiopatia não isquêmica, QRS >150 ms, ritmo sinusal, ausência de fibrose no sítio de implante do eletrodo ventricular esquerdo, classe funcional II e III e ausência comorbidades importantes.

NOVAS MODALIDADES DE ESTIMULAÇÃO

A despeito dos avanços e benefícios da TRV tradicional ou biventricular observam-se ainda altas taxas de pacientes não respondedores e um elevado número de eventos adversos na evolução dos pacientes ressincronizados. No estudo CARE, os pacientes que receberam a TRV apresentaram altas taxas de eventos cardiovasculares, ou seja, taxas de hospitalização e mortalidade, respectivamente de 40% e 20%, números que podem ser influenciados pelo tipo de estimulação. A estimulação biventricular promove somente uma modesta redução na duração do QRS, fato que pode ser otimizado através de outras formas de estimulação que podem ser mais efetivas.

A estimulação direta do sistema de condução (feixe de His ou ramo esquerdo direto) para correção de bloqueios de ramos já foi postulada há mais de 40 anos, época em que os efeitos deletérios dos bloqueios na IC e o conceito de TRV ainda eram desconhecidos.

Atualmente, há um interesse crescente na tentativa de obtenção de resultados clínicos efetivos nas diversas formas estimulação ventricular, principalmente por conta das limitações da estimulação biventricular, quais sejam, incapacidade de redução expressiva da duração do QRS e falhas relacionadas ao implante do eletrodo no seio coronariano. Outro argumento é o conhecimento atual de que a maioria dos BRE ocorrem dentro do feixe de His ou na porção proximal do ramo esquerdo.

ESTIMULAÇÃO DO FEIXE DE HIS

A possibilidade de estimular diretamente o feixe de His ou o sistema de condução (ramo esquerdo) com uma entrega de ressincronização mais fisiológica tem sido investigada e apresenta resultados iniciais promissores. A estimulação direta ao nível do feixe de His, por restaurar a condução fisiológica do estímulo aos dois ramos, é relevante, especialmente em pacientes com ICFEr, por promover uma ressincronização mais efetiva. Outras vantagens dessa modalidade de estimulação é prevenir os efeitos deletérios da estimulação do ventrículo direito e evitar as complicações relacionadas a cateterizarão e implante do eletrodo no seio coronariano.

Vários estudos observacionais, a maioria ainda retrospectivos e com casuísticas pequenas, demonstram que a ressincronização através da estimulação direta do feixe de His é factível, segura e promove redução significativa da duração do QRS (média de 49,7 ms). Esses estudos têm documentado que essa modalidade de estimulação tem melhorado sintomas e proporcionado aumento na fração de ejeção (média de 14,8%).

Existem problemas técnicos que ainda precisam ser vencidos, como a falência aguda no implante em 30 a 50% dos casos, necessidade de altos limiares de estimulação, perda de limiar e desgarramento do eletrodo. Portanto, são resultados promissores que necessitam ser confrontados com a TRV tradicional em termos de redução de eventos maiores como hospitalização e redução de mortalidade em estudos randomizados.

ESTIMULAÇÃO DIRETA DO RAMO ESQUERDO

Essa modalidade de estimulação tem emergido como uma alternativa de realizar a ressincronização diretamente no sistema de condução, de maneira mais fisiológica e mais distal quando o bloqueio se encontra abaixo do feixe de His. Pequenos estudos também têm demonstrado redução significativa na duração do QRS e melhora de alguns parâmetros clínicos e de fração de ejeção. As vantagens em relação à estimulação hissiana reside no fato de ser tecnicamente mais factível, necessitar de um limiar de estimulação mais baixo e mais estável. Uma desvantagem potencial do "*pacing* direto" no sistema de condução é a ativação não fisiológica do ventrículo direito. Esse tipo de ressincronização é um avanço e parece ser ainda mais fisiológica, mas assim como ocorre com a estimulação hissiana, a experiência com essa modalidade ainda é pequena e ainda não há estudos randomizados avaliando desfechos maiores comparativos com a ressincronização tradicional.

Estudos recentes iniciaram as comparações entre as duas estratégias.

LEITURA SUGERIDA

1. Abraham WT, Fisher WG, Smith AL, Delurgio DB, Leon AR, Loh E, et al. Cardiac resynchronization in chronic heart failure. N Engl J Med. 2002;346:1845-53.
2. Abraham WT, Young JB, Léon AR, Adler S, Bank AJ, Hall SA, et al. Effects of cardiac resychronization on disease progression in patients with left ventricular systolic disfunction. Circulation. 2004;110:2864-68.
3. Auricchio A, Abraham WT. Cardiac resynchronizaton terapy: current state of the art. Circulation. 2004;109:300-7.
4. Birnie DH, Ha A, Higginson L, Sidhu K, Green M, Philippon F, et al. Impact of QRS morphology and duration on outcomes after cardiac resynchronization therapy: results from the Resynchronization-Defibrillation for Ambulatory Heart Failure Trial (RAFT). Circ Heart Fail. 2013;6:1190-8.
5. Cleland JGF, Daubert JC, Erdman E, Freemantle N, Gras D, Tavazi L, et al. The effect of cardiac resynchronization on morbidity and mortality in heart failure: from the Cardiac Resynchronization – Heart Failure (CARE-HF) Study Investigators. N Engl J Med. 2005;352:1539-49.
6. Iuliano S, Fischer SG, Karask PE, Fletcher RD, Sing SN. QRS duration and mortality in patients with congestive heart failure. Am heart J. 2002;143:1085-91.
7. Rowe MK, Kaye GC. Advances in atrioventricular and interventricular optimization of cardiac resynchronization therapy: what is the gold standard? Expert Rev Cardiovasc Ther. 2018;16:183-96.
8. Thomas G, Kim J, Lerman BB Improving cardiac resynchronisation therapy. Arrhythmia & Electrophysiology Review. 2019;8:220-7.
9. Upadhyay GA, Vijayaraman P, Nayak HM, Verma N, Dandamudi G, Sharma PS, et al. On-treatment comparison between corrective His bundle pacing and biventricular pacing for cardiac resynchronization: a secondary analysis of His-SYNC. Heart Rhythm. 2019;16:1797-807.
10. Vinther M, Risum N, Svendsen JH, Møgelvang R, Philbert BT. A randomized trial of His pacing versus biventricular pacing in symptomatic HF patients with left bundle branch block (His-alternative). JACC Clin Electrophysiol. 2021.

NOTA DOS EDITORES

Este capítulo possui bibliografia adicional, recomendada pelos autores, na plataforma digital complementar do livro. Para acesso a esse material, utilize o QR code abaixo, digite a senha: **COMPLEMENTO2022** e faça seu cadastro.

3

Revascularização miocárdica na insuficiência cardíaca com fração de ejeção reduzida

Pedro Silvio Farsky
Barbara Porto Valente
Fernando Antibas Atik

DESTAQUES

- Em pacientes portadores de disfunção grave do ventrículo esquerdo (VE) e passíveis de revascularização miocárdica, o tratamento de escolha é a CRM.
- O benefício da cirurgia de revascularização do miocárdio (CRM) ocorre independentemente da presença de viabilidade.
- A presença de viabilidade miocárdica está associada com melhora da fração de ejeção do ventrículo esquerdo (FEVE) independentemente do tratamento e melhor prognóstico.
- A pesquisa de viabilidade miocárdica pode contribuir para a definição da estratégia terapêutica em casos selecionados, em que a relação risco/benefício seja duvidosa.
- Em pacientes uniarteriais, a presença de viabilidade miocárdica é fundamental para a decisão terapêutica.

INTRODUÇÃO

Cardiomiopatia isquêmica é definida como uma grave disfunção do ventrículo esquerdo (VE), com fração de ejeção (FEVE) ≤ 35 a 40%, causada por doença arterial coronariana (DAC). A DAC é a causa mais frequente de morte em todo o mundo e a mais comum de falência cardíaca.

O tratamento da cardiomiopatia isquêmica tem apresentado importantes evoluções na terapia farmacológica nos implantes de dispositivos de ressincronização, desfibriladores, intervenção coronária percutânea (ICP) e, finalmente, cirurgia de revascularização do miocárdio (CRM). A pesquisa e identificação de viabilidade miocárdica tem apresentado importantes modificações, influenciadas por essas novas terapias e procedimentos.

CIRURGIA DE REVASCULARIZAÇÃO DO MIOCÁRDIO

Em pacientes com insuficiência cardíaca com fração de ejeção reduzida (ICFER) de causas isquêmicas, a cirurgia de revascularização do miocárdio é superior ao tratamento médico isolado, associado à melhora de sobrevida, com redução de morte por todas as causas, morte cardiovascular e morte ou hospitalização por causas cardíacas, sendo considerado indicação classe I-B pela European Society of Cardiology (ESC) 2018.

Estudos randomizados comparando a revascularização miocárdica cirúrgica *vs.* terapia médica otimizada existem apenas no âmbito do STICH *trial*. Esse estudo envolveu 1.212 pacientes com disfunção ventricular grave, definida por FEVE ≤ 35% e artérias coronárias passíveis de revascularização. O desfecho primário foi o de morte por todas as causas (Figura 1).

Todos os pacientes apresentavam doença coronária passível de tratamento cirúrgico e foram randomizados para tratamento médico isolado ou associado com a CRM. A publicação inicial de 5 anos de acompanhamento não demonstrou redução do desfecho primário, pela análise de intenção de tratar. No entanto, duas análises pré-especificadas envolvendo os pacientes que foram submetidos à cirurgia de revascularização miocárdica na randomização ou no primeiro ano de acompanhamento já demonstravam redução do desfecho primário, de morte por todas as causas.

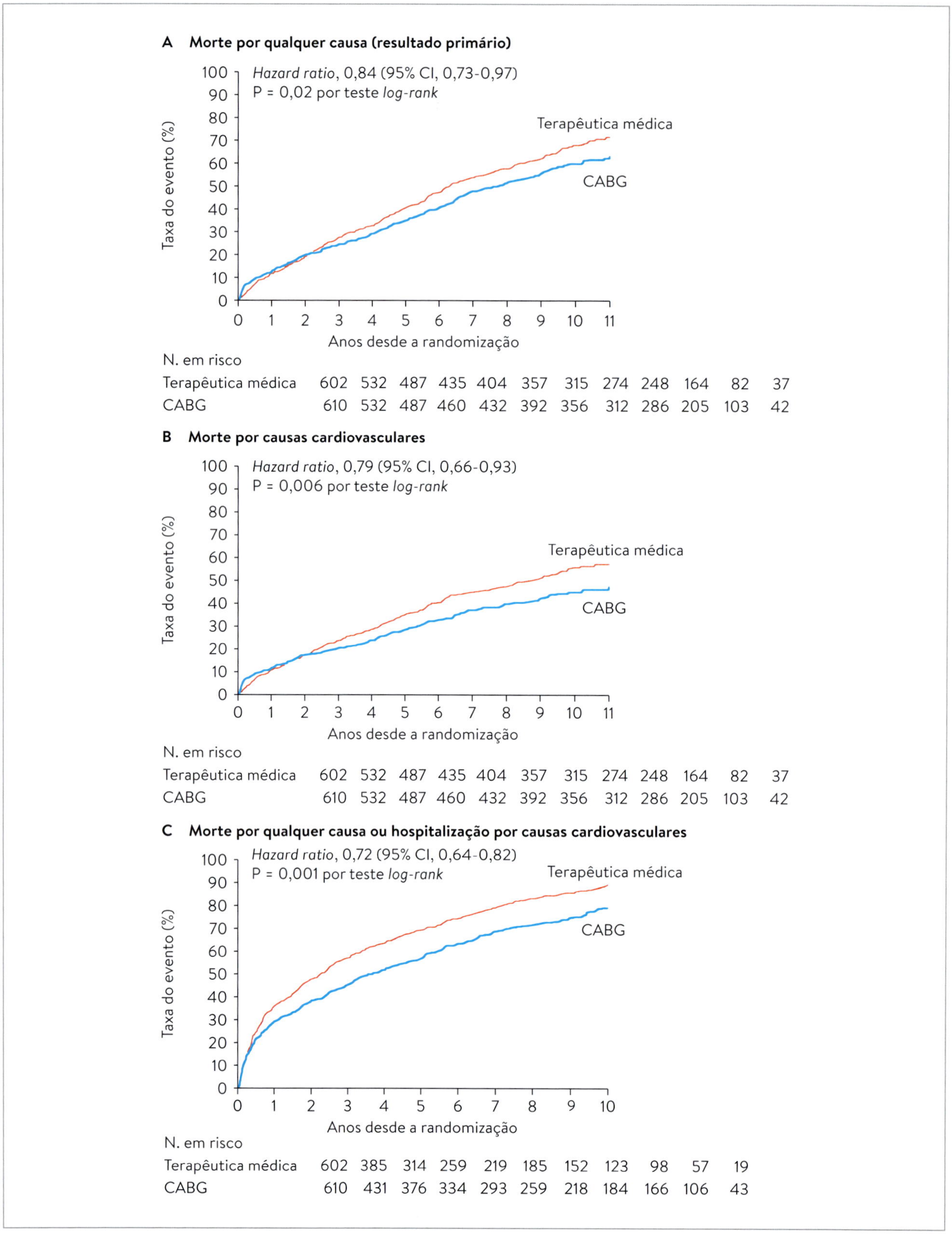

FIGURA 1 Estimativas de Kaplan-Meier nas taxas de morte por todas as causas, morte por causas cardiovasculares e mortes por qualquer causa ou hospitalização por causas cardiovasculares.

Fonte: adaptada de Velazquez et al., 2016.

Na publicação de Velazquez et al., com 10 anos de acompanhamento, foi demonstrada uma redução na taxa de mortes por todas as causas de 58,9% *vs.* 66,1% (HR 0,84; 0,73-0,97 P = 0,02), morte por causas cardiovasculares (HR 0,79; IC 95%, 0,66-0,93; P = 0,006) e no desfecho combinado de mortes por todas as causas ou hospitalização por causas cardiovasculares, 76,6 *vs.* 87% (HR 0,72; IC 95%; 0,64-0,82) nos pacientes submetidos a CRM em adição ao tratamento médico em comparação aos pacientes que receberam tratamento médico apenas.

Com base nessas reduções absolutas da mortalidade total e cardiovascular em longo prazo, a cirurgia de revascularização miocárdica associada à terapia farmacológica otimizada está indicada nos pacientes com doença arterial coronariana e FEVE ≤ 35%, recebendo indicação I-B.

CIRURGIA DE REVASCULARIZAÇÃO DO MIOCÁRDIO EM SUBGRUPOS

Panza et al. identificou três variáveis anatômicas como importantes fatores prognósticos: presença de acometimento triarterial, FEVE abaixo da média do estudo (27%) e índice de volume sistólico final acima da média (79 mL/m^2). Essas variáveis estão relacionadas à maior gravidade, e esses pacientes recebem o maior benefício da CRM. A isquemia miocárdica induzível não identificou pacientes com pior prognóstico ou com maior benefício da CRM sobre o tratamento médico isolado. Pacientes portadores de diabetes no estudo apresentavam maior incidência de doença triarterial, menores volumes do VE e maior FEVE em relação aos não portadores de diabetes. A CRM não demonstrou maior benefício nos diabéticos em relação aos não diabéticos.

A CRM reduziu os modos mais comuns de mortalidade, a morte súbita e eventos por falência de bomba. E aumentou o número de mortes pós-procedimento, enquanto o número de mortes por infarto agudo do miocárdio foi reduzido.

TERAPIA FARMACOLÓGICA NA DAC E ICFER

A terapia farmacológica baseada em evidências inclui fármacos para o tratamento da DAC e disfunção do VE. A DAC é sempre tratada com redutores de colesterol e antiplaquetários. Doses elevadas de estatinas de alta potência, associação com ezetimiba e, finalmente, o uso de i-PCSK9 são medidas que reduzem a mortalidade. Antiplaquetários isoladamente, como a aspirina, ou em associação com tienopiridínicos, como clopidogrel, ticagrelor e prasugrel ou mesmo inibidores do Xa, como a rivaroxabana em doses vasculares, têm demonstrado redução de mortalidade em casos selecionados. No tratamento da ICFER, fármacos como I-ECA/BRA/ARNI, betabloqueadores, antagonistas receptores mineralocorticoides e atualmente i-SGLT2 são associados com menor mortalidade. Todas essas classes terapêuticas devem ser sempre utilizadas quando não houver contraindicações.

Tecidos viáveis disfuncionantes podem apresentar melhora da contratilidade segmentar quando em uso de betabloqueadores. Esses fármacos podem melhorar a função de tecidos miocárdicos viáveis pela redução do consumo de oxigênio e aumento da perfusão diastólica, conforme demonstrado no estudo CHRISTMAS.

A terapia médica otimizada em pacientes com DAC e ICFER isoladamente é associada com redução da mortalidade. Entretanto, se essa associação é influenciada pela CRM não havia ainda sido comprovado. Uma subanálise do estudo STICH, por Farsky et al., avaliou o efeito da terapia médica otimizada da DAC e ICFER na evolução dos pacientes com cardiomiopatia isquêmica grave, passível de CRM. Na randomização e em 4 meses, 58,7% e 73,3% dos pacientes estavam recebendo terapia médica otimizada, respectivamente. Esses pacientes não apresentavam diferenças em relação a FEVE e volumes do VE. Em uma análise multivariada pelo modelo de COX, o uso de terapia médica otimizada na randomização foi associado com uma menor mortalidade por todas as causas (HR 0,78; IC 95%, 0,66-0,91; P = 0,04). Quando avaliado pela medicação aos 4 meses, também foi observada uma redução de mortalidade por todas as causas. Não foi observada interação entre o benefício da terapia médica otimizada e a alocação para tratamento clínico ou cirúrgico. Ou seja, independentemente da randomização para tratamento clínico ou CRM, o tratamento médico otimizado foi associado com menores taxas de mortalidade por todas as causas (Figura 2).

INTERVENÇÃO CORONÁRIA PERCUTÂNEA (ICP) NA CARDIOMIOPATIA ISQUÊMICA

As diretrizes europeias recomendam em pacientes com fração de ejeção do ventrículo esquerdo (FEVE) reduzida e DAC multiarterial a revascularização preferencialmente pela CRM, ao invés de ICP. As diretrizes dos Estados Unidos recomendam a CRM, mas não fornecem recomendações sobre ICP, favorecendo uma abordagem individualizada com base em variáveis clínicas, magnitude da disfunção sistólica do VE, preferências do paciente, julgamento clínico e avaliação do *Heart Team*.

Atualmente, não há ensaios clínicos randomizados dedicados que comparem ICP com terapia médica em pacientes com IC com FE reduzida. Os estudos comparativos entre a cirurgia de revascularização do miocárdio e a ICP no tratamento de DAC crônica excluem os pacientes com disfunção ventricular grave.

Uma metanálise com 21 estudos com 16 mil pacientes, comparando ICP com CRM em pacientes com FEVE gravemente reduzida, descobriu que a CRM estava associada com uma melhora na sobrevida (HR, 0,82; IC de 95%, 0,75-0,90), uma taxa mais baixa de infarto (HR, 0,50; 95%

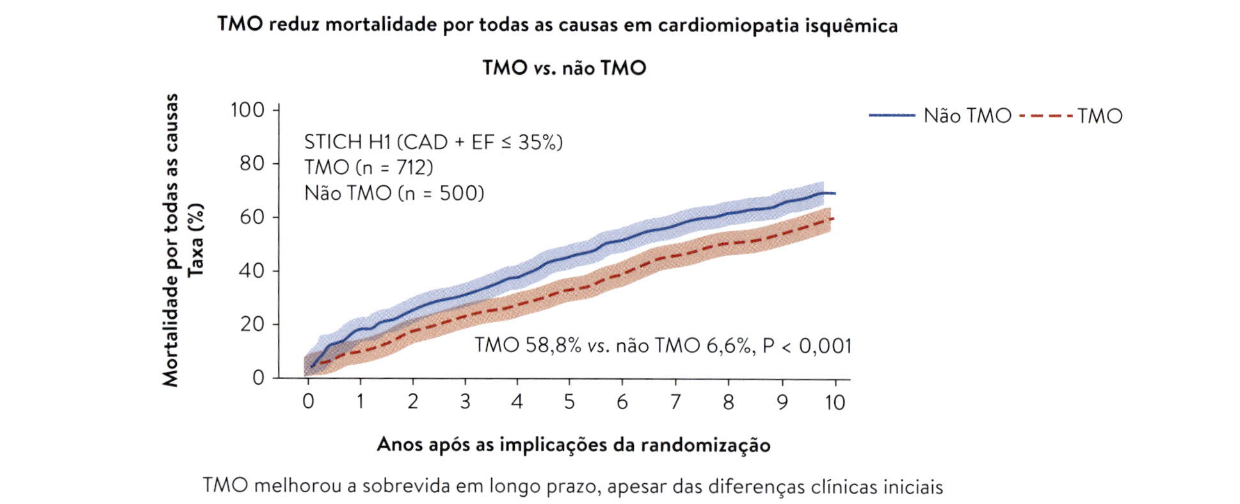

FIGURA 2 Tratamento médico otimizado (TMO) associado com menores taxas de morte, independentemente do benefício da cirurgia de revascularização miocárdica (CRM).

Fonte: adaptada de Farsky et al., 2021..

IC, 0,36-0,68) e uma taxa mais baixa de revascularização subsequente (HR, 0,34; IC de 95%, 0,24-0,47).

Um recente estudo, publicado no JAMA em 2020, examinou os resultados de longo prazo de ICP *vs.* CRM em pacientes com DAC e FEVE < 35%. Entre os 4.794 pacientes na coorte combinada, aqueles que se submeteram a ICP em comparação com CRM tiveram taxas mais altas de mortalidade por todas as causas em 30 dias (4,8% *vs.* 4,0%), morte por doença cardiovascular (3,5% *vs.* 2,8%), MACE (19,8% *vs.* 8,3%), revascularização subsequente (10,9% *vs.* 3,2%) e hospitalização por MI (7,8% *vs.* 1,4%) ou IC (5,6% *vs.* 3,0%) (Figura 3).

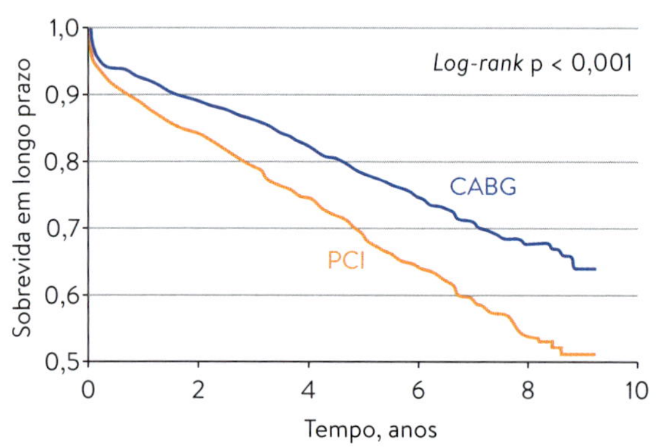

N. em risco						
CABG	2397	1929	1375	818	304	0
PCI	2397	1717	1033	496	152	0

FIGURA 3 Estimativa de sobrevida em longo prazo após intervenção coronária percutânea (ICP) *vs.* cirurgia de revascularização do miocárdio (CRM).

Fonte: Sun et al., 2020.

Os achados do presente estudo podem ser explicados por uma maior frequência de revascularização completa. Além disso, a CRM protege contra o desenvolvimento de novas lesões proximais e intermediárias, e fornece um leito distal capaz de gerar colaterais caso necessário.

Em um subestudo do ISCHEMIA, Lopes et al. (*International Study of Comparative Health Effectiveness With Medical and Invasive Approaches*) evidenciaram que, no subgrupo com antecedentes de IC ou FEVE 35% a 45%, uma abordagem invasiva inicial foi associada a uma melhor sobrevida livre de eventos. Nesse estudo, não foram incluídos pacientes com FEVE ≤ 35% em razão de esse benefício ter sido previamente evidenciado no estudo STICH.

Um importante estudo ainda em curso é o REVIVED (*REVascularisation for Ischaemic VEntricular Dysfunction*), sendo o primeiro ensaio clínico randomizado desenhado para avaliar a ICP na disfunção ventricular esquerda isquêmica grave capaz de fornecer os primeiros dados randomizados sobre a eficácia e segurança da ICP na disfunção ventricular.

PESQUISA DE VIABILIDADE MIOCÁRDICA

A viabilidade miocárdica é definida pela capacidade de recuperação contrátil, após revascularização, do miocárdio disfuncionante secundário à redução no fluxo sanguíneo por lesão aterosclerótica grave.

A presença de viabilidade miocárdica está associada à melhora da sobrevida e da função ventricular esquerda (fração de ejeção) após revascularização em comparação com a terapia medicamentosa isolada, e essa melhora está relacionada à quantidade de segmentos viáveis.

Existem algumas técnicas de imagem diferentes capazes de detectar a viabilidade miocárdica em pacientes com cardiomiopatia isquêmica. Essas técnicas envolvem diferentes mecanismos, como avaliação do metabolismo cardíaco pelo uso da glicose como o PET – FDG, avaliação da perfusão e integridade da membrana celular, como o SPECT – tálio, avaliação da reserva contrátil, como o ecocardiograma com baixa dose de dobutamina, assim como avaliação de áreas de fibrose, com a técnica de realce tardio por meio da infusão de gadolínio na ressonância magnética (Tabela 1).

TABELA 1 Método de imagem para avaliação de viabilidade

Imagem	Indicador
Imagem nuclear:	
▪ PET ou SPECT WITH 18 - FDG	Uso de glicose
▪ SPECT (tálio 201)	Perfusão, integridade da membrana celular
▪ SPECT (tecnécio 99)	Perfusão, integridade da membrana celular e integridade mitocondrial
Ecocardiograma com dobutamina	Reserva contrátil
Ressonância magnética:	
▪ Dobutamina	Reserva contrátil
▪ Realce tardio	Ausência de realce tardio

Uma metanálise de 2002 de 24 estudos de viabilidade não randomizados envolvendo 3.088 pacientes com doença arterial coronariana e disfunção ventricular esquerda, com FEVE média de 32%, identificou que pacientes com viabilidade miocárdica tiveram uma redução significativa de 80% na mortalidade anual com a revascularização, enquanto não houve diferença na mortalidade anual com revascularização em pacientes sem viabilidade miocárdica. Além disso a mortalidade anual foi significativamente maior em pacientes tratados clinicamente quando a viabilidade estava presente *vs.* ausente (16% *vs.* 6,2%, p = 0,001). Ressalta-se que esses estudos são retrospectivos, em geral centro-únicos e realizados antes da presença de terapia médica otimizada. Após a avaliação do risco de cada paciente, associada aos dados da presença ou não de viabilidade e dados angiográficos, decidia-se quais pacientes eram favoráveis ao tratamento cirúrgico ou mantidos em tratamento clínico apenas. Existe um forte *bias* na escolha dos melhores pacientes para o tratamento cirúrgico e os de maior risco permanecendo em tratamento clínico. Portanto, os dados de sobrevida aqui encontrados devem ser analisados com extrema cautela.

Pacientes com ICFER e graves lesões coronarianas, como lesões críticas nas três artérias ou lesão de tronco, não são submetidos a exames de viabilidade, pois têm indicação cirúrgica de imediato, independentemente da presença ou não de viabilidade miocárdica e, portanto, não são incluídos nos estudos retrospectivos de viabilidade.

O subestudo de viabilidade do STICH, prospectivo e randomizado, em pacientes com disfunção grave do VE e DAC, identificou como viáveis 81% dos pacientes. Pacientes com viabilidade miocárdica apresentaram menores taxas de mortalidade em relação aos sem viabilidade miocárdica (HR 0,64; IC 95%; 0,48-0,86; P = 0,003). Entretanto, após ajuste de outras variáveis significativas em um modelo multivariado, o status pré-especificado de viabilidade não foi mais significativo (P = 0,21) (Figura 4).

A presença de viabilidade miocárdica não foi associada à melhor sobrevida. Essa falta de correlação entre viabilidade miocárdica e benefícios pela cirurgia indica que essa estratégia não deve ser a única a ser avaliada quando na tomada de decisão da estratégia de tratamento. Esse achado é diferente dos resultados encontrados nos estudos iniciais de viabilidade miocárdica.

Na análise de 10 anos destes 601 pacientes incluídos no estudo de viabilidade, não foi evidenciada associação entre viabilidade miocárdica e melhor sobrevida com a CRM. A viabilidade foi associada à melhora discreta da FEVE, tanto no tratamento cirúrgico como no tratamento

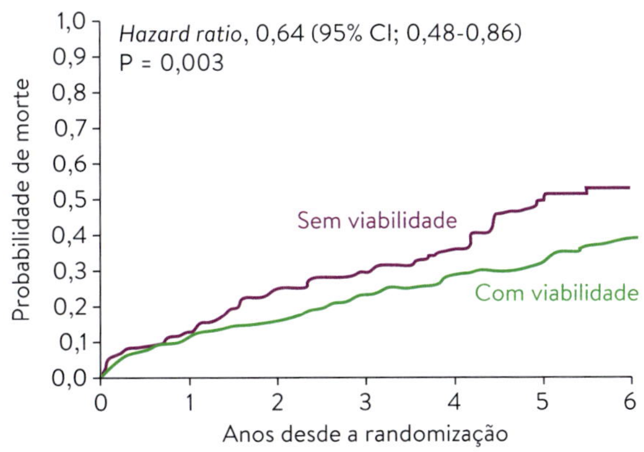

N. em risco							
Sem viabilidade	114	99	85	80	63	36	16
Com viabilidade	487	432	409	371	294	188	102

FIGURA 4 Curvas de sobrevida de Kaplan-Meier analisando a probabilidade de morte, de acordo com a presença de viabilidade miocárdica.

Fonte: Bonow et al., 2011.

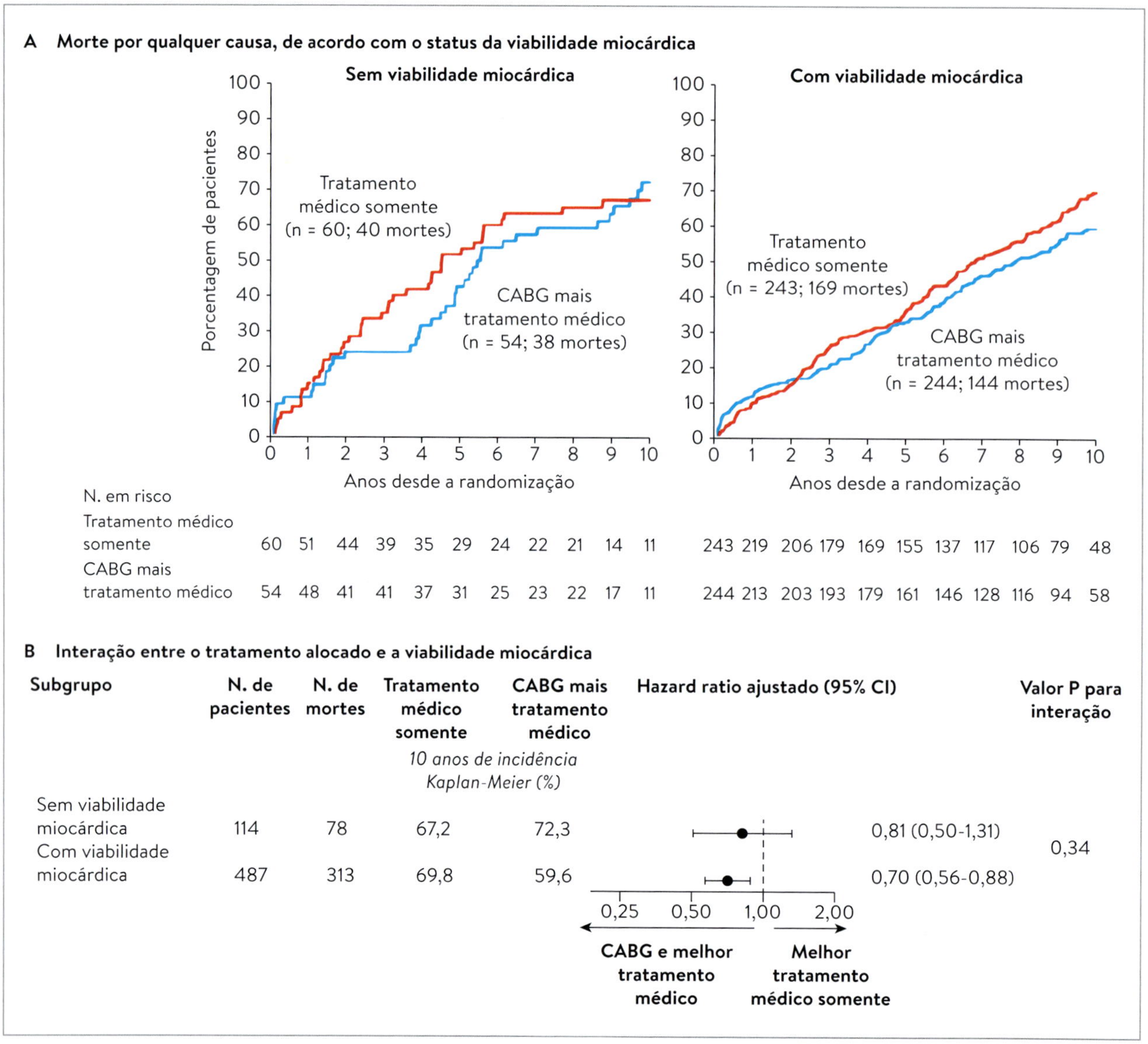

FIGURA 5 Curvas de sobrevida de Kaplan-Meier analisando a probabilidade de morte de acordo com a viabilidade miocárdica e o tratamento alocado. Não foi evidenciada interação entre viabilidade miocárdica e o benefício do tratamento cirúrgico.
Fonte: Panza et al., 2019.

médico isolado, mas essa melhora não foi relacionada à melhor sobrevida (Figura 5).

A importância do tratamento clínico otimizado atual pode ser demonstrada pelo estudo de Allman, no qual os pacientes com viabilidade mantidos em tratamento clínico apresentaram mortalidade de 16% com uma FEVE média de 32,9%, enquanto no estudo STICH, com terapia médica otimizada, pacientes com disfunção ventricular ainda mais grave, caracterizados por FEVE = 26,7%, apresentaram uma mortalidade menor, de 7,%. Isso se deve ao tratamento farmacológico atual e ausência de *bias* de seleção de pacientes.

Existe um racional biológico na associação entre ter viabilidade miocárdica e melhor sobrevida associada à revascularização. Porém, este não foi o achado do estudo STICH. Três hipóteses devem ser discutidas: (1) a viabilidade realmente não está associada à melhor sobrevida com a CRM; (2) a viabilidade está associada à melhor sobrevida e o estudo STICH não teve o poder estatístico suficiente para tal comprovação; (3) existe um benefício da viabilidade, porém, com a melhora do tratamento da insuficiência cardíaca e da prevenção de eventos coronarianos pelo tratamento da DAC, esse benefício se torna proporcionalmente muito menor, não sendo possível a identificação do benefício pelo estudo STICH. Essa terceira opção parece a mais provável para os autores.

QUANDO SOLICITAR A PESQUISA DE VIABILIDADE MIOCÁRDICA?

A presença de viabilidade miocárdica não deve ser considerada como prerrequisito para decisão da estratégia terapêutica a ser indicada, conforme corrobora o estudo STICH, no qual o benefício da revascularização cirúrgica foi independente da presença de viabilidade.

Pacientes portadores de DAC e ICFER, passíveis de CRM com baixo risco cirúrgico, devem ter essa opção cirúrgica de imediato, sem realização de provas de viabilidade. Por outro lado, pacientes de elevado risco cirúrgico devem ser mantidos em tratamento clínico, em razão do benefício de redução de mortalidade com a CRM levar anos para ser evidenciado. A pesquisa de viabilidade se restringe a um subgrupo de pacientes de risco e benefício intermediários, no qual a presença ou não de viabilidade pode ser o fiel da balança na decisão da estratégia terapêutica.

A presença de viabilidade e/ou isquemia é de fundamental importância para a decisão da estratégia a ser indicada quando pacientes uniarteriais são avaliados para revascularização da artéria acometida. Exemplo clássico é a lesão isolada de artéria descendente anterior, com disfunção do segmento miocárdico correspondente. A indicação de revascularização é apropriada na presença de viabilidade e/ou isquemia, assim como a presença de angina limitante.

LEITURA SUGERIDA

1. Authors/Task Force M, Guidelines ESCCfP, Societies ESCNC. 2019 ESC/EAS guidelines for the management of dyslipidaemias: Lipid modification to reduce cardiovascular risk. Atherosclerosis. 2019;290:140-205.
2. Bonow RO, Maurer G, Lee KL, Holly TA, Binkley PF, Desvigne-Nickens P, et al. Myocardial viability and survival in ischemic left ventricular dysfunction. N Engl J Med. 2011;364(17):1617-25.
3. Doenst T, Haverich A, Serruys P, Bonow RO, Kappetein P, Falk V, et al. PCI and CABG for treating stable coronary artery disease: JACC review topic of the week. J Am Coll Cardiol. 2019;73(8):964-76.
4. Faludi AA, Izar MCO, Saraiva JFK, Chacra APM, Bianco HT, Afiune AN, et al. Atualização da diretriz brasileira de dislipidemias e prevenção da aterosclerose. Arq Bras Cardiol. 2017;109(2 Supl 1):1-76.
5. Farsky PS, White J, Al-Khalidi HR, Sueta CA, Rouleau JL, Panza JA, et al. Optimal medical therapy with or without surgical revascularization and long-term outcomes in ischemic cardiomyopathy. J Thorac Cardiovasc Surg. 2021;S0022-5223(20)33449-8.
6. Knuuti J, Wijns W, Saraste A, Capodanno D, Barbato E, Funck-Brentano C, et al. 2019 ESC Guidelines for the diagnosis and management of chronic coronary syndromes. Eur Heart J. 2020;41(3):407-77.
7. Lopes RD, Alexander KP, Stevens SR, Reynolds HR, Stone GW, Pina IL, et al. Initial invasive versus conservative management of stable ischemic heart disease in patients with a history of heart failure or left ventricular dysfunction: Insights from the ISCHEMIA Trial. Circulation. 2020;142(18):1725-35.
8. Marcondes-Braga FG, Moura LAZ, Issa VS, Vieira JL, Rohde LE, Simoes MV, et al. Emerging Topics Update of the Brazilian Heart Failure Guideline - 2021. Arq Bras Cardiol. 2021;116(6):1174-212.
9. Neumann FJ, Sousa-Uva M, Ahlsson A, Alfonso F, Banning AP, Benedetto U, et al. 2018 ESC/EACTS Guidelines on myocardial revascularization. Eur Heart J. 2019;40(2):87-165.
10. Panza JA, Ellis AM, Al-Khalidi HR, Holly TA, Berman DS, Oh JK, et al. Myocardial Viability and Long-Term Outcomes in Ischemic Cardiomyopathy. N Engl J Med. 2019;381(8):739-48.
11. Sun LY, Gaudino M, Chen RJ, Bader Eddeen A, Ruel M. Long-term outcomes in patients with severely reduced left ventricular ejection fraction undergoing percutaneous coronary intervention vs coronary artery bypass grafting. JAMA Cardiol. 2020;5(6):631-41.
12. Velazquez EJ, Lee KL, Jones RH, Al-Khalidi HR, Hill JA, Panza JA, et al. Coronary-artery bypass surgery in patients with ischemic cardiomyopathy. N Engl J Med. 2016;374(16):1511-20.
13. Wolff G, Dimitroulis D, Andreotti F, Kolodziejczak M, Jung C, Scicchitano P, et al. Survival benefits of invasive versus conservative strategies in heart failure in patients with reduced ejection fraction and coronary artery disease: A meta-analysis. Circ Heart Fail. 2017;10(1).

NOTA DOS EDITORES

Este capítulo possui bibliografia adicional, recomendada pelos autores, na plataforma digital complementar do livro. Para acesso a esse material, utilize o QR code abaixo, digite a senha: **COMPLEMENTO2022** e faça seu cadastro.

4

Tratamento percutâneo da insuficiência mitral funcional

Lucas F. Cardoso
Pedro Felipe Gomes Nicz
Fábio Sândoli de Brito Júnior
Fabio Antônio Gaiotto

DESTAQUES

- A insuficiência mitral secundária (IMS) ocorre na ausência de alterações estruturais das cúspides da valva mitral, constante frequentemente nos pacientes com insuficiência cardíaca como um marcador de mau prognóstico.
- A dilatação progressiva do ventrículo esquerdo altera a geometria do coração, promovendo a dilatação do anel mitral e o deslocamento dos músculos papilares com tracionamento das cúspides (*tethering*).
- O tratamento cirúrgico pode ser indicado nos pacientes sintomáticos com insuficiência mitral importante refratários ao tratamento clínico otimizado.
- As evidências quanto ao impacto do tratamento cirúrgico da IMS sobre a história natural da doença são escassas, necessitando de mais estudos para esclarecer seus benefícios em longo prazo.
- A abordagem percutânea da insuficiência mitral secundária pode ser considerada em pacientes com sintomas refratários ao tratamento clínico.

TRATAMENTO CIRÚRGICO DA INSUFICIÊNCIA MITRAL SECUNDÁRIA

A insuficiência mitral secundária (IMS) moderada ou importante está presente em até um terço dos pacientes com insuficiência cardíaca com fração de ejeção reduzida, e representa um preditor independente de eventos cardíacos adversos maiores. É uma condição clínica complexa, que se desenvolve em pacientes sem alteração estrutural dos folhetos valvares, porém com alterações significativas da geometria ventricular, o que contribui para a piora e a progressão dos sinais e sintomas de insuficiência cardíaca, levando ao agravamento do remodelamento ventricular por sobrecarga de volume.

Um levantamento do banco de dados da *Cleveland Clinic* identificou 1.095 pacientes entre 2000 e 2008 com diagnóstico de insuficiência mitral moderada a importante, associada à insuficiência cardíaca. Deste total, 53% não foram submetidos ao tratamento cirúrgico e permaneceram apenas sob manejo clínico, sendo a insuficiência mitral secundária o mecanismo predominantemente presente em 90% dos casos não operados. A mortalidade dos pacientes não operados foi de 20% em 1 ano e 50% em 5 anos, além de uma proporção elevada de 41% e 90% de internações por insuficiência cardíaca descompensada entre os sobreviventes, em 1 ano e 5 anos, respectivamente.

Os objetivos principais do tratamento são a melhora dos sintomas e da qualidade de vida, a redução das hospitalizações por insuficiência cardíaca e, potencialmente, a melhora da sobrevida. A terapia medicamentosa otimizada corresponde à primeira linha de tratamento, entretanto a morbidade e a mortalidade ainda assim permanecem elevadas nesses pacientes. Apesar do tratamento cirúrgico corrigir anatomicamente a regurgitação mitral, ainda não foi possível demonstrar-se de maneira clara os benefícios da cirurgia sobre a história natural da cardiomiopatia dilatada e na melhora da sobrevida.

ANATOMIA E FISIOPATOLOGIA

A valva mitral é composta pelas cúspides anterior e posterior, separadas por duas comissuras, ambas fixadas ao ânulo fibroso mitral. Duas estruturas fibrosas triangulares reforçam a junção da valva mitral no átrio esquerdo nas extremidades da base da cúspide anterior: os trígonos fibrosos direito e esquerdo. O anel mitral possui um formato de sela não planar que varia durante o ciclo cardíaco, ocorrendo uma redução significativa do orifício da valva mitral durante a sístole, resultante da contração dos segmentos basais do coração e do deslocamento da cortina mitroaórtica. Em geral, uma superfície de coaptação com uma altura de 7 a 9 mm garante a competência da valva mitral durante a sístole, independentemente das variações fisiológicas do volume e das pressões de enchimento ventricular.

O aparato subvalvar, compreendido pelos músculos papilares (anterolateral e posteromedial) inseridos na parede do ventrículo esquerdo e pelas cordas tendíneas, dá sustentação às cúspides. O músculo papilar anterolateral é vascularizado por múltiplos ramos da artéria interventricular anterior e também por ramos diagonais ou ramos marginais da artéria circunflexa, enquanto o papilar posteromedial recebe um pequeno suprimento da artéria circunflexa ou da coronária direita. Esse fato explica por que este último é mais propenso à isquemia e disfunção secundária à doença cardíaca isquêmica. As cordas tendíneas se estendem dos músculos papilares às cúspides e podem ser divididas em três tipos, de acordo com a inserção nas cúspides: (1) corda primária (marginal). que se insere na margem livre; (2) corda secundária (intermediária). que se insere na face ventricular a certa distância da margem livre; e (3) corda terciária (basal), inserida na base da cúspide no anel mitral.

A dilatação progressiva do ventrículo esquerdo altera a geometria elíptica do coração para uma forma esférica, o que promove o deslocamento dos músculos papilares com tracionamento (*tethering*) das cordas tendíneas e das cúspides no sentido apical. Esse fenômeno também promove uma tensão excessiva sobre as cordas secundárias da cúspide anterior, distorcendo o corpo dessa cúspide e gerando uma angulação característica em forma de "gaivota", vista pelo ecocardiograma. Associada à disfunção papilar, também ocorre a dilatação do anel mitral, que perde o seu formato de sela não planar, reduzindo ainda mais a coaptação das cúspides. A classificação funcional de Carpentier categoriza a insuficiência mitral de acordo com o grau de mobilidade das cúspides, sendo a IMS comumente classificada como tipo IIIb (por mobilidade reduzida durante a sístole) e, ocasionalmente, como tipo I (por dilatação do anel) (Figura 1).

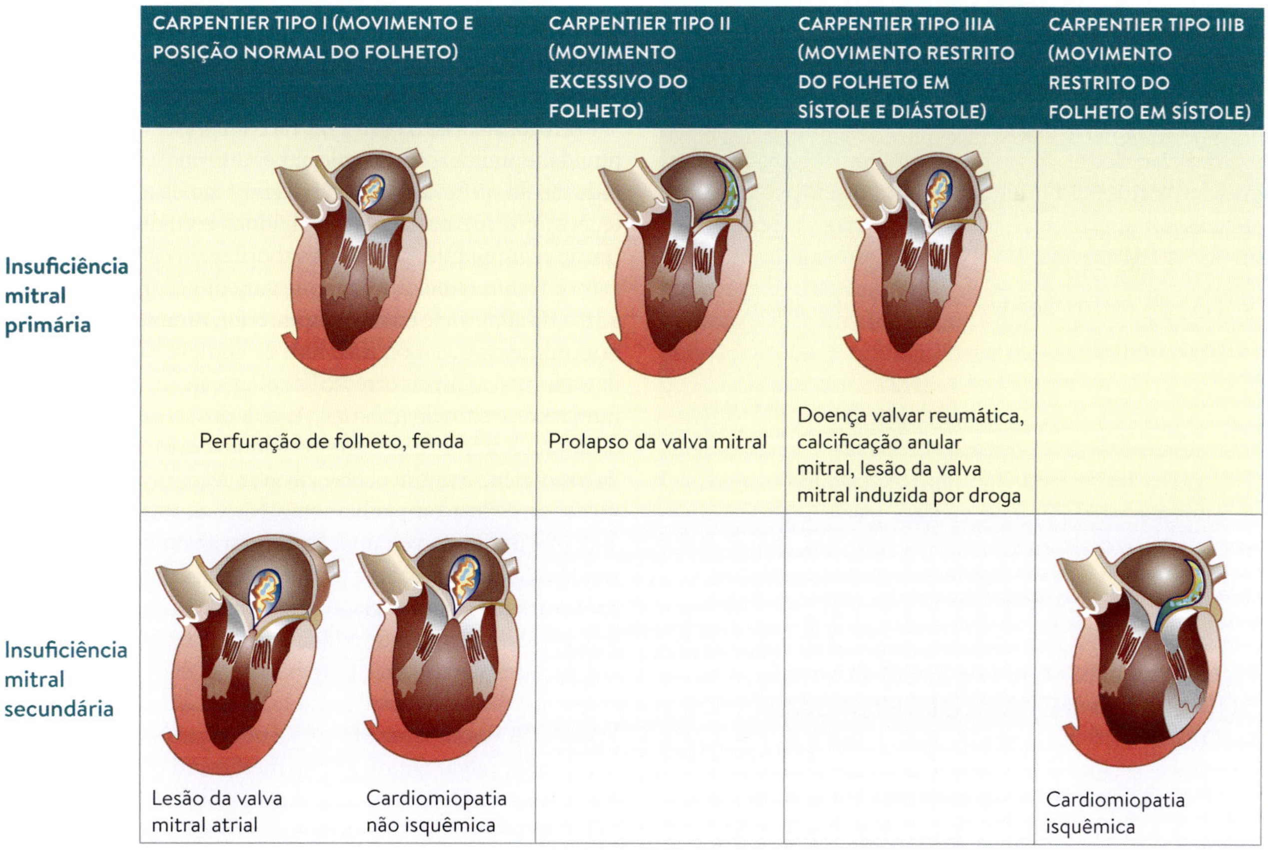

FIGURA 1 Classificação funcional de Carpentier para as lesões da valva mitral.
Adaptado de El Sabbagh et al., 2018.

INDICAÇÕES DO TRATAMENTO CIRÚRGICO

Existem controvérsias em relação à determinação da IMS anatomicamente importante. Comparada à insuficiência mitral primária, a IMS está associada a um número maior de desfechos adversos com menores áreas do orifício regurgitante efetivo (ERO). Vale salientar que o orifício regurgitante tem tipicamente um formato elíptico na insuficiência mitral secundária, sendo frequentemente subestimado na avaliação pelo Doppler por meio do método da convergência de fluxo, ainda mais se estiverem presentes múltiplos jatos. As diretrizes brasileira e norte-americana mantêm os mesmos valores para os critérios quantitativos usados na IM primária, enquanto a diretriz europeia considera como valores de corte para IMS importante: ERO ≥ 20 mm^2 e volume regurgitante ≥ 30 mL.

O prognóstico costuma ser ruim tanto para os casos de cardiomiopatia isquêmica quanto não isquêmica, porém há uma maior possibilidade de melhora na função ventricular na cardiomiopatia isquêmica, considerando-se que seja factível a realização da revascularização do miocárdio quando ainda existem áreas com viabilidade miocárdica.

De um modo geral, o tratamento cirúrgico pode ser considerado nos pacientes com IMS importante e sintomas persistentes (NYHA III ou IV) apesar do tratamento clínico otimizado (Quadro 1).

QUADRO 1 Recomendações quanto às indicações de troca valvar ou plastia da valva mitral na insuficiência mitral secundária de acordo com as diretrizes brasileira, norte-americana e europeia

Condição clínica	SBC	AHA	ESC
Cardiomiopatia isquêmica			
▪ Sintomático (NYHA III e IV)	IIb B	IIb B	IIb C
▪ Revascularização associada	IIa B	IIa B	I C (FE > 30%)
			IIa C (FE < 30%)
Cardiomiopatia não isquêmica			
▪ Sintomático (NYHA III e IV)	IIb B	IIb B	IIb C

SBC: Sociedade Brasileira de Cardiologia; AHA: American Heart Association; ESC: European Society of Cardiology; NYHA: New York Heart Association (classe funcional); FE: fração de ejeção.

TRATAMENTO CIRÚRGICO DA IMS DURANTE A REVASCULARIZAÇÃO MIOCÁRDICA

Nos casos em que o paciente será submetido à revascularização miocárdica, o tratamento concomitante da IMS ainda gera dúvidas. Habitualmente, aceita-se que nos casos em que haja insuficiência importante, esta deve ser abordada na mesma oportunidade cirúrgica, uma vez que a revascularização isolada pode diminuir o grau de regurgitação mitral em até 50% dos pacientes, por meio da melhora da contratilidade segmentar. No entanto, a insuficiência mitral residual pode contribuir para um pior prognóstico nesses pacientes, resultando em sintomas e menor sobrevida em longo prazo.

Em uma análise *post-hoc* do estudo STICH (*Surgical Treatment of Ischemic Heart Failure*), foi comparada a sobrevida dos pacientes com insuficiência mitral moderada a importante, em que se realizou ou não a plastia mitral no momento da revascularização miocárdica em relação ao tratamento clínico. O risco ajustado de mortalidade em 5 anos foi maior no grupo selecionado para o tratamento clínico comparado ao grupo em que se realizou o tratamento da valva mitral concomitantemente à revascularização miocárdica, porém não houve diferença quando a revascularização foi realizada isoladamente.

Dessa forma, deve-se optar pelo tratamento cirúrgico da valva mitral nos pacientes sintomáticos com IMS importante e fração de ejeção (FE) superior a 30% que serão submetidos à cirurgia de revascularização do miocárdio. Quando a FE é menor do que 30% e, ainda assim, existir evidência de viabilidade miocárdica com chance de revascularização, o tratamento cirúrgico também pode ser considerado.

TÉCNICAS CIRÚRGICAS

Anuloplastia mitral

A reconstrução da valva mitral com preservação da continuidade anulopapilar foi inicialmente proposta por meio da redução do orifício mitral com o emprego de anéis flexíveis (e, posteriormente, com anéis rígidos), com diminuição da fração regurgitante, porém sem abordagem do aparato subvalvar. Habitualmente, realiza-se a medida correspondente à área da superfície da cúspide anterior, reduzindo-se um a dois números na escolha do anel de anuloplastia, para que, dessa forma, a "hipercorreção" da dilatação anular possa minimizar os efeitos do *tethering*. Apesar dos resultados iniciais da anuloplastia redutora serem encorajadores, a recorrência da insuficiência mitral ocorre em grande parte dos pacientes no decorrer do acompanhamento. Na maioria das séries, até 30% dos pacientes voltam a apresentar insuficiência mitral moderada ou importante após 6 meses a 1 ano, e até 70% após 3 a 5 anos da cirurgia. As taxas de recorrência são mais frequentes com o uso de bandas parciais ou anéis flexíveis, embora também sejam elevadas com os anéis rígidos.

Troca da valva mitral

A troca valvar também é um método empregado para o tratamento da IMS, no entanto foi inicialmente abandonada pela frequente descompensação da função ventricular no pós-operatório. A disfunção do ventrículo esquerdo estava relacionada à descontinuidade anulopapilar, decorrente da ressecção completa das cúspides e do aparato subvalvar nas técnicas mais antigas. As técnicas atuais mantêm as cúspides e o aparato subvalvar intactos, preservando a função do ventrículo esquerdo, como na abordagem proposta por Lillehei et al. (Figura 2A), em que a troca da valva mitral é realizada com preservação da cúspide posterior, mantendo-se assim a continuidade entre o anel mitral e o ventrículo esquerdo. Miki et al. descreveram a técnica de papilopexia com divisão central das cúspides anterior e posterior com fixação à comissura homolateral, associada ao implante de prótese valvar (Figura 2B). Esta, por sua vez, foi empregada no Brasil com modificações propostas por Buffolo et al., que incorporaram o tracionamento do topo dos músculos papilares ao nível do anel mitral, demonstrando bons resultados em relação ao remodelamento ventricular. Partindo dessa perspectiva, Gaiotto et al. também deram sua contribuição para o tratamento da IMS, com a técnica que realiza o tracionamento do aparato subvalvar ao anel mitral, dividido em quatro agrupamentos, que são ancorados sob tensão na prótese mitral, com o mesmo propósito de reestabelecer a geometria do ventrículo esquerdo (Figura 2C).

Uma série de estudos comparou a plastia mitral e a troca valvar no contexto da IMS. Classicamente, a plastia mitral tem menor mortalidade perioperatória, enquanto a troca valvar possui uma maior sobrevida livre de recorrência da insuficiência mitral. Em um ensaio clínico publicado pelo CTSN (*Cardiothoracic Surgical Trials Network*), 251 pacientes foram randomizados para serem submetidos à anuloplastia redutora com anel rígido ou à troca valvar com preservação das cordas, não havendo diferença no desfecho primário avaliado em 1 ano de mortalidade e redução do volume indexado do ventrículo esquerdo, sendo maior a recorrência de insuficiência mitral no grupo submetido à plastia mitral.

Outras técnicas

Procedimentos auxiliares, como a secção das cordas secundárias da cúspide anterior (responsáveis pelo aspecto em "gaivota" na IMS), contribuem para o aumento

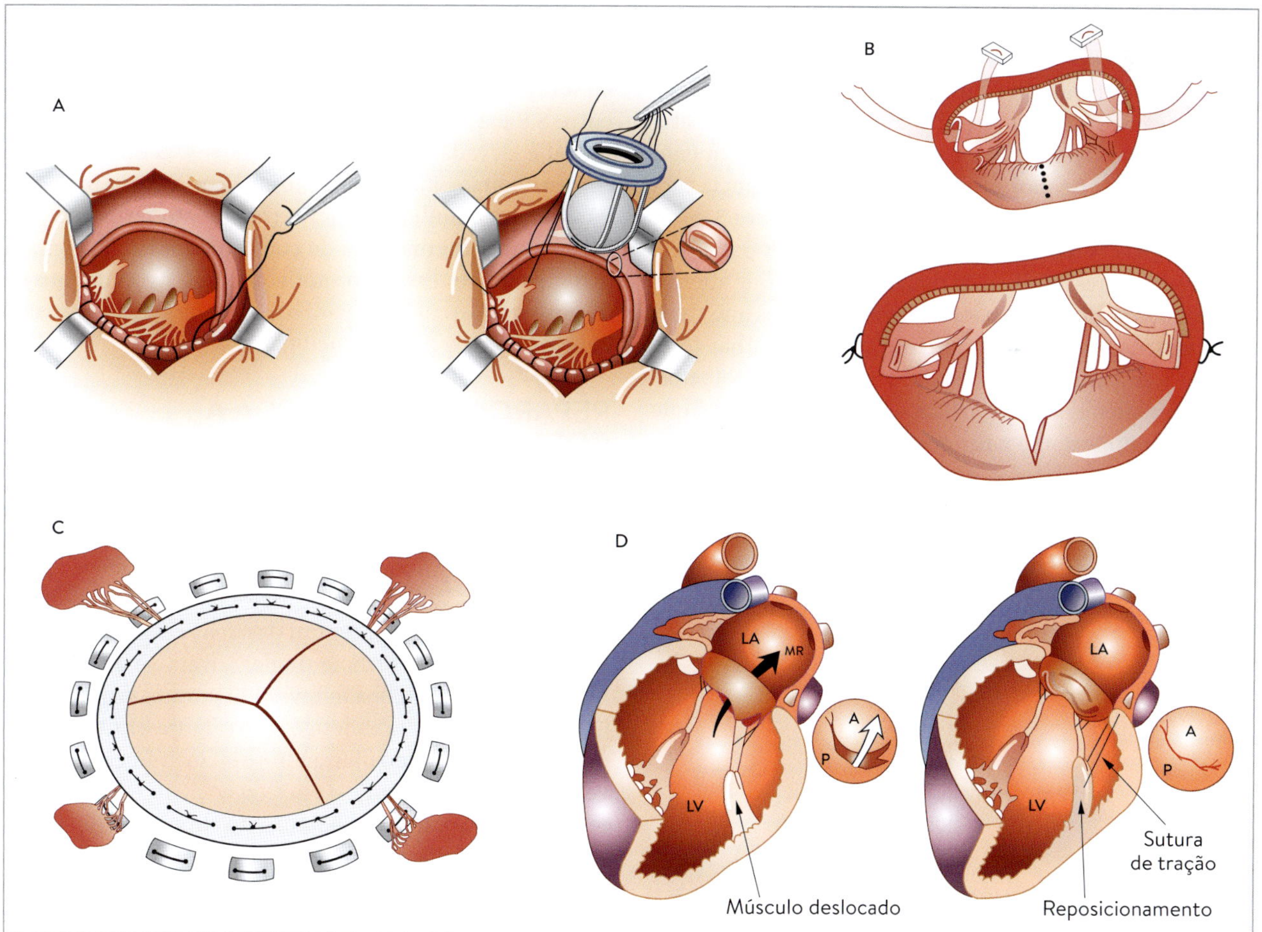

FIGURA 2 Técnicas cirúrgicas propostas para a correção de lesões da valva mitral. (A) Preservação da cúspide posterior para o implante de prótese mitral (Lillehei et al., 1964); (B) incisão central das cúspides anterior e posterior com fixação ao anel mitral próximo às comissuras, com posterior implante da prótese valvar (Miki et al., 1988); (C) implante da prótese valvar com tração dos papilares fixados ao anel protético (Gaiotto et al., 2007); (D) reposicionamento com tração do topo do músculo papilar posteromedial posteriormente ao trígono fibroso direito, complementado pela anuloplastia mitral (Kron et al., 2002).

da mobilidade da cúspide e para a melhora da coaptação. Nos casos em que há aneurismas grandes ou discinesia dos segmentos basais, o músculo papilar deslocado pode ser reimplantado após a ressecção do tecido fibrótico e a reconstrução do ventrículo esquerdo.

Uma variedade de técnicas com o objetivo de reposicionar os músculos papilares tem sido proposta em associação à anuloplastia mitral, nos casos em que estão presentes graus mais importantes de *tethering*. Kron et al. descreveram o reposicionamento do músculo papilar posteromedial, fixado ao anel mitral imediatamente posterior ao trígono fibroso direito (Figura 2D). Outras técnicas empregam o reposicionamento dos dois papilares a fim de restabelecer um alinhamento paralelo mais fisiológico. Alguns autores têm defendido a utilização dessas técnicas a fim de se obter melhores resultados em longo prazo, uma vez que a correção do *tethering* possibilita uma maior sobrevida livre de insuficiência mitral associada a uma taxa maior de remodelamento reverso do ventrículo esquerdo.

TRATAMENTO PERCUTÂNEO DA INSUFICIÊNCIA MITRAL FUNCIONAL

A insuficiência mitral funcional, ou secundária, é comumente encontrada nos portadores de cardiomiopatia dilatada avançada. Determina refratariedade ao tratamento clínico e é fator de pior prognóstico na insuficiência cardíaca avançada, com sobrevida inferior a 20% em 3 anos. Essa condição surge na evolução da cardiomiopatia pela dilatação progressiva do ventrículo esquerdo, que altera a sua geometria, de cônica para esférica, e afasta os músculos papilares, causando o estiramento das cordoalhas ("*tethering*"), impedindo a adequada coaptação dos folhetos. Concomitantemente, ocorre dilatação do ânulo valvar, que é mais um importante fator que contribui para a falta de coaptação dos folhetos e, em consequência, para a insuficiência valvar mitral, sem que exista qualquer alteração degenerativa do aparato valvar ou subvalvar. Quando se estabelece a insuficiência mitral funcional, a sobrecarga volêmica ao ventrículo doente desencadeia um ciclo vicioso, com maior dilatação de sua cavidade e, consequentemente, agravamento da intensidade da regurgitação mitral, culminando com a falência ventricular esquerda (Figura 3). A correção da insuficiência mitral pode interromper esse ciclo vicioso e, portanto, retardar a história natural da doença.

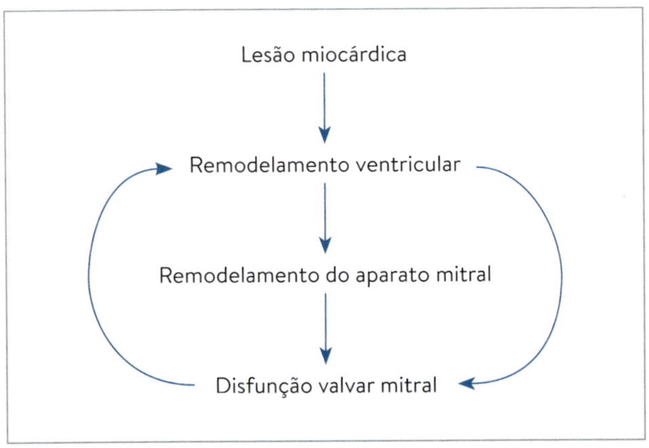

FIGURA 3 Ciclo disfunção ventricular/disfunção valvar mitral.

Diversas alternativas cirúrgicas foram propostas com o intuito de tratar a insuficiência mitral funcional em pacientes pouco responsivos ao tratamento clínico otimizado e à ressincronização cardíaca. Dentre essas alternativas, a anuloplastia redutora, a plastia mitral e a troca valvar mitral por prótese associada à tração ou fixação das cordoalhas nas regiões comissurais são abordagens que produzem melhora dos sintomas de insuficiência cardíaca e da qualidade de vida, com remodelamento reverso do ventrículo esquerdo em uma proporção significativa dos pacientes. Da mesma forma, outras técnicas cirúrgicas que visam a redução da cavidade ventricular esquerda e da regurgitação valvar mitral foram testadas, como a cardiomioplastia e a ventriculectomia parcial esquerda. Entretanto, a indicação do tratamento cirúrgico nesses pacientes é controversa, com recomendação classe IIb nas diretrizes atuais. Uma vez que não existem estudos randomizados demonstrando aumento de sobrevida, a mortalidade cirúrgica é elevada, variando entre 8,8 e 21%, e a taxa de recorrência da insuficiência mitral é elevada. Adicionalmente, até 90% dos pacientes com cardiomiopatia dilatada e insuficiência mitral funcional não são encaminhados para o tratamento cirúrgico pela idade avançada, presença de comorbidades e risco cirúrgico proibitivo. Esse fato motivou o desenvolvimento de dispositivos percutâneos para o tratamento menos invasivo da insuficiência mitral funcional.

REPARO VALVAR "BORDA A BORDA" PARA O TRATAMENTO DA INSUFICIÊNCIA MITRAL FUNCIONAL

O MitraClip® (Abbott Vascular Inc., Santa Clara, CA, USA) é o dispositivo mais estudado e o único disponível em nosso meio atualmente. Ele se baseia na cirurgia de Alfieri, que consiste em sutura central das duas cúspides da valva mitral, criando um orifício duplo.[22] Trata-se de um clipe metálico de cromo-cobalto revestido por um tecido de poliéster que facilita sua endotelização (Figura 4). O implante percutâneo é realizado utilizando-se exclusivamente punção venosa femoral, obtendo-se acesso ao átrio esquerdo por punção transeptal para liberação do clipe nos folhetos da valva mitral. O dispositivo foi aprovado para uso clínico na Europa em 2008, nos Estados Unidos em 2013 e no Brasil, no final de 2014, sendo o primeiro procedimento realizado em janeiro de 2015. Até a data de redação deste texto, aproximadamente 120 mil pacientes haviam sido tratados com MitraClip® no mundo, sendo que aproximadamente dois terços com insuficiência mitral funcional e um terço com doença mitral degenerativa (primária).

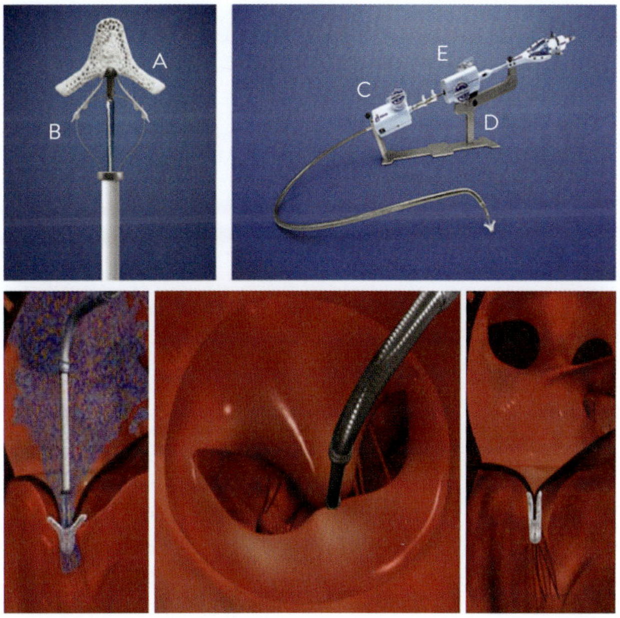

FIGURA 4 Dispositivo MitraClip® (superior esquerda) aberto e seu sistema de entrega completo (superior direita). Os folhetos da valva mitral ficam presos entre os braços (A) e os grampos (B) do clipe. O cateter direcionável tem 24F e conta com manobradores (C e E) para o direcionamento e posicionamento correto do clipe. O estabilizador (D) é utilizado para apoiar o sistema de entrega do MitraClip®. Nas figuras inferiores, observa-se o posicionamento do clipe e o dispositivo fechado, com a formação característica de duplo orifício da valva mitral.

Recentemente, importantes estudos randomizados fortaleceram a indicação do clipe mitral para o tratamento da insuficiência mitral funcional e contribuíram para o entendimento de quais pacientes podem realmente se beneficiar desse procedimento. O estudo MITRA-FR (*Percutaneous Repair with the MitraClip Device for Severe Functional/Secondary Mitral Regurgitation*) foi patrocinado pelo ministério da saúde da França e randomizou 304 pacientes com insuficiência mitral funcional e insuficiência cardíaca com fração de ejeção de ventrículo esquerdo (FEVE) reduzida (15 a 40%) que estavam em terapia medicamentosa otimizada (TMO) e terapia de ressincronização cardíaca (se indicada) para MitraClip® *vs.* TMO isolada. Não houve diferença significativa entre os grupos com respeito ao desfecho primário combinado de morte ou reospitalização por insuficiência cardíaca em 12 meses (54,6% *vs.* 51,3% para os grupos intervenção *vs.* grupo conservador, respectivamente). Outro estudo importante foi o COAPT (*Cardiovascular Outcomes Assessment of the MitraClip Percutaneous Therapy for Heart Failure Patients with Functional Mitral Regurgitation*), que incluiu 614 pacientes com insuficiência mitral de etiologia funcional isquêmica (60,7%) e não isquêmica (39,3%), sintomáticos (classe funcional II-IV) apesar de terapia medicamentosa isolada e terapia de ressincronização cardíaca indicada de acordo com as diretrizes. Os pacientes foram randomizados para o clipe mitral (n = 302) *vs.* TMO isolada (n = 312) e, após 2 anos, observou-se significativa redução da mortalidade por todas as causas no grupo MitraClip® *vs.* TMO isolado (29,1% *vs.* 46,1%; HR 0,62; P < 0,001), com NNT de apenas 5,9. Adicionalmente, houve redução de reospitalização por insuficiência cardíaca com o clipe mitral (35,8% *vs.* 67,9%; HR 0,53; P < 0,001) e melhora na qualidade de vida, capacidade funcional, redução da insuficiência mitral e dos diâmetros da cavidade ventricular esquerda. Publicações mais recentes com o acompanhamento mais prolongado, após dois anos do estudo MITRA-FR e três anos do COAPT, demonstram resultados semelhantes aos das publicações iniciais.

Os achados contrastantes dos estudos MITRA-FR e COAPT nos possibilitaram analisar detalhadamente suas diferenças (Tabela 1) para compreender quem, de fato, são os pacientes que se beneficiam desse tratamento intervencionista. De forma resumida, foram aceitos no MITRA-FR pacientes com insuficiência mitral menos significativa (área do orifício regurgitante efetivo > 20 mm² e/ou volume regurgitante > 30 mL no MITRA-FR *vs.* > 30 mm² e > 45 mL no COAPT). Além disso, no MITRA-FR foram incluídos pacientes com insuficiência cardíaca mais avançada, já que se admitiram pacientes com FEVE de 15 a 40% *vs.* 20-50% no COAPT. Foi da análise das diferenças desses dois estudos que surgiu um importante conceito que se refere à desproporcionalidade da insuficiência mitral (Figura 5), sendo que, atualmente, acredita-se que os pacientes que mais se beneficiam do clipe mitral para o tratamento da insuficiência mitral funcional são aqueles com insuficiência mitral importante (EROA ≥ 30 mm² e volume regurgitante > 45 mL/batimento ou fração de regurgitação ≥ 50%), associada à disfunção ventricular significativa, porém em estágio não tão avançado (FEVE > 20 a 30% e diâmetro sistólico final do VE < 70 mm). Cabe destacar, entretanto, que no registro multicêntrico internacional MITRABRIDGE, que avaliou o tratamento com o clipe como ponte para o transplante cardíaco (ponte para elegibilidade ou ponte até a disponibilidade do órgão), com 80% dos pacientes fora dos critérios de inclusão do estudo COAPT (44% INTERMACS 5-6 e 16% INTERMACS 7), surpreendentemente, 23,5% dos pacientes tiveram melhora clínica tão significativa que puderam ser retirados da lista de transplante. Isso demonstra que existe grande variabilidade na resposta ao tratamento e futuros estudos randomizados, como o RESHAPE-HF2 (*A Clinical Evaluation of the Safety and Effectiveness of the MitraClip System in the Treatment of Clinically Significant Functional Mitral Regurgitation*) e o MATTERHORN (*A Multicenter, Randomized, Controlled Study to Assess Mitral vAlve reconsTrucTion for advancEd Insufficiency of Functional or iscHemic ORigiN*), certamente trarão maior entendimento sobre essa terapia.

TABELA 1 Diferenças entre os estudos Mitra-FR e COAPT

	MITRA-FR (n = 304)	COAPT (n = 614)
Definição de IM importante para entrada no estudo	Critério diretriz europeia: EROA > 20 mm² ou VR > 30 mL/bat.	Critério diretriz norte-americana: EROA > 30 mm² ou VR > 45 mL/bat.
FEVE (%)	15-40%	20-50%
EROA (média ± DP)	31 ± 10 mm²	41 ± 15 mm²
VDVE (média ± DP)	135 ± 35 mL/m²	101 ± 34 mL/m²
Tratamento clínico basal e no acompanhamento	Pacientes recebendo medicação para IC no basal; foram permitidos ajustes de acordo com a prática durante o acompanhamento	Pacientes recebendo dose máxima tolerada das medicações para IC; poucas mudanças de medicação no acompanhamento do estudo
Resultado insatisfatório: IM ≥ 3+ ou impossibilidade de clipar	9%/9%	5%/5%
Complicações periprocedimento*	14,6%	8,5%
IM ≥ 3+ aos 12 meses	17%	5%

IM: insuficiência mitral; EROA: área do orifício regurgitante efetivo; VR: volume regurgitante; Bat.: batimento; VDVE: volume diastólico final do ventrículo esquerdo; IC: insuficiência cardíaca.

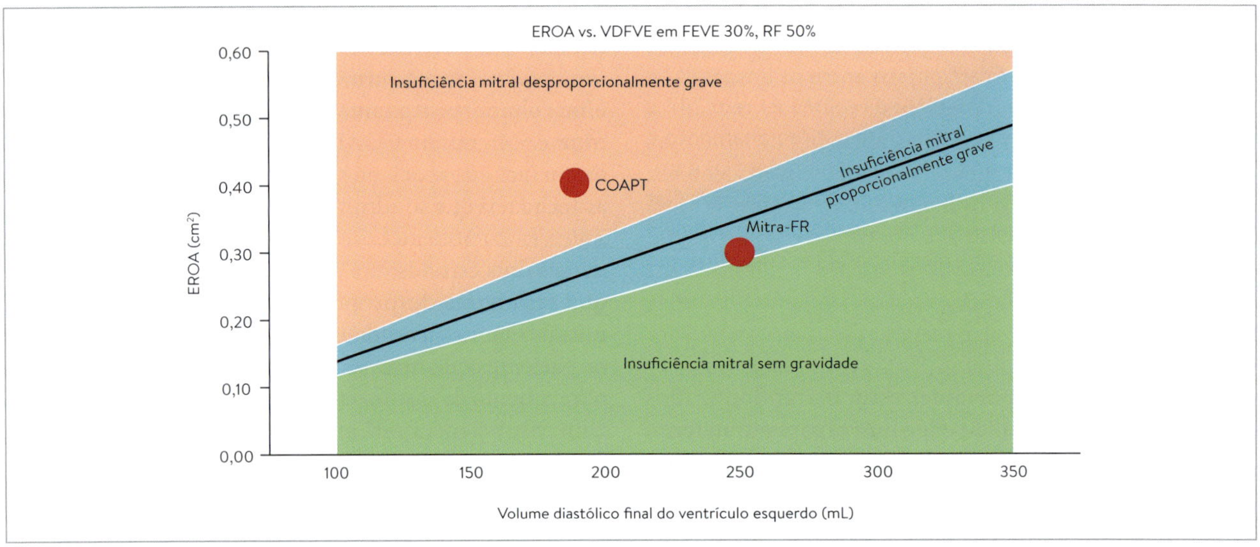

FIGURA 5 Relação entre a área do orifício regurgitante efetivo (EROA) e o volume diastólico final do ventrículo esquerdo (VDFVE) ilustrando o conceito que define desproporcionalidade da insuficiência mitral funcional.

Fonte: Grayburn et al., 2019.

Um último ponto importante a ser discutido refere-se à insuficiência mitral residual que é comumente observada após o emprego do MitraClip® e que, a princípio, poderia ser vista como uma limitação ao emprego do método. Na realidade, paradoxalmente, esse pode tratar-se de um ponto positivo do reparo valvar percutâneo em pacientes com severa disfunção ventricular esquerda e insuficiência mitral funcional, já que a persistência de regurgitação mitral discreta ao final da intervenção minimiza o risco de falência ventricular esquerda causada pelo aumento súbito da pós-carga ("*afterload mismatch*") que ocorre com frequência após a correção completa da insuficiência mitral funcional.

NOVAS TECNOLOGIAS PARA O TRATAMENTO PERCUTÂNEO DA INSUFICIÊNCIA MITRAL FUNCIONAL

A quarta geração do dispositivo Mitraclip® (NT/XT/NTW/XTW), incorporando modelos com braços mais longos e mais largos, estará, em breve, disponível em nosso meio. O sistema Edwards Pascal®, já em uso nos EUA e Europa, é outro dispositivo para o reparo mitral "borda a borda" que também estará disponível em breve no Brasil. As principais diferenças em relação ao MitraClip® são o sistema simplificado de navegação no átrio esquerdo e a implementação de um "espaçador" central de 10 mm, com o intuito de reduzir a insuficiência mitral (Figura 6).

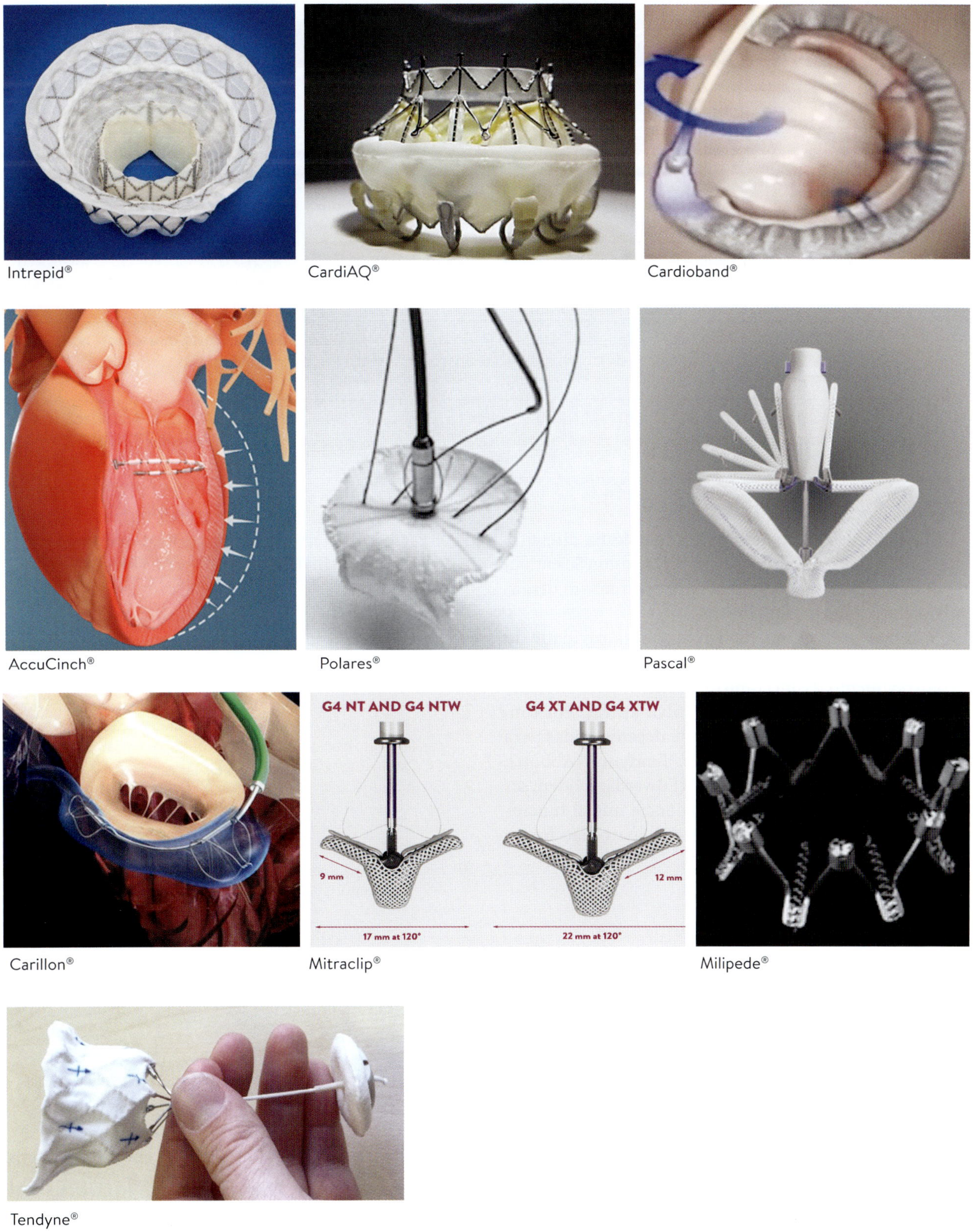

FIGURA 6 Novas tecnologias para o tratamento percutâneo da insuficiência mitral funcional.

O QUE AS DIRETRIZES RECOMENDAM

- Baumgartner H, Falk V, Bax JJ, De Bonis M, Hamm C, Holm PJ, et al. 2017 ESC/EACTS Guidelines for the management of valvular heart disease. Eur Heart J. 2017;38:2739-86.
- Coats AJS, Anker SD, Baumbach A, Alfieri O, von Bardeleben RS, Bauersachs J, et al. The management of secondary mitral regurgitation in patients with heart failure: a joint position statement from the Heart Failure Association (HFA), European Association of Cardiovascular Imaging (EACVI), European Heart Rhythm Association (EHRA), and European Association of Percutaneous Cardiovascular Interventions (EAPCI) of the ESC. Eur Heart J. 2021;42(13):1254-69.
- Otto CM, Nishimura RA, Bonow RO, Carabello BA, Erwin JP, Gentile F, et al. 2020 ACC/AHA Guideline for the management of patients with valvular heart disease: a report of the American College of Cardiology/American Heart Association Joint Committee on Clinical Practice Guidelines. Circulation. 2021;43.
- Tarasoutchi F, Montera M, Ramos A, Sampaio R, Rosa V, Accorsi T, et al. Atualização das diretrizes brasileiras de valvopatias: abordagem das lesões anatomicamente importantes. Arq Bras Cardiol. 2017;109(6).
- Marcondes-Braga FG, Moura LAZ, Issa VS, Rohde LE, Simões MV, Fernandes-Silva MM, et al. Atualização de tópicos emergentes da diretriz brasileira de insuficiência cardíaca – 2021. Arq Bras Cardiol. 2021;116(6)1174-212.

Dispositivos percutâneos para anuloplastia direta (p. ex.: Cardioband®-Edwards ou Milipede®-Boston Scientific) ou indireta (Carillon®) também se encontram em desenvolvimento e em estudos clínicos.

Sistemas para promover a redução da cavidade do VE com cintas (AccuCinch®) também se encontram em desenvolvimento, assim como dispositivos para implante isolado do folheto posterior da valva mitral. Por fim, próteses transcateter especialmente desenvolvidas para a valva mitral como, por exemplo, Tendyne® (Abbott), Intrepid® (Medtronic) e cardiAQ® (Edwards), podem ser úteis para o tratamento da insuficiência mitral funcional quando técnicas percutâneas de reparo não forem viáveis.

LEITURA SUGERIDA

1. Asgar AW, Mack MJ, Stone GW. Secondary mitral regurgitation in heart failure: Pathophysiology, prognosis, and therapeutic considerations. J Am Coll Cardiol. 2015;65(12):1231-48.
2. Acker MA, Parides MK, Perrault LP, Moskowitz AJ, Gelijns AC, Voisine P, et al. Mitral-valve repair versus replacement for severe ischemic mitral regurgitation. N Engl J Med. 2014;370(1):23-32.
3. Carpentier A, Adams DH, Filsoufi F. Techniques in type IIIb: systolic restricted leaflet motion. In: Carpentier A, Adams DH, Filsoufi F. Carpentier's reconstructive valve surgery: from valve analysis to valve reconstruction. Philadelphia: Saunders; 2010.
4. Chehab O, Roberts-Thomson R, Ng Yin Ling C, Marber M, Prendergast BD, Rajani R, et al. Secondary mitral regurgitation: Pathophysiology, proportionality and prognosis. Heart. 2020;106(10):716-23.
5. Deja MA, Grayburn PA, Sun B, Rao V, She L, Krejca M, et al. Influence of mitral regurgitation repair on survival in the surgical treatment for ischemic heart failure trial. Circulation. 2012;125(21):2639-48.
6. El Sabbagh A, Reddy YNV, Nishimura RA. Mitral valve regurgitation in the contemporary era: insights into diagnosis, management, and future directions. JACC Cardiovasc Imaging. 2018;11(4):628-43.
7. Fattouch K, Lancellotti P, Castrovinci S, Murana G, Sampognaro R, Corrado E, et al. Papillary muscle relocation in conjunction with valve annuloplasty improve repair results in severe ischemic mitral regurgitation. J Thorac Cardiovasc Surg. 2012;143(6):1352-5.
8. Gaiotto FA, Puig LB, Mady C, Fernandes F, Tossuniam CE, Pardi MM, et al. Substituição da valva mitral com tração dos músculos papilares em pacientes com miocardiopatia dilatada. Rev Bras Cir Cardiovasc. 2007;22(1):68-74.
9. Grayburn PA, Sannino A, Packer M. Proportionate and disproportionate functional mitral regurgitation: A new conceptual framework that reconciles the results of the MITRA-FR and COAPT Trials. JACC Cardiovasc Imaging. 2019;12(2):353-62.
10. Hirji S, Cifu AS, Kaneko T. Interventions for patients with secondary mitral regurgitation. JAMA. 2021;325(22):2309-10.

NOTA DOS EDITORES

Este capítulo possui bibliografia adicional, recomendada pelos autores, na plataforma digital complementar do livro. Para acesso a esse material, utilize o QR code abaixo, digite a senha: **COMPLEMENTO2022** e faça seu cadastro.

5

Tipos e indicações dos dispositivos de assistência circulatória mecânica

Alexandre Siciliano Colafranceschi
Silvia Moreira Ayub Ferreira
Deborah de Sá Pereira Belfort

DESTAQUES

- Os dispositivos de assistência circulatória mecânica podem ser usados em diferentes situações, desde choque cardiogênico crítico para resgate quanto para terapia definitiva de longo prazo.
- A classificação INTERMACS e a classificação da SCAI permitem uma análise de risco ao longo do tempo que pode ajudar na definição do momento oportuno para a indicação de terapias avançadas para a insuficiência cardíaca.
- Os dispositivos podem ser classificados pelo tempo em curta, média ou longa duração.
- Dentre os dispositivos de curta duração de implante percutâneo disponíveis destacam-se o balão intra-aórtico, o TandemHeart® ou Transcore® e o Impella® para suporte ventricular esquerdo, ECMO (*extracorporeal membrane oxygenation*) para suporte biventricular e Impella RP® e ProtekDuo® para assistência ventricular direita.
- Os dispositivos de prazo intermediário incluem o Centrimag® e o BerlinHeart Excor®.
- Existem três gerações de dispositivos de longa permanência, sendo que disponíveis no Brasil temos o Heart-Mate II® (segunda geração) e o HeartMate® (terceira geração).

INTRODUÇÃO

A insuficiência cardíaca (IC) é a principal causa de internação cardiovascular no Brasil e no mundo, e projeções norte-americanas estimam um aumento da prevalência de IC em até 46% até 2030. Apesar da terapia medicamentosa otimizada, parte dos pacientes tem progressão da doença e chega no estágio D, condição em que mortalidade é superior a 50% em um ano. A discussão sobre terapias avançadas de insuficiência cardíaca é fundamental, com o objetivo de melhora da sobrevida dessa população. O transplante cardíaco é o padrão ouro nesses casos, porém, muitas vezes, não é uma terapia factível, seja por indisponibilidade de órgãos, seja por contraindicação ao procedimento. Nesse cenário, os dispositivos de assistência circulatória mecânica (DACM) ganharam espaço nos últimos anos com diferentes estratégias terapêuticas.

CLASSIFICAÇÃO DA INSUFICIÊNCIA CARDÍACA PARA TERAPIAS AVANÇADAS

As diferentes classificações da IC mais comumente utilizadas são a de classe funcional da New York Heart Association (NYHA) e a de estágios da American College of Cardiology Foundation e American Heart Association (ACCF/AHA). Na primeira, estima-se o grau de limitação funcional do paciente, enquanto na segunda é definido o estágio evolutivo da doença.

No entanto, essas classificações não conseguem estratificar o prognóstico de pacientes com IC de apresentação mais avançada e refratária à terapia medicamentosa. Por exemplo, um paciente com dispneia aos mínimos esforços que está em casa e em uso de medicação oral tem um prognóstico muito diferente de um indivíduo internado em choque cardiogênico, apesar de ambos serem classificados como estágio D (ACCF/AHA) e classe funcional IV (NYHA).

Os pacientes com IC avançada e refratários à terapia médica otimizada, em estágio D do ACCF/AHA, podem ainda ser caracterizados pelos perfis desenvolvidos pelo Registro Interinstitucional de Suporte Circulatório Mecânico (INTERMACS). Os perfis INTERMACS (Tabela 1) descrevem a gama de sintomas de pacientes com IC avançada desde classe III NYHA (perfil 7) até os pacientes que se apresentam em choque cardiogênico crítico (perfil 1).

Mais recentemente, um grupo multidisciplinar de especialistas convocado pela Society for Cardiovascular Angiography and Interventions (SCAI) se reuniu para consolidar uma nova classificação para choque cardiogênico, cujo objetivo é fornecer um esquema simples que permita uma comunicação clara sobre o estado do paciente, permitindo também que os ensaios clínicos diferenciem adequadamente os subgrupos de pacientes. Na classificação proposta pela SCAI, existem cinco estágios de choque designados de A até E. O estágio A ("em risco" para o choque cardiogênico) descreve um paciente que não está experimentando sinais ou sintomas de choque, mas apresenta risco para seu desenvolvimento. O estágio B (pré-choque/choque compensado) descreve um paciente com evidência clínica de hipotensão relativa ou taquicardia sem hipoperfusão. No estágio C ("choque clássico"), o paciente com hipoperfusão requer um conjunto inicial de intervenções (inotrópicos, vasopressores, suporte mecânico ou ECMO – oxigenação por membrana extracorpórea), além da ressuscitação com volume para restaurar a perfusão. O estágio D ("deterioração") descreve um paciente que não conseguiu ser estabilizado apesar dos intensos esforços iniciais e do escalonamento de terapia. E, finalmente, o estágio E (*extremis*) é o paciente com colapso circulatório, frequentemente (mas nem sempre) em parada cardíaca refratária com ressuscitação cardiopulmonar (RCP) em andamento, ou que está sendo apoiado por múltiplas intervenções agudas simultâneas, incluindo RCP facilitada por ECMO.

A classificação INTERMACS e, mais recentemente, a classificação da SCAI (que fornece granularidade para a classificação INTERMACS, mas ainda carece de validação) permitem uma análise de risco ao longo do tempo que pode ajudar na definição do momento oportuno para a indicação de terapias avançadas para a IC (como o implante de dispositivos para o suporte circulatório mecânico), bem como escolher dentre os diferentes tipos de dispositivos disponíveis. Em geral, a indicação de suporte mecânico circulatório se dá após a avaliação multidisciplinar do paciente hospitalizado (ou que frequentemente requeira internação hospitalar por descompensação clínica e refratariedade do cuidado otimizado pra IC). A Figura 1 descreve os diferentes contextos clínicos em que o time de choque pode gerar valor para o cuidado de pacientes com IC avançada e refratária.

ESTRATÉGIAS PARA USO DE DISPOSITIVOS DE ASSISTÊNCIA CIRCULATÓRIA

Os DACM podem ser usados em diferentes situações, desde choque cardiogênico crítico para resgate quanto para terapia definitiva de longo prazo. Diferentes estratégias podem ser empregadas, exigindo diferentes tipos de dispositivos:

- Ponte para transplante: pacientes candidatos a transplante têm elevada mortalidade em fila, e os DACM podem ser usados para estabilização clínica até o transplante.
- Ponte para recuperação: podem ser usados DACM em geral de curta duração em etiologias de choque cardiogênico que possibilitam recuperação da função ventricular, como infarto agudo do miocárdio, miocardite, síndrome pós-pericardiotomia.

TABELA 1 Classificação INTERMACS de gravidade da insuficiência cardíaca

Nível	Descrição	Estado hemodinâmico	Tempo para intervenção
1	Choque cardiogênico crítico	Hipotensão persistente apesar de suporte inotrópico e BIA, com hipoperfusão orgânica crítica ("*crash and burn*")	Horas
2	Piora progressiva apesar do uso de inotrópico	Declínio progressivo de funções orgânicas, retenção hídrica e nutrição a despeito do uso de inotrópicos em doses otimizadas	Dias
3	Estável com inotrópico	Estável com doses moderadas de inotrópicos, mas falência de desmame	Eletiva, em semanas a meses
4	Sintomas em repouso	Retenção hídrica e descompensações frequentes, apesar de tolerar desmame de inotrópico	Eletiva, em semanas a meses
5	Intolerante ao esforço	Grave intolerância aos esforços, congestão presente, confortável em repouso	Urgência variável, dependente da nutrição e função orgânica
6	Limitado ao esforço	Limitação moderada aos esforços, menos congestão	Urgência variável, dependente da nutrição e função orgânica
7	Classe funcional III (NYHA)	Estabilidade hemodinâmica sem sinais de hipervolemia	Sem indicação

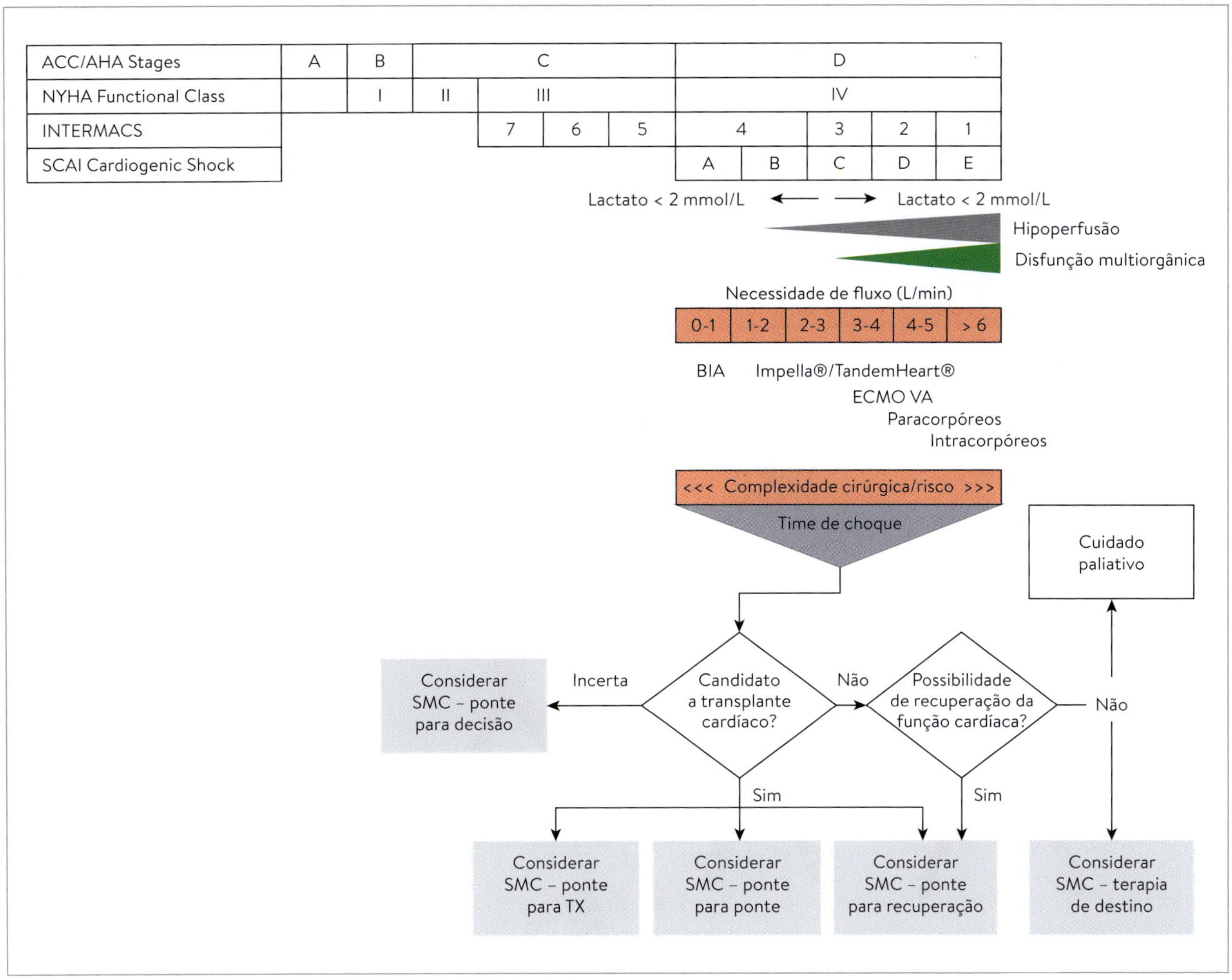

FIGURA 1 Contexto clínico-funcional em que há oportunidade para utilização de dispositivos de suporte mecânico circulatório (SMC) de acordo com as diferentes classificações de insuficiência cardíaca e choque cardiogênico. Algoritmo para utilização de SMC por estratégia terapêutica.

ACC: American College of Cardiology; AHA: American Heart of Cardiology; INTERMACS: Interagency Registry for Mechanically Assisted Circulatory Support; SCAI: Society for Cardiovascular Angiography and Interventions; TX: transplante.

- Ponte para candidatura: DACM de longa duração podem ser ponte para resolução de condições que contraindicaram o transplante cardíaco em um primeiro momento, mas que podem ser reversíveis. Por exemplo: câncer tratado recentemente, hipertensão pulmonar, obesidade.
- Ponte para decisão: pacientes em choque cardiogênico crítico que necessitam de intervenção rápida para estabilização clínica se beneficiam de DACM de curta duração; a partir de então, podem ser discutidos candidatura a transplante, DACM de longa duração, recuperação ou nenhuma dessas opções.
- Terapia de destino: DACM de longa duração podem vir a ser terapia definitiva de IC avançada em pacientes com contraindicação ao transplante.

TIPOS DE DISPOSITIVOS

Os DACM podem ser classificados pelo tempo em curta, média ou longa duração. Os DACM de curta duração são paracorpóreos, de implante percutâneo ou cirúrgico, enquanto os DACM de longa duração são totalmente implantáveis de forma cirúrgica, possibilitando desospitalização. O ventrículo assistido pode ser esquerdo, direito ou biventricular, e o tipo de fluxo pode ser pulsátil ou contínuo.

Dispositivos de curta permanência

Dispositivos de assistência circulatória mecânica (DACM) de curto prazo são projetados para fornecer suporte circulatório para uma ampla gama de condições, incluindo choque cardiogênico, IC aguda, parada cardíaca, suporte de intervenções de alto risco na cardiologia intervencionista, eletrofisiologia e cirurgia cardíaca, dentre outras (Figura 2). Em geral, os dispositivos temporários de curta duração são utilizados por dias a poucas semanas para as estratégias de ponte para decisão ou ponte para ponte. Nesses contextos, sua utilização se presta para um resgate metabólico e avaliação da viabilidade neurológica e multiorgânica.

Menos frequentemente, os dispositivos temporários de curta duração podem ser utilizados como estratégia de ponte para recuperação ventricular. Nesse contexto, a etiologia do dano cardíaco precisa ser conhecida e potencialmente reversível no tempo seguro e apropriado de utilização do dispositivo mecânico utilizado.

Dentre os dispositivos de curta duração de implante percutâneo disponíveis (Tabela 2), destacam-se: o balão

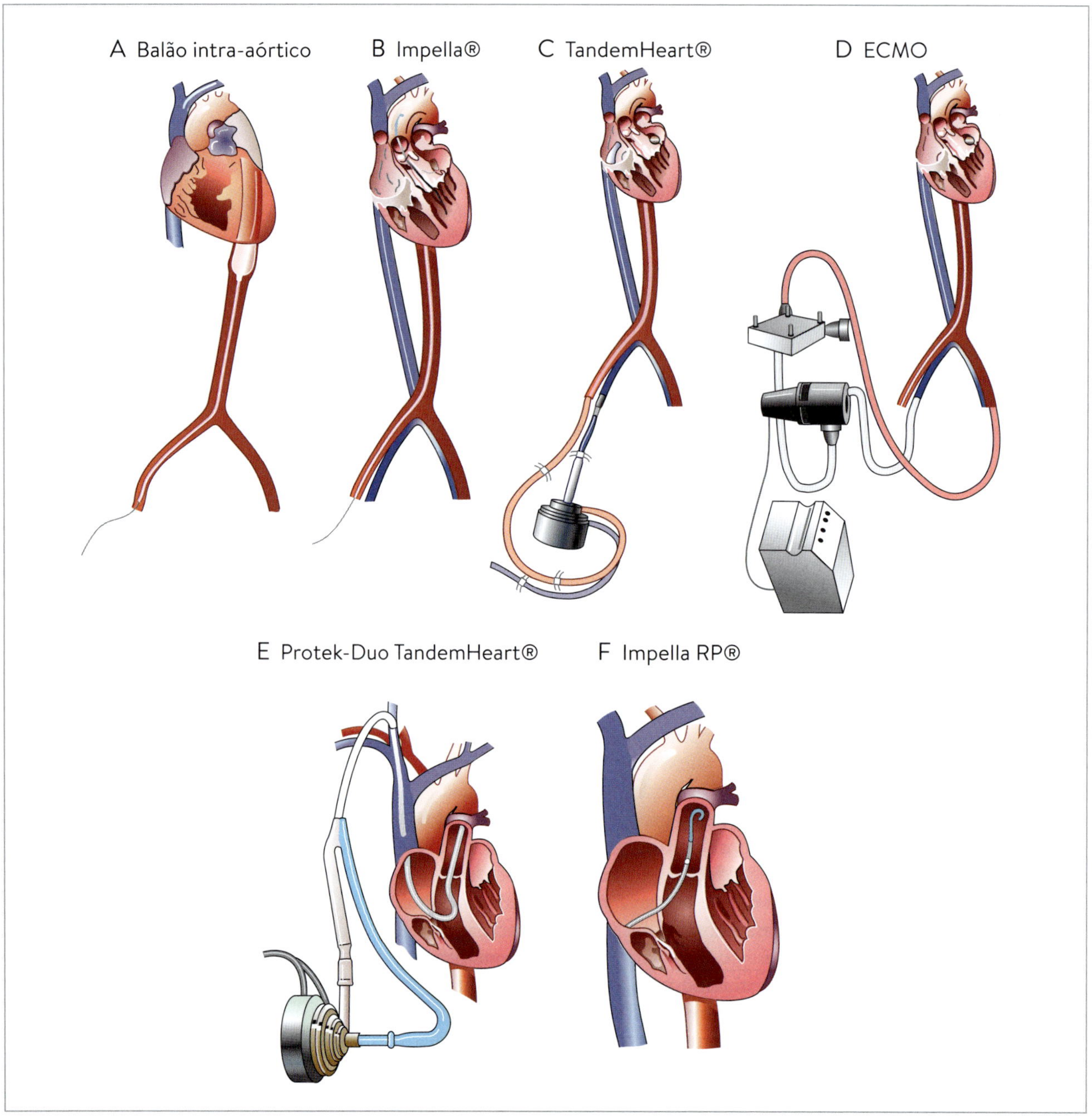

FIGURA 2 Suporte circulatório mecânico temporário percutâneo e cirúrgico para manejo do choque cardiogênico. Os dispositivos apresentados na primeira linha evidenciam os mais usados para su porte circulatório esquerdo: (A) balão intra-aórtico, (B) Impella®, (C) TandemHeart®, (D) oxigenação por membrana extracorpórea (ECMO). A linha inferior apresenta os dispositivos usados para assistência circulatória direita: (E) Protek-Duo TandemHeart® e (F) Impella RP®.

Fonte: modificada de Mandawat e Rao, 2017.

TABELA 2 Dispositivos de assistência circulatória mecânica (ACM) de curta permanência de implante percutâneo disponíveis no Brasil

	BIA	**ECMO**	**TandemHeart®**	**Impella CP®**
Mecanismo	**Pneumático**	**Centrífugo**	**Centrífugo**	**Axial**
Cânula	7-9 Fr	18-21 Fr *inflow*; 15-22 Fr *outflow*	21 Fr *inflow*; 15-17 Fr *outflow*	14 Fr
Técnica de inserção	Aorta descendente via artéria femoral	*Inflow*: átrio direito via veia femoral; *outflow*: aorta descendente via artéria femoral	*Inflow*: átrio esquerdo via veia femoral e punção com transfixação do septo interatrial; *outflow*: artéria femoral	Inserção retrógrada no ventrículo esquerdo via artéria femoral
Suporte hemodinâmico	0,5 L/minuto	> 4,5 L/minuto	4 L/minuto	3,7 L/minuto
Tempo de implante	+	++	++++	++
Risco de isquemia de membros	+	+++	+++	++
Anticoagulação	+	+++	+++	+
Hemólise	+	++	++	++
Complexidade de manejo	+	+++	++++	++

BIA: balão intra-aórtico; ECMO: *extracorporeal membrane oxygenation*; Fr: French.

intra-aórtico (BIA), o TandemHeart® ou Transcore® e o Impella® para suporte ventricular esquerdo, ECMO (*extracorporeal membrane oxygenation*) para suporte biventricular e Impella RP® e ProtekDuo® para assistência ventricular direita.

Balão intra-aórtico

O BIA é um dispositivo de implante percutâneo que fica posicionado na aorta torácica, distal à artéria subclávia esquerda e proximal à emergência das artérias renais. O balão é sincronizado ao ciclo cardíaco: a inflação ocorre na diástole, aumentando a perfusão coronariana; e a desinsuflação ocorre na sístole, reduzindo a resistência vascular periférica e aumentando o débito cardíaco em cerca de 0,5 L/min. O sítio de inserção mais comum é a artéria femoral, porém mais recentemente o implante de BIA via artéria axilar ou subclávia vem se tornando mais frequente e permitindo maior mobilização do paciente e reabilitação.

Apesar de ser o dispositivo mais amplamente utilizado no Brasil, os estudos com BIA, que foram em sua maioria realizados no contexto de síndrome coronariana aguda, não mostraram aumento de sobrevida. Uma possível explicação é o fato de o impacto do BIA no débito cardíaco ser pequeno e, em muitos casos, insuficiente para choque cardiogênico pós-infarto agudo do miocárdio. Em pacientes com cardiomiopatia crônica e choque cardiogênico, o BIA é amplamente utilizado no Brasil, apesar de a literatura ser limitada. Em estudo realizado no Instituto do Coração, 223 pacientes com cardiomiopatia crônica e fração de ejeção média de 24% foram submetidos a implante de BIA no contexto de choque cardiogênico. Comparado aos valores pré-implante, houve melhora da saturação venosa central, queda do lactato, menor necessidade de vasopressores e maior tolerância ao uso de nitroprussiato após implante do BIA, sugerindo melhora hemodinâmica após a intervenção.

Impella®

O Impella® é uma bomba rotatória de fluxo axial inserida através da valva aórtica que aspira sangue do ventrículo esquerdo para a raiz da aorta. Está disponível em três modelos para assistência ventricular esquerda: o 2.5, de implante percutâneo na artéria femoral, que fornece até 2,5 L/min de débito, o CP, também percutâneo, que fornece até 4 L/min de débito, e o 5.0, que é de implante cirúrgico via artéria femoral ou axilar e permite débito de até 5 L/min. O Impella® proporciona descompressão ventricular esquerda, melhor perfusão coronariana e reduz o consumo de oxigênio pelo miocárdio, mas pode causar hemólise, isquemia do membro ou sangramento, especialmente se usado por tempo prolongado. Apesar de atualmente utilizados em diversos cenários, como choque cardiogênico pós-infarto e procedimentos percutâneos de alto risco, estudos em geral não mostram benefício em mortalidade em comparação ao BIA, apesar de melhores parâmetros hemodinâmicos.

O modelo Impella RP® proporciona assistência ventricular direita, aspirando sangue da veia cava inferior para a artéria pulmonar, e pode ser usado em situações como falência primária de VD ou falência de VD pós-implante de dispositivo de longa duração.

TandemHeart®

O TandemHeart® é um dispositivo de implante percutâneo que envolve uma cânula de entrada, posicionada no átrio esquerdo através de punção de veia femoral, inserção através da veia cava e chegada no átrio direito, onde é feita punção transeptal. O fluxo é direcionado para uma bomba centrífuga e, através de uma cânula de saída posicionada na artéria femoral, é direcionado para aorta e gera um débito de até 4 L/min. Leva à redução das pressões de enchimento e melhora o débito, mas pode aumentar pós-carga do ventrículo esquerdo em razão do fluxo retrógrado na aorta. Em comparação ao BIA, estudos mostraram melhor desempenho hemodinâmico, mas sem diferença em mortalidade, e maior incidência de complicações como sangramento e isquemia de membros inferiores.

ECMO (*extracorporeal membrane oxygenation*)

A ECMO venoarterial é um dispositivo que pode ter implante percutâneo ou cirúrgico e fornece suporte circulatório e respiratório. A ECMO venoarterial de implante percutâneo é composta por uma cânula que drena sangue do átrio direito através de uma cânula inserida na veia femoral, uma bomba centrífuga e por uma membrana de oxigenação, e uma cânula de inserção na artéria femoral que direciona o fluxo para a aorta de forma retrógrada. Pode fornecer débito além de 4,5 L/min e suporte pulmonar, porém, em razão do fluxo retrógrado, leva a aumento de pós-carga ventricular esquerda, dificultando recuperação ventricular em causas reversíveis de choque cardiogênico e levando à congestão pulmonar significativa. Estratégias de descompressão das câmaras esquerdas levam à melhora da congestão pulmonar e parecem aumentar a chance de desmame do suporte e a redução de mortalidade quando realizada em menos de 12 horas, segundo metanálise recente. A septoplastia atrial, o implante de cânula em ponta do ventrículo esquerdo e o uso associado de BIA ou Impella® são estratégias possíveis de descompressão ventricular esquerda.

Quando implantada de forma cirúrgica, o posicionamento da cânula arterial é feito diretamente na aorta, evitando o aumento da pós-carga ventricular esquerda e das pressões de enchimento. No entanto, em situações de choque cardiogênico crítico, não é possível transporte do paciente para o centro cirúrgico, nem realizar toracotomia para o procedimento. O uso da ECMO precipita inflamação sistêmica e pode levar a sangramento, eventos tromboembólicos e infecção.

A indicação da ECMO venoarterial é bem estabelecida na literatura como ponte para recuperação e ponte para decisão, possibilitando suporte hemodinâmico em condições de disfunção ventricular esquerda, direita e biventricular.

ProtekDuo®

Esse dispositivo mais recente permite assistência ventricular direita, com a vantagem, em relação ao Impella RP®, de possibilitar mobilização precoce do paciente. É inserido de forma percutânea na veia jugular interna direita, possibilitando aspiração de sangue do átrio direito, passagem por uma bomba do sistema TandemHeart® e devolução na artéria pulmonar. Ainda não está disponível no Brasil.

Dispositivos paracorpóreos de média permanência

Dispositivos de ACM de prazo intermediário são projetados para fornecer assistência uni ou biventricular. Em geral, são dispositivos paracorpóreos, de implante cirúrgico com inserção de cânulas intratorácica (central), capazes de gerar fluxo (centrífugo ou pulsátil) elevado ao mesmo tempo que descomprimem as câmaras cardíacas suportadas, permitindo a recuperação (resgate) de órgãos que sofreram com a hipoperfusão do choque. São utilizados por algumas semanas para as estratégias de ponte para ponte ou ponte para transplante. Nesses contextos, sua utilização se presta para um resgate de órgãos quando da irreversibilidade do dano cardíaco. Menos frequentemente, os dispositivos temporários de duração intermediária podem ser utilizados como estratégia de ponte para recuperação ventricular.

Os dispositivos mais comumente usados para a finalidade de suporte uni ou biventricular de prazo intermediário incluem o Centrimag® e o BerlinHeart Excor®.

Centrimag®

A Centrimag® é uma bomba centrífuga de levitação magnética paracorpórea de fluxo contínuo que pode fornecer um débito de até 10 L/min. É de instalação cirúrgica, fornecendo assistência ao ventrículo esquerdo quando instaladas cânulas no átrio esquerdo e na aorta, e ao ventrículo direito quando instaladas cânulas em átrio direito e tronco da artéria pulmonar.

BerlinHeart Excor®

Esse dispositivo é uma bomba pneumática também paracorpórea, de implante cirúrgico, mas de fluxo pulsátil. Pode fornecer suporte uni ou biventricular, com débito de até 8 L/min. Pode ser conectado a um sistema de transporte e possibilita deambulação por até 10 horas.

Dispositivos de longa permanência

Dispositivos de ACM de longo prazo são projetados para fornecer assistência ventricular esquerda. São dispositivos intracorpóreos, de implante cirúrgico, cuja bomba miniaturizada é capaz de gerar fluxo elevado, não pulsátil (centrífugo ou axial), ao mesmo tempo que descomprime as câmaras cardíacas esquerdas. De uma forma geral, são compostos por uma cânula de *inflow* no ápice do ventrículo esquerdo, uma bomba e uma cânula de *outflow* posicionada na raiz da aorta, e a bomba tem comunicação com o meio externo através de um fio (*driveline*) que a conecta as baterias. Essa continuidade com o meio externo ainda é uma limitação desses dispositivos, uma vez que possibilitam infecções recorrentes. A utilização dos dispositivos requer uso crônico de anticoagulação com varfarina associado a antiagregante plaquetário para evitar trombose do dispositivo ou eventos tromboembólicos.

Em geral, os dispositivos de longo prazo são utilizados por meses ou anos para as estratégias de ponte para transplante ou terapia de destino. Nesses contextos, sua utilização se presta para a desospitalizacão em um cenário de irreversibilidade do dano cardíaco. Menos frequentemente, os dispositivos intracorpóreos de longa duração podem ser utilizados como estratégia de ponte para recuperação ventricular.

Atualmente, existem três gerações de dispositivos de longa permanência:

Primeira geração

O primeiro dispositivo de longa permanência estudado na IC avançada em pacientes não candidatos a transplante foi o HeartMate XVE®, um dispositivo de primeira geração, com fluxo pulsátil tentando mimetizar o fluxo do ventrículo esquerdo. O REMATCH *trial* mostrou redução do risco de óbito em um ano em 48% com o uso do dispositivo, mas apresentava elevada taxa de complicações, como eventos tromboembólicos e hemólise.

Segunda geração

A segunda geração de dispositivos de longa permanência trouxe dispositivos menores, mais duráveis e de fluxo contínuo, levando a menor atrito do sangue com o dispositivo. São de localização intratorácica, mas não intrapericárdica, e o fluxo se dá de forma axial. O HeartMate II® (HMII, Figura 3) e o BerlinHeart Incor® são os representantes dessa geração. Em comparação ao dispositivo de fluxo contínuo, o HeartMate II mostrou sobrevida de 46% vs. 11% em 2 anos do implante no HeartMate II Trial.

Terceira geração

A terceira geração de dispositivos de longa permanência trouxe dispositivos ainda menores, de localização intrapericárdica, fluxo contínuo centrífugo e funcionamento por levitação magnética ou hidrodinâmica (Figura 4). O HeartMate 3 (HM3, Figura 5), um dispositivo que funciona exclusivamente com levitação magnética, reduziu muito o atrito dos componentes do sangue e, consequentemente, as taxas de eventos trombóticos e hemólise. No Momentum 3 trial, comparado ao HMII, o HM3 mostrou sobrevida livre de acidente vascular cerebral incapacitante ou necessidade de reoperação para troca do dispositivo em dois anos de 77,9% vs. 56,4%.

De acordo com o segundo informe do IMACS (International Society for Heart and Lung Transplantation Registry for Mechanical Circulatory Support Registry), referente a dados entre 2013 e 2016, a sobrevida de um e dois anos dos pacientes submetidos a implante de ACM de longa permanência foi de 79% e 70%, respectivamente. A melhora da tecnologia desses dispositivos e da expertise das equipes, somada à escassez de doadores

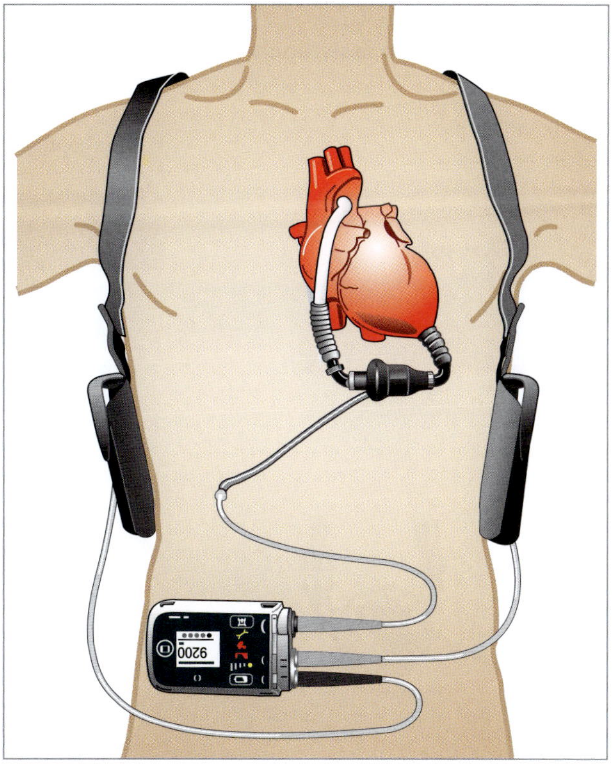

FIGURA 3 HeartMate II®.

para transplante cardíaco, tem melhorado a sobrevida desses pacientes e aumentado a indicação como terapia de destino. Apesar dessa melhora, ainda apenas 30% dos pacientes não apresentam algum tipo de complicação em 12 meses, como infecção, sangramento, AVC ou mau funcionamento do dispositivo.

DEFININDO A UTILIZAÇÃO DOS DISPOSITIVOS

A indicação do uso de dispositivos se baseia principalmente na classificação INTERMACS e, dependendo da condição do paciente e da estratégia escolhida, é possível definir a utilização de dispositivo de curta, média ou longa permanência. Pacientes em perfis INTERMACS 5 a 7 podem ser monitorados sem plano imediato para terapia avançada para insuficiência cardíaca. Pacientes com sintomas de repouso e internações recorrentes (perfil 4) ou recebendo inotrópico endovenoso (perfil 3) podem ser candidatos ao suporte circulatório mecânico de forma mais eletiva como terapia avançada de longo prazo (ponte para transplante cardíaco ou terapia de destino). Pacientes que estão "piorando a despeito de inotrópicos endovenosos" (perfil 2) – demonstrando piora progressiva da função de órgãos e sistemas por insuficiente perfusão orgânica, apesar do suporte inotrópico – devem ser considerados para suporte circulatório mecânico em poucos dias, para

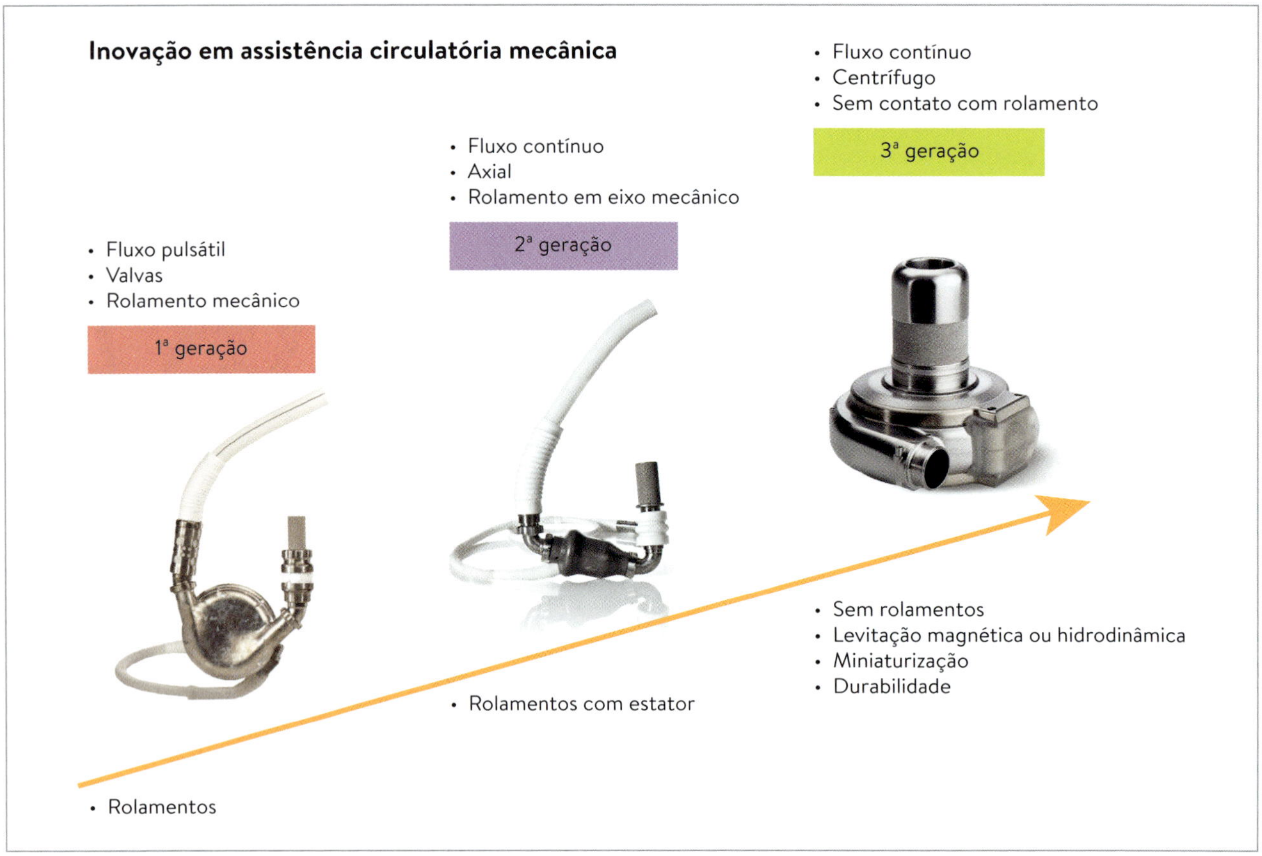

FIGURA 4 Evolução dos dispositivos de assistência circulatória mecânica (ACM) de longa permanência.

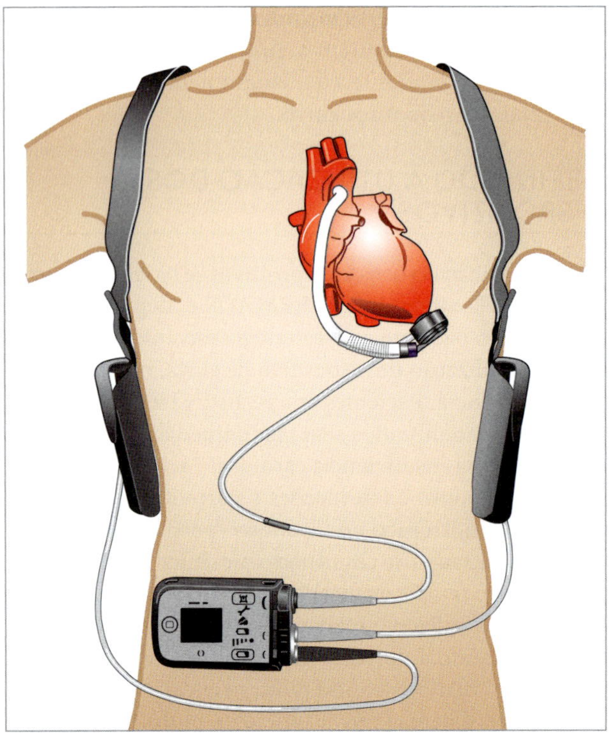

FIGURA 5 HeartMate 3®.

Fonte: reproduzida de Abbott.

resgate da perfusão e função multiorgânica. Dispositivos temporários para terapia avançada de curto ou médio prazos (ponte para recuperação, ponte para ponte ou ponte para transplante cardíaco) ou dispositivos para terapia avançada de longo prazo podem ser considerados dependendo das características clínicas do paciente, risco operatório, etiologia da IC, elegibilidade ao transplante cardíaco, disponibilidade de dispositivos, estrutura organizacional, dentre outros. Eventualmente, esses pacientes devem ser transferidos para um centro capacitado para transplante cardíaco e terapia avançada para suporte ventricular de longo prazo. A estabilização clínica com o implante de dispositivos de suporte circulatório temporário antes da transferência pode ampliar a segurança do transporte desses pacientes em estágio crítico e deve ser discutida com o centro que receberá o paciente. Pacientes em estado crítico por choque cardiogênico refratário (perfil 1) devem ser avaliados para o implante de suporte circulatório mecânico de forma emergencial, podendo ser necessária a intervenção em algumas horas. Em geral, os dispositivos temporários e de fácil implante são preferíveis para essa situação crítica, objetivando resgate metabólico e posterior avaliação da viabilidade multissistêmica, que poderá guiar intervenções futuras.

LEITURA SUGERIDA

1. Ayub-Ferreira SM, Souza JDN, Almeida DR, Biselli B, Avila MS, Colafranceschi AS, et al. Diretriz de Assistência Circulatória Mecânica da Sociedade Brasileira de Cardiologia. Arq Bras Cardiol. 2016;107(2Suppl2):1-33.
2. Baran DA, Grines CL, Bailey S, Burkhoff D, Hall SA, Henry TD, et al. SCAI clinical expert consensus statement on the classification of cardiogenic shock: This document was endorsed by the American College of Cardiology (ACC), the American Heart Association (AHA), the Society of Critical Care Medicine (SCCM), and the Society of Thoracic Surgeons (STS) in April 2019. Catheter Cardiovasc Interv. 2019;94(1):29-37.
3. Bezerra CG, Adam EL, Baptista ML, Ciambelli GS, Kopel L, Bernoche C, et al. Aortic counterpulsation therapy in patients with advanced heart failure: Analysis of the TBRIDGE Registry. Arq Bras Cardiol. 2016;106(1):26-32.
4. Felker GM, Mann DL. Heart failure: a companion to Braunwald's heart disease, 4.ed. Philadelphia: Elsevier; 2020.
5. Kirklin JK, Rogers JG. Mechanical circulatory support: a companion to Braunwald's heart disease, 2.ed. Philadelphia: Elsevier; 2020.
6. Kirklin JK, Xie R, Cowger J, de By TMMH, Nakatani T, Schueler S, et al. Second annual report from the ISHLT Mechanically Assisted Circulatory Support Registry. J Heart Lung Transplant. 2018;37(6):685-91.
7. Mandawat A, Rao SV. Percutaneous mechanical circulatory support devices in cardiogenic shock. Circ Cardiovasc Interv. 2017;10(5):e004337.
8. Mehra MR, Cleveland JC Jr, Uriel N, Cowger JA, Hall S, Horstmanshof D, et al.; on behalf of the MOMENTUM 3 Investigators. Primary results of long-term outcomes in the MOMENTUM 3 pivotal trial and continued access protocol study phase: a study of 2200 HeartMate 3 left ventricular assist device implants. Eur J Heart Fail. 2021.
9. Rohde LEP, Montera MW, Bocchi EA, Clausell NO, Albuquerque DC, Rassi S, et al. Diretriz Brasileira de Insuficiência Cardíaca Crônica e Aguda. Arq Bras Cardiol. 2018;111(3):436-539. Portuguese. Erratum in: Arq Bras Cardiol. 2019;112(1):116.
10. Savarese G, Lund LH. Global public health burden of heart failure. Card Fail Rev. 2017;3(1):7-11.

6

Transplante cardíaco: avaliação pré-transplante e aspectos cirúrgicos

Mônica Samuel Avila
Daniella Motta da Costa Dan
Samuel Padovani Steffen

DESTAQUES

- O transplante cardíaco é a terapia que tem mais impacto na sobrevida de pacientes com insuficiência cardíaca avançada.
- As indicações ao transplante cardíaco são bem estabelecidas e incluem pacientes com IC refratária ao tratamento clínico otimizado e com risco elevado de mortalidade.
- Todo candidato ao transplante cardíaco deve realizar uma inspeção minuciosa antes de ser incluído em fila, abrangendo uma avaliação clínica, laboratorial, imunológica, hemodinâmica e multidisciplinar.
- A técnica cirúrgica bicaval é a mais recomendada.
- O sucesso do transplante é fruto da ótima sincronização das equipes de captação e implante, culminando com o menor tempo de isquemia e de circulação extracorpórea.

INDICAÇÕES E CONTRAINDICAÇÕES AO TRANSPLANTE CARDÍACO

O transplante cardíaco (TC) é a terapia que tem mais impacto na sobrevida de pacientes com insuficiência cardíaca avançada refratária ao tratamento clínico otimizado. Em razão da escassez de doadores ofertados, a decisão do TC deve ser personalizada com o objetivo de tentar garantir a melhor relação risco-benefício individual e alocar o órgão para aqueles com maior possibilidade de sobrevida em longo prazo. As principais indicações para o TC estão descritas na Tabela 1.

TABELA 1 Indicações para o transplante cardíaco
IC avançada na dependência de drogas inotrópicas e/ou suporte circulatório mecânico
IC avançada classe funcional NYHA III persistente e IV com tratamento otimizado na presença de outros fatores de mau prognóstico
IC avançada e VO_2 de pico ≤ 12 mL/kg/minuto em pacientes em uso de betabloqueadores
IC avançada e VO_2 de pico ≤ 14 mL/kg/minuto em pacientes intolerantes a betabloqueadores
Arritmias ventriculares sintomáticas e refratárias ao manejo com fármacos, dispositivos elétricos e procedimentos de ablação
IC refratária e VO_2 de pico ≤ 50% do previsto em pacientes com < 50 anos e mulheres
Doença isquêmica com angina refratária sem possibilidade de revascularização
IC avançada e cardiomiopatia restritiva
Tumores cardíacos com potencial de cura com o explante do coração
Amiloidose cardíaca relacionada a mutações da transtirretina (ATTR) sem perspectiva ou resposta a tratamentos específicos, associada ao transplante de fígado
IC secundária à amiloidose AL com contraindicação para terapias específicas pelo envolvimento cardíaco, na ausência de envolvimento extracardíaco, seguido de transplante de medula

ATTR: amiloidose por mutações da transtirretina; AL: amiloidose primária; IC: insuficiência cardíaca; VO_2: consumo de oxigênio; VE/VCO_2: equivalente ventilatório de gás carbônico; RER: coeficiente respiratório: NYHA: New York Heart Association,

Em relação às contraindicações, no passado eram divididas como contraindicações absolutas – aquelas que impediam o TC – e relativas – aquelas que representavam um agravante para o TC, mas que não impossibilitavam totalmente o procedimento. Mais recentemente, com o avanço do manejo da IC e do TC, grande parte das contraindicações relativas está sendo manejada adequadamente e, com isso, passaram a ser potenciais contraindicações. Suas considerações segundo a última diretriz de Transplante Cardíaco estão descritas na Tabela 2.

AVALIAÇÃO PRÉ-TRANSPLANTE CARDÍACO

Todo candidato ao transplante cardíaco deve realizar uma avaliação minuciosa antes de ser incluído em fila para que a indicação do TC e o momento da inclusão sejam o mais acertados possível. A avaliação do candidato ao TC abrange: avaliação clínica, laboratorial, imunológica, hemodinâmica e multidisciplinar (psicológica, social, odontológica, nutricional e enfermagem).

TABELA 2 Potenciais contraindicações para transplante cardíaco e suas considerações

Situação clínica	Considerações
Idade > 70 anos	Pacientes selecionados podem ser considerados para transplante
Comorbidades com baixa expectativa de vida	
Infecção sistêmica ativa	
Índice de massa corporal > 35 kg/m²	
Doença cerebrovascular grave sintomática	
Doença vascular periférica grave sem possibilidade de revascularização e/ou reabilitação	
Doença hepática ou pulmonar avançada	Em candidatos apropriados e centros habilitados, transplante de múltiplos órgãos pode ser considerado
Doença psiquiátrica grave, dependência química e/ou baixo suporte social e/ou baixa adesão ao tratamento e recomendações vigentes	Avaliação cautelosa de especialistas é sugerida em pacientes com história recente de abuso de substâncias (últimos 2 anos), incluindo álcool Documentação de baixa adesão ao tratamento medicamentoso em múltiplas ocasiões deve ser considerada contraindicação para transplante
DM com lesões graves em órgão alvo e/ou controle glicêmico inadequado (HbA1c > 7,5%)	
Incompatibilidade ABO	
Embolia pulmonar < 3 semanas	
Hipertensão pulmonar fixa	Persistência de resistência vascular pulmonar > 5 unidades Wood, apesar de testes de vasorreatividade pulmonar e descompressão cardíaca com dispositivos de assistência ventricular mecânica, indicam risco cirúrgico elevado e devem ser considerados no risco global do receptor Em candidatos apropriados e centros habilitados, dispositivo de assistência ventricular mecânica como ponte para candidatura/decisão a transplante, visando à redução das pressões pulmonares, pode ser considerado Em candidatos apropriados e centros habilitados, transplante cardiopulmonar ou heterotópico pode ser considerado
Neoplasia com risco de recorrência elevado ou incerto	Colaboração com o oncologista é fundamental para estratificar o risco de recorrência e definir o tempo em remissão necessário para que o transplante seja considerado
Perda de função renal intrínseca e irreversível apesar de tratamento clínico otimizado (taxa de filtração glomerular estimada < 30 mL/min/1,73 m²)	Em candidatos selecionados e centros habilitados, transplante combinado de coração e rim pode ser considerado
Síndromes demenciais ou retardo mental graves	
Tabagismo ativo	Período de abstinência sugerido de 6 meses, pela associação com desfechos desfavoráveis no pós-transplante, deve ser individualizado conforme opções do centro transplantador e gravidade do caso

DM: diabetes melito; HbA1c: hemoglobina glicada.
Fonte: adaptada de: Bacal et al., 2018.

A avaliação clínica inclui a tanto a detecção de condições/comorbidades que podem dificultar e até contraindicar o paciente ao TC como também uma preparação para deixar o paciente em boas condições para realização do procedimento. Ela se inicia com uma anamnese completa, um rastreio de comorbidades que poderiam impedir o TC e determinação da gravidade e prognóstico da doença. O teste cardiopulmonar é uma ferramenta muito útil para elucidar o grau de comprometimento da capacidade funcional e estimar o prognóstico da IC. Algumas indicações ao TC de baseiam no consumo máximo de oxigênio (VO_2) e no equivalente ventilatório de gás carbônico (relação VE/VCO_2) realizados na ergoespirometria (ver Tabela 1).

A avaliação da fragilidade foi incluída nas diretrizes mais recentes, visto que é uma condição que amplia a vulnerabilidade do paciente e está relacionada ao prognóstico e à sobrevida. A fragilidade é uma condição que leva a um declínio na reserva e na funcionalidade do paciente, podendo estar ou não relacionada à idade. Os critérios para o diagnóstico de fragilidade estão descritos na Tabela 3 e compreendem três dos cinco critérios apresentados.

TABELA 3 Critérios para o diagnóstico de fragilidade

Critérios diagnósticos
Exaustão: é avaliada por meio de duas informações, levando-se em conta a última semana: "Senti que tive de fazer esforço para fazer tarefas habituais" e "Não consegui levar adiante minhas coisas". Resposta: Na maioria das vezes (3 a 4 dias) ou quase sempre = 1 ponto; raramente (< 1 dia) ou pouco = zero ponto.
Perda de peso: acima de 5 kg no último ano, não intencionalmente. Resposta: sim = 1 ponto; não = zero ponto.
Atividade física: é medida pela versão curta do questionário de atividades de lazer de Minessota (*Minnesota Leisure Time Activity Questionnaire*), com perguntas sobre hábitos como andar, correr, jardinagem, entre outros, cuja mensuração de gasto calórico pode ser estimada.
Força de preensão: é aferida com base na força de preensão mensurada em Kgf por dinamômetro de pressão manual (Jamar), sendo o resultado ajustado por sexo e índice de massa corporal.
Tempo de caminhada: tempo gasto para percorrer a distância de 4,6 m, em velocidade confortável, ajustada para sexo e altura.

Adaptada de: Fried et al., 2001.

Após a inclusão em fila, o paciente deve continuar o acompanhamento com a equipe de transplante cardíaco para acompanhamento periódico rigoroso, visto a complexidade do paciente em lista e o risco de piora da IC e outros desfechos desfavoráveis para o TC.

Todo paciente deve realizar uma avaliação da equipe especializada quando necessário para excluir alguma condição que impediria o TC, por exemplo: avaliação oftalmológica em diabéticos, avaliação pulmonar quando radiografia/tomografia alteradas, avaliação psiquiátrica ou neurológica, entre outras.

Todos os pacientes devem fazer um rastreamento para neoplasias de acordo com idade e antecedentes familiares: sangue oculto nas fezes, colonoscopia (idade acima de 50 anos), mamografia (acima de 40 anos), citologia cervicovaginal e antígeno prostático específico (acima de 40 anos).

A avaliação laboratorial completa e exames complementares devem ser realizados antes da inclusão do paciente na fila e alguns exames devem ser realizados periodicamente, como mostra a Tabela 4.

AVALIAÇÃO IMUNOLÓGICA

A avaliação imunológica compreende na realização do painel imunológico (PRA) um exame de sangue que consiste na detecção de anticorpos circulantes contra antígenos leucocitários humanos (HLA). O exame deve ser indicado em todos os pacientes candidatos ao TC. O PRA é dividido em classes I e II. Classe I compreende os anticorpos HLA A, B e C; e classe 2, os anticorpos DP, DQ e DR. O resultado do PRA vem sob forma de porcentagem de reatividade, e quanto maior o valor, maior o grau de sensibilização do paciente.

Aqueles pacientes com PRA maior que 50 a 75% são considerados altamente sensibilizados, possuindo menor chance de encontrar um doador compatível, maior tempo de fila de TC e menor sobrevida em fila e após o TC. Nesses casos, existe a possibilidade da realização da dessensibilização, com duas estratégias de tratamento que consistem em: utilizar medicações para reduzir o valor do PRA antes do TC e aguardar por um doador compatível, ou incluir o paciente na fila mesmo com painel elevado e realizar a dessensibilização logo após o TC com o objetivo de evitar uma rejeição hiperaguda. Existem diversos protocolos de dessensibilização levando em conta o valor do PRA e a condição do paciente (internado ou ambulatorial).

As principais medicações utilizadas para dessensibilização, seu mecanismo de ação e seu efeito imunológico estão descritas na Tabela 5.

AVALIAÇÃO HEMODINÂMICA

A avaliação hemodinâmica é realizada através do cateterismo direito com o cateter e artéria pulmonar e é um importante teste para avaliar as pressões pulmonares do paciente a ser incluído em fila de transplante. Todos os pacientes devem realizar o cateterismo direito antes da inclusão em fila. Naqueles pacientes que já estão listados, as medidas devem ser repetidas periodicamente para avaliar as pressões pulmonares e detectar mudanças que impossibilitariam a realização do TC.

As principais medidas a serem avaliadas para determinar a elegibilidade do candidato são: pressão sistólica da artéria pulmonar (PSAP), pressão média na artéria pulmonar

TABELA 4 Avaliação laboratorial, exames complementares que devem ser realizados antes do transplante cardíaco e quais devem ser repetidos

Exame	Teste basal	Repetir
Tipagem ABO	X	
Painel imunológico	X	Repetir periodicamente a critério de cada serviço e sempre que receber hemoderivados (15 dias após) ou implante de DAV
Teste cardiopulmonar	X	A critério de cada serviço ou quando houver mudança de quadro clínico
Ecodopplercardiograma	X	A critério de cada serviço ou quando houver mudança de quadro clínico
Avaliação hemodinâmica pulmonar	X	Anual ou quando houver mudança de quadro clínico
Eletrocardiograma de repouso	X	A critério de cada serviço
Bioquímica de sangue: provas de função hepática, função renal, provas de função tireoidiana e lipodograma	X	A cada consulta
Urinálise	X	
Taxa de filtração glomerular	X	
Proteinúria	X	
Prova de função pulmonar e gasometria arterial	Se evidência de doença pulmonar	
Radiografia de tórax (PA e perfil)	X	A critério do serviço
Tomografia computadorizada de tórax	X	Casos selecionados
Ultrassonografia de abdome total	X	
Doppler de membros inferiores	Se evidência de doença aterosclerótica	
Doppler de carótidas	Se idade > 50 anos, ou evidência de doença aterosclerótica	
Sorologias: Hepatite B: HBsAg, Anti-HBs, Anti-HBc Hepatite C: Anti-HCV Anti-HIV, Anti-HTLV, VDRL, Chagas, IgM e IgG para toxoplasmose, citomegalovírus e Epstein-Barr vírus	X	Anti-HBs após 6 meses de vacinação
Pesquisa de sangue oculto nas fezes	X	
Colonoscopia	Acima de 50 anos ou história familiar de neoplasia	
Mamografia	Idade > 40 anos ou história familiar de neoplasia	
Citologia cervicovaginal	Se indicado pela equipe de ginecologia	
PSA	Idade > 40 anos	

Adaptado de: Bacal et al., 2018.

TABELA 5 Opções terapêuticas para dessensibilização

Tratamento	Ação	Efeito
Imunoglobulina intravenosa	Efeito imunomodulador	Neutraliza os anticorpos circulantes e inibe o complemento e as células B
Plasmaférese	Filtração extracorpórea de anticorpos no plasma	Remove as imunoglobulinas circulantes
Rituximabe	Anticorpo monoclonal contra CD20	Depleta células B
Bortezomibe	Inibidor reversível do protossoma 26S	Depleta plasmócitos
Eculizumabe	Inibidor do complemento C5	Inibe complemento

(PMAP), pressão de oclusão na artéria pulmonar (POAP) ou pressão capilar pulmonar (PCP), gradiente transpulmonar (GTP) e resistência vascular pulmonar (RVP) e gradiente diastólico pulmonar (GDP). O GTP é definido como a diferença entre a PMAP e a POAP/PCP. A RVP é resultado do GTP dividido pelo débito cardíaco. E o GDP é a diferença entre a pressão diastólica pulmonar e a POAP.

Apesar da principal contraindicação ao TC ser relacionada à RVP, todas as medidas do cateterismo direito devem ser avaliadas em conjunto, de modo que a decisão da inclusão ou não em fila seja mais completa e acertada. Os valores almejados pelo cateterismo direito que possibilitam a inclusão e a manutenção do paciente em fila são PSAP < 50 mmHg, ou GTP < 15 ou RVP < 3 woods, e GDP ≤ 7.

Se esses valores não forem alcançados, deve ser realizado o teste de reatividade pulmonar utilizando nitroprussiato de sódio, sildenafil ou óxido nítrico, com o objetivo de reduzir as medidas e demonstrar que a hipertensão pulmonar é reversível. A hipertensão pulmonar fixa caracterizada pela RVP > 5 mmHg após o teste de vasorreatividade pulmonar é considerada uma contraindicação ao TC.

Em alguns casos, quando a reversibilidade não é imediata, pode-se realizar a monitorização do paciente com o cateter de artéria pulmonar contínuo, com ajuste escalonado de vasodilatadores e outras medidas para descompressão ventricular, como implante de um dispositivo de curta duração, como balão intra-aórtico, e medidas sequenciais das pressões, com o objetivo de detectar uma reversibilidade dos valores pressóricos após a melhora hemodinâmica do paciente.

Pode ser indicado também o implante de um dispositivo de longa duração em decorrência da hipertensão pulmonar fixa como candidatura para o TC e repetir o cateterismo direito após 3 a 6 meses do implante para confirmar a irreversibilidade da hipertensão pulmonar. Nesses casos, a taxa de reversibilidade das pressões pulmonares é elevada, podendo ultrapassar 50% em algumas casuísticas, possibilitando a realização do transplante.

AVALIAÇÃO MULTIDISCIPLINAR

A avaliação multidisciplinar compreende uma análise psicológica, social, odontológica, nutricional e de enfermagem, e tem como objetivo conhecer as condições do paciente sobre o entendimento dos cuidados pós-transplante, a adesão às medicações, a necessidade de moradia adequada e transporte para o acompanhamento pós-procedimento.

A avaliação psicossocial é um elemento crítico na decisão da candidatura para o TC do paciente com IC avançada. Os fatores psicossociais importantes incluem estado cognitivo, psicopatologia, suporte social, adesão e abuso de substâncias. Como os elementos da avaliação psicossocial são inerentemente subjetivos, é recomendado aumentar a objetividade aos componentes do processo de avaliação, com testes padronizados. A avaliação cognitiva de Montreal ou o miniexame do estado mental-minimental são ferramentas comuns de triagem para a função cognitiva. Transtornos psiquiátricos devem ser avaliados pela equipe especializada antes da inclusão em fila e, nesses casos, o suporte familiar é crucial para decisão de contraindicar ou não o TC.

Todo paciente candidato ao TC necessita de um cuidador, uma pessoa próxima e comprometida, que deve ser designado o quanto antes, e que o acompanhe fora do ambiente hospitalar e garanta o uso correto das medicações e o comparecimento às consultas e aos exames necessários no acompanhamento.

A avaliação odontológica é fundamental para identificar possíveis focos dentários infecciosos que possam comprometer o procedimento cirúrgico.

São consideradas contraindicações ao TC o uso de substâncias ilícitas, tabagismo e etilismo ativo, sendo necessária uma abstenção de pelo menos 6 meses para a elegibilidade ao TC.

ASPECTOS CIRÚRGICOS DO TRANSPLANTE CARDÍACO

Desde o primeiro transplante cardíaco realizado por Christiaan Barnard, em 1967, o TC tem beneficiado milhares de pacientes com insuficiência cardíaca avançada, sendo considerado, ainda hoje, a melhor terapia nos casos de insuficiência cardíaca terminal. A técnica cirúrgica foi primeiramente descrita por Lower e Shumway em 1960, conhecida como técnica clássica ou biatrial, permanecendo como padrão durante muitos anos. Apenas em meados dos anos 1990 Yacoub e Banner propuseram a técnica bicaval para o transplante ortotópico, sendo utilizada até os dias atuais. A técnica bicaval se mostrou superior em vários estudos, principalmente porque preserva a morfologia atrial, diminuindo a incidência de arritmias e insuficiências valvares.

Várias mudanças ocorreram no campo do transplante cardíaco nos últimos 30 anos, incluindo novas medicações imunossupressoras com melhor controle da rejeição, o uso da biópsia endomiocárdica como forma de acompanhamento do enxerto, além do uso de dispositivos de assistência circulatória para pacientes com IC terminal em fila de transplante. Apesar desse grande número de avanços, a técnica cirúrgica mudou pouco, porém com os avanços da monitorização hemodinâmica, anestesia e cuidados pós-operatórios, o resultado do transplante cardíaco tem melhorado a cada dia.

TEMPOS CIRÚRGICOS

Os times de captação e de implante do órgão devem trabalhar em perfeita sincronia, visando sempre o menor tempo de isquemia e de circulação extracorpórea. A isquemia deve ser, preferencialmente, mantida abaixo de 4 horas, sobretudo quando lidamos com doadores marginais. Dessa forma, o início da cirurgia do receptor deverá ser pelo menos 30 a 60 minutos antes de o órgão chegar em sala operatória. Esse tempo poderá aumentar para próximo de 2 horas nos casos de reoperações, principalmente com o uso cada vez mais frequente de dispositivos de assistência circulatória. Os principais fatores a serem levados em consideração ao calcular o tempo de chegada do órgão nas mãos do cirurgião que fará o implante são: tempo de dissecção e preparo dos órgãos abdominais que são feitos antes do clampeamento aórtico no doador; tempo de transporte do local de origem ao centro transplantador; tempo de preparo do receptor, como monitorização e indução anestésica, implante dos acessos vasculares e tempo de dissecção do coração nos casos de reoperações. A perfeita sincronização é alcançada quando a comunicação entre os times é frequente e clara, além do conhecimento em detalhes da rotina do grupo e convivência harmoniosa.

A CIRURGIA NO DOADOR

A retirada do coração no doador é bem diferente da utilizada no receptor, uma vez que necessitamos da maior extensão possível dos tecidos, preservando os limites de ambas as cavas, aorta, artéria pulmonar e as porções intrapericárdicas das veias pulmonares. A veia cava superior é dissecada até sua porção superior, ultrapassando o limite da veia ázigos, que é ligada com cuidado para não lesar o ramo direito da artéria pulmonar. A veia cava inferior é dissecada até a sua entrada no diafragma, abrindo a reflexão do pericárdio. Nesse momento, a interação com a equipe de captação dos órgãos abdominais é primordial, visando os limites de dissecção segura, uma vez que a cava inferior também é necessária para o transplante hepático. Após a completa dissecção dos órgãos abdominais, a heparina é administrada. A aorta abdominal logo abaixo do diafragma é clampeada e procedemos a incisão da veia cava inferior e a incisão de uma das veias pulmonares, visando a descompressão completa das cavidades do coração. A aorta é clampeada e a solução de cardioplegia infundida de forma anterógrada, como habitual. Na presença de captação conjunta dos pulmões, as veias pulmonares devem ser todas preservadas, sendo a descompressão do lado esquerdo realizada com abertura direto do átrio esquerdo ou cortando o apêndice atrial esquerdo. Após o término da infusão da cardioplegia, o clampe da aorta e o coração são retirados, normalmente seccionando na seguinte ordem: veia cava inferior, aorta ascendente, artéria pulmonar, veia cava superior e veias pulmonares. O coração é acondicionado em recipiente estéril com solução salina gelada e inspecionado com detalhes. É mandatória a inspeção das valvas, dos tamanhos dos cotos vasculares e da presença de forame oval patente.

A CIRURGIA NO RECEPTOR

A incisão utilizada é a esternotomia mediana clássica. O pericárdio é aberto de forma habitual e o coração é amplamente exposto. A aorta é liberada da artéria pulmonar e as veias cava, da reflexão do pericárdio. Após heparinização plena, a aorta é canulada o mais distal possível, assim como as veias cava superior e inferior. Após a chegada do coração em sala, a circulação extracorpórea é iniciada e a aorta clampeada. A veia cava superior é excisada na junção cavo atrial e um *cuff* com tecido atrial direito é preparado logo acima da junção da veia cava inferior com o átrio. A aorta e a artéria pulmonar são excisadas no plano das valvas semilunares. O átrio esquerdo é aberto, sendo preparado um grande *cuff* de átrio, estendendo a incisão pelo teto do átrio esquerdo e deixando uma grande parte de sua parede posterior, identificando bem a entrada das veias pulmonares. Essa técnica "uniatrial" é a mais utilizada, porém pode também ser usada a técnica "bipulmonar", quando são preparados dois *cuffs* de átrio esquerdo englobando, respectivamente, as veias pulmonares dos lados direito e esquerdo. Além disso, nos casos de neoplasia cardíaca, pode ser retirado todo o tecido atrial esquerdo, deixando apenas as veias pulmonares (técnica de Yacoub ou quadripulmonar).

O implante do novo coração se inicia pelo átrio esquerdo, respeitando a posição anatômica. A sutura de prolene 3/0 ou 4/0 é iniciada na altura da aurícula esquerda, progredindo pelo teto do átrio até a altura da veia pulmonar superior direita. Com o outro lado do fio, a sutura é continuada na porção posterior do átrio esquerdo, percorrendo todo o "*cuff*" atrial até a região das veias pulmonares direitas. A próxima sutura a ser realizada é a da cava inferior, normalmente com fio prolene 4/0 e de forma contínua evertida. É realizada a sutura da artéria pulmonar, seguida da aorta, também com sutura contínua evertida com prolene 5/0. Nesse momento, o coração é deaerado, preferencialmente guiado por ecocardiograma transesofágico e o clampe de aorta é retirado, terminando a isquemia do enxerto. A última sutura é a da cava superior, realizada com o coração já com batimentos, visando diminuir o tempo de isquemia e já mantendo o novo enxerto em reperfusão quente. Essa sutura normalmente é feita com prolene 5/0, tomando cuidado para não ficar constrita, dificultando no futuro as biópsias endomiocárdicas.

Após o término do implante do coração, inicia-se a redução da assistência dada pela circulação extracorpórea, de tal forma que o coração novo começa a assumir todo o débito cardíaco. Normalmente é necessário um período de reperfusão quente para a recuperação completa da função miocárdica. Esse tempo é variado, mas habitualmente fica entre 20 e 40 minutos. Por isso, a reperfusão se inicia antes do término de todas as suturas. O ecocardiograma

O QUE AS DIRETRIZES RECOMENDAM

- Bacal F, Marcondes-Braga FG, Rohde LEP, Xavier Júnior JL, de Souza Brito F, Moura LZ, et al.; 3ª Diretriz Brasileira de Transplante Cardíaco. Arq Bras Cardiol. 2018;111(2):230-89.
- Mehra MR, Canter CE, Hannan MM, Semigran MJ, Uber PA, Baran DA, et al.; International Society for Heart Lung Transplantation (ISHLT) Infectious Diseases, Pediatric and Heart Failure and Transplantation Councils. The 2016 International Society for Heart Lung Transplantation listing criteria for heart transplantation: a 10-year update. J Heart Lung Transplant. 2016;35(1):1-23.
- Colvin MM, Cook JL, Chang PP, Hsu DT, Kiernan MS, Kobashigawa JA, et al.; American Heart Association Heart Failure and Transplantation Committee of the Council on Clinical Cardiology; Council on Cardiovascular Disease in the Young; Council on Cardiovascular and Stroke Nursing; and Council on Cardiovascular Surgery and Anesthesia. Sensitization in Heart Transplantation: Emerging Knowledge: A Scientific Statement from the American Heart Association. Circulation. 2019;139(12):e553-e578.

transesofágico é fundamental para avaliar o comportamento do novo coração e ajudar no ajuste volêmico e de drogas inotrópicas e/ou vasopressoras. O uso do óxido nítrico muitas vezes também é necessário.

LEITURA SUGERIDA

1. Aziz TM, Burgess MI, El-Gamel A, Campbell CS, Rahman AN, Deiraniya AK, et al. Orthotopic cardiac transplantation technique: a survey of current practice. Ann Thorac Surg. 1999;68:1242-6.
2. Bui QM, Allen LA, LeMond L, Brambatti M, Adler E. Psychosocial evaluation of candidates for heart transplant and ventricular assist devices: Beyond the current consensus. Circ Heart Fail. 2019;12(7):e006058.
3. Copeland H, Hayanga JWA, Neyrinck A, MacDonald P, Dellgren G, Bertolotti A, et al. Donor Heart and Lung Procurement: A Consensus Statement. J Heart Lung Transplantation. 2020;39(6):501-17.
4. Davies RR, Russo MJ, Morgan JA, Sorabella RA, Naka Y, Chen JM. Standard versus bicaval techniques for orthotopic heart transplantation: an analysis of the United Network for Organ Sharing database. J Thorac Cardiovasc Surg. 2010;140:700-8.
5. Dreyfus G, Jebara V, Mihaileanu S, Carpenlier A. Total orthotopic heart transplantation: an alternative to the standard technique. Ann Thorac Surg. 1991;52:1181.
6. Fried LP, Tangen CM, Walston J, Newman AB, Hirsch C, Gottdiener J, et al.; Cardiovascular Health Study Collaborative Research Group. Frailty in older adults: evidence of a phenotype. J Gerontol A Biol Sci Med Sci. 2001;56(3):M146-56.
7. Nagy AI, Venkateshvaran A, Merkely B, Lund LH, Manouras A. Determinants and prognostic implications of the negative diastolic pulmonary pressure gradient in patients with pulmonary hypertension due to left heart disease. Eur J Heart Fail. 2017;19(1):88-97.
8. Shumway KE, Lower RR, Stofer RC. Transplantation of the heart. Adv Surg. 1966;2:265-84.
9. Tsukashita M, Takayama H, Takeda K, Han J, Colombo PC, Yuzefpolskaya M, et al.; Effect of pulmonary vascular resistance before left ventricular assist device implantation on short- and long-term post-transplant survival. J Thorac Cardiovasc Surg. 2015;150(5):1352-60.
10. Yacoub MH, Banner NA. Recent developments in lung and heart-lung transplantation. Transplant Rev. 1989;3:1-29.

7

Transplante cardíaco: imunossupressão e complicações precoces

Luís Paulo de Miranda Araújo Soares
Sandrigo Mangini
Fabiana Goulart Marcondes-Braga
Fernando Bacal

DESTAQUES

- O correto manejo da imunossupressão é fundamental para o equilíbrio entre controle de rejeição e surgimento de infecções.
- A terapia de indução não é utilizada de forma consensual, porém pode ser considerada, principalmente em pacientes sensibilizados e com disfunção renal.
- A terapia de manutenção consiste na terapia tripla: inibidor de calcineurina, antiproliferativo e corticosteroide, o qual pode ser suspenso após o sexto mês em casos selecionados.
- A complicação precoce mais temida é disfunção primária do enxerto, ocorrendo nas primeiras 24 horas após o transplante cardíaco (TC). Seu tratamento é baseado em suporte hemodinâmico, uma vez que carrega potencial de recuperação.
- Rejeição aguda ocorre principalmente no primeiro ano após TC; pode ser celular ou mediada por anticorpos, sendo esta mais temida quando tardia pela formação de anticorpos de novo.
- A infecção por citomegalovírus é altamente prevalente e está associada a aumento de risco de rejeição e doença vascular do enxerto.
- O conhecimento do manejo e profilaxia das infecções oportunistas são fundamentais para o sucesso do TC.

IMUNOSSUPRESSÃO

O avanço da terapia imunossupressora permitiu a eficácia e a evolução dos transplantes em órgãos sólidos. A Figura 1 demonstra a resposta imunológica de uma célula T quando exposta a um antígeno, especificando o local de ação das principais drogas imunossupressoras.

Terapia de indução

Trata-se de imunossupressão intensa momentos antes, durante e nos primeiros dias após TC. Tem como objetivo reduzir o risco de rejeição aguda precoce, além de permitir a utilização de doses menores de corticosteroides e inibidores de calcineurina. Apesar do potencial benefício, os resultados em comparação com protocolos sem indução são controversos. Por isso, não é utilizada de forma rotineira e consensual por todos os centros transplantadores. Torna-se mais interessante em pacientes sensibilizados, submetidos a múltiplas transfusões ou uso de assistência circulatória. Pode ser utilizado também em pacientes com insuficiência renal, permitindo o início de inibidores de calcineurina de forma mais gradual. As principais drogas utilizadas na terapia de indução são antagonistas dos receptores de IL-2 (basiliximabe) e imunoglobulinas antitimócitos policlonais (timoglobulina [ATS]) (Tabela 1).

Terapia de manutenção

Atualmente, é preconizado esquema tríplice contendo corticosteroide, um inibidor de calcineurina e um antiproliferativo. As doses iniciais e de manutenção podem ser encontradas na Tabela 2.

Corticosteroides: atuam em diversas fases da ativação imunológica, impedindo a proliferação de linfócitos, produção de citocinas e apresentação de antígenos. São utilizados tanto na forma de pulsoterapia nas fases iniciais e em tratamento de rejeição quanto em doses progres-

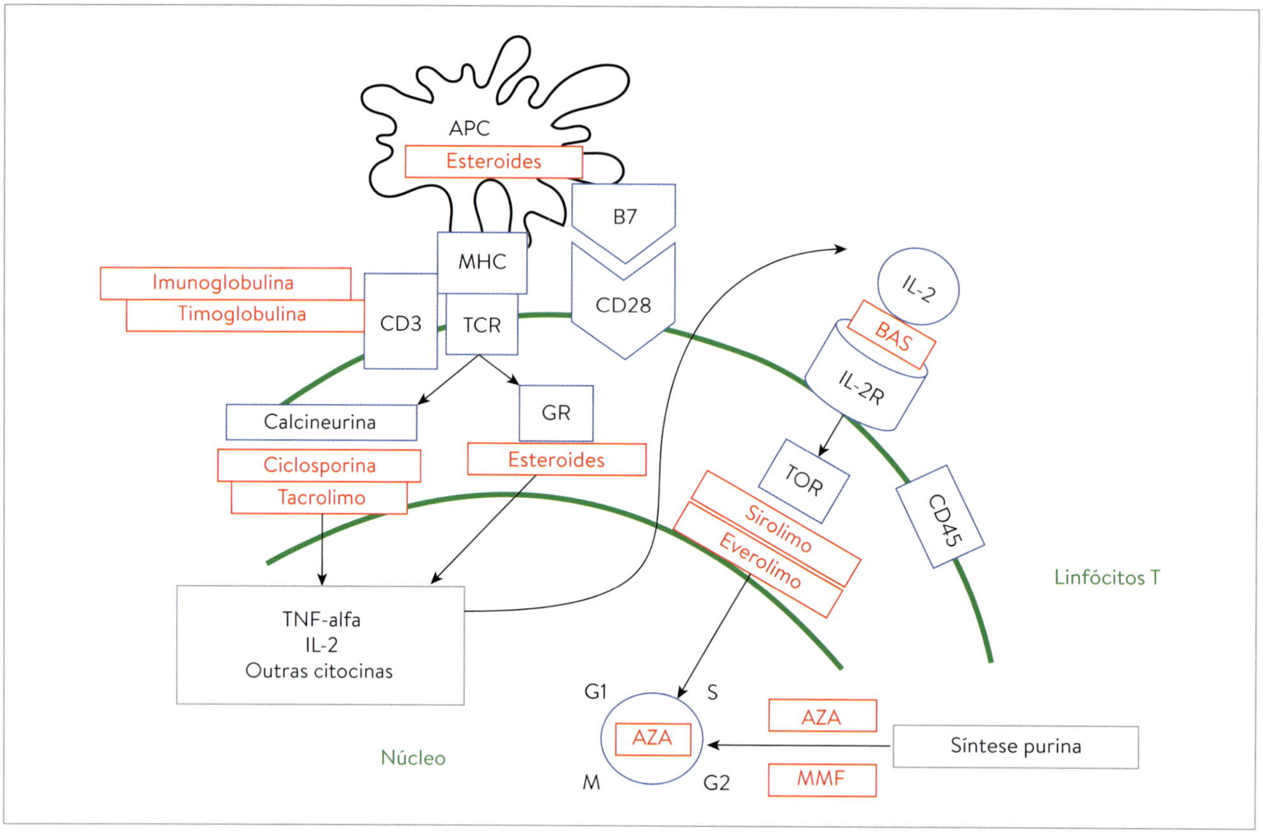

FIGURA 1 Mecanismos de rejeição e sítios de ação de drogas imunossupressoras. Os antígenos são transportados pelas células apresentadores de antígenos (APC) e reconhecidos pelo complexo TCR-CD3 na superfície da célula T. Quando acompanhados de sinais coestimuladores, como B7-CD28, ocorre a ativação das células T, que ativa via da calcineurina. O resultado é a estimulação de produção de IL-2 e outras citocinas. A IL-2 ativa receptores da superfície celular (IL-2R), estimulando a expansão clonal das células T. IL-2R estimula TOR, que regula a transcrição de mRNAs para proteínas que regulam o ciclo celular. Em vermelho, são demonstradas as drogas e seus sítios de ação. AZA: azatioprina; BAS: basiliximabe; GR: receptor de glicocorticoide; MMF: micofenolato.

Adaptada de Lindenfeld et al., 2004.

sivamente menores para manutenção. Apesar de serem imunossupressores efetivos, apresentam diversos efeitos colaterais associados aos hipercortisolismo como: diabete, osteoporose, catarata, hipertensão e miopatias. Por isso, objetiva-se a suspensão da medicação após o sexto mês, principalmente nos pacientes sem histórico de rejeições recorrentes.

Inibidores de calcineurina: os representantes dessa classe são ciclosporina e tacrolimo (FK506). Atuam inibindo a via da calcineurina, impedindo a expressão dos receptores de IL-2, limitando a proliferação e diferenciação dos linfócitos T citotóxicos. Ambas têm metabolismo hepático via citocromo P450, de modo que inúmeras drogas podem alterar seus níveis séricos (Tabela 3). As

TABELA 1 Imunossupressores de indução no transplante cardíaco

Propriedades	Timoglobulina	Basiliximabe
Alvo	Linfócitos periféricos	CD25 (IL-2R)
Apresentação	Frasco 25 mg	Ampolas de 10 a 20 mg
Dose	1,5 a 0,5 mg/kg/dia durante 3 a 7 dias	20 mg – 2 doses (D0 e D4)
Controle	CD3 25 a 50 células/mm^3 Linfócitos 100 a 200 células/mm^3	–
Efeitos adversos	Febre, calafrios, taquicardia, vômitos, dispneia, leucopenia, trombocitopenia, reação de hipersensibilidade	Reação de hipersensibilidade

Adaptada de Bacal et al., 2018; Uber e Mehra, 2007.

TABELA 2 Drogas imunossupressoras no transplante cardíaco

Drogas	Dose inicial	Manutenção	Nível sérico
Corticosteroide			
Metilprednisolona	1 g IV no intraoperatório Redução progressiva até 5° PO	Início Tratamento de rejeição aguda	Não se aplica
Prednisona	1 mg/kg	Redução gradual até 5 mg/dia. Retirada em 6 meses quando possível	Não se aplica
Inibidores de calcineurina			
Ciclosporina	Oral: 3 a 8 mg/kg/dia IV: 1/3 da dose oral	Guiada por biópsia e Nível sérico	300 a 350 ng/mL (0 a 3 meses) 250 a 300 ng/mL (3 a 6 meses) 200 a 300 ng/mL (6 a 12 meses) 100 a 200 ng/mL (após 1 ano)
Tacrolimo	Oral: 0,05 a 0,1 mg/kg/dia IV: 0,01 a 0,02 mg/kg/dia	Guiada por biópsia e Nível sérico	10 a 15 ng/mL (até 6 meses) 5 a 10 ng/mL (após 6 meses)
Antiproliferativos			
Micofenolato mofetil	Oral ou IV: 1 g a cada 12h	500 mg a 2 g/dia	Monitorar leucócitos/linfócitos
Micofenolato sódico	720 mg a cada 12h	360 a 1.440 mg/dia	Monitorar leucócitos/linfócitos
Azatioprina	1,5 a 2,5 mg/kg	50 a 200 mg/dia	Monitorar leucócitos/linfócitos
Inibidores da mTOR			
Sirolimo	2 a 6 mg 1 vez/dia	1 a 2 mg/dia	5 a 10 ng/mL
Everolimo	0,5 a 1,5 mg/dia a cada 12h	0,5 a 1,5 mg/dia a cada 12h	3 a 9 ng/mL

IV: intravenoso. Adaptada de Bacal et al., 2018; Costanzo et al., 2010.

TABELA 3 Drogas que afetam os níveis séricos de ciclosporina, tacrolimo, sirolimo e everolimo

Reduzem os níveis – Indutores enzimáticos	Aumentam os níveis – Inibidores enzimáticos
Anticonvulsivantes Fenitoína Carbamazepina Fenobarbital	Cardiovasculares Bloqueadores dos canais de cálcio (diltiazem/verapamil/amlodipina) Amiodarona
Antimicrobianos/antifúngicos Rifampicina Caspofungina	Antimicrobianos/antifúngicos Macrolídeos (claritromicina/eritromicina) Metronidazol Levofloxacina Fluconazol/cetoconazol/itraconazol/voriconazol
Antirretrovirais Efavirenz Nevirapina	Antirretrovirais Inibidores de protease (p. ex., saquinavir, nelfinavir)
Outras Antiácidos contendo magnésio, alumínio, cálcio (tacrolimo) Talidomida Troglitazona	Outras Teofilina Cimetidina Grapefruit (toranja) Glipizida Imatinibe Nefazodone

Adaptada de Costanzo et al., 2010.

duas drogas apresentam resultados semelhantes em relação à sobrevida, porém há evidência de menor incidência de rejeição com tacrolimo. Por isso, segundo a International Society for Heart & Lung Transplantation (ISHLT), o tacrolimo é o inibidor de calcineurina mais utilizado. No entanto, no Brasil, a droga disponibilizada pelo Sistema Único de Saúde é a ciclosporina, permanecendo no Brasil como primeira opção. A conversão de ciclosporina para tacrolimo pode ser considerada para tratamento de rejeição recorrente, efeitos colaterais da ciclosporina e pacientes com risco imunológico elevado. Efeitos adversos: tróficos (hiperplasia gengival e hipertricose), metabólicos (diabete, hiperuricemia, dislipidemia e insuficiência renal), vasculares (hipertensão arterial, distrofia simpática reflexa e síndrome álgica óssea), neurológicos (cefaleia, tremor, convulsão, neuropatia periférica) e neoplasias (pele e linfoproliferativas). A ciclosporina apresenta maior relação com efeitos tróficos, dislipidemia e hipertensão, enquanto o tacrolimo está associado com maior incidência de diabete.

Antiproliferativos

Micofenolato mofetil/micofenolato sódico: atua inibindo não competitivamente a enzima inosinamonofosfatodesidrogenase na via *de novo* da síntese de purinas, promovendo redução da proliferação de linfócitos de maneira mais seletiva. É o antiproliferativo de escolha por possuir menores taxas de rejeição e melhor sobrevida em relação à azatioprina. No entanto, possui maiores taxas de reativação de citomegalovírus, herpes e doença de Chagas. Efeitos adversos: leucopenia, intolerância gástrica, diarreia. Para melhor tolerância, pode ter sua dose reduzida ou dada preferência ao micofenolato sódico.

Azatioprina: pró-droga que se converte em 6-mercaptopurina e atua através da incorporação aos ribonucleotídeos das células, inibindo a síntese de DNA e RNA. Torna-se uma opção interessante em pacientes chagásicos e com múltiplas reativações de citomegalovírus. Efeitos adversos: leucopenia, mielossupressão, hepatite, pancreatite.

Inibidores da mTOR ou inibidores do sinal de proliferação: os representantes dessa classe são sirolimo e everolimo. Atuam formando um complexo intracelular com a enzima FKBP12, inibindo a atividade da enzima mTOR (*mammaliantarget of rapamycin*) e interferindo no crescimento e proliferação tanto de células do sistema imune quanto de outros tecidos (como a musculatura lisa vascular). As principais indicações são nos pacientes com insuficiência renal (utilizados em substituição ou com doses menores de inibidores de calcineurina), prevenção secundária de doença vascular do enxerto e doenças linfoproliferativas. Seu uso nas fases iniciais do transplante está associado a aumento de complicações na ferida operatória e maior incidência de infecções bacterianas e fúngicas. Apesar do aumento do uso nos últimos anos, sua baixa disponibilidade e perfil de efeitos colaterais limitam seu uso. Efeitos adversos: proteinúria, dislipidemia, plaquetopenia, edema, derrame pleural/pericárdico, hipertensão, acne, pneumonite intersticial.

Terapias de resgate

Consistem em estratégias para tratamento de rejeição aguda ou crônica de difícil manejo com as drogas habituais. Os esquemas terapêuticos para rejeição celular e humoral serão descritos na seção "Rejeição aguda" deste capítulo.

COMPLICAÇÕES PRECOCES

Entre as complicações precoces, a mais temida ocorre nas primeiras 24 horas após TC e corresponde à disfunção primária do enxerto. Ao longo do primeiro ano, outras duas complicações se destacam: rejeição aguda e infecções. Ajuste da imunossupressão de manutenção é necessário para se obter um equilíbrio imunológico, evitando assim tanto rejeição quanto infecção.

Disfunção primária do enxerto (DPE)

Até pouco tempo, não havia critérios bem estabelecidos para o diagnóstico de DPE, o que dificultava a determinação de sua prevalência. Estima-se que a incidência de DPE varie de 2 a 28%. A partir de 2014, com a publicação do consenso da ISHLT, a DPE passou a ter uma classificação própria, a qual foi validada e vem sendo utilizada rotineiramente (Tabela 4). Caracteriza-se por fração de ejeção ≤ 40% detectada nas primeiras 24 horas após o TC, necessidade de uso de doses progressivas de drogas vasoativas e/ou assistência circulatória mecânica. Para a confirmação do diagnóstico deve ser excluída presença de rejeição humoral hiperaguda, disfunção do ventrículo

TABELA 4 Classificação da disfunção primária do enxerto (DPE)

Cavidade envolvida	Gravidade	Critérios
DPE de ventrículo esquerdo	Leve ▪ Presença de 1 critério	FEVE < 40% PVC > 15 mmHg PAPO > 20 mmHg IC < 2 L/min/m² e dose baixa de inotrópico
	Moderada ▪ 1 critério grupo I e; ▪ 1 critério grupo II	I. Um dos critérios a seguir: ▪ FE < 40% ▪ PVC > 15 mmHg ▪ PAPO > 20 mmHg ▪ IC < 2,0 L/min/m² ▪ PAM < 70 mmHg II. Um dos critérios a seguir: ▪ Altas doses de inotrópicos ▪ Implante recente de BIA
	Grave	Dependência de suporte mecânico uni ou biventricular, incluindo ECMO
DPE de ventrículo direito	Presença de I + II ou III	I. PVC > 15 mmHg, PAPO < 15 mmHg, IC < 2,0 L/min/m² II. GTP < 15 mmHg e/ou PSAP < 50 mmHg III. Necessidade de dispositivo de assistência ventricular direita

Adaptada de Bacal et al., 2018; Kobashigawa et al., 2014; Foroutan et al., 2019.
FE: fração de ejeção; ECO: ecocardiografia; PVC: pressão venosa central; PAPO: pressão de artéria pulmonar ocluída; IC: índice cardíaco; PAM: pressão arterial média; BIA: balão intra-aórtico; GTP: gradiente transpulmonar; PSAP: pressão sistólica de artéria pulmonar.

direito associada à hipertensão pulmonar, sepse e sangramento. A fisiopatologia não é totalmente elucidada, porém trata-se de uma condição multifatorial. Estão envolvidos fatores de risco relacionados:

- Ao doador: idade, causa do óbito, diabete, abuso de álcool e drogas, disfunção ventricular, doenças cardiológicas prévias, sepse, uso de drogas vasotivas em altas doses.
- Ao receptor: idade, peso, uso de assistência ventricular mecânica, reoperação e retransplante, transplante multivisceral, dependência de ventilação mecânica, sepse.
- Ao procedimento: tempo de isquemia, incompatibilidade de peso e sexo, experiência da equipe, solução cardioplégica, transfusões, transplante em caráter de urgência.

O tratamento é baseado no suporte hemodinâmico com drogas vasoativas e assistência circulatória mecânica quando necessário. Apesar do risco de maior mortalidade, existe a possibilidade de recuperação do miocárdio e o retransplante tem sido cada vez menos indicado.

Disfunção de ventrículo direito (DVD)

Trata-se da complicação hemodinâmica mais frequente no pós-operatório. Ocorre em até 50% dos casos, sendo a principal causa de insucesso imediato ao transplante. O principal fator de risco é a resistência vascular pulmonar elevada no receptor, porém também está associada a desproporção de tamanho entre doador e receptor, doador de sexo feminino, tempo de isquemia prolongada, conservação inadequada do enxerto, tromboembolismo pulmonar, uso de vasoconstritores pulmonares, hipoxemia e alta pressão intratorácica. O quadro clínico pode variar desde dificuldade de saída de circulação extracorpórea e choque cardiogênico até quadros mais leves e assintomáticos. O diagnóstico é realizado por ecocardiograma e pela monitoração por cateter de artéria pulmonar. O tratamento da DVD é detalhado na Tabela 5.

TABELA 5 Tratamento da disfunção aguda do ventrículo direito

Medidas	Intervenções
Otimizar pré-carga e adequar volemia	Evitar hipervolemia (meta de 0,5 a 1 L negativo ao dia) Diuréticos, ultrafiltração/hemodiálise, minimizar transfusões Punção de ascite ou derrame pleural volumosos
Corrigir o baixo débito e instabilidade hemodinâmica	Manter PVC entre 10 a 15 mmHg. Cristaloide se hipovolêmico Normotenso: dobutamina, milrinone, isoproterenol Hipotenso: epinefrina, norepinefrina Refratários: suporte circulatório mecânico
Manter ritmo sinusal e sincronia atrioventricular	Cardioversão, marca-passo AV (intervalo AV 150 ms) Antiarrítmicos
Suporte ventilatório	Pressão inspiratória < 30 mmHg; PEEP < 10; evitar auto-PEEP Corrigir hipercapnia, hipoxia e acidose Considerar óxido nítrico para hipertensão pulmonar

Adaptada da Bacal et al., 2018.

Rejeição aguda

Rejeição aguda celular

Resposta inflamatória mediada principalmente por células T e consequente infiltração de linfócitos e macrófagos, culminando em necrose de cardiomiócitos e disfunção ventricular. É o tipo de rejeição mais frequente. Apesar da redução do risco ao longo do tempo, pode ser detectada desde a primeira semana até vários anos após o transplante. Incidência de aproximadamente 40% no primeiro ano. O diagnóstico é realizado por meio de biópsia (Figura 2). Sua classificação e tratamento estão descritos na Tabela 6.

Rejeição aguda mediada por anticorpos

Ocorre na presença de anticorpos contra o coração do doador, em especial do sistema HLA (90% dos casos). O resultado é ativação das células endoteliais, infiltração de macrófagos, ativação do complemento e produção de citocinas, culminando em aumento da permeabilidade vascular, trombose microvascular e proliferação da íntima dos vasos.

A rejeição aguda humoral pode acontecer de forma precoce ou tardia, pela presença de anticorpos preexistentes ou pelo desenvolvimento anticorpos *de novo*. É considerada hiperaguda (RHA) quando ocorre nos primeiros 7 dias pós-transplante, com alta mortalidade (aproximadamente 70%). Nesse caso é mediada por anticorpos pré-formados contra o sistema HLA ou sistema ABO. A suspeita pode ser iniciada no intraopeatório com alteração na coloração do enxerto, surgimento de petéquias e disfunção ventricular grave com choque cardiogênico. O diagnóstico pode ser realizado na presença de quadro clínico suspeito e *crossmatch* real positivo (prova cruzada entre o sangue do receptor e linfonodo/baço do doador) ou com biópsia no intra ou pós-operatório (Figura 3). Desde o uso da compatibilidade ABO e da realização do *crossmatch* virtual (prova cruzada entre o painel imunológico do receptor e o HLA do doador), a incidência de rejeição humoral foi reduzida e a RHA se tornou rara. A classificação se baseia em achados histológicos e imunopatológicos (Tabela 7). O tratamento, além de suporte circulatório, envolve imunossupressão intensa, atuação na inativação e retirada de anticorpos circulantes (Tabela 8).

Infecções

O sucesso do TC depende do equilíbrio entre a imunossupressão e o controle de infecções. No entanto, o diagnóstico de quadros infecciosos no paciente transplantado

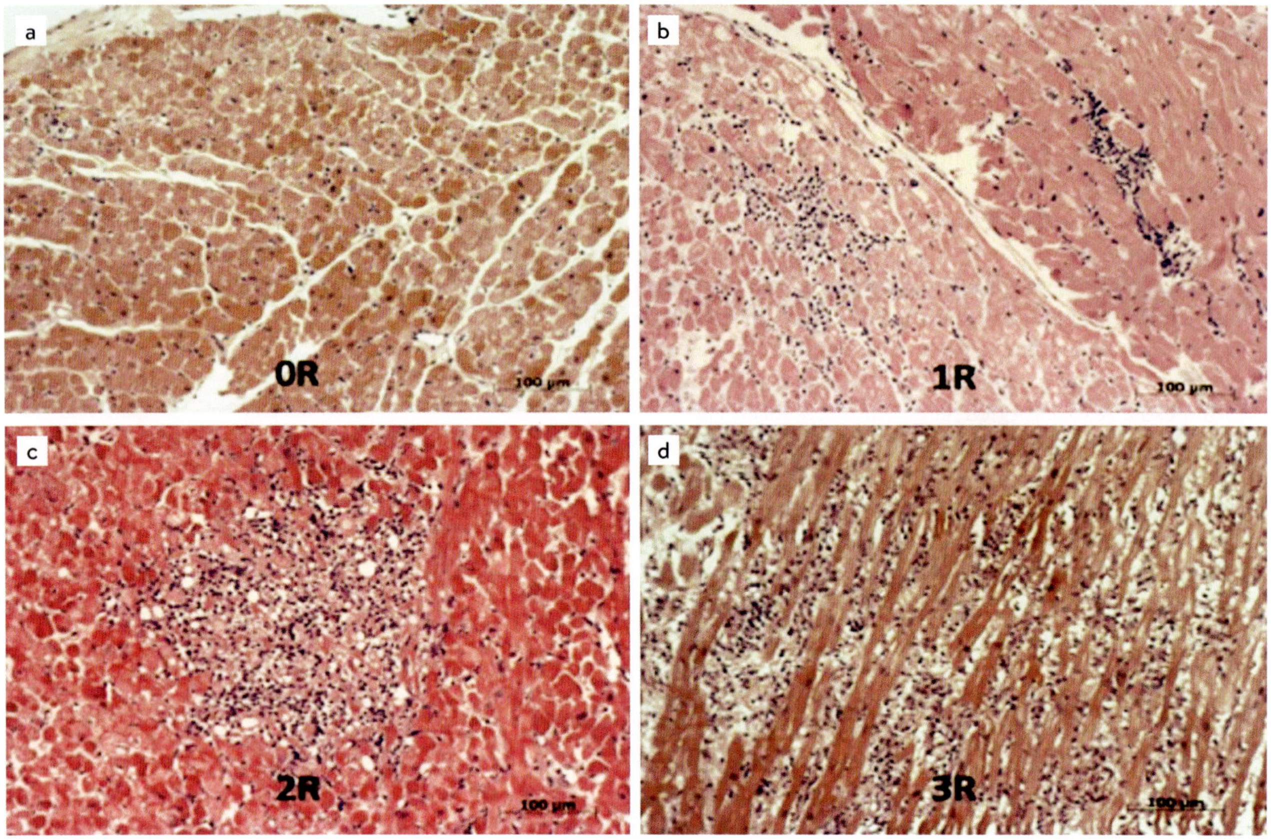

FIGURA 2 Histologia e classificação da rejeição celular aguda. Biópsias endomiocárdicas: a) 0R: ausência de infiltrado inflamatório; b) 1R: infiltrado linfo-histiocitário intersticial sem dano a cardiomiócitos; c) 2R: foco extenso de infiltrado linfo-histiocitário com dano a cardiomiócitos; d) 3R: infiltrado difuso com múltiplos focos e perda da arquitetura dos cardiomiócitos.
Fonte: Imagem cedida pelo Dr. Luiz Alberto Benvenuti (Anatomia Patológica InCor-HCFMUSP).

TABELA 6 Classificação e tratamento da rejeição aguda celular

Classificação	Descrição	Disfunção ventricular	
		Ausente	Presente
1R	Infiltrado intersticial discreto Sem dano celular ou 1 foco	Sem tratamento adicional, rever esquema imunossupressor	Pesquisar rejeição humoral e doença vascular do enxerto
2R	Infiltrado multifocal com 2 ou mais focos de agressão a cardiomiócitos	PO recente: metilprednisolona 0,5 a 1,0 g IV por 3 a 5 dias PO tardio: prednisona 1 mg/kg/d VO por 3 a 5 dias	Metilprednisolona 0,5 a 1,0 g IV por 3 a 5 dias + ATS 1,5 mg/kg/d por 5 a 7 dias *Pesquisar rejeição humoral
3R	Infiltrado difuso, presença de polimorfonucleares e múltiplos focos de agressão	Metilprednisolona 0,5 a 1,0 g IV por 3 a 5 dias; + ATS 1,5 mg/kg/d por 5 a 7 dias	Metilprednisolona 0,5 a 1,0 g IV por 3 a 5 dias + ATS 1,5 mg/kg/d por 5 a 7 dias *Pesquisar rejeição humoral

ATS: timoglobulina. Adaptada de Bacal et al., 2018.

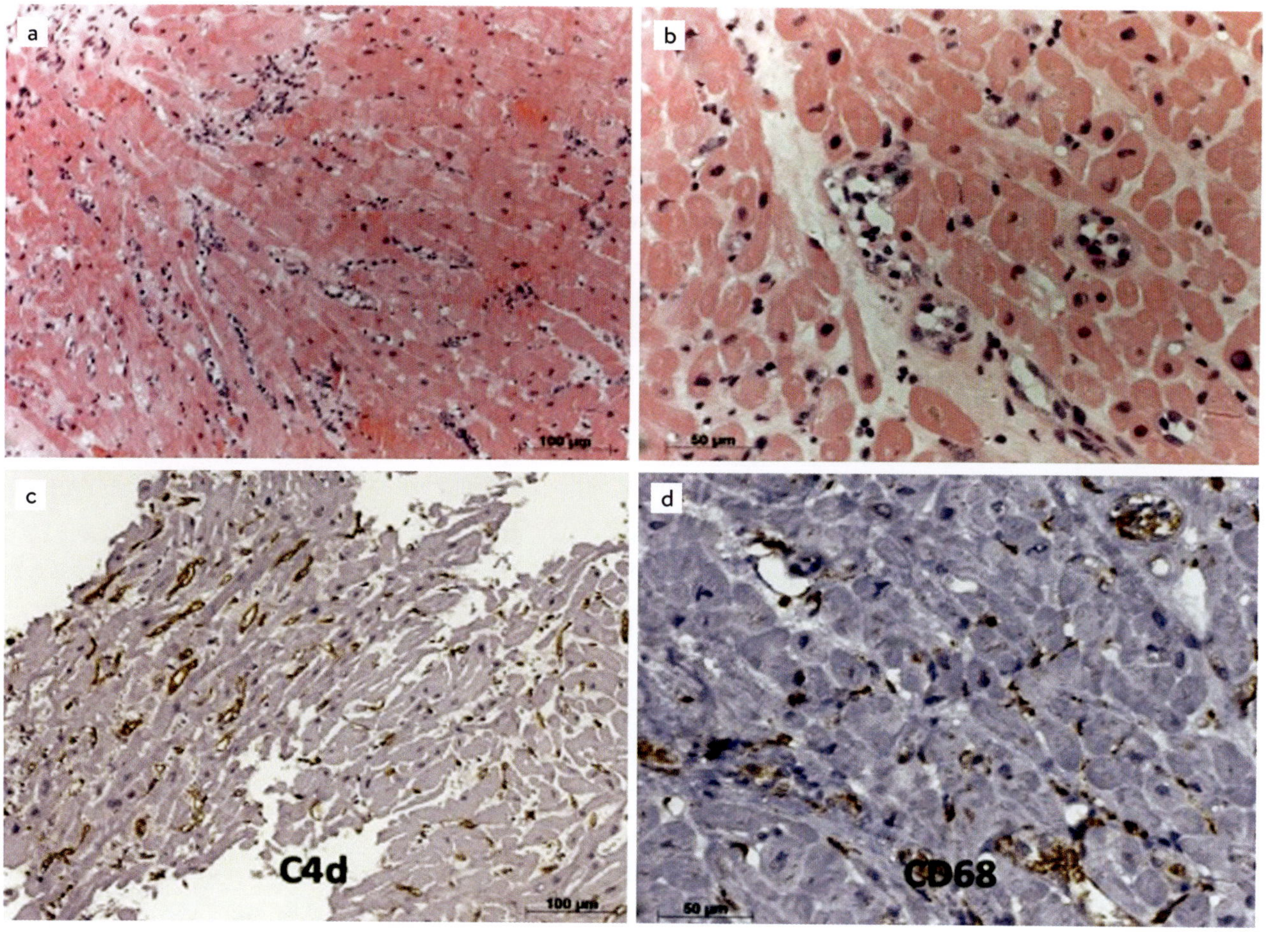

FIGURA 3 Histologia e imunopatologia da rejeição mediada por anticorpos. Biópsias endomiocárdicas: a) achado histopatológico de rejeição mediada por anticorpos – infiltrado inflamatório perivascular e edema endotelial – 100 μm; b) rejeição mediada por anticorpos – 50 μm; c) imunomarcação de C4d em capilares; d) imunomarcação de C68, confirmando presença de macrófagos intravasculares em capilares.

Fonte: imagem cedida pelo Dr. Luiz Alberto Benvenuti (Anatomia Patológica InCor-HCFMUSP).

TABELA 7 Classificação da rejeição aguda humoral (pAMR)

Grau de rejeição	Histologia	Imunopatologia	Descrição
pAMR 0	Negativo	Negativo	Negativo para rejeição humoral
pAMR 1 (H+)	Positivo	Negativo	Rejeição humoral apenas histopatológica
pAMR 1 (I+)	Negativo	Positivo	Ausência de achados histopatológicos com presença de C4d/C3d e/ou CD68 positivos na imunopatologia
pAMR 2	Positivo	Positivo	Achados histopatológicos e imunopatológicos de rejeição humoral
pAMR 3	Positivo	Positivo	Rejeição humoral grave caracterizada pela presença de hemorragia, fragmentação capilar, inflamação polimórfica, edema intersticial e marcadores de imunopatologia

pAMR: *pathologic antibody mediated rejection*; I+: imunologia positiva; H+: histologia positiva.
Adaptada de Bacal et al., 2018.

TABELA 8 Principais estratégias de tratamento para rejeição mediada por anticorpos.

Estratégia	Mecanismo	Efeitos adversos	Dose	Frequência	Duração
Corticosteroide (pulsoterapia)	Múltiplo	Metabólicos	250 a 1.000 mg de metilprednisolona	Diária	3 a 5 dias
Imunoglobulina	Neutralização de anticorpos circulantes, bloqueio do receptor Fc, inibição de complemento, *down-regulation* do receptor de cels B	Inflamatórios, sobrecarga de volume, trombose, insuficiência renal	1 a 2 g/kg divididas em 2 a 4 doses	1 a 3 vezes/ semana	Variável
Plasmaférese	Remoção não seletiva de anticorpos circulantes, proteínas, citocinas	Anticorpos de rebote, sangramento, hipotensão, alergia, transmissão de doenças	1 a 7 sessão/semana – troca de 1 a 2 vezes o volume sanguíneo com plasma fresco congelado ou albumina	1 a 7 sessões	Variável
Timoglobulina	Redução dos linfócitos T circulantes	Inflamatórios, leucopenia, plaquetopenia, infecção, risco de neoplasia	0,75 a 1,5 mg/kg EV – seguir linfócitos T CD3 (abaixo de 25 a 50)	1 vez ao dia	5 a 7 dias
Rituximabe	Depleção de linfócitos B e anticorpos	Inflamatórios	375 mg/m^2	Semanal	1 a 4 semanas
Bortezomibe	Inibição reversível do proteasoma 265, presente em plasmócitos	Diarreia, neuropatia, fadiga, plaquetopenia, conjuntivite	1,3 a 1,5 mg/m^2	Diária	4 doses
Metotrexato*	Antagonista do folato	Mielosupressão e hepatotoxicidade	15 mg/semana	Semanal	8 a 12 semanas

*O metotrexato pode ser utilizado como terapia de resgate como quarta droga adicionada ao esquema habitual tanto para rejeição mediada por anticorpos quanto para rejeição celular persistente.
Adaptada de Bacal et al., 2018.

pode ser desafiador devido ao maior espectro de agentes possíveis, quadro clínico que pode ser atípico e inespecífico com possibilidade de progressão rápida e fatal.

O risco e etiologia das infecções variam conforme o período do TC. Nos primeiros 6 meses, pelo maior risco de rejeição, a imunossupressão é mais intensa. Além disso, nesse período a necessidade de cuidados associados à saúde como visitas ao hospital e internações é maior, tornando o paciente mais suscetível. Didaticamente, pode se dividir o perfil etiológico em três períodos (Tabela 9):

- Precoce (0 a 30 dias): as infecções são relacionadas ao doador, ao procedimento cirúrgico ou internação prolongada. Os agentes etiológicos mais comuns são bactérias e fungos.

TABELA 9 Principais etiologias de infecção em transplante cardíaco conforme período evolutivo.

	< 1 mês	1 a 6 meses	> 6 meses
Bactéria	Bactérias multirresistentes *Clostridium difficile*	Listeria/nocardia Tuberculose/legionela	Agente de comunidade Tuberculose/legionela
Vírus	Se profilaxia ausente: ▪ Herpes vírus	Se profilaxia ausente: ▪ Citomegalovírus ▪ EBV/HSV/VZV Adenovirus/influenza	Se imunossupressão intensa: ▪ Citomegalovírus ▪ EBV/HSV/VZV
Fungos	*Candida* spp	Se profilaxia ausente: ▪ *Pneumocistis jirovecci* ▪ *Criptococo/Aspergillus*	Se imunossupressão intensa: ▪ *Aspergillus*
Parasita	Incomum	Se profilaxia ausente: ▪ Toxoplasmose ▪ Chagas ▪ Estrongiloidíase	Se imunossupressão intensa: ▪ Toxoplasmose ▪ Chagas ▪ Estrongiloidíase

EBV: Epstein-Barr vírus; HSV: herpes simplex vírus; VZV: varicela-zóster vírus. Adaptada de O'Shea et al., 2013.

- Intermediário (1 a 6 meses): predominam infecções oportunistas e reativação de infecções latentes.
- Tardio (> 6 meses): predominam infecções da comunidade; porém as infecções oportunistas podem ocorrer nesse período entre os pacientes que receberam profilaxia no período intermediário.

Dentre as infecções oportunistas, destaca-se a infecção pelo citomegalovírus. Altamente prevalente, é a principal causa evitável de morbidade e mortalidade em transplante de órgãos sólidos. No TC, seu potencial de imunomodulação aumenta o risco de rejeição aguda e desenvolvimento de doença vascular do enxerto. Não menos importante, a doença de Chagas é a terceira principal indicação de TC no Brasil. A imunossupressão no pós-TC aumenta o risco de reativação, que pode chegar de 21 a 45% dos casos. O manejo e profilaxia das principais infecções oportunistas estão resumidos na Tabela 10.

TABELA 10 Manejo e profilaxia das principais infecções oportunistas.

Agente etiológico	Formas clínicas	Diagnóstico	Tratamento	Profilaxia
Citomegalovírus (CMV)	Infecção por CMV: replicação viral independente da presença de sintomas Síndrome infecciosa: sinais e sintomas inespecíficos (mono-*like*) ou mielossupressão Doença invasiva: colite, pneumonite, miocardite, retinite	ACMV > 10 células PCR para CMV (mais sensível) progressivamente elevado* ACMV ou PCR positivos em qualquer valor na síndrome infecciosa Biópsia; lavado brônquico. No TGI e retina o PCR e ACMV podem ser negativos	Ganciclovir 5 mg/kg a cada 12h Valganciclovir 900 mg a cada 12h Alternativa: foscarnet Duração: 14 dias ou até negativar PCR se carga viral > 10.000 cópias ou doença invasiva Ajustar para função renal	Duração: 3 a 6 meses Terapia preemptiva - PCR ou ACMV semanal/quinzenal Profilaxia universal - Ganciclovir 5 mg/kg, 3 vezes/semana - Valganciclovir 900/dia
Pneumocystis jiroveci (pneumocistose)	Pneumonia intersticial Hipoxemia	Isolamento do agente em lavado brônquico ou biópsia	SMX/TMP 100 mg/kg em 4 doses Duração: 3 semanas Corticosteroide se hipoxemia	SMX/TMP 800/160 mg 3 vezes/semana Duração: 6 meses
Toxoplasma gondii (toxoplasmose)	Doença sistêmica, pneumonia, miocardite, neurológica (encefalite, lesões nodulares)	Sorologia IGM + Imagem do SNC Definitivo: biópsia	Sulfadiazina 6 a 8 g/dia + Pirimetamina 50 a 75 mg/dia + ácido folínico 15 mg/dia Duração: 3 a 6 semanas	SMX/TMP 800/160 mg 1 vez/dia Duração 6 meses
Trypanosoma cruzi (doença de Chagas)	Miocardite, bloqueios e arritmias Forma cutânea, neurológica, febre, acometimento medular	Pesquisa direta (sangue, liquor ou tecido), hemoculturas PCR para Chagas Anatomopatológico	Benzonidazol 5 mg/kg/dia Em 2 a 3 doses por 60 dias Alternativa: nifurtimox (não disponível no Brasil)	Não há

ACMV: antigenemia para citomegalovírus; PCR: reação em cadeia da polimerase; TGI: trato gastrointestinal; SMX/TMP: sulfametoxazol/trimetoprima; SNC: sistema nervoso central. *Até o momento não há valor de corte para o PCR quantitativo para CMV. Considera-se tratamento dos pacientes assintomáticos com valores de PCR > 2.000 cópias ou com valores menores, porém aumento progressivo. Adaptada de Bacal et al., 2018.

O QUE AS DIRETRIZES RECOMENDAM

- Bacal F, Marcondes-Braga FG, Rohde LEP, Xavier Júnior JL, Brito FS, Moura LAZ, et al. 3ª Diretriz Brasileira de Transplante Cardíaco. ArqBrasCardiol. 2018;111(2):230-89.
- Costanzo MR, Dipchand A, Starling R, Anderson A, Chan M, Desai S, et al. International Society of Heart and Lung Transplantation Guidelines. The International Society of Heart and Lung Transplantation Guidelines for the care of heart transplant recipients. J Heart LungTransplant. 2010;29(8):914-56.
- Kotton CN, Kumar D, Caliendo AM, Huprikar S, Chou S, Danziger-Isakov L, et al.; The Transplantation Society International CMV Consensus Group. The Third International Consensus Guidelines on the Management of Cytomegalovirus in Solid-organ Transplantation. Transplantation. 2018;102(6):900-31.
- Stewart S, Winters GL, Fishbein MC, Tazelaar HD, Kobashigawa J, Abrams J, et al. Revision of the 1990 working formulation for the standardization of nomenclature in the diagnosis of heart rejection. J Heart LungTransplant. 2005;24(11):1710-20.

LEITURA SUGERIDA

1. Alsaeed M, Husain S. Infections in heart and lung transplant recipients. Crit Care Clin. 2019;35(1):75-93.
2. Colvin MM, Cook JL, Chang P, Francis G, Hsu DT, Kiernan MS, et al. Antibody-mediated rejection in cardiac transplantation: emerging knowledge in diagnosis and management: a scientific statement from the American Heart Association. Circulation. 2015;131(18):1608-39.
3. Foroutan F, Alba AC, Stein M, Krakovsky J, Chien KGW, Chih S, et al. Validation of the International Society for Heart and Lung Transplantation primary graft dysfunction instrument in heart transplantation. J Heart Lung Transplant. 2019;38(3):260-6.
4. Kobashigawa J, Zuckermann A, Macdonald P, Leprince P, Esmailian F, Luu M, et al. Report from a consensus conference on primary graft dysfunction after cardiac transplantation. J Heart Lung Transplant. 2014;33(4):327-40.
5. Lindenfeld J, Miller GG, Shakar SF, Zolty R, Lowes BD, Wolfel EE, et al. Drug therapy in the heart transplant recipient: part I: cardiac rejection and immunosuppressive drugs. Circulation. 2004;110(24):3734-40.
6. Nozohoor S, Stehlik J, Lund LH, Ansari D, Andersson B, Nilsson J. Induction immunosuppression strategies and long-term outcomes after heart transplantation. Clin Transplant. 2020;34(7):e13871.
7. O'Shea DT, Humar A. Life-threatening infection in transplant recipients. Crit Care Clin. 2013;29(4):953-73.
8. Potena L, Zuckermann A, Barberini F, Aliabadi-Zuckermann A. Complications of cardiac transplantation. Curr Cardiol Rep. 2018;20(9):73.
9. Uber, PA, Mehra, MR. Induction therapy in heart transplantation: is there a role? J Heart Lung Transplant. 2007;26:205-9.

8

Transplante cardíaco: complicações tardias

Iascara Wozniak de Campos
Luis Fernando Bernal da Costa Seguro

DESTAQUES

- A doença vascular do enxerto (DVE) é a principal causa de disfunção tardia do enxerto.
- O manejo da DVE é baseado sobretudo na prevenção primária, no rastreamento por exames de imagem e no tratamento precoce.
- A incidência de neoplasia é de 28% em 10 anos e, a partir do quinto ano pós-transplante, passa a ser a primeira causa de morte.
- Hipertensão arterial sistêmica (HAS), *diabetes mellitus* (DM) e insuficiência renal são complicações tardias não relacionadas ao enxerto.

INTRODUÇÃO

O transplante cardíaco deve ser considerado o tratamento de escolha para os pacientes que apresentam insuficiência cardíaca refratária e que já estão com tratamento clínico otimizado. Os pacientes apresentam melhora importante em relação à qualidade de vida e aumentam muito a sobrevida. A sobrevida em média do transplante cardíaco segundo dados do International Society for Heart and Lung Transplantation (ISHLT) é de 13 anos passado o primeiro ano após o transplante. Com o passar dos anos após o transplante cardíaco, existem complicações que podem acarretar aumento de morbidade e mortalidade especialmente em decorrência da exposição dos pacientes aos imunossupressores. Entre as principais complicações está a doença vascular do enxerto (DVE), que é a principal causa de disfunção tardia do enxerto. As neoplasias apresentam também grande impacto na morbidade dos pacientes e são a primeira causa de morte a partir do quinto ano após o transplante. Além destas, outras complicações tardias como hipertensão arterial, *diabetes mellitus*, insuficiência renal crônica e osteoporose precisam ser monitoradas.

DOENÇA VASCULAR DO ENXERTO

A DVE é a principal causa de disfunção tardia do enxerto e associa-se a menor sobrevida no transplantado. Dados do registro da ISHLT demonstram alta prevalência de DVE com pequena redução nas últimas décadas. Em 5 anos, a DVE é detectada em quase 30% dos receptores e, em 10 anos, em 50%. Pacientes que desenvolvem DVE nos primeiros 3 anos do transplante têm sobrevida menor (76% *vs.* 82%), e o risco de morte ou retransplante em 5 anos de pacientes com DVE grave é de 50%.

Fisiopatologia

A DVE é caracterizada por um espessamento circunferencial da camada íntima dos vasos, causado por proliferação da musculatura lisa dos vasos, acúmulo de células inflamatórias e deposição de lípides. Em contraste com a doença aterosclerótica, a DVE é difusa e afeta tanto os vasos epicárdicos quanto os intramurais. A fisiopatologia da DVE envolve uma interação complexa de fatores imunes e não imunes que levam a inflamação vascular. Deve-se destacar que a presença de anticorpos anti-HLA específicos contra o doador está associada ao aumento do risco de desenvolvimento de DVE.

Quadro clínico

Em geral, os pacientes não apresentam sintomas isquêmicos clássicos e a manifestação clínica pode ser relacionada a complicações da doença após o desenvolvimento de disfunção do enxerto, como sinais e sintomas de insuficiência cardíaca, arritmias ou até mesmo morte súbita.

Diagnóstico

O diagnóstico, sobretudo para detecção precoce da doença, é ainda desafiador. A angiografia coronária é considerada o padrão-ouro para o diagnóstico e a atual nomenclatura/classificação recomendada pela ISHLT é baseada nos seus achados (Tabela 1).

TABELA 1 Nomenclatura recomendada para doença vascular do enxerto pela International Society for Heart and Lung Transplantation (ISHLT)

Classificação	Definição
CAV_0 (não significante)	Sem lesão angiográfica detectável
CAV_1 (leve)	Troco de coronária esquerda com lesão angiográfica < 50%, ou vaso primário com lesão máxima < 70%, ou estenose de ramo < 70%, sem disfunção do enxerto
CAV_2 (moderada)	Troco de coronária esquerda com lesão angiográfica < 50%; um único vaso primário com estenose ≥ 70%, ou estenoses ≥ 70% em ramos isolados de 2 sistemas, sem disfunção do enxerto
CAV_3 (severa)	Troco de coronária esquerda com lesão angiográfica ≥ 50%, ou 2 ou mais vasos primários com estenose ≥ 70%, ou estenoses ≥ 70% em ramos isolados dos 3 sistemas, ou CAV_1 ou CAV_2 com disfunção do enxerto (FEVE ≤ 45%) ou evidência de padrão restritivo significativo

No entanto, a angiografia coronária é limitada por se tratar de uma análise apenas de vasos epicárdicos e não permitir avaliação da parede dos vasos, tendo baixa sensibilidade para detecção de doença precoce e difusa. A ultrassonografia intracoronária e, mais recentemente, a tomografia por coerência óptica são ferramentas que podem auxiliar na detecção de DVE "oculta" pela angiografia. Além disso, achados de DVE precoce pela ultrassonografia intracoronária têm demonstrado importante valor prognóstico. Kobashigawa et al. demonstraram que o aumento da espessura íntima máxima no primeiro ano do transplante de ≥ 0,5 mm prediz o desenvolvimento de DVE angiográfica (65% *vs.* 33%), eventos cardiovasculares (46% *vs.* 17%) e morte ou perda do enxerto (21% *vs.* 6%) em 5 anos.

Métodos não invasivos para detecção de isquemia miocárdica, como ecocardiografia com dobutamina e cintilografia miocárdica, podem ser utilizados, mas com baixa sensibilidade para detecção de doença leve e moderada. A angiotomografia de coronárias pode ser útil no diagnóstico, tendo alta sensibilidade para detecção de estenoses ≥ 50% (94%) e valor preditivo negativo de 99%. No entanto, o método é também limitado para avaliação de vasos distais, além de envolver uso de contraste e ter sua avaliação prejudicada em pacientes taquicárdicos.

Manejo do paciente com DVE

O manejo da DVE é baseado sobretudo na prevenção primária, rastreamento por exames de imagem e tratamento precoce.

As estatinas fazem parte do tratamento padrão de todos os transplantados cardíacos e tem efeito em prevenir o desenvolvimento da DVE. Além da redução do colesterol, inibem inflamação e a resposta imunológica. Estudos com o uso de estatina no pós-transplante demonstram redução no desenvolvimento de DVE, além de menor taxa de rejeição e melhora de sobrevida. Pelo maior risco de rabdomiólise quando em associação com inibidores de calcineurina, o uso de doses elevadas de estatina deve ser evitado.

O uso de diltiazem é recomendado na prevenção da DVE, sobretudo nos pacientes que necessitem de uso de algum anti-hipertensivo. Estudo demonstrou que o início precoce de diltiazem (primeiras 2 a 4 semanas) previne redução do diâmetro da coronária pela angiografia em 2 anos, além de reduzir evento combinado de redução de luz de vaso, morte ou retransplante em 5 anos. Associação de inibidor de enzima de conversão de angiotensina pode ser considerada na prevenção de DVE, baseado em resultado de pequeno estudo.

Em relação aos imunossupressores, o micofenolato mostrou-se superior a azatioprina na prevenção de DVE, sendo o antiproliferativo de escolha no esquema de imunossupressão no transplante cardíaco, com exceção dos pacientes com doença de Chagas.

Os inibidores do sinal de proliferação (sirolimo e everolimo) inibem a proliferação da musculatura lisa dos vasos e de fibroblastos. Estudos randomizados demonstraram que seu uso como imunossupressão inicial previne o desenvolvimento da DVE. Em pacientes com DVE já identificada, estudos menores mostraram alguma proteção da progressão da doença, no entanto esse efeito parece só existir quando a troca da imunossupressão é feita nos primeiros 2 anos do transplante (Tabela 2).

Apesar de o uso de antiplaquetários não ter sido bem avaliado no transplante cardíaco, a aspirina é utilizada

TABELA 2 Diagnóstico e tratamento de doença vascular do enxerto

Diagnóstico	Tratamento
Eco-estresse Cintilografia miocárdica Angiotomografia de coronárias Ultrassom intracoronariano Coronariografia	Estatinas Diltiazem Imunossupressores: micofenotalo e inibidores do sinal de proliferação Tratar alterações metabólicas Profilaxia por citomegalovírus

empiricamente quando detectado DVE, baseada em achados de microtrombos em locais de injúria imunológica no endotélio coronário.

Revascularização miocárdica no tratamento da DVE é limitada pela característica da doença de comprometimento difuso das coronárias e pela alta mortalidade da intervenção cirúrgica. Intervenção percutânea pode ser feita em doença focal, apesar da falta de evidência de benefício na sobrevida em comparação ao tratamento clínico.

Retransplante é uma opção de tratamento em pacientes selecionados que evoluem com disfunção do enxerto pela DVE.

NEOPLASIAS

Neoplasias são importante causa de morbimortalidade na evolução tardia dos pacientes transplantados cardíacos. Registro da ISHLT demonstra incidência de 28% em 10 anos e, a partir do quinto ano pós-transplante, passa a ser a primeira causa de morte.

Fatores de risco

O desenvolvimento de neoplasias está associado a diversos fatores, como a intensidade da terapia imunossupressora, infecções virais (papilomavírus, herpes-vírus humano, vírus das hepatites B e C), incompatibilidade sorológica para Epstein-Barr vírus no momento do transplante, exposição ao sol, fatores genéticos e idade.

Neoplasia de pele

O câncer de pele é o mais comum entre as neoplasias após o transplante, correspondendo a quase 70% dos casos. Dentre as neoplasias de pele, o carcinoma espinocelular é a mais frequente. A apresentação clínica das lesões é semelhante ao da população geral e o tratamento deve sempre envolver a excisão cirúrgica da toda lesão. Evitar a exposição solar, fazer uso de protetor solar, assim como a inspeção rotineira pelo paciente e equipe médica na busca de lesões suspeitas são medidas importantes para o controle da doença.

Doença linfoproliferativa

As doenças linfoproliferativas pós-transplante são a segunda causa mais frequente de malignidade em pacientes transplantados cardíacos. Dentre os fatores de risco envolvidos no seu aparecimento, deve-se destacar o uso de terapia antilinfocítica (sobretudo o uso de terapia de indução com timoglobulina) e a incompatibilidade sorológica para Epstein-Barr vírus (receptor soronegativo e doador soropositivo). A apresentação clínica é heterogênea, variando desde uma síndrome mono-*like* até apresentações mais graves de linfoma com lise tumoral espontânea e insuficiência orgânica. O manejo terapêutico envolve redução de imunossupressão, quimioterapia, extração cirúrgica de doença localizada, radioterapia local, imunoterapia, uso de rituximabe e transplante autólogo de medula óssea.

Prevenção

Na prevenção de neoplasias do paciente transplantado, é preconizado o uso de menores doses possíveis dos imunosspressores, cessação do tabagismo, além das medidas já descritas de evitar exposição ao sol e fazer uso de protetor solar. É também recomendado que os pacientes transplantados cardíacos realizem exames periódicos para rastreamento das neoplasias mais comuns na população geral, como câncer colorretal, de colo de útero, mama e próstata.

OUTRAS COMPLICAÇÕES

O paciente transplantado cardíaco está sujeito ao desenvolvimento de outras complicações tardias não relacionadas ao enxerto, que podem comprometer sua sobrevida e qualidade de vida. Em 5 anos após o transplante, mais de 90% dos receptores apresentam hipertensão arterial sistêmica (HAS) e um terço apresenta *diabetes mellitus* (DM) e, após 10 anos do transplante, quase 25% apresenta insuficiência renal severa (definida como creatinina sérica > 2,5 mg/dL, necessidade de diálise crônica ou transplante renal).

Hipertensão arterial sistêmica

O desenvolvimento de HAS após o transplante cardíaco é multifatorial, mas sem dúvida a principal causa é o efeito dos imunossupressores.

Os inibidores de calcineurina causam vasoconstrição por aumento de cálcio em musculatura lisa de vasos. A vasoconstrição de arteríolas aferentes renais leva à diminuição de filtração glomerular e consequente ativação do sistema renina-angiotensina-aldosterona e ativação simpática, o que causa maior retenção hidrossalina, além de ter efeito direto na vasoconstrição e aumento de pressão arterial. Estudos comparando o efeito da ciclosporina e tacrolimo demonstram uma maior prevalência de HAS nos pacientes que utilizam ciclosporina.

O aumento da pressão arterial relacionado ao uso de corticosteroides ocorre por retenção renal de sódio e consequente aumento de volume intravascular, além de efeitos diretos nos vasos (ação em receptores adrenérgicos, potencializando o efeito de catecolaminas nos vasos, e inibição da vasodilatação mediada por óxido nítrico).

O manejo da HAS pós-transplante envolve medidas não farmacológicas, como restrição salina, controle de peso e atividade física, além de esforço em reduzir, na medida do possível, as doses de inibidores de calcineurina e corticosteroides. Os antagonistas do cálcio e inibidores da enzima conversora da angiotensina são as drogas mais recomendadas para o tratamento da HAS após o transplante cardíaco.

Diabetes mellitus

Além do DM preexistente em alguns receptores que, em geral, têm seu controle prejudicado no pós-transplante, o DM pode ocorrer como uma complicação do transplante. A incidência acumulada de casos novos de DM após 1 ano do transplante é de mais de 20%. Tal fato pode estar relacionado ao uso dos imunossupressores, sobretudo de corticosteroides que são utilizados em altas doses no período inicial. Outros imunossupressores relacionados à piora do controle glicêmico são os inibidores de calcineurina (sendo maior a incidência de casos novos de DM nos pacientes que utilizam tacrolimo) e os inibidores de sinal de proliferação.

Estudo recente em transplantados cardíacos identificou como fatores de risco para DM de início após o transplante: idade (receptor com mais de 50 anos), sexo masculino, HAS, miocardiopatia isquêmica (como etiologia da insuficiência cardíaca) e pressão de artéria pulmonar acima de 50 mmHg (possivelmente relacionada a resistência a insulina prévia ao transplante). Estudos em transplante de órgãos sólidos também identificaram como fatores de risco para DM após o transplante: obesidade, síndrome metabólica e história familiar de DM.

Apesar de não terem piores resultados no curto prazo, os pacientes com DM, tanto prévio ao transplante como de início após, têm uma menor sobrevida em longo prazo e maior risco de desenvolvimento de insuficiência renal severa.

O manejo do DM envolve medidas não farmacológicas, como perda de peso, atividade física e educação alimentar. Sempre que possível deve-se tentar reduzir a dose de corticosteroides e considerar sua suspensão nos casos favoráveis. Os hipoglicemiantes orais podem ser utilizados e a sua escolha deve ser feita de acordo a segurança e tolerabilidade diante de outras comorbidades. Terapia com insulina pode ser necessária quando as medicações orais não forem seguras ou suficientes para um bom controle glicêmico, particularmente no período do pós-transplante imediato.

Insuficiência renal

A prevalência de disfunção renal moderada ou severa já é alta no paciente com insuficiência cardíaca avançada em fila de transplante cardíaco. Coorte do Reino Unido com mais de 1.700 transplantados cardíacos demonstrou que 50% dos pacientes apresentavam *clearance* de creatinina < 60 mL/min/1,73 m^2 no momento do transplante. Após o transplante, a prevalência de doença renal crônica aumenta.

Na fase inicial após o transplante, os fatores que contribuem para injúria renal são: contração do volume efetivo (por excesso de diurese ou disfunção ventricular), sepse, efeito de drogas nefrotóxicas (como antibióticos), contraste e exposição a inibidores de calcineurina. Cronicamente, além da toxicidade dos inibidores de calcineurina, contribuem para injúria renal HAS e DM, bastante prevalentes nessa população, conforme abordado previamente.

A nefrotoxicidade dos inibidores de calcineurina pode ser dividida em uma fase aguda e outra crônica. Agudamente, a injúria renal pelos inibidores de calcineurina é reversível e decorre de redução de fluxo sanguíneo renal e da filtração glomerular pelo efeito de vasoconstrição em arteríolas aferentes e eferentes renais (mediada por aumento de endotelina e redução de óxido nítrico). A exposição crônica à droga leva a quadro de glomeruloesclerose e arteriolopatia. Nesse momento, a doença renal é irreversível e a perda progressiva de função ocorre por injúria gerada por hiperfiltração nos néfrons remanescentes, podendo levar a doença renal terminal.

Estudos identificam como fatores de risco para disfunção renal após o transplante: idade do receptor, sexo feminino, DM, necessidade de diálise no perioperatório e redução de função renal antes do transplante. A prevenção da lesão renal após o transplante deve ser feita com o controle dos insultos previamente citados: evitar hipovolemia, evitar uso de drogas nefrotóxicas (e quando necessário, fazer a correção de dose pela taxa de filtração), controle de HAS e DM e monitorar os níveis de inibidores de calcineurina. Em pacientes com doença renal mais avançada, deve-se considerar o uso de doses menores de inibidores de calcineurina ou até mesmo retirar essa classe de imunossupressor do esquema utilizado, substituindo por um inibidor de sinal de proliferação.

Osteoporose

Muitos fatores contribuem para patogênese da osteoporose após o transplante cardíaco. Primeiramente, deve-se destacar a alta prevalência da doença óssea antes mesmo do procedimento. A presença de algum grau de insuficiência renal, deficiência de vitamina D, hiperparatireoidismo secundário, hipogonadismo, uso de medicações (como diuréticos de alça) e a redução da intensidade de atividade física são os responsáveis pela perda óssea no paciente com insuficiência cardíaca avançada.

Estudo em população brasileira, com a grande maioria dos receptores hospitalizados no momento do transplante em uso de inotrópico e/ou balão intra-aórtico, identificou alta prevalência de doença óssea em avaliação feita logo após o transplante. Osteoporose estava presente em 27% dos pacientes, associada a tempo de internação antes do transplante, e fraturas vertebrais foram identificadas em 23% dos pacientes já nesse momento, associadas a menor massa corporal de gordura.

Após o transplante, a perda óssea se acentua, o que resulta em aumento de fraturas por fragilidade, que chegam a ser identificadas em até 40% dos pacientes transplantados, sendo que a maior parte ocorre já no primeiro ano após o transplante. A principal causa para o aumento da perda óssea após o transplante é a terapia imunossupressora, em especial o uso de corticosteroides, que tem efeito tanto na redução da formação quanto no aumento da reabsorção óssea. Outros fatores que também podem influenciar no metabolismo ósseo no paciente transplantado são a baixa atividade física, principalmente nos primeiros meses após o procedimento, e a deficiência de vitamina D, muito prevalente nessa população.

O manejo da osteoporose no transplantado cardíaco envolve a avaliação de massa óssea pela densitometria sempre que possível no momento de inclusão em fila e após o transplante (sobretudo no final do primeiro ano). Todos os pacientes candidatos a transplante ou já transplantados devem receber orientações para ingesta de cálcio adequada (1.000 a 1.500 mg/dia) além de reposição de vitamina D, quando necessário, para manter nível sérico adequado. Apesar de estudos com bifosfonatos terem demonstrado redução de perda de massa óssea após o transplante cardíaco, não existem dados consistentes em seu efeito na redução de fraturas nessa população. Por se tratar de medicação com potenciais efeitos colaterais (inclusive cardiológico) e de uso limitado em pacientes com disfunção renal (frequente nos pacientes transplantados cardíacos), seu uso deve ser individualizado.

LEITURA SUGERIDA

1. Bacal F, Marcondes-Braga FG, Rohde LEP, Xavier Júnior JL, de Souza Brito F, Moura LZ, et al. 3ª Diretriz Brasileira de Transplante Cardíaco. Arq Bras Cardiol. 2018;111(2):230-89.
2. Bennet AL, Ventura HO. Hypertension in patients with cardiac transplantation. Med Clin North Am. 2017;101(1):53-64.
3. Chih S, Chong AY, Mielniczuk LM, Bhatt DL, Beanlands RS. Allograft vasculopathy: the Achilles' heel of heart transplantation. J Am Coll Cardiol. 2016;68(1):80-91.
4. Dierickx D, Habermann TM. Post-transplantation lymphoproliferative disorders in adults. N Engl J Med. 2018;378(6):549-62.
5. Engels EA, Pfeiffer RM, Fraumeni JF Jr, Kasiske BL, Israni AK, Snyder JJ, et al. Spectrum of cancer risk among US solid organ transplant recipients. JAMA. 2011;306(17):1891-901
6. Khush KK, Cherikh WS, Chambers DC, Harhay MO, Hayes D Jr, Hsich E, et al. The International Thoracic Organ Transplant Registry of the International Society for Heart and Lung Transplantation: thirty-sixth adult heart transplantation report – 2019; focus theme: donor and recipient size match. J Heart Lung Transplant. 2019;38(10):1056-66.
7. Mehra MR, Crespo-Leiro MG, Dipchand A, Ensminger SM, Hiemann NE, Kobashigawa JA, et al. International Society for Heart and Lung Transplantation working formulation of a standardized nomenclature for cardiac allograft vasculopathy-2010. J Heart Lung Transplant. 2010;29(7):717-27.
8. Seguro LFBC, Pereira RMR, Seguro LPC, Caparbo VF, Avila MS, Mangini S, et al. Bone metabolism impairment in heart transplant: results from a prospective cohort study. Transplantation. 2020;104(4):873-80.
9. Stein E, Ebeling P, Shane E. Post-transplantation osteoporosis. Endocrinol Metab Clin North Am. 2007;36:937-63.
10. Thomas HL, Banner NR, Murphy CL, Steenkamp R, Birch R, Fogarty DG, et al. Incidence, determinants, and outcome of chronic kidney disease after adult heart transplantation in the United Kingdom. Transplantation. 2012;93(11):1151-7.

SEÇÃO VII

COMORBIDADES NA INSUFICIÊNCIA CARDÍACA

1

Arritmias comuns na insuficiência cardíaca crônica

Luis Fernando Bernal da Costa Seguro
Mauro Rogério de Barros Wanderley Júnior

DESTAQUES

- Fibrilação atrial é a arritmia sustentada mais comum na insuficiência cardíaca (IC), com prevalência de 25%.
- Anticoagulação deve sempre ser considerada nos pacientes com IC e fibrilação atrial (FA).
- Arritmias ventriculares malignas (TV/FV) são responsáveis por mais da metade dos óbitos em pacientes com IC.
- Principal conduta terapêutica para controle de arritmias ventriculares é a otimização da terapia medicamentosa para IC.
- Betabloqueadores são os antiarrítmicos de escolha. Amiodarona pode ser utilizada.
- Cardiodesfibrilador implantável deve ser avaliado nos pacientes com IC com fração de ejeção reduzida.

ARRITMIAS SUPRAVENTRICULARES

Apesar da variedade de arritmias supraventriculares presentes na insuficiência cardíaca (IC), será abordada neste capítulo somente a fibrilação atrial (FA) devido a sua alta prevalência e morbidade.

FIBRILAÇÃO ATRIAL

A FA é a arritmia sustentada mais comum na IC com prevalência de 25%. IC e FA apresentam efeito sinérgico negativo através da piora da qualidade de vida, redução da capacidade de exercício e aumento da taxa de re-hospitalização.

Fisiopatologia

IC e FA quando associadas aumentam o risco de acidente vascular cerebral (AVC), hospitalizações por IC descompensada e mortalidade por todas as causas. Alterações estruturais e neuro-hormonais na IC criam um ambiente pró-arrítmico que favorece o início e a manutenção da FA. Múltiplos mecanismos tornam pacientes com IC mais propensos a desenvolver FA como o aumento da pressão e dilatação atrial, alterações na condução miocárdica e remodelamento estrutural. Um dos principais mecanismos é a elevação da pressão atrial esquerda, que associada à distensão do átrio pode levar à formação de áreas de cicatriz e fibrose, que em última instância alteram a velocidade de condução do estímulo elétrico e geram anisotropia. FA gera aumento da frequência cardíaca (FC), perda da contração atrial, tempo de diástole variável (irregularidade do ritmo da FA) e taquicardiomiopatia, com consequente aumento da pressão atrial esquerda, redução da pressão arterial, redução do volume sistólico e redução do débito cardíaco. A taquicardiomiopatia é um diagnóstico de exclusão e definida como disfunção atrial ou ventricular secundária a taquicardia persistente, que melhora com o tratamento da taquicardia de base. FA é a arritmia que mais causa taquicardiomiopatia.

FA pode ser particularmente desafiadora em pacientes com IC e hipertensão arterial pulmonar (HAP) secundária. A HAP é significativamente mais frequente em pacientes com FA do que em pacientes em ritmo sinusal, e a presença de FA nesses pacientes leva a maior redução da fração de ejeção do ventrículo esquerdo (FEVE), maior aumento do diâmetro do átrio esquerdo e maior aumento da pressão capilar pulmonar quando comparado com pacientes em ritmo sinusal com HAP.

FA pode ser caracterizada como sintoma de uma doença sistêmica e, por isso, deve-se levar em conta o tratamento de comorbidades como hipertensão arterial, diabetes, obesidade, doença coronariana, apneia obstrutiva do sono e da própria IC, que podem tornar essa arritmia permanente. A inflamação crônica pode ser tanto um gatilho como um fator perpetuador da FA, pois em última instância resulta em remodelamento estrutural e elétrico que mantém o paciente em FA. No entanto, o estudo SToP AF (*Statin Therapy for the Prevention of Atrial Fibrilation*), que avaliou o uso da atorvastatina na recorrência de FA após cardioversão elétrica, não reduziu a recorrência da FA apesar da redução dos níveis séricos de marcadores de estresse oxidativo.

Subtipos de FA

Insuficiência cardíaca com fração de ejeção preservada (ICFEp) acomete aproximadamente 50% dos pacientes com IC e a FA parece ser mais prevalente nos pacientes portadores de IC com maiores frações de ejeção (Figura 1A), enquanto os eventos adversos em pacientes com IC e FA são similares entres os tipos de IC (Figura 1B). Análise recente de dois grandes estudos em IC demonstrou que 30% dos pacientes eram portadores de FA paroxística enquanto a maioria apresentava FA persistente.

Tratamento da fibrilação atrial em pacientes com insuficiência cardíaca

Principais objetivos:

- Prevenir AVC, acidente isquêmico transitório (AIT) e embolia sistêmica.
- Controlar FC.
- Melhorar sintomas.
- Melhorar qualidade de vida.

Anticoagulação

A combinação de IC e FA aumenta significativamente o risco de tromboembolismo quando comparado ao risco de cada condição isoladamente. CHA_2DS_2-VASC (Tabela 1) é o escore mais utilizado para predizer risco de tromboembolismo na FA. Todos os portadores de IC apresentam CHA_2DS_2-VASC ≥ 1, conferindo um risco de 0,9% ao ano de AVC, AIT ou embolia sistêmica. Adicionalmente, a maioria dos pacientes com IC são portadores de comorbidades, tornando esse risco maior. CHA_2DS_2-VASC ≥ 2 recomenda a instituição da anticoagulação contínua, enquanto pacientes com 1 ponto no escore CHA_2DS_2-VASC devem ter seu início considerado. A estimativa do risco de sangramento maior em 1 ano em portadores de FA deve ser realizada antes do início da anticoagulação através do escore HAS-BLED (Tabela 2). Se o risco for baixo (0 a 1 pontos: 0,9 a 3,4%) ou moderado (2 pontos: 4,1%) a anticoagulação é permitida, enquanto em pacientes com HAS-BLED de alto risco (a partir de 3 pontos: 5,8%) de-

TABELA 1 Escore CHA2DS2-VASC

Idade	65 a 74 anos: 1 ponto	≥ 75 anos: 2 pontos
Sexo	Feminino: 1 ponto	Masculino: 0 pontos
História de IC	Sim: 1 ponto	Não: 0 pontos
Hipertensão arterial	Sim: 1 ponto	Não: 0 pontos
História AVC, AIT ou embolia sistêmica	Sim: 1 ponto	Não: 0 pontos
História de doença vascular	Sim: 1 ponto	Não: 0 pontos
Diabetes melito	Sim: 1 ponto	Não: 0 pontos

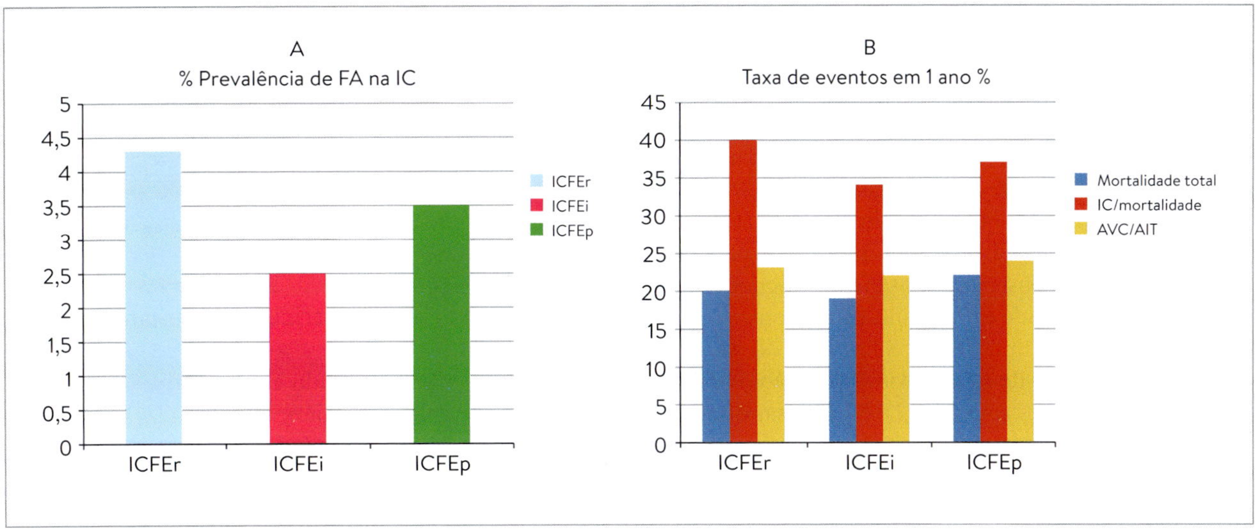

FIGURA 1 Subtipos de fibrilação atrial (FA).

AIT: ataque isquêmico transitório; AVC: acidente vascular cerebral; ICFEi: insuficiência cardíaca com fração de ejeção intermediária; ICFEp: insuficiência cardíaca com fração de ejeção preservada; ICFEr: insuficiência cardíaca com fração de ejeção reduzida.

vam ser consideradas alternativas à anticoagulação como o fechamento percutâneo do apêndice atrial esquerdo. Os anticoagulantes orais diretos (DOAC) apresentam a mesma eficácia em pacientes portadores de IC.

TABELA 2 Escore HAS-BLED

	Pontos
Hipertensão arterial sistêmica	1 ponto
Doença renal (diálise, transplante, Cr > 2,26 mg/dL)	1 ponto
História de AVC	1 ponto
História de sangramento maior ou predisposição a sangramento	1 ponto
Labilidade do RNI	1 ponto
Idade > 65 anos	1 ponto
Medicação que predispõe a sangramento (aspirina, clopidogrel, AINE)	1 ponto
Uso álcool (≥ 8 doses/semana)	1 ponto

Controle do ritmo *versus* controle da frequência cardíaca

A escolha da estratégia ideal depende de fatores como idade, comorbidades, efeitos adversos das medicações, duração e tipo da FA e presença ou ausência de sintomas, sendo este último o fator determinante. Na estratégia de controle de frequência ventricular, o alvo da FC permanece incerto, apesar de a meta de FC < 80 bpm ao eletrocardiograma de repouso e < 110 bpm no teste de caminhada de 6 minutos ser utilizada nos grandes estudos. Para obtenção do controle de FC na IC utilizam-se betabloqueadores, digitais, bloqueadores de canais de cálcio não di-hidropiridínicos (BCCND) e em raras circunstâncias amiodarona em baixas doses. Na ICFEr, os BCCND são contraindicados, pois aumentam a mortalidade. O estudo AF-CHF (*Rhythm Control versus Rate Control for Atrial Fibrillation and Heart Failure*), com acompanhamento de 37 meses, avaliou 1.376 pacientes com FA, sintomas de congestão e FEVE ≤ 35% e demonstrou que o controle do ritmo com medicamentos não reduziu mortalidade cardiovascular.

Apesar de os betabloqueadores serem pilares no tratamento da IC, em metanálise de 2014 que avaliou pacientes com IC e FA não se observaram os mesmos benefícios de redução de mortalidade e hospitalização encontrados em pacientes com IC e ritmo sinusal. Subanálise do AF-CHF demonstrou redução de mortalidade, mas não de hospitalização em pacientes com ICFEr e FA. Apesar disso, até que se tenham evidências de grandes estudos prospectivos demonstrando ausência de eficácia nessa população, o uso de betabloqueador continua a ser recomendado.

Medicações antiarrítmicas são frequentemente utilizadas para manter o ritmo sinusal e prevenir recorrência de FA, sendo que dofetilida e amiodarona são os únicos antiarrítmicos para o tratamento da FA na IC. Pequenos estudos demonstraram que ablação da FA por cateter melhorou qualidade de vida, *status* funcional e FEVE comparado com tratamento medicamentoso. O estudo CASTLE-HF (*Catheter Ablation for Atrial Fibrillation with Heart Failure*) randomizou 363 pacientes portadores de ICFEr sintomática com FEVE ≤ 35%, FA e cardiodesfibrilador implantável (CDI) para tratamento medicamentoso ou ablação por cateter. Foi o primeiro estudo prospectivo a demonstrar redução de mortalidade por todas as causas ou hospitalização por IC no grupo da ablação. Embora estudos anteriores não tenham demonstrado benefício da estratégia de controle do ritmo em relação ao controle de FC quando utilizado apenas tratamento medicamentoso, a utilização da ablação por cateter sugere benefício da estratégia de controle do ritmo. Possivelmente esse fato se deve à maior efetividade da ablação em reduzir FA em relação às drogas antiarrítmicas e ao fato de os riscos do procedimento de ablação serem menores que os riscos associados a terapia medicamentosa, especialmente com a amiodarona.

O estudo CABANA (*Effect of cateter ablation vs antiarrhythmic drug therapy on mortality, stroke, bleeding and cardiac arrest among patients with atrial fibrillation*) randomizou 2.204 pacientes para tratamento por ablação por cateter *versus* tratamento medicamentoso. Apesar de não ter alcançado redução no desfecho primário composto, reduziu desfecho secundário de hospitalização por causa cardiovascular ou morte por qualquer causa. Apenas 15% da população do CABANA apresentava história de IC e 4 a 5% tinham FEVE ≤ 35%. O estudo EAST (*Early rhythm-control therapy in patients with atrial fibrillation*) randomizou 2.789 pacientes com início de FA há menos de 1 ano para estratégia de controle do ritmo com ablação por cateter e drogas antiarrítmicas *versus* controle de frequência em pacientes maiores de 75 anos ou com AVC/AIT prévio ou com 2 dos seguintes: sexo feminino, idade > 65 anos, IC, hipertensão arterial sistêmica, diabetes melito, doença arterial coronariana severa, insuficiência renal crônica ou hipertrofia ventricular esquerda com septo > 15 mm. Aproximadamente 28% da população de cada grupo era portadora de IC e houve redução do desfecho primário composto (morte cardiovascular ou AVC ou hospitalização por IC/síndrome coronariana aguda) no grupo de controle do ritmo.

Ablação do nó atrioventricular e implante de marca-passo

Somente indicada quando as alternativas de controle do ritmo e controle de frequência ventricular não tiverem êxito. O estudo PABA-CHF (*Pulmonary Antrum Isaolation vs AV node ablation with biventricular pacing for treatment of atrial fibrillation in patients with congestive heart failure*) demonstrou superioridade da estratégia de ablação por cateter, resultando em melhora da FEVE, qualidade de vida e capacidade de exercício. A estratégia de ressincronização biventricular é superior ao marca-passo univentricular em pacientes com disfunção ventricular.

ARRITMIAS VENTRICULARES

Apesar do avanço da terapia medicamentosa e do uso de dispositivos, a mortalidade de pacientes com IC ainda é alta, sobretudo naqueles com IC avançada. Arritmias ventriculares malignas, incluindo taquicardia ventricular (TV) e fibrilação ventricular (FV), são responsáveis por mais da metade dos óbitos nos pacientes com IC. Dessa forma, o manejo das arritmias ventriculares é um dos maiores desafios no tratamento desses pacientes.

Fisiopatologia

Algumas alterações estruturais e funcionais que ocorrem na IC são consideradas substratos para arritmias ventriculares (Tabela 3) e podem causar arritmias através de três mecanismos: automatismo anormal, atividade deflagrada e reentrada.

TABELA 3 Potenciais substratos para arritmias ventriculares na insuficiência cardíaca

Estrutura e mecânica ventricular	Cicatriz ventricular Hipertrofia ventricular Pressão de enchimento ventricular elevada Aumento de pré e pós-carga
Metabolismo ventricular	Acidose e aumento extracelular de lisofosfoglicerídeo, adenosina, lactato e dióxido de carbono Aumento intracelular de cálcio, magnésio, sódio e AMPc Aumento ou redução dos níveis de potássio extracelular
Eletrofisiologia ventricular	Prolongamento da duração dos potenciais de ação Prolongamento e aumento de dispersão do intervalo QT
Ativação neuro-humoral	Elevação plasmática de epinefrina e norepinefrina Aumento de ativação simpática

Essas alterações na morfologia e mecânica cardíacas, no metabolismo, em propriedades eletrofisiológicas e ativação neuro-humoral, além de contribuir para piora da gravidade da disfunção hemodinâmica, levam a aumento da ocorrência de arritmias ventriculares. Por outro lado, as arritmias ventriculares, sobretudo quando frequentes, podem levar a piora da função ventricular, criando um ciclo vicioso.

MANEJO DAS ARRITMIAS VENTRICULARES NO PACIENTE COM INSUFICIÊNCIA CARDÍACA

O manejo inicial dos pacientes com IC e arritmia ventricular envolve a identificação e correção de distúrbios eletrolíticos, sobretudo a correção de deficiência de potássio e magnésio, além da suspensão de medicações com potencial arritmogênico.

A principal conduta terapêutica para controle de arritmia é a otimização da terapia medicamentosa para IC. Estudos com inibidores de enzima de conversão de angiotensina (IECA), betabloqueadores e antagonistas do receptor de mineralocorticoide demonstraram redução do risco de morte súbita em pacientes com IC. Os betabloqueadores reduzem a demanda energética do miocárdio e a excitabilidade elétrica e bloqueiam o efeito arritmogênico da estimulação simpática. Os IECA e bloqueadores de receptor de angiotensina II (BRA) reduzem a pré e pós-carga, reduzindo a demanda energética do miocárdio, bloqueiam a formação de angiotensina II e reduzem a progressão do remodelamento ventricular e fibrose. Os antagonistas da aldosterona evitam a perda de potássio, reduzem fibrose e aumentam a recaptação de norepinefrina pelo miocárdio. Mais recentemente, foi observada redução de morte súbita com o uso de sacubitril/valsartana e, em metanálise, também com o uso de inibidores do cotransportador de sódio e glicose 2 (iSGLT2).

DROGAS ANTIARRÍTMICAS

Antiarrítmicos das classes I (bloqueadores de canal de sódio) e IV (bloqueadores de canal de cálcio) não devem ser utilizados em pacientes com IC por seu efeito inotrópico negativo e potencial efeito pró-arrítmico. A exceção é o uso de lidocaína endovenosa para tratamento de curto prazo.

Os betabloqueadores (classe II) são os antiarrítmicos de escolha. Além do efeito na melhora da IC e consequente redução de arritmias, conforme mencionado previamente, podem suprimir arritmias ventriculares e reduzir morte súbita na IC.

Os antiarrítmicos da classe III (bloqueadores de canais de potássio) induzem prolongamento da duração do potencial de ação, podendo aumentar o risco de arritmia em pacientes com IC, levando ao aumento de mortalidade. A única exceção é a amiodarona que, apesar de não reduzir o risco de morte súbita em pacientes com IC, pode ser utilizada para suprimir arritmias ventriculares, aliviando sintomas e reduzindo frequência da terapia de CDI. No entanto, a toxicidade não cardíaca é uma preocupação com o uso prolongado da droga.

ABLAÇÃO POR CATETER

A ablação de arritmias por radiofrequência deve ser considerada em pacientes com IC e taquiarritmias ventriculares frequentes e recorrentes, apesar do tratamento medicamentoso. Pode ser útil na redução de terapias de CDI e no tratamento de tempestade elétrica. No entanto, deve ser reconhecido o maior risco de complicações do procedimento nessa população. Em algumas situações, pode ser necessário o uso de suporte circulatório mecânico durante ou após o procedimento.

CARDIODESFIBRILADOR IMPLANTÁVEL

Independentemente da presença de arritmia ventricular documentada, pacientes com disfunção ventricular devem ser avaliados para implante de CDI para prevenção de morte súbita. Esse tema será mais bem abordado em outro capítulo do livro.

TABELA 4 Manejo das arritmias ventriculares na insuficiência cardíaca (IC)

Pesquisar e corrigir potenciais fatores precipitantes ou agravantes (p. ex., hipocalemia, hipomagnesemia, isquemia)
Terapia medicamentosa otimizada para IC
Cardiodesfibrilador implantável deve ser avaliado em pacientes com IC com fração de ejeção reduzida (podendo estar associado à terapia de ressincronização cardíaca)
Amiodarona (em geral, associada a betabloqueadores) pode ser usada para reduzir arritmias recorrentes. Outros antiarrítmicos não devem ser utilizados
Ablação por cateter em casos refratários, tratamento de tempestade elétrica e para reduzir frequência de terapia com cardiodesfibrilador implantável (CDI)

SITUAÇÕES ESPECIAIS

Em pacientes com IC aguda e alta frequência de arritmia ventricular é importante considerar a possibilidade de miocardite fulminante viral ou autoimune. Dessa forma, deve ser considerada a realização de biópsia endomiocárdica para afastar a presença de miocardite de células gigantes, sarcoidose ou miocardite linfocítica viral.

Pacientes com dispositivo de assistência ventricular esquerda têm alto risco de arritmia ventricular, especialmente aqueles que já tinham histórico de arritmia antes do implante. Irritação do miocárdio no local da inserção da cânula de *inflow* ou compressão do ventrículo esquerdo por efeito de sucção da bomba podem ser causas de arritmia ventricular. Apesar de alguns pacientes tolerarem TV/FV, muitos podem apresentar redução do fluxo (já que o ventrículo direito não é suportado), com hipoperfusão e síncope. A presença de um CDI pode interromper a arritmia antes de maior repercussão hemodinâmica.

LEITURA SUGERIDA

1. Al-Khatib SM, Stevenson WG, Ackerman MJ, Bryant WJ, Callans DJ, Curtis AB, et al. 2017 AHA/ACC/HRS Guideline for management of patients with ventricular arrhythmias and the prevention of sudden cardiac death: a report of the American College of Cardiology/American Heart Association Task Force on Clinical Practice Guidelines and the Heart Rhythm Society. Circulation. 2018;138(13):e272-e391.
2. Bacal F, Marcondes-Braga FG, Rohde LEP, Xavier Júnior JL, de Souza Brito F, Moura LZ, et al. 3ª Diretriz Brasileira de Transplante Cardíaco. Arq Bras Cardiol. 2018;111(2):230-89.
3. Carlisle MA, Fudim M, DeVore AD, Piccini JP. Heart failure and atrial fibrillation, like fire and fury. JACC Heart Failure. 2019;7(6):447-56.
4. Fernandes GC, Fernandes A, Cardoso R, Penalver J, Knijnik L, Mitrani RD, Myerburg RJ, Goldberger JJ. Association of SGLT2 inhibitors with arrhythmias and sudden cardiac death in patients with type 2 diabetes or heart failure: a meta-analysis of 34 randomized controlled trials. Heart Rhythm. 2021;18(7):1098-105.
5. Hindricks G, Potpara T, Dagres N, Arbelo E, Bax JJ, Blomstrom-Lundquist C, et al. 2020 ESC Guidelines for the diagnosis and management of atrial fibrillation developed in collaboration with the European Association for Cardio-Thoracic Surgery (EACTS). Eur Heart J. 2020;42:373-498.
6. Khan MN, Jais P, Cummings J, Di Biase L, Sanders P, Martin DO, et al. Pulmonary antrum isaolation vs AV node ablation with biventricular pacing for treatment of atrial fibrillation in patients with congestive heart failure. N Engl J Med. 2008;359:1778-85.
7. Kirchhof P, Camm AJ, Goette A, Brandes A, Eckardt L, Elvan A, et al. Early rhythm-control therapy in patients with atrial fibrillation. N Engl J Med. 2020;383(14):1305-16.
8. Marrouche NF, Brachmann J, Andresen D, Siebels J, Boersma L, Jordaens L, et al. Catheter ablation for atrial fibrillation with heart failure. N Engl J Med. 2018;378:417-27.
9. Neigi S, Shukrullah I, Veledar E, Bloom HL, Jones DP, Dudley SC. Statin therapy for the prevention of atrial fibrillation trial (SToP AF trial). J Cardiovasc Eletrophysiol. 2011;22:414-9.
10. Packer DL, Mark DB, Robb RA, Monahan KH, Bahnson TD, Poole JE, et al. Effect of cateter ablation vs antiarrhythmic drug therapy on mortality, stroke, bleeding and cardiac arrest among patients with atrial fibrillation. JAMA. 2019;321(13):1261-74.
11. Ponikowski P, Voors AA, Anker SD, Bueno H, Cleland JGF, Coats AJS, et al. 2016 ESC Guidelines for the diagnosis and treatment of acute and chronic heart failure: The Task Force for the diagnosis and treatment of acute and chronic heart failure of the European Society of Cardiology (ESC) Developed with the special contribution of the Heart Failure Association (HFA) of the ESC. Eur Heart J. 2016;37(27):2129-200.
12. Roy D, Talajic M, Nattel S, Wyse DG, Dorian P, Lee KL, et al. Rhythm control versus rate control for atrial fibrillation and heart failure. N Engl J Med. 2008;358:2667-77.
13. Santangeli P, Rame JE, Birati EY, Marchlinski FE. Management of ventricular arrhythmias in patients with advanced heart failure. J Am Coll Cardiol. 2017;69(14):1842-60.
14. Zhang D, Tu H, Wadman MC, Li YL. Substrates and potential therapeutics of ventricular arrhythmias in heart failure. Eur J Pharmacol. 2018;833:349-56.

2

Obesidade, caquexia e sarcopenia

João David de Souza-Neto
Laura Leite da Escóssia Marinho

DESTAQUES

- Tanto na insuficiência cardíaca com fração de ejeção reduzida (ICFER) como na preservada (ICFEP) há um grande aumento de tecido adiposo esquelético que contribui para a intolerância ao exercício, especialmente na ICFEP.
- A produção pelo tecido adiposo de substâncias como angiotensina II e aldosterona leva ao remodelamento cardíaco.
- Os peptídeos natriuréticos são importantes na regulação de energia e do metabolismo. Seus receptores estão expressos no tecido adiposo, eles podem estimular a lipólise.
- A caquexia é uma patologia importante associada com a insuficiência cardíaca (IC) crônica. Sua ocorrência prediz a redução da sobrevida, independentemente de variáveis relevantes, como idade, classe funcional da IC, fração de ejeção e capacidade física.
- A perda de massa muscular é uma das principais características da IC avançada e está associada a fatores metabólicos, imunológicos e neuro-hormonais, levando à caquexia e sarcopenia.

OBESIDADE

A obesidade é um dos fatores de risco para desenvolvimento de doenças cardiovasculares, como insuficiência cardíaca (IC), com efeitos deletérios que incluem sobrecarga cardíaca e alterações nos metabolismos tecidual e energético. Está associada a alterações estruturais como hipertrofia do ventrículo esquerdo, aumento da auriculeta esquerda e disfunção sistólica e distólica.

Tanto na insuficiência cardíaca com fração de ejeção reduzida (ICFER) como na insuficiência cardíaca com fração de ejeção preservada (ICFEP) há um grande aumento de tecido adiposo esquelético que contribui para a intolerância ao exercício, especialmente na ICFEP. Esse aumento de conteúdo lipídico na musculatura esquelética pode alterar a perfusão e a função mitocondrial, reduzindo a permeabilidade capilar.

Outro mecanismo seria a produção pelo tecido adiposo de substâncias como angiotensina II e aldosterona, que leva ao remodelamento cardíaco. A deposição ectópica de lipídios no coração pode exercer um efeito lipotóxico pela secreção de citocinas e adipocinas que alteram a função mitocondrial.

A ideia de que a obesidade possa ser um fator de proteção na IC vem da observação de que pacientes portadores de IC pareceram ter um desfecho melhor em alguns estudos; dentre as possíveis explicações para esse achado está a teoria do efeito benéfico do tecido adiposo marrom ou BAT (*brown adipose tissue*). Encontrado na glândula suprarrenal, gordura paravertebral e grandes vasos, o BAT tem uma correlação negativa com a obesidade. Adipócitos marrons são ricos em mitocôndria e contêm UCP-1, uma proteína desacopladora que compõe a membrana interna da mitocôndria e está associada ao desacoplamento da fosforilação oxidativa na síntese de ATP; em outras palavras, gera calor no lugar de ATP. A termogênese mediada pelo BAT mostrou ter efeito protetor contra a obesidade, promovendo melhora na resistência à insulina e dislipidemia e drenando os substratos metabólicos para a oxidação.

As evidências de que o BAT está elevado na IC são antigas. Shellock, em 1985, e Soares et al., em 1991, demonstraram que pacientes com IC crônica por cardiomiopatia isquêmica e doença de Chagas, respectivamente, tinham acúmulo de tecido adiposo marrom. Soares et al. propuseram que o mecanismo responsável pelo acúmulo de BAT na doença de Chagas seria a hipoxemia crônica. Estudos mais recentes em modelos animais compararam cobaias UCP-1 com e sem injúria cardíaca e evidenciaram que o BAT, quando funcional, atua na proteção contra a injúria a cardiomiócitos e remodelamento cardíaco. Contudo, outros dois estudos realizados em 2016 apresentaram resultados discordantes e, infelizmente, ainda não há uma resposta para o real papel do tecido adiposo marrom na IC. Valero-Muñoz atribuiu os desfechos discordantes de seus trabalhos ao aumento dos níveis de peptídeo natriurético atrial (ANP) e peptídeo natriurético do tipo B (BNP). Além de ação diurética, natriurética e antagonista do sistema renina angiotensina aldosterona, os peptídeos natriuréticos também modulam a lipólise e a mobilização lipídica. Em adipócitos humanos *in vitro*, o ANP inibe a leptina e, juntamente com o BNP, aumenta a secreção de adiponectina via receptor de peptídeo natriurético (NPR-A). O ANP também reduz a secreção de interleucina (IL-6) e fator de necrose tumoral (TNF-α) . Esses achados sugerem que a ativação do receptor NPR-A deve reduzir a resistência à insulina, uma vez que modula a secreção de adipocina e tem efeito benéfico na inflamação.

CAQUEXIA

A caquexia é uma patologia importante associada com a IC crônica. Sua ocorrência prediz a redução da sobrevida independentemente de variáveis relevantes, tais como idade, classe funcional da IC, fração de ejeção e capacidade física.

A caquexia é definida como perda de 5% ou mais de peso corporal livre de edema nos 12 meses anteriores (ou um índice de massa corporal < 20 kg/m^2) em pacientes com doença crônica acompanhada de pelo menos três dos seguintes critérios: diminuição da força muscular, fadiga, anorexia, baixo índice de massa livre de gordura e bioquímica anormal, caracterizada por aumento dos marcadores inflamatórios (proteína C-reativa, IL-6), anemia (Hb < 12 g/dL), ou baixos níveis de albumina sérica (< 3,2 g/dL).

A prevalência da caquexia cardíaca varia entre 8 e 42% de acordo com sua definição e a população do estudo. A etiologia é multifatorial e os mecanismos fisiopatológicos subjacentes não estão bem estabelecidos. Fatores importantes incluem a redução da ingestão de alimentos, anormalidades gastrointestinais, ativação imunológica e neuro-hormonal e um desequilíbrio entre os processos anabólicos e catabólicos.

A perda severa de peso corporal, mesmo sem a evidência de inflamação sistêmica, está associada a efeitos deletérios na maior parte dos órgãos e sistemas. Nos músculos esqueléticos, um desequilíbrio entre a síntese e a degradação proteica leva a alterações moleculares e atrofia muscular, com diminuição da força e comprometimento das atividades diárias. Em indivíduos caquéticos, a massa ventricular esquerda correlacionou-se com a massa corporal magra, mostrando que o coração é submetido a consequências semelhantes às do tecido magro durante a caquexia. Alguns estudos observaram que severa restrição alimentar induz alterações ultraestruturais, morfológicas e funcionais leves em corações normais de ratos, que são exacerbadas pela sobrecarga hemodinâmica em ratos hipertensos. Portanto, a ocorrência de caquexia pode aumentar ainda mais as alterações cardíacas e a IC, em um círculo vicioso fatal. A caquexia também pode exacerbar a anemia associada à IC e alterações gastrointestinais.

Tratando-se de uma doença multifatorial é difícil desenvolver uma terapia específica para seu tratamento e prevenção. A terapia não farmacológica, como o suporte nutricional e exercícios físicos, tem sido considerada como a base para a prevenção e tratamento de caquexia. Outras terapias estabelecidas ou em investigação incluem: bloqueio neuro-hormonal, redução da translocação bacteriana intestinal, tratamento da anemia e ferropenia, estimulantes de apetite, agentes imunomoduladores e hormônios anabólicos.

O suporte nutricional é recomendado para obter e manter um peso corporal dentro ou um pouco abaixo da faixa normal, sem edema. Atualmente, não há recomendações específicas para a ingestão de proteínas e energia. A ingestão de 35 kcal/kg/dia mostrou-se segura e eficaz no aumento da massa magra em pacientes com IC. Não há recomendação específica para micronutrientes em IC. Ingestão reduzida de alimentos e uso crônico de diuréticos podem causar deficiência de vitaminas solúveis em água. A tiamina precisa de atenção especial, pois sua deficiência pode prejudicar a função cardíaca. A má absorção intestinal pode reduzir os níveis plasmáticos de vitaminas lipossolúveis A, D, E e K. Como a congestão hepática e a ascite causam intolerância à ingestão de alimentos, as refeições devem ser frequentes e pequenas.

Pequenos estudos recentes têm sugerido que alterações em componentes específicos da dieta podem ser úteis na caquexia cardíaca. Por exemplo, o uso de suplementos de aminoácidos essenciais melhorou os estados nutricional e metabólico na maioria dos pacientes com IC e perda muscular. A suplementação com leucina, isoleucina e valina preservou o peso corporal, massa muscular esquelética e função cardíaca em ratos, no entanto não conseguiu beneficiar pacientes com IC.

A ativação neuro-hormonal também está diretamente envolvida na atrofia do músculo esquelético. Os efeitos da angiotensina II podem ser evitados pelos inibidores da enzima conversora da angiotensina (iECA) e pelos bloqueadores do receptor da angiotensina I, bem como pelo inibidor da neprilisina e pelo receptor da angiotensina sacubitril-valsartana. Recentemente, foi demonstrado que a angiotensina II tem um papel na caquexia e na perda do músculo esquelético por meio de diferentes mecanismos, como aumento do estresse oxidativo e degradação de proteínas; equilíbrio energético prejudicado; redução do apetite por meio de alteração nos neuropeptídios orexígenos/anorexígenos no hipotálamo; e inibição da função das células satélite e regeneração muscular. A administração do inibidor da ECA enalapril diminuiu o risco de perda de peso em pacientes com IC.

Endotoxinas bacterianas, também conhecidas como lipopolissacarídeos, são potentes indutores de substâncias pró-inflamatórias, como o TNF-α. Como a terapia diurética intensiva normaliza o aumento dos níveis de endotoxinas em pacientes com IC e edema periférico, os pacientes devem tentar manter euvolemia sempre, usando um ou uma combinação de diuréticos. Apesar de estudos experimentais que mostram que a antibioticoterapia diminui a translocação bacteriana intestinal, não está provado se a modulação da microflora é segura ou útil na redução da ativação do sistema imune na IC. Portanto, essa abordagem não é recomendada.

A ferropenia está presente em cerca de metade dos pacientes com IC, independentemente da presença de anemia. A anemia e a ferropenia estão associadas com a redução da tolerância ao exercício. A reposição intravenosa de carboximaltose férrica em pacientes com ICFEr e deficiência de ferro (nível ferritina sérica menor que 100 ng/mL ou entre 100 e 299 ng/mL com saturação de transferrina menor que 20%), mesmo na ausência de anemia, está recomendada para melhorar a capacidade física, a qualidade de vida e reduzir a hospitalização segundo a atualização da diretriz brasileira de IC.

Alguns imunomoduladores, como os antagonistas do TNF-α etanercept e infliximab, foram testados em grandes ensaios clínicos com resultados negativos ou neutros. Outros, como a pentoxifilina e a talidomida, foram avaliados em pequenos ensaios com resultados neutros ou favoráveis. Estatinas, metotrexato, N-acetilcisteína, inibidores de ativação de células T, antagonistas de quimiocinas, IL-10 e antagonistas dos receptores da IL-1 também já foram testados em estudos experimentais. Baixas concentrações de testosterona foram relacionadas à elevação da mortalidade, independentemente da função do ventrículo esquerdo ou da capacidade funcional. No músculo esquelético, a testosterona aumenta a síntese de proteínas, reduz a degradação de proteínas e estimula a proliferação e diferenciação de células satélites, aumentando, assim, a massa muscular e a força e melhorando a capacidade de exercício. A deficiência de androgênios pode estar envolvida no desequilíbrio entre processos anabólicos e catabólicos e contribuir para a perda de massa muscular induzida pela insuficiência cardíaca e caquexia. A suplementação com testosterona parece melhorar a capacidade funcional e a força muscular em estudos pequenos, mas a avaliação do risco-benefício e a individualização de cada caso faz-se necessária.

Os exercícios físicos são a opção mais promissora para o tratamento da perda de massa muscular em várias doenças. As diretrizes atuais de IC recomendam fortemente a prática regular de exercícios físicos para pacientes estáveis a fim de prevenir e/ou atenuar a remodelação cardíaca e alterações no músculo esquelético. O treinamento físico reduz o estresse oxidativo, a ativação do sistema ubiquitina-proteassoma, a expressão da miostatina e citocinas pró-inflamatórias, a atividade nervosa simpática e a vasoconstrição periférica, restabelece a expressão de proteínas envolvidas no trânsito intracelular de cálcio e impede a rarefação de capilares e a atrofia de fibras musculares.

SARCOPENIA

A sarcopenia é a perda progressiva de massa muscular e força associada ao envelhecimento. A presença de comorbidades como IC, doença renal crônica e câncer pode agravar essa condição. Os principais fatores de risco que levam à sarcopenia incluem idade avançada, sexo feminino, questões alimentares, falta de atividade física e doenças crônicas.

A perda de massa muscular é uma das principais características da IC avançada e está associada a fatores metabólicos, imunológicos e neuro-hormonais, levando à caquexia e sarcopenia. Sua prevalência, segundo Bekfani et al., é 19,5% e foi associada à redução da capacidade ao exercício, maior mortalidade cardiovascular e por todas as causas, aumento de reinternações hospitalares relacionadas à IC, além de perda da autonomia e redução da qualidade de vida.

A hiperatividade simpática na IC contribui para o desenvolvimento de miopatia esquelética pela mudança na morfologia muscular. Receptores adrenérgicos beta 2 exercem um importante papel na regulação da massa muscular esquelética tanto no estado anabólico como catabólico. Contudo, a hiperatividade simpática crônica pode ser tóxica ao músculo esquelético, o que favorece a perda de peso e a sarcopenia. Além disso, um fluxo simpático aumentado está associado com maior chance de arritmias e remodelamento adverso do coração. O tratamento farmacológico da IC baseia-se no bloqueio da atividade simpática, principalmente utilizando betabloqueadores cardiosseletivos e não seletivos. Tratamentos com betabloqueadores podem aumentar a massa corporal de gordura e a porcentagem de gordura corporal em pacientes com IC, sem melhora aparente na massa muscular. Contudo, os estudos nessa área são ainda muito discordantes, não apontando para um tratamento com evidência clínica para o real impacto das terapêuticas. O que de fato está claro é que tanto sarcopenia como caquexia estão ligadas a um mau prognóstico com piora de qualidade de vida, e o melhor tratamento ainda é a prevenção por meio de exercícios físicos e um bom acompanhamento nutricional.

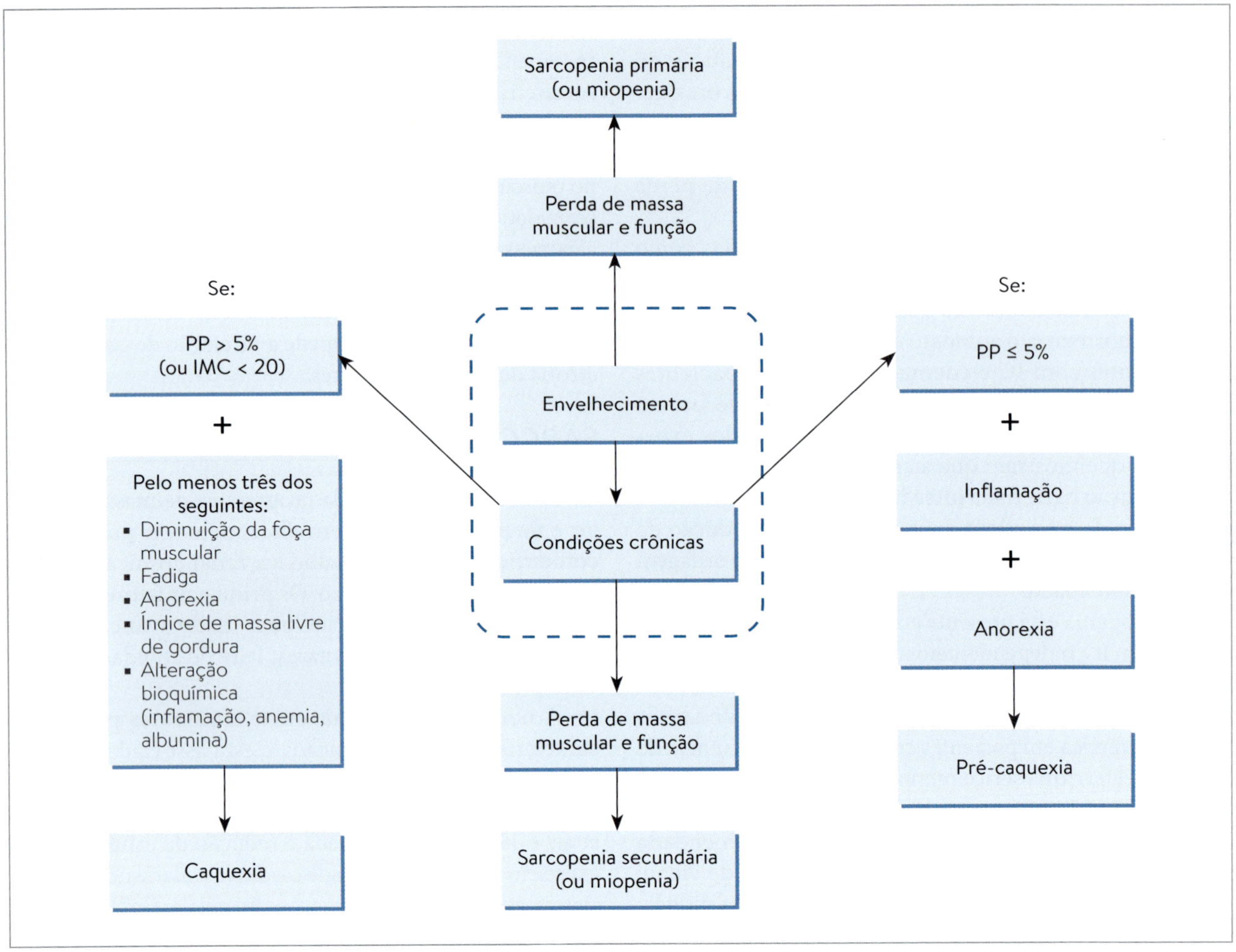

FIGURA 1 Critérios diagnósticos para pré-caquexia, caquexia e sarcopenia no envelhecimento e doenças crônicas.
Fonte: adaptada de Muscaritoli et al., 2013.

LEITURA SUGERIDA

1. Alpert MA, Lavie CJ, Agrawal H, Kumar A, Kumar SA. Cardiac efects of obesity: pathophysiologic, clinical, and prognostic consequences-a review. J Cardiopulm Rehabil Prev. 2016; 36(1):1-11.
2. Cinkajzlová A, Mráz M, Haluzík M. Lymphocytes and macrophages in adipose tissue in obesity: markers or makers of subclinical inflammation? Protoplasma. 2017;254(3):1219-32.
3. Dos Santos MR, Saitoh M, Ebner N, Valentova M, Konishi M, Ishida J, et al. Sarcopenia and endothelial function in patients with chronic heart failure: Results from the studies investigating comorbidities aggravating heart failure (SICA-HF). J Am Med Dir Assoc. 2017;18(3):240-5.
4. Du Bois P, Pablo Tortola C, Lodka D, Kny M, Schmidt F, Song K, et al. Angiotensin II induces skeletal muscle atrophy by activating TFEB-mediated MuRF1 expression. Circ Res. 2015;117(5):424-36.
5. Gordon S, Plüddemann A. Tissue macrophages: heterogeneity and functions. BMC Biol. 2017;15(1):53.
6. Marcondes-Braga FG, Moura LAZ, Issa VS, Vieira JL, Rohde LE, Simões MV, et al. Atualização de tópicos emergentes da Diretriz de Insuficiência Cardíaca – 2021. Arq Bras Cardiol. 2021;116(6):1174-212.
7. Pagan LU, Damatto RL, Cezar MD, Lima AR, Bonomo C, Campos DH, et al. Long-term low intensity physical exercise attenuates heart failure development in aging spontaneously hypertensive rats. Cell Physiol Biochem. 2015;36(1):61-74.
8. Pagel-Langenickel I. Evolving role of natriuretic peptides from diagnostic tool to therapeutic modality. Adv Exp Med Biol. 2018;1067:109-31.
9. Rahman A, Jafry S, Jeejeebhoy K, Nagpal AD, Pisani B, Agarwala R. Malnutrition and cachexia in heart failure. JPEN J Parenter Enteral Nutr. 2016;40(4):475-86.
10. von Haehling S, Ebner N, Dos Santos MR, Springer J, Anker SD. Muscle wasting and cachexia in heart failure: mechanisms and therapies. Nat Rev Cardiol. 2017;14(6):323-41.

3

Diabetes melito

Gabriela Vianna de Andrade Lima
Silvia Marinho Martins Alves
Wilson Alves de Oliveira Júnior

DESTAQUES

- O diabetes melito é um fator de risco independente em pacientes com insuficiência cardíaca, associado a maior risco de hospitalização e morte cardiovascular, observado no cenário com e sem disfunção ventricular.
- Não há distinção no manejo de insuficiência cardíaca dos diabéticos e não diabéticos em relação à disfunção miocárdica.
- Os benefícios cardiovasculares e renais dos agonistas de GLP-1 e inibidores do SGLT2 trazem evidências científicas robustas para seu uso precoce, seja como droga isolada ou em associação à metformina, em pacientes diabéticos com alto ou muito alto risco cardiovascular.
- Os inibidores do SGLT2 mostraram-se eficazes na prevenção e no tratamento de pacientes com disfunção ventricular esquerda. Segundo as mais recentes diretrizes de cardiologia, os inibidores de SGLT2, em particular a dapaglifozina e a empaglifozina, são recomendados como tratamento para disfunção ventricular esquerda nos pacientes sintomáticos a despeito da terapia padrão otimizada.

INTRODUÇÃO

Pacientes diabéticos estão sob risco aumentado em desenvolver insuficiência cardíaca (IC), com incidência de duas a quatro vezes maior em relação à população não diabética. O risco se eleva principalmente em indivíduos diagnosticados mais jovens, na presença de doença arterial coronariana (DAC), sobrepeso e obesidade e controle glicêmico inadequado. De natureza similar, a prevalência de diabetes nos portadores de IC também é elevada, variando entre 25 e 50%.

A prevalência de disglicemia mostra-se semelhante nos grupos de IC com fração de ejeção preservada (ICFEp) e reduzida (ICFEr). Grandes estudos, como o CHARM, demonstraram maiores índices de hospitalização, morte cardiovascular e por todas as causas em diabéticos e pré-diabéticos com IC. A vigência de disfunção ventricular correlaciona-se mais com homens, etiologia isquêmica e pior classe funcional, de acordo com a classificação do New York Heart Association (NYHA).

As maiores causas de IC em diabéticos são DAC, doença renal crônica, hipertensão e efeitos diretos de hiperglicemia e resistência à insulina ao miocárdio. Em geral, aterosclerose das coronárias é difusa, severa e acelerada, embora muitas vezes silenciosa, levando à disfunção miocárdica progressiva. No entanto, têm sido descritas situações cujo mecanismo fisiopatológico ainda é incerto, em que se observa IC na ausência de etiologia definida. A hipótese de cardiomiopatia diabética foi mencionada, porém ainda não confirmada.

DIAGNÓSTICO

Exceto em casos com hiperglicemia sintomática, o diagnóstico do diabetes melito deve ser feito, preferencialmente, com dois testes diferentes em amostra única ou distinta. Seguem abaixo os critérios diagnósticos atualizados segundo a última diretriz da Sociedade Americana de Diabetes (Tabela 1).

Variações da meia-vida das hemácias podem diminuir ou aumentar a HBA1c e, por consequência, subestimar ou superestimar, respectivamente, o nível glicêmico (Tabela 2).

ACOMPANHAMENTO

Deve-se considerar a busca ativa do diabetes melito em indivíduos assintomáticos > 45 anos, portadores de HIV e

TABELA 1 Critérios diagnósticos do diabetes melito

Diabetes	Glicemia plasmática ≥ 126 mg/dL após jejum de 8 a 12 horas
	HbA1c ≥ 6,5%
	Glicemia plasmática ≥ 200 mg/dL no TOTG – 2h após equivalente a 75 g de glicose anidra
	Glicemia plasmática aleatória ≥ 200 mg/dL na vigência de sintomas
Pré-diabetes	Glicemia plasmática 100 a 125 mg/dL após jejum de 8 a 12 horas
	HbA1c entre 5,7 a 6,4%
	Glicemia plasmática entre 140 e 199 mg/dL no TOTG – 2h após equivalente a 75 g de glicose anidra

HBA1C: hemoglobina glicada; TOTG: teste oral de tolerância à glicose. Fonte: adaptada do *guideline* 2021 da American Diabetes Association.

TABELA 2 Condições que alteram a hemoglobina glicada (HBA1c)

Falsa elevação da HBA1c	Falsa redução da HBA1c
Anemias carenciais	Anemias hemolíticas
Esplenectomia	Sangramentos
Álcool	Transfusão de sangue
Doença renal crônica	

se presença de sobrepeso ou obesidade, na vigência de um fator de risco: resistência à insulina, doença cardiovascular, hipertensão arterial, dislipidemia, sedentarismo ou história familiar de diabetes.

Se valores normais, deve-se repetir testagem em até 3 anos; nos pré-diabéticos, anualmente. Nos diabéticos, o acompanhamento em busca do alvo glicêmico deve ocorrer a cada 3 meses até alcance da meta.

O controle glicêmico deve levar em consideração idade, comorbidades e duração do diabetes. HbA1c < 7% reduz as complicações microvasculares, porém devem-se ponderar alvos mais baixos (< 6,5%) para pessoas mais jovens e sem doença cardiovascular e, por outro lado, alvos permissivos (< 8 a 9%) em pacientes de idade avançada e com expectativa de vida limitada, evitando-se sempre a hipoglicemia.

> **Atenção:** estudos observacionais sugerem aumento da incidência de IC ou descompensação por IC em pacientes diabéticos com níveis de HBA1c > 8%. Paradoxalmente, nota-se também aumento de risco com o controle rigoroso, como HBA1c < 6%. Posto isso, a Sociedade Americana de Cardiologia sugere buscar meta de HBA1c entre 7 e 8% em diabéticos com IC.

ESTRATIFICAÇÃO DE RISCO CARDIOVASCULAR

A maioria dos diabéticos estão sob alto risco de doença cardiovascular, especialmente se lesão de órgão alvo existente. O sexo feminino deixa de ser um fator protetor na presença de diabetes, como observado na população geral.

O *screening* para DAC em diabéticos assintomáticos permanece controverso. Nessa população, estudos observacionais indicam a prevalência de 22% de isquemia miocárdica silenciosa, no entanto, a pesquisa ativa com testes funcionais ou de imagem não invasivos não mostrou redução em infarto do miocárdio não fatal, hospitalização por IC ou morte cardiovascular. Desse modo, não há recomendação de rotina para pesquisa de DAC. Pode, no entanto, ser considerada em diabéticos de muito alto risco, como na presença de doença arterial periférica, elevado escore de cálcio das coronárias ou lesão de órgão alvo existente.

> **Atenção:** em pacientes com IC descompensada, diabetes melito é um fator de risco cardiovascular independente para maior mortalidade hospitalar e reinternação.

ABORDAGEM NÃO FARMACÓLOGICA

Em decorrência da elevada morbimortalidade cardiovascular em diabéticos, o objetivo primordial da assistência médica consiste em quatro pontos-chave:

- Busca ativa de diabetes em pacientes com risco cardiovascular elevado.
- Tratamento agressivo de fatores de risco concomitantes.
- Tratamento das doenças cardiovasculares conhecidas.
- Tratamento do diabetes, com incorporação dos novos agentes hipoglicemiantes.

O manejo de pacientes diabéticos e portadores de IC requer atenção multidisciplinar, cujo objetivo final é prevenir ou retardar complicações, em busca de melhor qualidade de vida. A dieta deve ser individualizada, sendo recomendada perda ponderal ≥ 5% do peso em pacientes com sobrepeso ou obesidade. A restrição proteica não é indicada, a menos em casos de doença renal crônica.

Recomenda-se atividade física regular, no mínimo de 150 minutos/semana, o que demonstrou melhorar ação da insulina, o controle glicêmico, além de reduzir níveis plasmáticos de colesterol.

É primordial o adequado controle dos fatores de risco e comorbidades (Tabela 3). O tabaco está relacionado a pior desfecho cardiovascular e no diabetes. Devem-se desencorajar o tabagismo e álcool, especialmente em indivíduos com disfunção ventricular. Além disso, recomenda-se um alvo pressórico com pressão arterial sistólica < 130 mmHg e o tratamento de dislipidemia conforme risco cardiovascular.

TABELA 3 Metas de controle dos fatores de risco cardiovascular

Dieta	Perda ponderal ≥ 5% em sobrepeso e obesos
Atividade física	≥ 150 minutos/semana de exercício de moderada intensidade
Fatores de risco	Cessar tabagismo Reduzir ou suspender ingesta alcóolica
Hipertensão arterial	PAS < 130 mmHg
Dislipidemia	Moderado risco – alvo LDL < 100 mg/dL Alto risco – alvo LDL < 70 mg/dL Muito alto risco – alvo LDL < 55 mg/dL

TRATAMENTO DA INSUFICIÊNCIA CARDÍACA EM DIABÉTICOS

Não há distinção no manejo dos diabéticos e não diabéticos em relação à disfunção miocárdica segundo as últimas diretrizes, visto que cerca de 30 a 40% da população estudada nos principais ensaios clínicos em IC eram diabéticos. Sendo assim, o uso de inibidores da enzima conversora de angiotensina (IECA) e bloqueadores dos receptores de angiotensina II (BRA) é recomendado e mostrou reduzir mortalidade e internação por IC, sendo superiores à combinação de nitrato com hidralazina.

Betabloqueadores cardiosseletivos, metoprolol, carvedilol e bisoprolol mostraram-se efetivos em reduzir morbimortalidade na ICFEr em diabéticos. Mantém-se controverso, entretanto, o papel do betabloqueador no controle glicêmico. Alguns estudos evidenciaram menor interferência em relação à glicemia plasmática com o carvedilol.

Antagonistas da aldosterona reduziram morte e hospitalização por IC em pacientes sintomáticos e/ou com fração de ejeção do VE ≤ 35%. Mais recentemente, sacubitril-valsartana mostrou superioridade aos IECA em pacientes ainda sintomáticos a despeito da terapia otimizada.

Demais terapias não modificadoras de sobrevida, como uso de diuréticos, digoxina e, mais recentemente, ivabradina também podem ser utilizadas com segurança quando indicadas.

Até 30 a 40% dos pacientes com dispositivos cardíacos são diabéticos, cujo uso se apresenta similar em relação aos riscos e benefícios quando comparados com a população não diabética. Tais dispositivos devem ser indicados segundo as indicações estabelecidas pelos principais *guidelines* para pacientes com disfunção ventricular.

> **Atenção:** transplante cardíaco pode ser considerado em indivíduos com IC em estágio final, incluindo a população diabética, embora tenha sido observada menor sobrevida em relação aos normoglicêmicos.

TRATAMENTO DO DIABETES TIPO II EM PORTADORES DE IC

Metformina, pertencente à classe das biguanidas, é a droga de primeira linha no manejo do diabetes tipo II mesmo entre pacientes com IC. Por reduzir a produção hepática de glicose, a metformina apresenta bom controle glicêmico, não provoca ganho ponderal e tem baixo risco de hipoglicemia. Avaliada no ensaio clínico UKPDS em diabéticos com sobrepeso e sem doença cardiovascular, por um acompanhamento de 10 anos, observou-se redução de 39% de infarto do miocárdio e > 40% de redução de morte cardiovascular e acidente vascular encefálico (AVC). Mostrou ser segura em todos os estágios de IC, com benefício na redução de internamento. Não é recomendada em disfunção renal com TFG < 30 mL/min/1,73 m^2.

As sulfonilureias não se mostraram associadas à piora da IC, porém são inferiores à metformina em relação ao controle glicêmico e detêm risco alto de hipoglicemia.

A pioglitazona, única representante das tiazolidinedionas no Brasil, tem como efeitos colaterais o ganho ponderal, retenção hídrica e, portanto, maior risco de IC. Está contraindicada em pacientes com classe funcional NYHA III e IV.

Inibidores da dipeptidil peptidase-4 (DPP-4) estimulam a liberação de insulina glicose-dependente, com boa tolerância e baixo risco de hipoglicemia. Mostraram-se seguros em relação aos eventos cardiovasculares. No entanto, a saxagliptina apresentou maior taxa de hospitalização por IC, sendo contraindicada nesse grupo de pacientes. As demais gliptinas (sitagliptina, alogliptina e linagliptina), no entanto, mostram-se neutras em relação à IC.

As insulinas são recomendadas em um contexto de hipercatabolismo e hiperglicemia sintomática, como poliúria, polidipsia, polifagia ou perda ponderal. Torna-se opção se ineficácia do controle glicêmico apesar do uso de 3 ou mais hipoglicemiantes orais. Apresenta-se como um potente retentor de sódio e pode levar à hipervolemia, com piora de IC.

Mais recente, houve surgimento de duas novas classes de hipoglicemiantes, os agonistas dos receptores do peptídeo semelhante ao glucagon (GLP-1) e os inibidores do cotransportador sódio-glicose tipo 2 (SGLT2), os quais demonstraram redução de risco significativa dos eventos cardiovasculares maiores (MACE), conhecidos como infarto agudo do miocárdio não fatal, AVC não fatal e morte cardiovascular.

GLP-1 é um peptídeo hormonal liberado no íleo distal e cólon após ingesta alimentar. Elevadas concentrações de GLP-1 aumentam a secreção de insulina glicose-dependente e reduzem a secreção de glucagon, de tal modo que promovem a redução da glicemia plasmática e retardam o esvaziamento gástrico, provocando a sensação de saciedade. Os agonistas de GLP-1 também demonstraram efeitos benéficos importantes na redução do risco cardiovascular, redução de peso (2 a 5%), controle da hipertensão arterial e da hipertrigliceridemia.

O estudo LEADER avaliou a ação da liraglutida em diabéticos com doença cardiovascular estabelecida ou acima de 60 anos com fatores de risco cardiovascular, apresentando redução em 13% no desfecho composto pelo MACE. De forma equivalente, o SUSTAIN-6 analisou a semaglutida subcutânea, sendo consistente a redução em 26% das complicações cardiovasculares, em especial pela redução do infarto do miocárdio não fatal e AVC não fatal. O PIONEER-6, por sua vez, comprovou redução de mortalidade cardiovascular associada também com a semaglutida oral.

O estudo HARMONY trouxe a albiglutida, evidenciando-se redução de 28% do MACE e o REWIND demonstrou a dolaglutida como opção após evidenciar redução de risco cardiovascular em 12%.

Agentes específicos do grupo GLP-1 têm demonstrado efeito cardioprotetor, com redução de eventos cardiovasculares, especialmente em pacientes com doença cardiovascular estabelecida. Até o presente momento, estudos com albiglutida, liraglutida, semaglutida e dulaglutida mostraram redução de MACE. No entanto, nenhuma dessas medicações apresentou impacto na diminuição das hospitalizações por IC.

Os agonistas do GLP-1 são medicações bem toleradas, na sua maioria, de administração parenteral, com risco de hipoglicemia improvável. Entre os demais efeitos colaterais, notam-se intolerância gastrointestinal, risco aumentado de colecistopatia e pancreatite. É contraindicado em pacientes com episódio prévio de pancreatite e história familiar ou pessoal de carcinoma medular de tireoide ou neoplasia endócrina múltipla tipo II. A semaglutida oral e subcutânea apresentou maior risco de retinopatia diabética.

SGLT2 é um cotransportador sódio-glicose 2, localizado no túbulo proximal do néfron, responsável por cerca de 90% da reabsorção de glicose urinária. A inibição desses canais resulta em glicosúria, contribuindo ao controle do diabetes, embora o risco de hipoglicemia seja extremamente baixo. Observou-se ainda que o inibidor do SGLT2 tem efeito diurético e natriurético, auxiliando no controle pressórico e promovendo redução ponderal.

Estudos randomizados avaliaram os desfechos cardiovasculares dos inibidores do SGLT2. O EMPAREG demonstrou que a empagliflozina conseguiu redução de risco de 14%, especialmente com redução em 38% de mortalidade cardiovascular e 32% de mortalidade por todas as causas. Como desfecho secundário, apresentou diminuição de 35% na hospitalização por IC descompensada.

Em seguida, dois grandes estudos, CANVAS e CANVAS-R, analisaram o papel da canaglifozina em relação aos desfechos cardiovasculares e renais. Ambos os resultados foram consistentes com os encontrados no EMPAREG, com redução de 14% do MACE, quando avaliados em conjuntos, embora não se tenha observado redução significativa nos desfechos isoladamente. Semelhante à empaglifozina, também diminuiu a taxa de hospitalização por IC.

O DECLARE-TIMI 58 testou a dapaglifozina em diabéticos com evento cardiovascular prévio ou múltiplos fatores de risco, demonstrou como desfecho secundário redução em hospitalização por IC.

Até então, cerca de 90% dos pacientes selecionados aos estudos dos inibidores do SGLT2 não eram diagnosticados com IC, tampouco havia dados como fração de ejeção, sintomas, terapia otimizada para IC bem definidos. Os benefícios dessa classe na prevenção de IC eram consistentes e bem documentados, mas o seu uso como arsenal terapêutico do tratamento da IC ainda era desconhecido.

O DAPA-HF envolveu portadores de ICFEr em tratamento otimizado, dos quais metade da população não era diabética, e demonstrou redução em 26% do desfecho composto por morte cardiovascular e hospitalização por IC, assim como redução de mortalidade como desfecho isolado e melhora dos sintomas IC. Posteriormente, o DEFINE-HF revelou melhora em qualidade de vida, sintomas, *status* funcional após apenas 12 semanas da introdução da dapaglifozina em pacientes com ICFEr. Mais recentemente, o EMPEROR-REDUCED testou a empaglifozina em pacientes com fração de ejeção ≤ 40%, com achado semelhante ao estudo DAPA-HF, cujo benefício na IC ocorreu independentemente da presença de diabetes. O papel dos inibidores do SGLT2 expandiu para prevenção e tratamento de pacientes com IC. Segundo a última diretriz brasileira de IC, os inibidores de SGLT2, em particular a dapaglifozina e a empaglifozina, são recomendados como tratamento para disfunção ventricular esquerda nos pacientes ainda sintomáticos (NYHA II), a despeito da terapia padrão otimizada.

Em relação aos desfechos renais, houve menor progressão de albuminúria e menor perda de função renal, avaliada por queda na taxa de filtração glomerular, necessidade de terapia de substituição renal ou morte por causa renal, nos pacientes em uso de canaglifozina, achados encontrados no CANVAS e CANVAS-R. O CREDENCE comprovou efeito nefroprotetor dos inibidores do SGLT2, porém excluindo-se a população com *clearance* de creatinina < 30 mL/min/1,73 m^2, assim como os demais estudos. Posteriormente, o DAPA-CKD comprovou segurança do uso de dapaglifozina na doença renal crônica, incluindo 14% da população com *clearance* de creatinina entre 25 e 30 mL/min/1,73 m^2. De tal modo, em 2021, o órgão regulador americano, FDA, aprovou o uso da dapaglifozina na doença renal crônica.

Como efeitos adversos, em decorrência de glicosúria, observaram-se maiores índices de infecções micóticas genitais e infecções urinárias, sendo a maioria na forma leve. Em menor incidência, foi vista hipotensão arterial pelo efeito diurético e cetoacidose diabética euglicêmica, a qual aparenta estar relacionada a situações de hipoinsulinemia. Em relação apenas à canaglifozina, notou-se maior risco de amputação de membros inferiores no estudo CANVAS.

Os benefícios cardiovasculares e renais dos agonistas e GLP-1 e inibidores do SGLT2 trazem evidências científicas robustas e ampliam o arsenal terapêutico no tratamento do paciente diabético. Posto isso, em pacientes de alto ou muito alto risco cardiovascular, ou seja, pacientes com múltiplos fatores de risco, IC ou doença renal crônica, é recomendado o uso dessas duas classes de medicações, seja como droga inicial ou em associação à metformina.

Quanto à ICFEp, até o momento atual, nenhum tratamento mostrou-se efetivo para redução de mortalidade. O estudo EMPAREG sugeriu os inibidores do SGLT2 como medicações promissoras no tratamento da IC em geral, incluindo pacientes de fração de ejeção preservada. Para tal definição, a sotaglifozina foi apresentada nos estudos SOLOIST-WHF e SCORED como uma droga que reduziu o desfecho combinado de hospitalização por IC e morte cardiovascular em 39% nos pacientes com ICFEp. No entanto, tais estudos foram encerrados precocemente, sendo necessárias evidências mais robustas que demonstrem redução de mortalidade nesse grupo. No futuro breve, o EMPEROR-PRESERVE e o DELIVER vão esclarecer os efeitos da empaglifozina e dapaglifozina, respectivamente, na ICFEp.

LEITURA SUGERIDA

1. American Diabetes Association. American Diabetes Association's standards of medical care in diabetes – 2020. Diabetes Care. 2020;43(Supplement 1):S1-S212.
2. Cosentino F, Grant PJ, Aboyans V, Bailey CJ, Ceriello A, Delgado V, et al. ESC Guidelines on diabetes, pre-diabetes, and cardiovascular diseases developed in collaboration with the EASD. Eur Heart J. 2020;41(2):255-323.
3. Das SR, Everett BM, Birtcher KK, Brown JM, Januzzi Jr JL, Kalyani RR, et al. 2020 Expert consensus decision pathway on novel therapies for cardiovascular risk reduction in patients with type 2 diabetes a report of the American College of Cardiology Solution Set Oversight Committee. J Am Coll Cardiol. 2020;76(9):1117-45.
4. Dunlay SM, Givertz MM, Aguilar D, Allen LA, Chan M, Desai AS, et al. Type 2 diabetes mellitus and heart failure: a scientific statement from the American Heart Association and the Heart Failure Society of America. Circulation. 2019;140(7):e294-e324.
5. Kristensen SL, Jhund PS, Lee MMY, Kober L, Solomon SD, Granger CB, et al. Prevalence of prediabetes and undiagnosed diabetes in patients with HFpEF and HFrEF and associated clinical outcomes. Cardiovasc Drugs Ther. 2017;31:545-9.
6. Lehrke M, Marx N. Diabetes mellitus and heart failure. Am J Med. 2017;130:S40-S50.
7. MacDonald MR, et al. Impact of diabetes on outcomes in patients with low and preserved ejection fraction heart failure: an analysis of the Candesartan in Heart failure: Assessment of Reduction in Mortality and morbidity (CHARM) programme. Eur Heart J. 2008;29:1377-85.
8. McHugh K, DeVore AD, Wu J, Matsouaka RA, Fonarow GC, Heidenreich PA, et al. Heart failure with preserved ejection fraction and diabetes. J Am Coll Cardiol. 2019;12:602-11.
9. Nichols GA, et al. The incidence of congestive heart failure in type 2 diabetes. Diabetes Care. 2004;27:1879-84.
10. Ponikowski P, Voors AA, Anker SD, Bueno H, Cleland JGF, Coats AJS, et al. 2016 ESC Guidelines for the diagnosis and treatment of acute and chronic heart failure. Eur Heart J. 2016;37:2129-200.
11. Rawshani A, Rawshani A, Franzén S, Sattar N, Eliasson B, Svensson AM, et al. Risk factors, mortality, and cardiovascular outcomes in patients with type 2 diabetes. N Engl J Med. 2018;379:633-44.
12. Rohde LEP, Montera MW, Bocchi EA, Clausell N, Albuquerque DC, Rassi S. Diretriz Brasileira de Insuficiência Cardíaca Crônica e Aguda. Arq Bras Cardiol. 2018;111(3):436-539.
13. Torp-Pedersen C, et al. Effects of metoprolol and carvedilol on pre-existing and new onset diabetes in patients with chronic heart failure: data from the Carvedilol or Metoprolol European Trial (COMET). Heart. 2007;93:968-73.

4

Insuficiência cardíaca e distúrbios da tireoide

Renato Barroso Pereira de Castro

DESTAQUES

- Modificações do padrão lipídico, dos níveis de PCR e de homocisteína, alterações da coagulação e pressão arterial, bem como disfunção endotelial merecem atenção por seu impacto negativo tanto na função quanto nos fatores de risco para o desenvolvimento de doença isquêmica.
- Tendo como principal causa a doença de Graves (90% dos casos), a tireotoxicose caracteriza-se por estado hipermetabólico e hiperdinâmico e pode acometer tanto pacientes com cardiopatia prévia como indivíduos sem disfunção cardíaca.
- A eficácia da amiodarona na preservação do ritmo sinusal em pacientes com fibrilação atrial intermitente influenciou a preferência dos cardiologistas, entretanto, a amiodarona apresenta uma série de efeitos colaterais: cutâneos, oftalmológicos, pulmonares, hepáticos, neurológicos (centrais e periféricos) e tireoidianos.

INTRODUÇÃO

Como visto em capítulos anteriores, apesar do grande progresso nas opções terapêuticas disponíveis, a insuficiência cardíaca (IC) persiste como condição de acentuada morbidade e mortalidade e reservado prognóstico. No seu manejo, o cardiologista deve manter-se atento à detecção de uma série de condições não primariamente cardíacas, com potencial de agravar a doença de base. Dentre estas, os distúrbios da tireoide despontam como de extrema relevância.

Os hormônios tireoidianos influenciam o sistema cardiovascular de forma significante, interferindo no controle da frequência cardíaca, na excitabilidade miocárdica, no lusitropismo e inotropismo, na resistência vascular sistêmica e na pressão arterial.

O objetivo deste capítulo é rever os mecanismos pelos quais o excesso ou a redução dos níveis hormonais tireoidianos podem influenciar a evolução da IC e as evidências que embasam sua correção. Adicionalmente, a possibilidade de que a própria IC possa interferir na função tireoidiana, desencadeando assim um círculo vicioso, será ressaltada. Atenção especial também será dada ao papel da amiodarona em ambos os cenários.

HIPOTIREOIDISMO

A secreção hormonal da tireoide se faz principalmente pela produção do pró-hormônio Tiroxina (T4); a triiodotironina (T3), a forma biologicamente ativa, é produzida a partir do T4 pela ação de enzimas deiodinases. Três dessas enzimas regulam os níveis plasmáticos de hormônios tireoidianos: tipo 1 (D1), a maior fonte de T3 circulante, encontrável no fígado e nos rins; o tipo 2 (D2) desempenha papel crítico na conversão no coração, músculos esqueléticos e cérebro; e o tipo 3 (D3) é responsável pela inativação e degradação do T3. Em razão do papel de T3 na preservação da estrutura e função cardíacas, o coração é muito sensível à redução em seus níveis locais.

Além de impacto documentado sobre mortalidade de pacientes ambulatoriais portadores de IC, a ocorrência de hipotireoidismo nesses pacientes comprovadamente aumenta o risco de progressão da doença e de descompensações/internações hospitalares. Nos casos avançados de IC, o achado de déficit isolado de T3 (ver detalhamento a seguir) é considerado forte marcador de mau prognóstico. O hipotireoidismo não tratado pode, inclusive, ser causa de IC em pacientes sem doença estrutural ou outra causa subjacente.

Os achados mais consistentes encontrados nessa condição são: piora da função diastólica em repouso e no exercício, piora da função sistólica no esforço, aumento da resistência vascular sistêmica, hipertensão diastólica, aumento da rigidez arterial e disfunção endotelial. O déficit de hormônios tireoidianos pode ainda afetar negativamente fatores de risco para o desenvolvimento da doença coronariana e comprometer a resposta miocárdica à isquemia (Tabela 1).

TABELA 1 Efeitos da redução de T3 no sistema cardiovascular

Efeitos indiretos
Hipertensão
Redução da amplitude de pulso
Elevação dos níveis séricos de colesterol
Efusão pericárdica
Mixedema
Arritmias cardíacas (notadamente *torsades de pointes*)
Aterosclerose acelerada
Espessamento médio-intimal carotídeo
Redução da vasodilatação endotélio-dependente
Efeitos diretos
Aumento da resistência vascular sistêmica
Redução da frequência cardíaca
Redução do volume sistólico
Redução do débito cardíaco
Aumento do tempo de relaxamento isovolumétrico
Redução da volemia

A piora das funções diastólica e sistólica se deve, em parte, a alterações na expressão gênica: redução da expressão da Ca2-ATPase retículo sarcoplasmática e aumento da expressão de seu inibidor – fosfolambam, redução da expressão da alfa-miosina de cadeia pesada e de receptores beta-1 e aumento da expressão da betamiosina de cadeia pesada. Os hormônios tireoidianos também influem na expressão de genes envolvidos no transporte do cálcio e nas propriedades contráteis dos cardiomiócitos. Efeitos não genômicos do T3 incluem o transporte de íons transmembrana plasmática de miócitos, transporte de glicose e aminoácidos e interferência na função mitocondrial. O hipotireoidismo pode ainda estimular fibroblastos levando à fibrose miocárdica, perda de arteríolas e mesmo modificação estrutural de miócitos. Modificações do padrão lipídico, dos níveis de PCR e de homocisteína, alterações da coagulação e pressão arterial, bem como disfunção endotelial merecem atenção por seu impacto negativo tanto na função quanto nos fatores de risco para o desenvolvimento de doença isquêmica.

Outro aspecto a ser considerado é que, dentre as inúmeras repercussões sistêmicas da IC avançada, a própria função tireoidiana pode ser afetada, provavelmente por fenômeno de "*downregulation*" do eixo hipotálamo-hipófise-tireoide. A secreção de TSH reduzida, bem como a ação de citocinas reduzindo a conversão periférica de T4 para T3, são mecanismos propostos. Vários estudos demonstram que cerca de 30% dos portadores de IC têm níveis séricos reduzidos de T3 e essa redução é proporcional à gravidade clínica avaliada pela classificação da NYHA.

A síndrome do T3 baixo, definida por níveis reduzidos de T3 sem redução de T4 ou de TSH, resultante da redução da conversão de T4 no hormônio biologicamente ativo T3, tem impacto negativo nos cardiomiócitos já desprovidos de atividade da deiodinase (conversão periférica) e, portanto, mais dependentes do T3 plasmático. As alterações cardíacas e de expressão gênica observada em animais experimentais nessa síndrome assemelham-se às do hipotireoidismo primário, por sua vez similares às observadas nas síndromes de IC em geral (o chamado "padrão fetal"). Embora possa ser considerada como resposta adaptativa inicial, no sentido de reduzir a perda de energia, sua persistência implica em piora prognóstica da IC. Dada a importância prognóstica da síndrome do T3 baixo, sua correção, por meio de reposição específica, tem sido proposta por pesquisadores.

Manejo clínico: o hipotireoidismo é uma causa reversível de IC e, mesmo que não seja o fator principal determinante da disfunção, sua presença agrava o quadro e piora o prognóstico. Consequentemente, a função tireoidiana deve ser pesquisada de forma rotineira, conforme recomendam as principais diretrizes. A reposição de levotiroxina comprovadamente reverte a apoptose miocitária, melhora a performance cardiovascular e o remodelamento ventricular, bem como normaliza a função diastólica e o fluxo coronariano. Atualmente, reconhece-se inclusive que no hipotireoidismo subclínico, desde que níveis de TSH superiores a 10 Mu/L, a reposição hormonal deva ser considerada, com vistas a reduzir o desenvolvimento de IC e doença aterosclerótica.

O receio de todo cardiologista na reposição hormonal tireoidiana é o risco implícito do desenvolvimento tanto de arritmias graves ou fatais como de eventos isquêmicos. Trabalhos mostram que até 20% dos pacientes tratados acabam recebendo doses excessivas, aumentando o risco de fibrilação atrial, notadamente em idosos. Diante disso, a abordagem cautelosa, com a mínima dose inicial e titulação lenta até se atingir o estado eutireóideo, é a conduta mais recomendada.

HIPERTIREODISMO

Do ponto de vista cardiovascular, estudos demonstram que pacientes com hipertireoidismo apresentam redução da resistência vascular periférica, aumento da frequência cardíaca e do débito cardíaco. A queda na perfusão renal ativa o sistema renina-angiotensina e resulta em aumento da volemia. Temos então uma situação caracterizada por aumento de pré-carga, redução da pós-carga e aumento do volume sistólico (Figura 1). Do ponto de vista clínico, a manifestação cardíaca mais comum no hipertireoidismo é, inequivocamente, a taquicardia, geralmente sinusal, mas não raramente a fibrilação atrial. Seu manejo deve seguir as recomendações das diretrizes, salientando-se, entretanto, a importância da normalização em paralelo da função tireoidiana para que a reversão para ritmo sinusal seja alcançada de modo estável.

Em pacientes portadores de IC, o hipertireoidismo comprovadamente aumenta a mortalidade. Embora sugerido por estudos experimentais, a fibrose e a redução da função sistólica diretamente causadas pelo estado hipertireóideo não estão cabalmente demonstradas em humanos; o papel de taquiarritmias/fibrilação atrial e consequente disfunção diastólica (ou eventualmente sistólica) no que poderia sugerir um efeito taquicardiomiopatia símile é sempre lembrado. A existência de pequena porcentagem de pacientes que não normalizam a função sistólica após controle da frequência cardíaca pode sugerir mecanismos associados.O esclarecimento desse mecanismo é certamente prejudicado pela exiguidade de casos clínicos em que o estado hipertireóideo é mantido durante longos períodos. É consenso, entretanto, que o adequado manejo clínico dessa situação envolve a reversão ao estado eutireóideo, o controle da frequência cardíaca e uso judicioso de diuréticos.

TIREOTOXICOSE

Merece menção a importância da detecção da tireotoxicose como agente deflagrador de IC. Tendo como principal causa a doença de Graves (90% dos casos), caracteriza-se por estado hipermetabólico e hiperdinâmico e pode acometer tanto pacientes com cardiopatia prévia como indivíduos sem disfunção cardíaca. O hiperdinamismo explica a maioria dos sintomas típicos (fadiga, palpitações, dispneia aos esforços e/ou ortopneia) e, ainda, diaforese, fogachos, ansiedade e nervosismo. Angina pectoris pode sobrevir em coronariopatas. A semiologia mostra exoftalmia, frêmito em topografia tireoidiana, edema, precórdio hiperdinâmico, bulhas hiperfonéticas, taquicardia e presença de fibrilação atrial em 20% dos casos. Além dos achados laboratoriais típicos de hipertireoidismo, elevação de BNP, congestão pulmonar na radiografia torácica, intervalo P-R curto, taquicardia sinusal ou fibrilação atrial no ECG e ecocardiograma

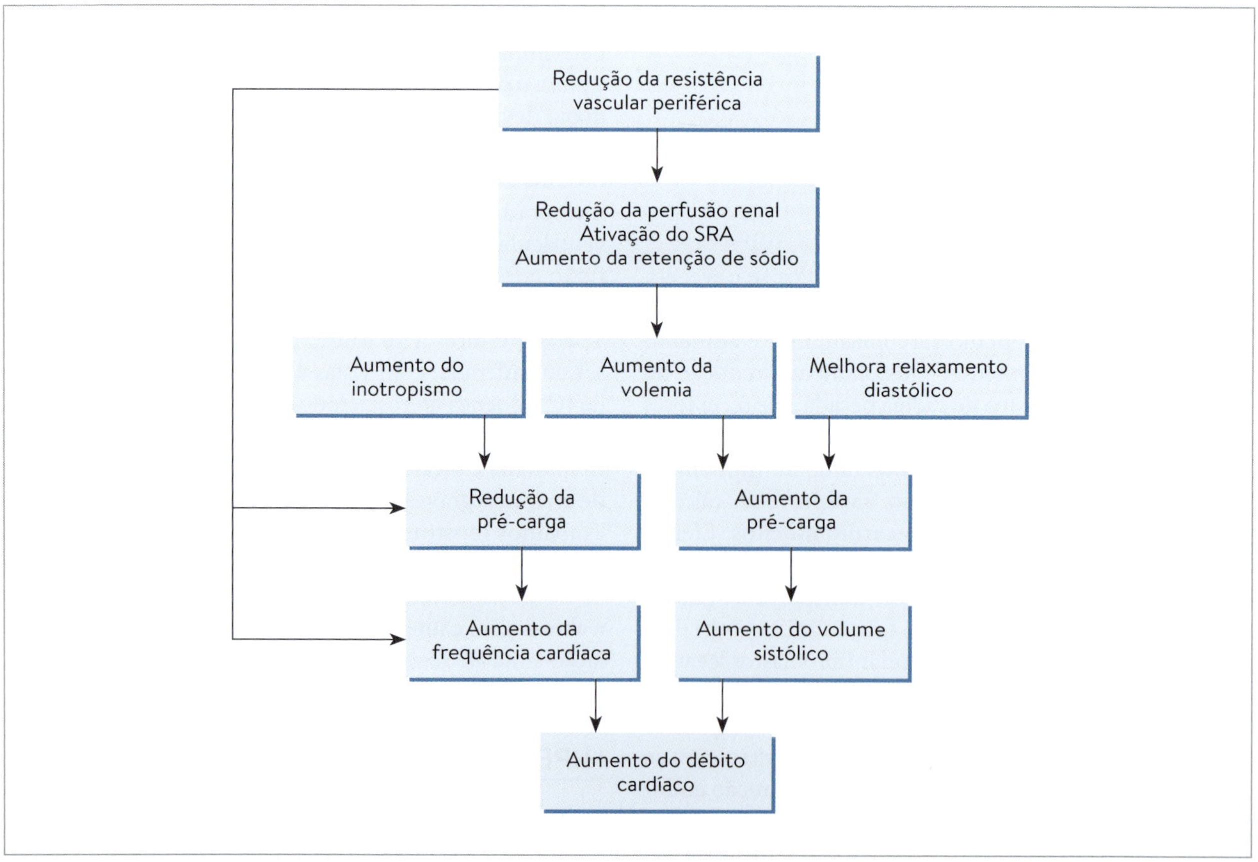

FIGURA 1 Aumento de pré-carga, redução da pós-carga e aumento do volume sistólico.
SRA: sistema renina-angiotensina.

com fração de ejeção preservada são achados usuais. Além da normalização da função tireoidiana e do manejo da IC, o início de betabloqueadores (geralmente o propranolol) é fundamental. A anticoagulação na vigência de fibrilação atrial deve ser implementada. Terapias definitivas incluem: drogas antitireoidianas, iodo radioativo e tireoidectomia.

PAPEL DA AMIODARONA

Inicialmente prescrita como agente antianginoso, desde a década de 1970 suas propriedades antiarrítmicas foram reconhecidas, sendo atualmente um dos antiarrítmicos mais prescritos em todo o mundo. Sua eficácia na preservação do ritmo sinusal em pacientes com fibrilação atrial intermitente, bem como sua segurança no tratamento de arritmias ventriculares na presença de IC seguramente influenciaram essa preferência dos cardiologistas. A amiodarona apresenta, entretanto, uma série de efeitos colaterais: cutâneos, oftalmológicos, pulmonares, hepáticos, neurológicos (centrais e periféricos) e tireoidianos.

A amiodarona é rica em iodo (32% de seu peso molecular) e mesmo doses baixas (200 mg/dia) podem resultar em acréscimo da ingesta diária de iodo entre 50 e 100 vezes. Levantamentos mais antigos estimaram a incidência de disfunção tireoidiana relacionada a seu uso em até 24%, entretanto revisões mais recentes mostram taxas de 5 a 10% para hipotireoidismo e de 1 a 10% para hipertireoidismo (Figura 2). Tal evolução provavelmente sugere o uso de esquemas posológicos mais conservadores nos anos mais recentes.

A alta liberação de iodo proveniente do metabolismo da amiodarona normalmente provoca uma inibição da síntese hormonal (efeito Wolff-Chaikoff) a qual, após alguns dias, retorna ao normal (fenômeno de escape). A falha em retomar a síntese normal resulta em hipotireoidismo mantido. A alta concentração de iodo explica apenas em parte o efeito da droga sobre a glândula tireoidiana; interferência sobre as deodinases (conversão T4-T3) e desencadeamento de fenômeno autoimune em indivíduos predispostos também estão envolvidos provavelmente.

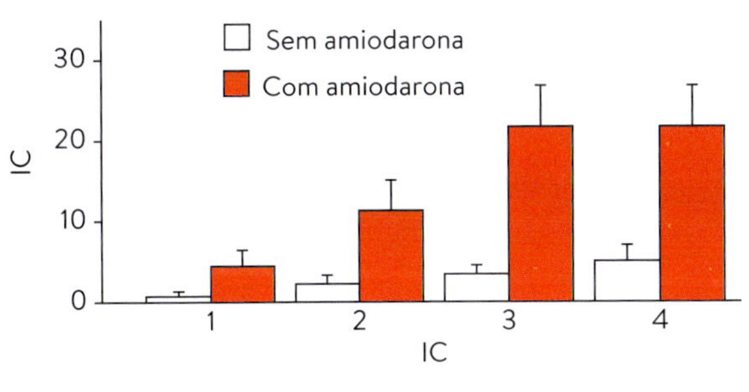

FIGURA 2 Papel da amiodarona.

Hipotireoidismo

Pode se manifestar de duas semanas até anos após o início do uso da medicação. Ainda que normalmente haja elevação transitória dos níveis de TSH nos primeiros dias de uso, a normalização em geral ocorre dentro de um a dois meses. Não há descrição de hipotireoidismo induzido por uso endovenoso, apesar da maior biodisponibilidade nessa via de administração. Quando presentes, os sintomas são semelhantes aos do hipotireoidismo; a confusão com sintomas de IC não é infrequente. Dado o fato de a amiodarona frequentemente ser o único antiarrítmico seguro em diversas situações clínicas – notadamente na presença de IC –, a conduta usual frente a essa complicação é a associação de levotiroxina, mantendo-se a amiodarona. Recomenda-se manter os níveis de TSH no limite superior da normalidade com vistas à redução de risco de cardiotoxicidade. O mixedema e sua principal complicação – o coma mixedematoso – foram também descritos; configura-se como grave emergência clínica, notadamente em cardiopatas, e demanda reposição hormonal associada à terapia de suporte em unidade de terapia intensiva.

Hipertireoidismo

Existem duas formas de tireotoxicose induzidas pela amiodarona: o tipo I geralmente ocorre em glândulas previamente anormais, incapazes de autorregular a síntese frente ao excesso de iodo ofertado pela presença da droga. Bócio nodular e doença de Graves são as causas mais comuns em pacientes com doença tireoidiana "latente". O tipo II consiste em uma tireoidite destrutiva, sem componente autoimunitário, causando a liberação de hormônios tireoidianos previamente armazenados nos folículos tireoidianos lesados. A incidência relativa de cada um dos tipos descritos é incerta, mas aparentemente depende da ingesta basal de iodo na população estudada. O tipo II costuma perdurar por cerca de um a três meses, até que os estoques hormonais sejam esgotados, mas pode ter seu curso abreviado pela utilização de corticoterapia. Os sintomas clássicos de hipertireoidismo não são frequentes, em parte pela ação antiadrenérgica exercida pela amiodarona. Muitas vezes, o diagnóstico é suspeitado pelo surgimento ou recrudescência de taquiarritmias, muitas vezes sob a forma de "tempestades arrítmicas", requerendo mais de uma cardioversão em 24 horas. Angina também pode ocorrer isolada ou associadamente. Os achados laboratoriais incluem: queda de TSH, elevação de T4 e T4L; embora possam também estar elevados, o T3 e T3L estão normais em 80% dos casos. A diferenciação entre os dois tipos de toxicidade é importante para a decisão terapêutica; ultrassonografia da tireoide evidenciando necrose glandular e ausência de hipervascularização e elevação de IL-6 são ambas marcadores sugestivos do tipo II.

Tratamento

O tipo I, por estar relacionado à síntese hormonal aumentada, é responsivo ao uso de tionamidas (metimazol, propiltiouracil), que inibem a enzima peroxidase, em geral requerendo doses maiores que o usual. Para o tipo II, a primeira opção é a corticoterapia, por sua ação anti-inflamatória e estabilizadora de membranas; em geral, utiliza-se a prednisona, com titulação progressiva ao longo de dois ou três meses. Pode surgir hipotireoidismo ao final do tratamento e terapia de reposição hormonal pode ser necessária. Em pacientes com formas mistas de toxicidade, nos quais uma diferenciação adequada seja impossível, recomenda-se a combinação de tionamidas com corticosteroides. Plasmaférese pode ser considerada em casos refratários.

CONSIDERAÇÕES FINAIS

Os distúrbios da tireoide têm influência significativa na instabilização cardíaca em pacientes portadores de IC. As diretrizes unânime e enfaticamente salientam a importância de sua avaliação periódica em todos os portadores dessa síndrome. A pronta detecção de sua presença e subsequente correção, frequentemente com a participação do endocrinologista, são exigências da boa prática cardiológica.

LEITURA SUGERIDA

1. Cappola A, Desai A, Medici M, Cooper L, Egan D, Sopko G, et al. Thyroid and cardiovascular disease. Circulation. 2019;139:25:2892-909.
2. Gopalan M, Khardori R, Burks J. Thyroid dysfunction induced by amiodarone therapy. Medscape. 2020. Disponível em: http://emedicine.medscape.com/article/129033-overview.
3. Kannan L, Shaw PA, Morley MP, et al. Thyroid dysfunction in heart failure and cardiovascular outcomes. Circulation Heart Fail. 2018;11(12):e005266.
4. Khan R, Sikanderkhel S, Gui J, Adeniyi AR, O'Dell K, Erickson M, et al. Thyroid and cardiovascular disease: a focused review on the impact of hyperthyroidism in heart failure. Cardiol Res. 2020;11(2):68-75.
5. Martino E, Bartalena L, Bogazzi F, Braverman LE. The effects of amiodarone on the thyroid. Endocr Rev. 2001;22(2):240-54.
6. McCulloch B. High-output heart failure caused by thyrotoxicosis and beriberi. Crit Care Nurs Clin N Am. 2015;27(4):499-510.
7. Naser JA, Pislaru S, Stan MN, et al. Incidence, risk factors, natural history and outcomes of heart failure in patients with Graves' disease. Heart. 2021.
8. Triggiani V, et al. Thyroid disorders in chronic heart failure: from prognostic set-up to therapeutic management. Endocrine, Metabolic & Immune Disorders - Drug Targets. 2013;13:22-37.

5

Doença renal

Pablo Rodrigues Costa Alves
Fátima Elizabeth Fonseca de Oliveira Negri
Alexandre Jorge de Andrade Negri

DESTAQUES

- Interdependênia coração-rins.
- Adequação farmacológica.
- Vacinação adequada.
- Interação multiprofissional.

INTRODUÇÃO

Existe uma interdependência entre o coração e os rins no controle da pressão e na homeostase hidrossalina, com mecanismos complexos que envolvem ativações simpática, neuro-hormonal e inflamatória que, quando desajustadas, denominamos síndrome cardiorrenal. Cerca de 50% dos pacientes com insuficiência cardíaca (IC) com fração de ejeção preservada ou reduzida apresentam doença renal crônica (DRC) concomitante e cerca de 20% dos pacientes em terapia de suporte renal artificial (TSRA) apresentam IC com fração de ejeção reduzida (ICFER). A presença de uma dessas condições parece acelerar a apresentação e progressão da outra, e ambas aumentam o risco de hospitalizações, internações, necessidade de cuidados intensivos, TSRA e morte. Dessa forma, o manejo desse grupo complexo de pacientes é um desafio para cardiologistas e nefrologistas. Nesse contexto, o presente capítulo pretende apresentar uma revisão das diretrizes clínicas atuais e suas recomendações, bem como o "estado da arte" do cuidado da pessoa com doença renal crônica e insuficiência cardíaca.

COMO AVALIAR A FUNÇÃO RENAL?

Na IC, a função renal deve ser avaliada por meio da dosagem da creatinina e ureia séricas e da relação proteína/creatinina em amostra única de urina ou proteinúria na urina de 24 horas.

Pela dosagem da creatinina sérica (CrS), deve-se definir o valor basal do paciente. Estabelecer a CrS de base permitirá acompanhar a progressão da doença e reconhecer perdas agudas e graves de função, além de monitorar o tratamento da IC. Resultados de CrS < 1 mg/dL serão considerados normais, enquanto valores superiores deverão ser avaliados por meio do cálculo da taxa de filtração glomerular estimada (TFGe) pela fórmula do CKD-Epi (Figura 1), que considera a idade, o sexo e a raça. No Brasil, deve-se assinalar a opção outros no parâmetro raça, independentemente da cor do indivíduo.

É importante destacar que diversos fatores podem interferir no resultado da CrS, aumentando-a ou reduzindo-a sem que exista alteração na função renal. A maior parte dos fatores se relacionam com a massa muscular do indivíduo. Por exemplo, pode ocorrer aumento nos valores de CrS em indivíduos afro-americanos, musculosos, halterofilistas, com elevada ingestão de carne cozida ou de suplementos proteicos. Nesses casos, o aumento da CrS está relacionado à maior taxa de produção de creatinina ou ao aumento na ingestão de proteínas. Por outro lado, indivíduos idosos, mulheres, amputados, cadeirantes, desnutridos e em dieta vegetariana podem apresentar valores reduzidos de CrS decorrentes de menor produção, seja pela redução da ingesta proteica, seja pela menor massa muscular. Nesses casos, a CrS tende a estar reduzida e valores normais podem associar-se a algum grau de disfunção renal.

A coleta de urina de 24 horas para avaliação da TFG, antes muito utilizada, passou a ser pouco útil na prática diária a partir da publicação das diretrizes para diagnóstico e manejo da DRC em 2002, quando a utilização de equações para estimar a TFG foi preconizada. Embora a coleta de urina de 24 horas seja um método seguro, é trabalhosa, e muitos laboratórios não orientam os pacientes sobre a forma adequada da coleta, resultando em erros.

Outro marcador endógeno que pode ser utilizado para avaliar a TFG é a cistatina C sérica (CyS). A CyS tem relação direta com a TFG, sofrendo mínimo efeito da idade, gênero e massa muscular. Todavia, a inflamação acentuada ou a obesidade aumentam a CyS para a mesma TFG.

As diretrizes do KDIGO sugerem que as equações que combinam a CrS e a CyS seriam mais precisas para avaliação da TFGe do que as equações que utilizam cada marcador de maneira isolada. Porém, a vantagem clínica de se utilizar essa abordagem ainda é motivo de debate. Por exemplo, estudos da atenção primária sugerem que o uso da TFGe pela CyS não melhorou a previsão de risco da DRC e associou-se com aumento do custo. Por outro lado, um estudo em pacientes com insuficiência cardíaca sugere que a estimativa da TFG com base na CyS seria mais adequada. Normalmente, a CrS é o suficiente para avaliar a TFGe em pacientes com IC e no geral. A CyS pode ser interessante em situações específicas como, por exemplo, a avaliação de pessoas com redução importante da massa muscular ou com alterações discretas da CrS e grande massa muscular.

É importante destacar que numerosos fatores hemodinâmicos contribuem para o desenvolvimento de alterações da função renal na IC, como: congestão venosa, aumento da pressão abdominal e, em menor grau, redução do débito cardíaco. Ainda, terapia descongestiva agressiva e introdução ou titulação de inibidores da enzima conversora de angiotensina (iECA), bloqueadores do receptor de angiotensiva (BRA), sacubitril-valsartana (SAC/VAL) ou inibidores do cotransportador sódio-glicose tipo 2 (iSGLT2) podem resultar em piora da função renal. Todavia, a piora da função renal (até certo ponto) no contexto de descongestionamento eficaz e/ou a implementação de terapias modificadoras da doença, como iECA, BRA ou SAC/VAL, afetam favoravelmente os resultados – como veremos à frente. Dessa forma, considerando a variabilidade da função renal na presença de IC descompensada e na introdução ou ajuste da terapia descongestiva, iECA, BRA ou SAC/VAL e/ou iSGLT2, parece relevante dosar a CrS nessas situações.

A Sociedade Europeia de Cardiologia destaca que a avaliação da função renal deve fazer parte das consultas médicas em pacientes com IC, uma vez que ajuda a: entender melhor a fisiopatologia cardiorrenal subjacente; estratificar os pacientes com risco de evolução adversa; identificar a presença de doenças sistêmicas ou a coexistência de doença renal independente; e iniciar, adaptar ou continuar terapias para IC baseadas em evidências. Nesse sentido, deve-se analisar CrS, ureia, TFGe, sódio e potássio a cada 4 meses em pacientes em uso de doses estáveis de iECA, BRA ou SAC/VAL. Quando houver ajuste de doses de iECA, BRA ou SAC/VAL, a CrS e o potássio deverão ser avaliados dentro de 2 semanas ou 1 semana, se introdução ou ajuste de espironolactona. Em pacientes com TFGe < 30 mL/min/1,73 m^2, deve-se realizar avaliação laboratorial a cada 3 meses no mínimo.

Para o acompanhamento da TFGe, é importante lembrar que, com o envelhecimento, ocorre perda de cerca de 0,6 a 1 mL/min/1,73 m^2 por ano de TFGe. Fatores de risco, como a IC, contribuem para um declínio mais rápido da TFGe, no qual, por exemplo, a perda média de TFGe por ano é de 2,57 mL/min/1,73 m^2; todavia, existe uma alta probabilidade para declínios na TFGe > 5 mL/min/1,73 m^2. O acompanhamento longitudinal permite identificar "progressores" lentos e rápidos.

No contexto da insuficiência cardíaca, a dosagem de ureia também deve fazer parte da avaliação do paciente. A elevação da ureia sanguínea também está associada ao aumento da mortalidade em pacientes com IC, um efeito que pode ser independente da CrS e da TFGe. Isto acontece porque os distúrbios hemodinâmicos desencadeados pelas adaptações neuro-hormonais levam à reabsorção desproporcional da ureia em comparação com a CrS. Assim, a dosagem sérica de ureia representa um marcador substituto de ativação neuro-hormonal na IC.

Enquanto a CrS possibilita a avaliação da TFGe, a proteinúria permite avaliar a integridade da barreira de filtração glomerular. A proteinúria é definida como a excreção urinária total de proteínas maior que 150 mg/dia (ou > 30 mg/dia de albumina) na urina de 24 horas ou maior que 150 mg/g na relação proteína/creatinina em amostra única de urina (RPC), ou > 30 mg/g de albumina na relação albumina/creatinina em amostra única de urina (RAC).

Um terço dos pacientes com IC apresenta albuminúria moderada (anteriormente chamada de microalbuminúria) e 10%, albuminúria grave (anteriormente chamada macroalbuminúria), cuja presença se associa a pior prognóstico. Embora a albuminúria seja um alvo terapêutico associado a melhores desfechos na DRC e no diabetes, na IC não existem evidências que sustentem benefícios semelhantes.

Para o acompanhamento dos pacientes com proteinúria, sugerimos a seguinte abordagem para medir e, subsequentemente, monitorar a excreção de proteínas: uma coleta de urina de 24 horas deve ser obtida durante a avaliação inicial e toda vez que mudanças terapêuticas ou decisões clínicas sejam necessárias; o grau de proteinúria pode, então, ser monitorado por RPC ou RAC, em amostras únicas de urina – preferencialmente a primeira da manhã, desde que a massa muscular do paciente pareça estável. Se o resultado da RPC ou RAC sugerir que ocorreu uma mudança clinicamente importante na excreção de proteínas, uma coleta de urina de 24 horas deve ser obtida para verificar a mudança na proteinúria antes que a terapia seja alterada.

DOENÇA RENAL CRÔNICA AGUDIZADA E INJÚRIA RENAL AGUDA

Aumentos da CrS > 0,3 mg/dL em 48 horas ou > 50% em 7 dias, em relação à CrS de base, são o suficiente para o diagnóstico de injúria renal aguda (IRA). Nesse contexto, as equações de estimativa da TFG não possuem utilidade. Isto porque as equações que usam a concentração de CrS para estimar a TFG foram derivadas de pacientes não hospitalizados com função renal estável.

Ainda, fora do estado de equilíbrio, como na IRA, há um atraso na elevação da CrS em razão do tempo necessário para a retenção desse marcador de filtração. De maneira análoga, após a recuperação da TFG, existe um atraso até a vazão ou excreção do marcador retido. Dessa forma, durante esse período nem a CrS nem a TFGe pelo CKD-Epi refletem com precisão a TFG medida.

Para acompanhar a função renal dos pacientes com IRA, devemos avaliar a CrS comparativamente (dia a dia) considerando a CrS de base. Se existe queda importante da CrS significa que existe também aumento importante da TFG, ou seja, o paciente está recuperando função. Por outro lado, aumento importante da CrS significa que também existe queda importante da TFG, ou seja, o paciente está perdendo função.

Embora a função tubular também seja relevante para o entendimento da função renal, em especial na IRA, atualmente não há consenso sobre como avaliar a função tubular. Existem muitos biomarcadores em investigação, mas a maioria não está disponível para uso à beira do leito. Recentemente, a avaliação da resposta diurética emergiu como um teste funcional da função tubular na IRA e tem gerado interesse no contexto da IC. Nesse contexto, estudos têm sugerido que uma resposta diurética insuficiente, caracterizada por uma concentração de sódio em amostra única de urina < 50 a 70 mEq/L após duas horas e/ou uma produção de urina < 100 a 150 mL após seis horas da administração do diurético, está associada a piores resultados.

No contexto da IC, devemos destacar que – como já comentado – a terapia descongestiva e a introdução de iECA, BRA ou SAC/VAL e iSGLT2, que são fármacos que sabidamente reduzem a mortalidade, podem levar à queda aguda da TFG e ao aumento da CrS, sem que se configure IRA real. Dessa forma, essas alterações da função renal devem ser avaliadas no contexto clínico do paciente, uma vez que a piora desses indicadores se correlaciona a um menor risco de resultados adversos, e a interrupção da terapia modificadora de prognóstico, assim como do tratamento descongestivo, em pacientes congestos, se associa a piores resultados. Por outro lado, mudanças extremas na CrS devem levar o médico a pensar sobre o desenvolvimento de piora real da função renal, especialmente se acompanhada por alterações metabólicas, como hipercalemia e acidose. Nessa conjuntura, deve-se revisar a prescrição em busca de agentes nefrotóxicos, necessidade de ajuste de drogas, interações medicamentosas, além da presença de hipovolemia, causas pós-renais ou estenose de artérias renais, entre outros (Figura 2).

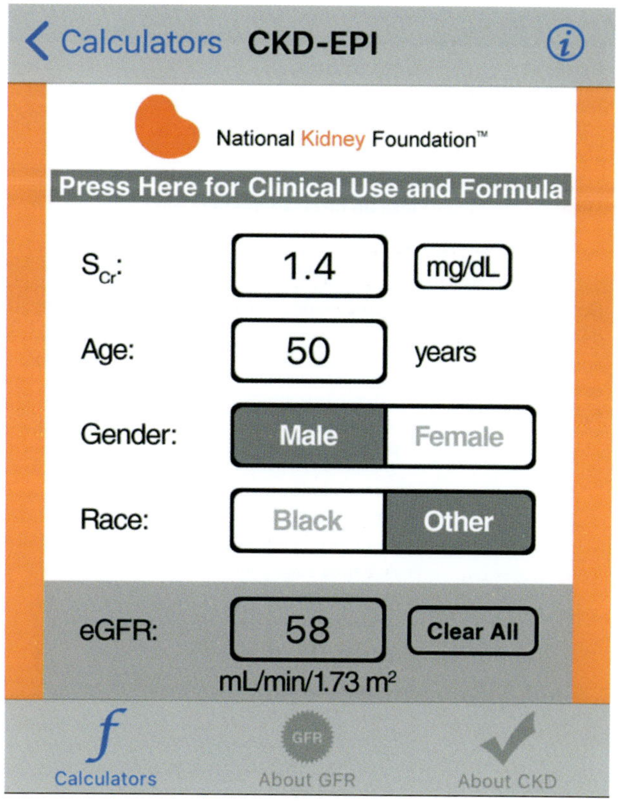

FIGURA 1 Calculadora CKD-Epi (*Chronic Kidney Disease Epidemiology Collaboration*). Paciente homem, brasileiro, 50 anos, com creatinina sérica cujo valor é 1,4 mg/dL. O paciente não possui alterações significativas da musculatura que comprometam os resultados da creatinina sérica.

COMO REALIZAR O DIAGNÓSTICO DA DOENÇA RENAL CRÔNICA?

DRC é definida pela presença de lesão renal ou TFGe < 60 mL/min/1,73 m^2, por três ou mais meses, independentemente da causa (KDIGO 2012). A Tabela 1 lista exemplos de lesão ou dano renal que, quando presentes por 3 meses ou mais, definem DRC independentemente da TFGe do paciente.

Vale destacar que DRC não é, por si só, um diagnóstico. Nesse contexto, uma vez identificada, deve-se iniciar a busca pela causa base, tanto para pacientes com redução da TFGe quanto com alterações no exame de urina ou de imagem.

Para a propedêutica da causa base da DRC, exames como o exame simples de urina com sedimentoscopia e a ultrassonografia de rins e vias urinárias devem ser realizados na tentativa de identificar a etiologia da DRC, especialmente se ela não estiver clara (Figura 3). Lembramos que, no Brasil, hipertensão arterial sistêmica e *diabetes mellitus*

TABELA 1 Definição de doença renal crônica (DRC)

Critério	Comentário
Tempo	Duração ≥ 3 meses, com base na documentação ou inferência.
	+
TFGe	Taxa de filtração glomerular (TFG) < 60 mL/min/1,73 m²
	OU
Dano renal, definido por anormalidades estruturais ou funcionais	Anormalidades patológicas: ▪ Biópsia renal com evidências de doença glomerular, vascular ou tubulointersticial.
	Proteinúria e albuminúria: ▪ Relação albumina/creatinina > 30 mg/g; ▪ Proteinúria > 150 mg/dia.
	Anormalidades do sedimento urinário: ▪ Hematúria com dismorfismo eritrocitário ou cilindros hemáticos; ▪ Achados sugestivos de nefrite intersticial; ▪ Achados sugestivos de necrose tubular aguda (não específico).
	Anormalidades em exames de imagem: ▪ Rins policísticos; ▪ Hidronefrose decorrente da obstrução; ▪ Cicatriz cortical em razão de infartos, pielonefrite ou refluxo vesicoureteral; ▪ Massas renais ou rins aumentados por conta de doenças infiltrativas; ▪ Estenose da artéria renal; ▪ Rins pequenos e hiperecogênicos (comuns em estágios avançados da DRC em razão de doenças do parênquima).

são as principais causas de DRC e, portanto, são etiologias que não devem ser esquecidas. Alterações no exame de fundo de olho podem corroborar com essas hipóteses. É importante lembrar, também, que cardiomiopatias específicas como amiloidose, distúrbios mitocondriais e doença de Anderson-Fabry cursam com proteinúria e, portanto, devem ser incluídas na propedêutica da doença de base.

COMO CLASSIFICAR/ESTADIAR A DOENÇA RENAL CRÔNICA?

O sistema de estadiamento da DRC se destina a auxiliar os médicos no manejo desses pacientes, identificando aqueles com a doença mais grave que estão, portanto, em maior risco de progressão e complicações da DRC. O estadiamento de acordo com a causa, TFG e albuminúria permite uma descrição mais completa do risco para os principais resultados adversos da DRC e torna possível delinear os tratamentos apropriados e a intensidade do monitoramento e educação do paciente. Para classificar a DRC, deve-se considerar a TFG e a albuminúria do paciente, conforme mostrado na Tabela 2 (KDIGO, 2013).

As células coloridas indicam o risco de progressão e de complicações da DRC. Os números nas caixas são um guia para a frequência, por ano, do monitoramento clínico e laboratorial do paciente. Um paciente com 46 mL/minuto/1,73 m² de TFG e 200 mg/g de proteinúria possui, por exemplo, DRC estágio G3aA2 e deve ser avaliado clínica e laboratorialmente duas vezes por ano.

QUANDO ENCAMINHAR O PACIENTE PARA O NEFROLOGISTA?

Devemos encaminhar o paciente a um especialista caso ele apresente uma das seguintes condições:

- Paciente com TFG < 30 mL/min/1,73 m² (DRC estágios 4 ou 5).
- Albuminúria significativa persistente (≥ 300 mg/g).

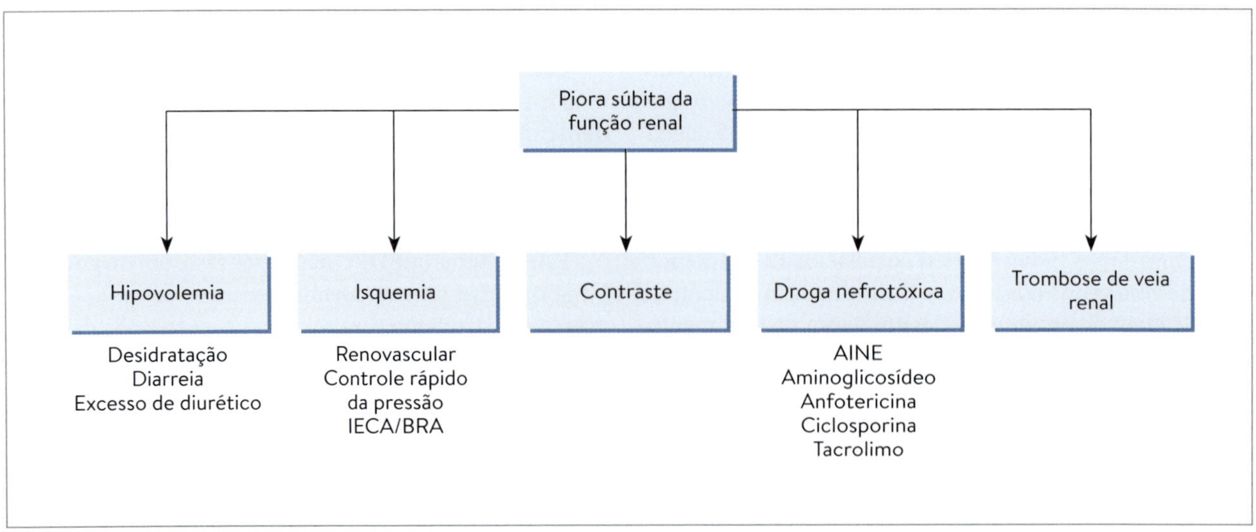

FIGURA 2 Causas de piora aguda da função renal em pacientes com doença renal crônica (DRC).

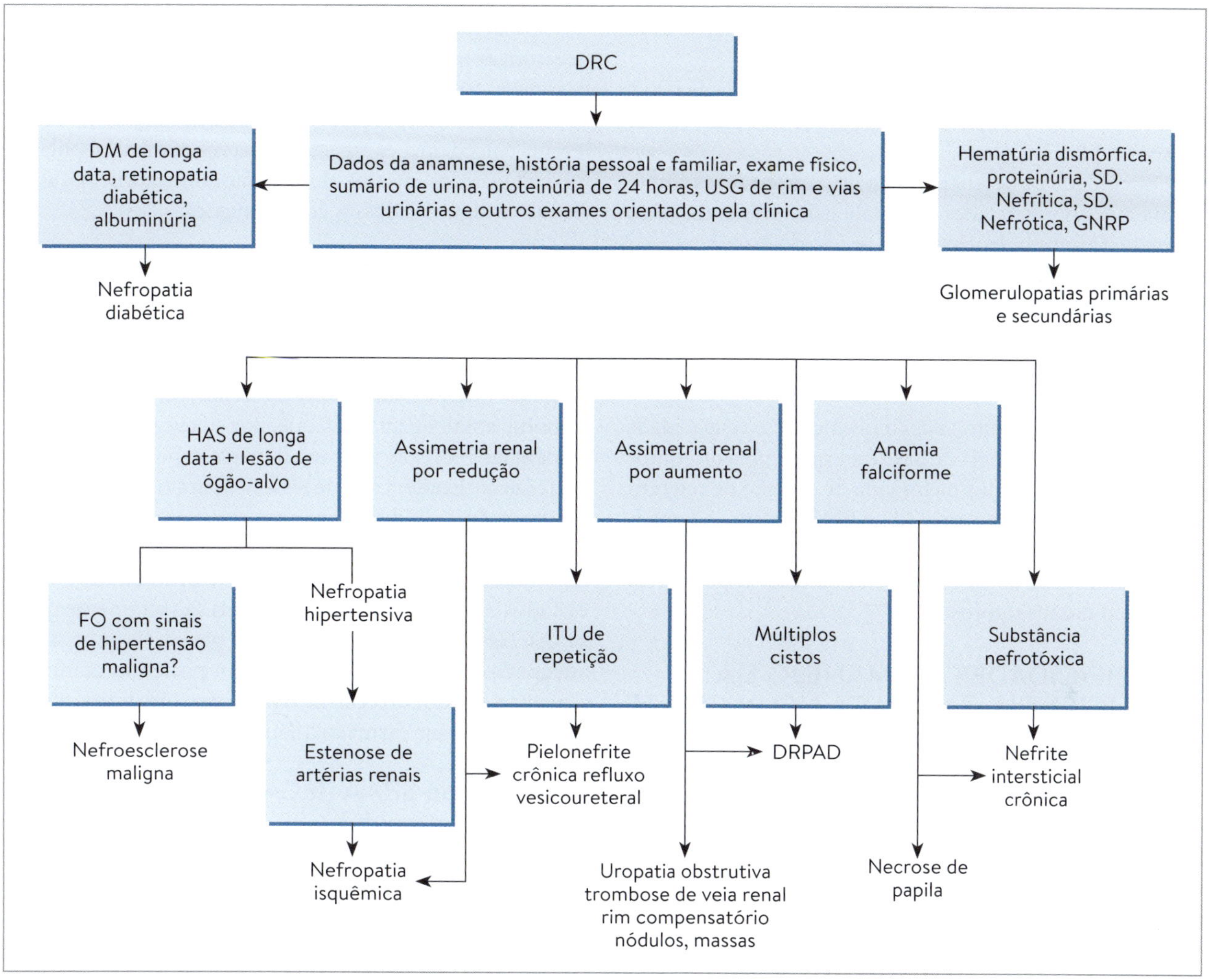

FIGURA 3 Fluxo diagnóstico das etiologias mais comuns de doença renal crônica (DRC).

DRPAD: doença renal policística autossômica dominante; FO: fundo de olho.

TABELA 2 Classificação da doença renal crônica

Prognóstico da doença renal crônica avaliada pela taxa de filtração glomerular (TFG) e proteinúria – KDIGO, 2012				Albuminúria persistente		
				A1	A2	A3
				Normal	Moderada	Severa
				<30 mg/g	30-300 mg/g	>300 mg/g
TGF mL/minuto/1,73m²	G1	Normal	>90	1 se DRC	1	2
	G2	Redução discreta	60-89	1 se DRC	1	2
	G3a	Discreta/moderada	45-59	1	2	3
	G3b	Redução moderada	30-44	2	3	3
	G4	Redução grave	15-29	3	3	4+
	G5	Falência renal	<15	4+	4+	4+

Fonte: adaptada de KDIGO, 2013.

- Hematúria glomerular (dismorfismo eritrocitário e/ou cilindros hemáticos).
- Incapacidade de identificar a causa presumida de DRC.
- Declínio de > 25% da TFGe em menos de quatro meses sem explicação óbvia.
- Dificuldade no gerenciamento de complicações como: anemia, anormalidades do metabolismo mineral e ósseo ou distúrbios hidroeletrolíticos e ácido-base.
- Potássio sérico maior que 5,5 mEq/L.
- Dificuldade no gerenciamento de complicações medicamentosas.
- Quadro hipertensivo de difícil controle.

O desejo do paciente, suas comorbidades, a capacidade de estabelecer a etiologia de base e a experiência da equipe devem ser considerados na tomada de decisão de referenciar, ou não, o paciente ao médico nefrologista. Ademais, essa decisão deve sempre ser individualizada, especialmente em pacientes mais jovens, quando as indicações podem ser um pouco menos rigorosas.

ESPECIFICIDADES DO MANEJO DA INSUFICIÊNCIA CARDÍACA NO PACIENTE COM DOENÇA RENAL CRÔNICA

Não há tratamentos comprovados para IC com fração de ejeção preservada incluídos no cenário da DRC e não se pode presumir que os medicamentos com eficácia na IC com fração de ejeção reduzida (ICFER) tenham os mesmos benefícios na população com fração de ejeção preservada.

Apesar de as estratégias para o tratamento da IC permanecerem as mesmas para pacientes com ou sem DRC, sua presença – especialmente em pessoas com DRC e TFGe < 30 mL/min/1,73 m^2 (e/ou CrS > 2,4 a 3,0 mg/dL) – ainda levanta considerações especiais, uma vez que essa população foi excluída dos ensaios clínicos randomizados. A Tabela 3 resume algumas dessas considerações.

Betabloqueador (BB)

Em diversos estudos, os BB são benéficos em pacientes com ICFER e DRC, inclusive em diálise. Dessa forma, parece razoável usar BB nessa população, com exceção daqueles que possuem excreção renal importante, como atenolol, sotalol e nadolol, que, por sua vez, não possuem evidências robustas para o uso nesse cenário. O atenolol pode ser utilizado, caso necessário, para o tratamento da hipertensão e da doença coronariana, desde que administrado apenas três vezes por semana em pacientes em hemodiálise. Alguns BB, como o metoprolol, devem ser evitados em pacientes dialíticos, pois são altamente dialisáveis. Nesse contexto, o carvedilol parece ser uma droga adequada, pois além de avaliado em pacientes dialíticos, não necessita de correção de dose e não sofre interferência da diálise em sua farmacocinética.

Inibidores do SRAA (IECA, BRA e antagonista mineralocorticoide)

Ensaios clínicos randomizados demonstraram melhora na sobrevida de pacientes com insuficiência cardíaca com o uso de IECA (ou BRA) e antagonistas do receptor mine-

TABELA 3 Terapia farmacológica na insuficiência cardíaca em pacientes com doença renal crônica (DRC)

Agente	DRC estágio 1-3	DRC estágio 4-5
IECA	Deve ser usado em todos os pacientes com ICFER, com monitoramento de CrS e potássio	Pode ser usado em ICFER, com monitoramento de CrS e potássio. Modificação da dose pode ser necessária
Betabloqueador	Deve ser usado em todos os pacientes com ICFER	Pode ser usado nos pacientes com ICFER
Antagonista do receptor de mineralocorticoide	Deve ser usado em ICFER, com monitoramento cuidadoso do potássio	Pode ser usado em ICFER, com cautela e monitoramento de potássio
BRA	Deve ser usado em todos os pacientes com ICFER com cautela	Pode ser usado em ICFER, com monitoramento de CrS e potássio
Ivabradina	Pode ser usado em pacientes com ICFER com ritmo sinusal e que estão estáveis com betabloqueadores	Efeitos desconhecidos
Inibidor de neprilisina + BRA	Pode ser usado em pacientes com ICFER no lugar de IECA/BRA	Efeitos desconhecidos
ISGLT2	Pode ser usado em pacientes com ICFER com ou sem diabetes	Efeitos desconhecidos
Hidralazina + dinitrato de isossorbida	Deve ser considerado em pacientes com ICFER que são intolerantes a IECA/BRA	Pode ser considerado em pacientes com ICFER que são intolerantes a IECA/BRA

BRA: bloqueadores de receptores da angiotensina; CrS; dosagem da creatinina sérica; ICFER: insuficiência cardíaca com fração de ejeção reduzida; IECA: inibidores da enzima conversora de angiotensina; ISGLT: inibidores do co-transportador renal de sódio-glicose.

TABELA 4 Principais alvos terapêuticos no manejo da doença renal crônica

Parâmetro	Alvo terapêutico
Pressão arterial sistêmica	≤ 130/80 mmHg
Hemoglobina glicada (HbA1c)	6,5-8,0% (individualizar)
Hemoglobina	10,0-11,5 g/dL
Ferritina	Antes do uso de eritropoietina: > 100 ng/mL Após o uso de eritropoietina: 200-500 ng/mL
Saturação da transferrina	Antes do uso de eritropoietina: >20% Após o uso de eritropoietina: 20-30%
Bicarbonato	> 22 mmol/L
K+	≤ 5,5 mEq/L
Fósforo	3,0-5,5 mg/dL
Cálcio	8,8-10,5 mg/dL
Vitamina D	> 30 ng/mL
PTH	10-65 pg/mL (ng/L)
Proteinúria	< 1.000 mg/dia; Se inicialmente nefrótico: redução de, pelo menos, 50-60% dos valores basais

ralocorticoide. Todavia, a maioria desses estudos incluiu pacientes com DRC leve a moderada, ou seja, aqueles com TFGe < 45-30 mL/min/1,73 m^2 foram excluídos.

O uso de IECA ou BRA e de antagonistas de receptores mineralocorticoides, particularmente em pacientes com DRC, com frequência é associado à hipercalemia e aumento da CrS. O aumento da creatinina de até 40% foi observado em estudos com IECA, sem efeitos significativos nos resultados de longo prazo, e aumentos de até 30% podem ser vistos como resultado de alterações hemodinâmicas glomerulares denominadas IRA permissiva. Esse quadro não exige ajustes, desde que não exista fator precipitante, óbvio. A hipercalemia, frequentemente encontrada em pacientes com DRC em estágios 4 e 5 em uso dessas drogas, pode ser manejada com restrição dietética, correção de acidose metabólica associada e uso de diuréticos espoliadores de potássio. Em casos refratários, a redução ou suspensão da droga pode ser necessária.

Em pacientes com TFGe < 30 mL/min, é importante lembrar que não há necessidade de ajuste de dose do fosinopril, candesartana (cautela), losartana e valsartana. Por outro lado, deve-se iniciar o captopril, enalapril, lisinopril e tandolapril com metade da dose e o ramipril com um quarto da dose.

Inibidor de neprilisina (sacubitril/valsartana)

A terapia com sacubitril/valsartana demonstrou segurança e eficácia semelhante ao uso de ibersartana em pacientes com IC e DRC com TFGe tão baixa quanto 20 mL/min/1,73 m^2. Além disso, a terapia com inibidor de neprilisina tem mostrado retardar a progressão da DRC em pacientes com IC com fração de ejeção preservada de forma mais eficaz do que a valsartana. Vale destacar que, para a introdução da droga, é necessária a interrupção de IECA por, pelo menos, 36 horas. Além disso, deve-se realizar o monitoramento de pressão arterial, CrS e potássio sérico.

Ivabradina

A droga tem eliminação renal mínima e, por isso, não requer ajuste para TFGe > 15 mL/min/1,73 m^2. Apesar disso, os estudos incluíram apenas pacientes com CrS < 2,5 mg/dL e DRC estágio 3. Nessa população, o uso da ivabradina demonstrou melhora nas taxas de hospitalização e mortes por ICFER em pacientes utilizando BB em dose otimizada e com frequência cardíaca > 70 bpm.

Diuréticos

A terapia diurética, embora melhore a qualidade de vida e reduza o número de internamentos, é desafiadora nesses pacientes em razão da necessidade de doses mais altas, frequentemente causando piora transitória da função renal e desequilíbrios eletrolíticos, como hiponatremia e hipocalemia. Além disso, não é incomum a presença de resistência diurética e necessidade de associação de diuréticos que agem em diversos segmentos do néfron minimizando a retenção hidrossalina. Nesse contexto, os diuréticos de alça, como a furosemida, são os preferidos e podem ser utilizados em pacientes com DRC em tratamento conservador ou em TSRA. Em pacientes com congestão e IC descompensada, a via venosa é a preferencial, não havendo diferença na administração intermitente ou contínua.

Quanto à hidroclorotiazida, não costuma ser necessário o ajuste de dosagem em pacientes com TFGe > 10 mL/minuto/1,73 m^2. Todavia, o efeito diurético é diminuído com TFGe < 30 mL/minuto, embora pequenos estudos de curto prazo sugiram que o benefício anti-hipertensivo pode ser preservado. Não há eficácia com TFGe < 10 mL/minuto.

A espironolactona, por sua vez, pode ser utilizada – com extrema cautela – em pacientes com DRC em estágios mais avançados, incluindo em TSRA, desde que monitorando o potássio sérico de perto, com ajuste de dose apropriado e aumento gradual. No geral, estudos com pacientes com IC excluíram pacientes com CrS > 2,5 mg/dL e, dessa forma, naqueles com TFGe > 30 e < 50 mL/min recomenda-se iniciar a espironolactona na dose de 12,5 mg/dia ou em dias alternados, dobrando-a a cada 4 semanas se o potássio persistir < 5 mEq/L. Em pacientes com TFGe < 30 mL/min, o uso da droga não é recomendado. Todavia, pequenos estudos demonstraram segurança com o uso da droga naqueles com DRC em diálise peritoneal e hemodiálise. Nesses estudos, a dose inicial foi de 12,5 mg/dia ou em dias alternados, com dose máxima atingida de 25 mg/dia. Nesse cenário, os pacientes tiveram o potássio sérico monitorado e apresentavam histórico de controle da calemia.

iSGLT2

Essa classe de drogas tem demonstrado efeitos benéficos quanto à redução de mortalidade e de hospitalizações em pacientes com IC. Além disso, estudos recentes com pessoas com DRC, com e sem diabetes, apontaram para menores admissões por insuficiência cardíaca, menor mortalidade renal e cardiovascular, redução da proteinúria e – também – menor taxa de progressão da DRC. Até o presente momento parece ser seguro o uso da droga em pessoas com TFGe > 25 mL/min/1,73 m^2.

MANEJO DA DOENÇA RENAL CRÔNICA

Medidas para retardar progressão

Apesar dos dados observacionais que apontam que a IC está associada a um declínio mais pronunciado na TFGe ao longo do tempo, existe uma escassez de dados que avaliaram o impacto das terapias farmacológicas para IC na redução da progressão da DRC. Todavia, os efeitos benéficos de outras medidas estabelecidas para o diabetes e a DRC – como iECA, BRA e iSGLT2 – são extrapolados para essa população.

Além dessas drogas, a terapia para retardar a taxa de progressão da DRC, independentemente do tratamento da doença de base, é centrada em atingir a meta pressórica, além do tratamento da acidose metabólica crônica com bicarbonato de sódio, da interrupção do tabagismo e do controle glicêmico.

O alvo pressórico no paciente com DRC é ≤ 130/80 mmHg. Todavia, as metas de pressão arterial devem ser individualizadas com base em fatores como idade, comorbidades, presença de doença cardiovascular subjacente, risco de progressão da DRC e tolerância do paciente ao tratamento. Vale salientar que muitos pacientes com DRC apresentam-se com pressão arterial divergente e com hipertensão sistólica isolada, e cuidado especial deve ser tomado para evitar hipotensão diastólica, frequentemente associada à maior incidência de eventos cardiovasculares e agudização da DRC.

A meta de controle glicêmico na DRC é de uma hemoglobina glicada (HbA1c) entre 6,5 e 8%, devendo-se individualizar esses valores levando em consideração: a gravidade da DRC, a necessidade (ou não) de TRSA, a presença de complicações macrovasculares, a associação de múltiplas comorbidades, a expectativa de vida, as hipoglicemias assintomáticas, a capacidade de correção e o diagnóstico de hipoglicemia, além da predisposição do tratamento em causar hipoglicemia. Para tal, mudanças de hábitos de vida, antidiabéticos orais e insulina podem ser utilizados, respeitando o reajuste de dose, risco/benefício e particularidades de cada caso. Por exemplo, a metformina, amplamente usada nesses pacientes, não tem seu uso recomendado se a TFG for < 30 mL/min/1,73 m^2. Cuidado também deve ser dispensado à prescrição de insulina, que, por vezes, precisa ter sua dose padrão ajustada em razão do aumento do risco de hipoglicemia conforme a TFGe cai. Os iSGLT2, como já mencionado, podem ser utilizados para pacientes com TFGe > 25 mL/min – preferencialmente como segundo fármaco, considerando que, no contexto da IC, esse fármaco deve ser usado como primeira opção.

ANEMIA

A anemia é uma das complicações da DRC e deve-se principalmente à redução da produção de eritropoietina pelo rim, à redução da absorção intestinal de ferro e à redução da sobrevida dos glóbulos vermelhos. Seu tratamento inclui a correção do déficit de ferro, quando presente, e o uso de estimuladores da eritropoiese (AEEs), quando indicados.

Os agentes estimuladores da eritropoiese não têm efeito na prevenção ou no tratamento da IC em pacientes com DRC. Por outro lado, o tratamento com carboximaltose férrica intravenosa, em pacientes com IC crônica e deficiência de ferro, com ou sem anemia, parece melhorar os sintomas, a capacidade funcional e a qualidade de vida, inclusive na população com DRC leve. Recentemente, estudo realizado no Reino Unido, com pacientes em diálise utilizando altas doses de ferro venoso resultou em redução do desfecho composto de mortalidade, isoladamente, além de mortalidade e hospitalização por IC em 44%.

Pacientes com DRC e anemia associada à deficiência de ferro (IST ≤ 20% e Ferritina ≤ 100 ng/mL) deverão ser tratados com ferro antes de se cogitar a administração de AEE. Parece haver benefício no uso de ferro para pacientes com IST ≤ 30% e ferritina ≤ 500 ng/mL. Quanto ao uso dos AEEs, eles se encontram indicados para a maioria dos pacientes com DRC que apresentam hemoglobina < 10 g/dL, desde que com IST entre 20 e 30% e > 200 ng/mL.

HIPERCALEMIA

O alvo do potássio sérico é de até 5,5 mEq/L, embora alguns autores estendam esse limite até 6,0 mEq/L na DRC. Para prevenção da hipercalemia, deve-se optar por orientar dieta com baixo teor de potássio (< 40 a 70 mEq/dia ou 1.500 a 2.700 mg/dia) e evitar, se possível, o uso de drogas que aumentam a concentração de potássio sérico, como anti-inflamatórios não esteroidais.

Para o tratamento da hipercalemia leve, até 6,2 mEq/L, deve-se: (1) revisar a prescrição do paciente e remover as drogas associadas à hipercalemia, como espironolactona, IECA, BRA ou sacubitril/valsartana; (2) hidratar o paciente com NaCl 0,9%, se houver hipovolemia; (3) na ausência de hipovolemia, lançar mão de furosemida ou hidroclorotiazida, com o objetivo de espoliar o potássio; (4) avaliar hiperglicemia e, caso presente, no paciente diabético, ajustar a dose de insulina. Além disso, deve-se recomendar a dieta hipocalêmica e avaliar a possibilidade de situações clínicas associadas à lise celular aumentada (como, por exemplo, rabdomiólise e hemólise), caso a clínica seja sugestiva. O poliestirenossulfonato de cálcio (Sorcal®) é um quelante intestinal de potássio muito útil para o manejo da hipercalemia nesses pacientes, todavia, trata-se de uma droga cara e difícil de ser encontrada no mercado. Caso disponível, ela pode ser prescrita. Para que sua ação seja adequada, é necessário que o paciente não esteja constipado.

Recentemente foram descritos dois novos agentes para o tratamento da hipercalemia: patiromer e ZS9 (lokelma). Eles prometem uma resposta rápida (o que não é possível com o Sorcal®), além do controle do potássio em pacientes com DRC em uso de iECA, BRA e outras terapias associadas com aumento de potássio. Todavia, as drogas ainda não estão disponíveis no mercado brasileiro e faltam estudos de longo prazo.

ACIDOSE METABÓLICA

Pacientes com TFG < 30 mL/min/1,73 m^2 têm uma tendência crescente de retenção de íons hidrogênio, contribuindo para o surgimento de uma acidose metabólica progressiva com uma tendência de estabilização do bicarbonato sérico entre 12 e 20 mmol/L.

O tratamento da acidose metabólica é recomendado, pois esta encontra-se associada a: (1) desmineralização óssea e, consequentemente, doença mineral óssea; (2) aumento da degradação proteica, contribuindo para a desnutrição e, dessa forma, com o aumento da morbidade; e (3) hipercalemia. A acidose metabólica pode ser tratada com suplementação de bicarbonato com o objetivo de alcançar um nível sérico de 22 mEq/L. No mercado existem poucas opções de bicarbonato em cápsula. Dessa forma, caso exista dificuldade em obtê-las você pode solicitar que seja manipulada: $NaHCO_3$ 1 g, em cápsulas, ou prescrever o $NaHCO_3$ em pó, frequentemente encontrado em farmácias e supermercados. No caso do $NaHCO_3$ em pó, sugerimos utilizar como parâmetro de medida uma tampa de caneta Bic®. A posologia inicial é de uma cápsula, ou uma tampa de caneta Bic®, por dia, devendo-se aumentar a dose até atingir a meta descrita. Por conta do gosto salgado do $NaHCO_3$, sugerimos que os pacientes que fizerem uso da substância em pó o polvilhem na comida (já no prato), pois ajuda na percepção da comida menos "insossa", queixa frequente em pacientes aderentes à recomendação de restrição de sal na dieta, e não gera o desconforto de tomar o pó diluído em água. Lembramos que a suplementação de bicarbonato requer monitoramento cuidadoso do *status* do volume, porque o bicarbonato é administrado com sódio.

Terapia de substituição renal artificial

Como comentado anteriormente, pacientes com TFGe < 30 mL/min/1,73 m^2 devem iniciar acompanhamento conjunto com o nefrologista. É importante que, com uma TFGe < 20 mL/min, seja iniciada uma discussão com o paciente e demais profissionais da equipe sobre as expectativas do paciente, comorbidades, fragilidade, qualidade de vida, modalidades e indicações de diálise. Nesses pacientes, não é incomum que o início da diálise ocorra mais precocemente, em razão da taxa mais acentuada de progressão da doença, além dos episódios frequentes de sobrecarga hídrica que podem se acompanhar de resposta natriurética reduzida. O encaminhamento para o nefrologista possibilita o preparo para a TSRA, que inclui a confecção do acesso para diálise (cateter peritoneal ou fístula arteriovenosa).

Pacientes com insuficiência cardíaca em diálise têm prognóstico muito ruim, todavia, muitas vezes, ela fornece alívio sintomático e pode melhorar a qualidade de vida, sobretudo quando a modalidade é adequada, não apenas ao contexto clínico do paciente, mas também ao social e às suas expectativas.

Nesse público, a hemodiálise pode ser complicada e sintomática naqueles com fração de ejeção muito baixa e pressão arterial também baixa. Nesse contexto, sessões de diálise diárias e curtas, ou diálises domiciliares noturnas, podem ser úteis. A diálise peritoneal também parece ser bem tolerada por essa população e, em alguns estudos, associou-se à melhora da qualidade de vida, das taxas de hospitalização e da função cardíaca.

GESTÃO MULTIPROFISSIONAL DO PACIENTE COM INSUFICIÊNCIA CARDÍACA E DOENÇA RENAL CRÔNICA

Vacinas

Pacientes com DRC apresentam risco aumentado de infecção. O risco de infecção bacteriana (particularmente pulmonar e geniturinária) aumenta com o declínio da função renal. Nesse sentido, deve-se prestar atenção especial às medidas preventivas, como a imunização contra influenza e pneumococos. Assim, segundo o KDIGO (2012):

- **Vacina para Influenza:** anualmente para todos os adultos com DRC (qualquer estágio), a menos que exista contraindicação.
- **Vacina para hepatite B:** quatro doses (0-1-2-6 meses) com o dobro da dose habitual e com confirmação da resposta por teste imunológico (anti-HBs) para todos os adultos com DRC nos estágios 4 e 5, a menos que exista contraindicação.
- **Vacina antipneumocócica:** adultos com DRC estágios 4 e 5, a menos que haja contraindicação. Uma dose de vacina conjugada (VPC13) e uma da vacina polissacarídica (VPP23) com uma dose de reforço após 5 anos. Se primeiro a VPC13, aguardar 2 meses para a VPP23; se primeiro a VPP23, aguardar 1 ano para a VPC13.

Equipe

Pacientes com DRC e insuficiência cardíaca precisam de atendimento multidisciplinar para minimizar o número de consultas de saúde. Uma estreita relação de trabalho entre cardiologistas, nefrologistas e equipe multiprofissional (nutricionistas, psicólogos, enfermeiros, dentistas e assistentes sociais) é a chave para controle de sintomas e qualidade de vida.

CONSIDERAÇÕES FINAIS

O entendimento da interação rim-coração e dos mecanismos fisiopatológicos envolvidos na gênese da síndrome cardiorrenal proporcionam, além do diagnóstico precoce, o manuseio adequado, visando um melhor prognóstico para os pacientes portadores de insuficiência cardíaca.

LEITURA SUGERIDA

1. Ahmad T, Jackson K, Rao VS, Tang WH, Brisco-Bacik MA, Chen HH, et al. Worsening renal function in acute heart failure patients undergoing aggressive diuresis is not associated with tubular injury. Circulation. 2018;137:2016-28.
2. Beldhuis IE, Streng KW, Ter Maaten JM, Voors AA, van der Meer P, Rossignol P, et al. Renin-angiotensin system inhibition, worsening renal function, and outcome in heart failure patients with reduced and preserved ejection fraction: a meta-analysis of published study data. Circ Heart Fail. 2017;10:e003588.
3. Damman K, Gori M, Claggett B, Jhund PS, Senni M, Lefkowitz MP, et al. Renal effects and associated outcomes during angiotensin-nprilysin inhibition in heart failure. JACC Heart Fail. 2018;6:489-98.
4. Eckardt KU, Bansal N, Coresh J, et al. Improving the prognosis of patients with severely decreased glomerular filtration rate (CKD G4+): conclusions from a Kidney Disease: Improving Global Outcomes (KDIGO) Controversies Conference. Kidney Int. 2018;93:1281-92.
5. House AA, Wanner C, Sarnak MJ, Piña IL, McIntyre CW, Komenda P, et al.; Conference Participants. Heart failure in chronic kidney disease: Conclusions from a Kidney Disease: Improving Global Outcomes (KDIGO) Controversies Conference. Kidney Int. 2019;95:1304-17.
6. Kidney Disease: Improving Global Outcomes (KDIGO) CKD Work Group KDIGO 2012 clinical practice guidelines for the evaluation and management of chronic kidney disease. Kidney Int Suppl. 2013;3:1-150.
7. Kidney Disease: Improving Global Outcomes (KDIGO) Diabetes Work Group. KDIGO 2020 Clinical Practice Guideline for Diabetes Management in Chronic Kidney Disease. Kidney Int. 2020;98(4S):S1-S115.
8. Lunney M, Ruospo M, Natale P, Quinn RR, Ronksley PE, Konstantinidis I, et al. Pharmacological interventions for heart failure in people with chronic kidney disease. Cochrane Database Syst Rev 2.2020;CD012466.
9. Mullens W, Damman K, Testani JM, Martens P, Mueller C, Lassus J, et al. Evaluation of kidney function throughout the heart failure trajectory - a position statement from the Heart Failure Association of the European Society of Cardiology. Eur J Heart Fail. 2020;22(4):584-603.
10. Rangaswami J, Bhalla V, Blair JEA, et al. Cardiorenal syndrome: Classification, pathophysiology, diagnosis, and treatment strategies: A scientific statement from the American Heart Association. Circulation. 2019;139(16):e840-e878.

NOTA DOS EDITORES

Este capítulo possui bibliografia adicional, recomendada pelos autores, na plataforma digital complementar do livro. Para acesso a esse material, utilize o QR code abaixo, digite a senha: **COMPLEMENTO2022** e faça seu cadastro.

6

Doença pulmonar obstrutiva crônica, asma e síndrome da apneia do sono

Reinaldo B. Bestetti

DESTAQUES

- A doença pulmonar obstrutiva crônica (DPOC) afeta 23 a 30% dos pacientes com insuficiência cardíaca com fração de ejeção reduzida (ICFEr), a asma 5% e a síndrome da apneia do sono 50 a 75%.
- A espirometria é o padrão ouro para o diagnóstico de DPOC em pacientes com ICFEr estável.
- A mortalidade em pacientes com ICFEr e DPOC é de 27% em um acompanhamento médio de 34 meses.
- Os betabloqueadores cardiosseletivos, nas doses-alvo recomendadas, assim como os beta-agonistas inalatórios, devem ser mantidos em pacientes com ICFEr e DPOC.
- Os betabloqueadores não cardiosseletivos não devem ser administrados para pacientes com ICFEr e asma; os cardiosseletivos podem ser dados na vigência de ICFEr e asma leve a moderada, geralmente em doses mais baixas do que as recomendadas.
- A apneia obstrutiva do sono (AOS) afeta 61%, a apneia central do sono (ACS) 21 a 37% e a respiração de Cheyne Stokes 45 a 55% dos pacientes com ICFEr, respectivamente.
- O diagnóstico da AOS e da ACS deve ser feito com a polissonografia noturna não apenas em pacientes sintomáticos, mas também naqueles assintomáticos com fatores de risco.
- O tratamento da AOS e da ACS deve ser feita com a pressão contínua das vias aéreas superiores durante o sono, além da otimização do tratamento medicamentoso da ICFEr.

DOENÇA PULMONAR OBSTRUTIVA CRÔNICA

A doença pulmonar obstrutiva crônica (DPOC) acomete 23 a 30% dos pacientes com insuficiência cardíaca com fração de ejeção reduzida (ICFEr) estável. A prevalência de DPOC em pacientes com insuficiência cardíaca com fração de ejeção preservada varia de 18 a 48%. Além do mais, alterações ecocardiográficas consistentes com ICFEr assintomática podem ser observadas em 7% a 20% dos pacientes com DPOC. A incidência anual de DPOC em pacientes com ICFEr é desconhecida.

O diagnóstico de DPOC em pacientes com ICFEr é difícil por causa da superposição de sintomas e sinais, bem como dos sinais radiológicos, comuns às duas condições clínicas. Portanto, a espirometria é fundamental para o diagnóstico de DPOC em pacientes com ICFEr, mas deve ser feita com o paciente euvolêmico por pelo menos 3 meses. O padrão ventilatório restritivo é característico de DPOC em paciente com ICFEr estável, refletindo a presença de cardiomegalia e fibrose intersticial; o padrão obstrutivo associado ao restritivo é encontrada na ICFEr descompensada.

A medida de peptídeo natriurético tipo B (BNP) deve ser interpretada com cautela em pacientes com ICFEr estável, pois níveis séricos aumentados podem ser encontrados nas duas patologias. Em pacientes com dispneia aguda ou reagudizada, níveis séricos de BNP são fator independente de predição do diagnóstico de ICFER; níveis > 100 pg/mL têm sensibilidade de 86% para detectar a síndrome.

A DPOC é um fator de predição independente de mortalidade em pacientes com ICFEr. Estudo de coorte longitudinal mostra que pacientes com DPOC e ICFEr têm mortalidade de 27% em um *follow-up* médio de 34 meses; a mortalidade observada nos pacientes com as duas moléstias é o dobro em relação àqueles que apresentam apenas DPOC. O prognóstico é ainda pior quando a DPOC é considerada grave. O modo da morte é predominantemente não cardiovascular nos pacientes com ICFEr.

Os pacientes com ICFEr e DPOC devem receber a terapia padrão recomendada pelas diretrizes, incluindo-se os betabloqueadores (BB), que, entretanto, podem agravar a DPOC. O mesmo deve acontecer com relação aos agentes beta-agonistas, os quais podem agravar a ICFEr. Todavia, estudos de coorte longitudinal mostram que o uso de BB em pacientes com ICFEr e DPOC está associado à diminuição da mortalidade geral. Portanto, embora não existam estudos randomizados até o momento, o uso de BB em pacientes com ICFEr e DPOC é recomendável. Os BB seletivos recomendados para o tratamento da ICFEr (metoprolol, bisoprolol e nebivolol) reduzem menos a FEV1 do que os não seletivos (carvedilol), sendo, portanto, a primeira escolha em pacientes com ICFEr e DPOC, devendo ser administrados nas doses-alvo recomendadas.

Apenas um único estudo caso-controle mostra que, em pacientes com ICFEr e DPOC, o uso de beta-agonista inalável para controle de DPOC aumenta a incidência de hospitalização para compensação de ICFEr descompensada, ainda que os pacientes estejam em uso de BB. Outros dois estudos de coorte longitudinal revelam que não há impacto do uso de beta-agonista inalatório na mortalidade geral em pacientes com ICFEr e DPOC. Dessa forma, embora estudos randomizados não tenham sido realizados nessa população específica, pode-se empregar o tratamento preconizado para ICFEr assim como aquele recomendado para DPOC quando as duas patologias são concomitantes.

ASMA

A asma afeta 5% da população geral. Aproximadamente 4% dos pacientes com ICFEr tem asma concomitante. A incidência anual de asma em pacientes com ICFEr não é conhecida. Em pacientes com a suspeita de exacerbação de asma, a dosagem de BNP é útil no reconhecimento de ICFEr descompensada subjacente. Em um acompanhamento de 12 pacientes com ICFEr de 2,4 anos, não se observou nenhuma morte. Portanto, o prognóstico quando as duas patologias coexistem é razoável.

Pacientes portadores de asma com ICFEr associada não devem receber tratamento com BB não cardiosseletivos em virtude das complicações mórbidas potenciais. De fato, cerca de 50% dos pacientes com ICFEr e asma não toleram o uso de carvedilol. Os BB cardiosseletivos, principalmente o metoprolol de liberação lenta, são melhor tolerados. Contudo, em pacientes com asma grave persistente, mesmo os BB cardiosseletivos não devem ser administrados. Em pacientes com asma moderada persistente, baixas doses de BB cardiosseletivos podem ser empregadas, porém sempre com acompanhamento por especialista, e em uso concomitante de corticoide inalatório e agonistas beta adrenérgicos de longa duração. O bisoprolol não foi testado em pacientes com ICFEr e asma.

SÍNDROME DA APNEIA DO SONO

As doenças do aparelho respiratório manifestadas principalmente durante o sono (síndrome da apneia do sono, SAS) mais importantes são a apneia obstrutiva do sono (AOS), a apneia central do sono (ACS) e a respiração de Cheyne-Stokes (RCS). A SAS afeta aproximadamente 10% da população geral, e 50 a 75% dos pacientes com ICFEr. A AOS afeta 61%, a ACS 21 a 37% e a RCS 45 a 55% dos pacientes com ICFEr, respectivamente.

Sonolência durante o dia, vários episódios de despertar durante a noite, roncos e a percepção de episódios de apneia por outras pessoas são as principais anormalidades clínicas observadas em pacientes com SAS e ICFEr; todavia, muitos pacientes são assintomáticos. O diagnóstico de AOS é feito pela polissonografia noturna quando ocorrem pelo menos 5 eventos do índice apneia-hipopneia (IAH) por hora de sono. A mortalidade de pacientes com SAS e ICFEr é de 24% durante um acompanhamento clínico médio de 7 anos.

Os pacientes com a ICFEr associada à AOS devem ser tratados com a terapia otimizada preconizada pelas diretrizes. O tratamento específico da AOS de escolha é a pressão contínua positiva das vias aéreas (CPAP), pois ocorre diminuição do número de IAH de 30 eventos/hora para 4 eventos/hora, aumento na fração de ejeção do ventrículo esquerdo e aumento na sobrevida.

Estudos randomizados com CPAP em pacientes com ACS e ICFEr mostraram melhora na qualidade de vida, na diminuição na quantificação da regurgitação mitral e na sobrevida. Estudo randomizado em pacientes com SAS e RCS empregando a CPAP mostrou melhora na FEVE, diminuição do número de eventos do IAH e na qualidade de vida. Estudos iniciais com a estimulação do nervo frênico em pacientes com ASC e ICFEr revelaram diminuição na reinternação por IC e melhora na qualidade de vida.

O QUE AS DIRETRIZES RECOMENDAM

- Comitê Coordenador da Diretriz de Insuficiência Cardíaca. Rhode LEP, Montera MW, Bocchi EA, Clausel NO, Albuquerque DC, Rassi S, et al.. Diretriz Brasileira de Insuficiência Cardíaca Crônica e Aguda. Arq Bras Cardiol. 2018;111:436-539.

- Ponikowiski P, Voors AA, Anker SD, Bueno H, Cleland JGF, Coats AJS, et al. 2016 ESC guidelines for the diagnosis and treatment of acute and chronic heart failure: the task force for the diagnosis and treatment of acute and chronic heart failure of the European Society of Cardiology. Eur Heart J. 2016;37:2129-200.

Em conclusão, embora a patologia pulmonar possa piorar o prognóstico de pacientes com ICFEr, o tratamento da ICFEr preconizado pelas diretrizes deve ser oferecido, exceção feita aos pacientes com asma grave. Da mesma forma, os tratamentos específicos para as patologias pulmonares também devem ser oferecidos, pois não agravam o prognóstico dos pacientes com a ICFEr.

LEITURA SUGERIDA

1. Baillieul S, Revol B, Desayes IJ, Faure MJ, Tamisier R, Pepin JL. Diagnosis and management of central sleep apnoea syndrome. Exp Rev Respir Med. 2019; 13:545-57.
2. Brenner S, Güder G, Berliner D, Deubner N, Frölich K, Ertl G, et al. Airway obstruction in systolic heart failure: COPD or congestion? Int J Cardiol. 2013;168:1910-6.
3. Canepa M, Franssen FME, Olschewski H, Lainscak M, Böhm M, Tavazzi L, et al. Diagnostic and therapeutic gaps in patients with heart failure and chronic obstructive pulmonary disease. JACC: Heart Failure. 2019;7(10).
4. Coniglio AC, Mentz RJ. Sleep breathing disorders in heart failure. Heart Fail Clin. 2020;16:45-51.
5. Hawkins NM, Petrie MC, Jhund PS, Chalmers GW, Dunn FG, McMurray JJV. Heart failure and chronic obstructive pulmonary disease: diagnostic pitfalls and epidemiology. Eur J Heart Fail. 2009;11:130-9.
6. Hawkins NM, Virani S, Ceconi C. Heart failure and obstructive pulmonary disease: the challenges facing physicians and health services. Eur Heart J. 2013;34:2795-803.
7. Heck S, Shobash A, Rapp D, Le DD, Omlor A, Bekhit A, et al. High probability of comorbidities in bronchial asthma in Germany. Prim Care Resp J. 2017;27:22-9.
8. Martin RC, Gallagher AM. Sleep disordered breathing and heart failure: what does the future hold?. JACC Heart Failure. 2017;5(10):715-23.
9. McCullough PA, Hollander JE, Nowak RM, Storrow AB, Duc P, Omland T, et al. Uncovering heart failure in patients with a history of pulmonary disease: rationale for the early use of B-type natriuretic peptide in the emergency department. Acad Emerg Med. 2003;10:198-204.
10. Naughton MT, Liu PP, Bernard DC, Goldstein RS, Bradley TD. Treatment of congestive heart failure and Cheyne-Stokes respiration during sleep by continuous positive airway pressure. Am J Respir Crit Care Med. 1995;151:92-7.
11. Pellicori P, Cleland JGF, Clark AL. Chronic obstructive pulmonary disease and heart failure: a breathless conspiracy. Heart Failure Clinics. 2020;16(1):33-44.
12. Self T, Soberman JE, Bubla JM, Chafin CC. Cardioselective Betablockers in patients with asthma and concomitant heart failure or heart failure history of myocardial infarction: when do benefits outweigh risks? J Asthma. 2003;8:839-45.
13. Sessa M, Mascolo A, Mortensen RN, Andersen MP, Rosano GMC, Capuano A, et al. Relationship between heart failure, concurrent chronic obstructive pulmonary disease and beta-blocker use: a Danish nationwide cohort study. Eur J Heart Fail. 2018;20:548-56.

7

Deficiência de ferro e anemia

Aguinaldo F. Freitas Jr.
Gabriella Veloso Santana

DESTAQUES

- A ferropenia, independentemente da presença de anemia, é marcador de pior prognóstico em pacientes com insuficiência cardíaca com fração de ejeção reduzida (ICFEr) e preservada (ICFEp).
- A ferritina e saturação da transferrina devem ser dosadas em todos os pacientes ambulatoriais e sintomáticos.
- A infusão endovenosa de carboximaltose férrica está associada a melhora da capacidade funcional e menor taxa de internação.

A deficiência de ferro está presente em pelo menos metade dos pacientes com insuficiência cardíaca (IC) e está associada a pior prognóstico independentemente da fração de ejeção e da concomitância ou não com a anemia. A anemia acomete um terço dos pacientes e, também, associa-se a pior evolução.

ETIOLOGIA E FISIOPATOLOGIA

As causas da anemia na IC são múltiplas (Quadro 1), podendo ocorrer por hemodiluição, insuficiência renal e má absorção. A ferropenia pode ser absoluta ou funcional. Na primeira, há uma depleção das reservas de ferro e, na segunda, um fornecimento inadequado e insuficiente para suprir as demandas mesmo que as reservas estejam normais.

QUADRO 1 Fatores associados à anemia na insuficiência cardíaca

- Hemodiluição secundária à hipervolemia
- Baixa absorção intestinal
- Carência nutricional
- Insuficiência renal
- Deficiência de ferro
- Inflamação da doença crônica

A fisiopatologia da deficiência de ferro está relacionada com o desbalanço entre o armazenamento e a quantidade de ferro utilizada pelo organismo (Figura 1) e pode ser mensurada, em sangue periférico, pela quantificação de ferritina e índice de saturação da transferrina (IST).

DIAGNÓSTICO

Todos os pacientes com IC devem ter dosadas a ferritina sérica e a saturação da transferrina. A deficiência de ferro é definida como ferritina < 100 mg/L ou ferritina entre 100 e 299 mg/L com índice saturação da transferrina < 20%. Uma vez detectada a ferropenia, os pacientes devem ser investigados para excluir possíveis lesões gastrintestinais como causa da deficiência de ferro por sangramento crônico.

A anemia é definida quando o nível de hemoglobina sérica é menor que 13 g/dL nos homens e menor que 12 g/dL nas mulheres. Deve-se sempre investigar a causa da anemia com análise dos índices (tamanho e pigmentação) das hemácias, contagem de reticulócitos, esfregaço periférico, investigação da deficiência de ferro (ferro sérico, ferritina e saturação da transferrina), dosagem de B12 e ácido fólico, e avaliação da função renal.

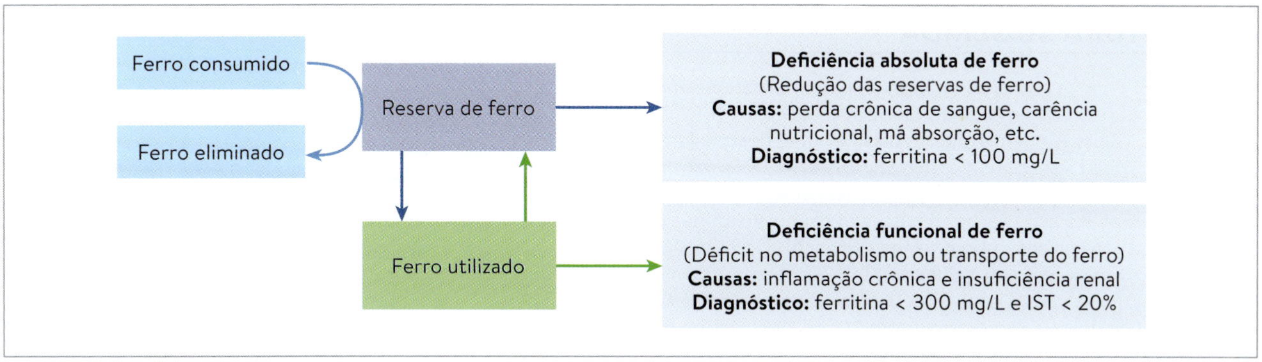

FIGURA 1 Fisiopatologia da ferropenia na insuficiência cardíaca e biomarcadores de reserva.

TRATAMENTO

A reposição de ferro por via endovenosa, mesmo nos pacientes sem anemia associada, mostrou-se eficaz em aumentar a capacidade funcional, melhorar a qualidade de vida e reduzir as hospitalizações tanto na insuficiência cardíaca com fração de ejeção reduzida (ICFEr) como na preservada (ICFEp). A reposição de ferro por via oral não mostrou benefício clínico.

Nos estudos FAIR-HF (Carboximaltose Férrica em Pacientes com Insuficiência Cardíaca e Deficiência de Ferro) e CONFIRM-HF (Efeitos da Carboximaltose Férrica na Capacidade Funcional de Pacientes com Insuficiência Cardíaca e Deficiência de Ferro), a infusão de carboximaltose férrica semanal por 24 e 36 semanas, respectivamente, melhorou a capacidade funcional avaliada pelo teste de caminhada de 6 minutos e escores de qualidade vida, além de reduzir as hospitalizações.

A Figura 2 mostra um fluxograma prático para guiar a abordagem do paciente com IC e ferropenia. Não há evidências de que o sulfato ferroso endovenoso tenha os mesmos benefícios encontrados com a carboximaltose férrica.

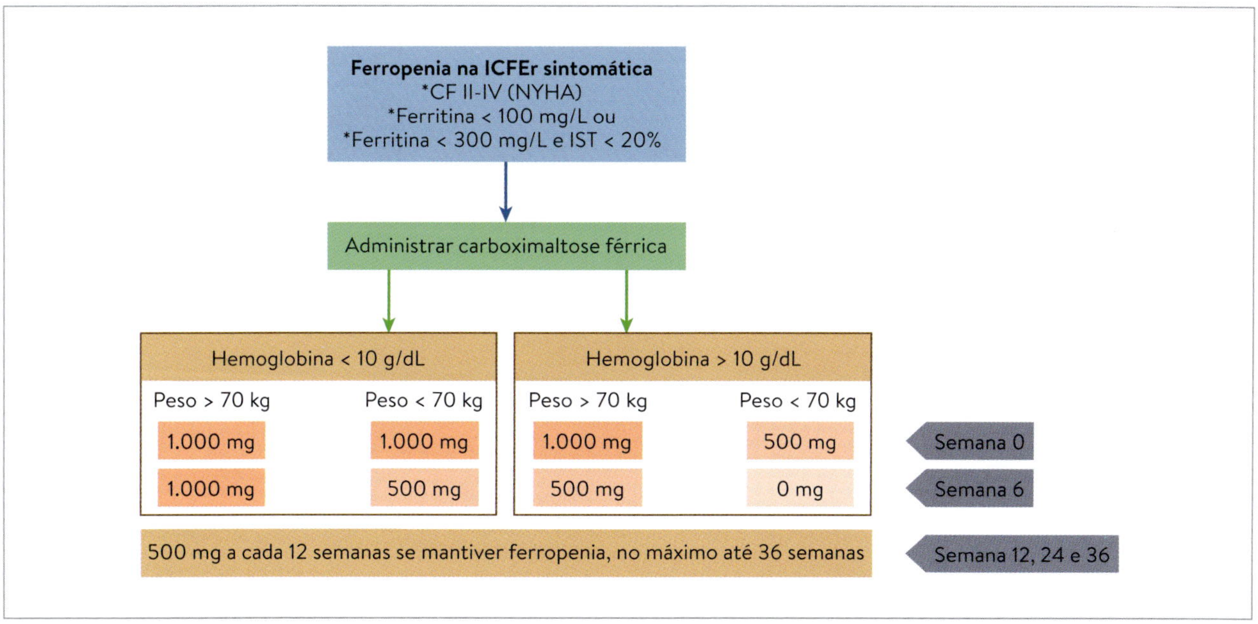

FIGURA 2 Fluxograma de reposição de carboximaltose férrica no paciente com insuficiência cardíaca e ferropenia.

CF: classe funcional; ICFEr: insuficiência cardíaca com fração de ejeção reduzida; IST: índice de saturação da transferrina; NYHA: New York Heart Association.

LEITURA SUGERIDA

1. Anand IS. Anemia and chronic heart failure implications and treatment options. J Am Coll Cardiol. 2008;52(7):501-11.
2. Anand IS, Gupta P. Anemia and iron deficiency in heart failure. American Heart Association. 2018;138:80-98.
3. Anker SD, Colet JC, Filippatos G, Willenheimer R, Dickstein K, Drexler H, et al. Ferric carboxymaltose in patients with heart failure and iron deciency. N Engl J Med. 2009;361(25):2436-48.
4. Anker SD, Kirwan BA, van Veldhuisen DJ, Filippatos G, Comin-Colet J, Ruschitzka F, et al. Effects of ferric carboxymaltose on hospitalisations and mortality rates in iron-deficient heart failure patients: an individual patient data meta-analysis. Eur J Heart Fail. 2018;20(1):125-33.
5. Blanc B, Finch CA, Hallberg L, et al. Nutritional anaemias. WHO Techn Rep Ser. 1968;405:1-40.
6. Charles-Edwards G, Amaral N, Sleigh A, Ayis S, Catibog N, McDonagh T, et al. Effect of iron isomaltoside on skeletal muscle energetics in patients with chronic heart failure and iron deficiency: FERRIC-HF II randomized mechanistic trial. Circulation. 2019;139(21):2386-98.
7. Chopra VK, Anker SD. Anemia, iron deficiency and heart failure in 2020: facts and numbers. ESC Heart Fail. 2020;7(5):2007-11.
8. Comitê Coordenador da Diretriz de Insuficiência Cardíaca. Diretriz Brasileira de Insuficiência Cardíaca Crônica e Aguda. Arq Bras Cardiol. 2018;111(3):436-539.
9. De Silva R, Rigby AS, Witte KK, Nikitin NP, Tin L, Goode K, et al. Anemia, renal dysfunction, and their interaction in patients with chronic heart failure. Am J Cardiol. 2006;98:391-8.
10. Ezekowitz JA, McAlister FA, Armstrong PW. Anemia is common in heart failure and is associate with poor outcomes: insights from a cohort of 12065 patients with new-onset heart failure. Circulation. 2003;107:223-5.
11. Jankowska EA, Haehling SV, Anker SD, Macdougall IC, Ponikowski P. Iron deficiency and heart failure: diagnostic dilemmas and therapeutic perspectives. Eur Heart J. 2013;34:816-26.
12. Khan MS, Usman MS, von Haehling S, Doehner, W, Stewart Coats AJ. Ferric carboxymaltose for the treatment of iron-deficient heart failure patients: a systematic review and meta-analysis. ESC Heart Fail. 2020;7(6):3392-400.
13. Lim GB. Cost-effective benefit of iron-replacement therapy. Nature Rev Cardiol. 2021;1-1.
14. Magri D, De Martino F, Moscucci F, Agostoni P, Sciomer S. Anemia and iron deficiency in heart failure: clinical and prognostic role. Heart failure clinics. 2019;15(3):359-69.
15. McEwan P, Ponikowski P, Davis JA, Rosano G, Coats AJ, Dorigotti F, et al. Ferric carboxymaltose for the treatment of iron deficiency in heart failure: a multinational cost-effectiveness analysis utilising AFFIRM-AHF. Eur J Heart Fail. 2021.
16. Ponikowski P, Kirwan BA, Anker SD, McDonagh T, Dorobantu M, Drozdz J, et al. AFFIRM-AHF investigators. Ferric carboxymaltose for iron deficiency at discharge after acute heart failure: a multicentre, double-blind, randomised, controlled trial. Lancet. 2020;396(10266):1895-904.
17. Sawicki KT, Ardehali H. Intravenous iron therapy in heart failure with reduced ejection fraction: tackling the deficiency. Circulation. 2021;144(4):253-5.
18. von Haehling S, Ebner N, Evertz R, Ponikowski P, Anker SD. Iron deficiency in heart failure: an overview. JACC: Heart Failure. 2019;7(1):36-46.

NOTA DOS EDITORES

Este capítulo possui bibliografia adicional, recomendada pelos autores, na plataforma digital complementar do livro. Para acesso a esse material, utilize o QR code abaixo, digite a senha: **COMPLEMENTO2022** e faça seu cadastro.

8

Insuficiência cardíaca e disfunção sexual/ disfunção erétil

Ricardo Simões

DESTAQUES

- A insuficiência cardíaca (IC) caracteriza-se pela alta morbidade e mortalidade influenciando a qualidade de vida e a atividade sexual.
- A pluralidade de causas da disfunção sexual dificulta a sua definição etiológica e a classificação, cursando com uma simples hipótese de "dualismo", mente vs. corpo, obtendo o rótulo de psicogênica. A abordagem da atividade sexual precisa ser estimulada e o tratamento deve ter uma visão holística, proporcionando quantidade de vida com qualidade.

INTRODUÇÃO

A insuficiência cardíaca (IC) caracteriza-se pela alta morbidade e mortalidade, com uma redução na qualidade de vida (QV) e consequente queda na atividade sexual do paciente e influência sobre a(o) parceira(o). A diminuição da atividade e da função sexual são comuns em pacientes com doença cardiovascular (DCV) e, muitas vezes, relaciona-se com alterações orgânicas, como IC, hipertensão arterial (HA), doença arterial coronária (DAC), entre outras, e psicológicas, como ansiedade e depressão.

A atividade sexual mostra-se um componente importante na QV do paciente e do parceiro para homens e mulheres com DCV, incluindo muitos jovens ou, mais comumente, indivíduos com idade mais avançada.

CONCEITO

Estudos clínicos internacionais publicados mostram que o perfil clínico da IC crônica envolve com mais frequência indivíduos idosos portadores de etiologias diversas, sendo a isquêmica a mais prevalente, com inúmeras comorbidades. Da mesma maneira, a pluralidade de causas da disfunção sexual dificulta a sua definição etiológica e classificação. Isto restringe à simples hipótese de "dualismo", mente vs. corpo, com transtornos sendo classificados como psiquiátricos ou orgânicos, na sua grande maioria obtendo o rótulo de psicogênica.

Queixas de queda no desempenho sexual, perda do prazer ou satisfação sexual, diminuição do interesse sexual e na frequência do sexo são comuns em portadores de IC. A atividade sexual é importante para seus portadores, com 52% dos homens e 38% das mulheres relatando que a queda na "saúde sexual" afetava a sua QV. Destes, cerca de 60 a 87% relatavam problemas sexuais, como diminuição acentuada no interesse e na atividade sexual, e 25% relataram ter interrompido totalmente a atividade sexual. Hoekstra et al. (2012) demonstraram que a atividade sexual normal foi observada apenas em 31% dos pacientes com menos de 70,5 anos. Na população portadora de IC foi visto que a disfunção erétil (DE) se apresentava significativamente mais frequente (37% *vs.* 17%).

A DE ocorre também na população em geral com prevalência crescente com a idade estimada em 50% naqueles com 60 anos ou mais. Entretanto, a DE é queixa em até 81% dos pacientes cardíacos. Embora na maioria dos estudos mais pacientes do sexo masculino relatem problemas sexuais, também mulheres com doenças cardíacas são conhecidas por terem problemas sexuais mais frequentes em comparação com as mulheres na população em geral. As mulheres podem experimentar outros tipos de disfunção sexual em relação aos homens, incluindo declínio no interesse ou desejo sexual, declínio na excitação sexual, distúrbio orgástico ou relação sexual dolorosa (vaginismo ou dispareunia). Em uma população geral, 27% das mulheres (de 50 a 59 anos) relataram falta de interesse na atividade sexual e 23% delas não foram capazes de ter um orgasmo. Em uma população com IC, 80% das pacientes relataram lubrificação reduzida e 76%, relações sexuais frequentes sem sucesso prazeroso.

CLASSIFICAÇÃO

A etiologia das disfunções sexuais é frequentemente desconhecida ou presume-se que seja multifatorial. A maioria dos sistemas de classificação atuais para disfunções sexuais é basicamente descritiva. Embora a pesquisa atual indique uma clara contribuição genética para a função orgástica, as influências psicossociais são, talvez, de igual ou maior importância. Na maioria dos casos, não se pode separar facilmente os fatores orgânicos dos não orgânicos.

Com algumas exceções, a maioria dos tratamentos de distúrbios sexuais, antes do advento dos inibidores da fosfodiesterase, era feita por psiquiatras ou psicólogos, sendo comumente assumido que a grande maioria dos distúrbios sexuais tinha etiologia psicológica (Quadro 1).

DIAGNÓSTICO

Diferentemente da disfunção sexual, o diagnóstico de DE pode ser feito por médico da atenção primária, no entanto, é "improvável" que o paciente faça um autorrelato espontaneamente. Devemos antecipar e perguntar sobre os sintomas de disfunção sexual com enfoque, no homem, para a DE nos portadores de IC.

Disfunção sexual e DE em mulheres e homens apresentam fatores causais comuns como idade avançada, HA, obesidade, distúrbios do metabolismo glicêmico e lipídico, síndrome metabólica, tabagismo e sedentarismo. Tais comorbidades, individuais ou sinérgicas, levam à disfunção endotelial dos órgãos cardiovasculares e reprodutivos. Isto poderia ser explicado pelo menor calibre dos vasos sanguíneos dos órgãos sexuais e, portanto, pelas manifestações clínicas mais precoces de disfunção endotelial. Tais alterações subclínicas são causas da origem ou agravamento da disfunção sexual ou DE. A avaliação clínica inicial é necessária para aqueles que são portadores de cardiopatias antes de qualquer descompensação. Os pacientes que experimentaram algum evento devem ser avaliados antes da retomada da atividade sexual, o que pode ser aplicado em indivíduos com nenhum ou mínimos sintomas durante as atividades de rotina. Esse grupo consiste em pacientes com IC de classe funcional I ou II da New York Heart Association (NYHA) ou estágios A e B da American Heart Association (AHA)/American College of Cardiology (ACC), e que têm capacidade para atingir de 3 até 5 METs durante o teste ergométrico sem dor, alterações eletrocardiográficas isquêmicas, hipotensão, cianose, arritmia ou dispneia excessiva. Em pacientes com IC instável ou descompensada, a atividade sexual deve ser adiada até que eles estejam estabilizados e com tratamento otimizado.

QUADRO 1 Causas de disfunção sexual ou erétil em pacientes com insuficiência cardíaca

Causa	Mecanismo
Insuficiência arterial	Diminuição do fluxo sanguíneo para o corpo cavernoso em razão de insuficiência arterial secundária à aterosclerose.
Disfunção endotelial	Resposta vasodilatadora inadequada dos vasos penianos e relaxamento do músculo liso trabecular decorrente de uma redução na disponibilidade de NO derivado do endotélio (NOe).
ET (endotelina)	Induz uma contração duradoura do corpo cavernoso e dos vasos penianos. Também serve como modulador para outros agentes contráteis, potencializando seu efeito contrátil.
Psicogênico (depressão, ansiedade de desempenho)	Perda da libido, aumento da contração do corpo cavernoso e vasos penianos em razão do aumento no tônus simpático e/ou diminuição da liberação de NO.
Capacidade cardíaca/tolerância aos exercícios	Diminuição da função sexual decorrente do declínio na capacidade de exercício em razão da incapacidade do paciente de aumentar a frequência cardíaca e o volume sistólico secundário à disfunção do ventrículo esquerdo e alterações neuro-hormonais associadas ao estado fisiopatológico de insuficiência cardíaca.
Medicação	
Bloqueadores dos receptores beta-adrenérgicos	Mecanismo exato ainda não elucidado, com diminuição da pressão de perfusão por efeito direto (desconhecido) no músculo liso peniano ou aumento da contração do músculo liso corporal e vasos por estimulação do receptor alfa sem oposição*.
Digoxina	Inibição da bomba de sódio do músculo liso corporal, que promove a contração e impede o relaxamento induzido pelo NO.
Antagonistas da aldosterona (espironolactona)	Disfunção erétil e diminuição da libido secundária à supressão de andrógenos. Principalmente um efeito antiandrogênico periférico competindo com a testosterona e a di-hidrotestosterona pelos locais de ligação do andrógeno. Além disso, um inibidor fraco da biossíntese de testosterona.
Diuréticos tiazídicos	Mecanismo ainda desconhecido.

* Estudos clínicos com o uso de betabloqueadores mostraram pouca ou nenhuma influência na ereção.
DE: disfunção erétil; FC: frequência cardíaca; NO: óxido nítrico; NOe: óxido nítrico derivado do endotélio; VE: ventrículo esquerdo.
Fonte: adaptado de Rastogi et al., 2005.

Alguns pacientes são capazes de fazer sexo ativamente com seu parceiro em seu limite físico, garantindo que pratiquem sexo passivo ou auxiliado por medicamentos ou implantes.

Após a confirmação de sintomas de disfunção sexual e/ou DE, deve-se obter uma história cuidadosa para determinar a extensão, bem como a contribuição para os sintomas por doenças crônicas associadas, uso de medicamentos ou questões psicossociais. O início dos sintomas, a gravidade, o grau de impacto na vida diária e os fatores situacionais que exacerbem os sintomas são questões críticas a serem discutidas com os pacientes.

Os aspectos psicológicos devem ser abordados pela clínica especializada, assim como as avaliações do urologista, do endocrinologista e do neurologista, necessários para auxílio diagnóstico intercorrente.

No âmbito cardiovascular, como a IC, o uso de medicamentos com conhecidos efeitos potenciais no desenvolvimento ou piora da DE, como os diuréticos tiazídicos, espironolactona, digoxina e os betabloqueadores, deve ser analisado quanto aos efeitos adversos (Quadro 1).

A aplicação de questionários validados pode ajudar no diagnóstico e eficácia do tratamento da DE. São exemplos: Índice de Dureza da Ereção, Inventário da Saúde Sexual para Homens e Índice Internacional de Função Erétil. Além disso, deve-se discutir questões psicossociais com os pacientes, como a dinâmica do relacionamento no momento atual de sua vida, visões individuais da sexualidade e fatores estressantes. A deficiência de testosterona deve ser avaliada, cujo nível baixo pode contribuir para a disfunção erétil e alterar as recomendações de tratamento. Deve ser avaliada a reposição da testosterona como um dos componentes da disfunção erétil. O tratamento de ambas as condições, DE e IC, pode ter um benefício aditivo para os pacientes.

EXAMES COMPLEMENTARES

O auxílio de exames complementares para a avaliação da síndrome de IC deve ser feito segundo a etiologia, o estágio funcional e o que é preconizado pelas diretrizes das sociedades de cardiologia. A interconsulta com outras especialidades – urologia, endocrinologia e neurologia – é importante para que todas as possibilidades diagnósticas sejam feitas ou excluídas e, ao mesmo tempo, os exames complementares específicos sejam executados.

Pode ser considerado como auxílio complementar a aplicação de escores com o objetivo de avaliar a disfunção sexual e erétil e que apresenta uma grande variedade abordando vários aspectos sem, contudo, ter um foco ao portador de IC. Assim, é importante avaliar a QV em momentos diferentes da evolução do paciente para termos uma visão do diagnóstico e do resultado do tratamento. São escores específicos para avaliar a QV na IC com validação para o português: *Minnesota Living with Heart Failure Questionnaire* (MLHFQ) e *Kansas City Cardiomyopathy Questionnaire* (KCCQ), e um específico para a atividade sexual, *Erectile Dysfunction Inventory of Treatment Satisfaction* (EDITS), ainda sem versão validada para o português.

TRATAMENTO

Como em todos os pacientes com IC, a prioridade deve ser otimizar o manejo do quadro de IC: estilo de vida saudável, doses plenas/suportadas de medicamentos e uso de dispositivos. A mudança no estilo de vida é a pedra fundamental para o tratamento das DCV, e a IC figura como uma delas.

Além da dieta e redução do peso, os efeitos do exercício sobre a aptidão física, a função endotelial, a modulação autonômica e o estado emocional (ansiedade, depressão, autoestima etc.) revelam o largo espectro de ações que demonstram sua importância no tratamento das DCV e metabólicas, assim como no manejo da disfunção sexual.

Embora não haja dados publicados indicando se a terapia otimizada para IC melhore a DE ou outros problemas sexuais, presume-se que a redução dos sintomas e a melhora da capacidade de exercício contribuam para a melhora da atividade sexual. Os programas de reabilitação cardíaca e exercícios regulares em pacientes com IC estão indicados e podem ser úteis na redução do risco de complicações durante a atividade sexual. A reabilitação física aumenta a capacidade máxima de exercício e promove a redução da pressão arterial (PA) e frequência cardíaca (FC), máximas durante o coito. Os medicamentos com potenciais eventos adversos sobre a disfunção sexual devem ser avaliados e substituídos, se possível. É aconselhável que, antes de qualquer uso dos inibidores de PDE5, deve-se evitar a digoxina, os diuréticos tiazídicos e (se possível) substituir a espironolactona (sendo sugerido a eplerenona, ainda não disponível no Brasil). Essa abordagem deve ser considerada apenas se clinicamente viável, sem piorar a função ou os sintomas do paciente, e se acessível.

Quanto à disfunção sexual na mulher, um dos poucos estudos sobre o tratamento da HA, com a terapia em comum à da IC, não teve um impacto adverso na função sexual, embora os diuréticos tiazídicos e a aldosterona possam estar associados à diminuição da lubrificação vaginal ou irregularidades menstruais.

Se um paciente em tratamento medicamentoso para IC queixar-se de disfunção sexual, esforços devem ser feitos para avaliar se existe uma relação ao tratamento da doença vascular ou cardíaca subjacente, ao efeito nocebo ou ansiedade/depressão. Não há dados confiáveis para recomendar uma classe específica de medicamento cardiovascular a fim de melhorar a função ou atividade sexual em pacientes com DCV. Uma identificação precoce dos problemas e uma discussão adequada podem levar a um ciclo virtuoso, permitindo modificações no estilo de vida e melhor controle.

O Quadro 2 mostra as possíveis intervenções e o racional para tais condutas.

QUADRO 2 Opções atuais de tratamento para disfunção erétil em pacientes com insuficiência cardíaca

Recomendações	Racional
Melhorar a IC: aplicação das diretrizes das sociedades de cardiologia (SBC, ESC, ACC/AHA, SCC) para IC, a fim de melhorar a FEVE, capacidade cardíaca e o condicionamento físico.	Melhoria nos sintomas, na capacidade cardíaca e no condicionamento pode ajudar a melhorar a atividade física, suportando o esforço sexual em CF I e II (NYHA).
Avalie os eventos adversos com substituição dos medicamentos e evite o uso de digoxina, diuréticos tiazídicos* e espironolactona, se clinicamente viável.	Incidência reduzida de impotência relacionada ao medicamento e/ou diminuição da libido.
Inibidores de PDE5†	Dados científicos controlados demonstraram segurança e eficácia do iPDE5, sildenafil, no tratamento de DE em pacientes com IC, CF I e II (NYHA).
Terapia de reposição hormonal	Benefícios vistos apenas em pacientes com hipogonadismo. A TRH não mostrou evidência significativa.
Outras terapias (i) prostaglandinas intrauretrais (ii) injeção de prostaglandina peniana (iii) dispositivos auxiliares de vácuo	Pacientes não candidatos ou que falham no tratamento com iPDE5, sem contraindicação específica desses medicamentos, podem ter seu uso, sob rigoroso controle, em portadores de IC, como na população em geral, com adesão ativa e eficaz em 40-70%. Cuidados devem ser redobrados no uso concomitante de antiplaquetários e anticoagulantes.
Revascularização (i) angioplastia (ii) revascularização cirúrgica	A angioplastia está indicada em portadores de lesões obstrutivas focais em pacientes selecionados, mas com um papel definitivo não estabelecido. A revascularização cirúrgica demonstrou ser benéfica em pacientes jovens sem histórico de diabetes, fatores de risco cardiovascular mínimos e nenhuma disfunção veno-oclusiva.
Prótese peniana	Preferível em pacientes com doença vascular difusa ou função cavernosa prejudicada ou para aqueles que consideram outras opções de tratamento insatisfatórias.
Psicoterapia e antidepressivos	Apoio emocional com seções de psicoterapia e uso de antidepressivos, lembrando que estes podem ser causa de DE.

* Avaliar troca por diurético de alça. Não se questiona o uso de betabloqueadores no esquema terapêutico da insuficiência cardíaca pela sua importância na redução da morbidade e mortalidade.
† Nitratos orgânicos têm contraindicação absoluta de uso concomitante aos iPDE5, em decorrência de reduções imprevisíveis e precipitadas na pressão arterial sistêmica.
CF: classe funcional; DE: disfunção erétil; FEVE: fração de ejeção do ventrículo esquerdo; iPDE5: inibidores da fosfodiesterase 5; IC: insuficiência cardíaca; NYHA: New York Heart Association.
Fonte: adaptado de Rastogi et al., 2005.

Fundamentação: terapia farmacológica

Inibidores da fosfodiesterase 5

Alguns pacientes optam por tratar a disfunção erétil com medicamentos de ação nos órgãos genitais. Os medicamentos aprovados incluem três inibidores da fosfodiesterase tipo 5 (PDE5): sildenafila, tadalafila e vardenafila. O medicamento avanafila ainda não está disponível no Brasil (Quadro 3). A rigidez e a duração da ereção aumentam com o acúmulo de monofosfato de guanosina cíclico na área cavernosa peniana. Homens com vasculatura peniana comprometida não se beneficiarão com medicamentos inibidores da PDE5.

Na prescrição dos inibidores da PDE5, deve-se lembrar da diferença no início de ação e eficácia para ajudar a determinar a melhor escolha individual. A sildenafila e a vardenafila têm início de ação em 30 a 60 minutos, e eficácia em 12 e 10 horas, respectivamente. A alimentação rica em gordura diminui a eficácia de ambas. A tadalafila tem início de ação em 60 a 120 minutos, e mantém o efeito por até 36 horas. A tadalafila pode ser tomada diariamente ou conforme a necessidade, embora nenhum benefício de eficácia tenha sido demonstrado para uma estratégia de dosagem em relação à outra. Avanafila, sem uso no Brasil, tem o início de ação mais curto, entre 15 e 30 minutos, bem como a menor janela de eficácia, com tempo de ação de apenas 6 horas.

O tratamento deve ser otimizado para pacientes individualmente, com adequação pela tolerância e com a titulação de doses até determinar o melhor efeito para o mínimo de eventos adversos, lembrando a indicação para portadores de IC, classes funcionais I e II. O Quadro 3 resume as opções dos medicamentos descritos.

Esses agentes causam vasodilatação sistêmica e reduções leves na pressão arterial sistólica (10 mmHg) e diastólica (≤ 8 mmHg).

Os inibidores de PDE5 são seguros e eficazes para o tratamento de DE em pacientes com HA, DAC estável e IC compensada, em que grandes ensaios e metanálises sugerem que eles não estão associados a um aumento de eventos cardíacos. Nenhum estudo mostrou maior eficácia

QUADRO 3 Medicações para uso na disfunção erétil

	Início de ação (minutos)	Pico de ação (horas)	Dose (mg)
Sildenafila	30-60	12	20, 25, 50 ou 100, uma vez ao dia; quando necessário
Tadalafila	60-120	36	10 ou 20, uma vez ao dia; quando necessário, OU 2,5 ou 5 diário
Vardenafila	30-60	10	10 ou 20, uma vez ao dia; quando necessário
Avanafila (ainda não disponível no Brasil)	15-30	6	50, 100 ou 200, uma vez ao dia; quando necessário

Fonte: adaptado de Irwin, 2019.

ou segurança entre os diversos inibidores da PDE5. O uso concomitante de inibidores PDE5 e alfabloqueadores pode resultar em hipotensão sintomática. A vardenafila (mas não sildenafil ou tadalafil) tem escrito em bula precaução sobre o prolongamento do intervalo QTc e deve ser evitada em pacientes com prolongamento congênito do QT ou história de *torsades de pointes* e em uso de medicamentos que podem prolongar o intervalo QT (antiarrítmicos da classe IA ou III).

Nitratos orgânicos, de ação curta ou longa, têm contraindicação absoluta ao uso concomitante aos inibidores da PDE5 por serem doadores de óxido nítrico e poderem ocasionar reduções imprevisíveis e súbitas na pressão arterial sistêmica.

Pacientes em atendimento com suspeita de síndrome coronariana aguda não devem fazer uso de nitratos em um intervalo de, pelo menos, 24 horas após a última dose de sildenafil ou vardenafil e até 48 horas após a última dose de tadalafil.

O uso de inibidores da PDE5 foi avaliado em mulheres para o tratamento de distúrbios sexuais, em especial a excitação, e não demonstrou diferença significativa frente ao placebo.

Reposição hormonal

Em relação à reposição hormonal masculina, o racional baseia-se no contraponto ao modelo clássico de IC crônica, que foi construído na hiperativação neuro-hormonal.

Evidências crescentes de que os hormônios anabólicos mostram-se em baixos níveis na IC apoiam indícios de uma síndrome de disfunção hormonal múltipla. Entre aqueles com níveis diminuídos estão: o hormônio do crescimento (GH) e seu efetor tecidual semelhante à insulina na IC, fator de crescimento-1 (IGF-1), hormônios androgênicos, hormônios tireoidianos e do eixo da insulina. As ligações fisiopatológicas entre os eixos hormonais anabólicos e as várias características da IC estão longe de ser totalmente elucidadas.

A terapia de reposição com testosterona (TRT) tem várias recomendações na prática clínica para a avaliação e o tratamento da deficiência androgênica, mas com falta de evidências robustas que orientem a terapia de reposição. Os sinais e sintomas inespecíficos da deficiência de testosterona que se sobrepõem aos das comorbidades e aos intervalos de referência não definidos para os níveis de testosterona em homens mais velhos, assim como a sua inespecificidade em mostrar o que é "deficiência de testosterona", não são amplamente aceitos.

Entretanto, frequentemente é considerada quando o nível de testosterona total matinal está abaixo de 300 ng/dL (intervalo "cinza" de 200 a 400 ng/dL) em duas ou mais ocasiões e na presença de sinais e sintomas consistentes. As concentrações de testosterona total são medidas usando radioimunoensaio, ensaios imunométricos ou cromatografia líquida-espectrometria de massa em tandem (HPLC-MS). Existe considerável variabilidade interensaio e interlaboratorial nas medições de testosterona total.

O baixo nível de testosterona é estimado em cerca de 25% em pacientes com IC crônica, associado à diminuição da tolerância ao exercício e à redução da massa muscular esquelética e fadiga.

Os mecanismos subjacentes aos efeitos benéficos mediados pela terapia com testosterona na IC crônica incluem mudanças na composição corporal como aumento na força muscular esquelética, efeitos anti-inflamatórios, sensibilização periférica à insulina e melhora do perfil de risco isquêmico.

Em estudo duplo-cego controlado por placebo, com testosterona intramuscular (100 mg a cada 2 semanas, por 12 semanas) em 20 pacientes do sexo masculino com IC crônica, independentemente dos valores basais de testosterona, foi encontrado aumento significativo na distância percorrida de 6 minutos associada a pontuações mais baixas no Questionário de Minnesota de Qualidade de Vida para Insuficiência Cardíaca. Os efeitos benéficos da terapia com testosterona contra placebo foram confirmados por estudo de 12 semanas envolvendo 70 pacientes idosos. Desempenho muscular, capacidade funcional, bem como resistência à insulina e sensibilidade barorreflexa foram significativamente melhorados. Um ano depois, o mesmo grupo publicou um estudo de prova de conceito envolvendo 36 pacientes do sexo feminino, randomizado para adesivo transdérmico de testosterona (adesivo de 300 mg, aplicado duas vezes por semana) ou placebo. Por um período de 6 meses, os pacientes do tratamento ativo apresentaram aumento na distância percorrida de 6 minutos e no consumo máximo de oxigênio, com uma redução da resistência à insulina. Estudo publicado com uma população iraniana de 50 pacientes do sexo masculino e IC crônica, acompanhados por 12 semanas em um ensaio controlado por placebo (1 mL de enantato de testosterona – longa ação – intramuscular, 250 mg/mL a cada 4 semanas), obteve resultados semelhantes, incluindo melhores índices de distância percorrida em 6 minutos e QV.

No geral, esses estudos não relataram mudança significativa na dimensão e função das câmaras cardíacas após a TRT, apoiando a hipótese de mecanismos periféricos na ação da testosterona na IC crônica, principalmente em razão da melhora da função do músculo esquelético. A este respeito, o efeito na suplementação da testosterona também foi testado em um programa de reabilitação em portadores de IC crônica e baixo nível de testosterona (definido como < 432 ng/dL). A administração de testosterona intramuscular (6 x 100 mg em 12 semanas) durante o programa de reabilitação (24 sessões de exercícios variados) associou-se ao consumo de oxigênio de pico melhorado, força muscular das pernas e vários índices de QV em comparação com o grupo controle, submetido apenas à reabilitação.

Em metanálise de quatro estudos, em um total de 198 pacientes (166 [84%] homens; idade média, 66,5 anos; com etiologia isquêmica para IC, 71%), a fração de ejeção ventricular esquerda (FEVE) média foi de 28%. Mostraram que a segurança na administração de testosterona quanto ao câncer de próstata não apresentou diferença significativa no aumento do antígeno prostático (0,10 ng/mL; 95% IC, 0,04-0,16 ng/mL). Dois estudos mostraram um aumento maior do nível de hematócrito no grupo de testosterona do que no placebo. Nos estudos aplicando testosterona tópica, a suspensão da terapia por causa de reações cutâneas ocorreu em 19,3% (11/57) no grupo de testosterona e 17,6% (9/51) no grupo placebo (*odds ratio*, 1,12; IC de 95%, 0,38-3,2; P = 0,8). No total, 46,3% dos pacientes desenvolveram reações cutâneas.

A TRT deve ter controle adequado na avaliação individual quanto às reações dérmicas e de hematócrito com exames sequenciais adequados.

A terapia de reposição hormonal (TRH) feminina tem sido controversa nas últimas décadas, pois estudos a associaram aos benefícios com redução de osteoporose e melhora na hidratação geral, inclusive vaginal. Porém, mostrou aumento no risco de câncer e acidente vascular cerebral (AVC). O medo sobre o potencial desenvolvimento de câncer e risco cardiovascular alimentou uma redução dramática no número de mulheres em TRH nos últimos anos.

Em publicação que analisou a mortalidade cumulativa total e cardiovascular durante a intervenção e o acompanhamento pós-intervenção estendido, nos dois ensaios de TRH do *Women's Health Initiative Trials* (WHI), em acompanhamento de 18 anos, a taxa de mortalidade por todas as causas para a coorte geral nos ensaios combinados não foi significativamente diferente para os grupos de TRH vs. grupo placebo (27,1% vs. 27,6 %; HR 0,99 [95% IC, 0,94-1,03]). A mortalidade por DCV foi de 8,9% no grupo de TRH vs. 9,0% no grupo placebo (HR, 1,00 [IC 95%, 0,92-1,08]; p = 0,98), sem diferenças entre os estudos. Nenhum dos tratamentos foi significativamente associado à mortalidade por DCV durante a fase de intervenção. Em comparação com o placebo, as mulheres no grupo de estrogênios equinos conjugados (CEE) mais acetato de medroxiprogesterona (MPA) tiveram um HR de 1,08 (IC de 95%, 0,78-1,48; p = 0,65), e as mulheres no grupo de CEE, apenas, tiveram um HR de 1,01 (IC de 95%, 0,78-1,31; p = 0,95). Da mesma forma, os HRs para mortes decorrentes de DAC, AVC e outras causas de DCV conhecidas não aumentaram ou diminuíram significativamente em nenhum dos ensaios durante as fases de intervenção ou pós-intervenção. Assim, não se pode indicar a reposição hormonal oral com o objetivo na melhora na disfunção sexual.

O ressecamento da vagina e a dor durante a relação sexual, dispareunia, são sintomas de ocorrência entre mulheres sexualmente ativas na pós-menopausa, portadoras ou não de IC. O estrogênio administrado por via vaginal é um tratamento eficaz para o alívio dos sintomas de atrofia vaginal e a fim de tratar a dor de inserção no introito vaginal.

Para homens que não podem ou optam por não tomar um medicamento oral, as opções de formulação intrauretral ou intracavernosa podem ser uma opção. Na população com IC, as terapias de injeção peniana apresentam alguns riscos em pacientes que fazem anticoagulação crônica. Embora nenhum dado em grande escala tenha relatado episódios graves de sangramento em pacientes que tomam aspirina e clopidogrel, os pacientes tratados com varfarina não seriam candidatos ideais para essas terapias em razão do aumento do risco de sangramento.

Controle de distúrbios psicológicos e aconselhamento

O sofrimento psicológico e a diminuição da função ou atividade sexual estão associados e são comuns em pacientes com DCV. Naqueles com DAC, IC, infarto do miocárdio (IM) recente, CABG, desfibrilador cardioimplantável (CDI) ou transplante cardíaco, a frequência de atividade sexual e satisfação muitas vezes diminui em razão da ansiedade por parte do paciente ou parceira(o) com o pensamento de que a atividade sexual piorará a condição cardíaca subjacente ou causará a morte. Mudanças na atividade sexual após um evento cardíaco podem prejudicar a qualidade de vida do paciente, afetar negativamente a saúde psicológica e prejudicar as relações conjugais ou outras relações íntimas importantes, que, por sua vez, podem levar à depressão e ansiedade.

O quadro depressivo resultante pode ser uma importante causa contribuinte de disfunção erétil em homens e de problemas sexuais femininos, incluindo diminuição da libido, dificuldade de excitação e orgasmo e dispareunia. A abordagem, psicoterapêutica e medicamentosa, dos aspectos psicológicos ajuda os sintomas de depressão e pode melhorar a função sexual. Entretanto, muitos dos antidepressivos, como os inibidores seletivos da recaptação da serotonina, podem diminuir a libido ou piorar a função erétil. Por outro lado, alguns antidepressivos tricíclicos podem causar ejaculação retardada. Um pequeno estudo demonstrou que pacientes com IC e DE tratados com sildenafil tiveram melhora nos escores de depressão. Esse achado enfatiza a importância da tríade "insuficiência cardíaca – disfunção erétil – depressão".

Intermediar uma conversa aberta e franca sobre atividade sexual entre o portador de IC e a(o) parceira(o) é adequado e independe da faixa etária. A introdução pelo médico assistente que detenha o conhecimento científico aplicado ao cotidiano do casal pode facilitar a abordagem do que é a atividade sexual e suas limitações individuais pela doença. A aplicação de questionários pode ser usada para facilitar uma discussão de questões sexuais. Ensaios randomizados demonstraram que o aconselhamento sexual em pacientes com DCV resulta em maior conhecimento, maior probabilidade de retorno à atividade sexual, melhora do desejo e satisfação e aumento da confiança e redução do medo de retomar a atividade sexual. Uma avaliação especializada por um psiquiatra quanto ao quadro psicológico pode ser necessária.

CONSIDERAÇÕES FINAIS

Como a sexualidade inclui aspectos orgânicos, psicológicos, ambientais e culturais, e não apenas o ato específico da relação sexual, o impacto no relacionamento com a(o) parceira(o) pode estar mais implícito na sua natureza. Além disso, a(o) parceira(o) pode adotar o papel de cuidador(a) em vez de amante, ou os pacientes e parceiras(os) sentirem medo e apreensão na atividade sexual. As diferenças pessoais e culturais devem ser levadas em consideração ao discutir o sexo com os pacientes e suas(seus) parceiras(os). As pessoas podem considerar o sexo como algo privado e sua abordagem ser considerada um tabu ou desnecessária. Isto deve ser rompido e posto de forma franca e ética, descortinando os atos paulatinamente, durante cada consulta.

PERSPECTIVAS

O uso de medicamentos mais recentemente prescritos para o tratamento da IC, como os inibidores dos receptores da neprilisina e aldosterona (IRNA) e os inibidores do cotransportador de sódio-glicose tipo 2 (iSGLT2), demonstra ter um efeito benéfico na função endotelial e, indiretamente, sobre o peso. Com isto, poderia ser inferido que seus efeitos metabólicos promissores poderiam melhorar a função gonadal e sexual em indivíduos com IC e com queixa de problemas de disfunção sexual. Estudos com esse objetivo deverão ser elaborados.

A via da Rho A/Rho quinase está emergindo como um novo ator na regulação da ereção peniana, e investigações futuras podem definir ainda mais seu papel na DE e IC.

A terapia genética também pode desempenhar um papel futuro; estudos estão sendo conduzidos em animais com transferência gênica de NO sintase endotelial para o pênis de ratos idosos.

LEITURA SUGERIDA

1. Comitê Coordenador da Diretriz de Insuficiência Cardíaca. Diretriz Brasileira de Insuficiência Cardíaca Crônica e Aguda. Arq Bras Cardiol. 2018;111(3):436-539.
2. Giagulli VA, Moghetti P, Kaufman JM, Guastamacchia E, Iacoviello M, Triggiani V. Managing erectile dysfunction in heart failure. Drug Targets. 2013;13:125-34.
3. Hoekstra T, Lesman-Leegte I, Luttik ML, Sanderman R, Veldhuisen van DJ, Jaarsma T. Sexual problems in elderly male and female patients with heart failure. Heart. 2012;98:1647-52.
4. Irwin GM. Erectile dysfunction. Prim Care. 2019;46(2):249-255.
5. Jaarsma T, Steinke EE, Gianotten WL. Sexual problems in cardiac patients: how to assess, when to refer. J Cardiovasc Nurs. 2010;25(2):159-64.
6. Jaarsma T. Sexual function of patients with heart failure: facts and numbers. ESC Heart Fail. 2017;4(1):3-7.
7. Levine GN, Steinke EE, Bakaeen FG, Bozkurt B, Cheitlin MD, Conti JB, et al. American Heart Association Council on Clinical Cardiology; Council on Cardiovascular Nursing; Council on Cardiovascular Surgery and Anesthesia; Council on Quality of Care and Outcomes Research. Sexual activity and cardiovascular disease: a scientific statement from the American Heart Association. Circulation. 2012;125(8):1058-72.
8. McCabe MP, Sharlip ID, Atalla E, Balon R, Fisher AD, Laumann E, et al. Definitions of sexual dysfunctions in women and men: A consensus statement from the Fourth International Consultation on Sexual Medicine 2015. J Sex Med. 2016;13(2):135-43.
9. Schwarz ER, Kapur V, Bionat S, Rastogi S, Gupta R, Rosanio S. The prevalence and clinical relevance of sexual dysfunction in women and men with chronic heart failure. Int J Impot Res. 2008;20:85-91.
10. Schwarz ER, Rastogi S, Kapur V, Sulemanjee N, Rodriguez JJ. Erectile dysfunction in heart failure patients. J Am Coll Cardiol. 2006;48:1111-9.

NOTA DOS EDITORES

Este capítulo possui bibliografia adicional, recomendada pelos autores, na plataforma digital complementar do livro. Para acesso a esse material, utilize o QR code abaixo, digite a senha: **COMPLEMENTO2022** e faça seu cadastro.

9

Câncer

Mônica Samuel Avila
Daniella Motta da Costa Dan

DESTAQUES

- A melhora na sobrevida dos pacientes com câncer pode ser atribuída à detecção precoce, controle dos fatores de risco e novos tratamentos quimioterápicos.
- Os benefícios da quimioterapia podem ser parcialmente ofuscados por efeitos cardiovasculares adversos relacionados a esses medicamentos, especialmente insuficiência cardíaca.
- A apresentação mais típica é a cardiomiopatia dilatada, podendo ser acompanhada de sintomas, que se manifesta no decorrer da quimioterapia ou posteriormente, e pode ser refratária ao quadro clínico do tratamento.
- A prevenção da cardiotoxicidade relacionada à quimioterapia envolve abordagens que minimizam a exposição do medicamento e seus potenciais efeitos cardiotóxicos ou o início de medicamentos cardioprotetores para diminuir a lesão cardiovascular.
- Uma vez que o dano cardíaco esteja estabelecido, o tratamento deve ser iniciado o mais breve possível.
- A necessidade crescente de gerenciar pacientes com efeitos cardiovasculares adversos relacionados ao tratamento oncológico levou à criação e ao crescimento da cardio-oncologia, uma ciência multidisciplinar que visa monitorar, tratar e prevenir a cardiotoxicidade.

INTRODUÇÃO

As doenças neoplásicas e cardiovasculares apresentam altos índices de morbidade e mortalidade, com potencial de crescimento significativo nos próximos anos. Estima-se que até 2030 cerca de 23,6 milhões de novos casos de câncer serão registrados em todo o mundo. O diagnóstico precoce e tratamentos emergentes resultaram em um incremento da sobrevida de pacientes portadores de câncer e consequente maior exposição a fatores de risco para doenças cardiovasculares (DCV). Eventos cardiovasculares incluindo hipertensão arterial e pulmonar, arritmias, disfunção miocárdica e doença arterial coronariana podem ser secundários de efeitos colaterais do tratamento oncológico com impacto na sobrevida e qualidade de vida desses pacientes.

A cardiotoxicidade é uma das complicações mais graves do tratamento do câncer. A apresentação mais típica é a insuficiência cardíaca (IC), podendo ou não ser sintomática, que pode se manifestar no decorrer da quimioterapia ou posteriormente, e ser refratária ao quadro clínico do tratamento.

Muitos fatores estão envolvidos no surgimento da IC induzida por quimioterápicos, incluindo a duração do tratamento, o intervalo de tempo entre as terapias e o tipo de medicações utilizadas. A necessidade crescente de gerenciar pacientes com efeitos cardiovasculares adversos relacionados a medicamentos levou à criação e ao crescimento da cardio-oncologia, uma ciência multidisciplinar que visa monitorar, tratar e prevenir a cardiotoxicidade relacionada ao tratamento. Este artigo aborda o manejo da cardiomiopatia secundária aos quimioterápicos apresentando estratégias de avaliação, diagnóstico, tratamento e prevenção dessa condição prevalente e relevante no cenário da IC.

DEFINIÇÃO DE CARDIOTOXIDADE

A cardiotoxidade é definida conforme a Diretriz Brasileira de Cardio-oncologia "pela confirmação de alteração cardiovascular nova durante ou após o tratamento, seja de natureza clínica e/ou alteração em biomarcadores e/ou em exame de imagem cardiovascular, tendo sido excluídas outras etiologias". O critério de disfunção ventricular mais aceito atualmente é uma redução igual ou superior a 10% na fração de ejeção de ventrículo esquerdo (FEVE) para um valor abaixo do limite inferior da normalidade (FEVE < 50%). Uma outra forma de definição da cardiotoxicidade é a alteração do *strain* longitudinal global (GLS) ≥ 15% em relação ao basal.

A cardiotoxidade pode ser classificada em aguda ou subaguda quando presente desde o início do tratamento até 14 dias após a quimioterapia. É denominada crônica quando surge no período de 1 ano após o término do tratamento, ou tardia quando se apresenta depois do primeiro ano após conclusão terapêutica.

QUIMIOTERÁPICOS RELACIONADOS COM CARDIOTOXICIDADE

A Tabela 1 demonstra os principais quimioterápicos relacionados à cardiotoxicidade e sua incidência de disfunção ventricular.

A principal classe de agentes quimioterápicos relacionados à cardiotoxicidade são as antraciclinas (ANT), amplamente utilizadas para tratar tumores sólidos, como câncer de mama, osteossarcoma e doenças hematológicas. As antraciclinas são representadas pelas medicações: doxorrubicina, daunorrubicina, epirrubicina, mitoxantrona e idarrubicina são responsáveis pela cardiotoxicidade precoce e tardia e estão relacionados à dose cumulativa (principalmente em doses superiores a 400 mg/m² de superfície corpórea), podendo ocorrer em até 50% dos pacientes a depender de fatores de risco do paciente e propriedades farmacológicas, conforme demonstrado na Figura 1.

O receptor 2 do fator de crescimento epidérmico humano (HER-2) é superexpresso em aproximadamente 20 a 25% das pacientes com câncer de mama e está associado a um prognóstico ruim. Anticorpos monoclonais (trastuzumabe, pertuzumabe) podem inibir o HER-2 e conduzir a uma melhoria substancial na terapia do câncer. Diversos estudos demonstraram o benefício do trastuzumabe (TRZ) no tratamento do câncer de mama, entretanto, o evento adverso mais importante dessa medicação é a cardiotoxicidade, com uma incidência de disfunção cardíaca que pode alcançar 27%, principalmente quando administrado com ANT. A cardiotoxicidade pelo TRZ parece ser reversível após a suspensão da medicação e não está relacionada à dose cumulativa. Fei et al. (2016) encontraram 68% de reversibilidade (total ou parcial) em pacientes com câncer de mama que desenvolveram cardiotoxicidade após ANT e TRZ em um estudo retrospectivo.

TABELA 1 Incidência de disfunção ventricular relacionada a quimioterápicos

Agente quimioterápico		Incidência (%)
Antraciclinas (dose dependente)	Doxorrubicina Idarrubicina Epirrubicina	3 a 48% (400 mg/m² a 700 mg/m²) 5 a 18 0,9 a 11,4
Agentes alquilantes	Ciclofosfamida Ifosfamida	7 a 28 0,5 a 17
Antimetabólitos	Clofarabina	27
Antimicrotúbulos	Docetaxel Paclitaxel	2,3 a 13 < 1
Anticorpos monoclonais	Trastuzumabe Cevacizumabe Pertuzumabe	1,7 a 20,1 1,6 a 4 0,7 a 1,2
Inibidores do proteassoma	Carfilzomib Bortezomibe	11 a 25 2 a 5
Inibidores da tirosina-quinase	Sunitinibe Pazopanibe Sorafenibe	2,7 a 19

Fonte: adaptada de Zamorano et al., 2016.

FATORES DE RISCO

Os principais fatores de risco para o desenvolvimento de cardiotoxicidade secundária à ANT e terapia anti-HER2 estão descritos na Tabela 2.

FISIOPATOLOGIA

A cardiomiopatia induzida por ANT era anteriormente explicada como resultante do estresse oxidativo, com for-

TABELA 2 Principais fatores de risco relacionados à cardiotoxicidade
Sexo feminino
Extremos de idade: menores de 18 anos e acima de 65 anos
Antecedentes como hipertensão arterial, doença cardiovascular preexistente, diabetes melito, obesidade e fatores genéticos
Insuficiência renal
Dose cumulativa de antraciclinas elevada
Associação com outros tratamentos quimioterápicos, principalmente o trastuzumabe
Tipo de antraciclina administrada (lisossomal menos cardiotóxica)
Alterações genéticas, como trissomia do 21 e hemocromatose
Radioterapia no mediastino concomitante ou prévia
Uso prévio ou concomitante de antracinas (para terapia anti-HER2)

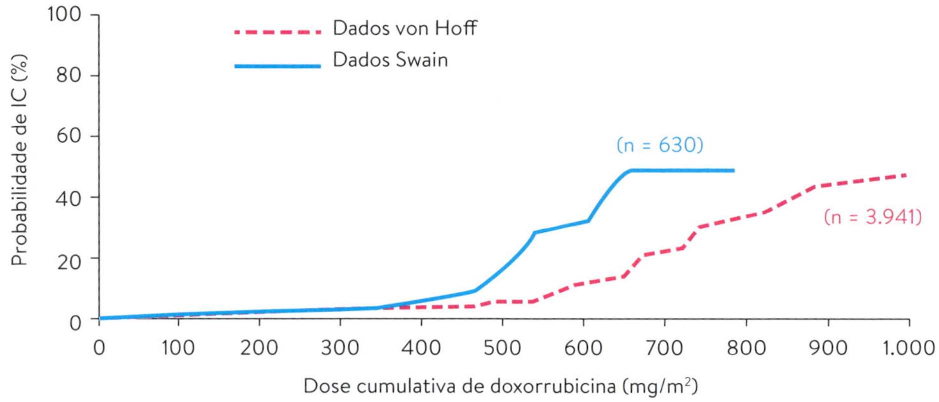

	Estimativa de doxorrubicina que induz IC		
	400 mg/m²	550 mg/m²	700 mg/m²
Von Hoff	3%	7%	18%
Swain	5%	26%	48%

FIGURA 1 Relação da probabilidade de insuficiência cardíaca de acordo com a dose cumulativa de doxorrubicina.
Fonte: adaptada de Wouters et al., 2005.

mação de espécies reativas de oxigênio (ROS) e peroxidação lipídica da membrana celular dos cardiomiócitos.

Atualmente, a topoisomerase (Top2β) foi descrita como o importante mediador da cardiotoxicidade induzida pela antraciclina. O Top2β é uma enzima reguladora do DNA e sua inibição durante o tratamento quimioterápico pode levar à lise das fitas duplas do DNA, disfunção mitocondrial e liberação de espécies reativas de oxigênio, culminando na morte do cardiomiócito. Outros genes podem estar envolvidos nesse mecanismo. O acúmulo de ferro pode amplificar a resposta de ROS a exposição à ANT.

A cardiotoxidade relacionada a drogas anti-HER2, como trastuzumabe, ainda não é bem esclarecida. A disfunção cardíaca, quando presente, pode ser explicada pela alteração na sinalização entre o receptor HER2 e os fatores de crescimento, que compromete o crescimento normal do miócito, sua sobrevida e homeostase. Os mecanismos de cardiotoxicidade induzida pela terapia anti-HER2 incluem alterações estruturais e funcionais nas proteínas contráteis e nas mitocôndrias, mas raramente levam à morte celular, explicando a potencial reversibilidade.

AVALIAÇÃO DO RISCO CARDIOVASCULAR

Todos os pacientes que são submetidos a um tratamento oncológico devem ser avaliados para o risco cardiovascular a fim de definir uma proposta de acompanhamento de acordo com o risco de cardiotoxicidade. Foi proposta recentemente uma abordagem personalizada para avaliação do risco levando em consideração o risco basal de cardiotoxicidade dos pacientes (Tabela 3). A incidência de eventos cardíacos nos próximos 10 dias após quimioterapia com ANT varia de 2 a 5% nos grupos de médio risco e > 5% nos grupos de alto risco.

AVALIAÇÃO E ACOMPANHAMENTO DA CARDIOTOXICIDADE

É essencial avaliar a função cardíaca antes de iniciar a terapia potencialmente cardiotóxica em cada paciente com câncer como uma linha de base para monitoramento e estratificação de risco. Diversos parâmetros podem ser utilizados para avaliar a função ventricular, sendo de extrema relevância a manutenção do mesmo método desde o início, durante e após o tratamento quimioterápico.

A FEVE é um preditor de eventos cardíacos durante o tratamento quimioterápico, porém pouco sensível, uma vez que mediante à queda da FEVE o dano miocárdico já encontra-se instalado. Novas técnicas têm sido estudadas na avaliação do dano subclínico, entre elas está a avaliação do *strain*, um parâmetro de deformidade miocárdica, no ecocardiograma e dos biomarcadores, como troponina I e peptídeo natriurético atrial. A troponina é um biomarcador amplamente estudado, com eficácia bem estabelecida na previsão de queda da FEVE em pacientes submetidos à alta dose de quimioterapia. O aumento da troponina foi relacionado a uma resposta desfavorável na recuperação da FEVE em pacientes submetidos à terapia com trastuzumabe.

A ressonância magnética cardíaca (RMC) é o método padrão ouro para avaliação da função miocárdica, recomendada em situações em que há limitação ecocardiográfica, doenças infiltrativas, avaliação do pericárdio e miocárdio e na detecção de massas e tumores. Cabe ressaltar também

TABELA 3 Avaliação do risco cardiovascular

Fatores relacionados à terapia		Fatores relacionados ao paciente
Baixo risco de cardiotoxicidade	Doses baixas de antraciclina (doxorrubicina < 200 mg/m^2 e epirrubicina < 300 mg/m^2), formulações lipossomais Trastuzumabe sem antraciclina	Idade > 18 e < 50
Moderado risco de cardiotoxicidade	Doses moderadas de antraciclina (doxorrubicina 200 a 400 mg/m^2 e epirrubicina 300 a 600 mg/m^2) Trastuzumabe seguido de antraciclina Inibidores dos receptores de fator de crescimento endotelial vascular Inibidores da Tirosina Quinase BCR-ABL de segunda e terceira gerações Inibidores do proteassoma Combinação dos inibidores checkpoints do sistema imune	Idade entre 50 e 64 anos 1 a 2 fatores de risco: hipertensão arterial, dislipidemia, obesidade, resistência à insulina, tabagismo
Alto risco de cardiotoxicidade	Uso simultâneo de antraciclina e trastuzumabe Doses moderadas de antraciclina (doxorrubicina > 400 mg/m^2 e epirrubicina > 600 mg/m^2) Dose moderada de antraciclina + radioterapia esquerda Elevação de troponina após antraciclina antes do uso de terapia-alvo HER2 Altas doses de radiação mediastinal incluindo área do coração > 30 Gy Inibidores dos receptores de fator de crescimento endotelial vascular após uso prévio de antraciclina	Idade > 65 anos > 2 fatores de risco: hipertensão arterial, dislipidemia, obesidade, resistência à insulina, tabagismo Diabetes Doença cardiovascular de base: doença arterial coronariana, doença arterial periférica, cardiomiopatia, doença valvular severa, insuficiência cardíaca Fração de ejeção do ventrículo esquerdo entre 50 e 54% antes do tratamento Tratamento prévio de câncer

BCR-ABL: breakpoint cluster region (região de ponto de quebra). Fonte: adaptada de Celutkiene et al., 2020.

TABELA 4 Métodos de diagnóstico cardiovascular, suas principais vantagens, aplicações e limitações

Método	Aplicações	Vantagens	Limitações
Troponina T Troponina I Ultrassensível	Níveis elevados estão associados a desenvolvimento de cardiotoxicidade	Disponibilidade Alta sensibilidade Baixo custo	Indefinição sobre o momento ideal para monitorização
BNP NT-proBNP	Níveis elevados podem sugerir quadros de IC	Disponibilidade Alta sensibilidade	Outros fatores podem elevar NT-ProBNP
Ecocardiograma (2D, 3D, *strain*)	Indicado para todos os pacientes que serão submetidos ao tratamento com potencial cardiotóxico A incorporação de 2D-STE é capaz de predizer queda de FEVE FEVE deve ser avaliada por Simpson 3D: método eficaz para avaliação sequencial da FEVE no paciente com câncer durante terapia cardiotóxica	Elevada disponibilidade Baixo custo Avaliação hemodinâmica e de outras estruturas cardíacas	▪ Variabilidade entre observadores ▪ Qualidade de imagem ▪ *Strain*: variabilidade entre observadores e necessidade técnica
Ventriculografia radioisotópica	Indicada para confirmação de FEVE em pacientes com janela ecocardiográfica limitada	Reprodutibilidade Acurácia	Exposição cumulativa de radiação Limitada informação estrutural e funcional em outras estruturas cardíacas
Ressonância Nuclear Magnética	Método padrão ouro para avaliar FEVE Utilizada para avaliar queda da FEVE principalmente como confirmatória dos outros métodos	Acurácia e reprodutibilidade Detecção de fibrose miocárdica utilizando o MAPA T1 e avaliação da fração de volume extracelular A presença de fibrose tem implicações prognósticas	Disponibilidade limitada Adaptação do paciente Custo elevado

FEVE: fração de ejeção do ventrículo esquerdo; STE: *Specke Tracking Echocardiography*. Fonte: adaptada de Hajjar et al., 2020.

a avaliação da fibrose miocárdica como valor prognóstico. As principais características dos métodos de imagem utilizados na cardiotoxicidade estão descritas na Tabela 4.

O acompanhamento ecocardiográfico da avaliação da cardiotoxicidade deve ser personalizado e pode variar conforme o risco de cada paciente. Naquelas pacientes de alto risco, o acompanhamento deve ser mais rigoroso durante a quimioterapia e o acompanhamento tardio deve ser mantido por mais tempo, conforme demonstrado na Tabela 5.

TABELA 5 Acompanhamento ecocardiográfico durante e após a quimioterapia com antraciclina

Risco cardiovascular	Acompanhamento durante quimioterapia	Acompanhamento após término da QT
Baixo	Antes do início da QT – basal Quando alcança a dose cumulativa de 240 mg/m² de doxorrubicina ou equivalente A cada 100 mg/m² adicionais acima da dose de 240 mg/m² ou a cada dois ciclos	12 meses após o último ciclo 5 anos
Médio	Antes do início da QT – basal Na metade da dose total proposta ou a cada dois ciclos Quando alcança a dose cumulativa de 240 mg/m² de doxorrubicina ou equivalente	12 meses após o último ciclo 5 anos
Alto	Antes do início da QT – basal A cada dois ciclos A cada ciclo após a dose cumulativa de 240 mg/m² de doxorrubicina ou equivalente	6 meses após o último ciclo 12 meses após o último ciclo Anualmente por 2 a 3 anos e após 3 a 5 anos de intervalo por toda a vida

QT: quimioterapia. Fonte: adaptada de Celutkiene et al., 2020.

PREVENÇÃO DA CARDIOTOXICIDADE

A prevenção da cardiotoxicidade deveria começar antes do início do tratamento do câncer, com o cardiologista e o oncologista avaliando o risco cardiovascular do paciente, já descrito anteriormente, e determinando a melhor abordagem de monitorização e terapêutica.

A prevenção não farmacológica se inicia com o tratamento das comorbidades do paciente, como hipertensão arterial, dislipidemia, glicemia, entre outras, e a promoção de hábitos saudáveis, como dieta balanceada, atividade física e cessação de tabagismo. O exercício físico aeróbico moderado pode ser uma estratégia com impacto positivo na prevenção da cardiotoxicidade. Uma revisão de 56 estudos incluiu 4.826 participantes e demonstrou melhora na qualidade de vida e capacidade física durante o treinamento físico em pacientes oncológicos.

Existem duas estratégias de prevenção primária da cardiotoxicidade, a primeira é redução do potencial cardiotóxico da droga quimioterápica e a segunda, o uso de drogas cardioprotetoras para diminuir a injúria miocárdica causada pela quimioterapia. A Tabela 6 ilustra as principais estratégias para reduzir o potencial cardiotóxico das drogas quimioterápicas.

TABELA 6 Estratégias para redução do potencial cardiotóxico das drogas quimioterápicas

Medida cardioprotetora
Limitar a dose cumulativa (mg/m²) ▪ Daunorrubicina < 800 ▪ Doxorrubicina < 360 ▪ Epirrubicina < 720 ▪ Mitoxantrona < 160 ▪ Idarrubicina < 150
Mudança de administração favorecendo infusão contínua
Análogos menos cardiotóxicos das antraciclinas (epirrubicina, idarrubicina e mitoxantrona)
Favorecer formulações lipossomais

Dentre as drogas cardioprotetoras, o dexrazoxane é a única aprovada pelas agências regulatórias para a proteção da cardiopatia induzida por antraciclina. O dexrazoxane é um quelante de ferro que muda a configuração da topoisomerase 2β prevenindo sua ligação com as antraciclinas e, assim, seu efeito cardiotóxico. Estudos demonstram diminuição de eventos cardiovasculares e aparecimento de IC com dexrazoxane tanto em pacientes com antraciclinas quanto trastuzumabe. Sua indicação é autorizada em pacientes com câncer de mama metastático que recebem doses maiores que 300 mg/m² de doxorrubicina.

As drogas cardiovasculares utilizadas no tratamento da IC também foram testadas na prevenção da cardiotoxicidade, como os betabloqueadres, inibidores da enzima conversora de angiotensina (IECA) e antagonistas mineralocoticoides. Os resultados dos estudos são controversos e, por isso, o uso de rotina dessas medicações não está indicado nesse cenário. Um resumo dos principais estudos está descrito na Tabela 7.

O estudo recente SUCCOUR avaliou uma abordagem baseada em mudanças no *strain* global longitudinal para avaliação da cardioproteção em comparação com a abordagem baseada em queda de FEVE. Pacientes expostos às

TABELA 7 Principais ensaios clínicos na prevenção primária da cardiotoxicidade secundária à antraciclinas

Estudo	Número de pacientes	Regime de quimioterapia	Drogas cardioprotetoras	Desfecho primário	Acompanhamento (meses)
Cardinale, 2006	114	Epirrubicina Idarrubicina Daunorrubicina	Enalapril	Incidência de cardiotoxicidade ▪ Controle: 43% ▪ Enalapril: 0%	12
Kalay, 2006	50	Doxorrubicina Epirrubicina	Carvedilol	Mudança FEVE pré/pós ▪ Placebo: 68,9%/52,3% ▪ Carvedilol: 70,5%/69,7%	6
Georgakopoulos, 2010	125	Doxorrubicina	Metoprolol Enalapril	Sem mudança na FEVE	12
Bosch, 2013	201	Idarrubicina Daunorrubicina	Carvedilol Enalapril	Mudança da FEVE (%) ▪ Controle: – 3,28 ▪ Enalapril carvedilol: – 0,17%	6
Kaya, 2013 (8)	45	Doxorrubicina Epirrubicina	Nebivolol	Mudança da FEVE pré/pós ▪ Placebo: 66,6%/57,5% ▪ Nebivolol: 65,6%/63,8%	6
Gulati, 2016	126	Epirrubicina	Metoprolol Candesartana	Mudança da redução da FEVE (%) ▪ Placebo: – 3,6 ▪ Candesartana: 0,8 ▪ Metoprolol: – 1,6%	6
Pituskin, 2017	94	Trastuzumabe	Bisoprolol Perindopril	Sem mudança da redução da FEVE	12
Avila, 2018	200	Doxorrubicina	Carvedilol	Sem mudança da redução da FEVE	6
Guglin, 2019	468	Trastuzumabe	Lisinopril Carvedilol	Taxa de cardiotoxicidade ▪ Placebo 47% x lisinopril 37% x carvedilol 31%	12

ANT com fatores de risco para IC foram randomizados para receber cardioproteção com IECA e betabloqueador após redução da FEVE em 10% para menos de 55% ou 5% com sintomas de IC (grupo controle), ou após redução relativa de GLS em 12% (grupo GLS). Comparando os dois grupos, não houve diferença na FEVE. Entretanto, quando os pacientes que receberam cardioproteção foram comparados, aqueles no braço guiado por GLS tiveram uma redução significativamente menor na FEVE em 1 ano de acompanhamento. Além disso, o grupo guiado por GLS teve uma queda significativa da FEVE para a faixa anormal, sugerindo o uso do GLS como vigilância da cardiotoxicidade.

TRATAMENTO

Pacientes que desenvolvem disfunção ventricular esquerda durante o tratamento quimioterápico devem ser tratados como pacientes com IC de acordo com as diretrizes. Um estudo observacional avaliou a eficácia do carvedilol e do enalapril em pacientes com FEVE < 45% sob altas doses de antraciclinas. A recuperação na FEVE ocorreu em 42% dos pacientes tratados com carvedilol e enalapril. Nesse estudo, o melhor preditor para melhora da FEVE foi o tempo em que os medicamentos cardiovasculares foram iniciados. Nenhum dos pacientes que iniciaram carvedilol e enalapril após 6 meses de lesão cardíaca teve recuperação na FEVE. Em outro estudo, com maior tempo de acompanhamento, o tratamento da IC também foi associado à melhora da disfunção do VE após a quimioterapia.

O manejo da cardiotoxicidade por trastuzumabe tem dois aspectos: suspensão da medicação e tratamento da disfunção cardíaca. Geralmente, a suspensão da droga leva a uma reversão da disfunção cardíaca. Nesse cenário, a introdução de betabloqueadores e IECA se demonstrou eficaz para manutenção da FEVE e impedir eventos cardiovasculares, mesmo com a reintrodução do trastuzumabe, permitindo assim o término do tratamento oncológico, como avaliado pelo estudo SAFE-Heart study.

Com a disfunção ventricular, a suspensão temporária do tratamento oncológico deve ser definida em conjunto com as equipes de cardiologia e oncologia. As Figuras 2 e 3 demonstram as recomendações segundo a diretriz brasileira de cardio-oncologia sobre o manejo da insuficiência cardíaca durante o tratamento quimioterápico com antraciclina ou anti-HER 2.

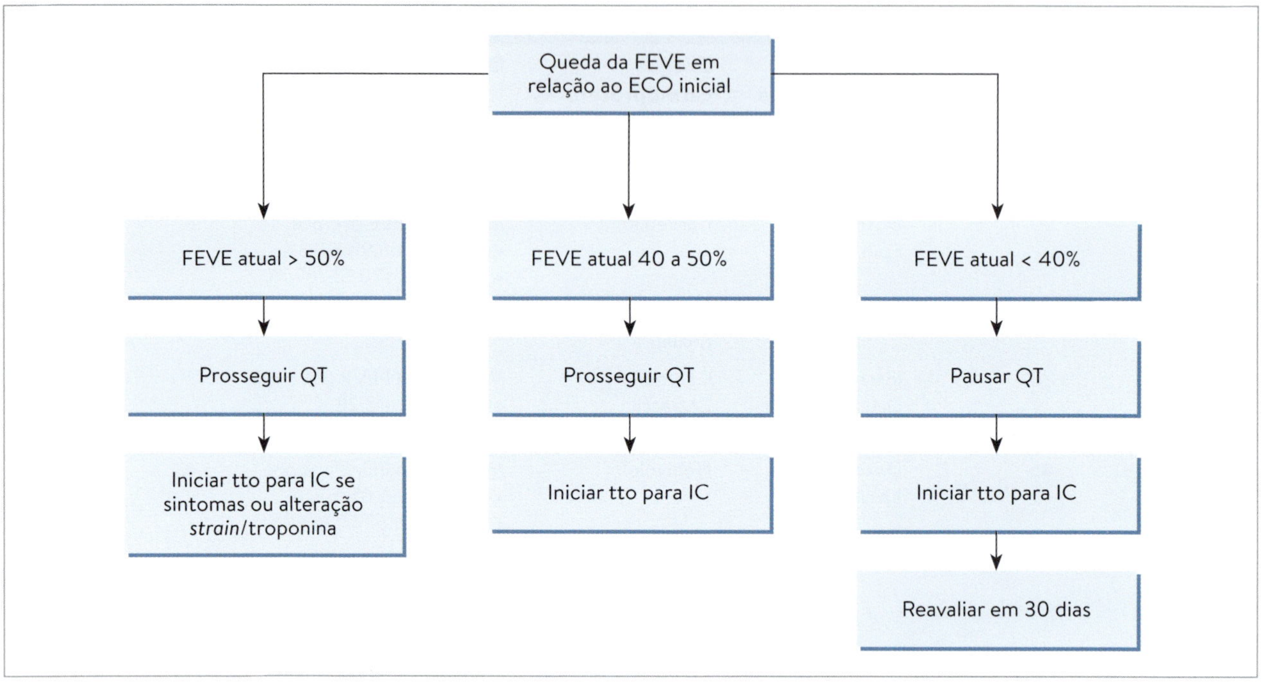

FIGURA 2 Manejo da insuficiência cardíaca e disfunção ventricular durante o tratamento com antraciclina.

QT: quimioterapia; tto: tratamento; IC: insuficiência cardíaca; FEVE: fração de ejeção do ventrículo esquerdo.

Fonte: adaptada de Hajjar et al., 2020.

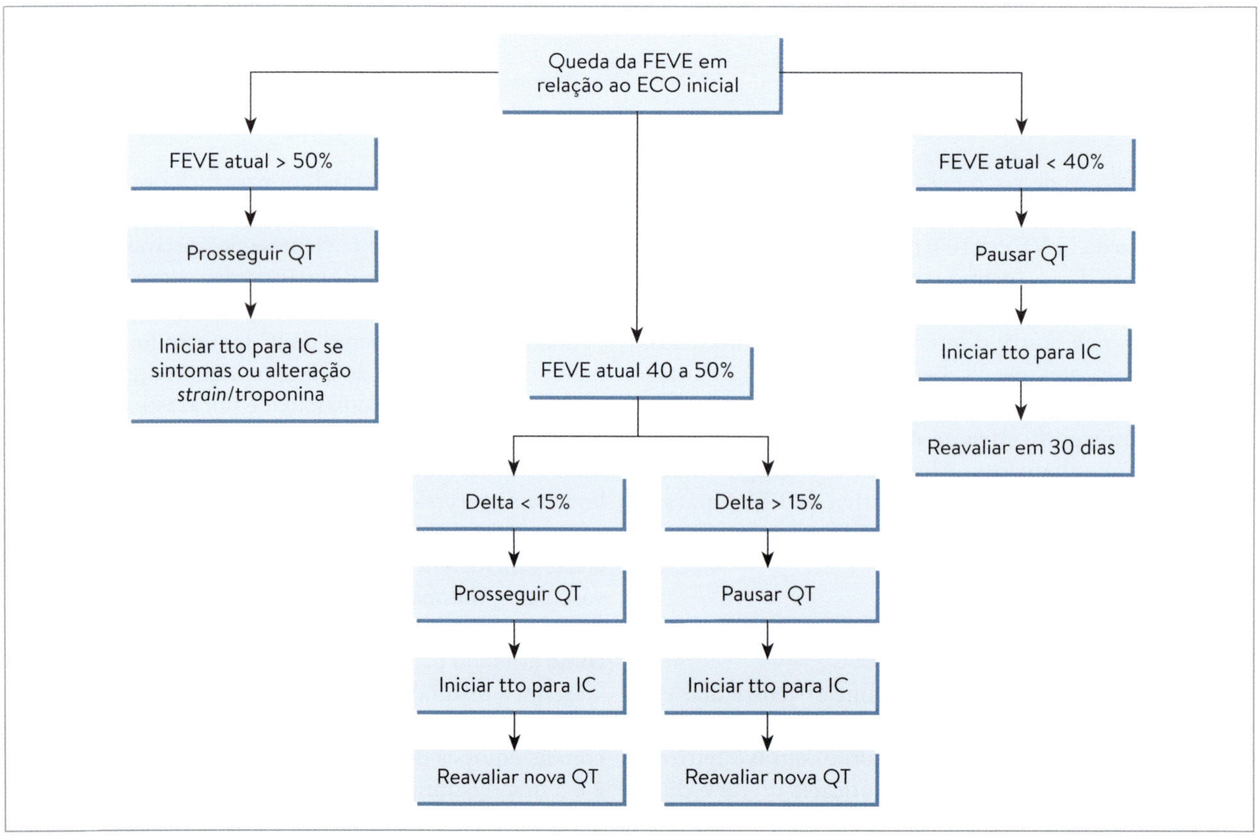

FIGURA 3 Manejo da insuficiência cardíaca e disfunção ventricular durante o tratamento por terapia anti-HER 2.

QT: quimioterapia; tto: tratamento; IC: insuficiência cardíaca; FEVE: fração de ejeção do ventrículo esquerdo; ECO: ecocardiograma.

Fonte: adaptada de Hajjar et al. 2020.

O QUE AS DIRETRIZES RECOMENDAM

- Marcondes-Braga FG, Moura LAZ, Issa VS, Vieira JL, Rohde LE, Simões MV, Fernandes-Silva MM, et al. Atualização de Tópicos Emergentes da Diretriz Brasileira de Insuficiência Cardíaca – 2021. Arq Bras Cardiol. 2021;116(6):1174-212.
- Comitê Coordenador da Diretriz de Insuficiência Cardíaca. Diretriz Brasileira de Insuficiência Cardíaca Crônica e Aguda. Arq Bras Cardiol. 2018;111(3):436-539.
- Hajjar LA, Costa IBSS, Lopes MACQ, Hoff PMG, Diz MDPE, Fonseca SMR, Bittar CS, et al. Diretriz Brasileira de Cardio-oncologia – 2020. Arq Bras Cardiol. 2020;115(5):1006-43.
- Zamorano JL, Lancellotti P, Rodriguez Muñoz D, et al. 2016 ESC Position Paper on cancer treatments and cardiovascular toxicity developed under the auspices of the ESC Committee for Practice Guidelines: The Task Force for cancer treatments and cardiovascular toxicity of the European Society of Cardiology (ESC). Eur Heart J. 2016;37(36):2768-801.

LEITURA SUGERIDA

1. Avila MS, Ayub-Ferreira SM, de Barros Wanderley MR Jr, et al. Carvedilol for prevention of chemotherapy-related cardiotoxicity: The CECCY Trial. J Am Coll Cardiol. 2018;71(20):2281-90.
2. Avila MS, Siqueira SRR, Ferreira SMA, Bocchi EA. Prevention and treatment of chemotherapy-induced cardiotoxicity. Methodist Debakey Cardiovasc J. 2019;15(4):267-273.
3. Celutkiene J, Pudil R, López-Fernández T, Grapsa J, Nihoyannopoulos P, Bergler-Klein J, et.al. Role of cardiovascular imaging in cancer patients receiving cardiotoxic therapies: a position statement on behalf of the Heart Failure Association (HFA), the European Association of Cardiovascular Imaging (EACVI) and the Cardio-Oncology Council of the European Society of Cardiology (ESC). Eur J Heart Fail. 2020;22(9):1504-24. Erratum in: Eur J Heart Fail. 2021;23(2):345.
4. Fei HW, Ali MT, Tan TC, et al. Left Ventricular global longitudinal strain in HER-2 + breast cancer patients treated with anthracyclines and trastuzumab who develop cardiotoxicity is associated with subsequent recovery of left ventricular ejection fraction. Echocardiography. 2016;33(4):519-26.
5. Henriksen PA. Anthracycline cardiotoxicity: an update on mechanisms, monitoring and prevention. Heart. 2018;104(12):971-7.
6. Jain D, Aronow W. Cardiotoxicity of cancer chemotherapy in clinical practice. Hosp Pract.(1995) 2019;47(1):6-15.
7. Liu J, Banchs J, Mousavi N, et al. Contemporary role of echocardiography for clinical decision making in patients during and after cancer therapy. JACC Cardiovasc Imaging. 2018;11(8):1122-31.
8. Lynce F, Barac A, Geng X, Dang C, Yu AF, Smith KL, et al. Prospective evaluation of the cardiac safety of HER2-targeted therapies in patients with HER2-positive breast cancer and compromised heart function: the SAFE-HEaRt study. Breast Cancer Res Treat. 2019;175(3):595-603.
9. Siegel RL, Miller KD, Jemal A. Cancer statistics, 2019. CA Cancer J Clin. 2019;69(1):7-34.
10. Thavendiranathan P, Negishi T, Somerset E, Negishi K, Penicka M, Lemieux J, et.al. SUCCOUR Investigators. Strain-guided management of potentially cardiotoxic cancer therapy. J Am Coll Cardiol. 2021;77(4):392-401.
11. Wouters Ka, Kremer LCM, Miller TL, Herman EH, Lipshultz SE. Protecting against anthracycline-induced myocardial damage: a review of the most promising strategies. Br J Haematol. 2005131(5):561-78

NOTA DOS EDITORES

Este capítulo possui bibliografia adicional, recomendada pelos autores, na plataforma digital complementar do livro. Para acesso a esse material, utilize o QR code abaixo, digite a senha: **COMPLEMENTO2022** e faça seu cadastro.

10

Depressão, ansiedade e demências em insuficiência cardíaca

Paulo Henrique Nunes Pereira

DESTAQUES

- A insuficiência cardíaca (IC) é uma doença que gera grande impacto na qualidade de vida dos pacientes, sendo um importante fator de risco para o desenvolvimento de distúrbios relacionados a transtornos de humor.
- Comumente se encontram associados aos quadros de IC o desenvolvimento de doenças como depressão, ansiedade e quadros demenciais.
- A fisiopatologia dos transtornos de humor em pacientes com IC está relacionada à ativação de mecanismos inflamatórios e neuro-humorais, os quais estão presentes nessas patologias.
- O diagnóstico e o manejo dessas condições são complexos e requerem uma atenção especial da equipe multidisciplinar, pois estão relacionados a um pior prognóstico nos pacientes que as desenvolvem.
- Em relação ao tratamento, os inibidores seletivos de receptação de serotonina são drogas seguras, porém não se mostraram superiores a medidas não farmacológicas como exercício físico e terapia comportamental.

INTRODUÇÃO

A insuficiência cardíaca (IC) permanece como uma das maiores causas de internação por doenças cardiovasculares, com elevadas taxas de morbidade e mortalidade e custos bastante significativos, estimando-se atualmente uma prevalência maior que 8 milhões de pessoas portadoras da doença apenas nos Estados Unidos. A elevada gravidade da doença, associada a uma queda na capacidade funcional do indivíduo, assim como em sua qualidade de vida, traduz-se em um importante fator para o desenvolvimento de desordens relacionadas a transtornos de humor, o que piora o prognóstico desses pacientes.

Não é rara a coexistência de depressão, transtornos de ansiedade e demências em pacientes portadores de IC, porém essas condições permanecem sendo subdiagnosticadas e subtratadas, já que, em decorrência da sobreposição entre sintomas cardíacos e psicológicos, diagnosticar com precisão os transtornos de humor em pacientes com IC pode ser um desafio.

DEPRESSÃO

A depressão é uma desordem do humor, que apresenta um amplo espectro de manifestações flutuantes, com risco aumentado de mortalidade, principalmente quando associada a doenças cardiovasculares. Em 1990 foi publicado o primeiro estudo que avaliou a prevalência de depressão em IC, revelando que aproximadamente 30% dos pacientes com IC apresentaram sintomas depressivos. Como fatores de risco que aumentam as chances do desenvolvimento de depressão em pacientes com IC estão: sexo feminino, idade e episódios prévios de depressão.

O risco de desenvolvimento de IC parece ser maior em pacientes portadores de depressão. Uma metanálise de 28 estudos encontrou um risco 46% maior de doenças cardiovasculares em pacientes com depressão, quando comparados a indivíduos saudáveis. O estudo HUNT 2 (*Nord-Trondelag Health Study*) demonstrou que a severidade dos sintomas depressivos está associada com um risco proporcionalmente maior de incidência de IC em uma população de 62.567 indivíduos saudáveis acompanhados prospectivamente por 11 anos.

Em termos de fisiopatologia, IC e depressão compartilham diferentes mecanismos como reatividade plaquetária, inflamação, desregulação de mecanismos neuroendócrinos e arritmias. A alteração em marcadores inflamatórios é um importante fator que a IC e a depressão têm em comum, incluindo proteína C reativa, interleucina 6, interleucina 10 e fator de necrose tumoral α. Em relação a alterações neuroendócrinas a depressão está fortemente associada a elevados níveis de norepinefrina e epinefrina, o que pode levar a um efeito negativo nesses pacientes, com estimulação catecolaminérgica aumentada e risco maior de desenvolvimento de arritmias. Em uma metanálise, depressão esteve associada a maior risco de morte súbita, arritmias ventriculares e recorrência de fibrilação atrial, o que pode explicar a alta mortalidade em pacientes com IC que apresentam depressão, porém os mecanismos subjacentes a esse estado pró-arrítmico não estão ainda bem esclarecidos. Além de todos esses fatores, a depressão piora a adesão do paciente ao tratamento da IC, o que por si só já justifica uma mortalidade mais elevada.

Todas as diretrizes atuais sobre IC alertam para que, rotineiramente, seja feita uma investigação mais detalhada objetivando a identificação de depressão associada à IC, porém esse diagnóstico permanece sendo um desafio, porque sintomas como fadiga e piora de concentração coexistem em ambas as patologias. O uso de questionários para essa investigação já foi validado, entretanto, uma adequada anamnese permanece sendo o mais acurado método diagnóstico para depressão. De acordo com o *Manual diagnóstico e estatístico de transtornos mentais – 5ª edição* (DSM-5), depressão é diagnosticada pela presença de sintomas maiores, como humor deprimido ou perda de interesse, associada a sintomas menores como mudança de peso, alterações de sono, fadiga, alteração de concentração e pensamentos sobre morte ou suicídio.

O tratamento é baseado em medidas não farmacológicas e em medicamentos. Em uma metanálise com 21 estudos randomizados sobre IC, exercício físico e terapia comportamental foram associados com importante melhora dos sintomas de depressão, enquanto o uso de medicamentos levou a redução dos sintomas, mas sem alcançar significância estatística. No estudo HF-ACTION, 2.331 pacientes com IC com fração de ejeção reduzida (ICFEr) foram randomizados para exercício físico ou terapia padrão, tendo os sintomas depressivos sido significativamente reduzidos por exercício físico. Com relação ao tratamento medicamentoso, os

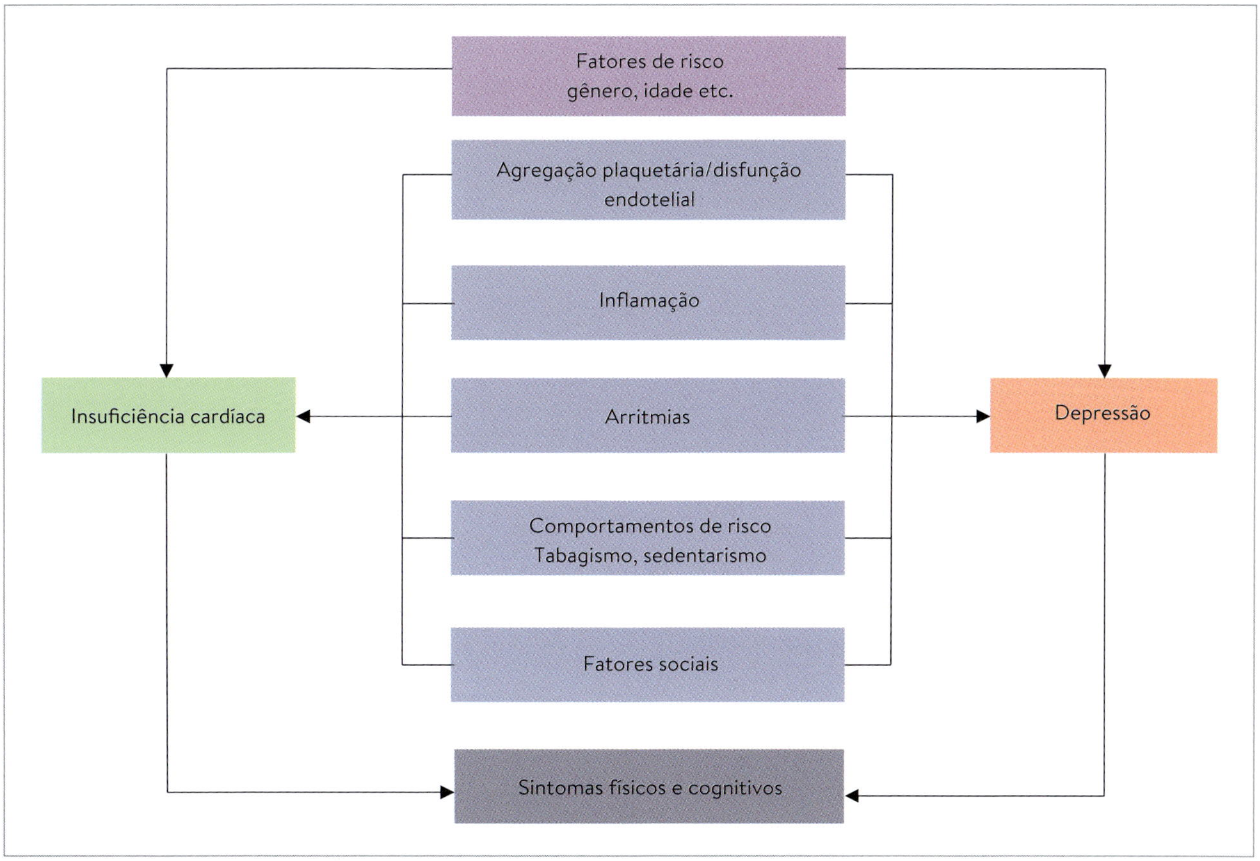

FIGURA 1 A interação fisiopatológica entre depressão e insuficiência cardíaca.
Adaptada de Sbolli et al., 2020.

inibidores seletivos de receptação de serotonina são a classe de drogas com melhor perfil de segurança em pacientes com IC, porém diversos estudos randomizados mostram um resultado neutro, quando comparados a tratamento usual, em pacientes com IC. A sertralina foi testada no estudo SADHART-CHF, tendo demonstrado melhora dos sintomas, mas sem diferença estatisticamente significativa quando comparada a placebo e cuidados facilitados de enfermagem. Já Dereli et al. publicaram recentemente um estudo mostrando que a troca de IECA/BRA por sacubitril/valsartana em pacientes com ICFEr resultou em melhora de sintomas de depressão e ansiedade.

ANSIEDADE

Transtornos de ansiedade também são comuns em pacientes com IC e assemelham-se à depressão no que concerne a mecanismos fisiopatológicos. Apesar de menos pesquisados que a depressão, existem evidências que sugerem uma elevada prevalência de sintomas de ansiedade em pacientes com IC, podendo chegar a mais de 60% dependendo do subgrupo estudado. O diagnóstico é exclusivamente clínico e o tratamento não farmacológico apresenta benefícios significativos, enquanto a terapia medicamentosa ainda carece de maiores evidências.

DEMÊNCIAS

A deficiência cognitiva foi descrita como consequência de IC em diversos estudos nas últimas décadas e está associada a um aumento significativo de mortalidade nesses pacientes, com prevalência bastante variável e tendo como fatores que influenciam o seu desenvolvimento as hospitalizações frequentes por IC e disfunção ventricular esquerda de grau avançado. A fisiopatologia dessa associação inclui a hipoperfusão cerebral crônica ou intermitente e/ou microêmbolos derivados de trombos formados no ventrículo esquerdo, além de causas indiretas como a depressão, anemia, caquexia, entre outras.

A avaliação diagnóstica pode ser feita através de exames de neuroimagem, os quais detectam hiperintensidades na massa branca, que por sua vez estão relacionadas com quadros demenciais. As estratégias de prevenção são as mais promissoras na condução desses pacientes, mas reabilitação cardiovascular e correção de anemia, distúrbios hidroeletrolíticos e metabólicos também apresentam efeito benéfico e protetor.

LEITURA SUGERIDA

1. Celano CM, Villegas AC, Albanese AM, Gaggin HK, Huffman JC. Depression and anxiety in heart failure: a review. Harv Rev Psychiatry. 2018;26(4):175-84.
2. Dereli S, Kilinçel O, Çerik IB, Kaya A. Impact of sacubitril/valsartan treatment on depression and anxiety in heart failure with reduced ejection fraction. Acta Cardiol. 2020;75(8):774-82.
3. Li J, Wu Y, Zhang D, Nie J. Associations between heart failure and risk of dementia: a PRISMA-compliant meta-analysis. Medicine. 2020;99:5(e18492).
4. O'Connor CM, Jiang W, Kuchibhatla M, Silva SG, Cuffe MS, Callwood DD, et al. Safety and efficacy of sertraline for depression in patients with heart failure. Results of the SADHART-CHF (Sertraline Against Depression and Heart Disease in Chronic Heart Failure) Trial. J Am Coll Cardiol. 2010;56(9):692-9.
5. Sbolli M, Fiuzat M, Cani D, O'Connor CM. Depression and heart failure: the lonely comorbidity. Eur J Heart Fail. 2020;22(11):2007-17.
6. Suzuki T, Shiga T, Kuwahara K, Kobayashi S, Suzuki S, Nishimura K, et al. Impact of clustered depression and anxiety on mortality and rehospitalization in patients with heart failure. J Cardiol. 2014;64(6):456-62.

11

Hipertensão pulmonar e embolia pulmonar

Marcelo Luiz da Silva Bandeira

DESTAQUES

- Hipertensão pulmonar (HP) é uma condição que pode ser decorrente de insuficiência cardíaca (IC), doenças do parênquima pulmonar e/ou distúrbios hipoxêmicos, obstruções vasculares (em especial as trombóticas) ou outras condições que determinem um remodelamento vascular progressivo independentemente das condições anteriormente citadas.
- Embolia pulmonar (EP) é uma condição que tem na IC um dos seus fatores de risco, mas também pode determinar agudizações da disfunção ventricular esquerda quando da sua ocorrência aguda; já a sua forma crônica pode determinar HP tromboembólica crônica, levando à disfunção ventricular direita progressiva.

INTRODUÇÃO

Doenças que acometem a circulação pulmonar estão associadas às diferentes formas de insuficiência cardíaca (IC), seja como eventuais elementos de descompensação cardiovascular – no caso da embolia pulmonar (EP) – e/ou como consequência de quadros de IC de longa data – tanto EP quanto hipertensão pulmonar (HP). A adequação das suas diferentes abordagens diagnósticas e terapêuticas preserva a função ventricular direita e impacta na sobrevida.

HIPERTENSÃO PULMONAR

Estado anormal da hemodinâmica pulmonar que tem como ponto de corte definidor uma pressão arterial pulmonar média (PAPm) acima de 20 mmHg quando mensurada por avaliação hemodinâmica invasiva, com o paciente em repouso e em posição supina, independentemente do débito cardíaco mensurado. Toda HP que cursar com valores de POAP de até 15 mmHg e de RVP a partir de 3 UW é subclassificada como pré-capilar. Entretanto, se cursar com POAP > 15 mmHg passa a ser classificada como pós-capilar, a qual se subdivide conforme valores de RVP em HP pós-capilar isolada (< 3 UW) ou HP pré e pós-capilar combinada.

A suspeita clínica de HP deve permitir que o paciente seja classificado em um dos cinco subgrupos: grupo 1 – Hipertensão Arterial Pulmonar; grupo 2 – HP associada a diferentes formas de IC; grupo 3 – HP associada a doenças do parênquima pulmonar e/ou distúrbios hipoxêmicos; grupo 4 – HP associada a obstruções arteriais pulmonares (em especial por tromboembolismo crônico – HPTEC); grupo 5 – HP por mecanismos desconhecidos e/ou multifatoriais (Quadro 1). Entretanto, essa investigação deve prosseguir – a partir da suspeição clínica – conforme a probabilidade de HP (Tabela 1) com base em dois tipos de critérios ecocardiográficos: achados indiretos de HP e velocidade de pico da regurgitação tricúspide. Probabilidade intermediária a alta de HP pelo eco aliada à documentação de que ela não se deve a diferentes formas de IC, doenças do parênquima pulmonar e/ou distúrbios hipoxêmicos já permitem encaminhar o paciente para centros de referência da doença (Figura 1 e Quadro 2).

Após admissão no centro de referência para HP, é feita uma revisão diagnóstica voltada para a definição do tratamento (Figura 2). O cateterismo cardíaco direito é o passo final para a tomada de decisão terapêutica, em especial nos grupos 1 e 4. Ambos são, por definição, formas de HP pré-capilar, ou seja, com uma pressão de oclusão na artéria pulmonar de até 15 mmHg, aliada a uma resistência vascular pulmonar maior que 3 unidades Wood. Entretanto, a vasorreatividade só deve ser avaliada nos pacientes do HP grupo 1 que possam ter uma das três formas: idiopática, herdada ou associada a drogas. Sua realização é feita principalmente com óxido nítrico inalatório na taxa de 10 a 20 partes por milhão, por 10 minutos. Neles, a queda de pelo menos 10 mmHg da PAPm para valores absolutos abaixo de 40 mmHg e com preservação do débito cardíaco confirma

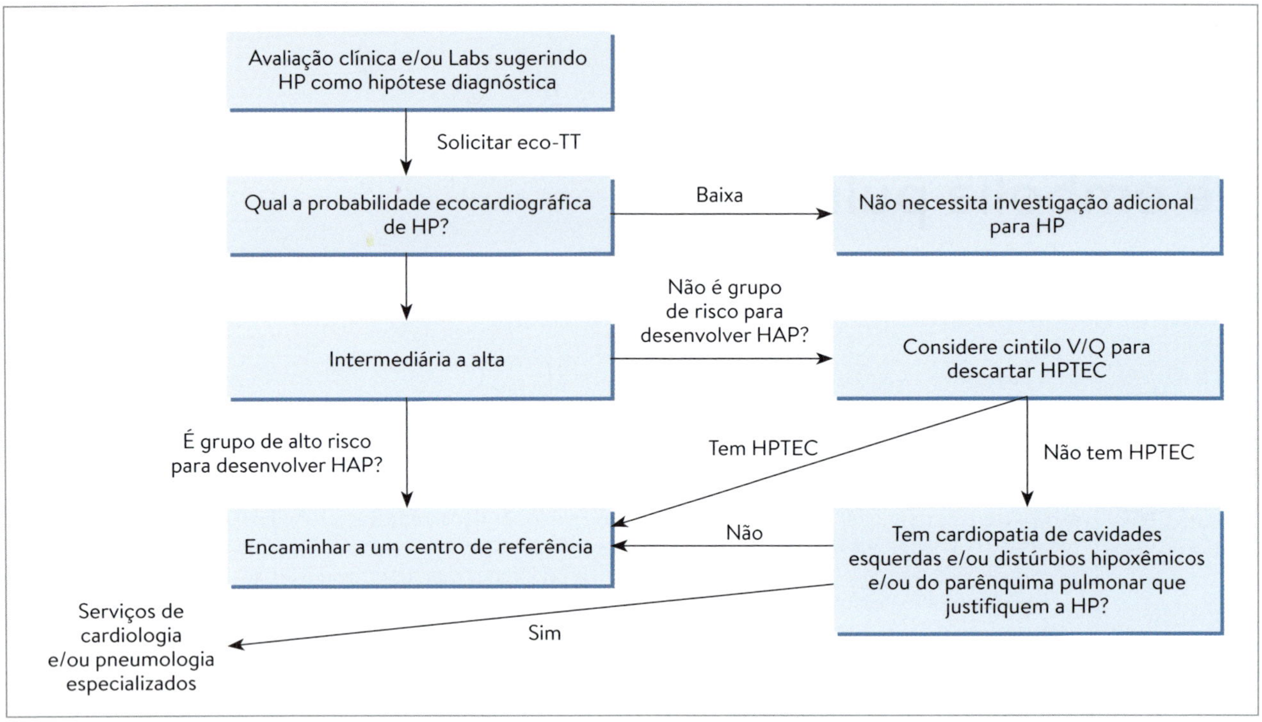

FIGURA 1 Abordagem diagnóstica antes de chegar a um centro de referência.

HP: hipertensão pulmonar; HAP: hipertensão arterial pulmonar (HP grupo 1); V/Q: ventilação/perfusão; HPTEC: hipertensão pulmonar tromboembólica crônica; eco-TT: ecocardiograma transtorácico.

Fonte: Galie et al., 2016.

QUADRO 1 Classificação da hipertensão pulmonar em subgrupos

1. HAP 1.1 HAP idiopática (HAP-i) 1.2 HAP hereditária (HAP-h) 1.3 Induzida por drogas e toxinas 1.4 Associada a (HAP-a): 1.4.1 Doença do tecido conjuntivo 1.4.2 Infecção por HIV 1.4.3 Hipertensão portal 1.4.4 Doença cardíaca congênita 1.4.5 Esquistossomose 1.5 HAP em respondedores a longo prazo a bloqueadores de canais de cálcio 1.6 Doença veno-oclusiva pulmonar e/ou hemangiomatose capilar pulmonar 1.7 Hipertensão pulmonar persistente do recém-nato
2. HP associada a diferentes formas de IC (ICFEP, ICFER)
3. HP associada a doenças do parênquima pulmonar e/ou distúrbios hipoxêmicos
4. HP associada a obstruções arteriais pulmonares (em especial por tromboembolismo crônico – HPTEC)
5. HP por mecanismos desconhecidos e/ou multifatoriais 5.1 Distúrbios hematológicos 5.2 Distúrbios sistêmicos 5.3 Distúrbios metabólicos 5.4 Outros

Fonte: Simonneau et al., 2019.

TABELA 1 Probabilidade ecocardiográfica de hipertensão pulmonar

VPRT (m/s)	Sinais indiretos de HP*	Probabilidade ecocardiográfica de HP
≤ 2,8	Não	Baixa
≤ 2,8	Sim	Intermediária
2,9 a 3,4	Não	Intermediária
2,9 a 3,4	Sim	Alta
>3,4	-	Alta

* Pelo menos 2 dos seguintes 3 grupos de critérios: ventrículos (razão diâmetro basal VD/VE > 1; retificação do septo interventricular); artéria pulmonar (tempo de aceleração do trato de saída do VD < 105 ms e/ou entalhe mesossistólico; velocidade protodiastólica da regurgitação pulmonar > 2,2 m/s; diâmetro da art pulmonar > 25 mm); veia cava inferior/átrio direito (diâmetro da veia cava inferior > 21 mm com colapso inspiratório reduzido; área do AD ao final da sístole > 18 cm^2). VPRT: velocidade de pico da regurgitação tricúspide; HP: hipertensão pulmonar; VD: ventrículo direito; VE: ventrículo esquerdo; AD: átrio direito.
Fonte: Galie et al., 2016.

QUADRO 2 Grupos de risco para desenvolver hipertensão arterial pulmonar (HAP)

Baseado em diretrizes
Doença do tecido conjuntivo
Infecção por HIV
Hipertensão portal
Shunts intracardíacos congênitos
Portadores de mutações associadas a HAP-h
Outros para considerar*
Familiares de 1º grau de portadores de HAPi
Uso prévio de drogas e toxinas associadas a HP
Oriundo de zona endêmica para esquistossomose

HP: hipertensão pulmonar; HAP-h: hipertensão arterial pulmonar hereditária; HAPi: hipertensão arterial pulmonar idiopática. Fonte: Galie et al., 2016.
* Posição pessoal do autor.

a vasorreatividade apenas quando ocorrem em conjunto.
A abordagem terapêutica da HP e seus diferentes subgrupos consiste em:

- HP associada a IC (grupo 2) e HP associada a doenças do parênquima pulmonar e/ou distúrbios hipoxêmicos (grupo 3): não há evidências robustas para o uso de terapias específicas para HP aqui, reforçando o papel do tratamento da doença de base (seja ela IC ou pneumopatias em geral, como a doença pulmonar obstrutiva crônica).
- HP associada a obstruções arteriais pulmonares (grupo 4): considerado como seu principal representante a HPTEC, além de anticoagulação plena com antagonistas de vitamina K, deve ser sempre avaliada a operabilidade para tromboendarterectomia pulmonar. Essa análise dependerá da curva de aprendizado dos grupos cirúrgicos envolvidos e da "anatomia" da doença (quanto mais proximal, mais operável). Caso contrário, angioplastia pulmonar por balão e/ou terapias específicas podem ser consideradas conforme viabilidade e expertise de cada centro.
- HAP (grupo 1): subgrupo com maior corpo de evidências quanto ao benefício de terapias específicas para HAP que atuam nas suas principais vias fisiopatológicas: do óxido nítrico, das endotelinas e das prostaciclinas. Entretanto, aqueles confirmados como vasorreativos poderão fazer uso de bloqueadores de canais de cálcio; caso não se mantenham em classes funcionais I a II por 1 ano, é feita adição de outras terapias específicas. Quanto maior o risco de morbidade e mortalidade, maior chance de combinarmos essas diferentes classes de fármacos (Tabela 2 e Figura 3). Progressão de doença em vigência de terapia dupla autoriza listar o paciente para transplante pulmonar bilateral; entretanto, casos selecionados podem ser encaminhados para atriosseptostomia por balão como ponte para transplante naqueles com $SatO_2 > 85\%$ (ar ambiente) e pressão atrial direita < 20 mmHg, em vigência de terapia farmacológica já otimizada.

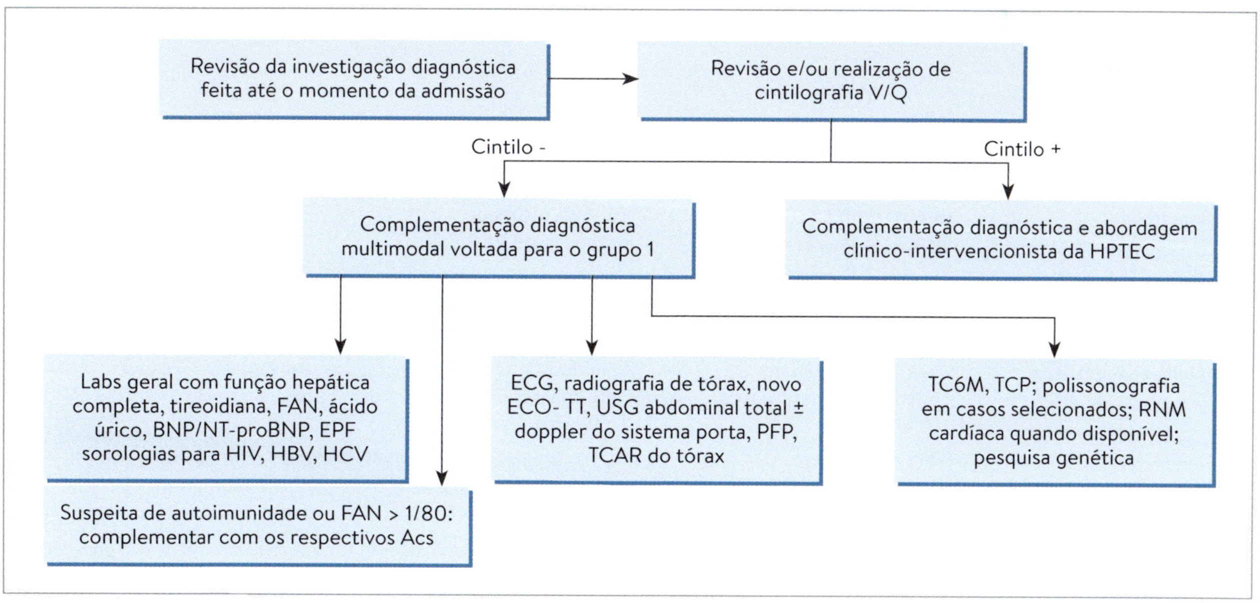

FIGURA 2 Avaliação complementar no centro de referência.

V/Q: ventilação/perfusão; HPTEC: hipertensão pulmonar tromboembólica crônica; FAN: fator antinuclear; BNP: peptídeo natriurético do tipo B; NT-proBNP: fração N-terminal do peptídeo natriurético do tipo B; EPF: exame parasitológico de fezes; PFR: prova de função pulmonar; TCAR: tomografia computadorizada de alta resolução; TC6M: teste de caminhada de 6 minutos; TCP: teste cardiopulmonar; RNM: ressonância nuclear magnética.

Fonte: Galie et al., 2016.

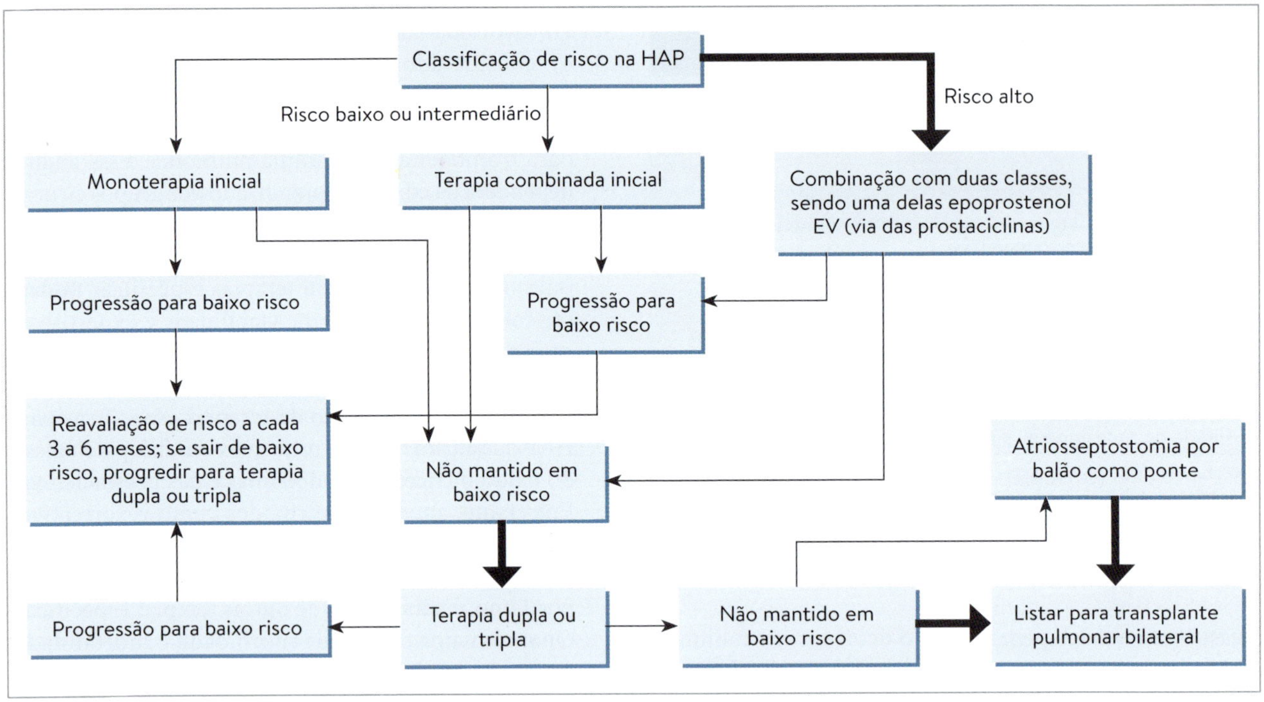

FIGURA 3 Tratamento da hipertensão pulmonar (HP) grupo 1 sem vasorreatividade pulmonar.
Fonte: adaptada de Galie et al., 2016.

TABELA 2 Classificação de risco na hipertensão pulmonar do grupo 1

Determinantes do prognóstico	Mortalidade estimada em 1 ano		
	Risco baixo < 5%	**Risco intermediário 5-10%**	**Risco elevado > 10%**
Sinais clínicos de insuficiência cardíaca direita	Ausentes	Ausentes	Presentes
Progressão dos sintomas	Não	Lenta	Rápida
Síncope	Não	Síncope ocasional*	Síncope repetida**
CF da OMS	I, II	III	IV
TC6M	> 440 m	165-440 m	< 165 m
Teste de exercício cardiopulmonar	VO2 máximo > 15 mL/min/kg (> 65% estimado) inclinação de VE/VCO_2 < 36	VO2 máximo: 11-15 mL/min/kg (35-65% estimado) inclinação de VE/VCO_2: 36-44,9	VO2 máximo < 11 mL/min/kg (< 35% estimado) $VE/VCO_2 \geq 45$
Níveis plasmáticos de NT-proBNP	BNP < 50 ng/L NT-proBNP < 300 ng/mL	BNP 50-300 ng/L NT-proBNP 300-1.400 ng/L	BNP > 300 ng/LNT-proBNP > 1.400 ng/L
Exame de imagem (eco, RMC)	Área do AD < 18 cm^2 Sem derrame pericárdico	Área do AD 18-26 cm^2 Derrame pericárdico ausente ou mínimo	Área do AD > 26 cm^2 Derrame pericárdico
Hemodinâmica	PAD < 8 mmHg IC ≥ 2,5 L/min/m^2 SvO2 > 65%	PAD 8-14 mmHg IC: 2,0-2,4 L/min/m^2 SvO2 60-65%	PAD > 14 mmHg IC < 2,0 L/min/m^2 SvO2 < 60%

CF: classe funcional; OMS: Organização Mundial da Saúde; TC6M: teste de caminhada de 6 minutos; VO_2: consumo máximo de oxigênio; VE/VCO_2: equivalentes ventilatórios de dióxido de carbono; BNP: peptídeo natriurético do tipo B; NT-proBNP: fração N-terminal do peptídeo natriurético do tipo B; RMC: ressonância magnética cardíaca; AD: átrio direito; PAD: pressão atrial direita; IC: índice cardíaco; SvO_2: saturação venosa mista de oxigênio.
Fonte: Galie et al., 2016.

EMBOLIA PULMONAR

Embolia pulmonar (EP) constitui, juntamente com a trombose venosa profunda (TVP), o espectro de condições clínicas denominadas tromboembolismo venoso (TEV), o que acaba por posicionar TEV como a terceira maior síndrome cardiovascular – abaixo apenas de infarto agudo do miocárdio (IAM) e acidente vascular encefálico. Quando consideramos pacientes com IC, pensar em EP torna-se ainda mais relevante, tanto na abordagem diagnóstica de pacientes com suspeita de IC aguda nova quanto crônica descompensada. Aliadas a esse aspecto, peculiaridades referentes à ocorrência de EP em pacientes com câncer, gestantes e portadores de Covid-19 tornam este um tópico de grande relevância epidemiológica.

A suspeição clínica de EP em pacientes hemodinamicamente instáveis (Tabela 3) exige uma tomada de decisão imediata baseada em métodos simples à beira do leito, como ecocardiograma transtorácico e/ou doppler venoso de membros inferiores. A documentação de disfunção ventricular direita (em um contexto clínico compatível) nos autoriza a terapia de reperfusão imediata, sendo que aqueles encaminhados ao laboratório de hemodinâmica sob a suspeita de IAM podem ter sua avaliação complementada por arteriografia pulmonar imediatamente após (Figura 4).

Quando a suspeita for de EP com estabilidade hemodinâmica, deve-se estimar a probabilidade pré-teste de EP, sendo o escore de Wells o mais usado (Tabela 4). A hipótese de EP provável indica a realização imediata de angiotomografia de artérias pulmonares. Quando o diagnóstico for improvável, a dosagem do D-dímero permitirá descartar esse diagnóstico se abaixo de determinados pontos de corte conforme faixa etária, dado o seu alto valor preditivo negativo (Figura 5); se o valor dosado não tiver sido capaz de descartar o diagnóstico, está indicada a angiotomografia de artérias pulmonares. Pacientes nefropatas e com passado de reações anafiláticas ao contraste devem ter seu diagnóstico confirmado preferencialmente com cintilografia pulmonar ventilação-perfusão. Angiorressonância de artérias pulmonares e ecocardiografia transesofágica são métodos de imagem alternativos conforme estabilidade clínica, hemodinâmica e eventual indisponibilidade dos métodos previamente citados.

Partindo do pressuposto de que o objetivo final na abordagem da EP seja preservar a função ventricular direita tanto em curto como em médio e longo prazos, sua abordagem terapêutica deve ser baseada na estratificação de risco intra-hospitalar e ao final de 30 dias (Tabela 5).

TABELA 3 Critérios para embolia pulmonar com instabilidade hemodinâmica de alto risco

Parada cardíaca	Choque obstrutivo	Hipotensão persistente
Necessidade de ressuscitação cardiopulmonar	PAS < 90 mmHg ou necessidade de vasopressores para atingir PAS ≥ 90 mmHg mesmo com estado volêmico preservado Embolia pulmonar	PAS < 90 mmHg ou queda da PAS ≥ 40 mmHg, durando mais que 15 minutos e não associada à arritmia nova, hipovolemia ou sepse
	Hipoperfusão de órgãos-alvo (rebaixamento do nível de consciência; pele fria e pegajosa; redução de débito urinário; hiperlactatemia)	

PAS: pressão arterial sistólica.
Fonte: Konstantinides et al., 2020.

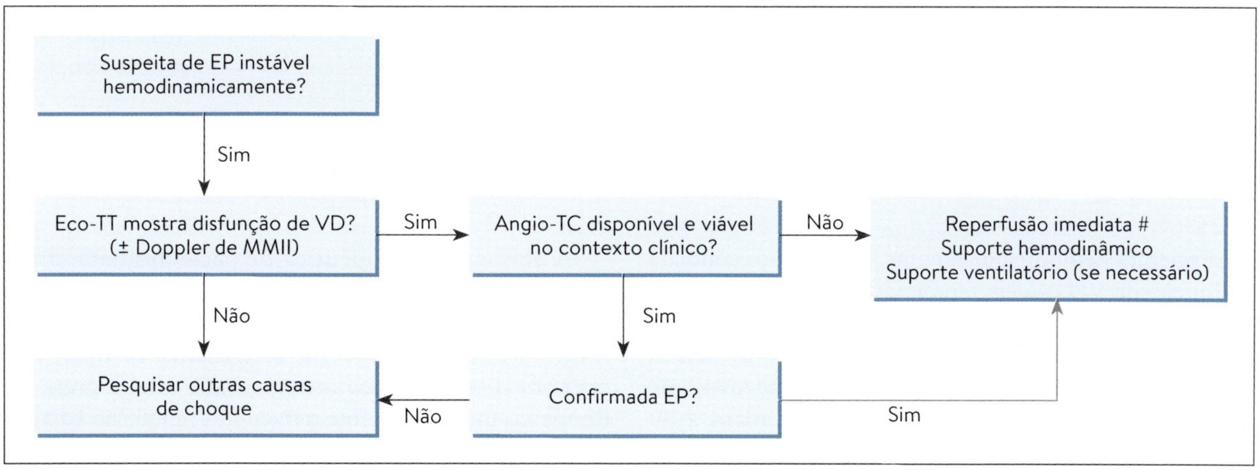

FIGURA 4 Abordagem da embolia pulmonar (EP) de alto risco.

ECO-TT ecocardiografia transtorácica; VD: ventrículo direito; MMII: membros inferiores; angio-TC: angiotomografia (artérias pulmonares); rt-PA: alteplase. # rt-PA: 100 mg EV, em 2 horas.

Fonte: Konstantinides et al., 2020.

TABELA 4 Escore de Wells para predição clínica de embolia pulmonar (EP)

Critério clínico	Pontuação	Relevância clínica
Presença de neoplasia maligna ATIVA	1	≤ 4: diag improvável
Hemoptise	1	> 4: diag provável
Episódio prévio de TVP e/ou EP	1,5	> 6: metade tem EP
FC > 100 bpm	1,5	
Cirurgia ou restrição ao leito > 3 dias no último mês	1,5	
Sinais e sintomas sugestivos de TVP	3	
Ausência de qualquer outro diagnóstico tão ou mais provável que EP	3	

EP: embolia pulmonar; TVP: trombose venosa profunda; FC: frequência cardíaca.
Fonte: Konstantinides et al., 2020.

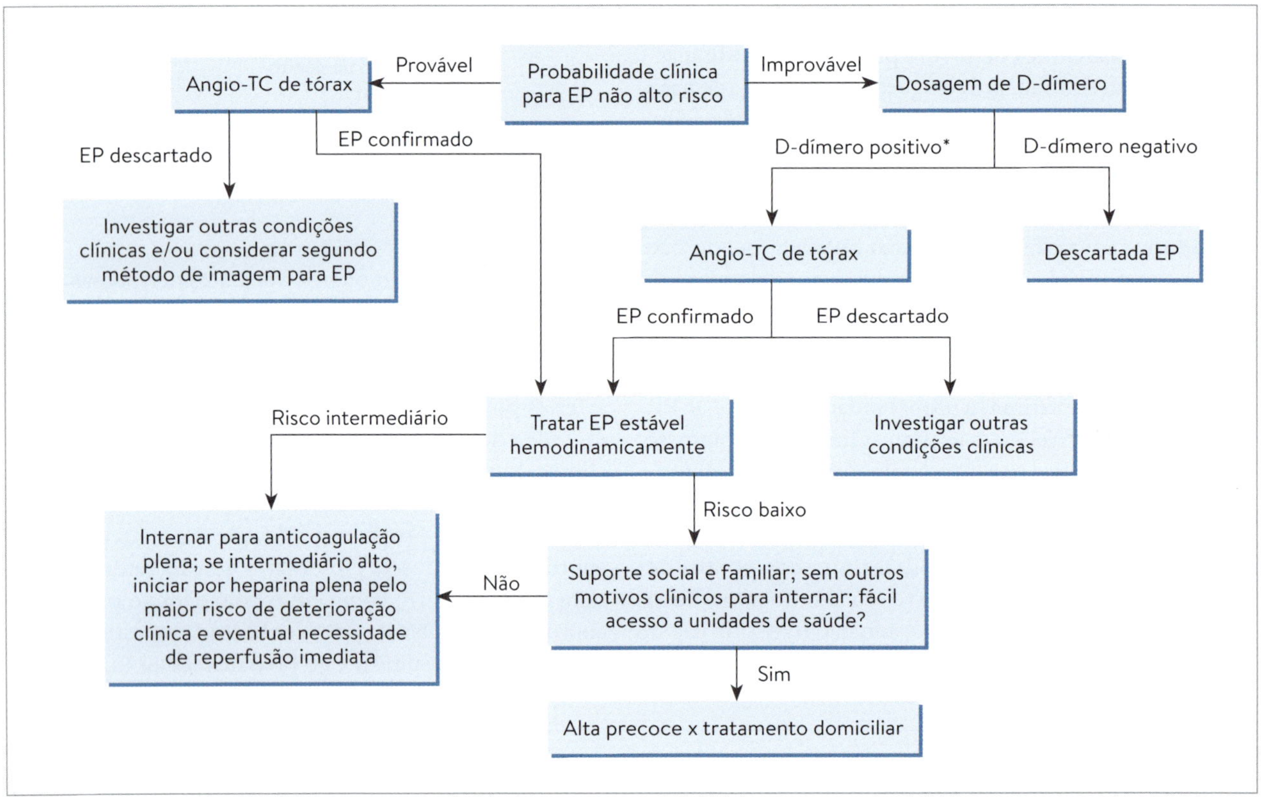

FIGURA 5 Abordagem da embolia pulmonar (EP) não alto risco.

*Se mais de 50 anos: > idade x 10 mcg/L; até 50 anos: > 500 mcg/L.

Fonte: adaptada de Konstantinides et al., 2020.

Pacientes hemodinamicamente instáveis por conta da disfunção de VD exigem terapia de reperfusão imediata com trombolítico (preferencialmente ativador do plasminogênio tissular recombinante – alteplase) associada a suporte hemodinâmico (Figura 4), sem necessidade de critérios adicionais de estratificação (clínicos e/ou laboratoriais). Pacientes contraindicados para trombólise sistêmica ou que falharam nela devem ser considerados para terapias intervencionistas como embolectomia cirúrgica ou terapias guiadas por via percutânea (mecânica ou farmacomecânica).

A abordagem terapêutica de pacientes hemodinamicamente estáveis exige a caracterização de eventual comprometimento do VD com base em critérios de imagem e/ou laboratoriais. A presença de ambos os critérios denota o risco intermediário alto; a presença de apenas um deles define o risco intermediário baixo; a ausência de quaisquer desses critérios se relaciona a um risco baixo de um modo geral (Tabela 5). Portadores de IC que tenham função do VD e troponina normais são classificados ainda assim com risco intermediário-baixo pelo escore PESI simplificado. Aqui, a decisão quanto a eventual trombólise sistêmica pode ocorrer em pacientes com risco inicial intermediário-alto que apresentem deterioração clínico-hemodinâmica, entretanto, todos deverão ser prioritariamente tratados com anticoagulação plena. A forma inicial de anticoagulação plena deve levar em consideração a subclassificação de risco em pacientes hemodinamicamente estáveis: naqueles com risco intermediário-alto, sugere-se o uso inicial de heparinização plena, visto que nesse subgrupo o maior risco de deterioração se dá nos primeiros 3 a 4 dias. Já nos de risco baixo ou intermediário-baixo, o uso inicial pode ser feito tanto com heparinização plena seguida de anticoagulação oral como também com alguns dos anticoagulantes orais diretos (DOAC) que não exigem heparinização plena, como apixabana e rivaroxabana (Tabela 6).

Todos os pacientes devem ser tratados por um período mínimo de 3 meses, após o qual pode ser interrompido o tratamento se o episódio tiver sido motivado por algum fator de risco transitório maior (p. ex., pós-operatório ortopédico). Entretanto, casos em que o episódio não seja o

TABELA 5 Escore de risco de morte associado a embolia pulmonar não alto risco

Risco de mortalidade precoce	Escore PESI* simplificado ≥1	Disfunção de VD (ECO ou TC)	Nível elevado de troponina**
Intermediário-alto	+	+	+
Intermediário-baixo	+		
Baixo	–	–	–

* Critérios do PESI simplificado (cada um contabiliza 1 ponto): acima de 80 anos; câncer; insuficiência cardíaca ou doença pulmonar obstrutiva crônica; frequência cardíaca acima de 110 bpm; pressão arterial sistólica < 100 mmHg; saturação de oxigênio < 90%.
** Acima de 14 pg/mL se menos de 75 anos; acima de 45 pg/mL se tiver 75 anos ou mais.
Fonte: Adaptado de Konstantinides et al., 2020.

TABELA 6 Estratégias de anticoagulação plena

Enoxaparina	Fondaparinux	Varfarina	Apixabana	Dabigatrana	Edoxabana	Rivaroxabana
Inibe fator Xa e em menor escala o IIa	Inibe fator Xa	Antagonista de vitamina K	Inibe fator Xa	Inibe fator IIa	Inibe fator Xa	Inibe fator Xa
Pico de ação em 3 a 5 horas	Pico de ação em 2 horas	Pico de ação em 2 horas	Pico de ação em 1 a 2 horas	Pico de ação em 1 a 3 horas	Pico de ação em 1 a 2 horas	Pico de ação em 2 a 4 horas
Meia-vida de 4 a 7 horas	Meia-vida de 17 a 21 horas	Meia-vida de 25 a 60 horas	Meia-vida de 8 a 14 horas	Meia-vida de 14 a 17 horas	Meia-vida de 5 a 11 horas	Meia-vida de 7 a 11 horas
Ajustar dose para metade se *clearance* de creatinina < 30 mL/min	Não fazer se *clearance* de creatinina < 20 mL/min	Pode ser feito no renal crônico dialítico, mantendo INR entre 2 e 3	Não fazer se *clearance* de creatinina < 15 mL/min	Não fazer se *clearance* de creatinina < 30 mL/min	Não fazer se *clearance* de creatinina < 15 mL/min	Não fazer se *clearance* de creatinina < 30 mL/min (FDA) ou 15 mL/min (EMEA)
Reverte com protamina	Relatos de reversão com fator VIIa	Reverte com complexo protrombínico, vitamina K e/ou plasma fresco congelado (conforme gravidade e disponibilidade)	Reverte com andexanet	Reverte com idarucizumab	Reverte com andexanet	Reverte com andexanet
1 mg/kg, 12/12h	5 mg/dia (< 50 kg); 7,5 mg/dia (50 a 100 kg); 10 mg/dia (> 100 kg)	2,5 a 5 mg/dia, conforme INR alvo entre 2 e 3	10 mg 12/12h por 7 dias, seguido de 5 mg 12/12h	Após heparinização plena por 5 dias: 150 mg 12/12h	Após heparinização plena por 5 dias: 60 mg/dia ou 30 mg/dia (se *clearance* de creatinina entre 15 e 50 mL/min)	15 mg 12/12h por 3 semanas, seguido de 20 mg/dia (ou 15 mg/dia para *clearance* de creatinina entre 15 e 49 mL/min)

EMA: European Medicines Agency; FDA: US Food and Drug Administration; Xa: fator X ativado; INR: *international normalized ratio*.
Fonte: adaptada de Konstantinides et al., 2020.

primeiro e não relacionado a um fator de risco transitório maior, o tratamento será por tempo indeterminado, sendo que nos pacientes com síndrome de anticorpo antifosfolipídio a droga de escolha será um antagonista de vitamina K. Caso o episódio seja o primeiro sem um fator de risco identificável, associado a um fator de risco persistente (p. ex., doença intestinal inflamatória) ou transitório tido como menor (p. ex., contracepção oral), também deve ser considerado tratamento por tempo indeterminado. E, ainda, todo paciente que persista com dispneia após os 3 primeiros meses de anticoagulação plena deverá ser investigado com novo ecocardiograma transtorácico e cintilografia pulmonar ventilação-perfusão, visando descartar HPTEC ou apenas doença tromboembólica crônica sem HP (0,5 a 8% dos sobreviventes do evento agudo).

Pacientes com câncer apresentam algumas peculiaridades. A própria doença já representa um estado pró-trombótico (particularmente câncer de estômago e pâncreas), o qual pode ser potencializado pelo uso de medicações que componham o arsenal terapêutico (p. ex., inibidores de tirosina-quinase BCR-ABL para melanoma metastático) ou por alterações laboratoriais diversas, como anemia e/ou leucocitose. Anticoagulação plena por tempo indeterminado ou até a cura do câncer é o recomendado na maioria dos casos, incluindo os com doença metastática. Ela pode ser iniciada tanto com heparinas de baixo peso molecular como também com DOACs como apixabana e rivaroxabana (desde que tenham depuração de creatinina acima de 40 mL/min/m^2). Tratamento em longo prazo também permite como alternativa o uso das opções anteriormente citadas, sendo que para os portadores de tumores gastrintestinais ou genitourinários, recomenda-se preferencialmente as heparinas de baixo peso molecular. Achado incidental de EP também justifica tratamento, salvo quando o envolvimento é de ramo único subsegmentar sem TVP associada. E, por fim, a recomendação de filtro de veia cava para pacientes com câncer é semelhante ao que ocorre em pacientes sem neoplasias: pacientes com TEV e contraindicação absoluta à anticoagulação plena.

Gestantes apresentam risco de TEV em geral maior do que não gestantes, risco este que se prolonga até a sexta semana de puerpério, o que torna essa condição clínica uma das principais causas de mortalidade da gestante em países desenvolvidos. A abordagem diagnóstica nessa população é desafiadora tanto pelo fato dos sintomas de uma gestação normal serem confundidos com os de EP

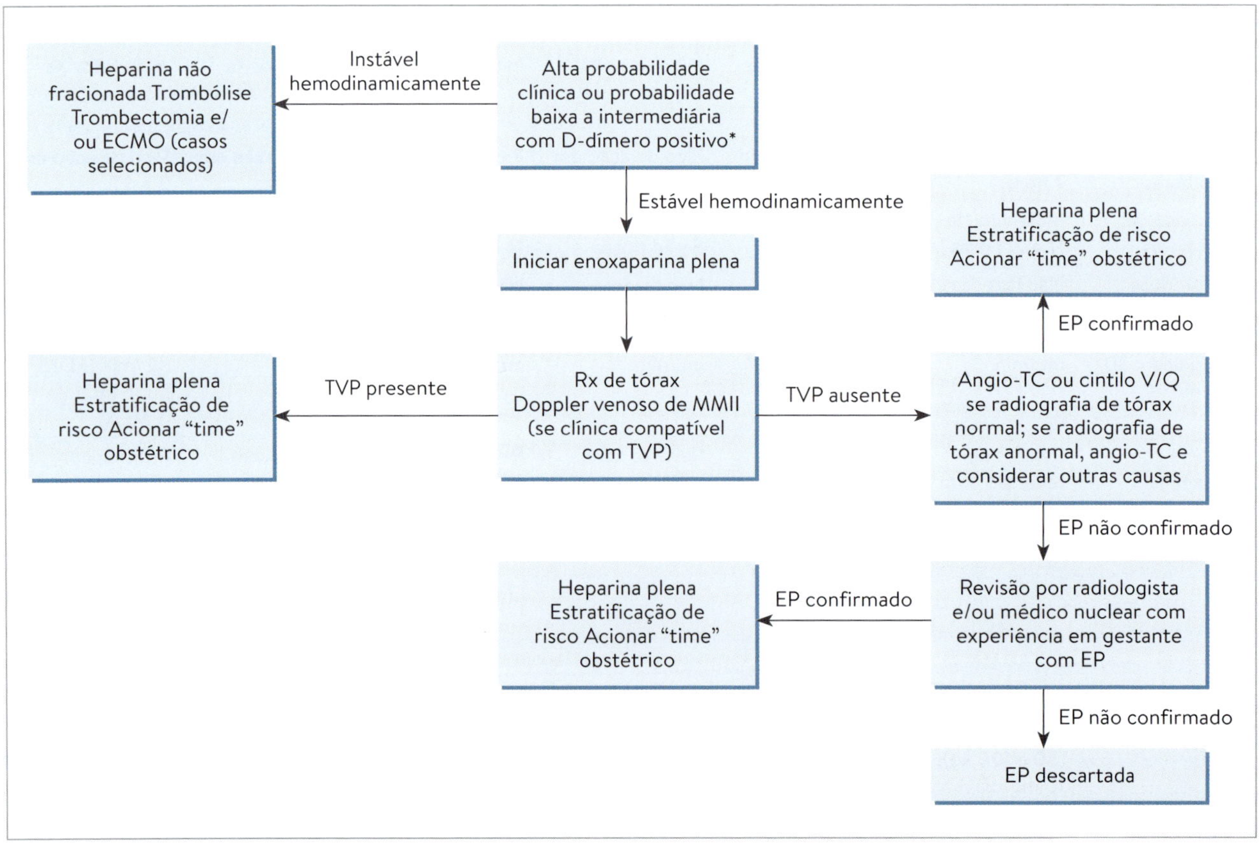

FIGURA 6 Abordagem da embolia pulmonar na gestante.

EP: embolia pulmonar; ECO-TT ecocardiografia transtorácica; VD: ventrículo direito; MMII: membros inferiores; angio-TC: angiotomografia (artérias pulmonares); rt-PA: alteplase; *: > 500 mcg/L.

Fonte: adaptada de Konstantinides et al., 2020.

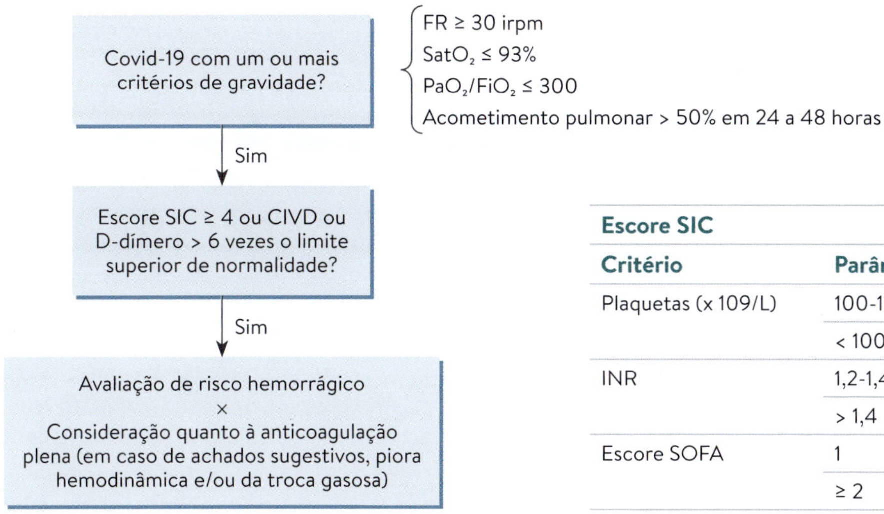

Escore SIC

Critério	Parâmetro	Pontuação
Plaquetas (x 109/L)	100-150	1
	< 100	2
INR	1,2-1,4	1
	> 1,4	2
Escore SOFA	1	1
	≥ 2	2

FIGURA 7 Posicionamento da Sociedade Brasileira de Cardiologia quanto à anticoagulação em casos de Covid-19.

FR: frequência respiratória; SIC: coagulopatia induzida pela sepse; INR: razão de normatização internacional; SOFA: sequential organ failure assessment; CIVD: coagulação intravascular disseminada; LSN: limite superior da normalidade. Fonte: adaptada de Soeiro et al., 2020.

como também por até 25% das gestantes apresentarem níveis de D-dímero acima do limiar de predição negativa habitualmente usado, o que ocorre principalmente no 3º trimestre. Entretanto, para fins práticos, o seu algoritmo diagnóstico segue o mesmo racional geral (inclusive o mesmo ponto de corte para o D-dímero), ressaltando apenas que os métodos ultrassonográficos ganham maior relevância representando o primeiro método de imagem. Métodos cintilográficos ou tomográficos podem ser considerados se não houver documentação ultrassonográfica de TVP e a radiografia de tórax for normal (Figura 6).

O surgimento da pandemia pelo novo coronavírus (Covid-19) ressignificou a importância epidemiológica de doenças da circulação pulmonar. Inicialmente, as primeiras publicações identificaram os níveis de D-dímero como marcadores de pior desfecho em pacientes infectados por conta da sua aparente correlação com a extensão percentual de acometimento pulmonar na avaliação tomográfica. Desde então, uma profusão de publicações referentes ao assunto, incluindo documentos de posicionamento de diferentes sociedades médicas, surgiu com inúmeras propostas de correlacionar níveis de D-dímero e diferentes estratégias de anticoagulação. Entretanto, a dificuldade logística de transferir esses pacientes para estudo angiotomográfico restringe o diagnóstico a métodos ultrassonográficos (feitos à beira do leito), a partir de uma suspeição clínica motivada por piora súbita da troca gasosa e/ou hemodinâmica. Independentemente da proposição de algoritmos de abordagem de TEV na Covid-19 (Figura 7), nada deve substituir até o presente momento a tomada de decisão individualizada e baseada nos recursos disponíveis para diagnóstico e/ou tratamento, priorizando acima de tudo a segurança do paciente. Portanto, sempre que possível, viável e seguro, o diagnóstico de TEV no portador de Covid-19 deve ser confirmado pelos métodos diagnósticos citados ao longo do capítulo.

LEITURA SUGERIDA

1. Comitê Coordenador da Diretriz de Insuficiência Cardíaca. Diretriz Brasileira de Insuficiência Cardíaca Crônica e Aguda. Arq Bras Cardiol. 2018;111(3):436-539.
2. Galie N, et al. 2015 ESC/ERS Guidelines for the diagnosis and treatment of pulmonary hypertension. Eur Heart J. 2016;37:67.
3. Goldhaber SZ. Pulmonary embolism. In: Bonow RO, Libby P, Mann DL, Tomaselli GF, Zipes DP. Braunwald's heart disease: a textbook of cardiovascular medicine, 11.ed., vol. 2, parte IX, Philadelphia: Elsevier; 2018. p.1681-98.
4. Hajjar LA, et al. Diretriz Brasileira de Cardio-oncologia – 2020. Arq Bras Cardiol. 2020;115(5):1006-43.
5. Konstantinides S, et al. 2019 ESC Guidelines for the diagnosis and management of acute pulmonary embolism. Eur Heart J. 2020;41(Issue 4)543-603.
6. McLaughlin VV, Humbert M. Pulmonary hypertension. In: Bonow RO, Libby P, Mann DL, Tomaselli GF, Zipes DP. Braunwald's heart disease: a textbook of cardiovascular medicine, 11.ed., vol. 2, parte IX. Philadelphia: Elsevier; 2018. p.1699-719.
7. Simonneau G, et al. Haemodynamic definitions and updated clinical classification of pulmonary hypertension. Eur Respir J. 2019;53(1):1801913.
8. Soeiro AM, et al. Posicionamento sobre uso de antiplaquetários e anticoagulantes nos pacientes infectados pelo novo coronavírus (COVID-19) – 2020. Arq Bras Cardiol. 2020;115(2):292-301.

SEÇÃO VIII

CARDIOMIOPATIAS

1

Introdução e classificação das cardiomiopatias

Ana Flávia Malheiros Torbey
Maraisa Fachini Spada
Marcia de Almeida Lopes Picanço
Evandro Tinoco Mesquita

DESTAQUES

- As cardiomiopatias são doenças primárias do miocárdio associadas à disfunção ventricular.
- Os sistemas de classificação são utilizados para promover compreensão e discussão sistemática, agrupando as doenças com a mesma morfologia, fisiologia e anormalidade genética.
- Três classificações de grupos distintos são utilizadas atualmente para definir as cardiomiopatias: a da American Heart Association (AHA), a da European Society of Cardiology (ESC) e da World Heart Federation (WHF).
- As causas genéticas das cardiomiopatias são heterogêneas e diversas, com múltiplas mutações descritas.
- Nas formas especiais de cardiomiopatia, destacam-se a periparto e a de takotsubo.

DEFINIÇÃO

As cardiomiopatias são doenças primárias do miocárdio associadas à disfunção ventricular que não podem ser justificadas por cardiopatia congênita, doença coronariana ou alterações de pré e pós-carga cardíaca. Na tentativa de entender esse heterogêneo e complexo grupo de desordens, diferentes classificações baseadas na etiopatologia, fisiopatologia e fenótipo clínico foram propostas. Neste capítulo, desenvolveremos uma análise crítica das principais classificações atuais e discutiremos a genética e as formas especiais das cardiomiopatias.

IMPORTÂNCIA DE UM SISTEMA DE CLASSIFICAÇÃO

Os sistemas de classificação são utilizados para promover compreensão e discussão sistemática, organizando as cardiomiopatias em grupos lógicos e hierárquicos. Com esse princípio, as classificações são utilizadas com o objetivo de padronizar a nomenclatura, agrupar doenças que compartilham a mesma morfologia, fisiologia, bioquímica ou anormalidades genéticas.

Após a confirmação diagnóstica da cardiomiopatia, seja em um paciente sintomático ou nos estágios pré-clínicos da insuficiência cardíaca, a realização da classificação é o próximo passo na abordagem clínica. O ecocardiograma é a ferramenta inicial para a base das classificações das cardiomiopatias, pois define o fenótipo morfofuncional e, em algumas situações, a ressonância cardíaca irá complementar essa avaliação. A história familiar detalhada e exames laboratoriais irão contribuir para a determinação de causas genéticas ou não. Além disso, é importante uma avaliação minuciosa do paciente, em busca de acometimento de outros órgãos e sistemas e presença de dismorfismos, que podem apontar para doenças específicas, como algumas doenças de depósito ou síndromes genéticas (Figura 1).

CONTEXTO HISTÓRICO

Até a metade do século XIX, a miocardite era a única doença conhecida do músculo cardíaco. No início dos anos de 1900 foi introduzido o conceito de doença primária do miocárdio, e apenas em 1957 o termo cardiomiopatia foi descrito por Brigden em pacientes com doença idiopática do miocárdio. Em 1972, Goodwin e Oakley descrevem a cardiomiopatia como doença miocárdica de causa desconhecida e a classificam com base na alteração patológica funcional (congestiva, hipertrófica, obliterante). Nos anos seguintes, foram propostas várias definições, até que em 1980 a Organização Mundial da Saúde (OMS), em sua classificação original, definiu a cardiomiopatia como "doença do músculo cardíaco de causa desconhecida", refletindo a falta de conhecimento acerca da doença na época. Os fenótipos estrutural e hemodinâmico foram utilizados como base para essa classificação, incluindo as cardiomiopatias dilatada, hipertrófica e restritiva. Em 1990, foi descoberta a mutação no gene da betamiosina de cadeia pesada (β-MyHC), determinando-se a etiologia de vinte pacientes de uma mesma família portadores de cardiomiopatia hipertrófica. Assim, em 1996, essa definição foi atualizada para "doenças do miocárdio associadas à disfunção cardíaca", retirando-se o termo "de causa desconhecida", sendo incluída a displasia arritmogênica do ventrículo direito e dado destaque às cardiomiopatias não classificadas, como o ventrículo esquerdo não compactado. Em seguida, vieram as classificações da American Heart Association (AHA), em 2006; da European Society of Cardiology (ESC), em 2008; e em 2013, foi proposta a classificação de MOGE(S), que é endossada pela World Heart Federation (WHF) (Figura 2).

CLASSIFICAÇÕES ATUAIS

Classificação da American Heart Association

Define as cardiomiopatias como "disfunção mecânica ou elétrica do miocárdio", incluindo as canalopatias nesse grupo de doenças. Essa classificação divide as cardiomiopatias em dois grupos principais: (1) cardiomiopatias primárias, nas quais a alteração encontra-se restrita ou predominante no miocárdio; e (2) cardiomiopatias secundárias, que fazem parte de diferentes doenças sistêmicas, acometendo outros órgãos além do coração. Porém, como muitas cardiomiopatias acometem predominantemente o coração, mas não são uma doença exclusiva do miocárdio, recomenda-se uma classificação mais eficaz, subdividindo a cardiomiopatia primária em genética, miscelânea (genética e não genética) ou adquirida (Figura 3 e Quadro 1).

Classificação da European Society of Cardiology

É baseada na morfologia e função ventricular. Nesse contexto, cada fenótipo pode então ser subclassificado em familiar e não familiar; considera-se familiar quando há a presença de mais de um membro da família acometido por um mesmo fenótipo ou por outro fenótipo que pode ser explicado por uma mesma mutação genética, e não

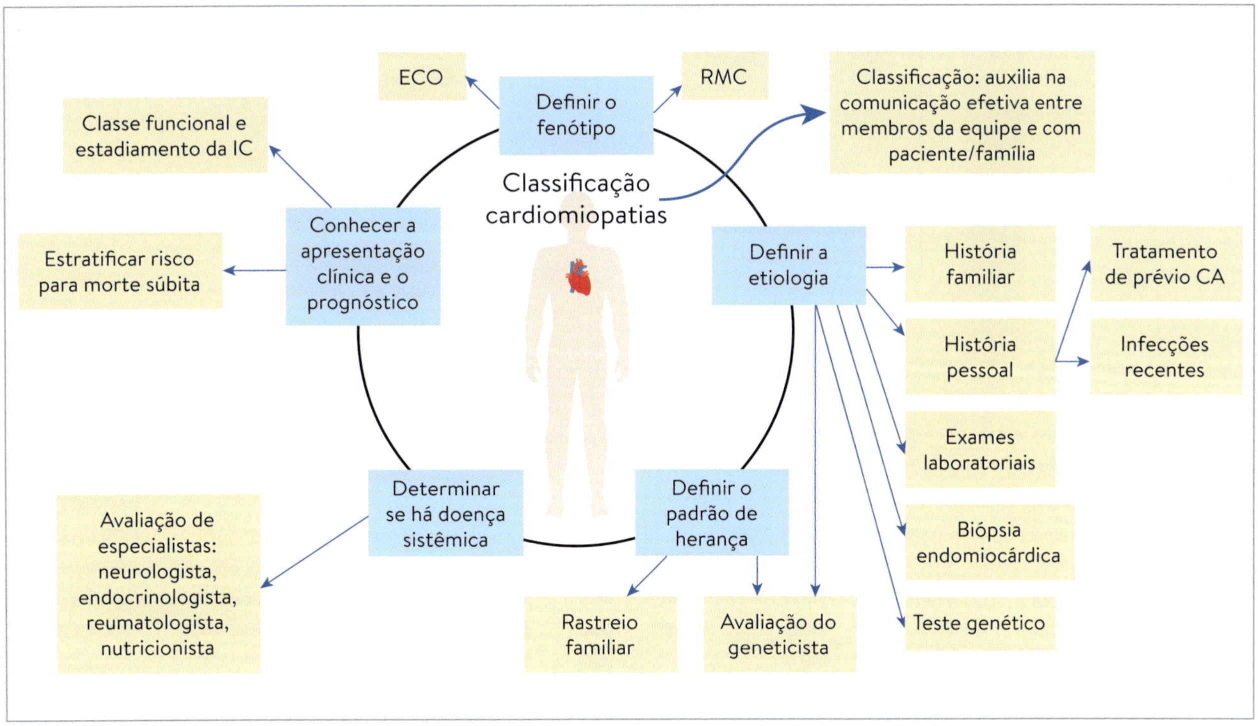

FIGURA 1 Classificação das cardiomiopatias. A figura demonstra a abordagem multifacetada para a classificação das cardiomiopatias, sendo necessária a participação de equipe multiprofissional. Uma vez que a classificação é realizada, é possível compreender a evolução clínica, realizar aconselhamento genético, entender prognóstico e definir a terapêutica.

ECO: ecocardiograma, RMC: ressonância magnética cardíaca, IC: insuficiência cardíaca.

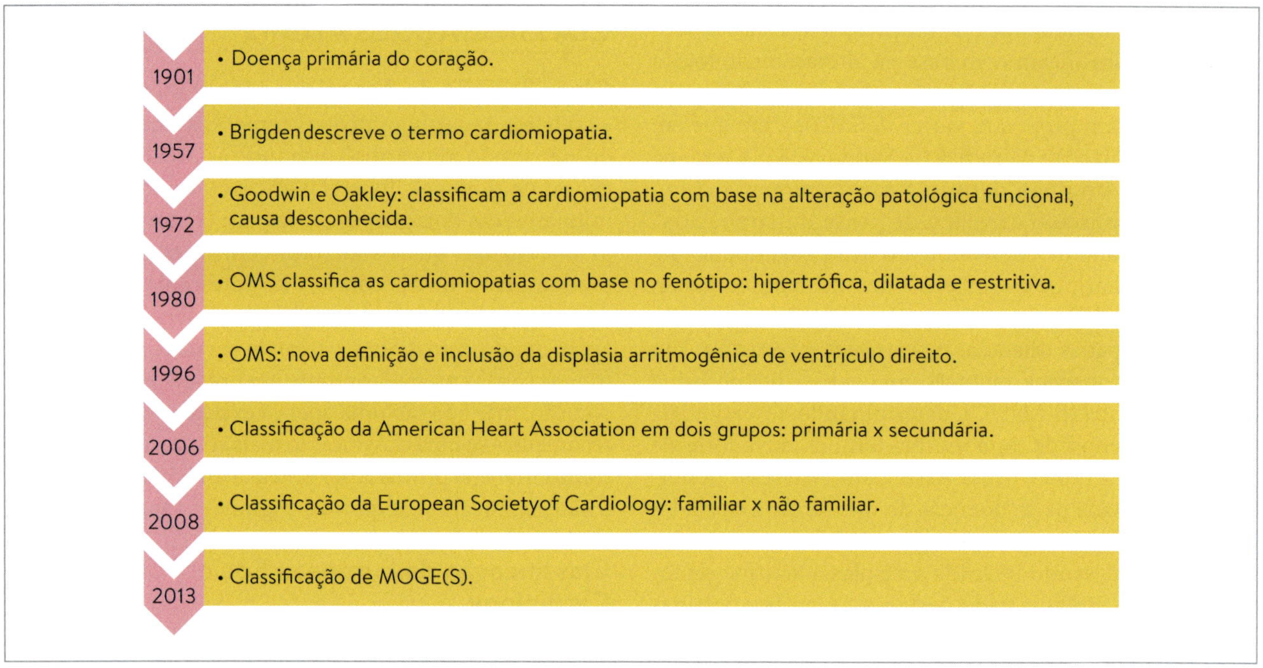

FIGURA 2 Evolução da classificação das cardiomiopatias ao longo do tempo.

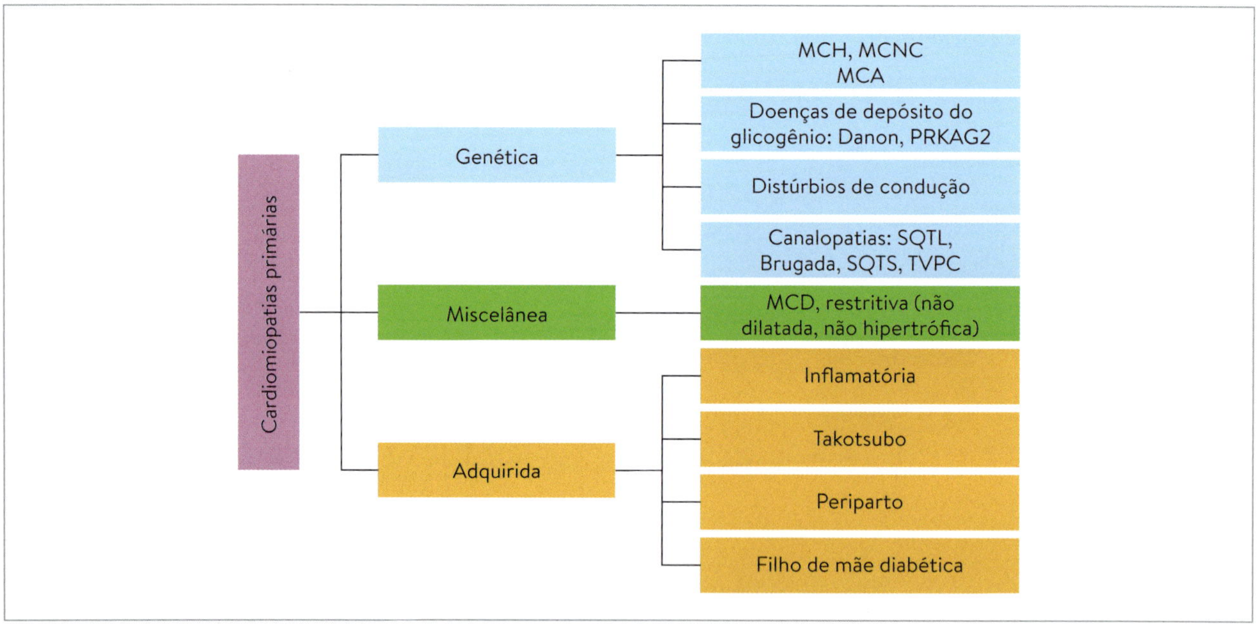

FIGURA 3 Classificação da American Heart Association. A figura mostra a subclassificação das cardiomiopatias primárias.

MCH: cardiomiopatia hipertrófica, MCNC: cardiomiopatia não compactada, MCA: cardiomiopatia arritmogênica, SQTL: síndrome do QT longo, SQTS: síndrome do QT curto, TVPC: taquicardia ventricular polimórfica catecolaminérgica, MCD: cardiomiopatia dilatada.

por uma doença adquirida ou sistêmica. A maioria das cardiomiopatias familiares é monogenética. Por outro lado, as cardiomiopatias não familiares podem ainda ser subdivididas em idiopáticas (quando não é possível determinar a causa) ou adquiridas (quando a alteração da função ventricular é consequência de uma outra doença) (Figura 4).

Classificação de MOGE(S)

Endossada pela World Heart Federation (WHF), similar ao sistema TNM para estadiamento do câncer, reúne cinco atributos principais que devem ser considerados em um paciente com cardiomiopatia, desde o fenótipo morfofuncional (M), o envolvimento de outros órgãos (O), o padrão de herança genética ou familiar (G), a descrição da

QUADRO 1 Classificação da American Heart Association – cardiomiopatias secundárias e suas subdivisões

Cardiomiopatias secundárias	Doenças infiltrativas	Amiloidose, doença de Gaucher, de Hurler, de Hunter
	Doenças de depósito	Hemocromatose, doença de Fabry, de Pompe, Niemann-Pick
	Toxicidade	Metais pesados, agentes químicos
	Endomiocárdio	Fibrose endomiocárdica, síndrome hipereosinofílica (endocardite de Löeffler)
	Granulomatosa (inflamatória)	Sarcoidose
	Endócrina	*Diabetes mellitus*, hipertireoidismo, hipotireoidismo, feocromocitoma, acromegalia
	Craniofacial	Síndrome de Noonan, lentiginose
	Doença neuromuscular	Distrofias musculares de Duchene, Becker, Emery-Dreifuss, miotônica, neurofibromatose, esclerose tuberosa, ataxia Friedreich
	Deficiência nutricional	Beribéri (tiamina), pelagra, escorbuto, selênio, carnitina e Kwashiorkor
	Doenças do colágeno (autoimune)	Lúpus eritematoso sistêmico, dermatomiosite, febre reumática, poliarterite nodosa, esclerodermia
	Pós-tratamento do câncer	Antraciclinas (doxorrubicina e daunorrubicina), ciclofosfamida e radiação

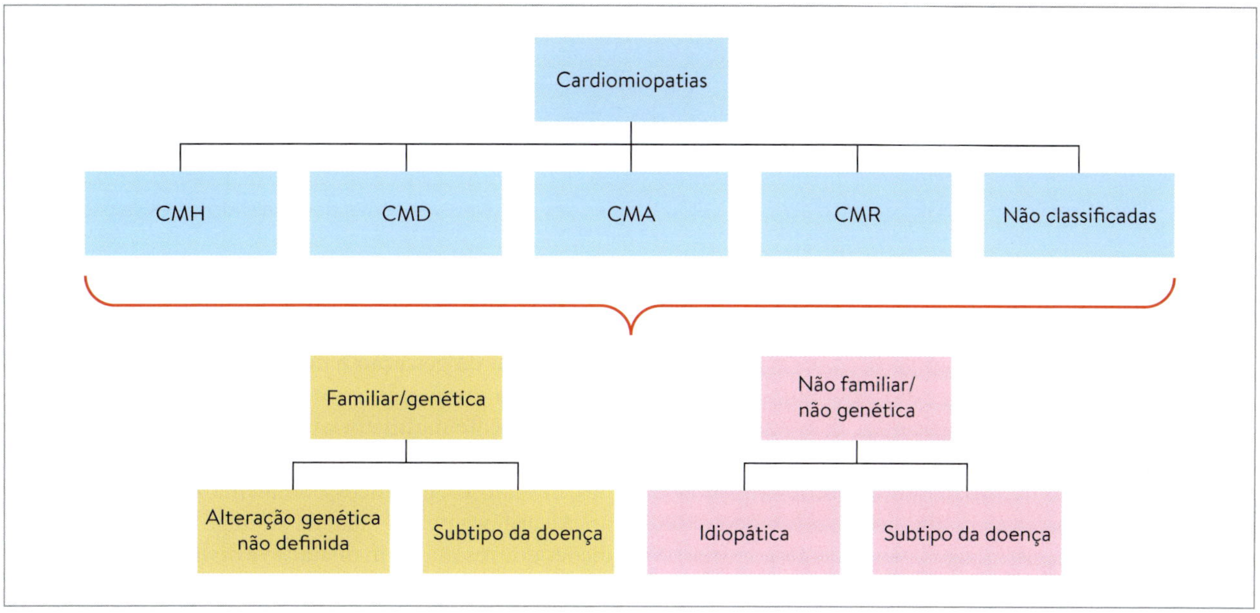

FIGURA 4 Classificação europeia das cardiomiopatias (2008).

CMH: cardiomiopatia hipertrófica, CMD: cardiomiopatia dilatada, CMA: cardiomiopatia arritmogênica, CMR: cardiomiopatia restritiva.

etiologia (E) e o *status* funcional que o paciente se encontra (S), sendo utilizados o estadiamento da insuficiência cardíaca proposto pela American Heart Association (A-D) e a classe funcional da New York Heart Association (I-IV). Apesar de inicialmente parecer complexa, essa classificação baseada no fenótipo morfofuncional contribui para se compreender a extensão da doença para além do coração, acometendo outros órgãos e sistemas, qual o padrão de herança familiar e a etiologia, e a apresentação clínica do paciente, utilizando-se classe funcional e estágio de insuficiência cardíaca. A classificação de MOGE(S) contribui na compreensão do prognóstico e tratamento específico, dependendo da etiologia definida. Para auxiliar no uso dessa classificação, os autores desenvolveram um aplicativo (moges.biomeris.com), acessível na prática clínica. A Figura 5 mostra como é utilizada essa classificação nas cinco categorias utilizadas.

GENÉTICA

As causas genéticas das cardiomiopatias são heterogêneas e diversas, com múltiplas mutações descritas em genes que codificam proteínas sarcoméricas, membrana nuclear, desmossomo, mitocôndria, disco Z e controladores intracelulares de cálcio.

Variantes de um mesmo gene podem acarretar diferentes fenótipos e variantes distintas podem causar o mesmo fenótipo clínico (p. ex., variantes no gene MYH7 podem causar tanto cardiomiopatia dilatada como cardiomiopatia hipertrófica). A Figura 6 ilustra a heterogenicidade

M	O	G	E	S
Morfofuncional	**Órgão**	**Genética**	**Etiologia**	**Estágio**
M_H = hipertrófica M_D = dilatada M_R = restritiva M_{LVNC} = não compactada M_A = arritmogênica	O_H = coração (*heart*) O_{H+L} = coração e fígado (*heart and liver*) O_{H+M} = coração e músculo esquelético O_{H+C} = coração e pele O_0 = usado para genótipo positivo, sem acometimento cardíaco	G_{AD} = autossômico dominante G_{AR} = autossômico recessivo G_{XLR} = ligado ao x recessivo G_{XLD} = ligado ao x dominante G_M = matrilinear G_S = esporádica G_N = história familiar negativa G_U = história familiar desconhecida G_0 = história familiar não foi investigada	E_G = etiologia genética $E_{G\text{-}Neg}$ = teste genético negativo $E_{G\text{-}NA}$ = teste genético não disponível Pode-se descrever o gene envolvido e a mutação encontrada, por exemplo: $E_{GMYH7[p.\ Arg403Glu]}$ E_V = etiologia viral	Utiliza-se o estágio da AHA/ACC (A-D) e a classe funcional da NYHA (I-IV) Por exemplo: $S_{C\text{-}II}$ = estágio C e classe funcional II

FIGURA 5 Classificação de MOGE(S): cinco atributos utilizados e suas possíveis variações dependendo de cada paciente.

genética e como um mesmo gene pode estar envolvido com diferentes fenótipos. Em crianças, algumas variantes podem também afetar outros órgãos, como acontece nas RASopatias e doenças de depósito, enquanto miopatias congênitas podem afetar o miocárdio, como na distrofia muscular de Duchenne.

A forma mais comum de herança genética em adultos e crianças é a autossômica dominante, mas também pode ser autossômica recessiva, ligada ao X e mitocondrial. A penetrância e a faixa etária de aparecimento do fenótipo clínico são variáveis, podendo mudar dentro de uma mesma família. As variantes *de novo*, não herdadas, tendem a ser mais agressivas, com aparecimento precoce e mais severo do fenótipo clínico. Múltiplas mutações em um mesmo indivíduo são, de um modo geral, incomuns e o impacto no fenótipo ainda é incerto.

O teste genético, apesar de estar cada vez mais acessível à população, deve ser guiado por equipe médica especializada levando em consideração a história familiar e o fenótipo, principalmente na população adulta, na qual morbidades como hipertensão sistêmica, diabetes e doença aterosclerótica podem equivocar o diagnóstico clínico.

CARDIOMIOPATIAS DURANTE A GESTAÇÃO

A etiologia das cardiomiopatias associadas à gravidez inclui doenças adquiridas e hereditárias. Embora raras, elas podem causar complicações graves.

Na cardiomiopatia periparto, definida como disfunção sistólica do ventrículo esquerdo que acontece em mulheres no final da gestação e nos meses seguintes ao parto, a etiologia ainda não é totalmente esclarecida, sendo provavelmente multifatorial – apoia-se em hipóteses que sugerem mecanismos hormonais, inflamatórios, autoimunes, infecciosos, genéticos e ambientais.

A cardiomiopatia dilatada abrange uma série de condições que resultam em dilatação e disfunção miocárdica, incluindo infecção viral, uso de drogas prévio e isquemia, e 50% dos casos são idiopáticos. Pode ser preexistente ou apresentar-se novamente durante a gestação. Embora a cardiomiopatia periparto e a dilatada sejam distintas em etiologias, apresentam-se com mesmo fenótipo e a diferenciação pode ser difícil.

As condições adversas relacionadas à gravidez incluem a pré-eclâmpsia, que é um distúrbio causado por disfunção placentária e anormalidades vasculares maternas que acomete aproximadamente 10 a 20% das gestantes. É caracterizada por hipertensão associada à disfunção de órgão-alvo. Essas mulheres apresentam maior risco de doenças cardiovasculares futuras. Vários estudos relataram, consistentemente, disfunção diastólica do ventrículo esquerdo, que pode persistir até o pós-parto, provavelmente resultado de remodelação e hipertrofia anormal do ventrículo como resposta adaptativa para minimizar o estresse da parede com o desenvolvimento súbito da hipertensão.

A cardiomiopatia hipertrófica foi estimada em 0,015% das gestantes portadoras de cardiopatias. Tem um traço au-

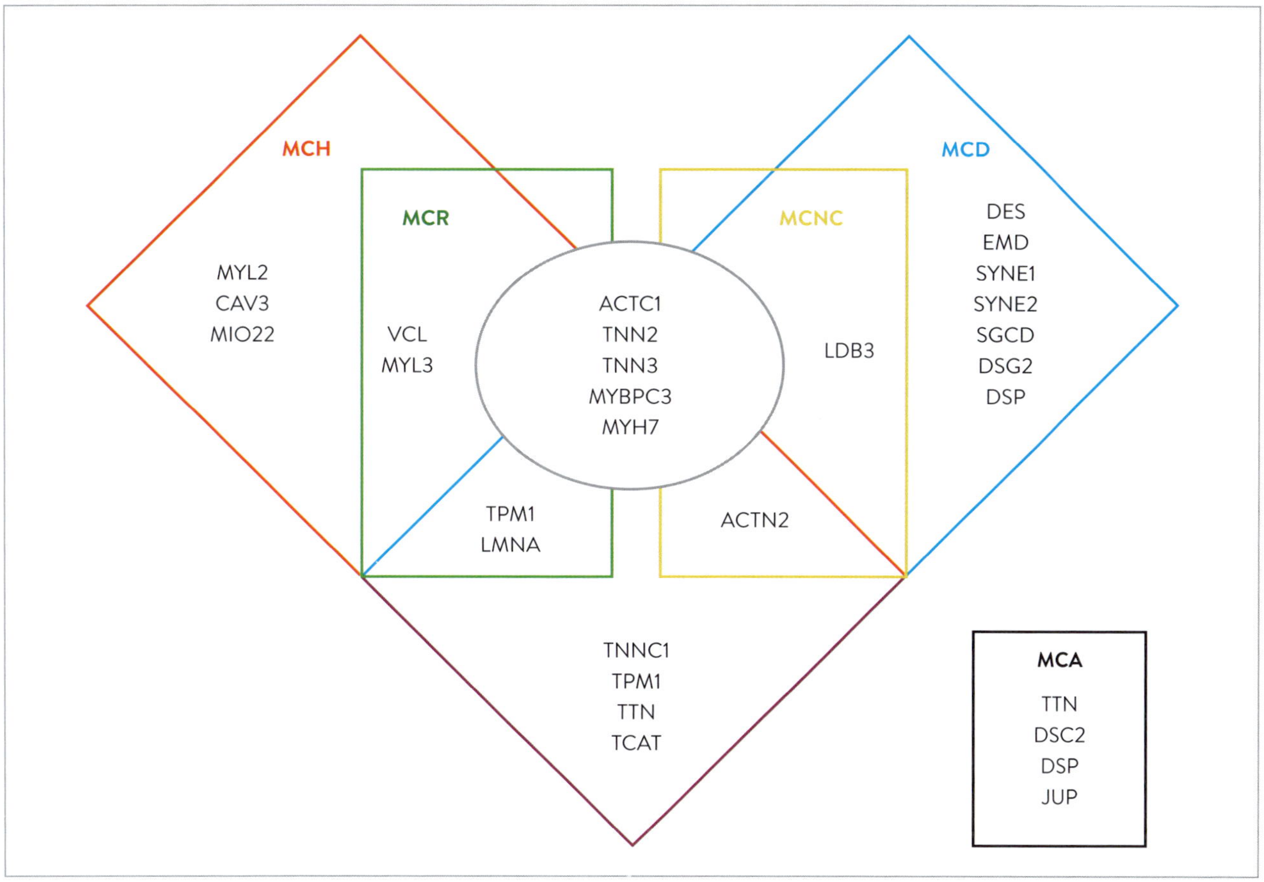

FIGURA 6 Principais genes e fenótipos clínicos das cardiomiopatias. O diagrama mostra que um mesmo gene é capaz causar diferentes fenótipos (sobreposição).

CMH: cardiomiopatia hipertrófica, CMR: cardiomiopatia restritiva, CMNC: cardiomiopatia não compactada, CMD: cardiomiopatia dilatada, CMA: cardiomiopatia arritmogênica.

tossômico dominante mendeliano, podendo ser transmitida ao feto. Os fatores de pior prognóstico para a gravidez são história de insuficiência cardíaca, arritmia ventricular e histórico de morte súbita na família. Fora essas condições, geralmente as gestantes toleram bem e o aconselhamento genético é muito importante.

CARDIOMIOPATIA DE TAKOTSUBO

Também conhecida como síndrome do coração partido, descrita pela primeira vez no Japão em 1990, os sinais e sintomas são semelhantes ao infarto, geralmente ocorre após um estresse emocional, cirurgias, perdas e outros gatilhos. Em 10 a 20% dos casos ocorre um balonamento ventricular apical, podendo se apresentar de forma atípica. Há elevação transitória do segmento ST, elevação de troponina e redução da fração de ejeção ventricular, resultando em insuficiência cardíaca aguda. Cerca de 90% dos casos são mulheres, a maioria após a menopausa.

Para diagnóstico devem estar presente os seguintes critérios: hipocinesia, acinesia ou discinesia transitória do ventrículo esquerdo (segmento médio), com ou sem envolvimento apical (que não se limita a uma única artéria coronária); ausência de lesão coronariana obstrutiva ou placa rota; deve haver um gatilho relacionado a alterações emocionais; nova alteração eletrocardiográfica com elevação de troponina; e ausência de feocromocitoma ou miocardite.

CASO CLÍNICO

Paciente com 31 anos, imigrante da Venezuela, residente no Rio de Janeiro, grávida com 30 semanas de idade gestacional, interna em um Hospital Universitário com quadro de ortopneia e dispneia paroxística noturna, relatando cansaço aos mínimos esforços, além de edema de membros inferiores. Exame físico evidenciando presença de turgência jugular patológica, B3, ausculta pulmonar com crepitações bibasais. Realizado ecocardiograma transtorácico de urgência que evidenciou disfunção grave do ventrículo esquerdo, com hipocinesia difusa e aneurisma de ponta.

Apesar de a hipótese inicial ter sido cardiomiopatia periparto, a história epidemiológica e os achados do ecocardiograma levaram à pesquisa de doença de Chagas, que foi positiva. A paciente desconhecia doença cardiológica prévia.

Foi encaminhada para cesariana de urgência e iniciado tratamento para insuficiência cardíaca, evoluindo com melhora clínica.

Trata-se de uma paciente portadora de cardiomiopatia dilatada, sem história familiar investigada, com etiologia não viral, classe funcional III/IV e estágio C. Pela classificação de MOGES: $M_DO_HG_0E_IS_{C\text{-}III/IV}$.

Classificar essa paciente nos permite personalizar o cuidado, além de orientar a trajetória da paciente baseada na história natural da doença. Permite também a orientação e o acompanhamento do recém-nato, visto a possibilidade de transmissão vertical da doença.

CONSIDERAÇÕES FINAIS

A classificação torna possível personalizar o cuidado e conhecer a trajetória do paciente. Atualmente, as classificações disponíveis baseiam-se sobretudo no fenótipo morfofuncional e ressaltam a importância das bases genéticas das cardiomiopatias. Entretanto, ainda existem lacunas a serem preenchidas, como: disponibilidade na realização do teste genético, considerar o remodelamento miocárdico e a alternância entre fenótipos e os portadores de mutações genéticas que ainda não têm fenótipo clínico definido. Em um futuro próximo, o teste genético, juntamente com técnicas de imagem, serão a base para uma classificação universal das cardiomiopatias.

LEITURA SUGERIDA

1. Arbustini E, Narula N, Dec GW, Reddy KS, Greenberg B, Kushwaha S, et al. The MOGE(S) classification for a phenotype-genotype nomenclature of cardiomyopathy: endorsed by the World Heart Federation. J Am Coll Cardiol. 2013;62(22):2046-72. Erratum in: J Am Coll Cardiol. 2013;63(2):191-4.
2. Avila WS, Alexandre ERG, Castro ML, Lucena AJG, Santos CM, Freire CMV, et al. Posicionamento da Sociedade Brasileira de Cardiologia para Gravidez e planejamento familiar na mulher portadora de cardiopatia. Arq Bras Cardiol. 2020;114;5:849-942.
3. Boyd, Brenton MMS, Solh T. Takotsubo cardiomyopathy, review of broken heart syndrome. PAAPA. 2020;33(3):24-9.
4. Castro I, Precoma DB, Albuquerque DC, Bacal F, Queiroga M, Dutra OP, Martins WA. Livro-texto da Sociedade Brasileira de cardiologia, 3.ed. 2021. Barueri: Manole; p.242-6.
5. Cordova ADL, Khan SS, Grobman WA, Greenland P, Shah SJ. Long term cardiovascular risks associated with adverse pregnancy outcomes. J Am Coll Cardiol. 2019;73(16):2106-16.
6. Davis MB, Arany Z, McNamara DM, Goland S, Elkayam U. Peripartum cardiomyopathy. JACC. 2020;75(2):207-21.
7. Elliott P, Andersson B, Arbustini E, Bilinska Z, Cecchi F, Charron P, et al. Classification of the cardiomyopathies: a position statement from the European Society Of Cardiology Working Group on Myocardial and Pericardial Diseases. Eur Heart J. 2008;29(2):270-6.
8. Lipshultz SE, Law YM, Asante-Korang A, Austin ED, Dipchand AI, Everitt MD, et al. Cardiomyopathy in children: Classification and diagnosis: a scientific statement from the American Heart Association. Circulation. 2019;140(1):e9-e68.
9. Maron BJ, Towbin JA, Thiene G, Antzelevitch C, Corrado D, Arnett D, et al. American Heart Association; Council on Clinical Cardiology, Heart Failure and Transplantation Committee; Quality of Care and Outcomes Research and Functional Genomics and Translational Biology Interdisciplinary Working Groups; Council on Epidemiology and Prevention. Contemporary definitions and classification of the cardiomyopathies: an American Heart Association Scientific Statement from the Council on Clinical Cardiology, Heart Failure and Transplantation Committee; Quality of Care and Outcomes Research and Functional Genomics and Translational Biology Interdisciplinary Working Groups; and Council on Epidemiology and Prevention. Circulation. 2006;113(14):1807-16.
10. McKenna WJ, Maron BJ, Thiene G. Classification, epidemiology, and global burden of cardiomyopathies. Circ Res. 2017;121(7):722-30.
11. Salemi VMC, Mohty D, Altavila SLL, Melo MDT, Kalil Filho R, Bocchi EA. Insights into the classification of cardiomyopathies: Past, present, and future directions. Clinics (Sao Paulo). 2021;76:e2808.

2

Cardiomiopatia hipertrófica

Marcelo Imbroinise Bittencourt
Murillo de Oliveira Antunes

DESTAQUES

- A cardiomiopatia hipertrófica (CMH) é uma das cardiopatias hereditárias mais comuns da prática clínica, com transmissão autossômica dominante e prevalência > 1/500 da população geral e apresentação diversa tanto no seu fenótipo como na sua história natural.
- Isso é determinado por uma grande variedade de alterações genéticas, a maioria delas comprometendo genes codificantes de proteínas sarcoméricas.
- Expressa uma desordem primária do miocárdio caracterizada pela presença de hipertrofia ventricular diante de condições de sobrecarga normais.
- É a principal causa de morte súbita (MS) em indivíduos jovens.

FISIOPATOLOGIA

A presença de variantes patogênicas em diversos genes que codificam componentes do sarcômero, correspondem a base etiopatogênica da CMH. Os principais genes relacionados são os que codificam a betamiosina de cadeia pesada (MYH7) e a proteína C ligante da miosina (MYBPC3), correspondendo a 70% dos casos com teste genético positivo. Outros genes com prevalência menor, mas também considerados prioritários são listados na Tabela 1.

TABELA 1 Genes prioritários na cardiomiopatia hipertrófica

Gene	Proteína
MYH7	Betamiosina de cadeia pesada
MYBPC3	Proteína C ligante da miosina
TNNT2	Troponina T
TNNI3	Troponina I
TNNC1	Troponina C
MYL2	Miosina de cadeia leve - 2
MYL3	Miosina de cadeia leve - 3
ACT1	Actina
TPM1	Tropomiosina

Como consequência dessas alterações genéticas, distúrbios moleculares como o aumento da concentração do cálcio intracelular são deflagrados resultando em alteração da função diastólica e hipertrofia miocárdica. Outro elemento extremamente importante na determinação dos sintomas é a evolução para a forma obstrutiva da doença com desenvolvimento de gradiente de pressão entre o corpo e a via de saída do ventrículo esquerdo (VE), nas formas septais, e entre a ponta e o corpo, na forma medioventricular. É importante ressaltar que nem todas as características fenotípicas que se desenvolvem na doença podem ser correlacionadas com as mutações sarcoméricas. Alterações no aparato valvar mitral, remodelamento de pequenos vasos coronarianos levando a isquemia, ou mesmo a magnitude da fibrose que predispõe a arritmias, podem estar correlacionados com fatores epigenéticos ou ambientais ainda mal compreendidos.

AVALIAÇÃO CLÍNICA

Os pacientes com CMH podem permanecer assintomáticos por longo tempo. Na maioria dos casos o aparecimento de sintomas depende da presença de obstrução intraventricular. A presença de obstrução significativa (≥ 50 mmHg em repouso ou provocado por exercício) na via de saída do VE gerando dispneia ou síncope constitui um marcador independente de pior prognóstico. Dor torácica atípica, resultante da vasodilatação inadequada de vasos intramurais também pode ser um sintoma limitante em pacientes com CMH. Palpitações podem ocorrer na vigência de arritmias supraventriculares ou ventriculares. Entre as arritmias supraventriculares destaca-se a fibrilação atrial (FA), de alta prevalência nessa doença, e que aumenta de forma independente o risco de eventos tromboembólicos.

A MS, geralmente por arritmias ventriculares e eventualmente precedida de síncope inexplicada, pode ocorrer em qualquer fase da doença. Aproximadamente 10% dos pacientes não obstrutivos apresentam insuficiência cardíaca (IC) progressiva refratária ao tratamento clínico e vão se tornar candidatos ao transplante cardíaco. Parte desses pacientes apresentam remodelamento caracterizado pela progressão de um VE hipertrofiado e não dilatado para disfunção sistólica (fração de ejeção < 50%), com aumento dos diâmetros cavitários e fibrose.

Realizar um heredograma contemplando 3 gerações, no intuito de pesquisar parentes afetados com um padrão autossômico dominante de herança, é fundamental para caracterizar a presença de uma cardiopatia hereditária e realizar o aconselhamento familiar.

O exame físico pode ser inteiramente normal. É comum auscultar quarta bulha de VE e, nos casos obstrutivos, sopro sistólico apical que aumenta sua intensidade com a manobra de Valsalva.

EXAMES COMPLEMENTARES

O diagnóstico da CMH se dá pela constatação da hipertrofia do VE por um método de imagem (ecocardiograma ou ressonância magnética do coração [RMC]). Por definição esses exames devem mostrar uma espessura máxima de parede do VE ≥ 15 mm ou ≥ 13 mm associada a outras teste genético positivo ou história familiar para CMH. Entretanto, esta é uma doença que se caracteriza pela necessidade da multimodalidade de exames para melhor caracterizá-la e estabelecer a estratificação de risco.

A seguir são apresentados os métodos utilizados com essa finalidade.

Eletrocardiograma

Encontra-se alterado em 80 a 90% dos casos, com achados como sobrecarga das câmaras esquerdas (AE, VE) e presença de ondas "Q" patológicas indicando hipertrofia septal. Na forma apical, é comum encontrar marcadas inversões da onda T nas derivações precordiais laterais. A constatação de pré-excitação ventricular pode indicar a presença de fenocópias, que são doenças que mimetizam CMH nos métodos de imagem e que são causadas, na sua maioria, por doenças genéticas não sarcoméricas (p. ex., erros inatos do metabolismo).

Ecocardiograma

É o método mais usado no diagnóstico da doença. Além da hipertrofia, determina a presença do gradiente subaórtico decorrente do movimento anterior sistólico da válvula mitral. A manobra de Valsalva pode ajudar na avaliação do gradiente, no entanto, só é positiva em cerca de 50% dos pacientes que apresentam obstrução latente. Nesse contexto, pode ser necessária a ecocardiografia de esforço para demonstrar a elevação dos gradientes intraventriculares durante o exercício, distinguindo das formas não obstrutivas e influenciando nas tomadas de decisão terapêutica. Definir a forma obstrutiva é importante para identificar os pacientes com maior risco de desenvolver IC, com uma taxa de progressão para classe III e IV da NYHA de 3,2% em comparação com 1,6% ao ano nos pacientes sem obstrução. A pesquisa de regurgitação mitral, a análise da função sistólica e diastólica, além da medida do átrio esquerdo, também são parâmetros fundamentais no entendimento da evolução desses pacientes.

Ressonância magnética do coração

Embora a ecocardiografia tenha sido a base para a obtenção de imagens na CMH nos últimos 40 anos, a RMC surgiu como uma ferramenta de grande contribuição para a caracterização fenotípica da doença, devido à vantagem da imagem tomográfica e resolução espacial aprimorada. Essas propriedades permitiram avaliar com mais precisão a espessura da parede do VE, fornecendo a definição do fenótipo e diagnóstico com maior confiabilidade. Ainda permite a identificação de achados associados a alto risco de MS.

Em 2008, um estudo utilizando a RMC documentou que a presença de aneurisma apical do VE era um marcador de alto risco para MS, merecendo consideração para implante de cardiodesfibrilador (CDI) como prevenção primária. Posteriormente se verificou que 20% dos pacientes com aneurismas experimentam intervenções apropriadas de CDI, 5% por ano, um risco 5 vezes maior do que em pacientes com CMH e sem aneurismas. O aneurisma apical ainda pode predispor a formação de trombo com alto risco tromboembólico. A presença de realce tardio extenso, indicativo de fibrose também foi considerado um marcador de mau prognóstico, correlacionando-se com eventos como MS e IC. Embora a presença de realce tardio seja comum, metanálises demonstram a relação entre a sua presença e o risco de um desfecho arrítmico grave. E quanto ao risco de remodelamento adverso, em um estudo com 1.293 pacientes com CMH, a presença de realce tardio extenso foi um forte preditor independente de evolução para disfunção sistólica, transplante cardíaco e morte por IC (razão de risco: 1,8 por 10% de aumento de fibrose).

Holter

A monitoração eletrocardiográfica de 24h busca principalmente a documentação de taquicardia ventricular não sustentada (TVNS), que é um dos marcadores de risco de MS utilizados na estratificação de risco das diretrizes americana e europeia. Experiência recente demonstrou que os casos de TVNS com maior relação com eventos abortados por CDI são aqueles com frequência > 200 bpm, mais de 7 batimentos e mais de 1 episódio. Além disso, não é incomum se solicitar esse exame para pesquisa de FA, arritmia responsável pelo aumento de morbidade nessa doença.

Teste ergométrico

A queda da pressão arterial maior que 20 mmHg ou mesmo a sua incapacidade de aumentar durante o exercício caracteriza a resposta anormal pressórica durante o teste ergométrico. Ocorre em cerca de 20 a 40% dos pacientes com CMH e foi correlacionada com maior risco de eventos, principalmente em pacientes < 50 anos. Por outro lado, um excelente desempenho durante o exercício está associado a um baixo risco de eventos adversos relacionados à doença.

Avaliação de isquemia

A dor torácica é um dos sintomas que podem ocorrer na CMH e pode ser fruto do remodelamento dos pequenos vasos coronarianos. Diferenciar do sintoma causado por doença arterial coronariana aterosclerótica pode ser um desafio. Métodos anatômicos como a coronariografia invasiva ou a angiotomografia podem ser necessários nessas situações.

Teste genético

Os avanços nos testes genéticos, especialmente a incorporação do sequenciamento de última geração, vêm melhorando o aconselhamento na CMH. Tendo como principal indicação o aconselhamento familiar, a avaliação genética já é considerada como classe I de recomendação nas principais diretrizes. Análises de custo-efetividade corroboram essa recomendação. Também está indicada para avaliação etiológica de formas atípicas de hipertrofia, especialmente na suspeita de "fenocópias" como a doença de Fabry e doença de Danon, cujo tratamento envolve abordagens específicas. A avaliação deve começar sempre pelo paciente mais grave (paciente índice), e depois estende-se aos parentes de primeiro grau. Caso o teste seja negativo no paciente índice, o aconselhamento deve ser feito com os exames tradicionais.

QUADRO 1 História natural e manejo da cardiomiopatia hipertrófica (CMH)

CMH fenótipo positivo
Assintomáticos → Acompanhamento
Sintomáticos → Tratamento farmacológico
Sintomáticos refratários → Tratamento invasivo
Morte súbita cardíaca → Avaliar implante de cardiodesfibrilador (CDI)
Fibrilação atrial → Anticoagulação/antiarrítmicos
Atividade física → Orientação

ASSINTOMÁTICOS

As medicações na CMH não alteram a história natural da doença, então os pacientes assintomáticos não necessitam de tratamento. A cada 1 a 2 anos devem ser avaliados quanto ao risco de MSC, orientados referente a prática de exercício físico, aconselhamento genético e gravidez.

SINTOMÁTICOS

A terapia farmacológica atual está indicada exclusivamente para alívio dos sintomas, e o sucesso do tratamento é determinado pela resposta do paciente aos sintomas (e não pela redução do gradiente ou da frequência cardíaca). Os sintomas incluem dispneia ou angina relacionada ao esforço e, ocasionalmente, outros sintomas de esforço (p. ex., síncope, quase síncope) que são atribuídos a LVOTO e interferem na atividade cotidiana ou qualidade de vida.

QUADRO 2 Primeira opção

Betabloqueadores (não vasodilatadores) ▪ Devem ser otimizados até melhora dos sintomas ou dose máxima ▪ Indicado nas CMH obstrutivas e não obstrutivas
Segunda opção
Verapamil/diltiazem ▪ Associado ou em substituição aos betabloqueadores nos casos refratários Contraindicado em pacientes com gradiente VSVE >100 mmHg
Terceira opção
▪ Diuréticos em baixas doses na persistência dos sintomas ▪ Suspensão de vasodilatadores na presença de obstrução VSVE (BRA, IECA, anlodipina) ▪ Disopiramida ou mavacamten*

*Drogas não disponíveis no Brasil. BRA: bloqueadores dos receptores da angiotensina; IECA: inibidores da enzima de conversão da angiotensina; CMH: cardiomiopatia hipertrófica; VSVE: via de saída do ventrículo esquerdo.

Sintomáticos refratários

A redução septal invasiva deve ser indicada rotineiramente em pacientes com classe funcional III ou IV (NYHA), na vigência de terapia farmacológica otimizada. Para a realização do procedimento é necessário gradiente VSVE em repouso ou provocado > 50 mmHg e espessura septal suficiente. Intervenções invasivas são necessárias em 5 a 10% dos pacientes.

TABELA 2 Procedimentos

Procedimento	Orientações
Miectomia cirúrgica	Primeira escolha de tratamento invasivo Nos centros com experiência mortalidade < 1% e taxas de sucesso alívio dos sintomas > 95% Indicada principalmente em pacientes que possuem doenças cardíacas que requerem correção cirúrgica ou presença de anormalidades dos músculos papilares que contribuem para a obstrução
Redução septal percutânea	Indicado em pacientes nos quais a cirurgia é contraindicada ou o risco é considerado muito alto (devido a comorbidades graves ou idade avançada) Mortalidade < 1% e taxas de sucesso alívio dos sintomas > 90% É a primeira opção nos centros que não apresentam experiência no procedimento cirúrgico ou mesmo por preferência do paciente

MORTE SÚBITA CARDÍACA

A MSC, secundária a taquicardia/fibrilação ventricular, é a principal e mais temida complicação da CMH, com incidência anual de 1 a 2% (4 a 6% foram relatadas em coortes de centros terciários de atendimento). O CDI é única terapia capaz de prevenir esse evento sendo descrita uma incidência anual choques apropriados em adultos 10% na prevenção secundária e 4% prevenção primária.

Todos os pacientes devem ser avaliados quanto ao risco de MSC na consulta inicial e após a cada 1 a 2 anos, mas a decisão do CDI ainda é um grande desafio sobretudo no cenário da prevenção primária.

FIBRILAÇÃO ATRIAL

A FA é comum nos pacientes CMH e está associada com aumento da morbidade, piora dos sintomas, qualidade de vida e aumento do risco acidente vascular cerebral.

- Anticoagulação: deve ser indicada para todos os pacientes, independentemente do valor CHADSVasC, preferencialmente com anticoagulantes diretos (varfarina quando este não for possível).

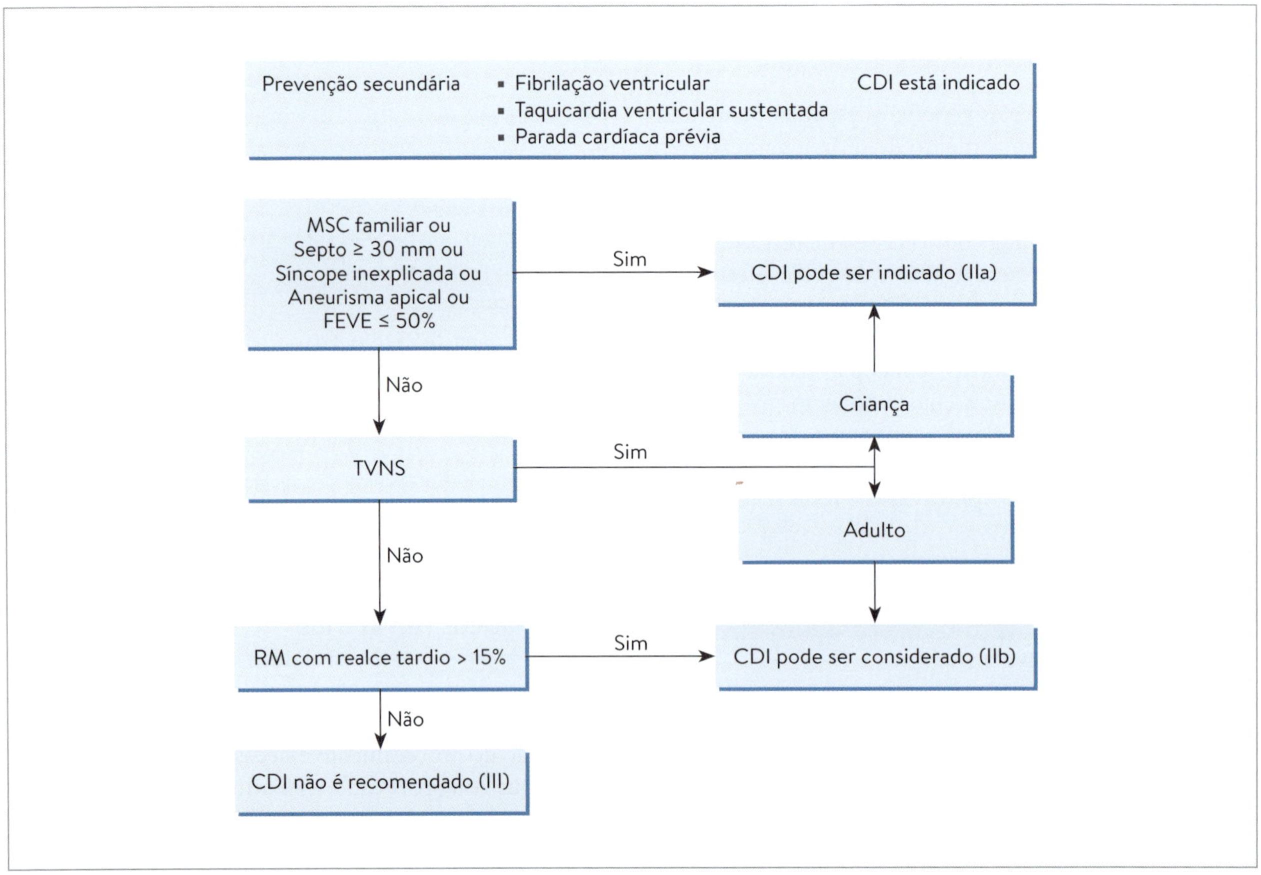

FIGURA 1 Indicação de implante de cardiodesfibrilador (CDI).

FEVE: fração de ejeção do ventrículo esquerdo; MSC: morte súbita cardíaca; RM: ressonância magnética; TVNS: taquicardia ventricular não sustentada.

- Controle do ritmo: é estratégia inicial de escolha, com redução de sintomas quando comparado apenas com controle da FC. As drogas de escolha para manutenção do ritmo é amiodarona ou sotalol. Ablação por cateter pode ser indicada nos casos refratários.

ATIVIDADE FÍSICA

Exercícios físicos recreativos de intensidade leve a moderada são benéficos para melhorar capacidade cardiorrespiratória e qualidade de vida na CMH. Atividade físicas competitivas de moderada ou alta intensidade são contraindicadas devido ao risco de MSC.

GRAVIDEZ

A CMH de forma geral é uma cardiopatia bem tolerada para mãe e baixo risco materno-fetal. A via de parto pode ser vaginal na maioria dos casos. Nas mulheres muito sintomáticas o parto programado por cesariana deve ser considerado. Anestesia peridural e geral são modos comuns de anestesia para tornar o parto mais confortável para o paciente e, no geral, não há contraindicações para nenhuma dessas formas de anestesia em pacientes grávidas com CMH, desde que se tome cuidado para evitar hipotensão.

LEITURA SUGERIDA

1. Authors/Task Force members; Elliott PM, Anastasakis A, Borger MA, Borggrefe M, Cecchi F, et al. 2014 ESC Guidelines on diagnosis and management of hypertrophic cardiomyopathy: the Task Force for the Diagnosis and Management of Hypertrophic Cardiomyopathy of the European Society of Cardiology (ESC). Eur Heart J. 2014;35(39):2733-79.
2. Bittencourt MI, Cader SA, Araújo DV, Salles ALF, Albuquerque FN, Spineti PPM, et al. Role of myocardial fibrosis in hypertrophic cardiomyopathy: a systematic review and updated meta-analysis of risk markers for sudden death. Arq Bras Cardiol. 2019;112(3):281-9.
3. Carrick RT, Maron MS, Adler A, Wessler B, Hoss S, Chan RH, et al. Development and validation of a clinical predictive model for identifying hypertrophic cardiomyopathy patients at risk for atrial fibrillation: The HCM-AF Score. Circulation: Arrhythmia and Electrophysiology. 2021;14(6):e009796.
4. Garg L, Gupta M, Sabzwari SRA, Agrawal S, Agarwal M, Nazir T, et al. Atrial fibrillation in hypertrophic cardiomyopathy: prevalence, clinical impact, and management. Heart Fail Rev. 2019;24(2):189-97.
5. Guttmann OP, Rahman MS, O'Mahony C, Anastasakis A, Elliott PM. Atrial fibrillation and thromboembolism in patients with hypertrophic cardiomyopathy: systematic review. Heart. 2014;100(6):465-72.
6. Hindieh W, Adler A, Weissler-Snir A, Fourey D, Harris S, Rakowski H. Exercise in patients with hypertrophic cardiomyopathy: a review of current evidence, national guideline recommendations and a proposal for a new direction to fitness. J Sci Med Sport. 2017;20(4):333-8.
7. Lim GB. Drugs targeting the sarcomere in heart failure and hypertrophic cardiomyopathy. Nature Reviews Cardiology. 2021;18(2):71.
8. Maron BJ, Maron MS, Maron BA, Loscalzo J. Moving beyond the sarcomere to explain heterogeneity in hypertrophic cardiomyopathy: JACC review topic of the week. J Am Coll Cardiol. 2019;73(15):1978-86.
9. Maron BJ. Clinical course and management of hypertrophic cardiomyopathy. N Engl J Med. 2018;379:655-68.
10. Maron MS, Rowin EJ, Olivotto I, Casey SA, Arretini A, Tomberli B, et al. Contemporary natural history, and management of nonobstructive hypertrophic cardiomyopathy. J Am Coll Cardiol. 2016;67:1399-409.
11. Muresan ID, Agoston-Coldea L. Phenotypes of hypertrophic cardiomyopathy: genetics, clinics, and modular imaging. Heart failure reviews. 2021;26(5):1023-36.
12. Ommen SR, Mital S, Burke MA, Day SM, Deswal A, Elliott P, et al. 2020 AHA/ACC Guideline for the diagnosis and treatment of patients with hypertrophic cardiomyopathy: a report of the American College of Cardiology/American Heart Association Joint Committee on Clinical Practice Guidelines. J Am Coll Cardiol. 2020;76(25):e159-e240.
13. Rowin EJ, Maron BJ, Haas TS, Garberich RF, Wang W, Link MS, et al. Hypertrophic cardiomyopathy with left ventricular apical aneurysm: implications for risk stratification and management. J Am Coll Cardiol. 2017;69:761-73.
14. Rowin EJ, Maron BJ, Maron MS. The hypertrophic cardiomyopathy phenotype viewed through the prism of multimodality imaging: clinical and etiologic implications. JACC Cardiovasc Imaging. 2020;13(9):2002-16.
15. Saberi S. Hypertrophic cardiomyopathy in pregnancy. Cardiol Clin. 2021;39(1):143-50.
16. Semsarian C. Update on the diagnosis and management of hypertrophic cardiomyopathy. Heart, Lung and Circulation. 2018;27(3):276-9.
17. Veselka J, Anavekar NS, Charron P. Hypertrophic obstructive cardiomyopathy. Lancet. 2017;389(10075):1253-67.
18. Walsh R, Offerhaus JA, Tadros R, Bezzina CR. Minor hypertrophic cardiomyopathy genes, major insights into the genetics of cardiomyopathies. Nature Rev Cardiol. 2021;1-17.
19. Wang W, Lian Z, Rowin EJ, Maron BJ, Maron MS, Link MS. Prognostic implications of nonsustained ventricular tachycardia in high-risk patients with hypertrophic cardiomyopathy. Circ Arrhythm Electrophysiol. 2017;10(3):e004604.
20. Weng Z, Yao J, Chan RH, He J, Yang X, Zhou Y, et al. Prognostic value of LGE-CMR in HCM: a meta-analysis. J Am Coll Cardiol Img. 2016;9:1392-402.
21. Zampieri M, Berteotti M, Ferrantini C, Tassetti L, Gabriele M, Tomberli B, et al. Pathophysiology and treatment of hypertrophic cardiomyopathy: new perspectives. Curr Heart Fail Report. 2021;1-11.

NOTA DOS EDITORES

Este capítulo possui bibliografia adicional, recomendada pelos autores, na plataforma digital complementar do livro. Para acesso a esse material, utilize o QR code abaixo, digite a senha: **COMPLEMENTO2022** e faça seu cadastro.

3

Cardiomiopatia dilatada

Edimar Alcides Bocchi
Jairo Tavares Nunes
Ivna Girard Cunha Vieira Lima

DESTAQUES

- Doença caracterizada pela dilatação ventricular e disfunção sistólica na ausência de coronariopatia e aumentos de pré/pós-carga suficientes para justificar a disfunção.
- Avaliação sequencial em etapas para o diagnóstico de cardiomiopatia dilatada que compreende: exclusão de causas comuns de cardiomiopatia dilatada, avaliação de causas potencialmente reversíveis, avaliação pormenorizada do remodelamento miocárdico e avaliação do risco de morte súbita cardíaca.
- Tratamento farmacológico com o uso de novas medicações e avaliação baseada em testes genéticos e pesquisa de fibrose para consideração de implantação de cardiodesfibrilador implantável e ressincronizador cardíaco.

INTRODUÇÃO

A definição de cardiomiopatia dilatada (CMD) é heterogênea, caracterizada por uma doença do músculo cardíaco secundária a alteração genética ou diversos insultos não genéticos, determinando a dilatação ventricular e disfunção sistólica na ausência de doença coronária ou aumento da pós/pré-carga (p. ex., hipertensão arterial sistêmica ou valvopatias) suficientes para explicar a disfunção. Pode acometer ou o ventrículo esquerdo, ou o direito ou ser biventricular. A CMD, portanto, é considerada como um fenótipo que exige avaliação detalhada e tratamento adequado por ser uma importante causa de disfunção ventricular esquerda grave. Pode se apresentar clinicamente nas várias fases da insuficiência cardíaca (IC) (Figura 1).

EPIDEMIOLOGIA

Devido ao desafio no diagnóstico da doença, os dados epidemiológicos sobre a CMD são diversos nas casuísticas, e na maioria dos ensaios clínicos multicêntricos cerca de 30 a 40% dos pacientes apresentam miocardiopatia não isquêmica. Em estudos observacionais a prevalência é de 8 a 47%. Na Europa e América do Norte estimam-se 36 casos por 100 mil habitantes.

ETIOLOGIA

A etiologia é complexa e heterogênea, sendo a via final de múltiplos e diferentes processos patogênicos. Até recentemente a investigação etiológica da CMD não diferia da investigação para IC sistólica, mas com a melhora da medicina de precisão e dos métodos diagnósticos como ecocardiografia (*"speckle tracking"*), testes genéticos, biomarcadores, exames de imagem e biópsia houve avanços na investigação etiológica da CMD.

Na Tabela 1 são identificadas as principais etiologias e os principais grupos de CMD: genética, toxinas, metabólicas ou endócrinas, inflamatórias ou infiltrativas ou autoimunes, doenças neuromusculares e outras.

DIAGNÓSTICO

A primeira etapa é a de exclusão de condições ou doenças que possam acarretar o fenótipo dilatado secundariamente ou por lesão direta no miocárdio. Pacientes com *"red-flags"* para doença coronariana como causa da miocardiopatia podem ser submetidos a angiotomografia de coronárias ou cinecoronariografia. Na Tabela 2 constam os principais diagnósticos diferenciais com os padrões habituais para sua suspeição. Após a exclusão de causas

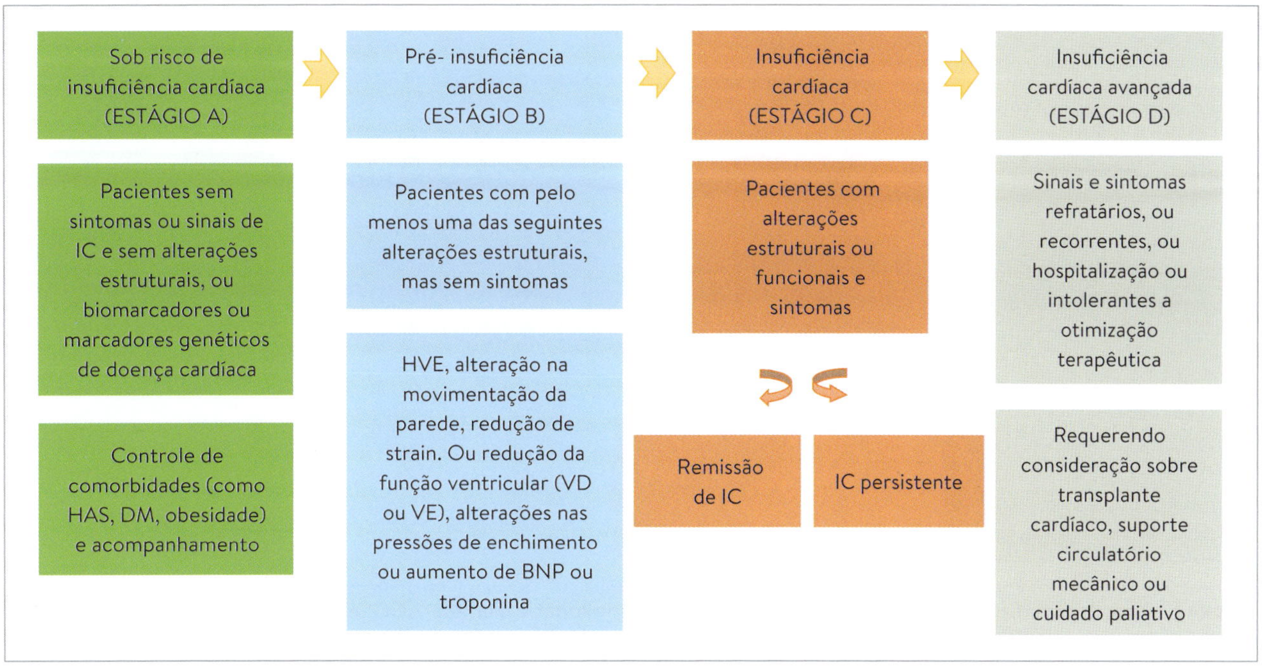

FIGURA 1 Estágios da insuficiência cardíaca segundo a definição universal de insuficiência cardíaca. DM: diabetes *mellitus*; HAS: hipertensão arterial sistêmcia; HVE: hipertrofia ventricular esquerda; IC: insuficiência cardíaca; VD: ventrículo direito; VE: ventrículo esquerdo.

secundárias comuns ou etiologias com agressão ao miocárdio identificáveis que levam ao fenótipo dilatado de cardiomiopatia, outras etiologias podem ser investigadas (Tabela 2), entre elas: tóxicas, doenças sistêmicas, taquiarritmias, e a presença de inflamação miocárdica. O benefício da investigação da inflamação não tem sido comprovado e poderia ser utilizado em situações especiais. A biópsia endomiocárdica (BEM) ainda permanece o padrão-ouro para a investigação, mas de acordo com as diretrizes brasileiras, esse método, por ser invasivo e menos disponível, fica reservado para casos de miocardite fulminante e para os casos de IC de recente começo ou arritmias refratárias. A identificação de miocardite pode ter importante implicação prognóstica, pois esta apresenta um grande potencial de recuperação da função ventricular. A ressonância nuclear magnética (RNM) cardíaca é o principal exame não invasivo para identificação de miocardite no contexto agudo, porém para inflamação crônica ela perde a sensibilidade.

O terceiro passo é avaliar o remodelamento cardíaco, sendo este um determinante de desfechos adversos quando ausente. A etiologia pode ser fundamental no desenvolvimento de remodelamento reverso. O ecocardiograma transtorácico é a modalidade de exame mais disponível para quantificação dos volumes/diâmetros das câmaras e da fração de ejeção, assim como a presença de regurgitação mitral funcional, que são importantes marcadores de gravidade. A realização de biomarcadores para estratificação diagnóstica pode também ser feita (BNP e troponina são os mais disponíveis).

O quarto passo seria a estratificação do risco de morte súbita cardíaca (MSC) e de morte por IC. Para esse perfil de pacientes com alto risco de morte súbita, a implantação de cardiodesfibrilador implantável (CDI) poderia reduzir o risco de morte, e as variáveis correlacionadas com o risco arritmogênico são: a extensão de fibrose, a presença de fragmentação do QRS e o grau de dilatação das cavidades. Finalmente, as pesquisa genética pode ser avaliada.

Na Figura 2, observa-se a abordagem diagnóstica divididas nas quatro etapas descritas no texto.

APRESENTAÇÃO CLÍNICA E HISTÓRIA NATURAL DA DOENÇA

Segundo a nova definição universal de IC representada na Figura 3, (estágios de evolução da doença), sabe-se que a apresentação clínica da CMD é heterogênea. Nas fases iniciais da doença tem-se um período assintomático, no qual o paciente apresenta um risco de morte súbita (MSC) que varia de 4 a 13%, mas a partir do desenvolvimento de alterações estruturais cardíacas, adicionado ao risco arritmogênico, tem-se o risco de falência ventricular, que a partir do desenvolvimento de sintomas aumenta consideravelmente, chegando a cerca de 50% em 5 anos em suas fases finais. Apesar de o risco de morte não desprezível, há também cerca de 25 a 45% de chance de melhora e reversão das alterações estruturais cardíacas, sendo esta relacionada com o início precoce do tratamento, otimização com doses máximas toleradas, adesão ao tratamento instituído e fatores

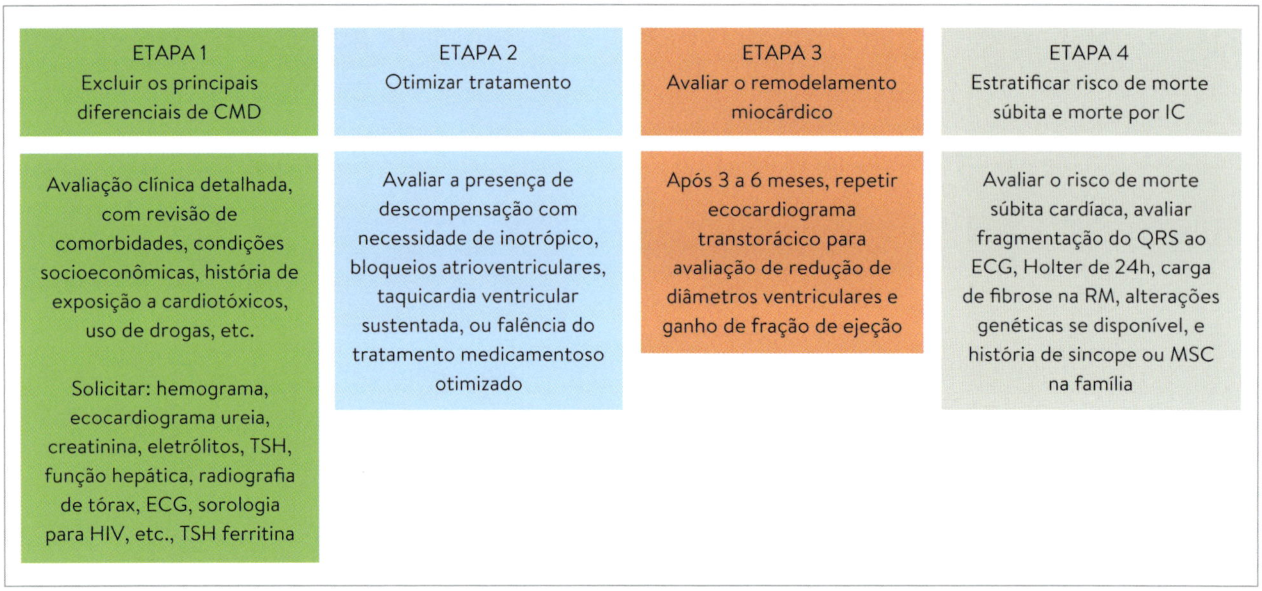

FIGURA 2 Abordagem diagnóstica segundo etapas. CMD: cardiomiopatia dilatada; ECG: eletrocardiografia; IC: insuficiência cardíaca; RM: ressonância magnética; TSH: hormônio tireoestimulante.

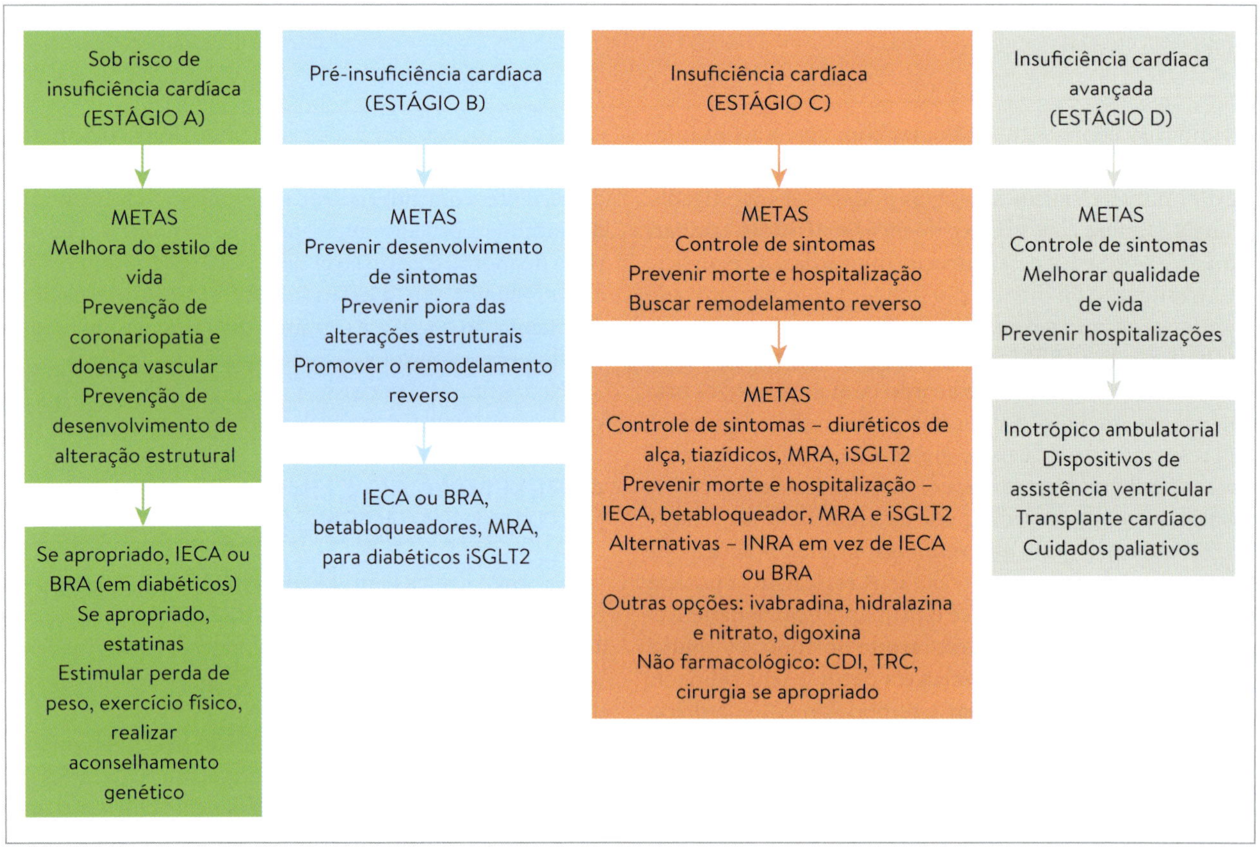

FIGURA 3 Tratamento da cardiomiopatia dilatada segundo estágios. BRA: bloqueadores dos receptores da angiotensina; CDI: cardioversor desfibrilador implantável; IECA: inibidores da enzima conversora de angiotensina; iSGLT2: inibidores do cotransportador sódio-glicose 2; MRA: antagonistas dos recetores mineralocorticoides; TRC: terapia de ressincronização cardíaca.

preditores como sexo feminino, diagnóstico recente, menor volume diastólico final, melhor FEVE, discreta insuficiência mitral, classe funcional I-II, sem BRE, menor valor de BNP, mais jovens e menor conteúdo de fibrose intersticial (ressonância magnética). As principais complicações da CMD são: MSC, arritmias, ICC, insuficiência valvar secundária e fenômenos tromboembólicos.

EXAMES COMPLEMENTARES

Ecocardiograma transtorácico é o exame mais disponível para a identificação do fenótipo dilatado. Novas técnicas como a pesquisa do *strain* e *speckle tracking* foram desenvolvidas para estratificação de risco precoce, mas a importância clínica desses parâmetros não está bem definida. Tem sido reportado que o *strain* longitudinal global reduzido consegue predizer melhor eventos adversos em pacientes sintomáticos e o desenvolvimento de sintomas.

RNM fornece informações acerca da fração de ejeção, volume, massa e a presença ou ausência de fibrose, e através de técnicas especiais como mapa T2 fornece dados sobre inflamação, na pesquisa de miocardite. Outros exames podem ser necessários para avaliação completa do paciente com CMD como: radiografia de tórax, ECG, angio-TC de coronárias, cateterismo cardíaco, Holter de 24h, ergoespirometria ou teste de caminhada de 6 minutos, a critério clínico de indicação.

TRATAMENTO

Farmacológico

Em 2021 foi lançada a atualização da diretriz brasileira de IC, e apesar de não haver ensaios clínicos específicos para essa etiologia, o tratamento da CMD é semelhante ao tratamento da IC com FE reduzida, estando indicados: (1) o bloqueio da sistema renina-angiotensina-aldosterona (SRAA), em que as opções terapêuticas são IECA, ou BRA ou inibidores da neprilisina; (2) antagonista dos receptores mineralocorticoides (espironolactona); (3) bloqueio do sistema nervoso autônomo com betabloqueadores; (4) para pacientes persistentemente taquicárdicos bloqueadores do canal If (ivabradina); e (5) mais recentemente os inibidores da SGLT2 (empagliflozina e dapagliflozina). Entretanto, essas medicações não foram devidamente testadas em pacientes com CMD sem IC.

Não farmacológico

Os pacientes com CMD possuem um risco de MSC não desprezível, porém o ensaio clínico randomizado DANISH, que avaliou o implante de CDI em pacientes com ICFEr < 35% sintomáticos, de etiologia não isquêmica, para prevenção primária, foi um estudo negativo para o desfecho de mortalidade quando comparado ao cuidado usual. Mas com o avanço dos testes genéticos, talvez será possível individualizar a indicação do dispositivo para pacientes com genética de alto risco (gene *SCN5A*, alterações da lamina e titina), grau de fibrose elevado, alterações do QRS (fragmentação) e com dilatação ventricular. Ressincronização pode ser indicada para pacientes com FEVE < 35%, classe funcional III, e com BRE e duração de QRS ≥ 150 ms. Intervenção percutânea para valva mitral tem sido desenvolvida para redução de insuficiência mitral moderada a severa com possibilidade de determinar remodelamento reverso de VE. Entretanto, resultados divergentes foram reportados.

Tratamento etiológico

Tratamento etiológico tem sido proposto tais como imunossupressão quando há miocardite sem persistência de vírus, ou para miocardite de célula gigante/eosinofílica e sarcoidose; imunomodulação com interferon-beta quando

TABELA 1 Principais etiologias de cardiomiopatia dilatada

Miocardiopatia genética	Alterações dos sarcômeros – relacionados a geração de força (genes TNNT2/TNNI3); citoesqueleto – relacionados a integridade estrutural (gene titina TTN); desmossomos – relacionados a adesão/junção celular (gene da desmoplaquina DSP) Retículo sarcoplasmático – regula o canal de cálcio (gene da fosfolamban e receptor de rianodina); envelope nuclear – mantém a estabilidade do envelope nuclear (gene da lamina LAMIN A/C)
Toxicidade	Álcool, anfetaminas, cocaína, antracíclicos, anti-HER2, clozapina, cobalto, mercúrio
Miocardites	Viral – adenovírus, coxsackie A e B, citomegalovírus, Epstein-barr, HIV, parvovírus B19, varicela; bacteriana – brucelose, difteria, febre tifoide, psitacose, borreliose, leptospirose; protozoário – Chagas, toxoplasmose, esquistossomose
Metabólica e endócrina	Distúrbios hidroeletrolíticos desnutrição – carnitina, tiamina e selênio; doenças endócrinas – Cushing, acromegalia, hiper/hipotireoidismo, feocromocitoma
Inflamatória, infiltrativa e autoimune	Infiltrativas – hemosiderose, sarcoidose miocardite por hipersensibilidade; vasculites – Churg-Straus, Kawasaki, poliarterite nodosa
Doença neuromuscular	Distrofias – Becker, Duchenne; ataxia de Friedreich
Outras	Miocárdio não compactado; cardiopatia arritmogênica; coração de atleta

Fonte: adaptada de Fatkin e t al., 2019.

TABELA 2 Principais diagnósticos diferenciais de miocardiopatia dilatada e padrões habituais para suspeição

Miocardiopatia isquêmica	Estenose > 70% na artéria descendente anterior proximal, ou lesão > 70% em mais de 2 artérias epicárdicas principais ou lesão > 50% no tronco da coronária esquerda, avaliados por método anatômico
Miocardiopatia hipertensiva	História de hipertensão mal controlada, habitualmente com pressão arterial > 160 x 100 mmHg associada a aumento da espessura da parede ventricular esquerda
Miocardiopatia alcoólica	Consumo regular de álcool na dose de mais do que 80 g/dia em homens e 40 g/dia em mulheres por pelo menos 5 anos
Taquicardiomiopatia	Taquicardia persistente (> 100 bpm), associada a recuperação da função ventricular em geral após 4 semanas do controle do ritmo ou frequência
Miocardiopatia periparto	Habitualmente desenvolve-se no último trimestre da gestação, porém pode acontecer nas primeiras semanas do puerpério
Miocardiopatia valvar	Presença de valvopatia primária anatomicamente importante ou cirurgia valvar prévia ou história de febre reumática

Fonte: adaptada de Japp et al., 2016.

há persistência de vírus; e imunoabsorção para anticorpos circulantes. Todavia, não existem estudos com número elevado de pacientes. Adicionalmente, para miocardiopatia periparto o benefício com uso de inibidor de prolactina tem sido reportado.

INOVAÇÕES

Testes genéticos, tecnologia de sequenciamento genético e estudo para pesquisa de doenças familiares melhoraram consideravelmente ao longo dos anos, e atualmente com a difusão do sequenciamento populacional os painéis genéticos potencialmente poderão ser capazes de identificar variações genéticas do normal. A melhora da tecnologia tem o potencial de permitir que os testes estejam mais disponíveis e não apenas em laboratórios de pesquisas sendo importantes também para decisão clínica. Vários genes estão associados com piores desfechos na CMD. Atualmente o American College of Medical Genetics propôs padronizar um escore semiquantitativo para determinar a patogenicidade das variantes genéticas.

LEITURA SUGERIDA

1. Chen SN, Mestroni L, Taylor MR. Genetics of dilated cardiomyopathy. Curr Opin Cardiol. 2021;36(3):288-94.
2. Fatkin D, Huttner IG, Kovacic JC, Seidman JG, Seidman CE. Precision medicine in the management of dilated cardiomyopathy: JACC state-of-the-art review. J Am Coll Cardiol. 2019;74(23):2921-38.
3. Hershberger RE, Cowan J, Jordan E, Kinnamon DD. The complex and diverse genetic architecture of dilated cardiomyopathy. Circulation Research. 2021;128(10):1514-32.
4. Japp AG, Gulati A, Cook SA, Cowie MR, Prasad SK. The diagnosis and evaluation of dilated cardiomyopathy. J Am Coll Cardiol. 2016;67(25):2996-3010.
5. Jordan E, Hershberger RE. Considering complexity in the genetic evaluation of dilated cardiomyopathy. Heart. 2021;107(2):106-12.
6. Jordan E, Peterson L, Ai T, Asatryan B, Bronicki L, Brown E, et al. An evidence-based assessment of genes in dilated cardiomyopathy. Circulation. 2021.
7. Marcondes-Braga FG, Moura LAZ, Issa VS, Vieira JL, Rohde LE, Simões MV, et al. Atualização de tópicos emergentes da Diretriz Brasileira de Insuficiência Cardíaca – 2021. Arq Bras Cardiol. 2021;116(6):1174-212.
8. Mentz RJ, Felker GM. Contemporary medical therapy for heart failure patients with reduced ejection fraction. In: Felker GM, Mann D. Heart failure: a companion to Braunwald's heart disease. 4. ed. Elsevier; 2019. p. 520.
9. Raafs AG, Verdonschot JA, Henkens MT, Adriaans BP, Wang P, Derks K, et al. The combination of PICP blood levels and LGE at CMR provides additional prognostic information in idiopathic dilated cardiomyopathy. Eur J Heart Fail. 2021.
10. Verdonschot JA, Merlo M, Dominguez F, Wang P, Henkens MT, Adriaens ME, et al. Phenotypic clustering of dilated cardiomyopathy patients highlights important pathophysiological differences. Eur Heart J. 2021;42(2):162-74.

4

Cardiomiopatia restritiva e endomiocardiofibrose

Vera Maria Cury Salemi
José Luiz Barros Pena
Marcelo Dantas Tavares de Melo

DESTAQUES

- A cardiomiopatia restritiva (CMPR) é caracterizada por redução da distensibilidade miocárdica por alterações dos miócitos, alterações da matriz extracelular como fibrose ou depósito no interstício, que leva ao comprometimento do enchimento ventricular.
- A fração de ejeção está preservada e os volumes biventriculares estão normais até as fases avançadas da doença, os átrios dilatados, e a espessura ventricular normal ou pouco aumentada.
- É caracterizada por sinais e sintomas de congestão venosa sistêmica e/ou pulmonar.
- Os distúrbios de condução e arritmias atriais e/ou ventriculares são frequentes.
- A amiloidose é a doença mais prevalente fora dos trópicos, enquanto a endomiocardiofibrose (EMF) é mais comum na América do Sul, na Índia e na África.
- O ecocardiograma é o exame de primeira linha, enquanto a ressonância magnética cardíaca (RMC) é considerada o método-ouro no diagnóstico e prognóstico das CMPR.
- O tratamento da insuficiência cardíaca com fração de ejeção preservada segue as diretrizes nacionais e internacionais.
- A endomiocardiofibrose (EMF) caracteriza-se pela deposição de tecido fibroso no endomiocárdio do ápice e da via de entrada de um ou de ambos os ventrículos, determinando disfunção da valva atrioventricular do ventrículo acometido pelo comprometimento do aparelho subvalvar pela fibrose.
- Os ventrículos apresentam volume normal ou reduzido, com fração de ejeção preservada, enquanto o volume atrial geralmente se encontra aumentado.
- É altamente prevalente na África equatorial, onde representa até 25% dos óbitos por insuficiência cardíaca. Também é endêmica na América Latina e no sul da Índia. A etiologia da EMF permanece desconhecida.
- A RMC tem demonstrado sua utilidade como padrão-ouro no diagnóstico e no prognóstico desses pacientes. Observa-se o realce subendocárdico da via de entrada, com extensão no ápice de um ou ambos os ventrículos, com sinal de V no ápice ventricular: miocárdio externo, fibrose na região média e trombo no endocárdio.
- O diagnóstico diferencial da EMF de VD deve ser realizado principalmente com doença de Ebstein e pericardite constritiva; do VE com cardiomiopatia hipertrófica apical e do miocárdio não compactado.
- Em pacientes com EMF em classe funcional III/IV, deve-se considerar a cirurgia.

CARDIOMIOPATIAS RESTRITIVAS

A cardiomiopatia restritiva (CMPR), caracterizada por redução da distensibilidade miocárdica, leva ao comprometimento do enchimento ventricular. A complacência reduzida pode ser causada por alterações dos miócitos, ou alterações da matriz extracelular como fibrose ou depósito no interstício. Geralmente, a fração de ejeção está preservada e os volumes biventriculares normais até as fases avançadas da doença, os átrios dilatados, e a espessura ventricular normal ou pouco aumentada. A apresentação clínica é de sinais e sintomas de congestão venosa sistêmica e/ou pulmonar, sendo que a suspeita clínica deve ser realizada nos casos de insuficiência cardíaca (IC) com fração de ejeção preservada e disfunção diastólica. Além disso, os distúrbios de condução e arritmias atriais e/ou ventriculares são frequentes. É a menos comum das cardiomiopatias, ocorrendo em até 5% dos casos. Várias classificações das CMPR têm sido propostas, sendo a de MOGES a mais recente e completa, e está baseada na caracterização morfológica e funcional da doença, na ausência de outra doença que possa produzir tal fenótipo.

QUADRO 1 Classificação de MOGE(S) das cardiomiopatias

MOGE(S) inclui cinco atributos da doença
(M) indica característica morfofuncional
(O) indica envolvimento do órgão
(G) reflete padrão de herança familiar ou genético
(E) etiologia
(S) estado funcional pelo estágio A a D do ACC/AHA ou classe funcional pela New York Heart Association (NYHA) (I a IV), sendo que o (S) é opcional

Entre as etiologias das CMPR, a amiloidose é a doença mais prevalente fora dos trópicos, enquanto a endomiocardiofibrose (EMF) é mais comum na América do Sul, Índia e África. Existem várias classificações da CMPR, sendo a mais utilizada a descrita no Quadro 2.

O diagnóstico diferencial mais importante e desafiador é com a pericardite constritiva (PC), pois o quadro clínico e o hemodinâmico são semelhantes.

Exames complementares

O eletrocardiograma (ECG) deve ser realizado em todos os pacientes com CMPR, sendo que o ECG deve ser sempre interpretado em conjunto com outros métodos de imagem como o ecocardiograma e a ressonância magnética cardíaca (RMC). Podem ser observados bloqueios atrioventriculares, presentes nas doenças infiltrativas e de depósito; pré-excitação ventricular é comum nas doenças de depósito (Pompe, PRKAG2, Danon); voltagem elevada do QRS é típica da doença de Pompe e Danon; baixa voltagem do QRS é comum na amiloidose cardíaca na forma AL e da transtiretina; padrão de pseudoinfarto com coronárias normais refletem hipertrofia assimétrica, fibrose miocárdica ou mesmo amilodose, infarto posterior ou posterolateral em cardiomiopatia dilatada, como nas distrofias (Duchene e Becker).

QUADRO 2 Classificação das cardiomiopatias restritivas

A) Miocárdica
A.1) Não infiltrativa
Cardiomiopatia idiopática, esclerose sistêmica progressiva, cardiomiopatia familiar, pseudoxantoma elástico, cardiomiopatia diabética, cardiomiopatia hipertrófica
A.2) Infiltrativa
Amiloidose, sarcoidose, doença de Gaucher, doença de Hurler, infiltração gordurosa
A.3) Doenças de estoque
Hemocromatose, doença de Fabry, doença de estoque de glicogênio
B) Endomiocárdica
Endomiocardiofibrose, doença de Loeffler, síndrome carcinoide, toxicidade por antraciclina, radiação, drogas como serotonina, metisergida, ergotamina e agentes mercuriais

O ecocardiograma exerce um papel de extrema relevância no diagnóstico e acompanhamento dos pacientes com CMPR. Observam-se função sistólica preservada, disfunção diastólica com velocidades do Doppler tecidual reduzidas, aumento biatrial importante, derrame pericárdio geralmente discreto, aumento da refringência do miocárdio (tipicamente relacionado a amiloidose), presença de calcificação do endomiocárdio em região apical (característico da EMF) e pletora da veia cava. A técnica de *speckle-tracking*, especialmente a dinâmica longitudinal, permite detecção precoce de disfunção miocárdica, ainda com fração de ejeção preservada.

A RMC é considerada o método-ouro no diagnóstico e prognóstico das CMPR. Na amiloidose, podem-se encontrar hipertrofia concêntrica do ventrículo esquerdo (VE), aumento da espessura da parede atrial e do septo interatrial, derrames pleural e pericárdico. O realce tardio pode apresentar distribuição global, predominantemente subendocárdico, independe da irrigação coronariana, podendo às vezes ser transmural, com altas sensibilidade, especificidade e valor preditivo positivo de 86%, 86% e 95%, respectivamente. Na sarcoidose há alterações segmentares da motilidade ventricular, aumento do sinal focal no miocárdio em T2, refletindo o edema; os granulomas podem ser observados como focos de diminuição de sinal em T1 e aumento de T2; na fase tardia observa-se realce não transmural, principalmente epicárdico, na região basal ventricular. A fase tardia da EMF é caracterizada por realce apical do endocárdio (sinal do V), bem como a detecção de trombo apical; tal achado é de detecção limitada ao ecocardiograma, principalmente no ventrículo direito (VD). Na hemocromatose há redução do tempo de relaxamento em T2, apresentando valores típicos abaixo de 20 ms e severos abaixo de 10 ms. Além do diagnóstico, é importante no acompanhamento da resposta terapêutica da quelação de ferro. A doença de Anderson-Fabry representa diagnóstico diferencial desafiador com a CMP hipertrófica, apresenta-se com hipertrofia ventricular simétrica, sem obstrução da via de saída do VE, o realce tardio mesocárdico, geralmente na porção médio-basal da parede inferolateral, e a técnica do mapa T1 detecta acometimento cardíaco precoce, mostrando um encurtamento do tempo de relaxamento longitudinal (1.070 ± 50 ms), sendo considerado o parâmetro mais sensível e específico para doença de Fabry.

O estudo hemodinâmico mostra a elevação das pressões de enchimento ventricular e padrão em depressão e platô. A manometria demonstra pressões atriais e diastólicas ventriculares elevadas, sendo que o início da diástole apresenta descenso rápido, precoce e profundo (depressão) seguido por um patamar (platô), também denominado "sinal da raiz quadrada". Entretanto, tais alterações são influenciadas pelo uso de medicamentos, pela frequência cardíaca e pela volemia.

A biópsia endomiocárdica pode ser realizada na suspeita das CMPR, bem como para auxiliar na diferenciação entre constritivas e restritivas, quando os métodos não invasivos não confirmaram diagnóstico. Entretanto, na sarcoidose a biópsia tem uma baixa sensibilidade diante de um quadro sistêmico, em torno de 19 a 25%. Um resultado positivo reflete uma doença mais extensa e com pior evolução.

Tratamento

Em decorrência da extensa etiologia das CMPR, o tratamento é muito variável de acordo com a doença, sendo que nas formas avançadas devem-se considerar o transplante cardíaco e o dispositivo de assistência ventricular. O tratamento da IC segue as diretrizes nacionais e internacionais.

ENDOMIOCARDIOFIBROSE

A EMF ou doença de Davies é a CMPR mais prevalente no mundo. Caracteriza-se pela deposição de tecido fibroso no endomiocárdio do ápice e da via de entrada de um ou de ambos os ventrículos, determinando disfunção da valva atrioventricular do ventrículo acometido pelo comprometimento do aparelho subvalvar pela fibrose. Os ventrículos apresentam volume normal ou reduzido, com fração de ejeção preservada, enquanto o volume atrial geralmente se encontra aumentado principalmente pela disfunção diastólica. É altamente prevalente na África equatorial, onde representa até 25% dos óbitos por IC. Também é endêmica na América Latina e no sul da Índia. Entretanto, tem-se observado na última década a redução da incidência no Brasil e na Índia, talvez pela melhora das condições socioeconômicas das populações. Acomete preferencialmente adultos jovens de baixo nível socioeconômico. No Brasil, há predileção por adultos jovens do sexo feminino. Estudo realizado no Instituto do Coração (InCor-HCFMUSP) com 160 pacientes mostrou comprometimento biventricular em 50,6% dos casos, de VE em 31,9% e do VD em 17,5%.

A etiologia da EMF permanece desconhecida. Várias etiologias têm sido postuladas, mas nenhuma foi documentada, como infestação parasitária, alteração geoquímica do solo, alimentação pobre em proteína e rica em carboidratos, e principalmente a eosinofilia, que mais tem sido aceita, mas ainda não foi comprovada. Estudo realizado com amostras cirúrgicas de 32 pacientes mostrou aumento da relação de colágeno I/III no miocárdio e aumento dos vasos linfáticos. Além disso, a análise molecular indicou alta incidência de agentes cardiotrópicos no endomiocárdio, entretanto, o seu papel na etiopatogênese da doença não está estabelecido.

Têm sido documentados nos países africanos na fase inicial da doença quadro febril, edema facial e urticária em um terço dos pacientes, entretanto, isso não tem sido observado em nosso meio. No Brasil, quando diagnosticada, o paciente apresenta quadro clínico de IC com função sistólica preservada e arritmais atriais, especialmente a fibrilação atrial, em um terço dos casos. No comprometimento de VD ou biventricular, há predomínio de IC direita, sendo típico da doença o predomínio da ascite sobre o edema de membros inferiores. Não se conhece o exato mecanismo da prevalência da ascite, mas a biópsia do peritônio permitiu a documentação de processo inflamatório local, sugerindo que a doença tenha característica sistêmica e não exclusiva do coração. A EMF do VE é comumente pouco sintomática. O achado de insuficiência mitral, na presença de IC direita, sugere que o comprometimento seja biventricular. A fibrilação atrial ocorre em fase mais tardia da doença, especialmente no comprometimento de VD ou biventricular e tem valor prognóstico.

Exames complementares

O ECG permite identificar o tipo de envolvimento ventricular. No envolvimento do VD observam-se baixa voltagem do complexo QRS no plano frontal, distúrbio de condução do ramo direito e baixa voltagem de qr ou qs em V1, em contraste com maior voltagem em V2 e V3. No envolvimento do VE observam-se bloqueio divisional anterior esquerdo, sobrecarga de átrio esquerdo, áreas inativas e alta voltagem nas precordiais esquerdas. No grupo biventricular são observadas alterações mistas. As arritmias supraventriculares são comuns, especialmente a fibrilação atrial.

A ecocardiografia é o método diagnóstico não invasivo de primeira linha para o diagnóstico dessa doença e permite a detecção da obliteração apical de um ou ambos os ventrículos, com tamanho ventricular normal, com função sistólica preservada, volume atrial aumentado, refluxo das valvas atrioventriculares por comprometimento do aparelho

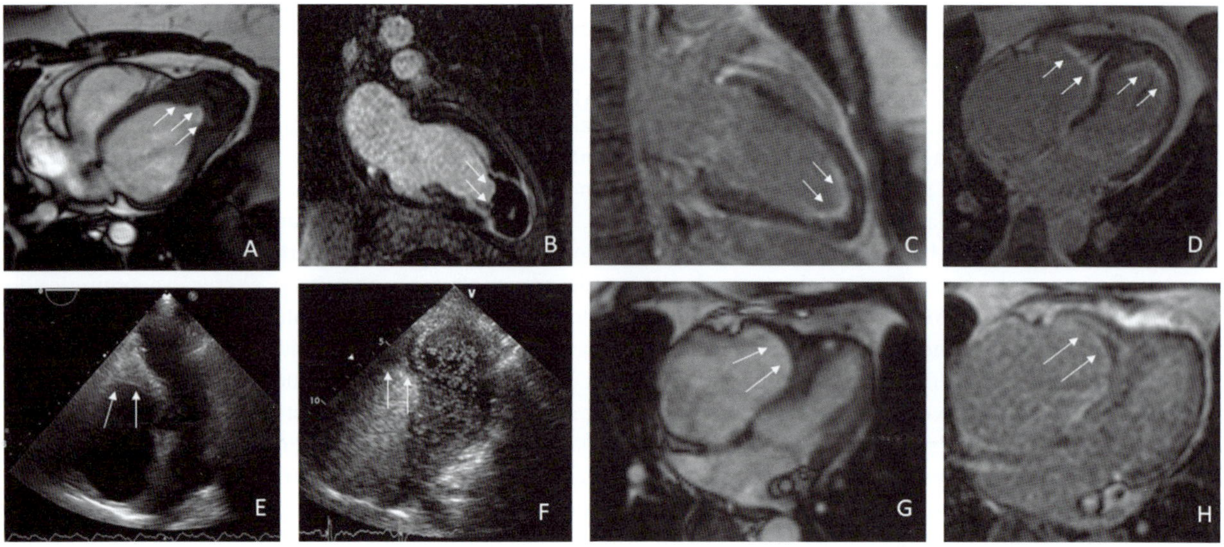

FIGURA 1 Imagens de endomiocardiofibrose (EMF). Ressonância magnética demonstrando obliteração do ápice do VE (A); sinal do V com 3 camadas, sendo o músculo externo, o realce na porção média sugerindo fibrose e a no endocárdio a presença de trombo (B); presença de realce na região apical do VE (C) e realce bivetricular (D); ecocardiograma transtorácico em corte apical de 4 câmaras mostrando obliteração apical do VD (E), com o uso de microbolhas fica mais nítido o preenchimento apical (F); ressonância magnética demonstrando obliteração apical do VD (G) e com gadolínio observam-se as 3 camadas do VD: músculo externa, realce na região média e trombo endocárdico (H). VD: ventrículo direito; VE: ventrículo esquerdo.

subvalvar e disfunção diastólica de graus variáveis. Estudo ecocardiográfico realizado por Mocumbi et al. na área rural de Moçambique mostrou prevalência de EMF em 19,8%, e propuseram critérios ecocardiográficos para o diagnóstico, com escore de pontos para avaliar a gravidade da doença. O ecocardiograma apresenta, em alguns casos, limitações para diferenciar fibrose de trombo, de hipertrofia apical e de hipertrabecução. Para isso, a RMC tem demonstrado sua utilidade como padrão-ouro no diagnóstico e também no prognóstico desses pacientes. O achado característico da doença é o realce subendocárdico da via de entrada, com extensão no ápice de um ou ambos os ventrículos. Na região endocárdica pode ter trombo aderido a fibrose. Dessa forma observa-se o sinal de V com 3 camadas no ápice ventricular: miocárdio externo, fibrose na região média e trombo no endocárdio. A presença de área de fibrose acima de 19 mL/m^2 tem valor prognóstico, com risco relativo de 10,8 (Figura 1).

A tomografia computadorizada com contraste também permite diferenciar o trombo ventricular da calcificação, quando os pacientes tiverem contraindicação a RMC. A ventriculografia contrastada era considerada método-ouro no diagnóstico, mas, com o aprimoramento dos métodos não invasivos, essa técnica não tem sido utilizada de rotina nos pacientes. A biósia endomiocárdica não tem utilidade no diagnóstico da doença, já que estudo anterior mostrou que permite o diagnóstico em aproximadamente metade dos casos.

O diagnóstico diferencial da EMF de VD deve ser realizado principalmente com doença de Ebstein e PC. Já

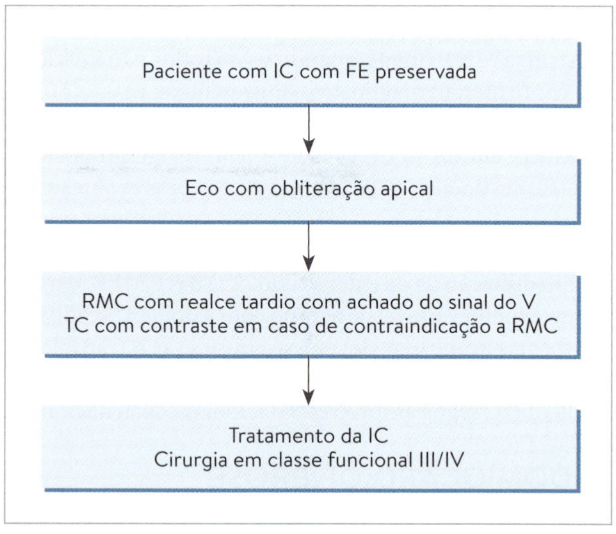

FIGURA 2 Algoritmo para diagnóstico de endomiocardiofibrose.

TC: tomografia computadorizada; FE: fração de ejeção; IC: insuficiência cardíaca; RMC: ressonância magnética cardíaca.

o comprometimento do VE deve ser diferenciado principalmente da cardiomiopatia hipertrófica apical e do miocárdio não compactado.

Tratamento

O tratamento de pacientes em classe funcional I e II é clínico, pois a mortalidade é baixa nesse grupo. Devem ser utilizadas drogas baseadas nas recomendações no tratamento de pacientes com IC. A ressecção do tecido fibroso está indicada em pacientes em classe funcional da NYHA III/IV da NYHA. Oliveira et al. publicaram em 1990 artigo sobre nova técnica cirúrgica para tratamento da EMF com preservação das valvas atrioventriculares. Nesse estudo os autores modificaram a técnica original de Dubost em 1971 e propuseram nova técnica cirúrgica com acesso à cavidade ventricular esquerda pela parede anterior do VE, e à cavidade ventricular direita pelo anel valvar tricuspídeo, associado a plastia valvar e não troca valvar atrioventricular como realizado previamente. Isso possibilitou melhora da classe funcional e redução das complicações cirúrgicas tardias devido à troca valvar. Em caso de comprometimento importante e exclusivo do VD, é discutido se a cirurgia deveria ser realizada mais precocemente, ou seja, em classe funcional II, antes da deterioração renal e hepática, que levam a resultados menos favoráveis.

Prognóstico

Os fatores de pior prognóstico estabelecidos em literatura são as classes funcionais III/IV, o envolvimento biventricular e grave de VD, as regurgitações mitrais e tricúspides importantes, a presença de fibrilação atrial em pacientes clínicos, a presença de ascite, o VO_2 predito < 53%, além de área de fibrose acima de 19 mL/m^2.

O QUE AS DIRETRIZES RECOMENDAM

A Associação Europeia de Imagem Cardiovascular publicou artigo em 2017 mostrando a importância da ecocardiografia para o diagnóstico da EMF e da ressonância magnética cardíaca principalmente para caracterização tecidual:

- Habib G, Bucciarelli-Ducci C, Caforio ALP, Cardim N, Charron P, Cosyns Bet al. EACVI Scientific Documents Committee; Indian Academy of Echocardiography. Multimodality Imaging in Restrictive Cardiomyopathies: an EACVI expert consensus document In collaboration with the "Working Group on myocardial and pericardial diseases" of the European Society of Cardiology Endorsed by The Indian Academy of Echocardiography. Eur Heart J Cardiovasc Imaging. 2017;18(10):1090-121.

LEITURA SUGERIDA

1. Arbustini E, Narula N, Tavazzi L, Serio A, Grasso M, Favalli V, et al. The MOGE(S) classification of cardiomyopathy for clinicians. J Am Coll Cardiol. 2014;64(3):304-18.
2. Brieler J, Breeden MA, Tucker J. Cardiomyopathy: an overview. Am Fam Physician. 2017;96(10):640-6.
3. Comitê Coordenador da Diretriz de Insuficiência Cardíaca, Rohde LEP, Montera MW, Bocchi EA, Clausell NO, Albuquerque DC, et al. Diretriz Brasileira de Insuficiência Cardíaca Crônica e Aguda. Arq Bras Cardiol. 2018;111(3):436-539.
4. de Oliveira SA, Pereira Barreto AC, Mady C, Dallan LA, da Luz PL, Jatene AD, et al. Surgical treatment of endomyocardial fibrosis: a new approach. J Am Coll Cardiol. 1990;16(5):1246-51.
5. Duraes AR, Bitar YSL, Roever L, Neto MG. Endomyocardial fibrosis: past, present, and future. Heart failure reviews. 2020;25(5):725-30.
6. Lipshultz SE, Law YM, Asante-Korang A, Austin ED, Dipchand AI, Everitt MD, et al. Cardiomyopathy in children: classification and diagnosis: a scientific statement from the American Heart Association. Circulation. 2019;140(1):e9-e68.
7. Mocumbi AO, Ferreira MB, Sidi D, Yacoub MH. A population study of endomyocardial fibrosis in a rural area of Mozambique. N Engl J Med. 2008;359(1):43-9.
8. Muchtar E, Blauwet LA, Gertz MA. Restrictive cardiomyopathy: genetics, pathogenesis, clinical manifestations, diagnosis, and therapy. Circ Res. 2017;121(7):819-37.
9. Rassi DDC, Marçal PC, Cruz CBBV, Silva JBM, Hotta VT. Multimodality imaging in endomyocardial fibrosis: diagnosis and assessment of the extent of the disease. Circulation: Cardiovasc Imag. 2021;14(5):e012093.
10. Salemi VM, Rochitte CE, Shiozaki AA, Andrade JM, Parga JR, de Ávila LF, et al. Late gadolinium enhancement magnetic resonance imaging in the diagnosis and prognosis of endomyocardial fibrosis patients. Circ Cardiovasc Imaging. 2011;4(3):304-11.
11. Scatularo CE, Posada Martínez EL, Saldarriaga C, Ballesteros OA, Baranchuk A, Sosa Liprandi A, et al. Endomyocardiofibrosis: a systematic review. Curr Probl Cardiol. 2021;46(4):100784.
12. Tsuru H, Ishida H, Narita J, Ishii R, Suginobe H, Ishii Y, et al. Cardiac fibroblasts play pathogenic roles in idiopathic restrictive cardiomyopathy. Circulation J. 2021;85(5):677-86

5

Cardiomiopatia arritmogênica do ventrículo direito

Adalberto Menezes Lorga Filho
Eduardo Palmegiani

DESTAQUES

- A cardiomiopatia arritmogênica do ventrículo direito (CAVD) é uma doença genética na qual ocorre substituição do miocárdio do ventrículo direito (mais comumente acometido) ou ventrículo esquerdo por fibrose ou tecido fibroadiposo.
- A CAVD pode manifestar-se como arritmias ventriculares complexas, constituindo-se em causa importante de morte súbita cardíaca (MSC) em pacientes jovens.
- Em fases mais avançadas, a CAVD pode manifestar-se com sinais e sintomas de insuficiência cardíaca secundária à disfunção ventricular direita e/ou esquerda.
- O diagnóstico da CAVD é baseado na Força Tarefa Diagnóstica Internacional de 2010, que contém as principais alterações de imagem, histopatológicas, eletrocardiográficas e de história clínica e familiar.
- Avaliação clínica (eletrocardiográfica e com exame de imagem) e/ou genética dos familiares de pacientes acometidos por CAVD é importante para diagnóstico precoce, orientação de estilo de vida e prevenção de morbimortalidade.
- O cardioversor-desfibrilador implantável (CDI) é fundamental na prevenção primária e secundária de morte súbita cardíaca.

INTRODUÇÃO

A cardiomiopatia arritmogênica do ventrículo direito (CAVD) é uma doença genética do músculo cardíaco, na qual ocorre uma substituição do miocárdio por fibrose ou tecido fibroadiposo, acometendo de maneira mais importante o ventrículo direito (VD), embora o acometimento do ventrículo esquerdo (VE) seja comum, levando a alterações estruturais típicas e arritmias ventriculares. Tem um caráter predominantemente autossômico dominante, com penetrância variável, em que mutações patogênicas acometem principalmente os genes responsáveis pela codificação das proteínas desmossomais (desmoplakina, plakophilina-2, desmogleína, desmocolina), responsáveis pela ligação entre os sarcômeros cardíacos. Raramente apresentam-se como doenças autossômicas recessivas associadas a fenótipos cutâneos típicos (cabelo lanoso e ceratodermia palmoplantar), descritas como síndrome de Carvajal e doença de Naxos. Manifesta-se de maneira mais comum entre a terceira e quinta décadas de vida, podendo ser mais precoce em atletas ou pessoas que fazem muita atividade física.

FISIOPATOLOGIA

As mutações genéticas da CAVD que levam a disfunção desmossomal favorecem a separação e morte dos miócitos cardíacos quando submetidos a estresse mecânico (p. ex., atividades físicas intensas). Na fase inicial ocorre um processo inflamatório local e por fim a substituição dos miócitos afetados por um tecido fibroso ou fibroadiposo.

Na fase inicial da doença, áreas de tecido fibroadiposo podem estar confinadas a pequenas regiões do VD ou não existirem. Com a progressão da doença, ocorre um acometimento progressivo do VD, com tendência a poupar o ápice, que leva ao aparecimento de áreas de acinesias, discinesias e formação de aneurismas. Em uma fase mais avançada, evolui com um comprometimento mais disseminado do VD com dilatação e disfunção, que pode estender-se também para o VE. O acometimento somente do VE é mais raro, embora alterações precoces da sua parede posterolateral associadas às alterações de VD, descritas recentemente, sejam comuns.

MANIFESTAÇÕES CLÍNICAS

Os pacientes acometidos pela CAVD podem se manter assintomáticos por muito tempo e a apresentação clínica inicial é muito variável. Quando não é um achado de avaliação cardiológica de rotina, os sintomas vão desde simples palpitações até síncope e morte súbita cardíaca (MSC). Essas arritmias ventriculares são secundárias aos substratos arritmogênicos formados pelas cicatrizes fibróticas e fibroadiposas que vão se tornando cada vez mais expressivas com o avanço da CAVD. Em estágios adiantados da doença em que há maior acometimento ventricular, a dilatação e disfunção tanto de VD quanto de VE podem gerar sinais e sintomas clássicos de insuficiência cardíaca.

As arritmias ventriculares, que são os achados clínicos mais frequentes, normalmente se originam no VD e costumam ter um padrão de bloqueio de ramo esquerdo (BRE). Quando tem origem no trato de saída do VD, o diagnóstico diferencial com arritmias ventriculares idiopáticas da via de saída de VD/VE pode ser difícil, principalmente na fase incipiente da CAVD, em que as alterações estruturais não são evidentes. Arritmias supraventriculares como fibrilação atrial, *flutter* atrial e taquicardia atrial podem acometer até 25% dos pacientes.

Embora a arritmias ventriculares e MSC ocorram com atividades habituais, estas podem ser agravadas e desencadeadas por atividades físicas, constituindo-se em causa importante de morte súbita em atletas jovens. Isso se deve ao fato de que atletas estariam mais expostos a estresse mecânico nas células, o que levaria à presença de substratos arritmogênicos e dilatação no VD, que na vigência de um tônus simpático aumentado pelas atividades físicas facilitaria a ocorrência de arritmias ventriculares malignas. Dessa maneira, pacientes com CAVD ou que tenham risco de desenvolvê-la (p. ex., pacientes com fenótipo positivo ou genótipo positivo/fenótipo negativo) são desencorajados a fazer esportes competitivos ou de *endurance*.

DIAGNÓSTICO

Todos os pacientes com suspeita de CAVD devem ser submetidos a uma anamnese completa (incluindo antecedentes pessoais e familiares detalhados), eletrocardiograma (ECG) de 12 derivações, ecocardiograma (ECO) e/ou ressonância magnética (RNM) cardíaca. As diferentes alterações encontradas na história clínica, ECG (convencional, de alta resolução e ambulatorial de 24h), exames de imagem (ECO, RNM, angiografia de VD) e de patologia foram categorizadas em critérios maiores e menores para CAVD em 1994 (modificadas em 2010), na Força Tarefa Diagnóstica Internacional (Tabela1). Por esta, quando presentes 2 critérios maiores OU 1 maior e 2 menores OU 4 menores de categorias diferentes permite o diagnóstico definitivo de CAVD; a presença de 1 critério maior e 1 menor OU 3 menores de categorias diferentes, o diagnóstico *borderline*; e a presença de 1 critério maior OU 2 menores de categorias diferentes, um possível diagnóstico.

Na fase inicial e incipiente da doença, na qual o diagnóstico é um desafio, alterações eletrocardiográficas, que frequentemente não são valorizadas (Tabela 1, Figura 1), podem alertar para a o diagnóstico de CAVD ou acompanhamento mais próximo do paciente.

A RNM cardíaca deveria ser realizada em todos os pacientes em investigação de CAVD, principalmente naqueles em que outros critérios de anamnese, ECG e ECO sugerem ou mesmo confirmam o diagnóstico. A presença de alterações estruturais e cicatrizes (fibrose) são muito bem avaliadas pelo método e podem identificar pacientes com maior risco de arritmias ventriculares. Nos pacientes em que se considera implante de cardioversor-desfibrilador implantável (CDI), a RNM deve ser realizada previamente ao implante, para evitar artefatos decorrentes do dispositivo.

Por fazer parte dos critérios diagnósticos da Força Tarefa de 2010, o teste genético para os genes de susceptibilidade a CAVD deveria ser realizado em todos os pacientes com suspeita de CAVD, sendo de fundamental importância nos pacientes com o diagnóstico já estabelecido (Tabela 2). Uma mutação desmossômica patogênica ou provavelmente patogênica pode ser identificada em mais de 50% dos casos índice. Nessa situação, a avaliação genética deve ser estendida aos parentes de primeiro grau, a fim de se estabelecer um diagnóstico precoce, tratamento e aconselhamento genético.

AVALIAÇÃO FAMILIAR

História familiar detalhada das últimas 3 gerações, associada a avaliação clínica com ECG, Holter e exames de imagem nos parentes de primeiro grau deve ser realizada a cada 1 a 3 anos, iniciando com 10 a 12 anos. Além disso, como descrito anteriormente, parentes de casos índices com mutação causadora da doença deveriam ser submetidos a testagem e aconselhamento genéticos (Tabela 2).

PREVENÇÃO DE MORTE SÚBITA CARDÍACA

CAVD é uma causa importante de MSC em pacientes jovens, podendo ser responsável por até 20% dos casos. Dessa maneira, reconhecer os indivíduos que estão sob maior risco é de fundamental importância, a fim de que profilaxia com CDI possa ser feita. Na Tabela 3, estão descritas as principais indicações de profilaxia com CDI.

TABELA 1 Critérios diagnósticos para cardiomiopatia arritmogênica do ventrículo direito (CAVD) – categorias diagnósticas/critérios maiores e menores (Força Tarefa de 2010)

Definitivo: 2 maiores OU 1 maior e 2 menores OU 4 menores (de categorias diferentes)
***Borderline*: 1 maior e 1 menor OU 3 menores (de categorias diferentes)**
Possível: 1 maior OU 2 menores (de categorias diferentes)

	Maior	Menor
Disfunção global ou regional e alterações estruturais pelo ECO, RNM e angiografia de VD		
ECO	Acinesia regional, discinesia ou aneurisma de VD e 1 dos seguintes (fim da diástole): a) PLAX VSVD ≥ 32 mm (PLAX/SC ≥ 19 mm/m^2) b) PSAX VSVD ≥ 36 mm (PSAX/SC ≥ 21 mm/m^2) c) *Fractional area change* ≤ 33%	Acinesia, discinesia ou aneurisma de VD e 1 dos seguintes (fim da diástole): a) PLAX VSVD ≥ 29 a 32 mm (PLAX/SC ≥ 16 a < 19 mm/m^2) b) PSAX VSVD ≥ 32 mm a < 36 mm (PSAX/SC ≥ 18 a 21 mm/m^2) c) *Fractional area change* > 33% a ≤ 40%
RNM	Acinesia ou discinesia regional do VD ou dissincronia na contração de VD e 1 dos seguintes: a) VDF/SC ≥ 110 mL/m^2 (masc.), ≥ 100 mL/m^2 (fem.) b) FEVD ≤ 40%	Acinesia ou discinesia regional do VD ou dissincronia na contração de VD e 1 dos seguintes: a) VDF/SC ≥ 100 a < 110 mL/m^2 (masc.), ≥ 90 a < 100 mL/m^2 (fem.) b) FEVD > 40 a ≤ 45%
Angiografia de VD	Acinesia de VD regional, discinesia ou aneurisma	
Caracterização do tecido da parede		
Biópsia endomiocárdica mostrando fibrose da parede livre de VD em > 1 amostra, com ou sem substituição gordurosa e com:	Miócitos residuais < 60% por análise morfométrica (ou < 50% se estimada)	Miócitos residuais 60 a 75% por análise morfométrica (ou < 50 a 65% se estimada)
Anormalidades na repolarização		
ECG	Onda T invertidas nas precordiais direitas (V1, V2 e V3) ou além em indivíduos > 14 anos (na ausência de BRD completo QRS ≥ 120 ms) (Figura 1A)	I. Ondas T invertidas em V1 e V2 em indivíduos > 14 anos (na ausência de BRD completo) ou em V4, V5 ou V6 II. Onda T invertida em V1, V2, V3 e V4 em indivíduo > 14 anona presença de BRD completo
Anormalidades na desposlarização/condução		
ECG	Onda épsilon (sinais de baixa amplitude entre o fim do QRS e início da onda T) nas precordiais direitas (V1 a V3) (Figura 1B)	I. Potenciais tardios no ECGAR em ≥ 1 de 3 parâmetros na ausência de duração do QRS ≥ 110 ms no ECG convencional: a) Duração do QRS filtrado ≥ 114 ms b) Duração da porção terminal do QRS < 40 μV (duração do sinal de baixa amplitude) ≥ 38 ms c) Raiz quadrada da voltagem dos 40 ms terminais ≤ 20 μV II. Duração da ativação terminal do QRS ≥ 55 ms medida do nadir da onda S ao fim do QRS, incluindo R' em V1, V2 ou V3 na ausência de BRD completo (Figura 1C)
Arritmias		
	TVNS ou TVS com padrão de BRE com eixo superior (QRS negativo ou indeterminado em D2, D3 e aVF e positivo em aVL)	I. TVNS ou TVS ou configuração de via de saída de VD, morfologia de BRE com eixo inferior (QRS positivo em D2, D3 e aVF e negativo em a VL) ou desconhecido II. > 500 ectopias ventriculares em 24h (Holter)
História familiar		
	I. CAVD confirmada em parente de primeiro grau que possui critérios diagnósticos confirmados II. CAVD confirmado patologicamente na autópsia ou cirurgia em parente de primeiro grau III. Identificação de mutação patogênica categorizada como associada ou provavelmente associada com CAVD no paciente em investigação	I. História de CAVD em parente de primeiro grau em que não é possível ou prático determinar se membros da família possuem critérios diagnósticos II. Morte súbita precoce (< 35 anos de idade) com suspeita de ser devido a CAVD em parente de primeiro grau. III. CAVD confirmada patologicamente ou por critérios diagnósticos em parentes de segundo grau.

BRD: bloqueio de ramo direito; BRE: bloqueio de ramo esquerdo; ECG: eletrocardiograma; ECGAR: eletrocardiograma de alta resolução; ECO: ecocardiograma; FEVD: fração de ejeção de ventrículo direito; PLAX: *parasternal long axis* (eixo paraesternal longo); PSAX: *parasternal short axis* (eixo paraesternal curto); RNM: ressonância magnética; VD: ventrículo direito; VDF: volume diastólico final; VSVD: via de saída de ventrículo direito; SC: superfície corporal. Fonte: modificada de Towbin et al., 2019.

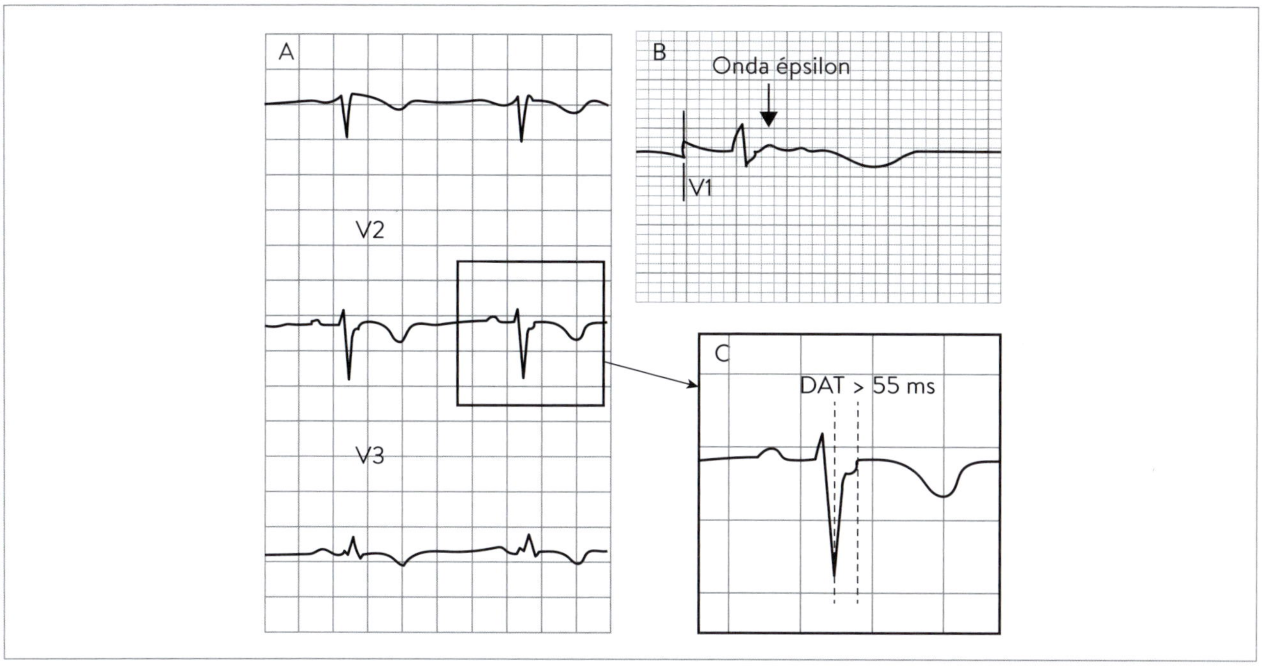

FIGURA 1 Características eletrocardiográficas peculiares da cardiomiopatia arritmogênica de ventrículo direito (CAVD). A: inversão de onda T de V1 a V3; B: seta apontando onda épsilon; C: duração da ativação terminal (DAT) do QRS ≥ 55 ms em ao menos 1 das derivações de V1 a V3 na ausência de bloqueio de ramo direito.

Fonte: adaptada de Jain et al., 2009.

TABELA 2 Teste genético e investigação familiar

Classe	NE	Recomendações
I	C	Aconselhador genético ou clínico com experiência deveria obter uma história familiar detalhada de 3 ou mais gerações
I	B	Para indivíduos e descendentes com diagnóstico clínico ou por necrópsia, teste genético para o gene de susceptibilidade a CAVD é recomendado
I	B	Avaliação clínica é recomendada para parentes de primeiro grau a cada 1 a 3 anos, iniciando-se com 10 a 12 anos de idade
I	B	Avaliação cardiovascular deve incluir ECG de 12 derivações, ECG ambulatorial (p. ex., Holter) e exame de imagem cardíaca

CAVD: cardiomiopatia arritmogênica de ventrículo direito; ECG: eletrocardiograma; NE: nível de evidência.
Fonte: modificada de Towbin et al., 2019.

TABELA 3 Indicações de profilaxia de morte súbita cardíaca (MSC) com cardioversor-desfibrilador implantável (CDI) em pacientes com cardiomiopatia arritmogênica de ventrículo direito (CAVD)

Classe	NE	Recomendações
I	B	CDI é recomendado em indivíduos com CAVD que sofreram a PCR em TVS ou FV
I	B	CDI é recomendado em indivíduos com CAVD que tem TVS mal tolerada hemodinamicamente
I	B	CDI é recomendado em pacientes com CAVD, com FEVE ≤ 35%, classe funcional II-III NYHA e sobrevida esperada > 1 ano
IIa	B	CDI é razoável em indivíduos com CAVD e síncope suspeita de ser secundária a arritmia ventricular
IIa	B	CDI é razoável em indivíduos com CAVD com TVS tolerada hemodinamicamente
IIa	B	CDI é razoável em indivíduos com CAVD e os seguintes critérios para arritmia ventricular*: 3 maiores, 2 maiores e dois menores ou um maior e quatro menores
IIb	B	CDI é razoável em indivíduos com CAVD e os seguintes critérios para arritmia ventricular*: 2 maiores, 1 maior e 2 menores ou 4 menores

*Critérios maiores: taquicardia ventricular não sustentada (TVNS), taquicardia ventricular induzida no estudo eletrofisiológico (EEF), FEVE ≤ 49%. Critérios menores: sexo masculino, > 1.000 EVs/24h, disfunção de ventrículo direito (de acordo com critério da Força Tarefa de 2010), caso índice, 2 ou mais variantes desmossomais. Se TVNS e EV estão presentes, considerar uso apenas de TVNS. FEVE: fração de ejeção de ventrículo esquerdo; FV: fibrilação ventricular; NE: nível de evidência; PCR: parada cardiorrespiratória; TVS: taquicardia ventricular sustentada.
Fonte: modificada de Towbin et al., 2019.

TRATAMENTO MEDICAMENTOSO

Embora sem demonstração em estudos clínicos nos pacientes com CAVD, os betabloqueadores podem reduzir arritmias adrenérgicas e relacionadas aos exercícios físicos, além de prevenir o remodelamento ventricular. Amiodarona ou sotalol podem ser usados para controle de sintomas relacionadas às arritmias ventriculares ou prevenção de choques do CDI. Em pacientes com arritmias ventriculares refratárias ao uso de antiarrítmicos ou ablação por cateter, o uso de flecainida associada a betabloqueadores pode ser efetiva, sendo uma opção nos pacientes que não tenham disfunção ventricular direita ou esquerda.

Na presença de disfunção ventricular direita sintomática e na presença de disfunção do VE, terapia medicamentosa otimizada orientada por diretrizes deve ser instituída.

ESTUDO ELETROFISIOLÓGICO E ABLAÇÃO

O estudo eletrofisiológico (EEF) tem valor incerto ainda como estratificador de risco para MSC em pacientes com CAVD e assintomáticos, por possuir baixo valor preditivo positivo e negativo para indução de TV/FV. Entretanto, a ablação assume papel importante nos pacientes com arritmias ventriculares refratárias ao tratamento medicamentoso e nos pacientes com CDI e terapias adequadas de repetição.

O QUE AS DIRETRIZES RECOMENDAM

- Corrado D, Wichter T, Link MS, Hauer RNW, Marchlinski FE, Anastasakis A. Treatment of arrhythmogenic right ventricular cardiomyopathy/dysplasia. An International Task Force Consensus Statement. Circulation. 2015;132:441-53.
- Al-Khatib SM, Stevenson WG, Ackerman MJ, Bryant WJ, Callans DJ, Curtis AB, et al. 2017 AHA/ACC/HRS Guideline for management of patients with ventricular arrhythmias and the prevention of sudden cardiac death. Circulation. 2018;138:e272-e391.
- Towbin JA, McKenna WJ, Abrams DJ, Ackerman MJ, Calkins H, Darrieux FCC, et al. 2019 HRS Expert consensus statement on evaluation, risk stratification, and management of arrhythmogenic cardiomyopathy. Heart Rhythm. 2019;16(11):e301-e372.

LEITURA SUGERIDA

1. Bosman LP, Riele AS. Arrhythmogenic right ventricular cardiomyopathy: a focused update on diagnosis and risk stratification. Heart. 2021.
2. Cadrin-Tourigny J, Bosman LP, Wang W, Tadros R, Bhonsale A, Bourfiss M, et al. Sudden cardiac death prediction in arrhythmogenic right ventricular cardiomyopathy: a multinational collaboration. Circulation: Arrhythmia and Electrophysiology. 2021;14(1):e008509.
3. Chatterjee D, Fatah M, Akdis D, Danna AS, Koopmann TT, Kirti Mittal, et al. An autoantibody identifies arrhythmogenic right ventricular cardiomyopathy and participates in its pathogenesis Eur Heart J. 2018;39:3932-44.
4. Corrado D, Link MS, Calkins H. Arrhythmogenic right ventricular cardiomyopathy. N Engl J Med. 2017;376:61-72.
5. Corrado D, Van Tintelen PJ, McKenna WJ, Hauer RNW, Anastastakis A, Asimaki A. Arrhythmogenic right ventricular cardiomyopathy: evaluation of the current diagnostic criteria and differential diagnosis. European Heart Journal. 2020;41:1414-27.
6. Daimee UA, Assis FR, Murray B, Tichnell C, James CA, Calkins H, et al. Clinical outcomes of catheter ablation of ventricular tachycardia in patients with arrhythmogenic right ventricular cardiomyopathy: Insights from the Johns Hopkins ARVC Program. Heart Rhythm. 2021.
7. Jain R, Dalal D, Daly A, Tichnell C, James C, Evenson A, et al. Electrocardiographic features of arrhythmogenic right ventricular dysplasia. Circulation. 2009;120:477-87.
8. Marcus FI, McKenna WJ, Sherrill D, Basso C, Bauce B, Bluemke DA. Diagnosis of arrhythmogenic right ventricular cardiomyopathy/dysplasia proposed modification of the Task Force criteria. Circulation. 2010;121:1533-41.
9. Mazzanti A, Ng M, Faragli A, Maragna R, Chiodaroli E, Orphanou N, et al. Arrhythmogenic right ventricular cardiomyopathy clinical course and predictors of arrhythmic risk. J Am Coll Cardiol. 2016;68:2540-50.
10. Neto JE, Tonet J, Frank R, Fontaine G. Cardiomiopatia/displasia arritmogênica do ventrículo direito (C/DAVD) – O que aprendemos após 40 anos do diagnóstico dessa entidade clínica. Arq Bras Cardiol. 2019;112(1):91-103.
11. Platonov PG, Svensson A. Epsilon waves as an extreme form of depolarization delay: focusing on the arrhythmogenic right ventricular cardiomyopathy/dysplasia. Curr Cardiol Rev. 2021;17(1):17-23.
12. Que D, Yang P, Song X, Liu L. Traditional vs. genetic pathogenesis of arrhythmogenic right ventricular cardiomyopathy. Europace. 2015;17:1770-6.

6

Miocárdio não compactado

Luciano Nastari

DESTAQUES

- Miocárdio não compactado (MNC). O ápice e a parede lateral do ventrículo esquerdo são as regiões mais acometidas com a não compactação. Insuficiência cardíaca, arritmias cardíacas e fenômenos tromboembólicos fazem parte da evolução destes pacientes.
- O ecocardiograma é o exame inicial para se estabelecer o diagnóstico, sendo os critérios de Jenni et al. os mais usados (relação de área não compactada e compactada maior que 2,0), mas a dificuldade na visualização do ápice ventricular e a dependência da experiência do examinador limitam muito o diagnóstico por este método.
- A ressonância magnética do coração é o exame padrão ouro, por ser capaz de determinar com maior precisão as áreas não compactadas e compactadas, sendo diagnóstico quando esta relação for maior que 2,3.
- Deve-se ter o cuidado de utilizar os critérios de ecocardiograma e ressonância magnética em populações de negros, atletas de alto desempenho e em grávidas em decorrência da presença de maior trabeculação ventricular nestas populações.
- A presença de uma variante patogênica foi um fator de risco independente para morte, transplante cardíaco (TC) ou indicação de cardioversor-desfibrilador implantável (CDI) em pacientes com MNC e o prognóstico foi ainda pior em pacientes com variantes patogênicas duplas ou variantes *TAZ*.
- A triagem abrangente de vários genes causadores de doenças é necessária para identificar pacientes de alto risco com (MNC), para os quais estratégias de tratamento precoce para (TC) ou implantação de (CDI) devam ser consideradas.
- Uma mutação pode levar a diferentes fenótipos, como MNC, cardiomiopatia hipertrófica, cardiomiopatia dilatada em uma mesma família; assim, alguns autores questionam se MNC é uma doença propriamente dita ou parte evolutiva das outras duas cardiomiopatias.
- O tratamento é o mesmo aplicado para outras cardiomiopatias e insuficiência cardíaca, mas pacientes com FEVE < 40%, fenômenos tromboembólicos e fibrilação atrial devem ser anticoagulados independentemente de CHADS2 ou CHA2DS2-VASc.

INTRODUÇÃO

O miocárdio não compactado (MNC) é uma doença rara, a prevalência é de 4,5 a 26 por 10 mil indivíduos adultos, avaliados em centros cardiológicos, e é considerada a terceira causa de cardiomiopatia mais comum na infância, depois da dilatada e da hipertrófica. Existem fortes evidências de ser uma cardiomiopatia de origem genética. A Associação Americana de Cardiologia, em sua mais recente classificação, considerou a doença como primária (acometendo exclusiva ou predominantemente o coração) e de cunho genético, enquanto a Organização Mundial da Saúde (OMS) e a Sociedade Europeia de Cardiologia consideraram essa cardiomiopatia como não classificada.

A doença foi descrita inicialmente em 1926 por Grant et al. em um achado de necropsia de criança com um coração com acometimento esponjoso do lado direito de um ventrículo único. Somente em torno de 50 anos depois Feldt et al. descreveram em uma necrópsia a presença de miocárdio esponjoso biventricular, e Dusek et al. descreveram a persistência pós-natal de miocárdio esponjoso em achados de necropsia de cinco crianças. Em 1985, Engberding e Bender denominaram o termo miocárdio esponjoso pela ecocardiografia e, em 1986, Jenni et al. descreveram os mesmos achados por ecocardiografia, angiografia e alterações anatomopatológicas. No entanto, somente em 1990 Chin et al. propuseram a terminologia "miocárdio não compactado" em um estudo com oito pacientes (sendo três de necropsia) e descreveram a presença de trabeculações proeminentes e numerosas, com recessos intertrabeculares que se comunicavam com a cavidade do ventrículo esquerdo (VE).

Nos últimos anos, houve um aumento crescente em publicações no entendimento fisiopatológico dessa doença, graças ao aprimoramento de métodos de imagem em conjunto com análise genética. Entre a 6ª e a 12ª semana embrionária ocorre a compactação das fibras miocárdicas e esse processo se faz no sentido da porção basal para o ápice ventricular e do epicárdio para o endocárdio. A compactação é mais proeminente no VE que no ventrículo direito (VD). Acredita-se que ocorra uma parada intrauterina no processo de compactação do miocárdio no período embrionário que determina a formação de trabeculações miocárdicas proeminentes com recessos intertrabeculares profundos e formação do miocárdio em duas camadas distintas, denominadas compactada (C) e não compactada (NC). Como o ápice é a última região a sofrer a compactação, esta é a região mais comumente afetada pela doença. Quanto mais precoce essa interrupção no período embrionário, maior o grau de disfunção ventricular e mais extensa a área não compactada.

Vários autores descreveram a associação de MNC com doenças neuromusculares com incidência bastante variável nos trabalhos publicados e também associação com outras cardiopatias congênitas e a presença da síndrome de Wolff-Parkinson-White na população pediátrica.

Atualmente, as evidências genéticas são bem conhecidas e podemos selecionar em sua apresentação formas familiares da doença e formas esporádicas. A familiar pode variar de 17 a 50% dos casos e se apresenta na forma mais comum como padrão autossômico dominante. Uma mesma mutação pode levar a diferentes fenótipos, como MNC, cardiopatia dilatada e cardiopatia hipertrófica, deixando assim o questionamento se esta seria uma doença propriamente dita ou parte de um espectro das outras duas doenças, pela mutação do gene da betamiosina.

QUADRO CLÍNICO

Os principais achados clínicos são: insuficiência cardíaca, arritmias cardíacas e fenômenos tromboembólicos. A maioria dos pacientes apresenta fase longa da vida na forma assintomática. Os sintomas cardiovasculares mais frequentes são: dispneia (79%), insuficiência cardíaca classes funcionais III e IV (35%) e dor torácica (29%). Outra forma de apresentação é a morte súbita, que pode ser a primeira manifestação de sintomas (Tabela 1).

TABELA 1 Sintomas no momento do diagnóstico

Dispneia	79%
Insuficiência cardíaca CF III e IV	35%
Dor torácica	29%
Fibrilação atrial crônica	9%

Fonte: adaptada de Rosa et al., 2011.

Em estudos de acompanhamento evolutivo desses pacientes, as manifestações de insuficiência cardíaca estão presentes em mais da metade dos casos e a disfunção sistólica ocorre na maioria deles, levando à maior mortalidade. A presença de acometimento de VD conduz a maior incidência de arritmias ventriculares e pior prognóstico. Em pacientes pediátricos, foi observada recuperação da função ventricular, seguida de posterior piora, padrão este que foi denominado ondulante da função ventricular. Até o momento não se conhece a causa desse mecanismo evolutivo.

A fisiopatologia do miocárdio não compactado é desconhecida até o momento. Alguns pontos foram colocados como possíveis para o desencadeamento dessa anomalia: disfunção da microcirculação; isquemia miocárdica; distúrbios mitocondriais; alteração na regulação, diferenciação e maturação celular; redução de reserva de fluxo coronariano; perda da torção ventricular, levando à alteração da mecânica cardíaca.

As arritmias cardíacas, sobretudo de origem ventricular, estão presentes em mais da metade dos casos, provavelmente por mecanismos de reentrada proporcionados pelas alterações das trabéculas, além da isquemia e disfunção de microcirculação, que podem conduzir à formação de fibrose. A fibrilação ventricular está presente em até 25% dos adultos e as taquicardias ventriculares podem estar presentes em até metade dos casos.

A fisiopatologia da doença com a formação das trabéculas e, assim, com áreas de acúmulo e estase sanguínea conduzem à maior predisposição na formação de trombos, e esse fato é mais intenso em pacientes com disfunção ventricular. Os fenômenos tromboembólicos estão presentes em até 38% dos casos e podem ser o primeiro sintoma da doença em até 7%.

MÉTODOS DIAGNÓSTICOS

Eletrocardiograma (ECG)

Pacientes jovens e assintomáticos, em sua maioria, apresentam esse exame normal. Porém, a grande maioria dos pacientes com MNC têm ECG alterado, embora até o momento nenhuma alteração específica para a doença tenha sido determinada. Assim, são frequentes alterações como: atraso final da condução do estímulo intraventricular, bloqueio do ramo esquerdo, sobrecarga ventricular esquerda, bloqueio do ramo direito, fibrilação atrial, alterações de repolarização ventricular, taquicardia ventricular e síndrome de Wolf-Parkinson-White (muito comum entre as crianças com miocárdio não compactado).

Holter de 24 horas

As arritmias são muito frequentes nesse grupo de pacientes e, muitas vezes, são a primeira forma de apresentação da doença. Assim, o Holter é um exame importante para identificar a presença dessa manifestação clínica e podemos estabelecer tratamento adequado com modificação do prognóstico desses pacientes. Um Holter ao menos anual deve ser feito para todos os pacientes com diagnóstico de MNC.

Ecocardiograma

É o método de primeira escolha para o rastreamento diagnóstico do miocárdio não compactado, por ser de fácil realização, baixo custo e baixo risco para o paciente e trata-se de exame bastante disponível no nosso meio. Entretanto, é também um método operador-dependente, com limitações de janela ecocardiográfica dependente, principalmente para a visualização do ápice ventricular, além de difícil determinação com precisão da separação entre as camadas compactadas e não compactadas dos ventrículos.

Outra limitação importante do método é a presença de maior trabeculação, já constatada e determinada na literatura em populações saudáveis de indivíduos negros, atletas e gestantes, que podem superestimar o diagnóstico.

Assim, alguns autores determinaram critérios para o diagnóstico de miocárdio não compactado pelo ecocardiograma. Os critérios mais aceitos atualmente são:

- **Critérios de Chin et al. (Califórnia):** os autores publicaram uma análise de oito pacientes com MNC, sendo cinco do sexo masculino, com avaliação de corte paraesternal, eixo curto e apical, parede livre do VE em diástole máxima, da distância da superfície epicárdica até o recesso trabecular (X) e da distância da superfície epicárdica até o pico das trabéculas (Y), sendo que o diagnóstico de MNC estaria determinado quando à relação $X/Y < 0,5$.
- **Critérios de Jenni et al. (Zurique):** nesse estudo, que envolveu 34 pacientes com MNC (25 do sexo masculino), os autores analisaram na localização das trabéculas em paredes apical, lateral média e médio inferior do VE a espessura da parece ventricular esquerda na região compactada (C) e na região não compactada (NC). A razão entre $NC/C > 2$ no eixo curto, no final da sístole, determinava o diagnóstico de MNC.
- **Critérios de Stollberger et al. (Viena):** nesse estudo, que avaliou 62 pacientes com MNC (49 do sexo masculino), os autores definiram que a presença de mais de três trabeculações na parede ventricular esquerda, com localização apical dos músculos papilares e visível em um único plano da imagem, apical 4 câmaras, definia o diagnóstico de MNC. Ao Doppler colorido, os espaços intertrabeculares são preenchidos por sangue proveniente da cavidade ventricular (Figura 1).

Em estudo de pacientes que foram encaminhados para um centro de avaliação de insuficiência cardíaca referendado, 199 pacientes (143 com FEVE $< 40\%$) foram comparados com 60 voluntários saudáveis, sendo 30 da raça negra. Os autores utilizaram as três definições ecocardiográficas para identificar o MNC, avaliando o número e o tamanho das trabeculações, bem como a espessura relativa da camada não compactada quando possível. Houve correlação pobre entre as três definições ecocardiográficas, com 29,8% dos pacientes preenchendo todos os três critérios. Outro achado importante foi o fato de que 8,3% dos controles normais também preencheram os critérios para MNC. Esse estudo sugere que os critérios diagnósticos ecocardiográficos atuais são muito sensíveis e resultam em diagnóstico excessivo de MNC em pacientes com disfunção sistólica do VE. Isso parece particularmente verdadeiro em indivíduos negros. Para evitar investigações e tratamentos desnecessários em pacientes e seus parentes, são necessários estudos amplos e detalhados de indivíduos normais de origem racial dife-

1. Critérios de Chin et al.
X = distância entre a superfície epicárdica até o recesso trabecular
Y = distância da superfície epicárdica até o ápice das trabéculas

MNC é definido $X/Y \le 0,5$

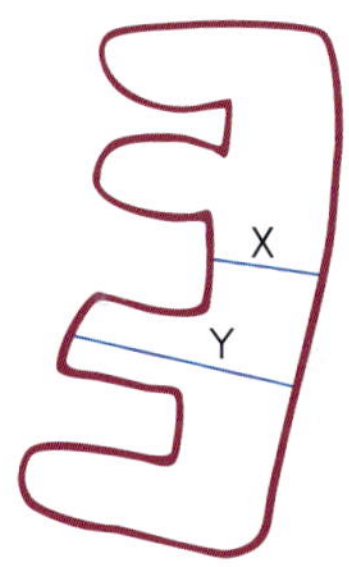

2. Critérios de Jenni et al.
C = espessura da região compactada
NC = espessura da região não compactada

MNC é definido $NC/C > 2,0$

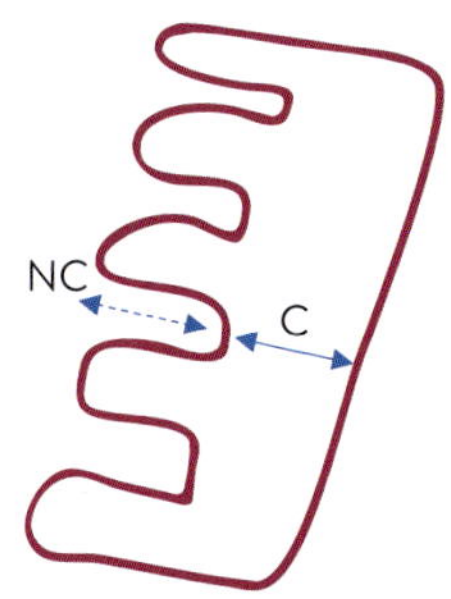

3. Critérios de Stollberger et al.

Presença de quatro ou mais trabéculas no VE, região apical em um único plano de imagem

FIGURA 1 Critérios ecocardiográficos para diagnóstico de miocárdio não compactado (MNC).

rente, para determinar os limites superiores dos padrões trabeculares normais. A hipertrabeculação também pode ser um fenômeno transitório. Um estudo com 102 gestantes primigestas submetidas a avaliações ecocardiográficas seriadas mostrou que 26 desenvolveram aumento de trabeculações durante a gestação (sendo que oito destas tinham critérios de MNC). O acompanhamento dessas pacientes por 2 anos em média mostrou completa redução das trabeculações em 19 delas e redução acentuada das trabeculações no grupo restante. A incapacidade de distinguir cardiomiopatia não compactada de hipertrabeculação tem implicações clínicas significativas.

Assim, não há consenso sobre qual critério seria o mais eficiente para o diagnóstico de MNC – o ideal para essa situação seria a presença dos três critérios para determinação diagnóstica. Na prática clínica atual, os critérios de Jenni et al. são os mais utilizados, mas não é incomum a identificação de aumento da trabeculação ventricular (sem aplicação dos critérios já definidos) e laudo do ecocardiograma, sugerindo a possibilidade de MNC e, assim, esperando do clínico a complementação com outro exame de imagem para confirmação diagnóstica.

O uso do contraste ecocardiográfico e a ecocardiografia tridimensional permitem melhor avaliação das trabéculas. Publicações recentes, com número pequeno de pacientes em suas amostras e objetivando a comparação de pacientes com MNC e indivíduos saudáveis e com cardiomiopatia dilatada estão presentes na literatura. Assim, foi identificado na técnica de *speckle tracking* comprometimento miocárdico subclínico em pacientes com FEVE preservada e miocárdio não compactado, quando comparados a indivíduos normais. Outros autores identificaram a redução do *strain* longitudinal do VE em região média e apical e motilidade normal na região basal, diferentemente dos pacientes com cardiomiopatia dilatada, que mostram redução da motilidade nas três regiões em cortes apicais. Assim, os autores sugerem que o *strain* longitudinal pode contribuir para a separação dos casos de cardiomiopatia dilatada e, portanto, reduzir a situação de excesso de diagnóstico de MNC.

Ressonância magnética cardíaca

A ressonância magnética cardíaca (RMC) é considerada o exame "padrão ouro" para o diagnóstico de MNC. Por fornecer imagens mais detalhadas e precisas das regiões compactadas e não compactadas do VE, apresenta melhor visualização do ápice e parede lateral ventricular e, também, é possível determinar presença de realce tardio, além de melhor visualização de trombos e melhor caracterização da morfologia e função do VD. Para esse método, os dois critérios mais usados para o diagnóstico de MNC são os mostrados no Quadro 1.

Além disso, a comparação direta com o ecocardiograma nem sempre é possível, pois a detecção da camada não compacta pela RMC é realizada na diástole, enquanto a definição ecocardiográfica se aplica à sístole (no caso dos critérios de Jenni).

QUADRO 1 Ressonância magnética cardíaca

Critérios de Petersen et al.
▪ Razão entre as camadas do miocárdio não compactado (NC) e o compactado (C) será > 2,3; medidas no final da diástole. (sensibilidade 86% e especificidade 99%)
▪ NC/C > 2,3
Critérios de Jacquier et al.
Massa ventricular do ventrículo esquerdo corresponde a mais de 20% da massa ventricular total (medida no final da diástole)

Fonte: Captur e Nihoyannopoulos, 2010.

DIAGNÓSTICO DIFERENCIAL

Cardiomiopatia hipertrófica apical, cardiomiopatia dilatada, endomiocardiofibrose, cardiomiopatia infiltrativa, trombo intraventricular, metástases e tumores cardíacos.

TRATAMENTO

A não compactação do VE por si só não é uma indicação de anticoagulação. O registro multicêntrico italiano investigou se o MNC isoladamente é um fator de risco para complicações tromboembólicas. Incluiu 229 pacientes sem fibrilação atrial que foram diagnosticados com MNC com base na ecocardiografia e observados durante o acompanhamento médio de 7,3 anos. Nenhum estava em terapia com anticoagulante. Mostrou que a taxa de eventos tromboembólicos foi baixa em 2,1% sem anticoagulação profilática, mas os autores também reconheceram a necessidade de novas investigações quanto ao uso de anticoagulação profilática em pacientes com disfunção do VE e MNC.

Outro estudo retrospectivo teve como objetivo avaliar os fatores de risco para tromboembolismo (TE) em pacientes com MNC, comparando coortes com ou sem TE (22 vs. 122 pacientes). Entre 14 episódios de acidente vascular cerebral (AVC) cardioembólico, 6 (42,9%) tinham fibrilação atrial, 11 (68,8%) disfunção sistólica e 4 (28,6%) uma combinação de disfunção sistólica e fibrilação atrial.

Outro estudo também investigou a incidência de eventos de TE retrospectivamente em 45 pacientes com MNC. É importante notar que apenas 6,6% tinham fibrilação atrial e a FEVE média foi de 21%. Embora o estudo não tenha especificado os critérios para anticoagulação, 40% dos pacientes estavam em terapia anticoagulante e a taxa de eventos de TE foi de apenas 4% em pacientes com ritmo sinusal. Assim, os autores apoiaram a terapia de anticoagulação para pacientes com MNC e com FEVE < 25% ou história de TE.

A evidência revisada demonstra que a terapia de anticoagulação terapêutica não deve ser considerada apenas para MNC, a menos que haja fator de risco para TE. A anticoagulação deve ser recomendada para pacientes com MNC com FEVE reduzida (< 40%), fibrilação atrial, presença de trombos no coração ou história de tromboembolismo, incluindo trombos intracardíacos ou tromboembolismo venoso.

Não existe tratamento específico para os pacientes com MNC. Quando a fração de ejeção se encontra reduzida, o tratamento é semelhante ao de outras cardiomiopatias com insuficiência cardíaca reduzida (IECA ou BRA, betabloqueador, antagonista da aldosterona e diuréticos com suas indicações já estabelecidas em diretrizes). O uso de anticoagulantes como vimos anteriormente ficou recomendado para pacientes com FEVE < 40%, trombo intracavitário ou fenômeno embólico prévio e fibrilação atrial sem a aplicação de CHADS2 ou CHA2DS2-VASc. A varfarina é o anticoagulante de referência, sendo que não existem trabalhos publicados com o uso dos novos anticoagulantes. As indicações de CDI e transplante cardíaco seguem as mesmas indicações em diretrizes de insuficiência cardíaca.

ANÁLISE GENÉTICA

Como outras formas de cardiomiopatia hereditária, MNC é geneticamente heterogêneo e pode ser herdado como um transtorno autossômico dominante ou recessivo ligado ao X. Tem sido associado a mutações em muitos genes, incluindo proteína de ligação ao domínio LIM 3 (ZASP), α-distrobrevina (DTNA), tafazzin (TAZ/G4.5) e aqueles que codificam sarcômero (MYH7, ACTC1, TNNT2, MYBPC3, TPM1 e TNNI3), disco Z, proteínas do citoesqueleto e mitocôndria: essas são vias genéticas primárias em cardiomiócitos que podem ser vistas em outras formas de cardiomiopatia. A titina (TTN) é necessária para a montagem do sarcômero e a transmissão de forças e está cada vez mais implicada em cardiomiopatias geneticamente desencadeadas (Figura 2). Pacientes com mutações são mais propensos a ter eventos cardiovasculares adversos maiores. Em MNC, as variantes patogênicas MYH7 e TAZ foram as mais comuns e consideradas fatores de risco independentes para eventos adversos. Pacientes com variantes patogênicas apresentaram idade precoce de início e diminuição da FEVE. A identificação de uma variante patogênica foi fator de risco independente para morte, transplante cardíaco ou inserção de CDI. A análise de sobrevivência mostrou pior prognóstico nos pacientes com variantes patogênicas, especialmente aqueles com variantes múltiplas ou TAZ (Figura 3).

O consenso atual é de se realizar investigação de todos os familiares de primeiro grau com história clínica, exame físico, eletrocardiograma e ecocardiograma. A pesquisa genética não deve ser feita de rotina.

PROGNÓSTICO

O prognóstico é incerto, mas em geral pacientes com função ventricular normal têm melhor prognóstico e aqueles com função ventricular reduzida, dilatação de câmaras ventriculares, insuficiência cardíaca classes funcionais III e IV, eventos embólicos e arritmias ventriculares sustentadas apresentam pior prognóstico evolutivo.

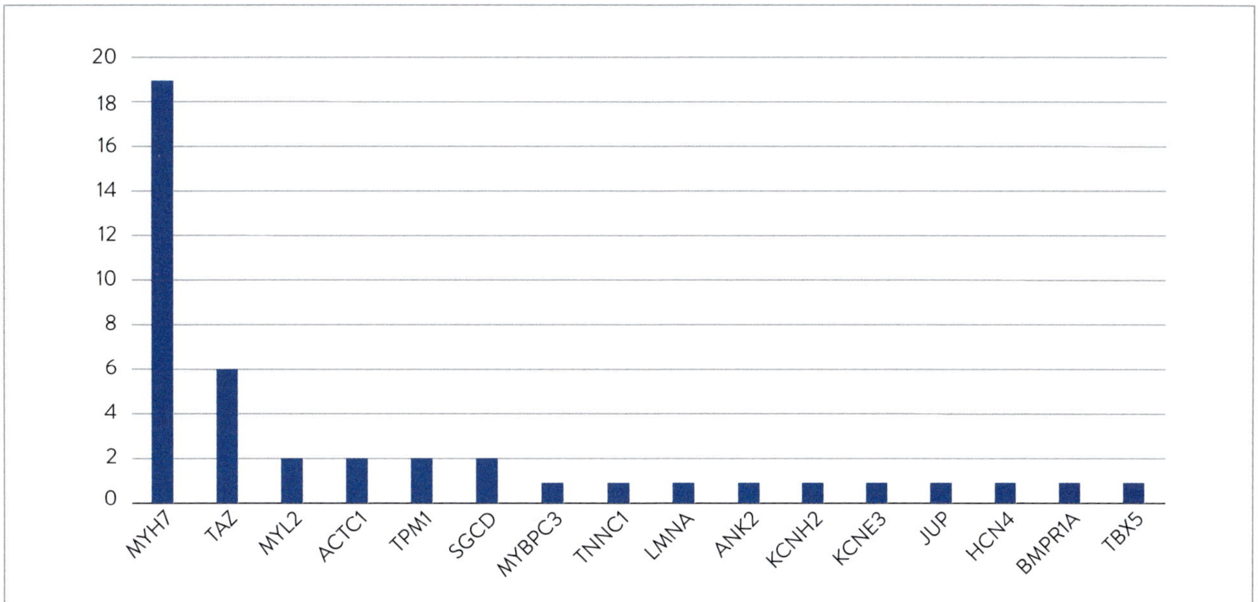

FIGURA 2 Distribuição dos genes patogênicos.
Fonte: Wang et al., 2017.

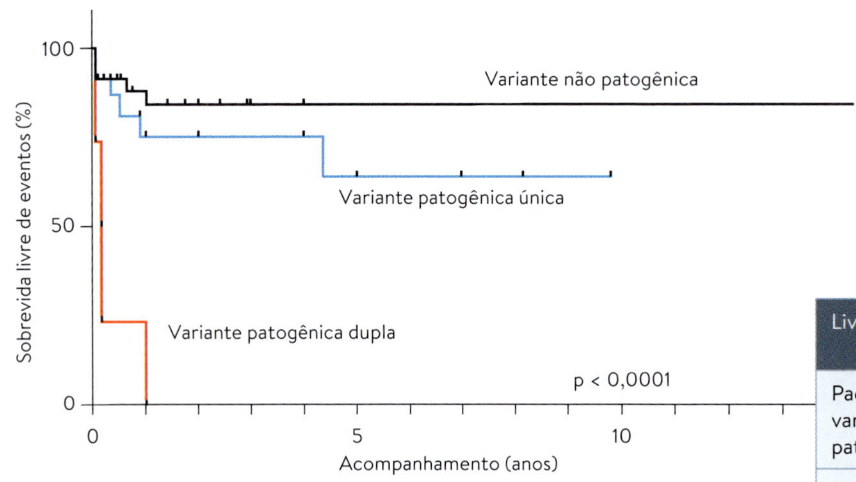

Livre de eventos (n)		Acompanhamento (anos)	
Pacientes com variante não patogênica	63	9	5
Pacientes com variante patogênica única	35	6	0
Pacientes com variante patogênica dupla	4	0	0

FIGURA 3 Miocárdio não compactado (MNC): curva de sobrevida por variantes patogênicas.
Fonte: Wang et al., 2017.

O QUE AS DIRETRIZES RECOMENDAM

Nível de recomendação I – nível de evidência B

- Se o indivíduo tiver uma variante do gene causador da doença, é recomendado que parentes de primeiro grau de paciente portador de MNC sejam submetidos à triagem clínica para a doença juntamente com o aconselhamento genético e teste genético.
- O implante de CDI é recomendado em indivíduos com MNC e evidência de taquicardia ventricular associada a síncope ou morte súbita ressucitada se houver expectativa de sobrevida superior há um ano.
- A anticoagulação é recomendada em indivíduos com MNC, com fibrilação atrial e com eventos embólicos prévios.

Nível de recomendação IIa – nível de evidência B

- Em indivíduos com diagnóstico de MNC, o aconselhamento genético e os testes genéticos são razoáveis para o diagnóstico e para triagem da família em cascata direcionada para um gene específico.
- O implante de CDI é recomendado em indivíduos com MNC e evidência de taquicardia ventricular não sustentada, associada a fração de ejeção reduzida.

Nível de recomendação IIb – nível de evidência B

- Em indivíduos com suspeita de MNC, os critérios diagnósticos por ecocardiografia ou RNM, medidos com razão eficaz de não compactação para compactação (NC/C), podem ser razoáveis para se estabelecer o diagnóstico.
- Em indivíduos com suspeita de MNC e arritmias ventriculares, a RNM ou outra imagem cardíaca avançada podem ser razoáveis para se estabelecer o diagnóstico e para estratificação de risco.
- A anticoagulação pode ser razoável em indivíduos com MNC com evidência de disfunção ventricular.

Nível de recomendação II b – nível de evidência C

- Paciente com FEVE < 50%, anormalidades de ECG, arritmias, sintomáticos ou com história familiar de cardiomiopatia não devem realizar esportes competitivos.
- Liberar atletas com MNC apenas se: assintomáticos, com função sistólica normal, sem taquiarritmias, sem antecedente de síncope.

LEITURA SUGERIDA

1. Aung N, Doimo S, Ricci F, Sanghvi MM, Pedrosa C, Woodbridge, et al. Prognostic significance of left ventricular noncompaction: systematic review and meta-analysis of observational studies. Circulation: Cardiovascular Imaging. 2020;13(1):e009712.
2. Bhaskaran A, Campbell T, Virk S, Bennett RG, Kizana E, Kumar S. Electrophysiologic and electroanatomic characterization of ventricular arrhythmias in non-compaction cardiomyopathy: a systematic review. J Cardiovasc Electrophysiol. 2021;32(5):1421-9.
3. Cannie D, Elliott P. The genetics of left ventricular noncompaction. Curr Opin Cardiol. 2021;36(3):301-8.
4. Caselli S, Attenhofer Jost CH, Jenni R, Pelliccia A. Left ventricular noncompaction diagnosis and management relevant to pre-participation screening of athletes. Am J Cardiol. 2015;116(5):801-8.
5. Cortes M, Oliva MR. Usefulness of speckle myocardial imaging modalities for differential diagnosis of left ventricular non-compaction of the myocardium. Int J Cardiol. 2016;223:813-8.
6. Murphy RT, Thaman R, Blanes JG, Ward D, Sevdalis E, Papra E, et al. Natural history and familial characteristics of isolated left ventricular non-compaction. Eur Heart J. 2005;26(2):187-92.
7. Petersen SE, Selvanavagam JB. Left ventricular non-compaction: insights from cardiovascular magnetic resonance imaging. J Am Coll Cardiol. 2005;46(1):101-5.
8. Rohde S, Muslem R, Kaya E, Dalinghaus M, van Waning JI, Majoor-Krakauer D, et al. State-of-the art review: Noncompaction cardiomyopathy in pediatric patients. Heart Fail Rev. 2021;1-14.
9. Rosa LV, Salemi VMC, Alexandre LM, Mady C. Miocardiopatia não compactada: uma visão atual. Arq Bras Cardiol.2011;97(1):e13-e19.
10. Ross SB, Jones K, Blanch B, Puranik R, McGeechan K, Barratt A, et al. A systematic review and meta-analysis of the prevalence of left ventricular non-compaction in adults. Eur Heart J. 2020;41(14):1428-36.
11. Srivastava S, Yavari M, Al-Abcha A, Banga S, Abela G. Ventricular non-compaction review. Heart Fail Rev. 2021;1-14.
12. Wang C, Hata Y, Hirono K, Takasaki A, Ozawa SW, Nakaoka H, et al.; for LVNC Study Collaborators. A wide and specific spectrum of genetic variants and genotype-phenotype correlations revealed by next-generation sequencing in patients with left ventricular noncompaction. J Am Heart Assoc. 2017;6(9):e006210.
13. Yubbu P, Nawaytou HM, Calderon-Anyosa R, Banerjee A. Diagnostic value of myocardial deformation pattern in children with noncompaction cardiomyopathy. Int J Cardiovasc Imaging. 2018;34(10):1529-39.

NOTA DOS EDITORES

Este capítulo possui bibliografia adicional, recomendada pelos autores, na plataforma digital complementar do livro. Para acesso a esse material, utilize o QR code abaixo, digite a senha: **COMPLEMENTO2022** e faça seu cadastro.

7

Miocardites

Sandrigo Mangini
Marcelo Westerlund Montera

DESTAQUES

- A miocardite é uma doença inflamatória do músculo cardíaco que decorre de agressão por diversos agentes etiológicos, infecciosos (principalmente vírus), autoimunes ou por agentes farmacológiocos e não farmacológicos cardiotóxicos.
- Apesar de ter sua definição bem estabelecida a miocardite é uma doença com perfil heterogêneo pela extensa variabilidade em sua apresentação clínica e evolução prognóstica.
- Métodos não invasivos para corroborar o diagnóstico e prognóstico das miocardites incluem: ECG, ecocardiograma, biomarcadores (troponina, BNP, proteína C-reativa, provas de autoimunidade), ressonância magnética. A biópsia endomiocárdica fica reservada principalmente para as situações de alto risco, incluindo apresentação aguda até 3 meses, com choque cardiogênico e/ou arritmias ventriculares e bloqueios avançados, sem resposta ao tratamento habitual da insuficiência cardíaca (IC).
- A biópsia deve ser realizada em centros experientes visando minimizar o risco de complicações, além disso, deve incluir análise histológica (tipo de célula inflamatória), imuno-histoquímica (quantificação de células inflamatórias e de outros marcadores de resposta inflamatória) e de biologia molecular (agentes infecciosos, especialmente virais).
- Do ponto de vista histológico a miocardite linfocitária é a mais comum; outras possibilidades, mais raras, em especial nas situações agudas de IC grave incluem a miocardite de células gigantes e miocardite eosinofílica.
- Os pacientes de baixo risco devem ser seguidos e avaliados rotineiramente com foco especial na evolução de sintomas, arritmias e função ventricular.
- Pacientes de risco intermediário devem ser considerados para tratamento de cardioproteção, incluindo as drogas modificadoras de evolução da IC com fração de ejeção reduzida e podem ser considerados para biópsia endomiocárdica.
- Pacientes de alto risco, além do tratamento convencional da IC, podem necessitar de suporte avançado incluindo drogas vasoativas e dispositivos de assistência circulatória mecânica e devem realizar biópsia endomiocárdica visando orientar tratamentos específicos, incluindo agentes antivirais, imunomoduladores e imunossupressores.

INTRODUÇÃO

A miocardite é uma doença inflamatória do músculo cardíaco que decorre de agressão por diversos agentes etiológicos, infecciosos, autoimunes, ou por agentes farmacológicos e não farmacológicos cardiotóxicos. A exata incidência de miocardite é desconhecida, em razão de ela poder se manifestar de forma branda ou assintomática. Na presença de sintomas, a grande maioria dos diagnósticos é de suspeição clínica, sendo que na última década, em decorrência da evolução tecnológica da ressonância magnética cardíaca, ocorreu um aumento no número de pacientes com alta suspeita de miocardite, mas sem comprovação diagnóstica, uma vez que somente a minoria dos pacientes tem indicação para a realização de biópsia endomiocárdica (BEM), que é o único método que confirma o diagnóstico da miocardite. Estudos de anatomia patológica estimam uma incidência de miocardite entre 0,2 e 12% dependendo da população, sendo uma das principais causas de morte súbita em pacientes jovens e atletas. A miocardite decorrente da infecção viral é a mais prevalente nas populações europeias e da América do Norte, e no Brasil, nas regiões sudeste e sul do país, onde não há maior prevalência de doença de Chagas. Em 37 a 67% dos pacientes com cardiomiopatia dilatada submetidos a análise de biologia molecular, foi observada a presença de genoma viral, nem sempre associada com miocardite ativa, indicando a possibilidade de resquícios de agressão miocárdica prévia ou de presença viral sem ser patogênica. Apesar de ter sua definição bem estabelecida, a miocardite é uma doença com perfil heterogêneo, pela extensa variabilidade em sua apresentação clínica e evolução prognóstica. Essas variabilidades decorrem que a agressão inflamatória miocárdica apresenta modelos fisiopatológicos diversos, com diferentes tipos e graus de agressão inflamatória miocárdica, que dependem de variáveis como tipo de vírus e sua capacidade de agressão do cardiomiócito, modelo de resposta imunológica e grau de ativação, e perfil da população infectada, e de fatores individuais como raça, sexo, idade e predisposição genética.

O entendimento na miocardite viral quanto aos seus mecanismos fisiopatológicos e etiopatogênicos e o reconhecimento das diferentes expressões clínicas e perfis de prognóstico permitirão estabelecer com maior acurácia o diagnóstico e a estratégia terapêutica mais adequados para o controle da infecção viral e a supressão da resposta inflamatória, bem como o consequente benefício clínico.

A gravidade da manifestação da agressão inflamatória miocárdica de origem viral irá depender do tipo de vírus, da capacidade intrínseca do indivíduo de responder à infecção viral e da presença de doença cardíaca preexistente, se a doença é de origem autoimune sistêmica e da presença de predisposição genética. A apresentação clínica da miocardite é bem diversa, podendo apresentar-se com dor torácica semelhante à da síndrome coronariana aguda, com quadro clínico de insuficiência cardíaca crônica, aguda ou choque cardiogênico, ou com síncope em decorrência de taquiarritmias ou bloqueios atrioventriculares.

O tratamento da miocardite é reservado a uma minoria de pacientes que são submetidos à biópsia endomiocárdica que, por meio da confirmação da presença e

TABELA I Causas infecciosas e não infecciosas de miocardite

Infecciosas	
Vírus	Adenovírus, arbovírus, Chikungunya vírus, citomegalovírus, coronavírus, echovírus, enterovírus (Coxsackie B), Epstein-Barr vírus, flavivírus, hepatite B, hepatite C, herpes simplex 1 e 2, herpes vírus humano 6, HIV, influenza A e B, parvovírus B19, sarampo, poliovírus, raiva, vírus sincicial respiratório, rubéola, varicela, varíola
Bactérias	*Burkholderia pseudomallei*, *Brucella*, *Chlamydia*, *Corynebacterium diphtheriae*, *Francisella tularensis*, *Haemophilus influenzae*, gonococcus, *Clostridium*, *Legionella*, *Mycobacterium*, *Mycoplasma*, *Neisseria meningitidis*, *Salmonella*, *Staphylococcus*, Streptococcus A, *Streptococcus pneumoniae*, tétano, tularemia, cólera
Espiroquetas	*Borrelia*, *Leptospira*, *Treponema pallidum*
Helmintos	*Ascaris*, *Echinococcus granulosus*, *Heterophyes*, *Paragonimus westermani*, *Schistosoma*, *Strongyloides stercoralis*, *Taenia solium*, *Toxocara canis*, *Trichinella spiralis*, *Wuchereria bancrofti*
Fungos	*Actinomyces*, *Aspergillus*, *Blastomyces*, *Candida*, *Coccidioides*, *Cryptococcus*, *Histoplasma*, *Mucor*, *Nocardia*, *Sporothrix schenkii*
Protozoários	*Balantidium*, *Entamoeba histolytica*, *Leishmania*, *Plasmodium falciparum*, *Sarcocystis*, *Trypanosoma cruzi*, *Trypanosoma brucei*, *Toxoplasma gondii*
Não infecciosas	
Drogas	Aminofilina, anfetaminas, antraciclinas, catecolaminas, cloranfenicol, cocaína, ciclofosfamida, etanol, fenitoína, 5-flouracil, imatinib, inibidores do *checkpoint*, interleucina-2, metisergida, trastuzumab, zidovudina
Hipersensibilidade	Anti-inflamatórios não hormonais, benzodiazepínicos, clozapina, cefalosporinas, dapsona, dobutamina, diuréticos de alça e tiazídicos, estreptomicina, fenobarbital, gefitinib, macrolídeos, metildopa, mexiletine, penicilinas, sulfa, toxóide tetânico, tetraciclinas, tricíclicos, vacinas (varíola, Covid), venenos (abelha, aranha, cobra, escorpião, vespa)
Ambientais	Arsênico, chumbo, cobre, ferro, monóxido de carbono
Doenças autoimunes	Dermatomiosite, miocardite de células gigantes, doenças inflamatórias intestinais, artrite reumatóide, doença de Sjögren, lúpus eritematoso sistêmico, esclerodermia, arterite de Takayasu, granulomatose de Wegener
Doenças sistêmicas	Doença celíaca, síndrome de Churg Strauss, síndrome hipereosinofílica, doença de Kawasaki, sarcoidose
Outras	Hipotermia, rejeição ao transplante, radiação

Fonte: adaptada de Jefferies e Towbin, 2010.

do tipo de agressão inflamatória ou de agente infeccioso, permitem estabelecer um tratamento específico. Na maioria dos pacientes que permanecem com suspeita diagnóstica, o tratamento irá se limitar a medidas de cardioproteção. Os critérios diagnósticos para a miocardite mais aceitos na atualidade são os do grupo de estudos de cardiomiopatia da Sociedade Europeia de Cardiologia, mas em decorrência da grande complexidade da etiopatogenia, da heterogeneidade da apresentação clínica e do perfil populacional, não se tem um consenso nos critérios diagnósticos para suspeita clínica e da indicação de BEM como instrumento na definição diagnóstica e no manuseio da miocardite.

ETIOLOGIA E FISIOPATOLOGIA DAS MIOCARDITES

Os agentes infecciosos, principalmente os vírus, têm sido considerados os maiores responsáveis pelo desenvolvimento da inflamação miocárdica, seja por agressão inflamatória reativa a infecção viral ou por agressão viral direta. Os vírus cardiotróficos mais comuns são adenovírus, parvovírus b19, herpes simples, herpesvírus tipo 6, citomegalovírus, Epstein-Barr, enterovírus (mais comum do grupo Coxsaquie do grupo B), influenza, da hepatite C e *human immunodeficiency virus* (HIV). A prevalência do tipo de vírus tem variado de acordo com as populações estudadas. Séries de casos de população norte-americana demonstraram uma maior prevalência de enterovírus. Já em nosso meio, observou-se uma maior prevalência de adenovírus, parvovírus e herpes simples, à semelhança do que se encontra na população europeia.

A patogênese da miocardite apresenta três fases bem distintas. A fase inicial, em que temos a invasão do cardiomiócito pelo vírus por meio de receptores específicos de superfície, como observado em modelos animais com coxsackie e adenovírus, os quais se ligam aos receptores de membrana, denominados CAR (coxsackie e adenovírus receptor). Na ausência desse receptor ou de correceptores no cardiomiócito, a miocardite não se desenvolve. Após a invasão, o vírus inicia a replicação intracelular e a agressão direta do cardiomiócito com lesão da membrana celular, ocasionando, além da miocitólise, a exposição dos antígenos intracelulares. Após a agressão viral existe uma ativação da resposta imune inata envolvendo linfócitos T, infiltrado de células *natural killer* e macrófagos residentes com liberação de perfurinas e citocinas (interleucina 1 e 2, interferon beta e fator de necrose tumoral α), com a expressão de antígenos de superfície do vírus e a formação de complexos de histocompatibilidade (HLADR tipos 1 e 2). A ativação de vias da MAP quinase e tirosinaquinases é fundamental nessa resposta à agressão viral. Durante essa fase, temos a proliferação viral, mas ainda não se observam anticorpos neutralizantes virais, que dependem da capacidade de ativação de resposta tímica do tipo 1, que promove o *clearance* viral. Em torno do 7° ao 14° dia após esse período, a produção desses anticorpos aumenta e eles atingem seus níveis mais elevados, na tentativa de eliminação do vírus no coração, associada com aumento no infiltrado inflamatório celular de linfócitos T e B, por meio da resposta tímica 1 modulada pelo interferon beta e interleucina 4, caracterizando a segunda fase de resposta imunológica. Nessa fase celular, na tentativa de eliminação do vírus, o sistema imune também agride o cardiomiócito e, por vezes, o endotélio vascular. A lesão dos cardiomiócitos que expõem antígenos celulares promove reação cruzada com antígeno viral, ou a persistência viral no miocárdio ou sistema linfático ganglionar periférico podem promover uma resposta imune humoral com a produção de autoanticorpos pela ativação de linfócitos B, sendo que essa proporção aumenta gradativamente no decorrer do 1° ao 3° mês. Nessa fase, a resposta imunológica pode promover a eliminação do vírus e a regressão do processo inflamatório, com cura da miocardite. Em pacientes com predisposição genética ou com incapacidade do sistema imunológico em eliminar e impedir a proliferação viral, teremos a persistência da agressão inflamatória com a presença de autoanticorpos provendo perda progressiva de cardiomiócitos e proliferação de fibrose reparativa, com consequente progressão da remodelagem e disfunção ventricular, evoluindo para cardiomiopatia dilatada inflamatória. Esta é considerada a terceira fase da resposta imunológica, na qual podemos ter um quadro de miocardite crônica, com persistência viral associada à atividade inflamatória, denominado miocardite viral crônica mediada por resposta inflamatória celular com ou sem autoanticorpos, ou a manutenção de agressão inflamatória mediada por autoanticorpos sem a presença viral, denominada miocardite crônica autorreativa.

No caso da miocardite bacteriana, além da agressão bacteriana direta aos miócitos, a produção importante de toxinas (com níveis de toxicidade variáveis dependendo do agente etiológico) e a resposta inflamatória intensa com a produção de níveis elevados de citocinas são responsáveis pelo dano celular.

Na miocardite induzida por drogas, o mecanismo de hipersensibilidade ocorre em resposta a componentes quimicamente reativos que se ligam a proteínas promovendo modificações estruturais. Essas partículas são fagocitadas pelas células de defesa e, como uma resposta de hipersensibilidade retardada, são liberadas citocinas como interleucina 5, estimulante de eosinófilos. Esse acúmulo de interleucina 5 promove um grande infiltrado eosinofílico com aumento da resposta de hipersensibilidade e maior lesão miocárdica. A predisposição genética parece favorecer esse padrão de resposta. A síndrome hipereosinofílica pode ocorrer em associação a diversas doenças com manifestação sistêmica, como síndrome de Churg-Strauss, câncer, infecções parasitárias e helmínticas, ou estar relacionada a vacinações.

A miocardite de células gigantes é uma forma autoimune de agressão miocárdica e caracteriza-se histologicamente por um infiltrado de células gigantes multinucleadas, além de infiltrado inflamatório de células T, eosinófilos e macrófagos. A presença marcante de células CD8 (citotóxicas) promove intensa lesão miocítica. Essa patologia encontra-se, em até 20% dos casos, associada a doenças autoimunes como tireoidite de Hashimoto, artrite reumatoide, miastenia gravis, entre outras. A grande liberação de citocinas inflamatórias e mediadores do estresse oxidativo leva a uma intensa agressão às células miocíticas, com consequente e rápida perda de função ventricular e evolução clínica desfavorável se não diagnosticada e tratada adequadamente.

CRITÉRIOS DIAGNÓSTICOS DA MIOCARDITE

Miocardite pode ser definida como doença inflamatória do miocárdio diagnosticada por critérios histológicos, imunológicos e imuno-histoquímicos. Os critérios histológicos incluem evidência de infiltrado inflamatório envolvendo o miocárdio associada com degeneração e necrose de cardiomiócitos e de origem não isquêmica. Os critérios imuno-histoquímicos quantitativos para identificar um infiltrado inflamatório anormal, indicativos de miocardite ativa, são: contagem de leucócitos $\geq$ 14 células/mm^2, incluindo até 4 monócitos/mm^2, com a presença de linfócitos-T CD3 positivos $\geq$ 7 células/mm^2. Adicionalmente, o tipo de infiltrado inflamatório observado no diagnóstico histológico pode classificar a miocardite conforme o tipo celular em linfocítica, eosinofílica, polimórfica, miocardite de células gigantes e sarcoidose cardíaca.

A suspeita clínica de diagnóstico de miocardite pelo consenso do grupo de doenças do miocárdio e pericárdio da Sociedade Europeia de Cardiologia está na associação da apresentação clínica com exames complementares alterados sugestivos de injúria inflamatória miocárdica.

Por meio da análise das apresentações clínicas mais frequentes da miocardite e da acurácia diagnóstica dos métodos de avaliação complementar, como eletrocardiograma, ecocardiograma, exames laboratoriais e ressonância magnética cardíaca, em prognosticar a presença de agressão inflamatória miocárdica, temos como proposta estratificar em três níveis a suspeita clínica diagnóstica de miocardite em baixa, intermediária e alta suspeição diagnóstica, por meio de critérios que levam em consideração os tipos de apresentação clínica mais comuns na miocardite. Esses critérios de suspeição foram estabelecidos por consenso de especialistas e necessitam de validação futura por registros clínicos ou estudos multicêntricos.

Em conjunto com a avaliação da suspeita diagnóstica, podemos estabelecer o risco prognóstico pelo tipo de apresentação clínica, grau de estabilidade hemodinâmica, presença de disfunção ventricular, níveis elevados de biomarcadores de injúria miocárdica e quanto à presença de alterações na RMC, como edema e realce tardio. Usualmente, como estabelecem o grau de suspeita diagnóstica, também apresentam relação com o prognóstico. De acordo com o grau de suspeita diagnóstica e o nível de risco prognóstico, iremos estabelecer a conduta de acompanhamento clínico e de investigação diagnóstica e a estratégia terapêutica (Figura 1).

DIAGNÓSTICO CLÍNICO

A miocardite apresenta as fases evolutivas de apresentação clínica: aguda (até 3 meses), subaguda (3 a 6 meses), crônica (> 6 meses) e fulminante.

As manifestações clínicas da miocardite viral mais comuns são dor torácica semelhante à síndrome coronariana aguda; quadro clínico de insuficiência cardíaca, arritmias ventriculares frequentes ou distúrbios de condução avançados, isolados ou associados a palpitações, síncope ou morte súbita abortada; e forma fulminante com choque cardiogênico; comuns em diversas patologias. A ausência de outros fatores causais que possam justificar as manifestações clínicas, principalmente a doença coronariana, leva à suspeição clínica do diagnóstico de miocardite. Outras características clínicas e funcionais, como presença de infecção respiratória ou gastrointestinal com menos de 30 dias, disfunção ventricular em pacientes jovens (afastando a possibilidade fator genético ou heredofamiliar), disfunção cardíaca de início recente ou piora progressiva da disfunção ventricular sem fator determinante, dor precordial em paciente jovem ou dor precordial sugestiva de acometimento pericárdico, levam a suspeição clínica de miocardite viral.

ELETROCARDIOGRAMA

O eletrocardiograma tem o seu valor diagnóstico relacionado à fase temporal de manifestação da doença. Na miocardite aguda, o ECG pode simular os achados da síndrome coronariana aguda com alterações no segmento ST e onda T, como supra de ST ou presença de ondas Q, associados com quadro clínico de dor precordial e elevação de troponina que, na ausência de comprovação de doença coronariana, traria alta suspeição do diagnóstico de miocardite. Outras alterações na fase aguda como arritmias supraventriculares e ventriculares frequentes, bloqueio atrioventricular ou bloqueios de ramo, baixa voltagem, assistolia, fibrilação atrial aguda, associadas ou não à disfunção ventricular, também favorecem a suspeição diagnóstica. A presença de alterações do segmento ST e onda T e segmento PR, de distribuição difusa sem correlação com anatomia coronariana, fala a favor de processo inflamatório miocárdico. Nas fases subagudas ou crônicas da miocardite, o ECG é inespecífico com baixa acurácia diagnóstica, podendo apresentar sinais de sobrecarga ventricular ou bloqueios de ramo, QTc alongado, semelhantes aos achados em pacientes com disfunção ventricular da cardiomiopatia não inflamatória.

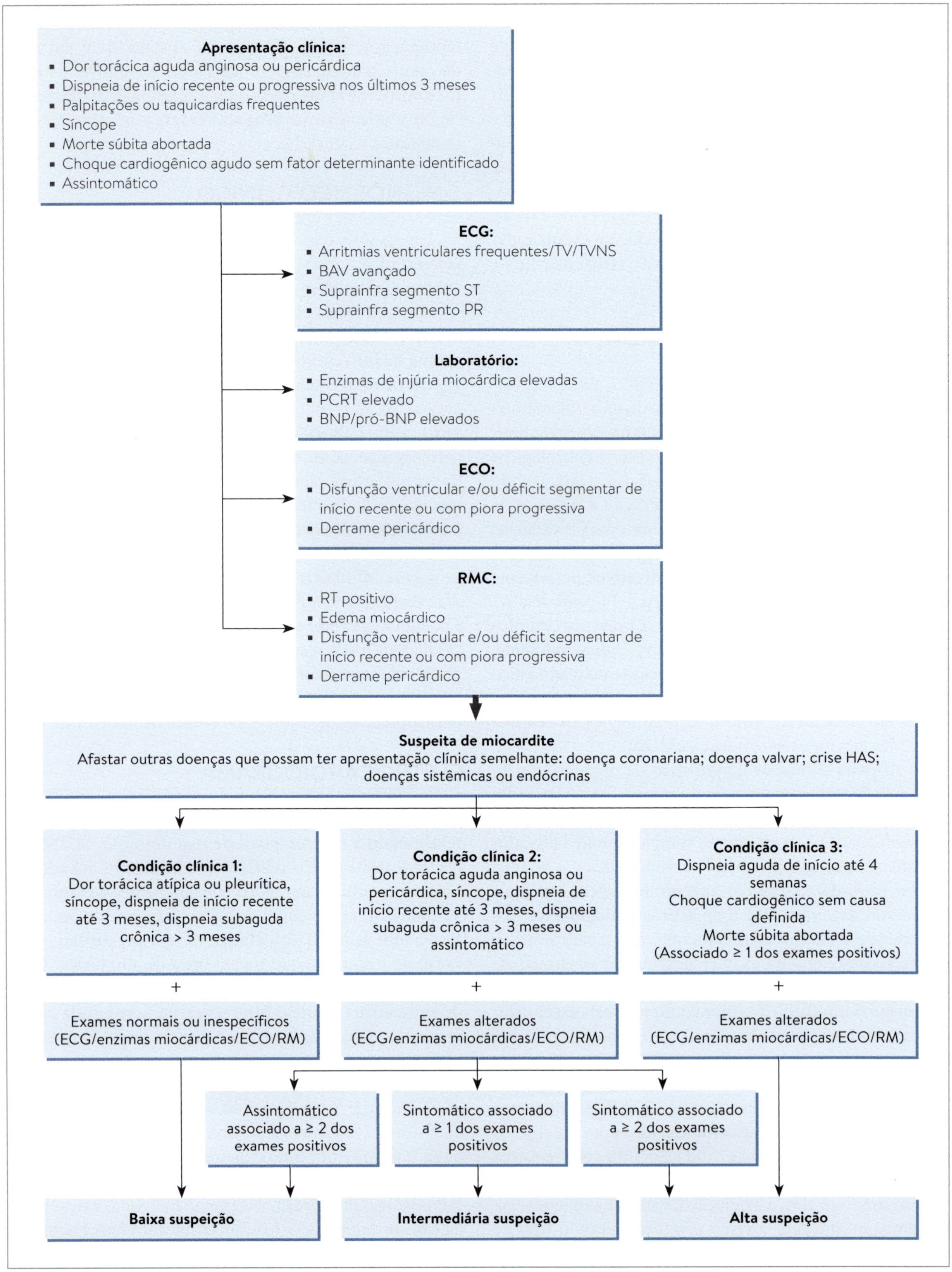

FIGURA 1 Algoritmo de diagnóstico de suspeita clínica da miocardite.

BAV: bloqueio atrioventricular; ECG: eletrocardiograma; ECO: ecocardiograma; HAS: hipertensão arterial sistêmica; RM: ressonância magnética; RMC: ressonância magnética cardíaca; RT: realce tardio. TV: taquicardia ventricular; TVNS: taquicardia ventricular não sustentada.

ECOCARDIOGRAMA

O ecocardiograma é um importante instrumento no auxílio da avaliação diagnóstica e prognóstica dos pacientes com miocardite. As alterações que espelham a presença de agressão inflamatória miocárdica e, por vezes, a associação com acometimento pericárdico, caracterizam-se pela presença de alteração na função contrátil, com hipocinesia ou acinesia difusa uni ou biventricular, ou alteração segmentar, associadas a diâmetros cavitários normais ou aumentados, com disfunção ventricular. A acurácia dos achados no ecocardiograma em prever o diagnóstico da miocardite está relacionada à apresentação clínica. Nos pacientes com suspeita de miocardite aguda, com dispneia, dor toráxica ou choque cardiogênico, a presença de disfunção sistólica aguda com hipocinesia difusa, sem grandes aumentos cavitários, podendo estar associada a edema miocárdico com aumento da espessura das paredes, apresenta alta acurácia na suspeição diagnóstica de miocardite na ausência de doença coronariana. Podemos ter outros achados na fase aguda, como disfunção contrátil de ambos os ventrículos, presença de alteração segmentar, derrame pericárdico ou trombo intracardíaco. Nos pacientes com evolução subaguda ou crônica, a apresentação é semelhante à cardiomiopatia dilatada, sugerindo disfunção ventricular de início indeterminado, ou piora da função ventricular em pacientes com disfunção ventricular prévia. Disfunção ventricular direita é incomum, porém, quando presente, é um marcador prognóstico.

RESSONÂNCIA MAGNÉTICA CARDÍACA

A ressonância magnética cardíaca (RMC) é o método não invasivo de escolha para a análise morfológica e funcional do miocárdio e das estruturas cardíacas.

O diagnóstico de miocardite pela RMC foi inicialmente estabelecido em 2009, pelos critérios de Lake Louise, que determinaram dois de três critérios para definição de suspeita de inflamação miocárdica: edema, hiperemia, necrose e/ou fibrose, por meio da interpretação da intensidade do sinal de captação do contraste gadolínio pelo miocárdio em fase precoce, denominado realce precoce imagem em T2, e tardio, denominado realce tardio, imagem em T, com uma capacidade de prever o diagnóstico de sensibilidade de 67%, especificidade de 91% e acurácia de 78%.

Critérios de Lake Louise na avaliação de miocardite e acurácia diagnóstica:

- Edema: aumento regional ou global do sinal em T2, indicando injúria celular por citocinas e células inflamatórias com consequente edema. Sensibilidade de 52%, especificidade de 84%.
- Hiperemia: representa realce tardio precoce em imagem-T1. Reflete aumento de fluxo sanguíneo nas áreas com inflamação associado à edema extracelular. Sensibilidade de 83%, especificidade de 42%.
- Necrose: representa pelo menos um local de realce tardio. Sensibilidade de 74%, especificidade de 94%.
- A distribuição do RT não segue a anatomia coronariana, sendo mesocárdico, epicárdico ou transmural. O comprometimento subendocárdico usualmente está relacionado à doença coronariana.

Em 2018, os critérios de Lake Louise foram atualizados com a adição de inovações na análise das imagens, utilizando a técnica de análise de pixels da imagem miocárdica por meio de mapeamento, observando a heterogeneidade do sinal tecidual entre o miocárdio normal e o acometido pelo processo inflamatório, denominados mapeamento T1 (realce tardio) e mapeamento T2 (edema miocárdico).

Com esses novos critérios, a RMC apresentou uma maior sensibilidade em comparação aos critérios de 2009. A capacidade de diagnóstico da miocardite na fase aguda demonstrou sensibilidade de 87,5% e especificidade de 96,2%, acurácia 79% e uma menor capacidade na fase subaguda ou crônica, com uma sensibilidade de 76%, especificidade de 54% e acurácia de 68%. Portanto, nas fases evolutivas tardias da miocardite, a RMC reduz a sua capacidade em prognosticar ou afastar o diagnóstico de miocardite, sendo que a ausência de RT ou edema positivo não permite excluir o diagnóstico da miocardite.

A capacidade de avaliação diagnóstica da RMC na miocardite aguda correlaciona-se com o tipo de apresentação clínica, que reflete diferentes mecanismos de morte celular e consequentes alterações no interstício e morfologia do miocárdio. Nos pacientes com apresentação clínica de dor torácica, a RMC apresenta uma maior capacidade de diagnóstico com o RT e o edema, com uma sensibilidade de 71 e 81%, respectivamente. Já nos pacientes com apresentação clínica de cardiomiopatia dilatada, o RT e o edema apresentam uma sensibilidade de 57 e 41%, respectivamente.

A presença e a persistência do RT positivo representam um marcador de pior prognóstico, principalmente com acometimento septal, em que se observou maior possibilidade de eventos cardiovasculares (MACE) e disfunção ventricular do que o acometimento em parede lateral. Os pacientes com suspeita de miocardite, mas com ausência de RT na RMC, apresentaram um prognóstico favorável em mortalidade e desenvolvimento de insuficiência cardíaca.

Portanto, na prática clínica, ao analisar a RMC, devemos observar:

- Presença, localização e extensão de edema miocárdico.
- Presença, localização, distribuição (mesocárdico, epicárdico ou transmural) e extensão do RT.
- Grau de comprometimento da função ventricular e se é uni ou biventricular.
- Diâmetros cavitários.
- Espessura do miocárdio.
- Derrame, espessura e mobilidade do pericárdio e presença e captação pelo pericárdio de gadolínio.

As alterações podem evoluir com melhora, piora ou estabilização da função ventricular e diâmetros cavitários e com redução da extensão de comprometimento do edema e RT.

BIOMARCADORES DE INFLAMAÇÃO, NECROSE E PESQUISA VIRAL NA PERIFERIA

A avaliação laboratorial na miocardite viral é feita por meio da análise de biomarcadores de inflamação, necrose ou pesquisa viral.

Os biomarcadores inflamatórios, como PCRT ou VHS, podem estar elevados na miocardite aguda, mas não confirmam o diagnóstico e não apresentam relação com a gravidade ou o agente etiológico. Na miocardite com envolvimento pericárdico, a elevação da PCRT apresenta alta acurácia como marcador diagnóstico e no acompanhamento da evolução e resposta terapêutica. Nas miocardites subagudas ou crônicas, em geral não encontramos marcadores de atividade inflamatória elevados. Os biomarcadores de injúria miocárdica estão usualmente elevados na fase aguda da agressão viral e inflamatória miocárdica, e reforçam a suspeita diagnóstica quando elevados na presença de disfunção ventricular, ou dor precordial na ausência de doença coronariana.

A variação dos níveis da troponina ou CKMB não apresenta padrão de curva enzimática, como observado na síndrome coronariana aguda, e os níveis séricos não apresentam um padrão, podendo ter comportamento heterogêneo, com curva ou em platô, e níveis séricos mais elevados conferem pior valor prognóstico. Níveis elevados das troponinas associadas ao quadro clínico de suspeita de miocardite ou a alterações na RMC, na ausência de doença coronariana, apresentam alta especificidade diagnóstica, mas a ausência de elevação enzimática não exclui o diagnóstico.

Peptídeos natriuréticos, como BNP e NT-proBNP, podem estar elevados na miocardite na presença de disfunção ventricular ou de intensa agressão inflamatória, sendo um marcador de pior prognóstico em níveis muito elevados.

A pesquisa do agente viral, por meio de sorologia no sangue periférico, apresenta menos de 4% de relação com a infecção viral miocárdica, indicando que as sorologias virais no sangue periférico não devem ser utilizadas na investigação etiológica da miocardite viral.

BIÓPSIA ENDOMIOCÁRDICA

A indicação para a realização da BEM está vinculada a aspectos clínico-prognósticos e técnicos.

Do ponto de vista clínico-prognóstico, a BEM tem como objetivos identificar o agente etiológico viral e o grau e tipo de agressão inflamatória, para se estabelecer uma terapêutica específica que traga benefícios na melhora da função ventricular, redução das arritmias ventriculares ou distúrbios de condução e consequente melhora dos sintomas, equilíbrio hemodinâmico e aumento da sobrevida.

Quanto aos aspectos técnicos, é de grande importância que as amostras recolhidas pela BEM sejam analisadas por patologista com experiência em doenças cardíacas, com suporte de virologista, e a análise tecidual seja por meio de histologia associada a técnicas de imuno-histoquímica, biologia molecular e análise de genoma, para que tenhamos uma alta acurácia na avaliação diagnóstica e prognóstica da miocardite viral e identificação de outros possíveis diagnósticos diferenciais envolvidos (Quadro 1). As amostras devem ser colhidas preferencialmente no ventrículo direito, em regiões diversas do septo interventricular, em um total de dez amostras: seis para pesquisa viral, duas para hematoxilina-eosina e duas para imuno-histoquímica. As amostras para análise histológica por hemotoxilina eosina e imuno-histoquímica devem ser colocadas em frasco de formalina tamponada a 10% e não devem ser refrigeradas. As amostras para pesquisa viral devem ser colocadas em microtubos tipo Eppendorf® (sem soluções de transporte) com solução estabilizadora de mRNA. No caso de investigação por microscopia eletrônica, amostras adicionais devem ser colhidas e acondicionadas em tubos Eppendorf® com solução oct.

O procedimento deve ser realizado em sala de hemodinâmica com operador com experiência em realização em BEM, podendo ter suporte do ecocardiograma, em conjunto com as imagens da fluoroscopia como guia e fator adicional

QUADRO 1 Técnicas de análise das amostras teciduais da biópsia endomiocárdica
1. Análise histológica ▪ Hematoxilina eosina: - Miocitólise - Morfologia cardiomiócito - Granulomas - Células gigantes - Fibrose - Outras doenças: amiloidose, hemocromatose etc.
2. Imuno-histoquímica: ▪ Linfócitos e macrófagos: anti-CD3 (células T); anti-CD68 (macrófagos); anti-CD4 (células T-helper); anti-CD8 (célula T citotóxica) CD3, CD11a (LFA-1), CD11b (MAC-1)/M2, CD45R0 Atividade inflamatória: HLA-DR, ICAM-1CD106(VCAM) ▪ Ativação e agressão miocárdica pelos linfócitos: perfurinas
3. Pesquisa viral ▪ Identificação do vírus ▪ Carga viral ▪ Localização viral ▪ Replicação viral
4. Genoma (extração do DNA-RNA e amplificação do genoma viral pelo RT-PCR): sarcoidose, células gigantes, detecção dos vírus cardiotróficos.
5. MicroRNA: ativação ou inibição da atividade inflamatória e replicação viral

QUADRO 2 Indicações de biópsia endomiocárdica na suspeita de miocardite viral

Insuficiência cardíaca (IC) de início recente (< 2 semanas), sem causa definida, não responsiva ao tratamento usual e com deterioração hemodinâmica.
IC de início recente (2 semanas a 3 meses), sem causa definida e associada a arritmias ventriculares ou bloqueios atrioventriculares de segundo ou terceiro graus.
IC com início (> 3 meses e < 12 meses), sem causa definida, não responsiva à terapia-padrão otimizada.
Arritmias ventriculares frequentes na presença ou não de sintomas, sem causa definida.
Para o diagnóstico diferencial na presença de suspeita clínica de miocardite linfocítica grave, miocardite de células gigantes, miocardite eosinofílica necrotisante e sarcoidose cardíaca.

de segurança, reduzindo o risco de perfuração miocárdica, biópsia em local inadequado e lesão coronariana.

Complicações da biópsia endomiocárdica

A BEM, quando realizada em centros experientes, apresenta baixa taxa de complicações, sendo considerada um procedimento seguro, com < 2% de complicações. A assistência do ecocardiograma durante o procedimento reduz significativamente o risco de complicações como perfuração miocárdica ou lesão coronariana.

RISCO PROGNÓSTICO DA MIOCARDITE

A miocardite apresenta história natural heterogênea, variando desde manifestações clínicas brandas, com função ventricular preservada e rápida resolução, até disfunção ventricular com cardiomiopatia dilatada ou desenvolvimento de morte súbita. A estratificação do perfil prognóstico evolutivo por meio da apresentação clínica, disfunção ventricular, arritmias ventriculares, bloqueio AV e alteração na RMC é de grande importância para a definição do manuseio clínico e terapêutico e da necessidade de investigação diagnóstica por biópsia endomiocárdica (Tabela 2).

Dos pacientes que evoluem com disfunção ventricular, 50% irão evoluir com recuperação da função, 25% irão progredir com piora para cardiomiopatia dilatada e 25% para grave disfunção ventricular.

TRATAMENTO DA MIOCARDITE VIRAL

O tratamento da miocardite viral é definido pela apresentação clínica e repercussão na função ventricular, identificação da agressão inflamatória e da presença do agente etiológico viral.

As indicações clínicas para o tratamento da miocardite são a presença de disfunção ventricular progressiva ou aguda fulminante, arritmias ventriculares frequentes sintomáticas com valor prognóstico e distúrbios de condução atrioventricular avançados. O tratamento tem como objetivo a melhora clínica e da função ventricular e a melhora da sobrevida. O tratamento pode ser dividido em dois alvos terapêuticos principais. O primeiro é o tratamento etiopatogênico específico do agente agressor viral com terapêutica antiviral e da agressão inflamatória com terapêutica imunossupressora na ausência de infecção viral, que dependem da identificação pela biópsia endomiocárdica. O segundo alvo terapêutico envolve o tratamento da insuficiência cardíaca descompensada e da disfunção e remodelagem ventricular e a prevenção de morte súbita.

FLUXOGRAMA TERAPÊUTICO DA MIOCARDITE VIRAL

O fluxograma terapêutico da miocardite viral estará relacionado ao grau suspeita diagnóstica de miocardite associado com o perfil de risco prognóstico (Figura 2). Os pacientes com baixa suspeição clínica usualmente apresentam evolução prognóstica benigna, com acompanhamento clínico sem intervenção terapêutica. Nos pacientes com probabilidade intermediária e risco prognóstico intermediário, o objetivo é preservar a função ventricular ou o tratamento da disfunção ventricular com a utilização de betabloqueadores, inibidores da enzima de conversão ou bloqueadores do receptor da angiotensina. Esses pacientes também devem ser avaliados quanto ao risco de morte súbita e sua prevenção com implante de cardiodesfibrilador implantável. Os pacientes com suspeita diagnóstica

TABELA 2 Perfis de risco prognóstico evolutivo na miocardite viral

Baixo risco	Risco intermediário	Alto risco
Dor torácica Arritmias supraventriculares BAV avançado com função ventricular preservada ECG normal ou que evolui com normalização Ausência de arritmias malignas RMC sem RT positivo ou baixa extensão de edema miocárdico	Insuficiência cardíaca compensada Disfunção ventricular leve a moderada persistente Alterações segmentares persistentes Alterações persistentes no ECG RMC com RT positivo e persistente Arritmias ventriculares não sustentadas	Insuficiência cardíaca descompensada Importante disfunção ventricular Arritmias ventriculares malignas frequentes associadas ou não à disfunção BAV avançado associado à disfunção ventricular Não responsivo à terapêutica medicamentosa com piora clínica e hemodinâmica: miocardite fulminante

BAV: bloqueio atrioventricular; ECG: eletrocardiograma; RMC: ressonância magnética cardíaca; RT: realce tardio.

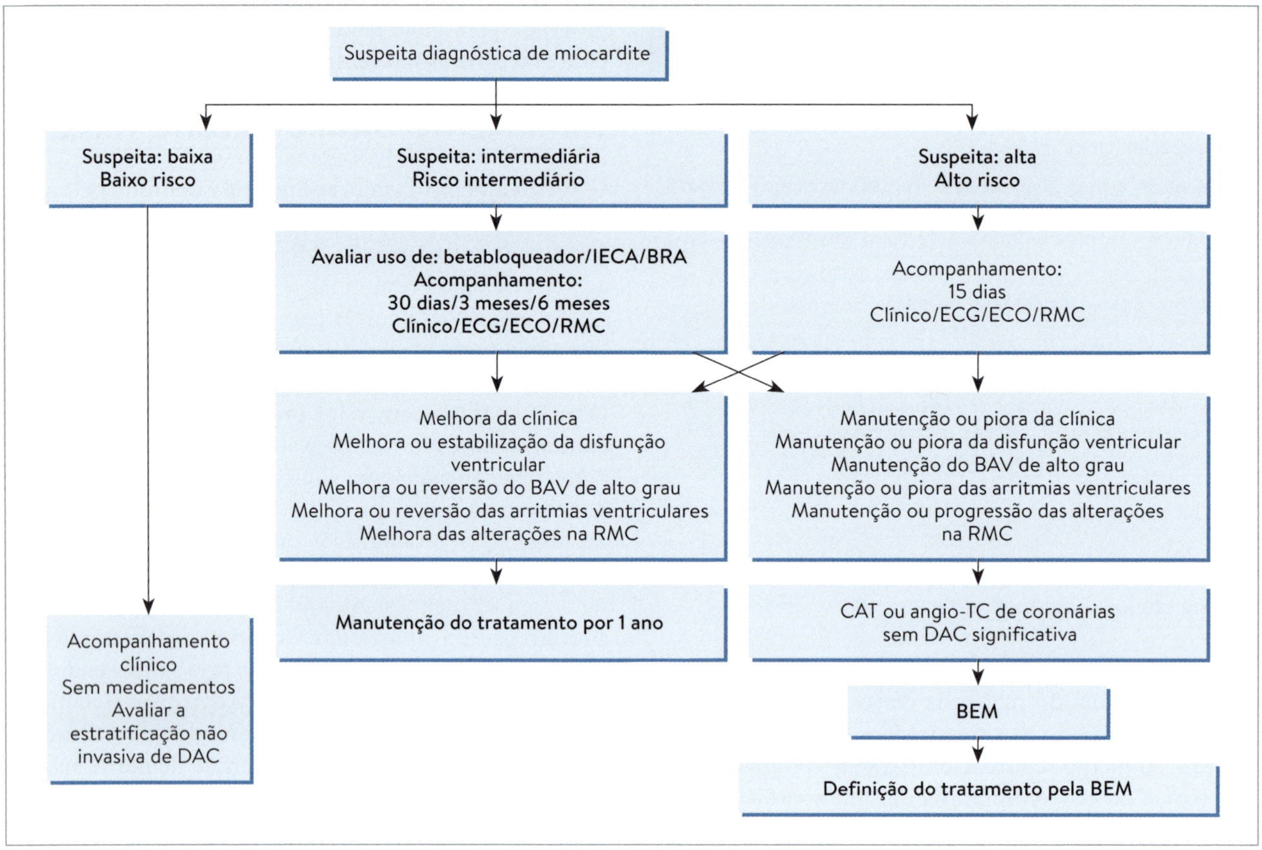

FIGURA 2 Fluxograma terapêutico de miocardite baseado no grau de suspeição clínica e no risco prognóstico.

RMC: ressonância magnética cardíaca; ECO: ecocardiograma transtorácico; DAC: doença arterial coronariana; CAT: Coronariografia; BEM: biópsia endomiocárdica; RT: realce tardio; TV: taquicardia ventricular; BAV: bloqueio atrioventricular; ESV: extrassístoles ventriculares.

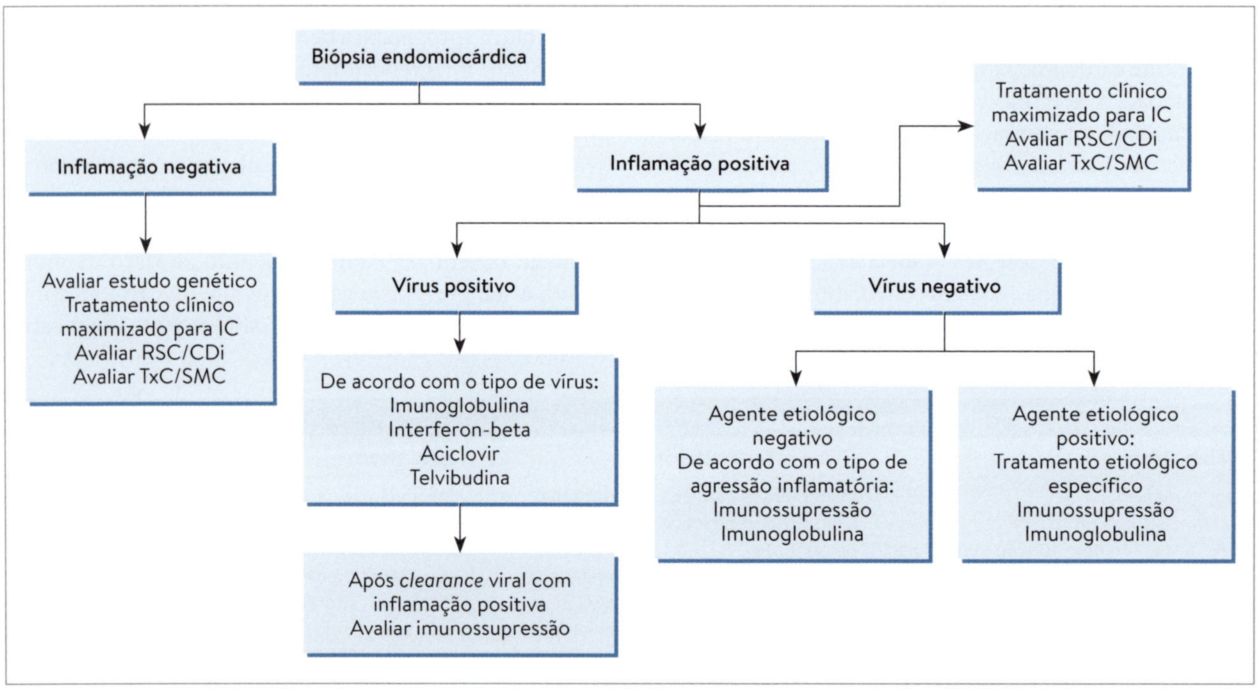

FIGURA 3 Fluxograma terapêutico dos pacientes com base nos resultados da biópsia endomiocárdica (BEM).

CDi: cardiodesfibrilador implantável; RSC: ressincronização cardíaca; TxC: transplante cardíaco.

TABELA 3 Terapêutica antiviral

Tipo de vírus	Tratamento	Benefício clínico
Adenovírus	Interferon beta: ▪ 1ª semana: 4 milhões/U SC a cada 48 h ▪ 2ª semana a 6 meses: 8 milhões/U SC a cada 48 h ▪ Imunoglobulina IV 20 g IV no dia 1 e 3	Eliminação viral Redução de agressão miocárdica. Melhora da sobrevida Eliminação de 90% da carga viral. Melhora de 100% na inflamação. Melhora da FEVE
Enterovírus	Interferon beta: ▪ 1ª semana: 4 milhões/U SC a cada 48 h ▪ 2ª semana a 6 meses: 8 milhões/U SC a cada 48 h	Eliminação viral Redução da agressão miocárdica. Melhora da sobrevida
PVB19	Interferon beta: ▪ 1ª semana: 4 milhões/U SC a cada 48 h ▪ 2ª semana a 6 meses: 8 milhões/U SC a cada 48 h ▪ Imunoglobulina IV 2 g/kg: 0,5 g/kg a cada 6 h por 4 dias ▪ Telvibudina ▪ 600 mg /dia por 6 meses	Menos efetivo na redução da carga viral. Melhora da qualidade de vida e CF NYHA Redução da carga viral. Melhora da CF NYHA e FEVE Redução da carga viral. Melhora da CF NYHA e FEVE
Herpesvírus 6	Ganciclovir: 1.000 g/24 h por 5 dias seguido por valganciclovir: 900 mg/ 24 h ou 1.800 mg/24 h por 6 meses	Redução da recidiva. Melhora da CF NHYA
CMV	Imunoglobulina: 2 mL/kg IV por e dias e 1 mL/kg por mais 2 dias	Eliminação viral, melhora da FEVE

intermediária que evoluem com piora da função ventricular ou instabilidade clínica e hemodinâmica, arritmias ou distúrbios de condução devem ser submetidos à realização de BEM. Os pacientes considerados de alta suspeição e alto risco prognóstico também devem ser submetidos a BEM, para a definição de terapêutica específica antiviral ou anti-inflamatória com imunossupressores, além de medidas terapêuticas para o equilíbrio clínico e hemodinâmico com inotrópicos e suporte mecânico circulatório (Figura 3).

TIPOS DE ABORDAGEM TERAPÊUTICA

Terapêutica antiviral

A miocardite viral, na presença de infecção viral persistente, apresenta um pior prognóstico evolutivo em termos de função ventricular e menor sobrevida. A eliminação viral, por sua vez, está relacionada com um curso benigno com melhora clínica e da função ventricular.

Portanto, a identificação por meio da BEM de infecção viral, associada à agressão inflamatória, deve ser tratada para promover a eliminação viral e a melhora no prognóstico (Tabela 3).

Terapêutica imunossupressora

Quando a biópsia endomiocárdica define a presença de miocardite de células gigantes ou miocardite eosinofílica, apesar da baixa incidência de ambas as entidades, a imunossupressão está indicada por estar relacionada à melhor evolução. Da mesma forma, nas miocardites relacionadas às doenças autoimunes, aos inibidores do *checkpoint* e na rejeição celular pós-transplante cardíaco. Na miocardite de células gigantes a imunossupressão deve ser intensiva, incluindo associação de imunossupressores (anticorpos

TABELA 4 Esquemas terapêuticos de imunossupressão

Miocardite de células gigantes	
Pulsoterapia com corticosteroide Prednisona Anticorpo antilinfócito – thymoglobulina Ciclosporina Azatioprina	Metilprednisolona 500 a 1.000 mg por 3 a 5 dias 1 mg/kg e depois retirada lenta e gradual 1,5 mg/kg/dia – conforme evolução de linfócitos T CD3 < 50 3 a 8 mg/kg 2 mg/kg
Miocardite linfocitária e eosinofílica	
Primeiras 4 semanas 5 a 12 semanas 13 a 20 semanas 21 a 24 semanas	1 mg/kg Redução da posologia em 0,08 mg/kg/semana Manter a dose em 0,3 mcg/kg/dia Redução da posologia 0,08 mg/kg/semana
Estudo TIMIC	
Prednisona Azatioprina	1 mg/kg por 4 semanas e 0,33 mg/kg por 5 meses 2 mg/kg por 6 meses
Sarcoidose	
Prednisona	30 mg/dia – retirada de 5 mg por mês por 12 a 24 meses
Associação quando dificuldade suspensão de corticosteroide	
Metotrexato Azatioprina Hidroxicloroquina Leflunomida	10-20 mg/semana 2 mg/kg 200 a 400 mg/dia 10-20 mg/dia

Fonte: Jefferies e Towbin, 2010.

antilinfócitos, corticosteroides, inibidores de calcineurina e antiproliferativos) e sua suspensão pode implicar recorrência. Em decorrência da possibilidade de má evolução, mesmo com imunossupressão intensiva, o transplante cardíaco deve ser considerado, apesar do risco de recidiva no coração transplantado. Em relação à miocardite linfocitária, no estudo MTT, que incluiu pacientes com miocardite diagnosticada pelos critérios de Dallas associada à presença de disfunção ventricular, o uso de imunossupressão por 6 meses não demonstrou superioridade na melhora da função ventricular e de sobrevida em relação ao tratamento convencional, apesar de não ter realizado pesquisa de agentes infecciosos. Pelo risco presumido de intensificação da proliferação de microrganismos, o uso de imunossupressão na miocardite linfocitária aguda não está indicado, sem a biópsia endomiocárdica e a pesquisa de agentes infecciosos. O estudo TIMIC demonstrou melhora da função ventricular com imunossupressão em pacientes com miocardite à biópsia, mais de 6 meses de IC e ausência de genoma viral. Apesar de momento evolutivo diferente em relação à miocardite aguda, este estudo demonstrou o potencial benefício da imunossupressão na ausência de vírus no miocárdio (Tabela 4).

NOTA DOS EDITORES

Este capítulo possui bibliografia adicional, recomendada pelos autores, na plataforma digital complementar do livro. Para acesso a esse material, utilize o QR code abaixo, digite a senha: **COMPLEMENTO2022** e faça seu cadastro.

LEITURA SUGERIDA

1. Caforio ALP, Pankuweit S, Arbustini E, et al. Current state of knowledge on aetiology, diagnosis, management, and therapy of myocarditis: a position statement of the European Society of Cardiology Working Group on Myocardial and Pericardial Diseases. Eur Heart J. 2013;34(33):2636-48.
2. Fung G, Luo H, Qiu Y, Yang D, McManus B. Myocarditis. Circ Res. 2016;118:496-514.
3. Georgiopoulos G, Figliozzi S, Sanguineti F, Aquaro GD, di Bella G, Stamatelopoulos K, et al. Prognostic impact of late gadolinium enhancement by cardiovascular magnetic resonance in myocarditis: a systematic review and meta-analysis. Circulation: Cardiovascular Imaging. 2021;14(1):e011492.
4. Jefferies JL, Towbin JA. Dilated cardiomyopathy. Lancet. 2010; 375:752-6218.
5. Kühl U, Pauschinger M, Noutsias M, Seeberg B, Bock T, Lassner D, et al. High prevalence of viral genomes and multiple viral infections in the myocardium of adults with "Idiopathic" left ventricular dysfunction. Circulation. 2005;111:887-893.
6. Kühl U, Pauschinger M, Seeberg B, Lassner D, Noutsias M, Poller W, et al. Viral persistence in the myocardium is associated with progressive cardiac dysfunction. Circulation. 2005;112:1965-70.
7. Law YM, Lal AK, Chen S, Čiháková D, Cooper Jr LT, Deshpande S, et al.; American Heart Association Pediatric Heart Failure and Transplantation Committee of the Council on Lifelong Congenital Heart Disease and Heart Health in the Young and Stroke Council. Diagnosis and management of myocarditis in children: a scientific statement from the American Heart Association. Circulation. 2021;144(6):e123-e135.
8. Montera MW, Mesquita ET, Colafranceschi AS, Oliveira Junior AM, Rabichoffisky A, Ianni BM, et al. Sociedade Brasileira de Cardiologia I Diretriz Brasileira de Miocardites e Pericardites. Arq Bras Cardiol. 2013;100(4 supl.1):1-36.
9. Sinagra G, Porcari A, Gentile P, Artico J, Fabris E, Bussani R, et al. Viral presence-guided immunomodulation in lymphocytic myocarditis: an update. Eur J Heart Fail. 2021;23(2):211-6.
10. Tschöpe C, Ammirati E, Bozkurt B, Caforio AL, Cooper LT, Felix SB, et al. Myocarditis and inflammatory cardiomyopathy: current evidence and future directions. Nature Rev Cardiol. 2021;18(3):169-93.

8

O coração e doenças neuromusculares

Ândrea Chaves

DESTAQUES

- As doenças neuromusculares acometem jovens.
- As manifestações cardíacas são causa importante de mortalidade nos pacientes com doenças neuromusculares.
- Na maioria dos pacientes, a sintomatologia cardíaca é frustra devido à limitação decorrente da doença neuromuscular.
- Uma avaliação com cardiologista é fundamental, pois pode-se mudar a história natural destes pacientes.

INTRODUÇÃO

As doenças neuromusculares (DNM) têm caráter genético e afetam a musculatura estriada, incorrendo em perda progressiva da força. Assim como os músculos esqueléticos, o cardíaco pode ser acometido e, juntamente com os distúrbios de condução e arritmias, são causa frequente de morbimortalidade. A severidade e o início das complicações cardíacas variam de acordo com a DNM e podem não ter relação com a gravidade do comprometimento muscular.

A avaliação cardiológica de rotina é importante para que medidas preventivas possam ser tomadas, como a prescrição de medicações cardioprotetoras e a orientação sobre drogas que devem ser evitadas (Quadro 1).

QUADRO 1 Orientação para os pacientes neuromusculares
Não aplicar oxigênio sob cateter nasal
Drogas contraindicadas: ▪ Halotano ▪ Succinilcolina ▪ Relaxantes musculares ▪ Estatinas e AZT
Usar com cautela: ▪ Opiáceos ▪ Drogas que prolongue o intervalo QT
Cuidado com drogas psicoativas – risco de síndrome neuroléptica maligna

DISTROFIA MUSCULAR DE DUCHENNE E BECKER

A distrofia muscular de Duchenne (DMD) e a de Becker (DMB) fazem parte do grupo das distrofinopatias, devido a mutações no cromossomo X (Xp21.2), no gene *DMD* que codifica a proteína distrofina, presente na fibra muscular.

A DMD é a doença muscular hereditária mais comum na infância, cuja incidência é de 1:5.000 nascidos vivos do sexo masculino, estando a distrofina, praticamente, ausente. A fraqueza muscular é progressiva e inicia-se nos primeiros anos de vida, com perda da marcha em torno dos 10 anos de idade e morte, por insuficiência respiratória restritiva, ao final da segunda década. Com o avanço no suporte ventilatório, a sobrevida aumentou e o acometimento cardíaco tornou-se a principal causa de mortalidade.

Na DMB, a incidência é 1:18.450 indivíduos do sexo masculino e os sintomas iniciam-se em torno da terceira década de vida, geralmente por alterações cardíacas. Nessa condição, a distrofina está parcialmente reduzida e o prognóstico apresenta-se melhor do que o relacionado à DMD.

As mulheres portadoras de mutação no gene *DMD* podem apresentar cardiomiopatia dilatada (CMD) e devem ser avaliadas rotineiramente.

O acometimento cardíaco mais comum nas DMD e DMB é a CMD, sendo a causa de óbito em > 20% dos pacientes com DMD. O eletrocardiograma (ECG) e o ecocardiograma transtorácico (ETT) devem ser realizados a partir dos 6 anos de idade, ou precocemente, se houver sintomas. O Holter 24h e a ressonância magnética cardíaca (RMc) também são recomendados (Quadro 2). Na DMD é comum a presença de taquicardia sinusal e ondas R amplas em V1, além do intervalo PR curto, ondas Q na derivação inferolateral e o bloqueio de ramo direito (BRD) (Figura 1).

Recomenda-se terapia precoce com glicocorticoides, pois modificam a história natural da doença e retardam o aparecimento da cardiomiopatia. Os inibidores da enzima conversora de angiotensina (IECA) devem ser iniciados, no máximo, aos 10 anos de idade, independentemente do comprometimento cardíaco. Preconiza-se também a associação com os betabloqueadores e com a eplerenona que, associada aos IECA e aos betabloqueadores, exerce efeito benéfico.

Na DMB, em torno de 70% dos pacientes desenvolverão sintomas de insuficiência cardíaca (IC) por volta dos 40 anos de idade, e as alterações encontradas são características dessa condição. Esses pacientes devem ser conduzidos de acordo com as recomendações para o tratamento da IC.

DISTROFIA MIOTÔNICA

A distrofia miotônica (DM) é a doença neuromuscular mais frequente no adulto, tem caráter autossômico dominante e sua prevalência está em torno de 1:8.000 indivíduos. Existem duas formas de apresentação: a DM tipo 1 (DM1) ou doença de Steinert e a DM tipo 2 (DM2) ou miopatia miotônica proximal ou doença de Ricker.

A DM1 é a mais comum e decorre de uma mutação no gene *dystrophia myotonica-protein kinase* (*DMPK*), que aumenta a repetição dos trinucleotídeos citosina-timina-guanina (CTG) no cromossomo 19. Caracteriza-se por fraqueza muscular, miotonia (diminuição da velocidade de relaxamento após contração, estímulo mecânico ou elétrico), distúrbios endócrinos, insuficiência respiratória e acometimento cardíaco. É a doença neuromuscular mais associada à morte súbita cardíaca (MSC), por bloqueio atrioventricular total (BAVT) ou arritmias ventriculares, e apresenta taxa de mortalidade 7,3 vezes maior do que na população em geral, com idade média de morte aos 53 anos. Manifestações cardíacas podem estar presentes em até 80% dos pacientes com DM1, e o risco de desenvolver doença cardíaca é 10 a 20 vezes maior nos indivíduos jovens. Pode ocorrer CMD, porém distúrbios do ritmo e bloqueios atrioventriculares progressivos são as manifestações mais comuns. Todos devem ser submetidos ao ECG, ETT e ao Holter no momento do diagnóstico (Quadro 2). Os pacientes com disfunção sistólica devem ser tratados segundo as recomendações para IC.

QUADRO 2 Intervalo de avaliação cardiológica para os pacientes neuromusculares

Diagnóstico	Avaliação cardíaca	ECG	ECO	Holter	Outros
Duchenne	A partir dos seis e Anual	A cada visita	Anual	A critério	Ressonância cardíaca
Becker	Ao diagnóstico e Anual	A cada visita	Anual	A critério	Ressonância cardíaca
Portadoras de Duchenne e Becker (mães e irmãs)	Aos 25-30 anos A cada 3-5 anos	A cada visita	A critério	A critério	Ressonância cardíaca
Doença de Steinert	Ao diagnóstico e Anual	A cada visita	A critério	Ao diagnóstico ou A critério	Ressonância cardíaca Estudo eletrofisiológico
Ataxia de Friedreich	Ao diagnóstico Anual	A cada visita	Anual ou A critério	Anual ou A critério	Ressonância cardíaca

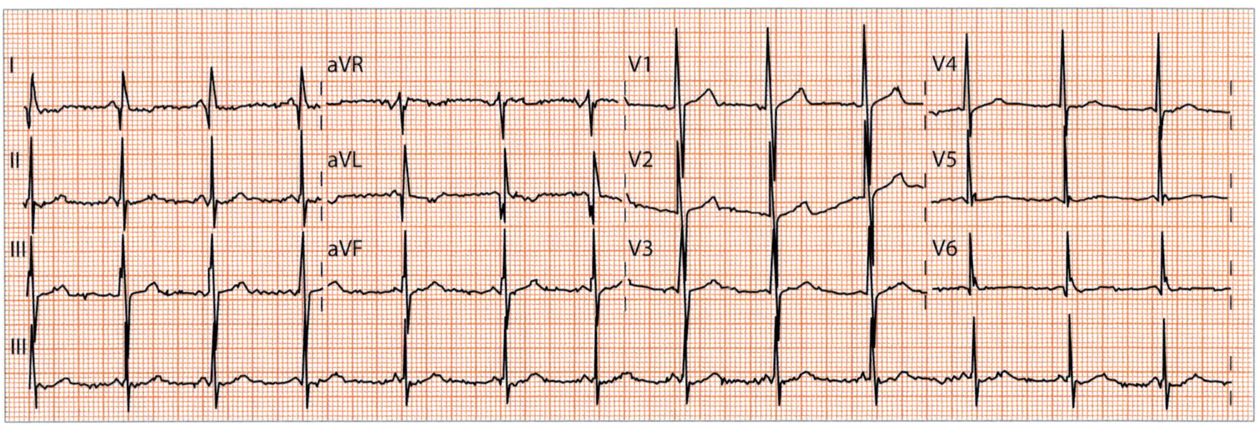

FIGURA 1 Eletrocardiograma de paciente com distrofia de Duchenne, evidenciando intervalo PR curto, ondas Q em parede lateral alta e ondas R amplas em V1.

A DM2 apresenta-se com miotonia, perda da massa muscular, hipogonadismo masculino, diabete e catarata precoce. Tem caráter autossômico dominante, causada pelo aumento da repetição dos nucleotídeos citosina-citosina-timina-guanina (CCTG) no gene *CNBP* (3q21). As manifestações cardíacas ocorrem de forma mais leve entre 10 e 20% dos indivíduos, com distúrbios atrioventriculares tipo 1 ou bloqueios de ramo, sendo menos comum a CMD.

DOENÇAS MITOCONDRIAIS

As doenças mitocondriais fazem parte dos erros inatos do metabolismo, decorrentes da deficiência no sistema da fosforilação oxidativa (OXPHOS), devido à disfunção das mitocôndrias, responsáveis pela geração de energia celular. Apresentam-se com envolvimento em vários órgãos ou em apenas um, dentre os quais o coração, causando cardiomiopatias. Entretanto, também podem ocorrer arritmias, distúrbios de condução, hipertensão pulmonar, derrame pericárdico, dilatação da raiz da aorta doença coronária. O padrão de herança pode ser autossômico recessivo, dominante ou ligado ao X, com prevalência de 1:4.000 indivíduos.

Cardiomiopatia pode ocorrer em até 40% dos afetados, sendo a hipertrófica a mais comum, chegando a 50% dos casos. As manifestações podem ser precipitadas por estresse metabólico, como febre ou cirurgia, e variam desde assintomática, IC a MSC. Outra forma de apresentação é a não compactação miocárdica, mais comum no sexo masculino, porém podendo se desenvolver nas mulheres durante a gestação. As doenças mitocondriais mais associadas às cardiomiopatias são a síndrome de MELAS (*mitochondrial encephalomyopathy, lactic acidosis, and strokelike episodes*), MNGIE (*mitochondrial neurogastrointestinal encephalopathy)*, defeitos da CoQ10, síndrome de Barth e a ataxia de Friedreich, a ataxia hereditária mais comum na Europa. O tratamento para essas afecções é baseado nos sintomas, exceto para o suplemento da deficiência da CoQ10, que tem apresentado bons resultados.

LEITURA SUGERIDA

1. Brunel-Guitton C, Levtova A, Sasarman F. Mitochondrial diseases and cardiomyopathies. Can J Cardiol. 2015;31(11):1360-76.
2. Bushby K, Finkel R, Birnkrant DJ, Case LE, Clemens PR, Cripe L, et al. Diagnosis and management of Duchenne muscular dystrophy, part 2: implementation of multidisciplinary care. Lancet Neurol. 2010;9:177-89.
3. Canonico F, et al. Focus on the road to modelling cardiomyopathy in muscular dystrophy. Cardiovasc Res. 2021.
4. Catanzaro JN, Chan N, Ismail H, Huddleston D, Makaryus AN, Makaryus JN. Proarrhythmic manifestations of neuromuscular dystrophinopathies. Cardiol Revi. 2021;29(2):68-72.
5. Duan D, Goemans N, Takeda SI, Mercuri E, Aartsma-Rus A. Duchenne muscular dystrophy. Nature Reviews Disease Primers. 2021;7(1):1-19.
6. El-Hattab AW, Scaglia F. Mitochondrial cardiomyopathies. Front Cardiovasc Med. 2016;3:25.
7. Fayssoila A, Abassec S, Silverstond K. Cardiac involvement classification and therapeutic management in patients with duchenne muscular dystrophy. J Neuromuscular Dis. 2017;4:17-23.
8. Feingold B, Mahle WT, Auerbach S, Clemens P, Domenighetti AA, Jefferies JL, et al.; on behalf of the American Heart Association Pediatric Heart Failure Committee of the Council on Cardiovascular Disease in the Young; Council on Clinical Cardiology; Council on Cardiovascular Radiology and Intervention; Council on Functional Genomics and Translational Biology; and Stroke Council. Management of cardiac involvement associated with neuromuscular diseases: a scientific statement from the American Heart Association. Circulation. 2017;136:e200-e231.
9. Limipitikul W, Ong CS, Tomaselli GF. Neuromuscular disease cardiac manifestations and sudden death risk. Card Electrophysiol Clin. 2017;9:731-47.
10. Mavrogeni SI, Markousis-Mavrogenis G, Papavasiliou A, Papadopoulos G, Kolovou G. Cardiac involvement in Duchenne muscular dystrophy and related dystrophinopathies. In: Bernardini C. (eds) Duchenne muscular dystrophy. Methods Mol Biol. 2018;1687:31-42.
11. Petri H, Vissing J, Witting N, Bundgaard H, Køber L. Cardiac manifestations of myotonic dystrophy type 1. Int J Cardiol. 2012;160(2):82-8.
12. Ramaccini D, et al. Mitochondrial function and dysfunction in dilated cardiomyopathy. Frontiers in Cell and Developmental Biology. 2021;8:1800.
13. Sommerville RB, Vincenti MG, Winborn K, Casey A, Stitziel NO, Connolly AM, et al. Diagnosis and management of adult hereditary cardio-neuromuscular disorders: A model for the multidisciplinary care of complex genetic disorders. Trends in Cardiovascular Medicine. 2017;27(1):51-8.
14. Waldropa MA, Flanigan KM. Update in Duchenne and Becker muscular dystrophy. Curr Opin Neurol. 2019;32:722-7.

9

O coração e alterações do metabolismo

Sandra Marques e Silva

DESTAQUES

- Conjunto de cardiomiopatias raras, de substrato genético e caráter familiar que cursam com depósitos de substâncias anormais no coração.
- Caracterizam-se pela presença de sintomas multissistêmicos associados a manifestações cardíacas com potencial de gravidade e risco de morte súbita.
- Em fases iniciais, o quadro clínico inclui intolerância aos esforços, distúrbios de condução, bradi e taquiarritmias e função sistólica ventricular esquerda preservada (ICFEp). A depender da etiologia e da existência de outros fatores de risco cardiovascular pode ocorrer progressão para disfunção ventricular, sintomas graves de insuficiência cardíaca ou mesmo necessidade de transplante cardíaco.
- Diagnóstico clínico deve incluir uma boa caracterização fenotípica do paciente índice e de três gerações de familiares (heredograma fenotípico).
- A genotipagem define o diagnóstico e interfere na estratégia terapêutica já que, em alguns casos, há terapia específica capaz de modificar a evolução natural da doença.
- O tratamento específico da patologia de base, se disponível, associado a medicações adjuvantes e ao acompanhamento clínico regular é capaz de mudar a evolução natural da doença e contribui para a melhoria da qualidade de vida.
- Atendimento interdisciplinar contendo especialidades médicas, enfermagem, fisioterapeuta, nutricionista, psicólogo e assistente social é necessário e contribui para melhoria da qualidade de vida dos pacientes.

INTRODUÇÃO

As doenças de depósito são responsáveis por 5% de todas as causas de cardiomiopatias e por 15% daquelas consideradas de etiologia não idiopática. Apresentam-se como um grupo bastante heterogêneo de doenças raras, de base genética, manifestações clínicas multissistêmicas e cujo acometimento cardíaco é responsável pela piora da qualidade de vida e da sobrevida em indivíduos acometidos, comparativamente à população em geral.

Os padrões de herança genética são os mais diversos: autossômica dominante, autossômica recessiva, ligada ao cromossomo X, entre outros. Esse conhecimento influencia aspectos do manejo clínico do paciente índice e auxilia no rastreamento familiar e no aconselhamento genético. A expressão do fenótipo dentro de um mesmo círculo familiar, entretanto, está sujeito a intensa variabilidade a depender de fatores epigenéticos, da coexistência de outros fatores de risco cardiovascular e características relacionadas à penetrância e expressividade do gene acometido. O resultado é um curso clínico que pode ser bastante variável com início de sintomas cardiovasculares em fases precoces da infância como nas doenças de Fabry e Danon ou mais tardiamente na idade adulta como na amiloidose hereditária.

O primeiro passo no sentido de diagnosticar essas doenças é conhecê-las e incorporá-las ao horizonte do diagnóstico diferencial de miocardiopatias. A Tabela 1 apresenta informações gerais de algumas das mais importantes patologias, suas manifestações sistêmicas e cardíacas, além de aspectos do diagnóstico e tratamento.

TABELA 1 Distúrbios do metabolismo e aspectos genéticos, clínicos, cardíacos, diagnósticos e terapêuticos

Patologia	Genética	Clínica	Cárdio	Tratamento
Doença de Fabry	Herança ligada ao X Gene *GLA* Deficiência alfa galactosidase A Depósito lisossômico glicoesfingolipídeos	Córnea verticilata Neuropatia periférica Angioqueratoma Hipoidrose	**Clínica:** sintomas de insuficiência cardíaca, palpitações, sintomas disautonômicos **ECG:** intervalo PR curto, sinais de sobrecarga VE; arritmias supraventriculares/ventriculares **ECO:** disfunção diastólica inexplicada, hipertrofia VE, FEVE preservada, sinal binário, insuficiências valvares discretas, redução do SGL à custa de diminuição do SL de porção basal de parede inferolateral **RNM:** hipertrofia VE, realce tardio com gadolíneo com fibrose mesocárdica em porção basal de parede ínfero lateral; mapa T1 reduzido	Terapia de reposição enzimática Chaperona Medicação adjuvante
Danon	Herança ligada ao X Gene *LAMP2* Deficiência da enzima LAMP2 Depósito de glicogênio (glucogenose IIb)	Distúrbios neuropsicomotores Miopatia de musculatura proximal Alterações psiquiátricas, retardo mental	**Clínica:** sintomas de insuficiência cardíaca, dor torácica, palpitações **ECG:** intervalo PR curto, sinais de sobrecarga VE; disfunção condução AV, ondas delta (WPW), arritmias supraventriculares/ventriculares **ECO:** hipertrofia ventricular importante, disfunção diastólica, FEVE preservada em fases iniciais com progressão para disfunção e dilatação **RNM:** hipertrofia VE, realce tardio com gadolíneo com padrões variados	Medicação adjuvante Transplante cardíaco
Doença de Pompe	Autossômica recessiva Deficiência alfa 1,4 glucosidase ácida Depósito lisossômico de glicogênio (glucogenose II)	**Forma clínica infantil:** severa e rapidamente progressiva com óbito precoce; macroglossia, hepatomegalia, hipotonia muscular, distúrbios ventilatórios, apneia do sono **Forma juvenil/adulto:** disfunção musculatura proximal, distúrbios ventilatórios, apneia do sono, alteração diafragmática	**Clínica:** ▪ **Forma clínica infantil:** sintomas de insuficiência cardíaca ▪ **Forma juvenil/adulto:** palpitações, sintomas de insuficiência cardíaca **ECG:** intervalo PR curto, sinais de sobrecarga VE, onda delta, arritmias supraventriculares/ventriculares **ECO:** hipertrofia ventricular importante não obstrutiva, disfunção diastólica, FEVE preservada em fases iniciais com progressão para disfunção e dilatação **RNM:** hipertrofia VE	Terapia de reposição enzimática Chaperona Medicação adjuvante
PRKAG2	Autossômica dominante Gene *PRKAG2* Deficiência AMPK	Habitualmente ausência de sintomas extracardíacos significativos	**Clínica:** sintomas de insuficiência cardíaca, dor torácica, palpitações **ECG:** sinais de sobrecarga VE; ondas delta (WPW), disfunção condução AV, arritmias supraventriculares/ventriculares, incompetência cronotrópica com bradiarritmias **ECO:** hipertrofia ventricular com padrão obstrutivo, disfunção diastólica, FEVE variável, dissincronia interventricular **RNM:** hipertrofia VE, realce tardio padrões variados (subendocárdico/transmural); mapa T1 reduzido com T2 sempre normal	Medicação adjuvante
Mucopolissacaridose	Autossômica recessiva exceto a tipo II que é ligada ao X Deficiência de dermatan-sulfato, heparan-sulfato, queratan-sulfato etc. (11 diferentes enzimas) Deposito lisossômico de glicosaminoglicanos	Doenças respiratórias (apneia do sono, infecções de repetição, doenças restritivas) Alterações osteoarticulares/síndrome do túnel do carpo/déficit de crescimento Dismorfismo facial Alterações do desenvolvimento neuropsicomotor Alterações oftalmológicas Hepatoesplenomegalia	**Clínica:** ▪ sintomas precoces na infância nos tipos I, II e VI ▪ insuficiência cardíaca **ECG:** alterações de voltagem QRS (aumentado ou diminuído), arritmias supraventriculares/ventriculares **ECO:** hipertrofia ventricular, disfunção diastólica/padrões restritivos, distúrbios valvulares, espessamento de músculos papilares **RNM:** não utilizada	Terapia de reposição enzimática Medicação adjuvante

(continua)

TABELA 1 Distúrbios do metabolismo e aspectos genéticos, clínicos, cardíacos, diagnósticos e terapêuticos (*continuação*)

Patologia	Genética	Clínica	Cárdio	Tratamento
Ataxia de Friedreich	Autossômica recessiva Deficiência de frataxin Depósito mitocondrial de ferro	Alterações espinocerebelares Diabete melito Deformidades esqueléticas	**Clínica:** sintomas de insuficiência cardíaca, dor torácica, palpitações **ECG:** alterações inespecíficas da repolarização; QRS com voltagem normal, arritmias **ECO:** hipertrofia ventricular importante, disfunção diastólica, FEVE preservada em fases iniciais com progressão para disfunção e dilatação cameral **RNM:** não utilizada	
Hemocromatose hereditária		Alterações hepáticas Hiperpigmentação da pele Artrites, diabete melito secundário, hemoglobinopatia	**Clínica:** sintomas de insuficiência cardíaca, dor torácica, palpitações **ECG:** alterações inespecíficas da repolarização ventricular, arritmias supraventriculares **ECO:** hipertrofia ventricular importante, disfunção diastólica, FEVE preservada em fases iniciais com progressão para disfunção e dilatação cameral **RNM:** hipertrofia VE, mapa T1 diminuído; T2* encurtado	Medicação adjuvante Flebotomia

QUADRO CLÍNICO

Do ponto de vista clínico, a intolerância aos esforços e a dispneia progressiva são as principais queixas reportadas independentemente da faixa etária. Em fases iniciais estão associadas a alterações do relaxamento ventricular com função sistólica preservada e ao desenvolvimento de hipertrofia. A depender da etiologia, pode ocorrer rápida evolução para falência de bomba e surgimento de edema de extremidades, organomegalias e mesmo anasarca. A ocorrência de depósitos no sistema respiratório também pode contribuir para a piora dos sintomas e deve ser lembrado quando do manejo clínico.

Não apenas o miocárdio é acometido, observando-se alterações por depósitos no sistema de condução bem como no sistema valvar. O resultado são queixas de palpitações taquicárdicas ou mesmo sintomas decorrentes de bradiarritmias, como lipotimia, hipotensão postural ou síncope. Um sinal de alerta é a associação de algumas doenças de depósito com vias anômalas e a com ocorrência de arritmias malignas, pois há risco de morte súbita. A associação com arritmias supraventriculares tais como a fibrilação atrial também merece atenção diante da necessidade de anticoagulação para prevenção de eventos embólicos principalmente para o sistema nervoso central.

Os distúrbios valvares secundários aos depósitos determinam o aparecimento de sopros cardíacos, motivadores frequentes de encaminhamento de crianças ao cardiologista. Existe um predomínio de quadros de insuficiência sobre as estenoses bem como de lesões em valvas esquerdas e em intensidade discreta a moderada. A evolução para situações que possam necessitar de correções percutâneas ou cirúrgicas não é comum e sofre influência da existência de comorbidades.

A presença de alterações extracardíacas conforme apresentado na Tabela 1 agregam informações auxiliares ao diagnóstico. Fácies sindrômicas, deformidades articulares, alterações dermatológicas são de fácil identificação ao exame físico. Existe ainda a associação de algumas doenças, como Danon e MPS, com alterações do desenvolvimento neuropsicomotor e do aprendizado. Esses achados podem fazer parte da queixa clínica e também podem ser prontamente identificados em uma primeira avaliação médica.

DIAGNÓSTICO

O diagnóstico tem início pela realização de uma história clínica detalhada. Antecedentes pessoais relativos às condições da infância e doenças associadas, principalmente as que aumentam o risco cardiovascular, devem ser investigados. A história familiar deve ressaltar doenças presentes em indivíduos de três gerações de forma a possibilitar a elaboração de um heredograma fenotípico, ferramenta que pode dar pistas do padrão de herança mesmo na ausência de informações do genótipo.

O próximo passo é a realização de um exame físico detalhado com avaliação de alterações de face e/ou cutâneas, deformidades articulares bem como a realização de auscultas cardíaca e pulmonar cuidadosas. A seguir, passa-se à realização do primeiro exame complementar: o eletrocardiograma. Seu baixo custo associado à facilidade de acesso em consultórios cardiológicos e a não invasividade do método fazem dele uma excelente ferramenta diagnóstica em todas as idades. Distúrbios de condução, alterações do ritmo cardíaco, sinais de sobrecarga atrial ou ventricular devem ser valorizados e mesmo investigados de forma complementar por outros métodos como o Holter 24 horas. Cabe ressaltar que distúrbios de condução podem preceder o aparecimento de lesões estruturais no coração. É o exemplo do intervalo PR curto que tem alta prevalência em crianças com doença de Fabry, antes ainda do desenvolvimento de hipertrofia ventricular. Esse distúrbio associado a sinais de sobrecarga ventricular esquerda e/ou presença de arritmias podem, ainda, fazer parte dos achados patológicos das cardiopatias associadas às doenças de Danon, de Pompe e ao PRKAG2. Vias anômalas e associação com a síndrome de Wolff-Parkinson-White também podem ser achados dessas glicogenoses.

Outra ferramenta diagnóstica amplamente disponível, acessível, de baixo custo, capaz de caracterizar a cardiomiopatia é o ecocardiograma. Observa-se uma superposição de fenótipos de cardiomiopatia hipertrófica e restritiva em uma mesma variante genética e a depender da fase da evolução da doença. Dessa forma, a detecção do aumento da espessura da parede ventricular associada a um aspecto heterogêneo do miocárdio é frequentemente descrito. Os padrões podem ser os mais variados, mas há o predomínio de formas concêntricas e sem de obstrução de via de saída, como observado frequentemente nas doenças sarcoméricas. É comum esse achado estar associado a disfunção diastólica e, em pacientes jovens sem doenças de base conhecidas, acende-se o alerta vermelho para a possibilidade de cardiomiopatia subjacente. A função sistólica biventricular é geralmente preservada em fases iniciais, mas em situações como na doença de Danon pode haver rápida deterioração da função contrátil e necessidade de indicação de transplante cardíaco em idades precoces. A técnica permite ainda a caracterização e quantificação dos acometimentos valvares e pericárdico, a avaliação da resposta terapêutica e a avaliação de eventuais intercorrências por meio da realização de avaliações seriadas e comparativas.

Ressonância magnética (RNM), exames cintilográficos e tomográficos servem a refinar o diagnóstico e fornecem elementos auxiliares ao manejo terapêutico. Em situações com janela ecocardiográfica difícil, como observado em presença de deformidades torácicas, a RNM pode ser a melhor maneira de caracterizar o acometimento cardíaco. Técnicas como a do realce tardio com gadolíneo podem evidenciar fibrose mesmo na ausência de hipertrofia. Os mapas T1 e T2 possibilitam ainda a detecção precoce de alterações decorrentes do processo inflamatório induzidos pelos depósitos.

Uma vez realizada a caracterização pormenorizada do caso índice, o próximo passo é a realização do teste genético. Ao paciente deve ser assegurado o direito de realização ou não da genotipagem e isso é feito por meio do aconselhamento genético. Idealmente, o indivíduo a ser genotipado em um núcleo familiar deveria ser o com fenótipo mais severo, pois isso aumentaria as chances de um resultado positivo. No entanto, na prática clínica, geralmente é o caso índice o primeiro a ser testado e a escolha dos genes deve incluir os mais prevalentes e atrelados ao fenótipo cardíaco encontrado. O uso de painéis genéticos muito amplos não é custo-efetivo, pois aumentam os custos, bem como os riscos de achados incidentais. Posteriormente, é fundamental o rastreamento familiar em cascata de três gerações de potenciais acometidos observando-se o padrão de herança da doença a fim de evitar o risco de desperdícios financeiros, tornando a prática custo-efetiva.

TRATAMENTO

A estratégia terapêutica deve englobar medidas medicamentosas e estratégias de reabilitação motora, respiratória, apoio psicológico e mesmo nutricional. Nesse contexto, o cardiologista é parte de uma equipe multidisciplinar cujos componentes devem estar articulados e em diálogo constante para serem capazes de planejamentos conjuntos e, dessa forma, aumentar o bem-estar psicossocial dos pacientes.

Terapêutica específica de reposição enzimática já é disponível para as doenças de Fabry, Pompe e MPS. Elas são responsáveis pela drástica mudança da evolução natural das respectivas doenças, bem como pelo aumento significativo da expectativa de vida dos indivíduos acometidos. Um denominador comum nesses casos é que a eficácia terapêutica é tanto maior quanto mais precocemente o tratamento é instituído.

Medicações adjuvantes, tais como as recomendadas para o tratamento da insuficiência cardíaca de outras etiologias, também contribuem para o controle dos sintomas e do risco cardiovascular. No entanto, é necessário um acompanhamento mais cuidadoso uma vez que os efeitos negativos dos depósitos teciduais e dos sintomas disautonômicos coexistentes podem ser potencializados. Essa premissa é válida para substâncias como betabloqueadores e antiarrítmicos, pelo risco de induzir bloqueios de alto grau e necessidade de implante de marca-passo. Drogas anticoagulantes devem fazer parte da prescrição na presença de fibrilação atrial independentemente da pontuação em escores como CHA2DS2-VASc nos casos em que há documentação de hipertrofia ventricular. Em situações em que há refratariedade ao tratamento clínico otimizado, o transplante cardíaco pode ser considerado.

LEITURA SUGERIDA

1. Alejandra Restrepo-Cordoba M, Campuzano O, Ripoll-Vera T, Cobo-Marcos M, Mademont-Soler I, Gámez JM, et al. Usefulness of genetic testing in hypertrophic cardiomyopathy: an analysis using real-world data. J Cardiovasc Transl Res. 2017;10(1):35-46.
2. Authors/Task Force members, Elliott PM, Anastasakis A, Borger MA, Borggrefe M, Cecchi F, et al. 2014 ESC Guidelines on diagnosis and management of hypertrophic cardiomyopathy: the Task Force for the Diagnosis and Management of Hypertrophic Cardiomyopathy of the European Society of Cardiology (ESC). Eur Heart J. 2014;35(39):2733-79.
3. Brailova M, Clerfond G, Trésorier R, Minet-Quinard R, Durif J, Massoullié G, et al. Inherited metabolic diseases and cardiac pathology in adults: diagnosis and prevalence in a CardioMetabo Study. J Clin Med. 2020;9(3):694.

4. Chen MA, Weinstein DA. Glycogen storage diseases: diagnosis, treatment and outcome. Transl Sci Rare Dis. 2016;1:45-72.
5. Cirino AL, Seidman CE, Ho CY. Genetic testing and counseling for hypertrophic cardiomyopathy. Cardiol Clin. 2019;37(1):35-43.
6. Cox GF. Diagnostic approaches to pediatric cardiomyopathy of metabolic genetic etiologies and their relation to therapy. Prog Pediatr Cardiol. 2007;24:15-25.
7. Habib G, Bucciarelli-Ducci C, Caforio ALP, Cardim N, Charron P, Cosyns B, et al. Multimodality imaging in restrictive cardiomyopathies: an EACVI expert consensus document In collaboration with the Working Group on myocardial and pericardial diseases" of the European Society of Cardiology endorsed by the Indian Academy of Echocardiography. Eur Heart J Cardiovasc Imaging. 2017;18(10):1090-121.
8. Musunuru K, Hershberger RE, Day SM, Klinedinst NJ, Landstrom AP, Parikh VN, et al. Genetic testing for inherited cardiovascular diseases: a scientific statement from the American Heart Association. Circ Genom Precis Med. 2020;13(4):e000067.
9. Ommen SR, Mital S, Burke MA, Day SM, Deswal A, Elliott P, et al. 2020 AHA/ACC guideline for the diagnosis and treatment of patients with hypertrophic cardiomyopathy: a report of the American College of Cardiology/American Heart Association Joint Committee on Clinical Practice Guidelines. Circulation. 2020;142(25):e558-e631.
10. Pena JLB, et al. Glycogen storage cardiomyopathy (PRKAG2): diagnostic findings of standard and advanced echocardiography techniques. Eur Heart J Cardiovasc Imag. 2021;22(7):800-7.
11. Pieroni M, et al. Cardiac involvement in Fabry disease: JACC review topic of the week. J Am Coll Cardiol. 2021;77(7):922-36.
12. Vitale G, Ditaranto R, Graziani F, Tanini I, Camporeale A, Lillo R, et al. Standard ECG for differential diagnosis between Anderson-Fabry disease and hypertrophic cardiomyopathy. Heart. 2021.

NOTA DOS EDITORES

Este capítulo possui bibliografia adicional, recomendada pelos autores, na plataforma digital complementar do livro. Para acesso a esse material, utilize o QR code abaixo, digite a senha: **COMPLEMENTO2022** e faça seu cadastro.

10

Amiloidose cardíaca

Marcus Vinicius Simões
Edileide Barros Correia
Fabio Fernandes

DESTAQUES

- A amiloidose cardíaca (AC) é causada pela deposição de fibrilas amiloides, que em 95% dos casos é originada de cadeias leves de imunoglobulina (forma AL) ou pela transtirretina (forma ATTR).
- Evidências recentes indicam que a AC não é uma condição rara, mas amplamente subdiagnosticada, sobretudo a ATTRwt, que pode simular a cardiomiopatia hipertrófica e a estenose aórtica de baixo fluxo e baixo gradiente.
- O reconhecimento de sinais de alerta que podem indicar a presença da AC nos pacientes com insuficiência cardíaca com fração de ejeção preservada (ICFEP) é fundamental para o diagnóstico mais precoce da doença.
- O emprego da cintilografia cardíaca com marcadores ósseos tornou possível o diagnóstico não invasivo da AC-ATTR, uma vez descartada a participação de cadeias leves de imunoglobulinas.
- Novas terapias específicas têm surgido, capazes de retardar/reverter a progressão da doença, mudando o cenário do tratamento da AC.

INTRODUÇÃO

Amiloidose é uma doença causada pela deposição de fibrilas amiloides em diversos órgãos. O tipo de proteína que se transforma inadequadamente causando o acúmulo de fibrilas amiloides é o que define o tipo de amiloidose e prediz o percurso clínico do paciente. Os dois tipos mais comuns de amiloidose que infiltram o coração são: (1) amiloidose AL, que ocorre por conta da produção e agregação de imunoglobulinas de cadeias leves; (2) amiloidose ATTR, causada pelo depósito de transtirretina (TTR), uma proteína produzida principalmente no fígado, que transporta retinol e hormônio tireoidiano.

A TTR encontra-se em um estado tetramérico, mas mutações desestabilizadoras no gene da transtirretina na forma familiar ou variante (ATTRv) e/ou envelhecimento, também chamada de selvagem (ATTRwt), podem promover a sua quebra em monômeros, que se agregam em fibrilas insolúveis e se depositam nos tecidos.

Algumas mutações são endêmicas em certas regiões, mas estimativas recentes sugerem que a prevalência na Europa é < 1 em 100 mil. A mutação TTR de substituição de valina 122 isoleucina afeta mais comumente indivíduos de ascendência afro-americana, e tem uma prevalência de 3 a 4% nessa população, havendo a expectativa de ser também incidente na população brasileira. A mutação valina 30 metionina está associada à ascendência portuguesa e também está presente na nossa população.

A amiloidose cardíaca (AC) é uma condição comumente subdiagnosticada ou diagnosticada de forma tardia, com mais de 50% dos pacientes com ATTRv e 39% dos pacientes com ATTRwt recebendo um diagnóstico inicial incorreto, sendo que, desses casos, 76 e 75%, respectivamente, receberam tratamento para a condição diagnosticada de maneira incorreta. Esse atraso no diagnóstico leva ao agravamento das alterações estruturais e à piora clínica, com consequente pior prognóstico.

A causa subjacente da amiloidose AL é geralmente uma pequena população de células B clonais ou células plasmáticas, enquanto apenas cerca de 10% dos pacientes têm mieloma múltiplo evidente ou, em casos raros, um linfoma ativo de células B secretoras. A disfunção dos órgãos acometidos observada na amiloidose AL é atribuída à deposição intersticial das cadeias leves das imunoglobulinas, mas também à sua toxicidade direta, induzindo nos miócitos disfunção lisossomal, estresse oxidativo, apoptose e alteração nas vias de transdução de sinalização da quinase MAP e autofagia, responsáveis pela rápida progressão da doença e mau prognóstico.

MANIFESTAÇÕES CARDIOVASCULARES DA AMILOIDOSE CARDÍACA

Por ser uma doença multissistêmica, a amiloidose deveria ser suspeitada com as seguintes pistas diagnósticas: história de síndrome de túnel do carpo bilateral, dores neuropáticas inexplicadas, hipotensão ortostática, estenose canal lombar, alterações digestivas e intolerância às medicações anti-hipertensivas. Os sintomas clínicos são, muitas vezes, vagos e inespecíficos, tais como edema, fadiga, perda de peso, dispneia e hipotensão ortostática. No entanto, características do exame clínico podem sugerir o tipo de amiloidose. Na forma AL a presença de macroglossia e a púrpura periorbitária são altamente específicas, porém ocorrem em apenas 15% dos casos. Na amiloidose ATTRwt, existe a rotura do tendão do bíceps, podendo estar presente em 33% dos casos.

Um dos órgãos acometidos pelo acúmulo de amiloides é o coração, e certos tipos de proteína amiloide acabam infiltrando a parede ventricular, com consequente espessamento ocasionado e disfunção sistólica e diastólica, insuficiência cardíaca (IC) congestiva e morte. A amiloidose é uma das etiologias de cardiomiopatia restritiva infiltrativa com quadro clínico, diagnóstico e prognóstico reservado independentemente do tipo de proteína amiloide.

Pacientes com amiloidose forma TTR apresentam espessamento da parede ventricular, disfunção diastólica e distúrbios no sistema de condução. A amiloidose selvagem é mais frequente do que se imaginava, podendo ser detectada à necropsia em até 20% dos indivíduos com IC com função sistólica preservada (ICFEP) sem diagnóstico *in vivo* e em 13% de pacientes hospitalizados com ICFEP com espessamento da parede ventricular > 12 mm.

A amiloidose ATTR também pode ser prevalente em certos contextos clínicos cardiológicos, como: cardiomiopatia hipertrófica após a sexta década de vida, insuficiência cardíaca com função sistólica preservada, bloqueios atrioventriculares avançados e arritmias atriais sem causa aparente.

A concomitância de ATTRwt e estenose aórtica pode ocasionar hipertrofia ventricular importante e comprometimento funcional, o que é passível de ser confundido com estenose aórtica de baixo fluxo e baixo gradiente, podendo estar presente em até 16% dos casos.

EXAMES DIAGNÓSTICOS

Eletrocardiograma

As alterações eletrocardiográficas devem ser especialmente valorizadas quando estamos diante de um paciente com aumento de espessura de parede. Apesar do padrão de baixa voltagem só ocorrer em cerca de 50% dos pacientes e mais tardiamente na evolução da doença, grande sobrecarga ventricular esquerda (SVE) fala pouco a favor de AC, apesar de ser possível ter critérios de SVE na amiloidose. Por outro lado, a amplitude pouco aumentada ou relativamente reduzida dos complexos QRS, contrastando com o aumento importante de espessura de parede ventricular esquerda, é o achado mais frequente. Isto ocorre pelo fato de o aumento de espessura ocorrer pelo depósito de fibrilas amiloides no espaço extracelular, e não por uma real hipertrofia de cardiomiócitos. Aumento do intervalo QTc é frequente na AC. Outras alterações incluem: padrão de pseudoinfarto, baixa progressão de onda R de V1 para V3, alargamento do QRS, bloqueios AV, bradicardias e fibrilação atrial.

Ecocardiograma

A ecocardiografia é a principal ferramenta diagnóstica diante da suspeita de AC. As alterações ecocardiográficas tardias são as de um padrão restritivo e incluem: ausência de dilatação ventricular esquerda, dilatação biatrial, disfunção diastólica, aumento de espessura de paredes ventriculares com um aspecto de hiperecogenicidade descrito como "*granular sparkling*". Outras alterações são: derrame pericárdico, aumento de espessura do septo interatrial e do ventrículo direito e redução importante da deformação longitudinal (*strain*) em todas as paredes, com exceção da ponta (*apical sparing*), conferindo o aspecto conhecido como "cereja do bolo". Também é comum na AC a presença de trombos intracardíacos, que devem ser pesquisados principalmente antes da cardioversão da fibrilação atrial, mesmo se o paciente for anticoagulado por tempo adequado. Nos estágios iniciais da doença, a fração de ejeção do ventrículo esquerdo (FEVE) é caracteristicamente preservada, mas nos casos mais avançados pode haver redução progressiva da FEVE.

Ressonância magnética

A ressonância magnética do coração (RMC) tem um papel diagnóstico importante, especialmente nos pacientes que têm uma janela acústica inadequada e no diagnóstico diferencial com outras doenças que evoluem com aumento de espessura da parede ventricular. Um papel importante da RMC na avaliação dos pacientes com suspeita de AC é a análise das imagens de realce tardio do gadolíneo. Todos os segmentos miocárdicos que têm depósito vão reter anormalmente o gadolíneo e se diferenciar dos segmentos que não o têm. O diagnóstico é mais desafiador quando o depósito é mais homogêneo e não houver diferenças regionais. Nesse caso, a intensidade de sinal do sangue na cavidade e na parede vai ficar semelhante, desaparecendo o contraste habitual entre o sangue na cavidade e o miocárdio. Tal achado é frequente nos casos de grande depósito e altamente sugestivo de amiloidose. Na maioria dos casos, o depósito não se dá dessa forma difusa, mas ocorre em segmentos diferentes geralmente poupando a ponta, determinando a retenção do contraste (realce tardio) em áreas específicas, não respeitando o território de irrigação de determinada artéria coronária, especialmente a região subendocárdica dos segmentos basais. No entanto, realce tardio pode também ser difuso, transmural ou subendocárdico, e ocorrer nas paredes dos átrios e ventrículo direito. O padrão de realce tardio transmural difuso correlaciona-se com pior prognóstico.

Novos métodos de análise da RMC incluem o mapa T1 nativo e o volume extracelular (VEC). Ambos, dependendo da quantidade do depósito, se demonstram valores elevados, levam ao diagnóstico acurado de amiloidose cardíaca. O mapa T1 nativo não requer agente de contraste e fornece uma medida quantitativa da gravidade da doença e tem valor prognóstico. Os valores de referência variam de acordo com o equipamento e com o protocolo, portanto cada centro deve definir o seu valor normal. O mapa T1 nativo quantifica alterações no espaço intersticial e intercelular, e o VEC (que depende de meio de contraste) tem forte correlação apenas com o espaço extracelular.

Cintilografia cardíaca com marcadores ósseos

A introdução da cintilografia óssea como ferramenta diagnóstica, substituindo a biópsia endomiocárdica, foi um dos principais motivos para o destaque atual da AC. Tem um alto nível de acurácia diagnóstica para confirmar AC do tipo ATTR na ausência de gamopatia monoclonal. O exame positivo exige, na análise visual, a captação cardíaca de grau 2 ou 3 (captação equivalente ou maior à captação dos arcos costais) e, na análise quantitativa, a relação entre a captação do coração e o hemitórax contralateral nas imagens de 1 hora $\geq 1,5$. O uso de imagens tomográficas (SPECT), além das imagens planares, é fundamental em todos os casos para confirmar que a captação aumentada na área cardíaca esteja localizada nas paredes ventriculares, permitindo identificar exames "falsos positivos" nas imagens planas por aumento de captação óssea sobreposta ou captação em compartimento sanguíneo. Exames positivos podem confirmar o diagnóstico de AC-ATTR, mesmo em estágios muito iniciais, desde que afastada a gamopatia monoclonal, sem necessidade de biópsia. O marcador ósseo utilizado para essa finalidade no Brasil é o 99mTc-pirofosfato^{99mTc}.

Biópsia endomiocárdica ou de outros sítios

A biópsia endomiocárdica permanece o método "padrão-ouro" diagnóstico em todos os tipos de amiloidose e deve ser indicada quando persiste alta a suspeita clínica e a investigação não invasiva tem resultados equívocos, quando a cintilografia com marcadores ósseos não está disponível ou na presença de gamopatia monoclonal, quando a biópsia de outros sítios foi negativa. O diagnóstico de AL requer confirmação histológica. Por ser caracteristicamente mais sistêmica, o rendimento da biópsia de sítios periféricos na AL é maior e, se positiva, pode dispensar a realização da biópsia endomiocárdica, desde que combinada a exames de imagem demonstrando o envolvimento cardíaco. A biópsia de um órgão clinicamente envolvido tem a sensibilidade mais alta. Na AL, também se torna necessária a realização de aspirado e biópsia de medula óssea para caracterizar o clone de plasmócitos e excluir mieloma múltiplo associado.

Os fragmentos de biópsia devem ser corados com a coloração vermelho congo, que faz com que as fibrilas amiloides, quando presentes, sejam visualizadas na cor verde sob luz polarizada. Dessa forma, é possível o diagnóstico de amiloidose, mas não do seu tipo, para o que se torna indispensável a realização de imuno-histoquímica ou de espectrometria de massa, esta última considerada o método "padrão-ouro" para a identificação da proteína precursora.

Testes genéticos

Quando é feito o diagnóstico de amiloidose ATTR, o sequenciamento genético do gene da TTR deve ser realizado para diferenciar a TTR hereditária da *wild type*. Essa diferenciação tem implicações prognósticas, probabilidades diferentes de envolvimento extracardíaco e *screening* de familiares, além de elegibilidade para determinadas terapias específicas. Deve ser acompanhado de aconselhamento genético.

Biomarcadores

Apesar de serem muito inespecíficos, elevarem-se na insuficiência renal e em outras condições, os biomarcadores cardíacos, como a troponina T e o NT-proBNP, são indicadores de envolvimento cardíaco e fazem parte dos critérios diagnósticos e de estadiamento da doença em todas as formas de amiloidose cardíaca. Quando normais, praticamente excluem envolvimento cardíaco relevante. Devem ser dosados periodicamente nos portadores de variantes patogênicas para rastrear o início da doença.

ABORDAGEM RACIONAL PARA TESTES DIAGNÓSTICOS NA AMILOIDOSE CARDÍACA (FLUXOGRAMA DIAGNÓSTICO)

Vários algoritmos têm sido propostos sugerindo passos sequenciais para o uso de métodos diagnósticos para amiloidose cardíaca. Recomendamos o uso do fluxograma diagnóstico do "Posicionamento sobre Diagnóstico e Tratamento da Amiloidose Cardíaca do DEIC/SBC" (Figura 1). A implementação desse trabalho diagnóstico é dependente da experiência, expertise e das opções disponíveis em cada centro.

Por os sinais e sintomas da amiloidose serem inespecíficos, é altamente recomendável um alto grau de suspeita do diagnóstico em pacientes idosos com aumento de espessura ventricular. Quando os exames habitualmente realizados favorecem o diagnóstico, o primeiro passo diagnóstico seria em direção a descartar a forma AL, com a realização da imunofixação de soro e urina e a relação kappa/lambda, o que deveria ser feito o mais prontamente possível. Se esses

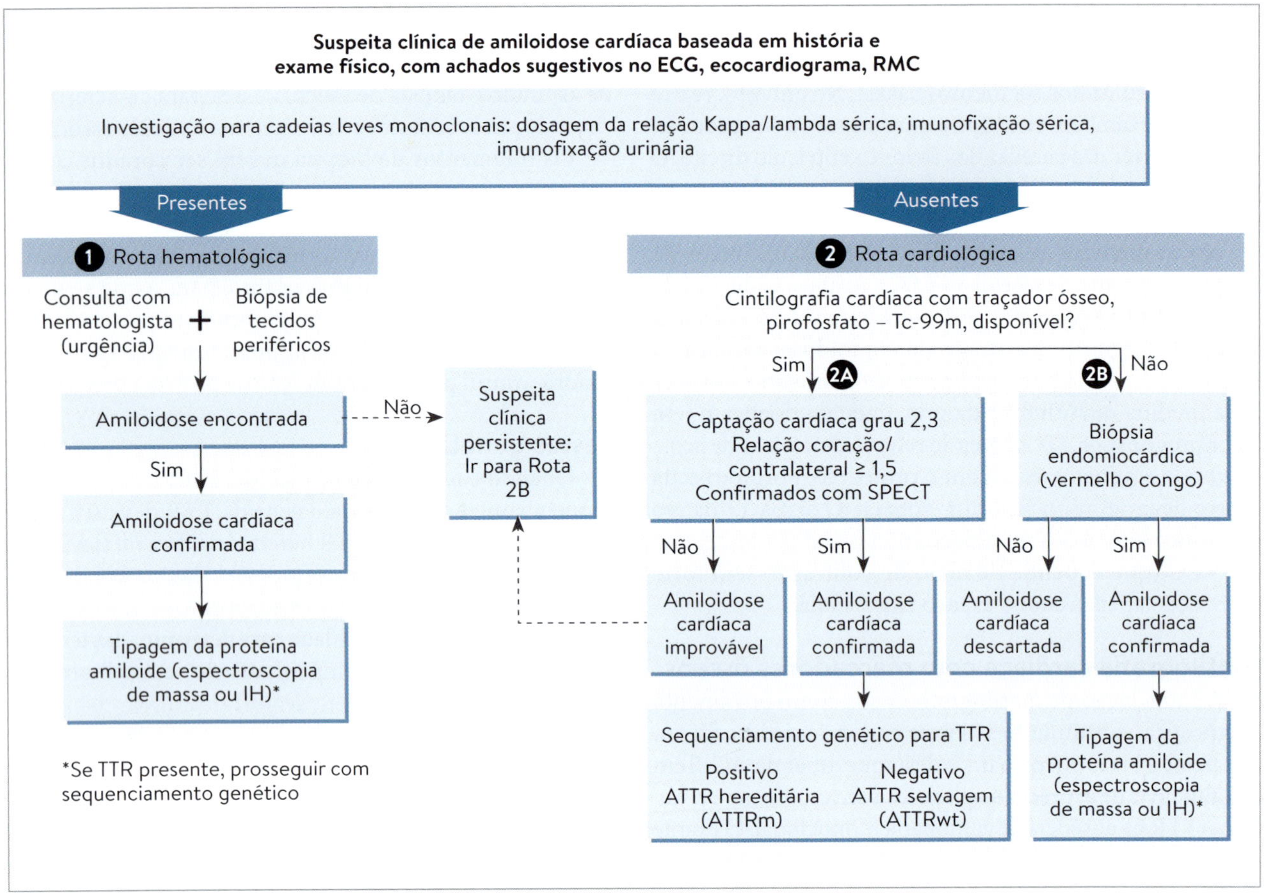

FIGURA 1 Fluxograma diagnóstico da amiloidose cardíaca. Reproduzido a partir de Simões MV, et al. Posicionamento sobre diagnóstico e tratamento da amiloidose cardíaca.
Fonte: Simões et al., 2021.

TABELA 1 Pistas para suspeita diagnóstica de amiloidose cardíaca

História clínica e exame físico
ICFEp, particularmente em homens idosos (acima de 65 anos)
Intolerância a IECA/BRA/INRA e/ou betabloqueadores
Bloqueio atrioventricular inexplicado com implante prévio de marca-passo
Síndrome do túnel do carpo bilateral
Estenose do canal vertebral
Ruptura do tendão do bíceps
Polineuropatia sensorial/motora não explicada (parestesia, dor neuropática, fraqueza)
Disfunção autonômica (hipotensão postural, diarreia pós-prandial alternando com constipação, disfunção erétil)
Púrpura periorbitária espontânea ou com traumatismo mínimo
Macroglossia
Opacidade vítrea e alterações pupilares
História familiar de cardiomiopatia ou polineuropatia

(continua)

TABELA 1 Pistas para suspeita diagnóstica de amiloidose cardíaca (*continuação*)

Exames de imagem
Fenótipo infiltrativo ao ecocardiograma (SIV ≥ 12 mm), hipertrofia biventricular, hiper-refringência do miocárdio, espessamento valvar, espessamento do septo interatrial
Espessamento concêntrico das paredes do VE com amplitude do QRS reduzida ou não aumentada na proporção do aumento da espessura das paredes do VE
Pistas combinadas
Estenose aórtica em pacientes idosos (acima de 60 anos) com baixo fluxo/baixo gradiente
Apresentação clínica de cardiomiopatia hipertrófica iniciada tardiamente (acima de 60 anos)

BRA: bloqueadores de receptores da angiotensina; ICFEp: insuficiência cardíaca com fração de ejeção preservada; IECA: inibidores da enzima conversora da angiotensina; INRA:inibidores da neprilisina e dos receptores de angiotensina; VE: ventrículo esquerdo. Fonte: Simões et al., 2021.

exames forem alterados, inicia-se a rota hematológica com acompanhamento conjunto com hematologista, biópsia de sítio periférico e, se negativa, biópsia endomiocárdica e imuno-histoquímica ou espectrometria de massa. Se os exames de detecção de gamopatia monoclonal forem normais, segue-se a rota cardiológica, com a realização de cintilografia cardíaca com marcador ósseo. Se positiva grau 2 ou 3, com confirmação de captação miocárdica nas imagens de SPECT, confirma-se o diagnóstico de amiloidose ATTR e o teste genético é indicado para diferenciação entre ATTRv e ATTRwt. Caso a cintilografia com marcador ósseo não esteja disponível, ou se o resultado for negativo e a suspeita clínica elevada, estaria indicada a biópsia que, se positiva, seria seguida de imuno-histoquímica ou espectrometria de massa. Sendo demonstrada a presença de TTR como proteína precursora, o teste genético seria indicado.

ESTRATIFICAÇÃO PROGNÓSTICA E ESTADIAMENTO

O diagnóstico tardio da doença, como ocorre habitualmente, tem consequências desfavoráveis para o prognóstico dos pacientes. A diferenciação entre amiloidose AL local da sistêmica é essencial para determinação prognóstica, já que a local, com envolvimento da pele, unhas, pulmões, olhos e trato genitourinário, tem bom prognóstico. A ATTR tem estatisticamente melhor prognóstico do que a AL e a TTRwt, melhor do que a ATTRv. O diagnóstico tardio da doença, como ocorre habitualmente, tem consequências desfavoráveis para o prognóstico dos pacientes. O prognóstico de pacientes com amiloidose depende, então, do tipo da doença, se envolvimento sistêmico ou local e do estágio da doença em que se encontram. Dados do registro THAOS, focado em pacientes com ATTR nos Estados Unidos, demonstraram mortalidade em 2 anos de > 30% para pacientes com ATTRwt e > 40% para pacientes ATTRv por p.Val142Ile.

Foram propostos dois modelos de estadiamento da ATTR: o da Mayo Clinic, exclusivamente para os pacientes com ATTRwt, e o da United Kingdom, para pacientes com ATTRwt e ATTRv.

- **Mayo Clinic:** avaliou o papel do NT-proBNP e troponina em 360 pacientes com ATTRwt. Os pacientes foram classificados em três estágios se NT-proBNP > 3.000 pg/mL e troponina > 0,05 ng/mL: estágio I, nenhum dos dois marcadores alterados, sobrevida de 4 anos de 57%; estágio II, se um dos dois marcadores alterados, sobrevida de 42% em 4 anos; e estágio III, se dois dos três marcadores alterados, sobrevida de 18% em 4 anos.
- **United Kingdom:** avaliou o impacto do NT-proBNP e da taxa de filtração glomerular em 869 pacientes com

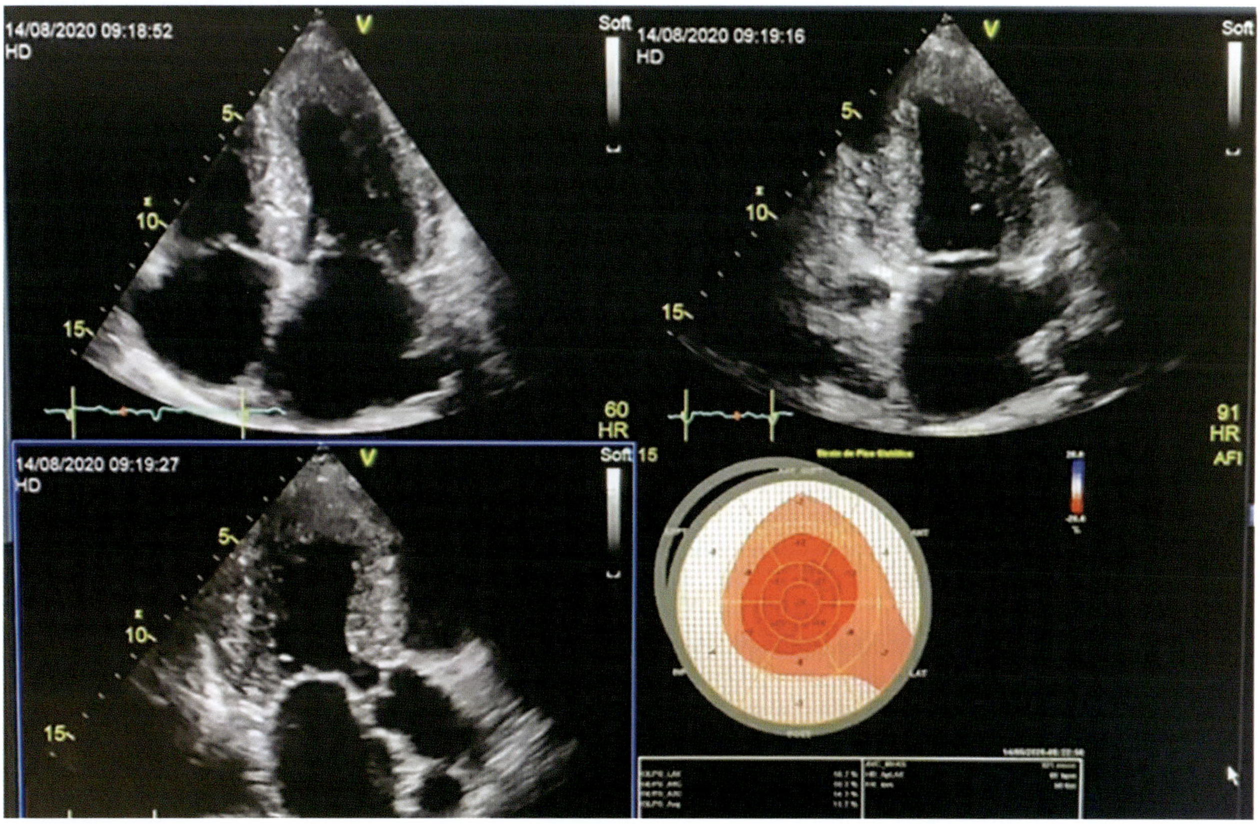

FIGURA 2 Ecocardiograma transtorácico com medida de *strain* longitudinal e o característico "*apical sparing*" em um paciente com amiloidose. Observa-se, ainda, espessamento das paredes do ventrículo esquerdo (VE) e ventrículo direito (VD), com aspecto granuloso (*sparkling*).

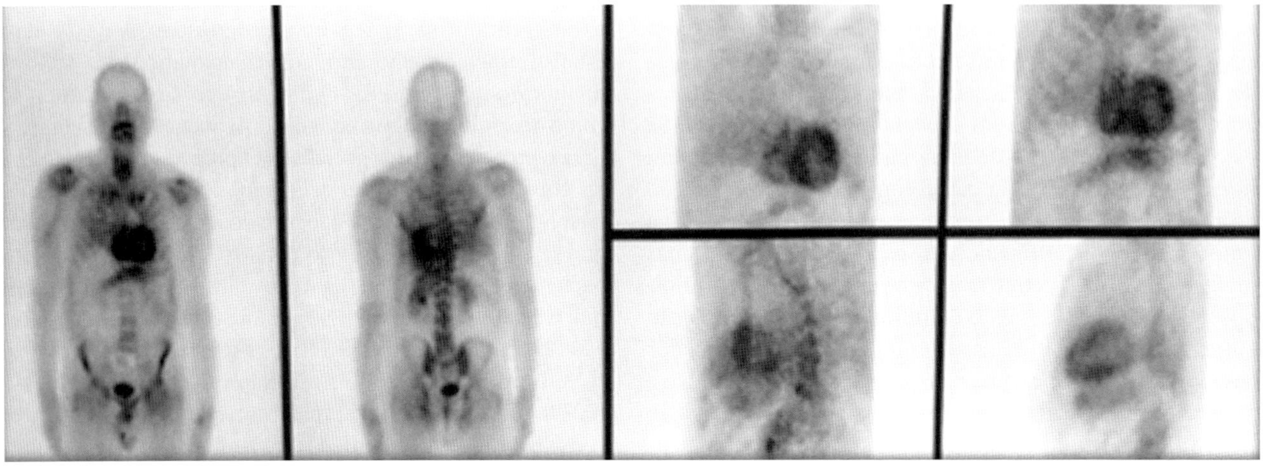

FIGURA 3 Cintilografia com 99mTc-pirofosfato em imagens planares anteriores e posteriores (painéis à esquerda), mostrando captação cardíaca grau 3 de Perugini (mais intensa do que os arcos costais) em paciente com ATTRwt. As imagens de SPECT (painéis à direita) confirmam que a captação cardíaca se localiza nas paredes ventriculares.

ATTRwt e ATTRv. Os pacientes foram classificados em três estágios se NT-proBNP > 3.000 pg/mL e taxa de filtração glomerular < 45 mL/min: estágio I, ambos os marcadores normais, expectativa de vida de 69 meses; estágio II: um marcador anormal, expectativa de vida de 47 meses; e estágio III, ambos os marcadores anormais, expectativa de vida de 24 meses.

Para a AL, o estudo da Mayo Clinic com 810 pacientes apontou que a dosagem de três marcadores, NT-proBNP, troponina e relação kappa/lambda pode estratificar o prognóstico: NT-proBNP ≥ 1.800 pg/mL, troponina ≥ 0,025 ng/mL e relação kappa/lambda ≥ 18 mg/dL. Um ponto para cada biomarcador. Estágio I-IV. Sobrevida de 94, 40, 14 e 6 meses, dependendo do estágio.

TRATAMENTO

Terapias específicas da ATTR

O processo fisiopatogênico que leva à deposição das fibrilas amiloides insolúveis no tecido cardíaco permite divisar potenciais alvos terapêuticos para promover a redução da "cascata" amiloidogênica da ATTR (Figura 4), incluindo-se: (1) degradação e reabsorção das fibrilas amiloides já depositadas; (2) estabilização dos tetrâmeros da TTR; e (3) inibição da síntese hepática de TTR.

Agentes atuando na degradação e reabsorção das fibrilas amiloides

Alguns compostos mostraram-se efetivos em estudos *in vitro* e experimentais para promover a desagregação das fibras amiloides já depositadas nos tecidos, permitindo a sua reabsorção pelo sistema macrofágico. A doxiciclina, um antibiótico da família das tetraciclinas, mostrou ser efetiva em estudos experimentais, com efeitos aditivos se usada em conjunto com o ácido tauroursodesoxicólico. Contudo, a experiência clínica com o uso dessa combinação de medicamentos é muito limitada e não permite embasar recomendações para seu uso.

Estabilizadores seletivos dos tetrâmeros da TTR

Tafamidis

Tafamidis inibe seletivamente a dissociação dos tetrâmeros de TTR ao ligar-se aos sítios de ligação da tiroxina (T4), inibindo efetivamente a cascata, que resulta na formação das fibrilas amiloides. Esse medicamento foi testado em pacientes com cardiomiopatia amiloide em um estudo clínico multicêntrico prospectivo, randomizado e placebo-controlado, o estudo ATTR-ACT. Esse estudo fase 3 incluiu 441 pacientes (18 a 90 anos de idade) com diagnóstico de cardiomiopatia por ATTR hereditária ou selvagem, com diagnóstico de insuficiência cardíaca. Os pacientes foram randomizados para receber tafamidis na dose de 80 mg/dia, tafamidis 20 mg/dia ou placebo nas proporções de 2:1:2. Os resultados reportados mostraram que os pacientes recebendo tafamidis (n = 264) exibiram redução de 30% no risco relativo de mortalidade por qualquer causa quando comparado aos pacientes recebendo placebo (n = 177) [(RR = 0,70 [IC95%: 0,51-0,96]), 32% na redução de internações cardiovasculares [RR = 0,68 (IC95%: 0,56-0,81)] e redução da taxa de declínio da distância percorrida no TC6m (p < 0,001) e menor taxa de declínio do escore do KCCQ (p < 0,001). Mais recentemente, foram publicados os resultados do estudo de extensão e aberto do estudo ATTRACT, mostrando que a dose de 80 mg/dia de tafamidis em comparação à de 20 mg/dia associou-se a aumento significativo da sobrevida [RR = 0,70 (IC95%: 0,50-0,979)], p = 0,0374.

Os resultados do estudo ATTRACT, incluindo seu estudo de extensão, embasaram no Brasil a aprovação pela Anvisa do uso de tafamidis na dose de 80 mg para tratamento da AC-ATTR.

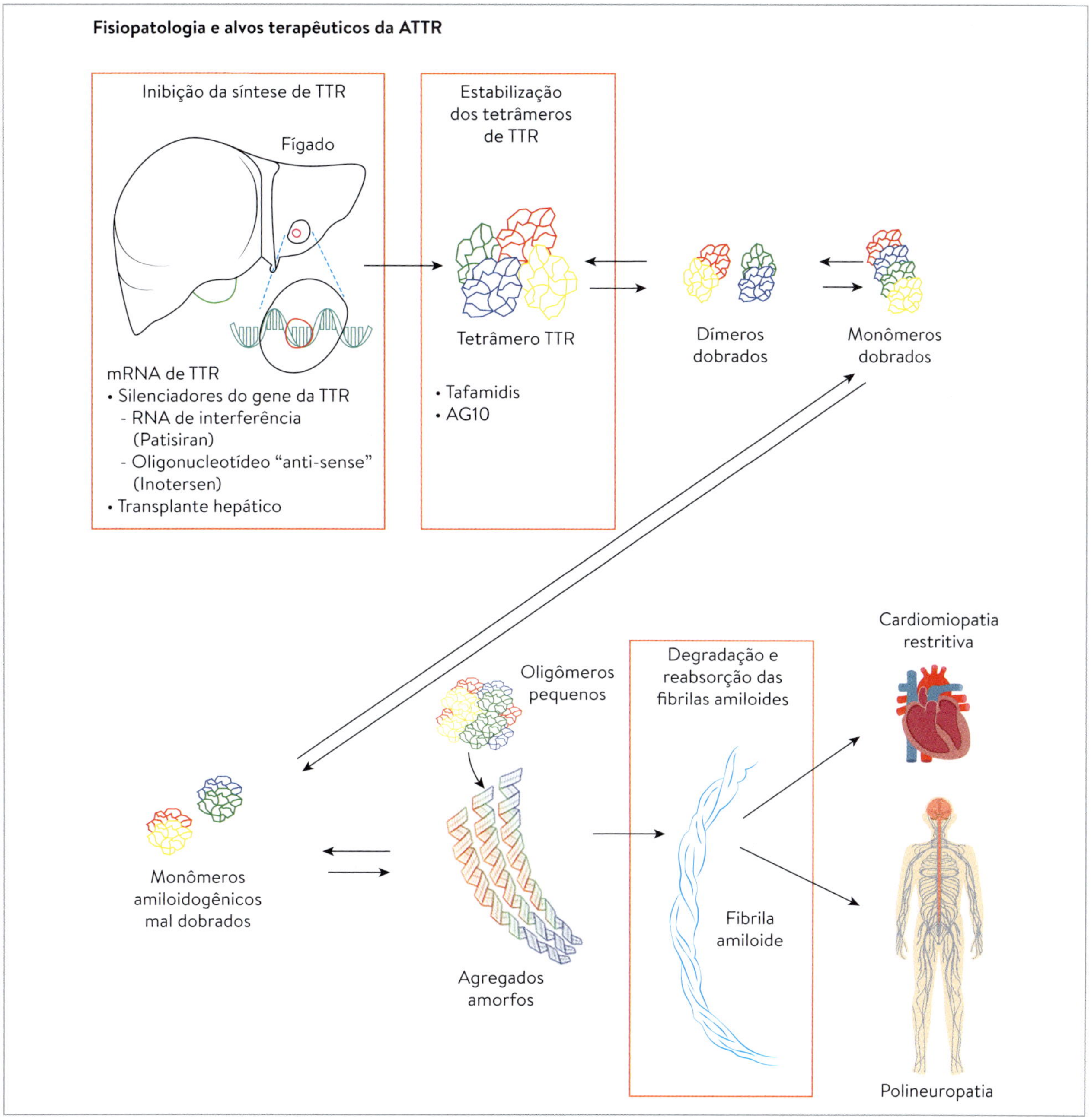

FIGURA 4 "Cascata" de formação das fibrilas amiloidogênicas a partir da transtirretina (TTR) anormalmente produzida pelo fígado e potenciais alvos terapêuticos para seu tratamento específico.

Fonte: Simões et al., 2021.

AG10

AG10 é um novo estabilizador seletivo dos tetrâmeros da TTR que mimetiza a influência estrutural da mutação superestabilizadora dos tetrâmeros de TTR, a T119M, e está sendo atualmente testado em um estudo clínico multicêntrico fase 3 (ClinicalTrial.gov – identificador: NCT03860935).

Inibidores da síntese hepática de TTR

Terapias baseadas no silenciamento da expressão gênica da produção hepática de TTR são promissoras, abrangendo plataformas utilizando RNA de interferência (Patisiran) e oligonucleotídeos "anti-sense" (Eplontersen). Ambas as drogas se mostraram efetivas em reduzir a progressão das manifestações neurológicas e, atualmente, estão sendo testadas em estudos multicêntricos em pacientes com insuficiência cardíaca com AC-ATTR (identificadores no ClinicalTrial.gov: NCT0413671 e NCT04153149).

Princípios gerais do tratamento da forma AL

A amiloidose AL é causada pela produção exagerada de cadeias leves de imunoglobulina (kappa ou lambda) e a base do tratamento consiste em eliminar a sua produção por meio da erradicação do clone de plasmócitos na medula óssea.

Após confirmado o diagnóstico de amiloidose AL, o plano terapêutico deve ser definido pelo hematologista em conjunto com o cardiologista, sendo imprescindível o trabalho multidisciplinar, já que comprometimento cardíaco é o principal fator prognóstico na amiloidose AL, determinando não só a sobrevida como a tolerabilidade aos tratamentos citotóxicos a serem empregados. A escolha do tratamento é baseada na estratificação do risco do paciente.

Pacientes de baixo risco são candidatos à quimioterapia (QT) em altas doses, seguida de transplante de células-tronco hematopoiéticas (TCTH) autólogo. Esta é considerada a estratégia mais eficaz para a erradicação do clone de plasmócitos. Pacientes de risco intermediário devem receber QT em doses convencionais e, mediante melhora clínica e laboratorial, podem ser considerados para o TCTH autólogo. Por último, pacientes idosos, mais frágeis, com comprometimento de mais de um órgão ou com cardiomiopatia avançada são tratados com QT em doses ajustadas, sendo considerados um grupo de prognóstico desfavorável que geralmente não tolera o tratamento. Os principais esquemas utilizados como terapia pré-transplante são ciclofosfamida, bortezomibe e dexametasona (CyBorD) e daratumumabe, bortezomibe, ciclofosfamida e dexametasona (Dara-CyBorD).

TRATAMENTO DA INSUFICIÊNCIA CARDÍACA E COMPLICAÇÕES DA AMILOIDOSE CARDÍACA

A manifestação cardiovascular mais frequente da AC é a síndrome de insuficiência cardíaca com fração de ejeção preservada (ICFEP), mas que pode evoluir com queda da fração de ejeção nas fases mais avançadas da doença. Independente da fração de ejeção, a AC cursa com aumento acentuado na rigidez das câmaras cardíacas, levando à insuficiência cardíaca com fisiopatologia restritiva. Esse mecanismo fisiopatológico pode explicar as dificuldades de manejo clínico do paciente com amiloidose cardíaca na tentativa de uso das medicações consagradas para tratamento da ICFER, em geral com efeito vasodilatador, que causam quase invariavelmente queda acentuada da pressão arterial e piora da função renal quando empregadas nos pacientes com AC. Por outro lado, não há benefício documentado do uso desses bloqueadores neuro-hormonais nos pacientes com AC, mesmo nos casos evoluindo tardiamente com redução da FEVE.

Dessa forma, o foco principal da terapia da IC na AC é o controle da volemia com uso de diuréticos e restrição hídrica. A medicação mais utilizada é o diurético de alça, indicado para reduzir a congestão pulmonar e sistêmica, podendo associar-se os antagonistas da aldosterona e bloqueio sequencial do néfron com uso combinado de diuréticos tiazídicos nos casos com congestão refratária e síndrome de resistência diurética.

O ajuste da dose dos diuréticos para controle das manifestações de congestão pode ser desafiador, já que o excesso pode prejudicar a função renal e/ou resultar em baixo débito cardíaco por conta da redução da pré-carga em um coração exibindo intrinsecamente redução do volume sistólico ejetado. Além disso, a presença de polineuropatia autonômica e acentuada síndrome de hipotensão postural, comumente vista nos pacientes com forma AL e ATTRv, pode dificultar ainda mais o uso de diuréticos que acentuam esses sintomas hipotensivos.

Arritmias atriais – fibrilação atrial

A infiltração amiloide das paredes atriais predispõe ao surgimento de arritmias atriais e fibrilação atrial, que pode estar presente em grande parte (70%) dos pacientes com AC. A terapia mais recomendada é o controle da frequência cardíaca. Contudo, esses pacientes costumam não tolerar bem as principais drogas utilizadas para o controle de frequência, tais como BB ou BCC, por indução de hipotensão postural e eventual piora da IC. Aconselha-se uso de baixas doses com monitorização hemodinâmica cautelosa. A digoxina pode ser considerada, com uso cauteloso, para controle de frequência cardíaca e a fim de melhorar o desempenho cardíaco com relativa segurança em pacientes com AC. Recomenda-se, porém, monitorização frequente por eletrocardiograma e dosagem de nível sérico da digoxina.

Tentativa do controle de ritmo não parece ser estratégia apropriada nos pacientes com FA e AC. Um estudo retrospectivo não mostrou benefício na sobrevida quando pacientes que receberam drogas antiarrítmicas foram comparados aos tratados apenas com controle de frequência. Terapia de ablação pode ser considerada, mas o benefício clínico ainda não está bem documentado nesse cenário clínico.

Em relação ao uso de anticoagulantes nos pacientes com AF e AC, vale lembrar que tem-se documentado redução da contratilidade atrial provocada pela infiltração amiloide no tecido atrial, que pode contribuir para a formação de trombos, presentes em até 33% em estudos necroscópicos e com ecocardiograma transesofágico desses pacientes. Dessa forma, indica-se anticoagulação em pacientes com AC que desenvolvam fibrilação atrial, independentemente dos cálculos de escores de risco.

Arritmias ventriculares

Arritmias ventriculares têm incidência elevada em pacientes com AC, especialmente na forma AL. Arritmias ventriculares complexas têm sido relatadas em pelo menos 50% dos pacientes, sendo taquicardia ventricular não sustentada (TVNS) a arritmia mais frequente e associada a pior prognóstico. Pacientes exibindo TV instável ou sobreviventes de PCR, com expectativa de vida maior do que 1 ano e com qualidade de vida expressiva, podem ser considerados para implante de CDI.

Distúrbios de condução

Doenças do sistema de condução são altamente prevalentes entre pacientes com amiloidose cardíaca, sendo a condução atrioventricular mais comumente afetada, com evidências de que são a causa de óbito em um número considerável de pacientes com amiloidose cardíaca. O implante de marca-passo (MP) é frequentemente indicado, em especial em pacientes com ATTR, devendo-se seguir as recomendações tradicionais para indicação do seu emprego.

Transplante cardíaco

Apesar de o transplante cardíaco historicamente apresentar uma pior curva de sobrevida nos pacientes com amiloidose cardíaca, os coortes mais recentes sugerem resultados semelhantes a outras etiologias, posicionando o transplante como estratégia válida na IC refratária por AC. Essa indicação está condicionada a uma criteriosa seleção dos pacientes em centros experientes, levando em consideração a presença e gravidade de acometimentos de outros órgãos (rim, sistema nervoso) e o emprego de estratégias específicas, como o transplante duplo (coração e fígado) na AC-TTRv e o transplante cardíaco precedendo o transplante de medula óssea na AL.

O QUE AS DIRETRIZES RECOMENDAM

- Simões MV, Fernandes F, Marcondes-Braga FG, Sheinberg P, Correia EB, Rohde LEP, et al. Posicionamento sobre diagnóstico e tratamento da amiloidose cardíaca do Departamento de Insuficiência Cardíaca da Sociedade Brasileira de Cardiologia. Arq Bras Cardiol. 2021;117(3):561-98.
- Yilmaz A, Bauersachs J, Bengel F, Büchel R, Kindermann I, Klingel K, et al. Diagnosis and treatment of cardiac amyloidosis: position statement of the German Cardiac Society (DGK). Clin Res Cardiol. 2021;110(4):479-506.
- Fine NM, Davis MK, Anderson K, Delgado DH, Giraldeau G, Kitchlu A, et al. Canadian Cardiovascular Society/Canadian Heart Failure Society Joint Position Statement on the Evaluation and Management of Patients with Cardiac Amyloidosis. Can J Cardiol. 2020;36:322-34.
- Garcia-Pavia P, et al. Diagnosis and treatment of cardiac amyloidosis: a position statement of the ESCWorking Group on Myocardial and Pericardial Diseases. Eur Heart J. 2021;42(16):1554-68.

LEITURA SUGERIDA

1. Adam RD, Coriu D, Jercan A, et al. Progress and challenges in the treatment of cardiac amyloidosis: a review of the literature. ESC Heart Failure. 2021;8(4):2380-96.
2. Ash S, et al. Cardiac amyloidosis: a review of current literature for the practicing physician. Clin Cardiol. 2021;44(3):322-31.
3. Benbrahim M, et al. A review of novel agents and clinical considerations in patients with ATTR cardiac amyloidosis. J Cardiovasc Pharmacol. 2021;77(5):544-8.
4. Dorbala S, Cuddy S, Falk RH. How to image cardiac amyloidosis: A practical approach. JACC Cardiovasc Imaging. 2020;13(6):1368-83.
5. Joury A, Gupta T, Krim SR. Cardiac amyloidosis: presentations, diagnostic work-up and collaborative approach for comprehensive clinical management: cardiac amyloidosis review. Curr Probl Cardiol. 2021;100910.
6. Maurer MS, Elliott P, Comenzo R, Semigran M, Rapezzi C. Addressing common questions encountered in the diagnosis and management of cardiac amyloidosis. Circulation. 2017; 135(14):1357-77.
7. Merlini G, Dispenzieri A, Sanchorawala V, et al. Systemic immunoglobulin light chain amyloidosis. Nat Rev Dis Primers. 2018;4(1):38.
8. Ruberg FL, Grogan M, Hanna M, Kelly JW, Maurer MS. Transthyretin amyloid cardiomyopathy: JACC state-of-the-art review. J Am Coll Cardiol. 2019;73(22):2872-91.
9. Witteles RM, Bokhari S, Damy T, Elliott PM, Falk RH, Fine NM, et al. Screening for transthyretin amyloid cardiomyopathy in everyday practice. JACC Heart Fail. 2019;7(8):709-16.

11

Cardiomiopatia periparto

Wilson Rodrigues Barbosa Neto
Odilson Marcos Silvestre

DESTAQUES

- Doença que se manifesta como síndrome de insuficiência cardíaca no final da gravidez.
- Incidência varia conforme a etnia, sendo mais elevada em países africanos (1 caso para cada 100 gravidezes) e afro-americanos. Mortalidade estimada de 10% em 2 anos.
- A definição dessa condição se baseia em três critérios:
  1. Insuficiência cardíaca com disfunção sistólica (fração de ejeção do ventrículo esquerdo – FEVE < 45%).
  2. Início dos sintomas no final da gravidez ou nos primeiros 5 meses de puerpério.
  3. Ausência de outra causa provável de insuficiência cardíaca.
- Fatores de pior prognóstico: classe funcional III-IV, FEVE ≤ 25%, raça negra, multiparidade e idade > 30 anos.
- O tratamento deve buscar a saúde da mãe e do feto. Portanto, os medicamentos a serem usados devem ser avaliados quanto ao risco durante a gestação e a amamentação.
- Usar os medicamentos que melhoram sintomas e aumentam sobrevida da insuficiência cardíaca, acrescidos da bromocriptina (anticoagular durante o uso da bromocriptina).

INTRODUÇÃO

A cardiomiopatia periparto (CMPP) é uma forma de insuficiência cardíaca (IC) com fração de ejeção ventricular reduzida que ocorre em mulheres durante a fase final da gestação e o puerpério (Quadro 1); deve ser considerada quando não há outra causa aparente de IC, portanto, é um diagnóstico de exclusão. As pacientes podem evoluir com recuperação total da função ventricular, disfunção ventricular persistente ou choque cardiogênico com necessidade de medicações inotrópicas, dispositivos de assistência ventricular ou até transplante cardíaco.

A incidência da CMPP varia conforme a região demográfica, com incidência de 1:100 casos na Nigéria, até 1:20.000 no Japão. Esses dados devem ser interpretados com cautela devido a diferenças metodológicas e possíveis dados subnotificados em algumas regiões.

Alguns fatores de risco têm sido associados à CMPP, entre eles, cor negra (afrodescendentes tem um risco de 3 a 16 vezes maior que mulheres brancas), gravidez múltipla, idade materna avançada (acima de 30 anos), pré-eclâmpsia e eclâmpsia.

FISIOPATOLOGIA

A fisiopatologia da CMPP ainda não foi completamente elucidada. Fatores genéticos responsáveis pelo insulto vascular no fim da gravidez podem explicar por que apenas poucas mulheres desenvolvem a síndrome. Deficiência nutricional, miocardite viral, processos autoimunes e o estresse hemodinâmico da gestação já foram postulados como possíveis hipóteses para CMPP. Dois modelos animais sugeriram possíveis mecanismos para CMPP com potencial antiangiogênico pela inibição da produção do fator de crescimento vascular endotelial (VEGF) e fatores de toxicidade endolelial e pró-apoptóticos no miocárdio. O primeiro modelo, em ratos, demonstrou que a clivagem do hormônio prolactina na subunidade 16-kDa prolactina tem propriedades vasculotóxicas e pró-apoptóticas na disfunção miocárdica. Ratos tratados com bromocriptina tiveram reversão da cardiomiopatia. Outro modelo sugere o potencial vasculotóxico pela ativação do fragmento 16 kDa prolactina com diminuição da expressão do VEGF. A secreção placentária no fim da gestação do sFlt-1 antagoniza a produção de VEGF e o fator de crescimento placentário.

QUADRO 1 Características comuns na cardiomiopatia periparto	
Período de surgimento	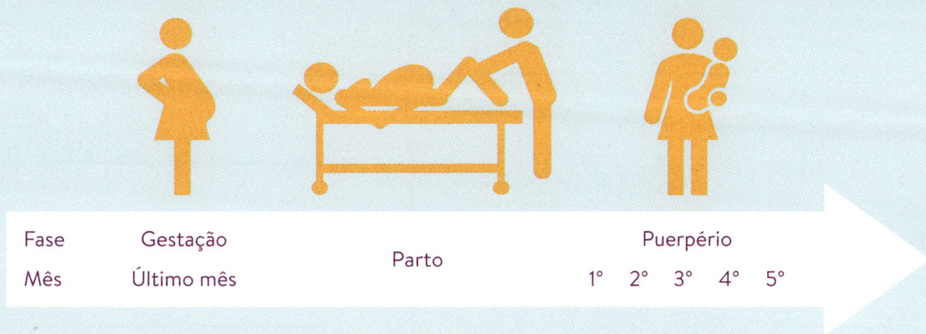
Apresentação clínica	Sintomas: dispneia, ortopneia, dispneia paroxística noturna Sinais: edema de MMII, turgência jugular, estertores nas bases pulmonares, B3
Achados comuns nos exames	Radiografia de tórax: aumento da área cardíaca Eletrocardiograma: taquicardia sinusal. Biomarcadores: BNP > 100 ng/mL Ecocardiograma: FEVE < 45%

MMII: membros inferiores; BNP: peptídeo natriurético atrial; FEVE: fração de ejeção do ventrículo esquerdo.

Estudos em ratos demonstraram que a secreção exógena de sFlt-1 foi suficiente para provocar disfunção sistólica, mesmo na ausência de gravidez. Níveis elevados de sFtl-1 foram encontrados em mulheres que desenvolveram CMPP em gestações posteriores e estão relacionados a pior prognóstico.

APRESENTAÇÃO CLÍNICA

A maioria das mulheres apresenta os sintomas após o parto, tipicamente no primeiro mês. Atrasos no diagnóstico são frequentes devido à dificuldade em diferenciar os sintomas da CMPP dos sintomas da fase final de gestação. A apresentação clínica mais frequente é a presença de sinais e sintomas típicos da IC incluindo dispneia, ortopneia, dispneia paroxística noturna; também podem estar presentes sintomas congestivos como edema dos membros inferiores, congestão pulmonar. Ao exame físico podem estar presentes taquidispneia, turgência jugular patológica, presença de B3, edema dos membros inferiores e estertores crepitantes na ausculta pulmonar. Uma pequena parte das pacientes inicia os sintomas com apresentação de edema agudo dos pulmões, choque cardiogênico ou arritmias graves.

DIAGNÓSTICO

O diagnóstico combina os três critérios:

- IC com disfunção sistólica, com fração de ejeção do ventrículo esquerdo (FEVE) <45%.
- Início dos sintomas no final da gravidez ou nos primeiros 5 meses de puerpério.
- Ausência de outra causa provável de IC.

A confirmação da síndrome clínica da IC e a conclusão como CMPP podem ser feitas com exames complementares, conforme disponibilidade e nessa ordem possível de uso: eletrocardiograma, radiografia de tórax, ecocardiograma, BNP (ou NT-proBNP), ressonância magnética cardíaca, angiografia coronária e biópsia endomiocárdica (Figura 1).

O eletrocardiograma pode mostrar alterações não específicas, sendo que um ECG normal não exclui o diagnóstico. Radiografia de tórax pode demonstrar sinais de congestão pulmonar e aumento da área cardíaca.

Os peptídeos natriuréticos (BNP ou NT-proBNP) estarão marcadamente elevados. Ressonância cardíaca está indicada quando o ecocardiograma não for conclusivo, devendo-se evitar o gadolínio durante a gestação.

O diagnóstico da CMPP se dá após constatação de fração de ejeção < 45% pelo ecocardiograma em mulheres com sintomas de IC iniciados na fase final da gestação ou nos primeiros meses do puerpério, sendo necessária a exclusão de outras etiologias prováveis de IC.

O ecocardiograma pode demonstrar dilatação das cavidades direitas e esquerdas, alargamento do anel mitral e tricúspide, hipertensão pulmonar e aumento dos átrios direito ou esquerdo. A presença de trombos intracardíacos e em ápice deve ser pesquisada devido a associação frequente (17% dos casos).

A biópsia endomiocárdica estará indicada conforme as recomendações das diretrizes brasileiras de cardiopatias, em pacientes com disfunção importante do VE na suspeita de outras cardiopatias como miocardite de células gigantes.

DIAGNÓSTICO DIFERENCIAL

É importante que se faça o diagnóstico diferencial com outras formas de cardiopatia, entre as mais frequentes a cardiopatia hipertensiva da gestação e pré-eclâmpsia. A cardiopatia hipertensiva da gestação é mais comum em

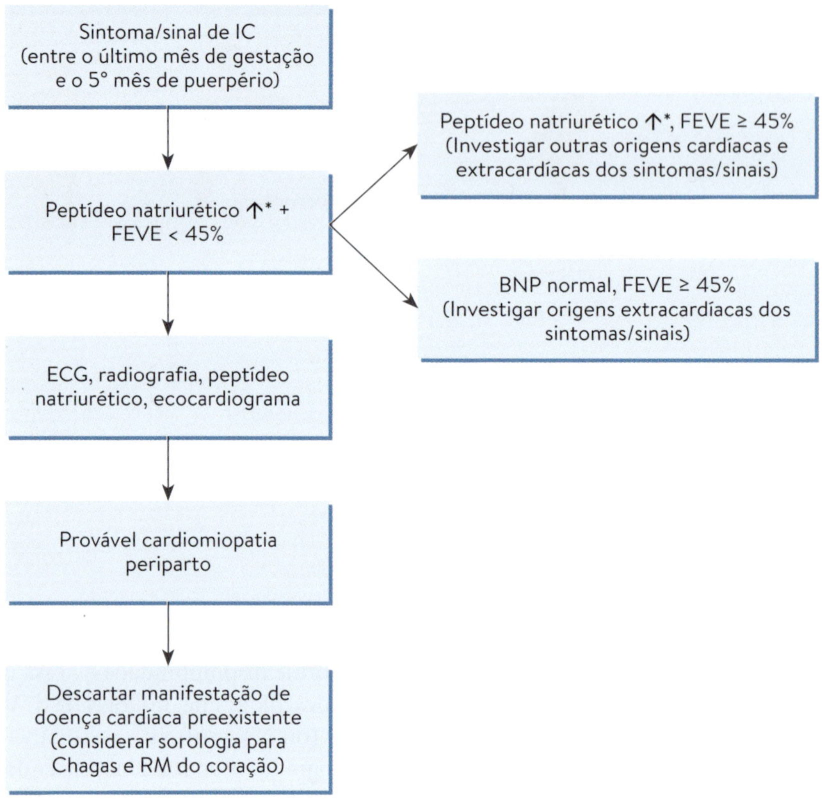

FIGURA 1 Fluxograma de diagnóstico da cardiomiopatia periparto.

*BNP > 100 pg/mL ou NT-ProBNP > 300 pg/mL

IC: insuficiência cardíaca; ECG: eletrocardiograma; FEVE: fração de ejeção de ventrículo esquerdo; BNP: peptídeo natriurético cerebral; RM: ressonância magnética.

gestantes com hipertensão prévia ou a partir do segundo trimestre da gestação. Exames complementares como ecocardiograma mostram os achados de cardiopatia hipertensiva, hipertrofia de ventrículo esquerdo, disfunção diastólica, porém não se tem usualmente disfunção ventricular com FE < 45%. A presença de proteinúria também é um achado que não está presente na CMPP, pode haver discreta elevação de BNP e NT-proBNP. Já a CMPP ocorre com maior frequência na fase final da gestação e início do puerpério, e o ecocardiograma deve obrigatoriamente demonstrar redução da FE < 45%. Marcadores como BNP e NT-proBNP podem estar bastante elevados e não é comum a presença de lesões de órgãos alvo, ao contrário da cardiopatia hipertensiva.

TRATAMENTO

O tratamento segue as orientações da Diretriz Brasileira de Insuficiência Cardíaca, com restrições relacionadas à gravidez e amamentação. Nas pacientes antes do parto e no período de amamentação, principalmente pelo risco de teratogenicidade e efeitos colaterais na criança amamentando, há restrições ao uso dos inibidores da enzima conversora da angiotensina (IECA), bloqueador do receptor da angiotensina (BRA), inibidores da neprilisina/bloqueadores da angiotensina, bloqueador dos receptores da aldosterona e da ivabradina. Para o tratamento da IC nesses casos, pode-se lançar mão do uso do metoprolol ou bisoprolol, da hidralazina e nitrato e do diurético de alça (cautela para não fazer hipovolemia e hipofluxo placentário). Após o parto, o tratamento deve ser otimizado e os medicamentos antes restritos devido à gravidez devem ser considerados e a continuidade da amamentação avaliada.

As pacientes estáveis que toleram a terapêutica via oral, o manejo de longo prazo (após a compensação) inclui os medicamentos que mudam o prognóstico na IC, incluindo os IECA ou BRA, sacubitril/valsartana, antagonista do receptor mineralocorticoide e betabloqueadores, sem restrições ao uso dos betabloqueadores. Essas medicações que mudam o prognóstico e a história natural da doença devem ser mantidas por prazo indeterminado nas pacientes que evoluírem com sintomas persistentes ou sem recuperação completa da função sistólica ventricular esquerda.

O implante de dispositivos de ressincronização cardíaca e CDI devem ser avaliados com cautela visto que 50% das pacientes apresentará recuperação da função ventricular. Em caso de pacientes sintomáticas com terapia medicamentosa otimizada e disfunção ventricular persistente, e presença de alargamento do QRS com bloqueio de ramo esquerdo, deve-se considerar a indicação de terapia de ressincronização cardíaca. Pacientes com casos de morte súbita abortada por arritmias malignas podem se beneficiar com CDI.

Dois estudos demonstraram benefício na melhora da função ventricular com uso da bromocriptina, um agonista dopaminérgico que provoca inibição da secreção de prolactina. Baseado no mecanismo fisiopatológico dos efeitos antiangiogênicos e pró-apoptóticos da subunidade da prolactina 16-kDa, a inibição da secreção de prolactina poderia prevenir a CMPP em modelos experimentais. Um estudo sul-africano comparou o desfecho de 10 pacientes com diagnóstico de CMPP que receberam o tratamento medicamentoso padrão para IC associado a bromocriptina com um grupo de 10 pacientes apenas em uso da terapia medicamentosa otimizada para IC. Os pacientes que receberam bromocriptina (2,5 mg 2 vezes/dia durante 2 semanas, seguidos por 2,5 mg 1 vez/dia durante 6 semanas) tiveram um maior aumento da fração de ejeção em 6 meses (de 27% para 58%) em comparação ao grupo controle (27% para 36%). Um segundo estudo sul-africano comparou o desfecho de 48 pacientes com diagnóstico de CMPP em uso de IECA e furosemida venosa associado a bromocriptina (2,5 mg/dia por 4 semanas) com um grupo de 48 pacientes recebendo IECA e furosemida venosa. A fração e ejeção no início do estudo era similar nos dois grupos, no grupo que usou bromocriptina a fração de ejeção ventricular foi maior com 2 semanas, 3, 6 e 12 meses. A mortalidade foi menor no grupo tratado com bromocriptina (17% contra 29%). O uso de bromocriptina no tratamento da CMPP foi recomendado pela Sociedade Europeia de Cardiologia na última diretriz (classe IIb, recomendação B). Devido à associação com complicações trombóticas é recomendado que anticoagulantes sejam usados em conjunto com a bromocriptina.

O tratamento após a fase aguda deve ser mantido por tempo indeterminado em caso de disfunção ventricular persistente. Em casos em que há recuperação da função ventricular (FE > 55%), a duração do tratamento segue indefinida. Estudos avaliando IC de outras etiologias demonstraram que pacientes em que a medicação foi suspensa após normalização da função ventricular necessitaram retornar o uso das medicações dentro de 6 meses por retorno dos sintomas. As pacientes com CMPP que cursam com resolução completa de sintomas de IC e recuperação completa da função sistólica ventricular esquerda devem manter o uso de todas as medicações pelo período mínimo de 12 a 24 meses e ser feita a avaliação da retirada escalonada dos medicamentos naquelas pacientes que melhoram a função ventricular, iniciando-se com retirada da espironolactona e ivabradina se estiver em uso. Após 6 meses considerar suspender o IECA/BRA ou sacubitril/valsartana e, por último, o betabloqueador. É controversa a suspensão do betabloqueador porque alguns ainda advogam que ele deva ser mantido por no mínimo 5 anos.

PROGNÓSTICO

CMPP está associada a maiores taxas de recuperação que as outras formas de cardiopatia dilatada. A recuperação da função ventricular frequentemente ocorre entre 3 e 6 meses após o início do tratamento. A mortalidade está em torno de 10% em 2 anos e 1% das pacientes necessitam de transplante cardíaco.

Os principais fatores associados a pior prognóstico são: classe funcional alta, FEVE ≤ 25%, raça negra, multiparidade e idade > 30 anos. Outros preditores são presença de dilatação do VE, trombo de VE, disfunção de VD e obesidade. Marcadores como troponina, BNP, NT-pro BNP elevados e presença de realce tardio na ressonância magnética estão associados a menor taxa de recuperação da função do VE.

Mulheres com diagnóstico CMPP que planejam nova gestação deverão fazer acompanhamento cardiológico rotineiro. O risco de nova gestação está relacionado com a função ventricular. A Sociedade Europeia de Cardiologia não aconselha nova gestação nos casos com FE < 50%.

Nos casos de pacientes com função ventricular recuperada, os betabloqueadores, IECA/BRA e antagonistas da aldosterona deverão ser suspensos antes da concepção e a estabilidade da função ventricular deverá ser avaliada preferencialmente dentro de 3 meses.

LEITURA SUGERIDA

1. Codsi E, Rose CH, Blauwet LA. Subsequent pregnancy outcomes in patients with peripartumcardiomyopathy. Obstet Gynecol. 2018;131:322-7.
2. Cooper LT, Mather PJ, Alexis JD, Pauly DF, Torre-Amione G, Wittstein IS, et al.; IMAC2 Investigators. Myocardial recovery in peripartum cardiomyopathy: prospective comparison with recent onset cardiomyopathy in men and nonperipartum women. J Card Fail. 2012;18(1):28-33.
3. Davis MB, Arany Z, McNamara DM, Goland S, Elkayam U. Peripartum cardiomyopathy: JACC state-of-the-art review. J Am Coll Cardiol. 2020;75(2):207-21.
4. Douglass EJ, Blauwet LA. Peripartum cardiomyopathy. Cardiology Clinics. 2021;39(1):119-42.
5. Goli R, et al. Genetic and phenotypic landscape of peripartum cardiomyopathy. Circulation. 2021;143(19):1852-62.
6. Hilfiker-Kleiner D, Haghikia A, Berliner D, Vogel-Claussen J, Schwab J, Franke A, et al. Bromocriptine for the treatment of peripartum cardiomyopathy: a multicentre randomized study. Eur Heart J. 2017;38(35):2671-9.
7. Iorgoveanu C, Zaghloul A, Ashwath M. Peripartum cardiomyopathy: a review. Heart Fail Rev. 2021;1-10.
8. Sliwa K, et al. Peripartum cardiomyopathy: from genetics to management. Eur Heart J. 2021;42(32):3094-102.
9. Sliwa K, et al. Risk stratification and management of women with cardiomyopathy/heart failure planning pregnancy or presenting during/after pregnancy: a position statement from the Heart Failure Association of the European Society of Cardiology Study Group on Peripartum Cardiomyopathy. Eur J Heart Fail. 2021.

12

Cardiomiopatia e a Covid-19

José Albuquerque de Figueiredo Neto
João Manoel Rossi Neto

DESTAQUES

- A Covid-19 pode levar à doença cardiovascular (CV) inflamatória, porem sua patogênese não está totalmente elucidada.
- A evidência de lesão miocárdica durante a Covid-19 foi relatada em várias formas, incluindo biomarcadores cardíacos elevados (troponina e peptídeos natriuréticos), anormalidades de imagem (ecocardiografia ou ressonância magnética cardíaca) e achados histopatológicos.
- No entanto, até o momento, existe muito pouca evidência que apoie a destruição direta dos cardiomiócitos por meio da ocorrência de lise mediada pelo vírus com danos às estruturas cardíacas, resultando em lesão do miócito e disfunção cardíaca.
- Entre os pacientes hospitalizados com Covid-19, a evidência de comprometimento cardíaco agudo podendo apresentar-se de diversas formas: insuficiência cardíaca aguda, choque cardiogênico, isquemia do miocárdio ou infarto, disfunção ventricular esquerda, disfunção ventricular direita, disfunção biventricular, cardiomiopatia de estresse, arritmias, tromboembolismo venoso e trombose arterial secundária à coagulopatia mediada por vírus.

INTRODUÇÃO

Com a pandemia de coronavírus 2019 (Covid-19) causada pelo vírus SARS-CoV-2 progredindo, o impacto extrapulmonar da doença tornou-se cada vez mais evidente. A insuficiência cardíaca (IC) é um estado de doença comum que pode ser encontrado em diferentes estágios durante a apresentação de um paciente com a Covid-19. A IC nova ou preexistente no contexto da Covid-19 pode apresentar um conjunto de desafios únicos, passível de complicar a apresentação, o tratamento e o prognóstico.

Ainda precisa ser mais bem esclarecido se a cardiomiopatia causada pela Covid-19 é de origem infecciosa e/ou inflamatória.

FISIOPATOLOGIA DA MIOCARDITE

A Covid-19 pode levar à doença cardiovascular (CV) inflamatória. A inflamação miocárdica na Covid-19 foi documentada e a patogênese não está totalmente elucidada, mas as duas principais teorias preveem um papel direto no receptor da enzima conversora da angiotensina-2 (ECA-2) e uma resposta hiperimune, como uma síndrome de ativação macrofágica (SAM).

O SARS-CoV-2 liga-se à ECA-2 por meio de sua proteína "spike" e entra em várias células, incluindo células epiteliais e macrófagos. Os receptores que se ligam ao SARS-CoV-2 também estão expressos no miocárdio, e os modelos murinos mostraram que o vírus pode regular a atividade da ECA-2 e, indiretamente, causar inflamação do miocárdio.

Até o momento, existe muito pouca evidência que apoie a destruição direta dos cardiomiócitos por meio da ocorrência de lise mediada pelo vírus com danos às estruturas cardíacas, resultando em lesão do miócito e disfunção cardíaca.

EVIDÊNCIAS CLÍNICAS PARA LESÃO AGUDA DO MIOCÁRDIO

A evidência de lesão miocárdica durante a Covid-19 foi relatada em várias formas, incluindo biomarcadores cardíacos elevados (troponina e peptídeos natriuréticos), anormalidades de imagem (ecocardiografia ou ressonância magnética cardíaca) e achados histopatológicos.

Entre os pacientes hospitalizados com Covid-19, a evidência de comprometimento cardíaco agudo é comum e inclui insuficiência cardíaca aguda (3% a 33%), choque cardiogênico

(9% a 17%), isquemia do miocárdio ou infarto (0,9% a 11%), disfunção ventricular esquerda (10% a 41%), disfunção ventricular direita (33% a 47%), disfunção biventricular (3% a 15%), cardiomiopatia de estresse (2% a 5,6%), arritmias (9% a 17%), tromboembolismo venoso (23% a 27%) e trombose arterial secundária à coagulopatia mediada por vírus.

Em uma análise da American Heart Association, COVID-19 Cardiovascular Disease Registry, de 7.868 pacientes hospitalizados com Covid-19, 33% eram hispânicos, 25,5% negros não hispânicos, 6,3% asiáticos e 35,2% brancos não hispânicos; mortalidade hospitalar e eventos cardiovasculares adversos maiores (morte, infarto do miocárdio, acidente vascular cerebral, insuficiência cardíaca) não diferiram por raça ou etnia após o ajuste, embora os pacientes negros e hispânicos tivessem uma maior taxa de mortalidade em razão de suas maiores proporções de hospitalização. Pacientes asiáticos tiveram o maior escore de gravidade cardiorrespiratória.

ENVOLVIMENTO CARDÍACO APÓS RECUPERAÇÃO DA COVID

O potencial para sequelas cardíacas de longo prazo da lesão miocárdica associada à Covid-19 foi destacado por estudos de ressonância magnética do coração (RMC) em pacientes recuperados da Covid-19 aguda com evidência de fibrose miocárdica ou miocardite em 9% a 78% e elevação da troponina ultrassensível (hs-TnT) no dia da RMC em até 60%. Nessa fase, os sintomas cardíacos podem ser comuns, como dor torácica atípica (17%), palpitações (20%) e dispneia/exaustão (36%). A fração de ejeção pode estar diminuída. A biópsia endomiocárdica pode revelar infiltração linfocítica ativa em poucos casos, mas sem genoma viral detectável.

Os achados na RMC de miocardite e fibrose miocárdica levantam preocupações em relação às sequelas cardíacas potenciais de longo prazo, incluindo risco aumentado de IC e arritmias. A presença de realce tardio (LGE) relacionada à miocardite frequentemente implica necrose miocárdica, além de edema miocárdico, e foi previamente associada a resultados adversos em vários estudos de RMC de miocardite não Covid. Portanto, a prevalência significativa de LGE leva à necessidade de expandir nosso conhecimento sobre lesão miocárdica subclínica na população em geral e atletas.

No momento, o risco real de complicações em pacientes com achados anormais de RMC permanece indefinido. Além disso, permanece sem discernimento se as elevações isoladas nos tempos T1/T2 são decorrentes de capilarite, microtrombos ou disfunção endotelial secundária a uma resposta inflamatória sistêmica ou a miocardite histologicamente definida.

COVID-19 LONGO (SÍNDROME PÓS-AGUDA)

Sequelas pós-agudas de infecção por SARS-CoV-2, frequentemente denominadas síndromes pós-agudas de Covid ou Covid longo, podem ocorrer em pacientes em recuperação. Entre 1.733 pacientes que receberam alta de Covid-19 acompanhados em média 6 meses após o início dos sintomas, os mais comuns foram fadiga ou fraqueza muscular (63%), dificuldades para dormir (26%) e ansiedade ou depressão (23%). Maior gravidade da doença durante a hospitalização foi associada à pior capacidade de difusão pulmonar e imagens torácicas anormais. O que permanece obscuro são as contribuições do envolvimento cardíaco pós-Covid e lesão miocárdica aguda da Covid para os sintomas da Covid-19 longa.

INSUFICIÊNCIA CARDÍACA

Nos estudos iniciais da Covid-19 que avaliaram as taxas de letalidade, os marcadores elevados de lesão cardíaca, como a troponina, resultaram em um curso mais prolongado e crítico da doença, com alguns pacientes exibindo elevações extremas dos peptídeos natriuréticos e a causa de morte atribuída à IC.

Pacientes com IC correm risco especialmente elevado para lidar com infecções mais graves em razão da imunidade reduzida, fragilidade geral e capacidade hemodinâmica também reduzida. Foi relatado que, em pacientes com IC, os monócitos parecem produzir mais TNF-α e menos IL-10 do que indivíduos saudáveis, e que, combinados com a resposta inflamatória sistêmica generalizada associada a infecções graves por Covid-19, precisariam de desempenho cardíaco aprimorado e alto débito cardíaco, algo que os pacientes com IC geralmente são incapazes. Além disso, o estado inflamatório e a produção de citocinas secundárias à infecção aumentam a viscosidade e a coagulabilidade do sangue, causando disfunção endotelial e promovendo desequilíbrio eletrolítico e hemodinâmico (Figura 1).

Com base nos dados iniciais extraídos do Registro de Insuficiência Cardíaca de Yale em 16 de abril de 2020, 900 pacientes, 3,4% do total de pacientes registrados (n = 26.703), foram testados para SARS-CoV-2. No geral, 206 (23%) eram Covid-19 positivo (Covid-19+). Em comparação com Covid-19 negativo, esses pacientes eram mais idosos, negros, tinham hipertensão, doença arterial coronariana e usavam menos bloqueadores de renina-angiotensina ($p < 0,05$, todos). A maioria dos pacientes com Covid-19+ estava amplamente agrupada em torno dos centros urbanos. O óbito ocorreu em 20% dos pacientes com Covid-19+, e a idade foi associada ao aumento do risco de morte (OR 1,92, IC 95% de 1,33–2,78; $p < 0,001$). Entre os pacientes com Covid-19+ com idade ≥ 85 anos, as taxas de hospitalização foram de 87%, e de morte, de 36%. Chama a atenção que nessa grande coorte de pacientes com IC, em apenas uma pequena proporção de pacientes foi realizado o teste para Covid-19, e que a raça negra tinha múltiplas comorbidades e estava agrupada em comunidades de baixo nível socioeconômico. Além disso, pacientes idosos com Covid-19+ tinham grande probabilidade de

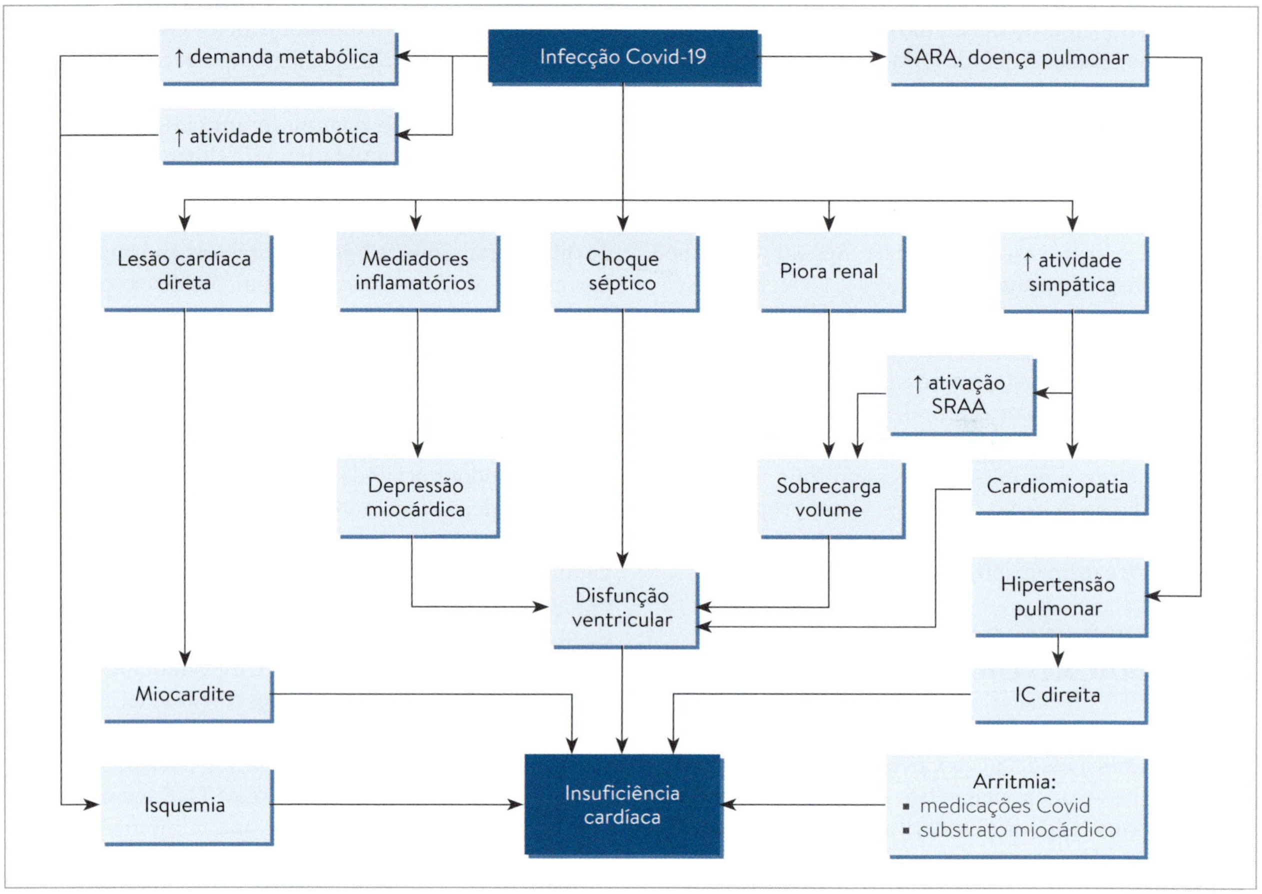

FIGURA 1 Vários mecanismos que podem ser responsáveis pelo desencadeamento ou agravamento da insuficiência cardíaca.
Fonte: adaptada de Bader, 2021.

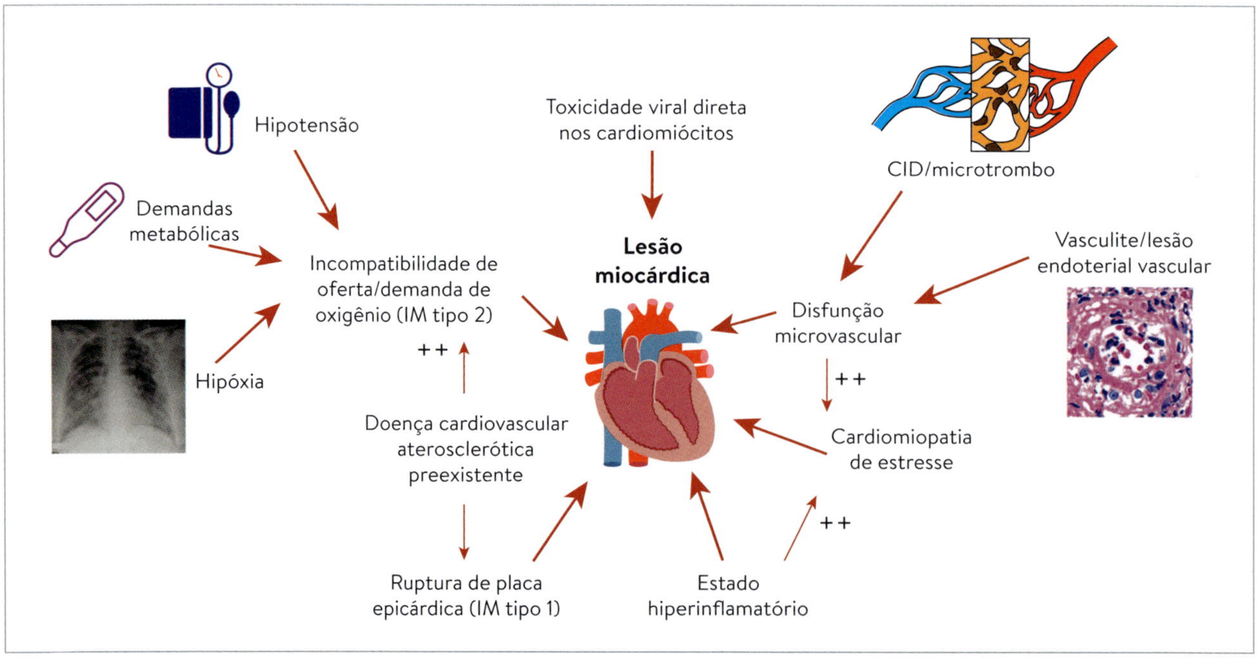

FIGURA 2 Mecanismos potenciais de lesão miocárdica na Covid-19.
IM: infarto do miocárdio; CID: coagulação intravascular disseminada.
Fonte: adaptada de Atri et al., 2020.

serem internados no hospital e apresentaram altas taxas de mortalidade.

Outro estudo no norte da Itália usou os antecedentes pessoais para explicar o porquê de a mortalidade ter sido tão elevada durante a pandemia, chamando os fatores de risco Covid-19, velhice, doença pulmonar e IC como o quarteto fatal.

Em uma análise retrospectiva de 134 pacientes com IC que foram hospitalizados, 40 (29,9%) apresentavam infecção concomitante por Covid-19 e tiveram uma mortalidade hospitalar significativamente aumentada (50,0% vs. 10,6%; RR de 4,70 e IC de 95% de 2,42-9,12; $p < 0,001$).

Em recente metanálise, pacientes com IC apresentaram risco aumentado de hospitalização e morte por Covid-19. Observou-se diferença significativa na mortalidade entre pacientes com e sem IC, sendo que aqueles com IC apresentam maiores taxas de mortalidade (OR de 3,46, IC 95% de 2,52-4,75; $p < 0,001$). A mortalidade de pacientes com IC acompanhada de infecção por SARS-CoV-2 é maior do que a de pacientes com influenza (OR 1,66, IC 95% de 1,44-1,91; $p < 0,001$), mas menor do que a de pacientes com MERS-CoV (OR 3,46, IC 95% de 2,52-4,75; $p < 0,001$ vs. OR 12,981, IC 95% de 1.324-127.313; $p = 0,025$).

Os pacientes com IC preexistente merecem nossa atenção agora mais do que nunca, pois sofrem de diminuição das reservas circulatórias e fisiológicas, o que os leva a um curso mais grave da doença. Os pacientes devem ser encorajados a procurar atendimento médico no cenário de exacerbações agudas e não evitar avaliações pessoais por medo de Covid-19. Seguindo as diretrizes nacionais e internacionais, deverá ser reforçada a continuação dos inibidores da enzima de conversão da angiotensina/bloqueadores do receptor da angiotensina e a otimização contínua da terapia médica orientada por diretrizes durante a Covid-19. O número de pacientes hospitalizados por piora da IC ou com diagnóstico de IC de início recente foi significativamente reduzido após o bloqueio social, mas ainda não impactou na mortalidade em pacientes com IC ao nível populacional.

É necessário haver mensagens claras para os médicos e pacientes que fazem avaliações presenciais regulares de que as investigações para os pacientes de alto risco não podem ser adiadas. Essa maior conscientização será crucial para prevenir a consequência não intencional do aumento provável de mortes por IC.

Finalmente, pelo que foi exposto, se a vacina para a Covid-19 estiver disponível e for eficaz, os pacientes com IC devem ser priorizados para a vacinação.

Insuficiência cardíaca com fração de ejeção preservada

Em pacientes hospitalizados com Covid-19, a prevalência de ICFEP é elevada, variando de 4 a 16%, provavelmente em razão do perfil de risco cardiometabólico compartilhado. De fato, as comorbidades incluindo envelhecimento, hipertensão arterial, diabetes, obesidade e doença renal crônica – preditores conhecidos de um curso grave da Covid-19 – também são as principais causas de ICFEP. Covid-19 pode representar um fator precipitante que leva à descompensação aguda da IC em pacientes com ICFEP conhecida e naqueles com disfunção diastólica subclínica, que se torna evidente. Covid-19 também pode afetar direta ou indiretamente o coração. Em pacientes saudáveis, estudos ecocardiográficos mostraram que a maioria daqueles com Covid-19 apresenta comprometimento diastólico (ao invés de sistólico), hipertensão pulmonar e disfunção ventricular direita. Essas anormalidades são observadas tanto na fase aguda quanto na subaguda da Covid-19 (Figura 3). A RMC revelou inflamação miocárdica e fibrose em até 78% dos pacientes na fase crônica da doença.

A infecção por Covid-19 pode estar associada à ICFEP por meio de várias vias: infiltração viral direta, inflamação ou fibrose cardíaca. A Covid-19 deve ser reconhecida como um fator de risco potencial para ICFEP, estimulando a triagem e o tratamento para prevenir uma progressão adicional e desfechos adversos individuais e aliviar o aumento da morbidade, mortalidade e disparidades relacionadas à ICFEP. A cardiomiopatia inflamatória pela Covid-19 pode representar uma possível consequência de longo prazo da doença, levantando preocupações sobre um aumento na prevalência de IC, notadamente a ICFEP.

Insuficiência cardíaca aguda

Além das complicações trombóticas arteriais e venosas que se apresentam como síndromes coronárias agudas (SCA) e tromboembolismo venoso (TEV), a miocardite desempenha um papel importante em pacientes com insuficiência cardíaca aguda (ICA). A ICA pode complicar o curso clínico da Covid-19, principalmente em casos graves.

Os mecanismos subjacentes da ICA e da Covid-19 podem incluir isquemia miocárdica aguda, infarto ou inflamação (miocardite), síndrome da angústia respiratória do adulto (SARA), lesão renal aguda com hipervolemia, cardiomiopatia induzida por estresse, miocardite e taquiarritmia. Por outro lado, a pneumonia por Covid-19 pode levar ao agravamento do estado hemodinâmico em razão de hipoxemia, desidratação e hipoperfusão.

A apresentação clínica, as comorbidades cardiovasculares preexistentes e os achados de imagem do tórax sugestivos de ICA (p. ex., cardiomegalia e/ou derrame pleural bilateral) são de extrema importância. Níveis significativamente elevados de peptídeos natriuréticos (BNP/NT-proBNP) também sugerem ICA. O uso prudente da ecocardiografia transtorácica (ETT) pode ser considerado, com atenção para evitar a contaminação do paciente, do pessoal e/ou do equipamento.

A mesma estratégia de tratamento para a ICA pode ser aplicada em pacientes com e sem Covid-19. Os dados sobre ICA com Covid-19 são escassos. Em um estudo, 23% de todos os pacientes hospitalizados desenvolveram

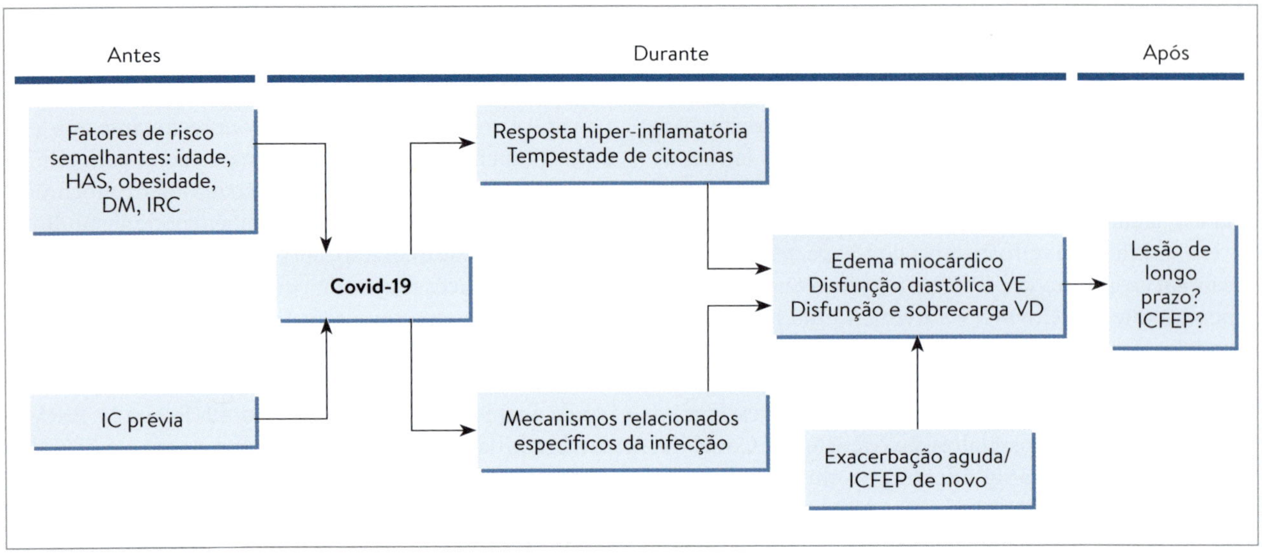

FIGURA 3 A relação de curto e longo prazo entre Covid-19 e ICFEP.

IRC: doença renal crônica; Covid-19: Coronavirus Disease 2019; IC: insuficiência cardíaca; ICFEP: insuficiência cardíaca com fração de ejeção preservada; VE: ventrículo esquerdo; VD: ventrículo direito.

IC, enquanto a prevalência de IC foi significativamente maior nos casos fatais em comparação aos sobreviventes (52% vs. 12%, $p < 0,0001$). Já na análise de 3.080 pacientes consecutivos com infecção confirmada por Covid-19 e acompanhamento por pelo menos 30 dias, os pacientes com IC prévia tiveram taxas de mortalidade mais altas (48,7% vs. 19,0%; $p < 0,001$), somente 2,5% deles foram diagnosticados com ICA e, na grande maioria dos casos (77,9%), eles tinham história prévia de IC. Além disso, a retirada de betabloqueadores, antagonistas do receptor mineralocorticoide e inibidores da enzima conversora da angiotensina ou bloqueadores do receptor da angiotensina foi associada a um aumento significativo na mortalidade hospitalar.

TRATAMENTO DA CARDIOMIOPATIA E COVID-19

Miocardite

Atualmente, o tratamento para miocardite viral é amplamente de suporte, incluindo suporte circulatório mecânico para pacientes críticos. Os imunossupressores estão em estudo e têm uma justificativa para a síndrome de hiperinflamação sistêmica que envolve o coração, mas os dados são limitados. A presença ou ausência de vírus nos miócitos identificados pela BEM pode, de fato, ser decisiva para diagnosticar corretamente a miocardite por Covid-19 e identificar a terapia mais adequada, uma vez que pacientes com vírus negativos têm maior probabilidade de se beneficiar de terapia imunossupressora, enquanto a presença de vírus nos miócitos pode responder a drogas antivirais.

Insuficiência cardíaca

À luz do conhecimento atual, a terapia médica orientada por diretrizes para IC não deve ser interrompida por questões teóricas, mas sim baseada na tolerância e apresentação clínica.

Transplante e dispositivos

O transplante cardíaco com Covid-19 aparentemente apresenta os mesmos sinais e sintomas de pacientes não transplantados, mas pode evoluir com um curso clínico mais grave (até 40% de mortalidade) e com altas taxas de complicações tardias quando comparado à população em geral. Poderá ser necessária a redução dos imunossupressores, iniciando com o micofenolato ou azatioprina nas apresentações moderadas, até a suspensão de todos os imunossupressores nos casos graves de Covid-19, mantendo apenas os corticoides. No momento, não há evidências para o uso de estratégias de tratamento específicas para a Covid-19 em pacientes com transplante torácico ou com dispositivos de assistência ventricular (DAV). No transplantado, existem incertezas quanto à resposta da vacina e sua eficácia clínica em razão de uma resposta humoral e celular mais fraca nesse grupo de pacientes, que não é exclusiva da vacina da Covid-19. Apesar dessas lacunas, a maioria das organizações continua a recomendar a vacinação contra a Covid-19 nos receptores de transplantes, sem alteração dos regimes imunossupressores, por conta do baixo risco de eventos adversos graves e do maior potencial de benefício clínico.

No caso de pacientes com DAV, embora a imunidade celular tenha sido relatada como comprometida entre os receptores de DAV de longa duração, não há evidências claras sugerindo que eles têm risco aumentado de adquirir o vírus. Na maior série publicada de pacientes com DAV até hoje (5 com HeartMate-2, 9 com HeartWare HVAD e 26 com HeartMate-3), a maioria dos pacientes foi hospitalizada, 25% desenvolveram doença crítica (definida como necessidade de ventilação mecânica, vasopressores ou início de terapia de substituição renal) e 20% morreram.

Avaliação e retorno às atividades físicas após Covid-19

Pacientes com a Covid-19 exigirão uma avaliação completa de seus sintomas, capacidade de exercício, função e potenciais deficiências. É importante ter em mente que, embora o exercício exerça efeitos benéficos sobre a função endotelial, conforme evidenciado em pacientes com infarto agudo do miocárdio, DAC e IC, e contribua para a redução de alterações cardiovasculares, ainda precisa ser demonstrado se ele realmente se traduz em melhores resultados clínicos em pacientes com Covid-19.

Sugere-se a estratificação de risco inicial com ECG, ecocardiograma e exames laboratoriais. Outros testes poderão ser necessários na presença de sintomas persistentes e/ou alterações dos exames, como a RMC.

Dependendo da avaliação inicial do paciente e de seu perfil de risco clínico e cardiovascular, um programa de exercícios deve ser desenvolvido considerando todas as características clínicas do paciente. O exercício pode ser modulado em termos de intensidade, frequência e velocidade de execução para adaptar os programas existentes a esse novo grupo de pacientes que está surgindo como resultado da pandemia da Covid-19.

A mesma triagem inicial deve ser feita para os atletas, e estes são aconselhados a restringir o esforço físico por 10 a 14 dias, com aumento gradual da intensidade do exercício. É interessante notar que um estudo com RMC em atletas colegiais após Covid-19 não observou alterações definitivas no ECG ou no ecocardiograma.

Finalmente, a Covid-19 representa um desafio clínico para os pacientes com IC, estes são poucos testados, a lesão cardíaca é um importante preditor de prognóstico e o tratamento nesses pacientes deve ser reavaliado cuidadosamente de acordo com a condição clínica decorrente da infecção. Questões que necessitam de mais pesquisas incluem: se o vírus SARS-CoV-2 exerce ação direta ou indireta no tecido miocárdico, se existem opções melhores ou piores de medicamentos para IC entre pacientes com Covid-19 e se existem implicações em longo prazo da infecção por SARS-CoV-2 para pacientes com IC.

LEITURA SUGERIDA

1. Alvarez-Garcia J, Jaladanki S, Rivas-Lasarte M, et al. New heart failure diagnoses among patients hospitalized for COVID-19. J Am Coll Cardiol. 2021;77(17):2260-2.
2. Atri D, Siddidi HK, Lang J, et al. COVID-19 for the cardiologist: a current review of the virology, clinical epidemiology, cardiac and other clinical manifestations and potential therapeutic strategies. JACC Basic Transl Sci. 2020;5(5):518-36.
3. Bader F, Manla Y, Atallah B, Starling RC. Heart failure and COVID-19. Heart Fail Rev. 2021;26(1):1-10.
4. Birati EY, Najjar SS, Tedford RJ, Houston BA, Shore S, Vorovich E, et al. Characteristics and outcomes of COVID-19 in patients on left ventricular assist device support. Circ Heart Fail. 2021;14(4):e007957.
5. Calabrese M, Garofano M, Palumbo R, et al. Exercise training and cardiac rehabilitation in COVID-19 patients with cardiovascular complications: State of Art. Life (Basel). 2021;11(3):259.
6. Castiello T, Georgiopoulos G, Finocchiaro G, Claudia M, Gianatti A, Delialis D, Aimo A, Prasad S. COVID-19 and myocarditis: a systematic review and overview of current challenges. Heart Fail Rev. 2021:1–11.
7. Chung MK, Zidar DA, Bristow MR, et al. COVID-19 and cardiovascular disease: From bench to bedside. Circ Res. 2021;128(8):1214-36.
8. Figueiredo Neto JA, Marcondes-Braga FG, Moura LZ, Figueiredo AMES, Figueiredo VMES, Mourilhe-Rocha R, et al. Coronavirus Disease 2019 and the Myocardium. Arq Bras Cardiol. 2020;114(6):1051-7.
9. Marcondes-Braga FG, Murad CM, Belfort DSP, Dantas RCT, Lira MTSS, Aragão CAS, et al. Characteristics and outcomes of heart transplant recipients with coronavirus-19 disease in a high-volume transplant center. Transplantation. 2021.
10. Shah KS, Hale Hammond ME, Drakos SG, et al. SARS-CoV-2 as an inflammatory cardiovascular disease: current knowledge and future challenges. Future Cardiol. 2021;10.2217/fca-2020-0188.
11. Soriano RVM, Rossi Neto JM, Finger MA, Santos CC. Covid-19 in heart transplant recipients in São Paulo: A case series. Arq Bras Cardiol. 2021;116(2 suppl 1):1-3.
12. Zaccone G, Tomasoni D, Italia L, Lombardi CM, Metra M. Myocardial involvement in COVID-19: An interaction between comorbidities and heart failure with preserved ejection fraction. A further indication of the role of inflammation. Curr Heart Fail Rep. 2021;1-8.

13

Cardiomiopatia e HIV

Reinaldo B. Bestetti

DESTAQUES

- A cardiomiopatia dilatada (CMD) é o fenótipo associado à infecção pelo HIV.
- A prevalência de CMD associada ao HIV é de 2,7%, e a incidência, de 1,5% .
- A CMD associada ao HIV surge quando a contagem de células CD4 é < 200/mm^3.
- O quadro clínico da CMD induzida pelo HIV é o de insuficiência cardíaca esquerda e/ou direita.
- Disfunção sistólica assintomática do ventrículo esquerdo (DSVE) é encontrada em 24% dos pacientes, e a disfunção diastólica do ventrículo esquerdo (DDVE), em 19%.
- A sobrevida em 5 anos de pacientes com CMD associada ao HIV é de 64%.
- O tratamento para a infecção HIV deve ter como alvo a contagem de células CD4 > 500 por mm^3.
- O tratamento da DSVE e a da DDVE é aquele determinado pelas diretrizes de insuficiência cardíaca.

INTRODUÇÃO

Atualmente, cerca de 30 milhões de pessoas são portadoras da infecção pelo HIV em todo o mundo, e 2 milhões de pessoas morrem em decorrência dessa infecção anualmente. Embora a terapia antirretroviral (TARV) tenha diminuído a incidência e a mortalidade provocada pela infecção com HIV significativamente, pacientes em uso de TARV ainda possuem maior risco de desenvolver cardiomiopatia do que a população geral. O protótipo da cardiomiopatia encontrada na infecção pelo HIV é a cardiomiopatia dilatada (CMD); o fenótipo da cardiomiopatia restritiva e o da cardiomiopatia hipertrófica não são observados na infecção pelo HIV.

EPIDEMIOLOGIA

Na era anterior ao tratamento com antirretrovirais (TARV), a estimativa da prevalência de CMD em pacientes com AIDS submetidos à autópsia era de aproximadamente 37%, e a de miocardite subjacente de 59%. Uma metanálise envolvendo 125.832 pacientes com infecção pelo HIV na era pré-TARV e na era atual mostra prevalência de CMD de 12%. Atualmente, a prevalência varia de 2,7% em países com grande TARV a 29% em países com pouca TARV. A incidência anual de CMD em pacientes infectados pelo HIV acompanhados em atenção básica em áreas endêmicas com baixa TARV pode ser estimada grosseiramente em 1%, enquanto em países desenvolvidos é de 1,5%.

PATOLOGIA E PATOGÊNESE

Macroscopicamente, a CMD associada ao HIV revela dilatação de câmaras cardíacas e trombose mural. À microscopia óptica, observam-se hipertrofia de cardiomiócitos e fibrose intersticial; evidência de miocardite prévia também pode ocorrer em até 37% dos casos. À microscopia eletrônica, perda das miofibrilas, deposição celular de lipídio e aumento no número de mitocôndrias podem ser vistos.

A patogênese da CMD associada ao HIV é multifatorial. O HIV pode levar à miocardite em 40% dos pacientes com CMD; isso acontece quando a contagem de células CD4 é menor do que 100 a 200 por mm³. O HIV infecta macrófagos e células intersticiais (dendrítica e endoteliais) com maior frequência do que os cardiomiócitos. Infecções oportunísticas também levam a grave miocardite; dentre elas, destaca-se a miocardite por Toxoplasma gondii, a principal causa de miocardite não associada ao HIV, observada em 12% de pacientes submetidos à autópsia. Coinfecções com adenovírus e citomegalovírus são detectadas em 42% dos pacientes com miocardite associada à CMD induzida pela infecção com HIV.

A lesão miocárdica também pode ocorrer em decorrência do aumento sérico de TNF e IL-1 beta; o TNF induz a formação de óxido nítrico, que, por sua vez, provoca depressão na contratilidade cardíaca. Autoanticorpos contra miosina, deficiência de microelementos, particularmente de selênio, bem como drogas usadas para tratar complicações da infecção viral, tais como doxorubicina e foscarnet, também estão associados à CMD induzida pelo HIV.

QUADRO CLÍNICO

O quadro clínico da CMD associada ao HIV é semelhante ao da CMD idiopática, mas 24% dos pacientes apresentam disfunção sistólica do ventrículo esquerdo (DSVE) assintomática. Dos sintomáticos, 86% queixam-se de dispneia, e 61% de palpitações. Edema periférico e estase jugular são detectados em 53% e 9% dos casos, respectivamente. Um achado interessante é a presença de frequência cardíaca ao redor de 100 batimentos por minuto, mesmo nos indivíduos assintomáticos.

O eletrocardiograma convencional revela bloqueio fascicular anterior esquerdo, bloqueio completo do ramo esquerdo do feixe de His e bloqueio AV de primeiro grau. O ecocardiograma é fundamental para o diagnóstico de CMD secundária à infecção pelo HIV. DSVE, disfunção diastólica do VE (DDVE) e hipertensão pulmonar (HP) podem ser encontradas em 54%, 46% e 21%, respectivamente. Metanálise envolvendo países com alta e baixa frequência de TARV mostra DSVE, DDVE e HP em 12%, 19% e 11%. O *strain* longitudinal global do VE pode ser visto no ecocardiograma com *speckle tracking* em pacientes com contagem de CD4 < 500 células/mm³. O ecocardiograma com estresse farmacológico permite identificar os pacientes que poderão recuperar a função miocárdica ao longo do tempo. A ressonância magnética cardíaca exibe fibrose miocárdica e edema consistente com miocardite subjacente.

EVOLUÇÃO CLÍNICA

Antes do emprego da TARV, a mediana da sobrevida em pacientes com a CMD do HIV era de 101 dias. Na era atual, a mortalidade da CMD associada à infecção pelo HIV ainda é 6 vezes maior do que a encontrada em pacientes com a CMD idiopática. A sobrevida média em 5 anos de pacientes com CMD associada ao HIV é de 64%; se a espessura da parede ventricular for maior do que o normal, a sobrevida diminui para 45%. Se a força contrátil do miocárdio for duas vezes menor do que o desvio padrão da fração de encurtamento do VE, a sobrevida média em 5 anos é de 38%.

TRATAMENTO

O tratamento deve ser dirigido inicialmente para o controle da infecção pelo HIV, mantendo-se os níveis de CD4 > 500 células/mm³. Nos estágios iniciais da moléstia, o uso de inibidores do cotransportador de sódio e glicose 2 (SGLT2) promove diminuição da fibrose cardíaca, redução na atividade simpática e na gordura epicárdica, diminuição da disfunção endotelial, diminuição da resistência à insulina e perda de peso. A metformina melhora índices metabólicos e diminui o reservatório de HIV no intestino. As estatinas reduzem marcadores a ativação imune. A reposição dos níveis diminuídos de selênio reverte o remodelamento do VE.

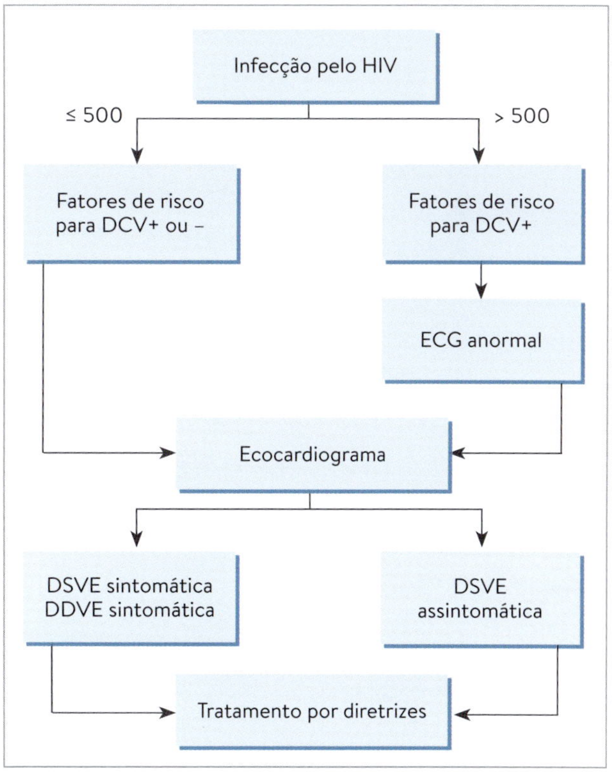

FIGURA 1 Fluxograma para diagnóstico e tratamento da cardiomiopatia dilatada associada ao HIV.

500: quantidade de células CD4; DCV: doenças cardiovasculares; DDVE: disfunção diastólica do ventrículo esquerdo; DSVE: disfunção sistólica do ventrículo esquerdo.

Nos pacientes com CMD associada ao HIV sintomática ou com DSVE assintomática, recomenda-se o tratamento padrão: inibidores da enzima de conversão ou inibidores da angiotensina tecidual, inibidor da aldosterona e betabloqueadores. O transplante cardíaco e a terapia de destino com ventrículo artificial foram realizados com sucesso em poucos indivíduos, e não são mais contraindicação absoluta para esses pacientes. A Figura 1 exibe o fluxograma para o diagnóstico e o tratamento da CMD associada ao HIV.

LEITURA SUGERIDA

1. Ashwitta SK, Jacob PA, Ajaj A, Shirke MM, Harky A. management of cardiovascular diseases in HIV/AIDS patients. J Card Surg. 2021;36(1):236-43.
2. Barbaro G. HIV associated cardiomyopathy. Herz. 2005;30: 486-92.
3. Bestetti RB. Cardiac involvement in the acquired immune deficiency syndrome. Int J Cardiol. 1989;22:143-146.
4. Bijl M, Dieleman JP, Simoons M, Van der End M. Low prevalence of cardiac abnormalities in an HIV-seropositive population on antiretroviral combination therapy. J Acquir Immune Defic Syndr. 2001;27:318-20.
5. Cohen IS, Anderson DW, Virmani R, Reen BM, Macher AM, Sennesh J, et al. Congestive cardiomyopathy in association with the acquired immunodeficiency syndrome. N Engl J Med. 1986;315:628-30.
6. de Filippi CR, Grinspoon SK. Myocardial dysfunction with contemporary management of HIV: prevalence, pathophysiology, and opportunities for prevention. JACC Heart Fail. 2019; 7(2):109-11.
7. Erqou S, lodebo BT, Masri A, Altibi AM, Tcheugui JBE, Dzudie A, et al. Cardiac dysfunction among people living with HIV. JACC Heart Fail. 2019;7:98-108.
8. Odeh M. AIDS and dilated cardiomyopathy. Postgraduate Med J. 1995;71:59.
9. Remick J, Georgiopoulou V, Marti C, Ofotokun O, Kalageropoulos A, Lewis W, et al. Heart failure in patients with human immunodeficiency vírus infection: epidemiology, pathophysiology, treatment, and future research. Circulation. 2014;129: 1781-9.
10. Sinha A, Feinstein M. Epidemiology, pathophysiology, and prevention of heart failure in people with HIV. Progr Cardiovasc Dis. 2020;63: 134-41.
11. Sliwa K, Carrington ML, Becker A, Thienemann F, Ntsekhe M, Stewart S. Contribution of the immunodeficiency virus/ acquired immunodeficiency syndrome epidemic to de novo presentations of heart disease in the Heart of Soweto Study Cohort. Eur Heart J. 2012;33:866-74.
12. So-Armah K, Benjamin LA, Bloomfield GS, Feinstein MJ, Hsue P, Njuguna B, et al. HIV and cardiovascular disease. The Lancet HIV. 2020;7(4):e279-93.

14

Cardiomiopatia da doença de Chagas

Marcus Vinicius Simões
Felix José Alvarez Ramires
Flávio Henrique Valicelli

DESTAQUES

- A doença de Chagas (DC) é um grave problema de saúde pública nos países da América Latina, com estimativa de acometimento de 6 milhões de pessoas.
- A DC é causada pela infecção de um protozoário, o *Trypanosoma cruzi*, classicamente transmitido por um inseto vetor triatomíneo.
- A transmissão pelo vetor domiciliado encontra-se oficialmente erradicada no Brasil, mas a doença continua acontecendo por meio de surtos causados por transmissão oral.
- A maioria dos pacientes na fase aguda são assintomáticos ou têm apenas sintomas leves e inespecíficos.
- A cardiomiopatia crônica da doença de Chagas (CCC) é a principal manifestação da doença e acomete cerca de 30% dos infectados.
- Os sintomas e sinais presentes na CCC derivam de quatro síndromes essenciais: insuficiência cardíaca, arritmias cardíacas, tromboembolismo e manifestações anginosas.
- O tratamento da CCC é baseado no controle das manifestações clínicas, sendo que o tratamento etiológico na fase crônica não possui evidências contundentes de benefício.

INTRODUÇÃO

A DC é causada pelo *Trypanosoma cruzi*, um parasita protozoário, podendo cursar com um quadro de miocardite aguda e, mais comumente, uma miocardite crônica altamente fibrosante, incessante e de baixa intensidade, que produz lesão miocárdica progressiva que resulta tardiamente na cardiomiopatia crônica da doença de Chagas (CCC), sendo esta a mais importante manifestação da doença.

EPIDEMIOLOGIA

A DC é ainda um sério problema de saúde pública nos países da América Latina em que é endêmica, ocorrendo em 21 países com prevalência estimada de 6 milhões de pessoas infectadas, sendo causa importante de miocardiopatia dilatada, insuficiência cardíaca (IC) e de mortalidade nessas regiões.

Nas últimas décadas, como consequência de correntes migratórias a partir de países onde a doença é endêmica, a DC tem sido detectada em taxas significativas nos Estados Unidos, Canadá, Europa, Japão e países emergentes da Ásia e Austrália. Estimam-se em torno de 300 mil indivíduos com a infecção nos Estados Unidos, dos quais 30 mil a 45 mil manifestam doença.

O ciclo de transmissão da DC apoia-se no principal vetor *Triatoma infestans*. A transmissão pelo vetor domiciliado encontra-se oficialmente controlada no Brasil desde 2006, segundo relatório da Organização Mundial da Saúde (OMS). Entretanto, a doença continua acontecendo por meio de surtos associados a outros mecanismos de transmissão, principalmente a via oral. Vários surtos de contaminação têm sido relatados recentemente nos estados da região norte do Brasil e vinculados ao consumo de açaí *in natura* contaminado por *T. cruzi*.

HISTÓRIA NATURAL E ESTÁGIOS EVOLUTIVOS

A história natural da DC compreende fases aguda e crônica. A maioria dos pacientes na fase aguda é assintomática ou exibe sintomas leves de síndrome infecciosa, sendo mais raro um quadro de miocardite ou meningoencefalite sintomáticas. Assim que a fase aguda se abate, após 4 a 8 semanas, os pacientes evoluem para a fase crônica, que inclui uma forma indeterminada (latente ou pré-clínica) e uma forma determinada ou com expressão clínica. A forma crônica determinada se subdivide em cardíaca, digestiva ou cardiodigestiva (ou mista). Menos comumente, pode acontecer evolução direta da fase aguda diretamente para a fase crônica em 5 a 10% dos casos. Pode também ocorrer a reativação da DC crônica, apresentando-se como doença aguda, ou reagudizada, em indivíduos com imunossupressão, por doença como a AIDS, ou induzida por uso de imunossupressores, como nos receptores de transplante de órgãos ou tratamento de câncer. A Figura 1 representa as etapas da evolução natural da doença.

A forma indeterminada compreende aqueles pacientes com evidências de infecção pelo *T. cruzi* (testes sorológicos positivos), mas sem manifestações clínicas da doença. Cerca de 30% dos pacientes com a forma indeterminada, que usualmente pode durar de 10 a 30 anos, desenvolverão ao longo da vida a CCC.

A evolução mais tardia da CCC envolve o aparecimento de cardiomiopatia dilatada, com disfunção ventricular esquerda global e de síndrome de IC. A Diretriz Latino-Americana para o Diagnóstico e Tratamento da Cardiopatia Chagásica adotou uma classificação para a disfunção ventricular esquerda da DC que retrata os estágios evolutivos da IC adotada nas diretrizes internacionais (Figura 1).

ETIOPATOGENIA

Na fase aguda, o dano orgânico é nitidamente associado à infestação e multiplicação parasitária no miocárdio, além de outros tecidos comumente acometidos como o sistema nervoso e aparelho digestivo. Com a remissão da parasitemia e das reações inflamatórias sistêmicas, o paciente

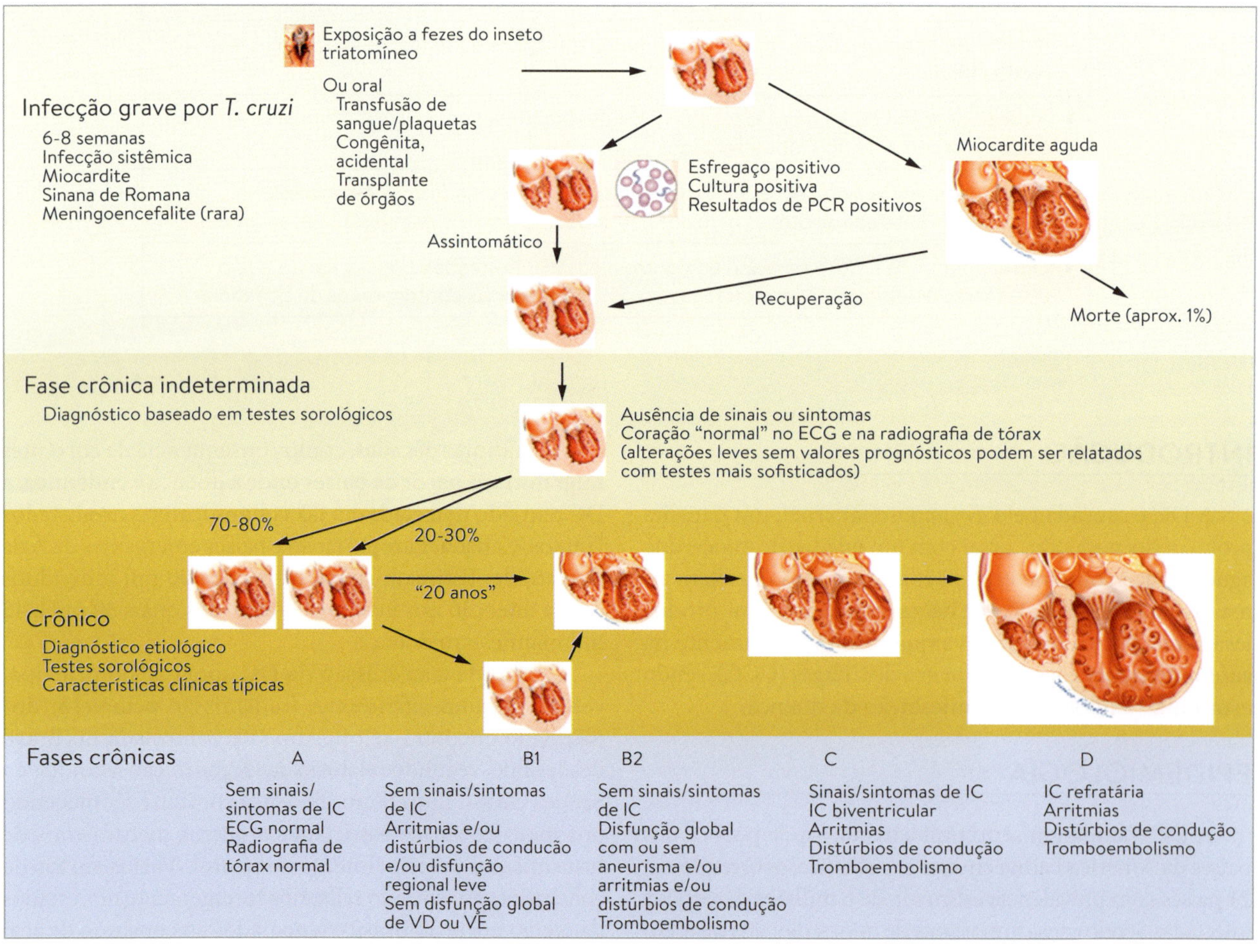

FIGURA 1 História natural da doença de Chagas e as fases evolutivas na fase crônica da doença.

Fonte: Bocchi et al., 2017.

adentra a fase crônica da doença, em que se acredita que ocorra um processo de miocardite focal incessante e de baixa intensidade, que causa progressiva destruição de fibras miocárdicas e fibrose reparativa, com lesão miocárdica cumulativa, resultando tardiamente no quadro de cardiomiopatia dilatada.

São considerados ainda na fisiopatogênese da lesão miocárdica os mecanismos auxiliares e amplificadores: distúrbios da perfusão miocárdica pela presença de anormalidades da microcirculação coronária e desnervação autonômica cardíaca.

MANIFESTAÇÕES CLÍNICAS

Fase aguda

A fase aguda se inicia após um período de incubação de 1 a 4 semanas após a exposição ao *T. cruzi*. As lesões conhecidas como "chagomas", incluindo o típico, mas não específico, sinal de Romaña, decorrem de edema de mucosa ou cutâneo no local da inoculação. A maioria dos pacientes apresenta-se assintomática ou manifesta sintomas sistêmicos de infecção insidiosa, como febre, hepatoesplenomegalia, mialgia, acompanhados por leucocitose, com linfocitose absoluta. Uma minoria dos pacientes exibe um quadro clínico de miocardite. Nesses casos o eletrocardiograma (ECG) pode mostrar taquicardia sinusal, batimentos ectópicos ventriculares, baixa voltagem dos complexos QRS, bloqueios de ramo, alterações difusas da repolarização ventricular, bloqueio AV de grau variável. A radiografia do tórax pode mostrar cardiomegalia nos casos mais graves. O ecocardiograma mostra frequentemente derrame pericárdico, alterações segmentares da mobilidade parietal e insuficiências das válvulas atrioventriculares, sendo menos comum a dilatação cavitária e queda da fração de ejeção do ventrículo esquerdo (VE). Essas anormalidades usualmente se resolvem na maioria dos casos ao longo do primeiro ano de acompanhamento.

Mais raramente, um quadro de meningoencefalite também pode complicar o quadro clínico e é causa adicional de mortalidade precoce na fase aguda da DC.

O diagnóstico é feito pela detecção dos parasitas circulantes por hemocultura, visualização direta do parasita no sangue periférico, xenodiagnóstico, ou visibilização de ninhos de parasitas na forma amastigota por análise histológica de biópsia de órgãos acometidos, incluindo os "chagomas" cutâneos. A biópsia endomiocárdica é raramente empregada, mas pode ser necessária nos casos com suspeita de reativação da DC após transplante cardíaco, em que a diferenciação com rejeição do implante torna-se fundamental.

O curso clínico da fase aguda da DC geralmente é benigno e se resolve em 1 a 3 meses. Estima-se que a evolução fatal ocorra em < 5% dos pacientes na fase aguda, quando contaminados por via vetorial clássica (picada do inseto triatomíneo). Entretanto, na fase aguda causada por contaminação por via oral, como na ingestão de açaí contaminado com *T. cruzi*, a doença aguda costuma ser mais agressiva com mortalidade mais elevada.

O tratamento da miocardite e de IC é o mesmo preconizado para os casos de miocardite aguda de outras etiologias, incluindo medidas intensivas de suporte circulatório nos casos mais graves. O tratamento antiparasitário com benzonidazol está indicado em todos os casos de DC aguda, para reduzir a parasitemia, minimizar a gravidade dos sintomas e reduzir o tempo de doença. A ocorrência de cura parasitológica é estimada em 60 a 85% dos casos.

Fase crônica – forma indeterminada

A forma indeterminada é classicamente definida como a condição clínica de paciente com evidência parasitológica e/ou sorológica de infecção crônica pelo *T. cruzi*, mas evoluindo sem sintomas ou sinais de doença, incluindo ECG e radiografia de tórax normais e sem acometimento do tubo digestivo.

Não há recomendações universalmente aceitas para a realização de exames seriados para a identificação precoce da disfunção ventricular esquerda nos pacientes com a forma indeterminada. Também não há fatores na fase indeterminada que possam identificar prospectivamente os indivíduos que desenvolverão a cardiopatia ao longo da vida. Sugere-se avaliação clínica e ECG anualmente e a radiografia simples do tórax/ecocardiograma a cada 3 ou 5 anos nesse grupo de pacientes.

Fase crônica – forma cardíaca

Nos indivíduos em estágios mais incipientes da CCC, a ausência de sintomas é marcante e o dano miocárdico discreto pode ser detectado apenas por alterações em exames complementares, como distúrbios de condução no ECG, alterações segmentares da mobilidade do VE ao ecocardiograma ou arritmias no Holter. Esses indivíduos podem, entretanto, ser vitimados por morte súbita por eventos arrítmicos.

Os sinais e sintomas presentes na CCC derivam de quatro síndromes fundamentais, que podem comumente coexistir no mesmo paciente: IC, arritmias, tromboembolismo e manifestações anginoides.

Nas fases inicias da disfunção ventricular da CCC, o sintoma mais frequente é a fadiga aos esforços, sendo, contudo, incomum os sintomas de congestão pulmonar como dispneia paroxística noturna e ortopneia. Na evolução da doença somam-se os sintomas de congestão venosa sistêmica (turgência jugular, hepatomegalia, edema de membros inferiores e ascite) e a evolução pode ainda progredir para anasarca, adinamia ou caquexia cardíaca, à semelhança de outras cardiopatias com disfunção ventricular avançada. O exame físico pode mostrar sinais de cardiomegalia, abafamento de B1 em foco mitral, desdobramento permanente de B2 pela presença de bloqueio completo do ramo direito, terceira bulha e sopros regurgitativos mitral e tricúspide secundariamente à dilatação das câmaras ventriculares. Os sinais de baixo débito sistêmico podem estar presentes em casos avançados. Nos pacientes com IC por CCC a congestão pulmonar é comumente discreta mesmo nos estágios avançados da doença, com mais exuberante congestão sistêmica. Essas particularidades na apresentação clínica estão relacionadas à frequente disfunção biventricular, com insuficiência ventricular direita às vezes mais precoce e pronunciada do que a esquerda.

Embolias pulmonares e sistêmicas são manifestações comuns nos pacientes com CCC, originadas de tromboses murais cardíacas, sendo importante causa de AVC embólico. Acidentes tromboembólicos são muitas vezes a primeira manifestação da doença e podem ocorrer nos estágios da doença ainda sem disfunção ventricular grave (estágio B2); entretanto, a dilatação das cavidades cardíacas e presença de síndrome de IC são fatores de risco importantes para sua ocorrência. As regiões ventriculares com discinesias, principalmente apicais, como o clássico aneurisma apical em "dedo de luva", conferem aumento do risco para formação de trombos murais e eventos cardioembólicos. A fibrilação atrial, uma manifestação relativamente tardia na CCC com disfunção sistólica ventricular, é um fator trombogênico adicional.

A estimativa do risco de AVE cardioembólico nos pacientes com CCC pode ser feita pelo cálculo de um escore em que a presença de disfunção sistólica do VE contribuiu com dois pontos e aneurisma apical, alteração primária da repolarização ventricular no ECG e idade > 48 anos com um ponto cada. Dessa forma, considerando-se o risco-benefício, a anticoagulação crônica com varfarina estaria indicada para pacientes com 4 a 5 pontos. No subgrupo com escore de 3 pontos, as taxas de AVE e sangramento grave com uso de anticoagulante oral são equivalentes, podendo ser indicados AAS ou varfarina. Em pacientes com 2 pontos há baixa incidência de AVE e recomenda-se o uso de AAS, ou nenhuma profilaxia. Os pacientes com 0 a 1 ponto, com incidência de eventos próxima a zero, não requerem profilaxia.

A CCC é uma cardiomiopatia arritmogênica, com peculiaridades nesse contexto que a tornam distinta de outras cardiopatias. Todos os tipos de arritmias atrial e ventricular podem ocorrer: disfunção do nó sinusal, BAV avançado ou completo e arritmias ventriculares complexas. As arritmias podem cursar assintomáticas ou manifestar-se como síndromes arrítmicas e síncope. Esses episódios podem corresponder à taquicardia ventricular (não sustentada ou sustentada), com ou sem instabilidade hemodinâmica, bem como a bradiarritmias por bloqueio atrioventricular.

O ECG em repouso de rotina pode em alguns casos mostrar extrasistolia ventricular e até episódios de taquicardia ventricular, além de fibrilação atrial ou BAV completo. Taquicardia por arritmias ventriculares e bradicardia, por distúrbios de condução AV, podem frequentemente se alternar, coexistindo durante um registro de ECG de 24 horas.

O mecanismo da arritmia ventricular grave na CCC está principalmente relacionado à formação de circuitos de macrorreentrada em regiões de fibrose miocárdica, particularmente na região posterior-lateral basal do VE. Outro fator fisiopatológico contribuindo potencialmente como gatilho para arritmias ventriculares graves e podendo desencadear morte súbita na CCC é a extensa e precoce denervação simpática miocárdica detectável em estudos cintilográficos com metaiodobenzilguanidina marcada com iodo-123.

Estima-se que a morte súbita seja a principal causa de mortalidade ao longo da vida dos pacientes com CCC, correspondendo a cerca de 60% dos óbitos. A morte súbita é frequentemente desencadeada por esforços, podendo ser causada por taquicardia e fibrilação ventriculares (provavelmente em 80 a 90% dos casos), ou menos frequentemente por assistolia ou BAV completo.

Precordialgia é uma queixa frequente em pacientes portadores de CCC. Tipicamente, a precordialgia tem características atípicas para doença isquêmia aterosclerótica e há evidências de que distúrbios da microcirculação coronária sejam a causa dessas manifestações anginosas. Estudos utilizando cintilografia miocárdica de perfusão em pacientes com CCC revelam defeitos perfusionais miocárdicos reversíveis (isquémicos) em até 50% desses pacientes na presença de artérias coronárias isenta de lesões obstrutivas à angiografia. Dessa forma, é clinicamente relevante considerar que a CCC pode simular a doença arterial coronária pela presença de alterações segmentares da mobilidade parietal do VE e pelos defeitos perfusionais reversíveis, sendo comum a necessidade de realização de cinecoronariografia para definição diagnóstica.

DIAGNÓSTICO CLÍNICO DA CCC

O diagnóstico da CCC baseia-se na suspeita clínica levantada pelas manifestações clínicas típicas aliadas a aspectos epidemiológicos, sendo confirmada pelos resultados de testes sorológicos e de exames complementares.

Detecção da infecção crônica

Dada a baixa parasitemia na fase crônica da DC, a detecção de parasitas circulantes tem rendimento muito variável e os testes sorológicos que detectam anticorpos contra os antígenos do *T. cruzi* são os métodos de escolha para o diagnóstico da infecção. Os testes mais empregados são: ensaio imunoenzimático (ELISA), imunofluorescência indireta (IFI), e hemaglutinização indireta (HAI). Positividade em 2 desses 3 testes é recomendada para o diagnóstico. Entretanto, quando o primeiro teste é negativo, dada a alta sensibilidade dos testes sorológicos, não se faz necessário um segundo teste.

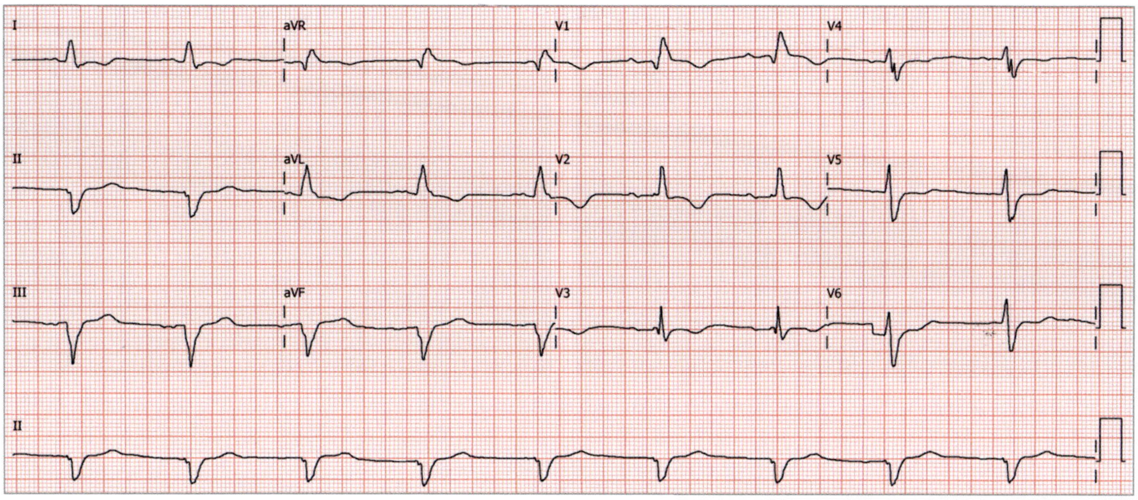

FIGURA 2 Eletrocardiograma de paciente com cardiomiopatia crônica da doença de Chagas mostrando BAV 1º grau associado a bloqueio de ramo direito e bloqueio divisional anterossuperior esquerdo.

Fonte: arquivo pessoal dos autores.

Eletrocardiograma

As alterações eletrocardiográficas mais prevalentes são os distúrbios de condução pelo ramo direito e o bloqueio da divisão anterossuperior do ramo esquerdo (Figura 2). As alterações do sistema de condução podem ser evolutivas, como os atrasos de condução atrioventricular. A disfunção do nó sinusal também pode ser causa de bradicardia. As arritmias atriais tendem a ocorrer nas fases mais avançadas da disfunção ventricular. Outras alterações frequentes são as anormalidades difusas da onda T e segmento ST, ondas Q patológicas, prolongamento do intervalo QT e aumento da dispersão do QT.

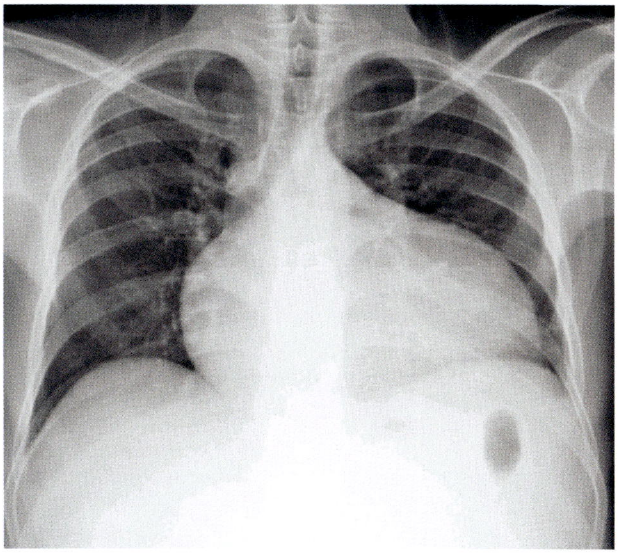

FIGURA 3 Radiografia de tórax de paciente com cardiomiopatia crônica da doença de Chagas mostrando cardiomegalia acentuada envolvendo todas as cavidades cardíacas e ausência repercussões significativas sobre a trama vascular pulmonar.

Fonte: arquivo pessoal dos autores.

Radiografia torácica

Nas fases avançadas da doença a radiografia de tórax é marcada pela cardiomegalia, muitas vezes massiva (Figura 3), que pode incluir os sinais de aumento não só de VE como também de VD e de ambos os átrios. Caracteristicamente, e diferentemente de outras cardiopatias, o grau de congestão pulmonar é muitas vezes discreto, desproporcionalmente ao grau de cardiomegalia. Esse aspecto se deve à falência predominante e mais precoce do ventrículo direito na CCC.

Ecocardiografia

A ecocardiografia é método de imagem não invasivo que permite o diagnóstico da disfunção sistólica e diastólica, além do detalhamento das alterações estruturais ventriculares. A CCC tipicamente manifesta-se nas fases mais iniciais por comprometimento segmentar do VE, sendo as alterações de mobilidade parietal em regiões inferiores e inferolaterais do VE bastante comuns. A detecção do aneurisma apical de VE (lesão característica da CCC) depende da adequada visualização do ápice cardíaco e o uso de contraste ecocardiográfico pode facilitar a correta definição anatômica do ápice ventricular esquerdo e de trombos que possam estar em seu interior (Figura 4).

Ressonância magnética cardíaca

A ressonância magnética cardíaca (RMC) pode ser bastante elucidativa, sendo método de imagem com grande capacidade para análise quantitativa de volumes ventriculares e cálculo acurado da fração de ejeção ventricular esquerda. A RMC também pode ser bastante útil para a análise detalhada da cavidade ventricular direita. Adicional-

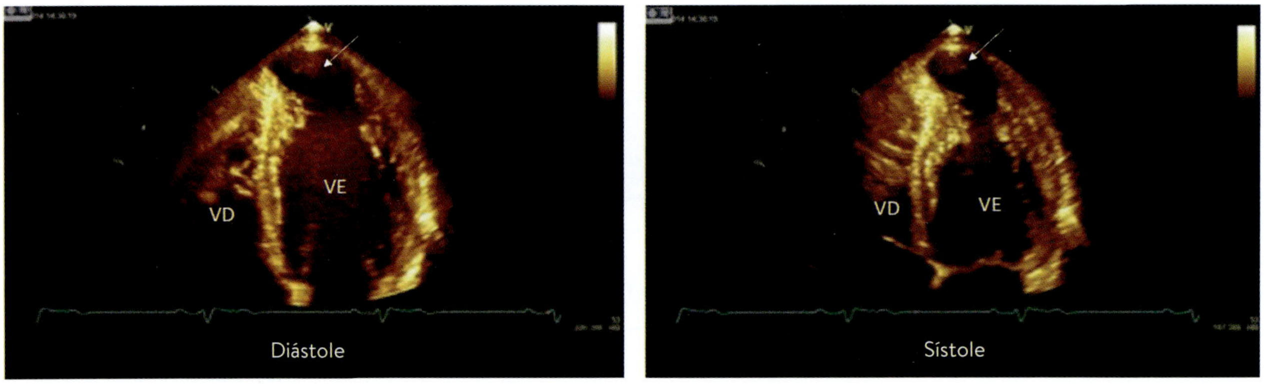

FIGURA 4 Imagens típicas de ecocardiograma-2D, na visão apical 4-câmaras em diástole e sístole, de paciente com cardiomiopatia crônica da doença de Chagas ilustrando a presença de aneurisma apical com trombose mural (setas) e dilatação de cavidades associada à hipocinesia difusa do ventrículo esquerdo

Fonte: imagens gentilmente cedidas pela Dra. Minna M. Dias Romano da Faculdade de Medicina de Ribeirão Preto da Universidade de São Paulo (FMRP-USP).

mente, a RMC com imagens de realce tardio de contraste paramagnético permite caracterizar quantitativamente as regiões de fibrose miocárdica em pacientes com CCC, sendo ferramenta muito valiosa na predição não invasiva de risco de morte súbita nessa população (Figura 5).

PROGNÓSTICO

O prognóstico da CCC depende de vários fatores, incluindo o estágio da doença. Uma ferramenta útil e de fácil aplicação para estratificação de risco dos pacientes é

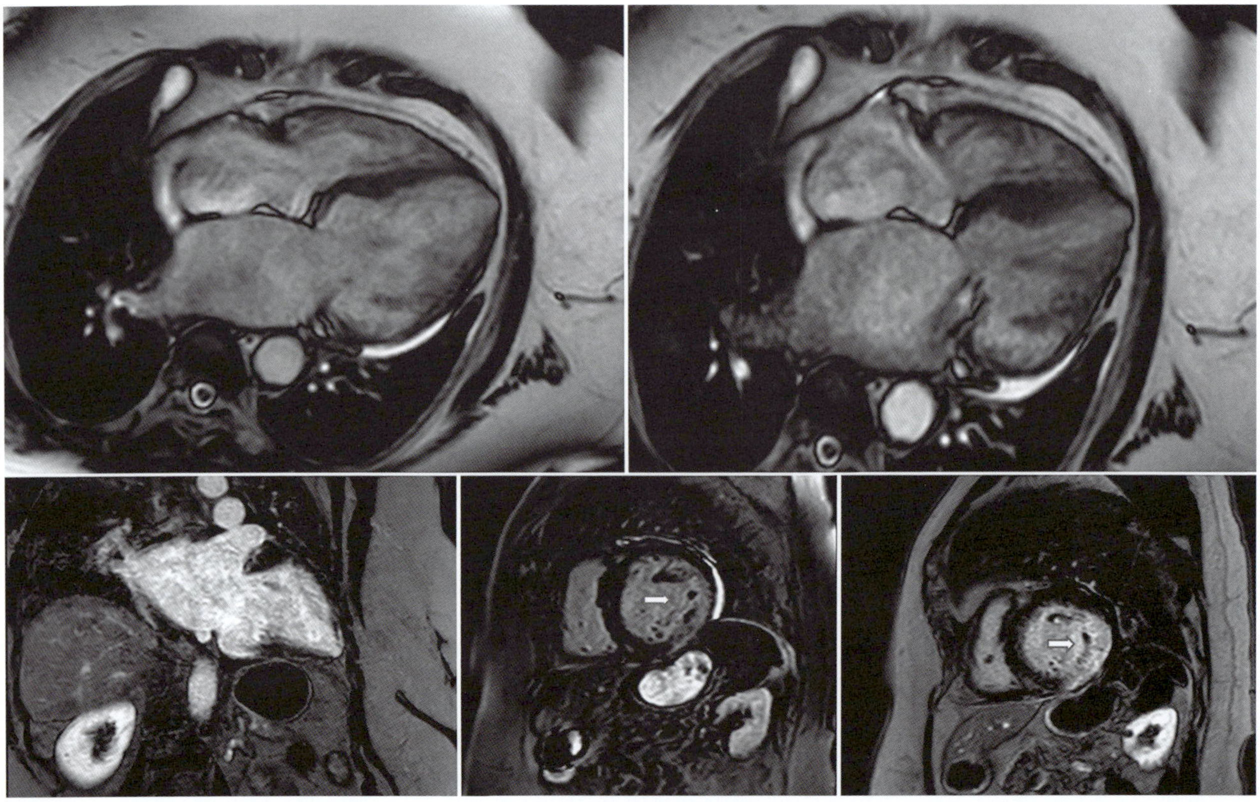

FIGURA 5 Imagens de estudo de ressonância magnética cardíaca em paciente portador de cardiomiopatia crônica da doença de Chagas. Imagens do painel superior mostram estrutura e função cardíacas em corte de 4 câmaras, em diástole (esquerda) e sístole (direita), mostrando discinesia apical (aneurisma da ponta) e acinesia da parede posterolateral basal. As imagens inferiores mostram realce tardio de contraste de gadolínio de padrão transmural na região posterolateral basal (setas brancas).

Fonte: imagens gentilmente cedidas pelo Dr. André Schmidt da Faculdade de Medicina de Ribeirão Preto da Universidade de São Paulo (FMRP-USP).

o escore de Rassi (Tabela 1). Esse escore foi desenvolvido em uma série de 424 pacientes e validado em outra série independente, permitindo detectar pacientes com CCC em estratos de risco de mortalidade em 5 e 10 anos de evolução.

TABELA 1 Escore de Rassi para estratificação de risco de mortalidade em pacientes com cardiomiopatia crônica da doença de Chagas

Característica clínica	Pontuação
Sexo masculino	2
ECG com QRS de baixa voltagem	2
Taquicardia ventricular não sustentada	3
Alteração global ou de mobilidade segmentar de VE	3
Cardiomegalia ao raio X de tórax	5
Insuficiência cardíaca CF III/IV NYHA	5

ECG: eletrocardiografia; VE: ventrículo esquerdo; CF: classe funcional; NYHA: New York Heart Association.

Os pacientes classificados como baixo risco (escore de 0 a 6) apresentaram mortalidade em 10 anos de 9 a 10%; pacientes com risco intermediário (escore de 7 a 11) exibiram em 10 anos mortalidade de 37 a 44%, e os com alto risco (escore de 12 a 20) tiveram mortalidade em 10 anos de 84 a 85%.

Vale ressaltar que os pacientes com IC sintomática por CCC apresentam pior prognóstico quando comparados a pacientes com IC de outras etiologias (Figura 6).

TRATAMENTO ETIOLÓGICO NA FASE CRÔNICA

Não há evidência científica que embase a indicação de tratamento etiológico rotineiro com benznidazol para pacientes com infecção crônica pelo *T. cruzi* já com cardiopatia manifesta. Um estudo multicêntrico randomizado testando o uso de benzonidazol em 2.854 pacientes com CCC (estudo BENEFIT) não mostrou impacto significativo em desfechos clínicos, apesar de associar-se à maior taxa de negativação da parasitemia. Tais resultados sugerem que o tratamento etiológico não se associa a melhora da evolução da doença na fase crônica com dano tissular já estabelecido.

TRATAMENTO DA SÍNDROME DE INSUFICIÊNCIA CARDÍACA E ARRITMIAS

Apesar da absoluta falta de evidências científicas na população de pacientes com ICFEr secundária à CCC que comprove o benefício da clássica terapia medicamentosa baseada no bloqueio neuro-hormonal, é consensual que

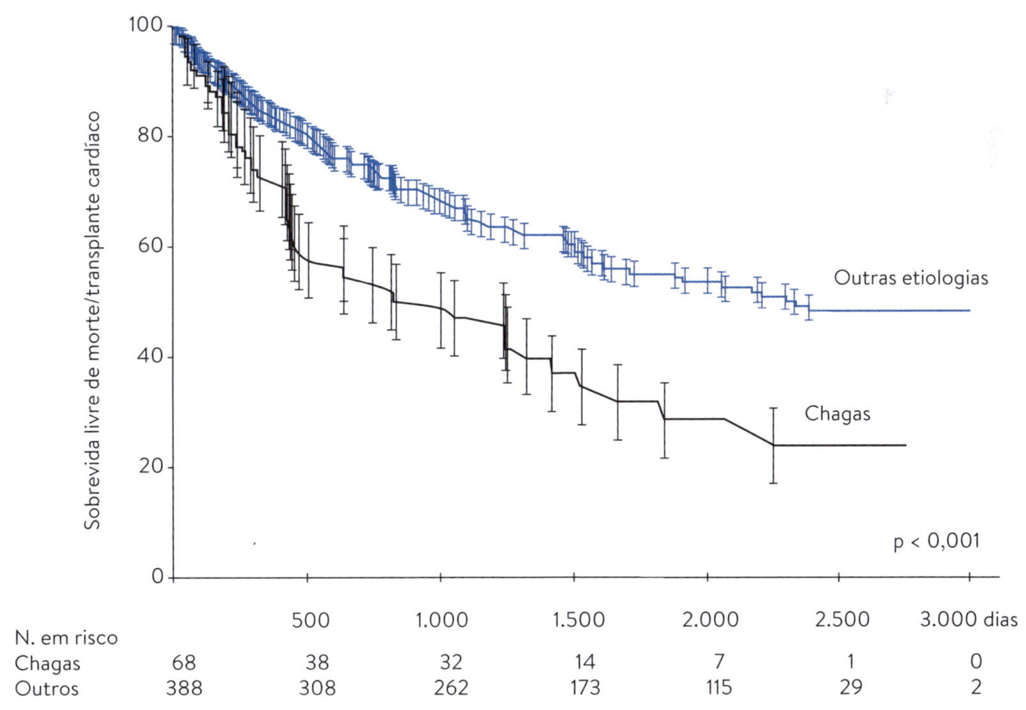

FIGURA 6 Curvas de sobrevida livre de transplante cardíaco, mostrando pior sobrevida em coorte de pacientes com insuficiência cardíaca por cardiomiopatia crônica da doença de Chagas quando comparados a outras etiologias de insuficiência cardíaca.

Reproduzido a partir de Issa et al., 2010.

esses medicamentos também devem ser utilizados nesses pacientes. Da mesma forma, os benefícios da terapia de ressincronização cardíaca também carecem de comprovação científica nos pacientes com CCC.

O transplante cardíaco tem sido empregado com sucesso nos pacientes com IC refratária por CCC. A reativação da infecção pelo *T. cruzi* é problema clínico frequente, consequente à imunossupressão pós-transplante, contudo, com bons resultados mediante emprego de terapia tripanossomicida.

Pacientes com BAV de II ou III grau ou disfunção do nó sinusal sintomáticos demandam o implante de MP definitivo, e as orientações habituais de indicação desses dispositivos devem ser seguidas nos pacientes com CCC.

O tratamento das arritmias ventriculares graves e a abordagem mais adequada para prevenção da morte súbita cardíaca nos pacientes com CCC ainda é incerta, devido à completa escassez de estudos clínicos nessa população. A primeira medida terapêutica nos pacientes com CCC exibindo IC e risco de arritmia ventricular maligna é a otimização da terapia medicamentosa, preferencialmente incluindo betabloqueadores, espironolactona e sacubitril/valsartana, medidas terapêuticas que mostraram redução de morte súbita em outras etiologias de IC e com potencial de exibir o mesmo benefício de aumento de sobrevida em pacientes com CCC.

O implante do CDI deve ser indicado para a prevenção secundária de morte súbita cardíaca, nos pacientes sobreviventes de morte súbita arrítmica ou exibindo taquicardia ventricular sustentada, especialmente se acompanhada de instabilidade hemodinâmica. Amiodarona é recomendada para aqueles não candidatos ao implante de CDI. O emprego de amiodarona associada ao betabloqueador também é recomendado para reduzir choques apropriados de CDI implantado em pacientes com CCC.

O QUE AS DIRETRIZES RECOMENDAM

- Andrade JP, Marin-Neto JA, Paola AAV, Vilas-Boas F, Oliveira GMM, Bacal F, et al. Sociedade Brasileira de Cardiologia. I Diretriz Latino Americana para o Diagnóstico e Tratamento da Cardiopatia Chagásica. Arq Bras Cardiol. 2011;97(2 supl.3):1-48.

LEITURA SUGERIDA

1. Bocchi EA, Bestetti RB, Scanavacca MI, Cunha Neto E, Issa VS. Chronic Chagas heart disease management: from etiology to cardiomyopathy treatment. J Am Coll Cardiol. 2017;70:1510-24.
2. Echavarría NG, et al. Chagas disease: chronic Chagas cardiomyopathy. Curr Problems Cardiol. 2021;46(3):100507.
3. Issa VS, et al. The course of patients with Chagas heart disease during episodes of decompensated heart failure. ESC Heart Failure. 2021;8(2):1460-71.
4. Marin-Neto JA, Cunha-Neto E, Maciel BC, Simoes MV. Pathogenesis of chronic Chagas heart disease. Circulation. 2007; 115(9):1109-23.
5. Marin-Neto JA, Simões MV, Sarabanda AV. Chagas' heart disease. Arq Bras Cardiol. 1999;72(3):247-80.
6. Nunes MCP, et al. Incidence and predictors of progression to chagas cardiomyopathy: long-term follow-up of Trypanosoma cruzi seropositive individuals. Circulation. 2021.
7. Rassi A Jr., Rassi A, Marin-Neto JA. Chagas disease. Lancet. 2010;375(9723):1388-402.
8. Romero J, et al. Advanced therapies for ventricular arrhythmias in patients with chagasic cardiomyopathy: JACC state-of-the-art review. J Am Coll Cardiol. 2021;77(9):1225-42.

15

Miocardite e miocardiopatias na infância e adolescência

Estela Azeka
Aurea Lúcia Alves de Azevedo Grippa de Souza

DESTAQUES

- As miocardiopatias são definidas como doença do músculo cardíaco, raras em crianças com incidência anual de 1.1 a 1.5 por 100 mil. Elas podem ser dilatadas, hipertróficas, restritivas, não compactadas, mistas e arritmogênica do ventrículo direito.
- As miocardiopatias podem ser secundárias a anomalias coronarianas, taquiarritmias, processos infecciosos ou toxinas ou secundárias a uma doença de base.
- As miocardites são definidas pela Organização Mundial da Saúde como doença inflamatória do músculo cardíaco diagnosticadas por meio de critérios histológicos, imunológicos e imuno-histológicos.
- Neste capítulo são discutidos os principais aspectos clínicos, métodos diagnósticos e de terapêutica.

INTRODUÇÃO

As miocardiopatias são definidas como doença do músculo cardíaco, raras em crianças, com incidência anual de 1,1 a 1,5 por 100 mil. Elas podem ser dilatadas, hipertróficas, restritivas, não compactadas, mistas e arritmogênicas do ventrículo direito. As miocardiopatias podem ser secundárias a anomalias coronarianas, taquiarritmias, processos infecciosos ou toxinas ou secundária a uma doença de base. Em geral, as miocardiopatias na faixa etária pediátrica ocorrem na ausência de uma comorbidade como aterosclerose, diabetes, insuficiência renal, que são mais frequentes no adulto. Embora as miocardiopatias se apresentem com manifestações clínicas e morfológicas semelhantes no adulto e na criança, a evolução clínica acaba sendo diferente nas duas populações. As miocardites são definidas pela Organização Mundial da Saúde (OMS) como doença inflamatória do músculo cardíaco diagnosticadas por meio de critérios histológicos, imunológicos e imuno-histológicos. As principais causas de miocardite são infecciosas, no entanto, podem ser acompanhadas por doença autoimune, reações de hipersensibilidade e toxinas. Na América do Norte, a principal causa é viral; na América Central e do Sul, a doença de Chagas é uma causa comum; nos pacientes com deficiência nas imunizações, a difteria pode ser uma causa de miocardite. Alguns agentes virais frequentes são enterovírus, adenovírus, parvovírus-19, herpes 6, hepatite C, Epstein-Barr, citomegalovírus. Atualmente, o vírus Sars-CoV-2 tem sido associado a quadros de miocardite, como na síndrome inflamatória multisistêmica (SIM-P)-Covid e há relatos de miocardite após uso de vacina de mRNA contra a Covid-19.

As miocardiopatias podem evoluir assintomáticas ou com insuficiência cardíaca, choque cardiogênico e morte súbita. Neste capítulo, serão divididas em miocardiopatias e miocardites.

MIOCARDIOPATIAS

Classificação

A OMS em 1995 realizou a classificação das miocardiopatias conforme combinação de morfologia, fisiopatologia e etiologia. A identificação de mutações genéticas levou a controvérsias nessa classificação. A Sociedade Europeia de Cardiologia (ESC), American College of Cardiology (ACC) e American Heart Association (AHA) propuseram nova classificação das cardiomiopatias hipertróficas, em que a ESC define com base morfológica e genética e a ACC e AHA definem as hipertróficas somente naquelas com mutação do sarcômero. Na prática clínica, em decorrência da dificuldade de realização dos testes genéticos, as miocardiopatias são classificadas conforme as características fenotípicas.

Epidemiologia

O registro pediátrico de miocardiopatias descreve que nos Estados Unidos as dilatadas e hipetróficas são as mais frequentes, conforme o Quadro 1.

QUADRO 1 Incidência de miocardiopatia

Tipo	Incidência/100.000
Dilatada	0,57
Hipertróficas	0,47
Restritivas	0,03 a 0,04
Não compactação	0,12 (0 a 10 anos)

Algumas síndromes são associadas às miocardiopatias conforme o Quadro 2.

QUADRO 2 Síndromes associadas às miocardiopatias
Noonan/Costello/cardiofaciocutânea
Doenças metabólicas
Doenças neuromusculares

Manifestação clínica

As crianças com miocardiopatia dilatada (MD) apresentam, em 80% dos casos, quadro de insuficiência cardíaca congestiva. As manifestações clínicas mais frequentes encontram-se no Quadro 3. Os pacientes com miocardiopatia hipertrófica (MH), restritiva (MR) e não compactada (MNC) podem apresentar sintomas de disfunção diastólica conforme o Quadro 4.

QUADRO 3 Manifestações clínicas da insuficiência cardíaca
Dificuldade de alimentação
Dificuldade de ganho de ponderoestatural
Taquipneia
Hepatomegalia
Sintomas gastrointestinais

QUADRO 4 Manifestações de baixo débito nos pacientes com MH, MR e MNC
Dispneia
Ortopneia
Dificuldade de crescimento

MH: miocardiopatia hipertrófica; MR: miocardiopatia restritiva; MNC: miocardiopatia não compactada.

Diagnóstico e tratamento

O diagnóstico das miocardiopatias envolve história clínica detalhada com investigação de presença de familiares de 1º grau com a doença e de métodos diagnósticos conforme o Quadro 5.

QUADRO 5 Métodos diagnósticos de avaliação das miocardiopatias
Radiografia de tórax
Eletrocardiograma
Ecocardiograma com Doppler colorido
Ressonância magnética
Teste genético
Biomarcadores – BNP e NT pro-BNP
Biópsia endomiocárdica

BNP: dosagem plasmática do peptídeo natriurético tipo B; NT-pro BNP: fragmento N-terminal do peptídeo natriurético tipo B.

O tratamento das miocardiopatias consiste no tratamento da doença de base quando possível e da insuficiência cardíaca congestiva. Os ensaios clínicos em crianças são raros pela dificuldade no tamanho da amostra, dos desfechos válidos, farmacocinética e farmacodinâmica. As principais medicações utilizadas na insuficiência cardíaca da criança estão no Quadro 6.

QUADRO 6 Principais medicações utilizadas na insuficiência cardíaca
Diuréticos (diuréticos de alça e tiazídicos)
Inibidores da enzima conversora de angiotensina (captopril e enalapril)
Bloqueadores de receptores da angiotensina (losartana, valsartana)
Antagonista da aldosterona (espironolactona)
Betabloqueadores (carvedilol, metoprolol)
Digoxina

Nos pacientes com MH, o tratamento baseia-se no alívio dos sintomas e prevenção da morte súbita. O tratamento para MH encontra-se no Quadro 7. Pacientes com risco de morte súbita devem evitar a prática de esportes competitivos. Tratamento cirúrgico pode ser realizado nos casos com obstrução da via de saída do ventrículo esquerdo com movimento anterior da valva mitral e presença de cavidade ventricular quando o gradiente for maior que 60 a 70 mmHg. O implante de desfibriladores nos pacientes adultos com MH tem reduzido a mortalidade, no entanto em crianças a incidência de morte súbita é menor quando comparada com a população de adulto e ainda não há ensaios clínicos em crianças.

QUADRO 7 Tratamento para miocardiopatia hipertrófica
Betabloqueadores
Bloqueador de canal de cálcio – verapamil
Disopiramida

Nos pacientes portadores de miocardiopatia refratária a terapêutica medicamentosa, o transplante cardíaco está indicado após avaliação de equipe multidisciplinar. Os ventrículos artificiais constituem arsenal terapêutico como ponte para transplante ou para decisão.

MIOCARDITES

O diagnóstico de miocardite baseia-se na história clínica, exame físico e exames complementares. Os principais achados na história clínica e exame clínico estão no Quadro 8.

QUADRO 8 Achados clínicos das miocardites
Taquipneia, dispneia, tosse
Sintomas gastrointestinais (dor abdominal, anorexia, vômitos, diarreia)
Dor torácica
Sincope
Palpitações/arritmias
Febre
Taquicardia em repouso
Palidez
Hipotensão, choque
Edema, ritmo de galope, sopro cardíaco
Hepatomegalia
Morte súbita

Os métodos diagnósticos utilizados para o diagnóstico de miocardite encontram-se no Quadro 9.

QUADRO 9 Métodos diagnósticos para miocardite na criança
Radiografia de tórax
Eletrocardiograma: alterações do segmento ST, taquicardia, arritmias
Ecocardiograma com Doppler colorido: função ventricular, alteração segmentar, derrame pericárdico, trombo intracavitário, insuficiência valvar
Ressonância magnética: inflamação, necrose, fração de ejeção, massa ventricular
Sorologias
Biópsia endomiocárdica – critérios de Dallas
Biomarcadores BNP, NT-pro BNP, troponina
PCR viral, genoma viral
Radioisótopos

PCR: proteína C-reativa; BNP: dosagem plasmática do peptídeo natriurético tipo B; NT-pro BNP: fragmento N-terminal do peptídeo natriurético tipo B.

Os critérios diagnósticos de ressonância magnética Lake Louise para casos com suspeita de miocardite estão resumidos no Quadro 10.

QUADRO 10 Critérios de ressonância magnética (RM) Lake Louise para suspeita de miocardite
A. Diagnóstico de inflamação miocárdica: presença de pelo menos um dos critérios presentes: 1. Aumento da intensidade regional ou global em T2 2. Aumento da relação do realce precoce do miocárdio globalmente entre o miocárdio e músculo esquelético com gadolínio T1 3. Pelo menos 1 lesão focal em região não isquêmica – pelo reforço do gadolínio T1 – realce tardio
B. O estudo da RM é consistente com inflamação ou cicatriz de inflamação se os 3 critérios acima estiverem presentes
C. Repetir a RM em 1 ou 2 semanas da ressonância inicial se: 1. Ausência de critérios, mas presença de quadro clínico recente e evidência de inflamação miocárdica 2. Um dos critérios presentes
A presença de disfunção ventricular ou derrame pericárdico leva à suspeita de miocardite

A classificação diagnóstica de miocardite engloba critérios conforme o Quadro 11.

QUADRO 11 Classificação diagnóstica de miocardite conforme critérios
A. Possível miocardite aguda subclínica: a. Ausência de sintomas clínicos b. Presença de biomarcadores c. Eletrocardiograma (ECG) alterado de injúria miocárdica d. Disfunção ventricular pelo ecocardiograma (ECO) ou ressonância magnética (RM) e. Ausência de biópsia f. ECG e método de imagens são necessários
B. Provável miocardite aguda: a. Presença de sintomas clínicos b. Presença de aumento de biomarcadores c. ECG alterado, ecocardiograma e RM mostrando disfunção ventricular d. Sem biópsia endomiocárdica e. Necessidade de ECG e método de imagens necessários
C. Miocardite definitiva a. Presença de histologia ou imuno-histologia com confirmação pela biópsia endomiocárdica b. ECG ou método de imagem não necessário

Os principais aspectos do tratamento da miocardite estão no Quadro 12.

QUADRO 12 Princípios do tratamento da miocardite
Limitação da atividade física
Terapia medicamentosa utilizada para IC com exceção da digoxina que não é recomendada para miocardite aguda
Agentes inotrópicos no caso de choque cardiogênico
Marca-passo provisório na presença de bloqueio atrioventricular total
Desfibrilador implantáveis no caso de arritmia ventricular
Imunomodulação
Imunossupressores
Terapia antiviral
ECMO
Ventrículo artificial
Transplante cardíaco

ECMO: oxigenação por membrana extracorpórea.

Em resumo, as miocardiopatias e miocardites podem ocorrer na faixa etária pediátrica, e seu diagnóstico precoce é fundamental para que o tratamento possa ser realizado e o desfecho favorável. No entanto, trata-se de doenças cardíacas que necessitam ainda de ensaios clínicos robustos em crianças. As apresentações são variadas e, quando o tratamento medicamentoso é refratário, a assistência mecânica circulatória pode ser indicada como ponte para recuperação, para decisão ou para o transplante. O transplante é indicado após avaliação multiprofissional visando à melhora da sobrevida e qualidade de vida das crianças e adolescentes.

LEITURA SUGERIDA

1. Allan CK, Fulton DR. Clinical manifestation and diagnosis of myocarditis in children. 2018. Disponível em: www.uptodate.com
2. Azeka E, Jatene MB, Jatene IB, Horowitz ES, Branco KC, Souza Neto JD, et al. I Guidelines of heart failure and heart transplantation in the fetus, in children and adults with congenital cardiopathy, The Brazilian Society of Cardiology. Arq Bras Cardiol. 2014;103(6 Suppl 2):1-126.
3. Canter CE, Simpson KE. Diagnosis and treatment of myocarditis in children in the current era. Circulation. 2014;129:115-28.
4. Elliot PM, Anastasakis A, Borger MA, Borggrefe M, Cecchi F, Charron P, et al. 2014 ESC Guidelines on diagnosis and management of Hypertrophic cardiomyopathy: the Task force for the diagnosis and management of hypertrophic cardiomyopathy of the European Society of Cardiology (ESC). Eur Heart J. 2014;35:2733-79.
5. Emanuele M, Kaski JP, Limongelli G. Paediatric cardiomyopathies. Front Ped. 2021;9.
6. Friedrich MG, Sechtem U, Schulz-Menger J, Holmvang G, Alakija P, Cooper LT, et al.; International Consensus Group on Cardiovascular Magnetic Resonance in Myocarditis. Cardiovascular magnetic resonance in myocarditis: a JACC White Paper. J Am Coll Cardiol. 2009;53:1475-87.
7. Gargano JW, Wallace M, Hadler SC, Langley G, Su JR, Oster ME, et al. Use of mRNA COVID-19 vaccine after reports of myocarditis among vaccine recipients: update from the advisory committee on imunization practices – United States, June 2021. MMWR. 2021;70(27):977-82. Disponível em: https://www.cdc.gov/mis/hcp/index.html.
8. Kaski JP, et al. High prevalence of familial and genetic disease in children with cardiomyopathies: baseline paediatric data from the ESC EORP Cardiomyopathy and Myocarditis registry. Eur Heart J. 2020;41(Suppl2):ehaa946.
9. Law Y, Lal AK, Chen S, Ciháková D, Cooper Jr LT, Deshpande S, et al. Diagnosis and management of myocarditis in children. Circulation. 2021;144:e123-e135.
10. Lee TM, Hsu D, Kantor P, Towbin JA, Ware SM, Colan SD, et al. Pediatric cardiomyopathies. Circulation Research. 2017;121:855-73.
11. Lipschultz SE, Sleeper LA, Towbin JA, Lowe AM, Orav EJ, Cox GF, et al. The incidence of pediatric cardiomyopathy in two regions of the United States. N Engl J Med. 2003:348:1647-55.
12. Putschoegl A, Auerbach S. Diagnosis, evaluation, and treatment of myocarditis in children. Pediatric Clinics. 2020;67(5):855-74.
13. Richardson P, McKenna W, Bristow M, Maisch B, Mautner B, O'Connell J, et al. Report of the 1995 Worth Health Organization/ International Society and Federation of Cardiology Task Force on the definition and classification of cardiomyopathies. Circulation. 1996;93:841-2.
14. Sagar S, Liu PP, Cooper LT Jr. Myocarditis. Lancet. 2012;379:738-47.
15. Torbey AFM, Souza ALAAG, Bustamante ACD, Brandão CZ, Abdallah LR, Souza YPDM, et al. Miocardites agudas na infância e adolescência na era da Covid-19. ABC Heart Fail Cardiomyop. 2021;1(1):44-54.

16

Cardiomiopatia alcoólica e por carências nutricionais

Fabiana Marques
Flávio Henrique Valicelli

DESTAQUES

- Consumo elevado e prolongado de álcool é importante fator de injúria miocárdica e está associado a desenvolvimento de cardiomiopatia.
- A apresentação clínica, os achados histopatológicos e o tratamento da cardiomiopatia alcoólica são similares aos de outras cardiomiopatias dilatadas.
- Abstinência ao álcool é parte fundamental do tratamento da cardiomiopatia alcoólica, uma vez que a manutenção de consumo de álcool está associada a pior prognóstico.
- Em populações com fatores de risco, as deficiências de tiamina e selênio devem ser consideradas como causas de cardiomiopatias.
- O tratamento adequado das carências nutricionais pode levar à resolução da cardiomiopatia.

INTRODUÇÃO

Álcool é a droga mais consumida pela humanidade, com grande propriedade de causar dependência. Hoje em dia, as taxas de consumo são extremamente elevadas e distribuídas amplamente ao redor do mundo. O elevado consumo de álcool está associado à injúria de vários órgãos e tecidos, sendo o fígado o órgão mais afetado, uma vez que o etanol é por ele metabolizado. O risco de injúria está associado às propriedades teciduais, como excitabilidade (coração e sistema nervoso) e metabolismo (fígado e pâncreas). O consumo elevado e/ou prolongado aumenta consideravelmente o risco de hipertensão, arritmias, disfunção miocárdica, aterosclerose coronariana, vascular cerebral e periférica. Deficiência nutricional de tiamina e de oligoelementos como selênio e cobre pode estar associada a desenvolvimento ou piora de disfunção miocárdica.

CARDIOMIOPATIA ALCOÓLICA

Cardiomiopatia caracterizada por dilatação e redução da contratilidade de um ou ambos os ventrículos e associada a histórico de abuso de álcool por longa data na ausência de outros fatores de injúria identificáveis. A cardiomiopatia alcoólica (CMA) apresenta semelhanças clínicas e fenotípicas com cardiomiopatia dilatada (CMD) e representa até 30% das cardiomiopatias não isquêmicas. Existe uma relação direta com a dose total consumida de etanol ao longo da vida. A quantidade e tempo exatos de exposição para o desenvolvimento não são conhecidos. Em geral, o consumo de álcool superior a 90 gramas por dia, o que corresponde a sete doses, por período superior a 5 anos aumenta significativamente o risco de desenvolvimento de CMA. O risco associa-se a consumo excessivo de qualquer bebida alcoólica. Aproximadamente 21 a 32% dos indivíduos com consumo excessivo e prolongado de álcool desenvolvem CMA, portanto a cardiomiopatia é resultado não apenas do grau de consumo de álcool, mas também da predisposição individual. Existe uma clara diferença entre gêneros, as mulheres são mais suscetíveis aos efeitos tóxicos do álcool para um mesmo nível de consumo de etanol ao longo da vida em relação aos homens.

Fisiopatologia

O etanol e seu metabólito ativo acetaldeído apresentam cardiotoxicidade direta por aumento do estresse oxidativo, alteração na atividade dos canais iônicos e na função mitocondrial, desacoplamento excitação-contração, miocitólise, apoptose e necrose miocárdica. A injúria leva a mecanismos reparativos com estabelecimento de fibrose intersticial, hipertrofia e dilatação de câmaras. Os achados histológicos não são específicos e, portanto, não diferenciam de outras formas de cardiomiopatia. A ausência de marcadores diagnósticos prejudica a avaliação epidemiológica.

Prognóstico

A história natural de CMA está intimamente relacionada com a manutenção e o grau de consumo de álcool. Pacientes com CMA devem ser aconselhados à completa abstinência alcoólica. Abstinência ou redução intensa do consumo pode promover melhora ou recuperação da função sistólica. Apesar da completa abstinência ser uma das medidas mais efetivas para melhora prognóstica, a taxa efetiva de abstinência, mesmo em portadores de CMA submetidos a programas específicos de combate ao etilismo, permanece baixa, com valores entre 50 e 60%.

Tratamento

O tratamento farmacológico e não farmacológico da CMA é o mesmo aplicado para CMD. Ele tem como pilar o bloqueio dos sistemas renina-angiotensina-aldosterona e do sistema simpático. Frequentemente, portadores de CMA apresentam outras patologias relacionadas ao consumo de álcool, como cirrose, neuropatia, desnutrição, deficiência vitamínica e distúrbios eletrolíticos. Transplante cardíaco pode ser considerado na presença de insuficiência cardíaca avançada com abstinência de álcool comprovada por no mínimo 3 meses.

Deficiência de tiamina (beribéri)

A tiamina é uma vitamina hidrossolúvel que desempenha papel importante no catabolismo dos carboidratos. É encontrada em alimentos como cereais, carnes bovina e suína, fermento, nozes e sementes. Alguns alimentos são deficientes em tiamina, como arroz branco, farinha de trigo refinada, leite, vegetais e frutas. A absorção da tiamina ocorre no jejuno e no íleo, sendo transportada até o fígado e, posteriormente, armazenada predominantemente nos eritrócitos. As principais causas para deficiência de tiamina são alcoolismo, SIDA e malignidade. Deficiência está também associada com baixa ingesta, má absorção gastrointestinal, hipertireoidismo, infecções sistêmicas, diabetes, doentes críticos, gestantes e renais crônicos em terapia dialítica. Os estoques de tiamina são esgotados dentro de 2 semanas de uma dieta deficiente, e os sintomas clínicos desenvolvem-se dentro de 3 meses. A prevalência em pacientes com insuficiência cardíaca (IC) varia de 28 a 91%, sendo mais frequente em idosos, em usuários de doses elevadas de diuréticos, em portadores de alterações metabólicas e múltiplas comorbidades.

As principais manifestações da deficiência de tiamina envolvem os sistemas cardiovascular (beribéri úmido) e nervoso (beribéri seco, neuropatia, síndrome de Wernicke-Korsakoff). A IC caracteriza-se pelo aumento das câmaras cardíacas com disfunção biventricular, taquicardia, edema de membros inferiores, elevação da pressão venosa jugular, neurite periférica ou pelagra e alterações eletrocardiográficas inespecíficas. Colapso circulatório, acidose metabólica ou choque podem ocorrer nas formas mais avançadas. Acidose láctica severa na presença de alto débito cardíaco e consumo de oxigênio extremamente baixo são as características clássicas do beribéri cardiovascular agudo fulminante (Shoshin beribéri), o qual, se não reconhecido e não tratado, pode levar à insuficiência cardíaca de alto débito e à morte.

O tratamento do beribéri consiste na administração de tiamina associado aos tratamentos da insuficiência cardíaca e suporte circulatório.

DEFICIÊNCIA DE SELÊNIO

A deficiência está associada à cardiomiopatia e IC em áreas geográficas nas quais a ingestão alimentar é inadequada, em razão de solo pobre em selênio (doença de Keshan). A deficiência crônica também pode ocorrer em indivíduos com quadro de má absorção e em pacientes submetidos à nutrição parenteral deficiente em selênio por longo período. A cardiomiopatia é resultado da depleção das enzimas antioxidantes associadas ao selênio, as selenoenzimas, que protegem as membranas celulares dos danos provocados pelos radicais livres. Manifesta-se por início insidioso de IC com dilatação biventricular, fenômenos tromboembólicos ou até morte súbita. A análise histológica exibe edema intersticial, edema mitocondrial, bandas de hipercontração, miocitólise disseminada e fibrose extensa.

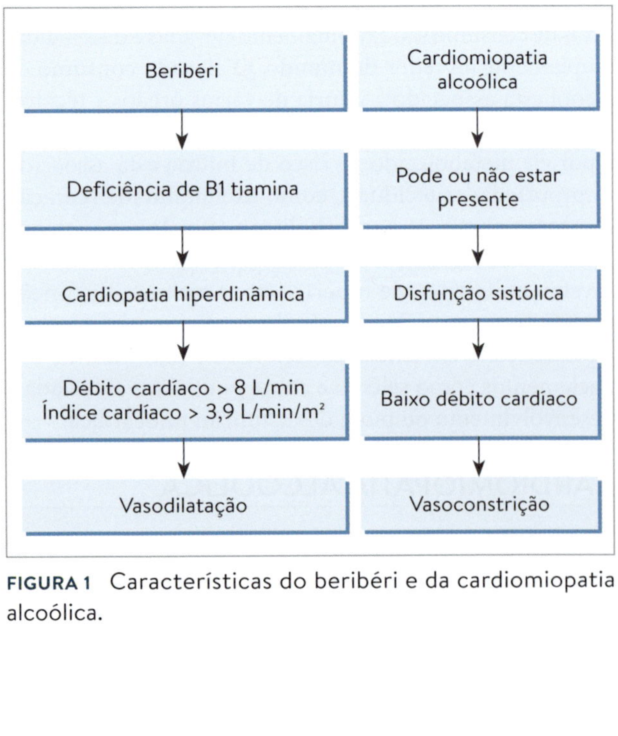

FIGURA 1 Características do beribéri e da cardiomiopatia alcoólica.

LEITURA SUGERIDA

1. Billingsley HE, Hummel SL. Carbone S. The role of diet and nutrition in heart failure: a state-of-the-art narrative review. Progr Cardiovasc Dis. 2020;63(5):538-51.
2. Bomer N, Beverborg NG, Hoes MF, et al. Selenium and outcome in heart failure. Eur J Heart Fail. 2020;22:1415-23.
3. Bozkurt B. Heart failure as a consequence of dilated cardiomyopathy. In: Felker GM, Mann DL. Heart Failure: a companion to Braunwald's heart disease. 4.ed. Philadelphia: Elsevier; 2020. p. 269-87.
4. Bozkurt B, Colvin M, Cook J, et al. Current diagnostic and treatment strategies for specific dilated cardiomyopathies: a scientific statement from the American Heart Association. Circulation. 2016;134(23):e579-e646.
5. DiNicolantonio JJ, Liu J, O'Keefe JH. Thiamine and cardiovascular disease: a literature review. Prog Cardiovasc Dis. 2018;61:27-32.
6. Eshak ES, Arafa AE. Thiamine deficiency and cardiovascular disorders. Nutrition, Metabolism & Cardiovascular Diseases. 2018;28(10):965-72.
7. Klatsky AL. Alcohol and cardiovascular diseases: where do we stand today? J Intern Med. 2015;278(3):238-50.
8. Lorgeril M, Salen P. Selenium and antioxidant defenses as major mediators in the development of chronic heart failure. Heart Fail Rev. 2006;11:13-7.
9. Maisch B. Alkoholische kardiomyopathie: eine folge der dosis und der individuellen Prädisposition. Herz. 2016;41(6):484-93.
10. Mirijello A. Alcoholic cardiomyopathy: what is known and what is not known. Eur J Inter Med. 2017;43:1-5.
11. Rohde LEP, Montera MW, Bocchi EA, Clausell NO, de Albuquerque DC, Rassi S, et al. Die Diretriz brasileira de insuficiência cardíaca crônica e aguda. Arq Bras Cardiol. 2018;111(3):436-539.
12. Solá JF. The effects of ethanol on the heart: alcoholic cardiomyopathy. Nutrients. 2020;12(2):572.

17

Síndrome de takotsubo

Marcelo Westerlund Montera

DESTAQUES

- A cardiomiopatia de estresse é uma síndrome caracterizada por disfunção ventricular esquerda regional transitória na ausência de doença arterial coronariana (DAC) significativa.
- Os mecanismos patogênicos postulados incluem excesso de catecolaminas, disfunção microvascular e espasmo da artéria coronária multiarterial.
- O diagnóstico de cardiomiopatia de estresse deve ser suspeitado em adultos que se apresentam com suspeita de síndrome coronariana aguda, com manifestações clínicas e eletrocardiográficas desproporcionais ao grau de elevação dos biomarcadores.
- Um gatilho físico ou emocional costuma estar presente, mas nem sempre.
- Os critérios de diagnóstico e a classificação são discutidos.
- O diagnóstico diferencial de cardiomiopatia de estresse inclui síndrome coronariana aguda (SCA), SCA relacionada à cocaína, espasmo da artéria coronária multiarterial, miocardite e feocromocitoma.

INTRODUÇÃO

Desde a primeira descrição da takotsubo cardiomiopatia no Japão em 1990 por Hikaru Sato, e como relato de caso publicado no *New England Journal of Medicine* em 1986, definida como síndrome coronariana aguda após intenso estresse emocional, mas não descrita como uma patologia aparte, houve vários critérios diagnósticos nos últimos 30 anos à medida que a fisiopatologia, as manifestações clínicas e exames complementares e o prognóstico da takotsubo foram progressivamente sendo mais bem observados, permitindo a construção do perfil da doença. Inicialmente acreditava-se ser uma doença rara, mas com a sua melhor compreensão através dos diversos registros clínicos, tem-se que a takotsubo é uma patologia que deve fazer parte da rotina das avaliações diagnósticas na sala de emergência em pacientes admitidos com disfunção ventricular esquerda aguda associada a quadro clínico sugestivo de síndrome coronariana aguda ou insuficiência cardíaca de início recente.

PATOGENIA

A principal característica da takotsubo é a presença de associação de hiperdinamia das porções basais com acinesia ou discinesia anterior ou apical do ventrículo esquerdo, o que resulta em uma configuração anatômica de balonamento ventricular. Com menor frequência pode-se ter alteração em outros segmentos, como mesoventricular e basal, e em um terço dos pacientes observa-se o acometimento do ventrículo direito. Essas alterações na contratilidade não apresentam correlação anatômica com a distribuição de fluxo coronário. Evolutivamente as alterações na contratilidade são reversíveis com total ou parcial resolução da disfunção ventricular, em horas ou semanas.

Os diferentes tipos de alteração na contratilidade, assim como a sua distribuição anatômica, podem ser devidos a possíveis variações nos troncos de ativação cardíaca simpática e do padrão de distribuição dos neuroadrenorreceptores, que apresentam um padrão mais prevalente que faz a característica apical ser a mais frequente, mas pode-se ter variações menos prevalentes que conferem os diferentes tipos de localização das alterações segmentares observadas na takotsubo.

Vários mecanismos fisiopatológicos para o desenvolvimento da takotsubo têm sido propostos tendo a estimulação simpática como principal fator. A demonstração na fase aguda da takotsubo de níveis elevados de adrenalina e noroadrenalina sérica e de norepinefrina no seio coronário indicam uma hiperatividade da medula adrenal como também neuroadrenérgica local miocárdica.

Essas catecolaminas, por diversos mecanismos, induzem ao hiperestímulo contrátil e à agressão do cardiomiócito, que são o substrato para o desenvolvimento do balonamento apical na takotsubo.

A demonstração frequente da presença de estresse físico ou emocional como gatilho na maioria dos pacientes com takotsubo, ou a associação com patologias de atividade adrenérgica elevada como feocromocitoma, doenças do sistema nervoso central, pós-acidente vascular cerebral ou crise convulsiva, também enfatizam o papel central da atividade simpática com principal fator para o desenvolvimento de takotsubo. Também foi demonstrado o desenvolvimento de balonamento apical após a infusão de catecolaminas, ou atenuado após a utilização de beta e alfabloqueadores.

MECANISMOS FISIOPATOLÓGICOS DA HIPERATIVIDADE SIMPÁTICA (FIGURA 1)

Cardiotoxicidade por hiperativação dos neurorreceptores miocárdicos

No miocárdio tem-se a atividade simpática mediada pelos neurorreceptores beta 1 e 2 e alfa-receptores. Esses neurorreceptores mediam os estímulos fisiológicos do sistema simpático no miocárdio na modulação inotrópica, lusotrópica e cronotrópica positivas, e quando hiperativado cronicamente está associado a disfunção miocárdica.

A hiperativação simpática ocasiona o fenômeno observado na takotsubo de aumento regional da contratilidade miocárdica associada a depressão da contratilidade com balonamento mediada por vários mecanismos fisiopatológicos: hiperativação dos neurorreceptores, ativação inflamatória, vasoconstricção coronariana, lesão endotelial, necrose em banda dos cardiomiócitos e ativação da cascata de apoptose celular, ocasionando as alterações no miocárdio na takotsubo.

O estímulo neuroadrenérgico mediado pela noroepinefrina liberada na vesícula sináptica no miocárdio ou pela adrenalina sérica liberada pela glândula suprarrenal promove a ativação dos beta-neurorreceptores e alfa-receptores miocárdicos. O estímulo dos beta-1-receptores (B1-R) mediado principalmente pela noroepinefrina promove a ativação da proteína G estimuladora (PtnGe), que ativa o aumento do Amp-cíclico que promove o aumento da proteína quinase A (PtnQA). A PtnQA aumenta a atividade dos canais de cálcio voltagem dependentes aumentando os níveis de cálcio no citosol ocasionando a liberação de cálcio pelo retículo sarcoplasmático através da ativação da bomba de radiodine, sensível ao cálcio no citosol. Esse cálcio irá se ligar ao sítio C da troponina, favorecendo a contração ventricular. Na hiperativação dos B1-R há um grande aumento da PtnQA, que ocasiona uma redução da recaptação do cálcio pelo retículo sarcoplasmático mediado pela atividade fosfolamban/SERCA2a, que se torna disfuncionante, ocasionando um acúmulo de cálcio no citosol. Esse acúmulo de cálcio está relacionado a várias alterações na fisiologia do cardiomiócito: depressão da contratilidade, ativação inflamatória, ativação da cascata da apoptose com redução da massa de cardiomiócitos, promoção de necrose em banda, aumento do potencial arritmogênico por alterar as fases 2 e 3 do potencial de ação. Portanto, a hiperativação dos B1-R promove aumento da contratilidade miocárdica e simultaneamente agressão miocárdica, ambas mediadas por aumento no cálcio no citosol.

A hiperativação dos B2-R mediada pela adrenalina sérica ocasiona uma mudança do padrão de estímulo pela via PtnGe para PtnG inibitória, que promovem a ativação da óxido nítrico-sintetase com aumento do óxido nítrico que ocasiona depressão da contratilidade e ativação inflamatória. Os B-R apresentam uma distribuição heterogênea no miocárdio, com uma maior prevalência de B2-R na região anterior e apical e os B1-R nas regiões basais do coração. Essa distribuição anatômica heterogênea seria a gênese da hipercontratilidade nas porções basais do coração e balonamento ou acinesia nas regiões apicais e anteriores frequentemente observados na takotsubo.

Vasoespasmo coronariano

Atividade simpática ocasionando vasoespasmo de coronárias epicárdicas tem sido proposta como uma possível causa da takotsubo, embora a grande maioria dos pacientes não demonstre espasmo coronariano mesmo quando utilizando agentes vasoconstrictores provocativos. Há sugestão de que a takotsubo, em decorrência ao estresse oxidativo induzido pela hiperatividade simpática, ocasione disfunção endotelial e favoreça a alteração na microcirculação coronariana.

Disfunção da microcirculação

A disfunção da microcirculação secundária a hiperestimulação simpática tem sido observada em todos os pacientes na fase aguda da takotsubo, sendo sugerida como um importante fator fisiopatológico determinante para isquemia miocárdica e disfunção contrátil ventricular, baseado em estudos que demonstraram uma resposta microvascular coronariana alterada além de aumento de atividade apoptótica das células endoteliais da microcirculação nos pacientes com takotsubo. A disfunção endotelial e da microcirculação decorrem do estímulo simpático do alfa-receptor, promovendo a disfunção vascular com redução da reserva vasodilatadora e favorecimento a espasmo da microcirculação, com consequente isquemia e depressão da contratilidade. Essa disfunção na fase aguda demonstrou ser transitória, e sua recuperação está relacionada com a melhora da função contrátil.

Instabilização ou rutura de placa aterosclerótica coronariana

Pode-se encontrar presença de placas ateroscleróticas na coronária descendente anterior dos pacientes com takotsubo. Nesses casos a utilização e investigação por ultrassonografia intracoronariana ou tomografia por coerência ótica não demonstraram a presença de placas rotas ou dissecção, enfatizando a necessidade de exclusão da presença de doença coronária instável para confirmação do diagnóstico de takotsubo.

FATORES PREDISPONENTES E GATILHOS PARA O DESENVOLVIMENTO DE TAKOTSUBO

Cerca de 70% dos pacientes que desenvolvem takotsubo usualmente apresentam estresse emocional ou físico como fator desencadeador, que são usuais para todos os indivíduos.

Como somente algumas pessoas desenvolvem a takotsubo, isso leva à possibilidade da presença da existência de perfis genético e clínico predisponentes ao desenvolvimento de takotsubo. Através da análise dos registros e série de casos, pode-se definir o perfil clínico mais prevalente dos pacientes que apresentam takotsubo, com a identificação da presença de fatores predisponentes: hormonal, genético, distúrbios psiquiátricos e gatilho por estresse físico ou emocional.

Hormonal

A takosubo é mais frequente em mulheres do que em homens em uma taxa 9:1, predominantemente na fase pós-menopausa, indicando que um declínio nos níveis de estrogênio poderia ter um papel na fisiopatologia do desenvolvimento da takotsubo. O estrogênio tem atuação na modulação do tônus vasomotor através da estimulação da óxido nítrico sintetase endotelial e por modulação da vasoconstrição neuroadrenérgica e redução da ativação simpática central.

Contudo, faltam estudos que comprovem de forma consistente a correlação dos hormônios reprodutivos com o desenvolvimento de takotsubo, questionando que estes não teriam de forma isolada um papel determinante para o seu desenvolvimento ou prevenção.

Genético

A possibilidade da predisposição genética para takotsubo tem sido sugerida por alguns estudos que demonstraram uma correlação familiar. Mas a maioria dos estudos apresenta resultados conflitantes ou não concisos que demonstram um potencial poligênico ou de heterogeneidade genética, que ocasione uma desregulação do sistema neuroadrenérgico, seja em sua ativação ou no polimorfismo dos beta e alfa-neurorreceptores, que permitam identificar uma linha de predisposição.

Alterações psiquiátricas e alterações neurológicas

Uma elevada prevalência de condições neuropsiquiátricas tem sido observada nos pacientes com takotsubo, com cerca de 27% de doenças neurológicas e 40% com ansiedade e depressão, assim como em pacientes com síndrome do pânico. Os pacientes com distúrbios do humor têm uma resposta exacerbada do sistema simpático ao estresse emocional ou físico em decorrência de apresentarem uma maior liberação com menor recaptação de noroepinefrina central e periférica. O uso de antidepressivos como inibidores seletivos de recaptação da noroepinefrina aumenta os níveis teciduais de catecolaminas. Ambos os fatores aumentam a sensibilidade e grau de resposta simpática ao estresse agudo tornando esses pacientes suscetíveis ao desenvolvimento de takotsubo.

Gatilhos por estresse físico e emocional

A presença de gatilho por estresse físico ou emocional é observado em cerca de 70 a 80% dos pacientes. No Registro Internacional de Takotsubo, 36% dos pacientes apresentaram estresse físico, 28% emocional, 8% ambos e 29% sem estresse.

O estresse físico é mais comum que o emocional, acomete mais homens e pacientes internados e apresenta um prognóstico pior.

O estresse físico é decorrente de procedimentos cirúrgicos, trauma, doenças infecciosas, medicamentos e dor.

O estresse emocional é mais comum em mulheres, em fase pós-menopáusica, e em pacientes não internados. As situações de estresse emocional podem ser de caráter pessoal ou profissional, com estímulos negativos que geram intensa tristeza, raiva, sentimento de insatisfação, rejeição, medo, ansiedade, pânico ou por enfrentamento ("síndrome do coração partido"), como também situações de desastres naturais ou guerra. Mas também situações com estímulos positivos geralmente inesperados, também estão relacionados ao desencadeamento de takotsubo ("síndrome do coração feliz") (Tabela 1).

DIAGNÓSTICO

Entre todos os critérios os mais utilizados na prática clínica são os critérios diagnósticos da Clínica Mayo e o InterTAK (Tabela 2).

Os critérios diagnósticos da InterTAK incorpora novos aspectos: disfunção do ventrículo direito ou de outros segmentos não usuais; a não necessidade da presença um gatilho por de estresse físico ou emocional antecedendo

TABELA 1 Gatilhos de estresse físicos e emocionais

Estresse físico	Estresse emocional
Pós-operatório	Falecimento de parentes ou cônjuge
Sepse	Depressão
Litíase renal	Crise de ansiedade
Pneumonia	Pânico
Tromboembolismo pulmonar	Perda de emprego
Cardioversão elétrica	Perda de competição
Ablação de fibrilação atrial	Término de relacionamento amoroso
Acidente vascular cerebral hemorrágico	Terremotos, furacões, inundações
Crise convulsivante de carro	Guerra
Epilepsia	Acidente de carro
Focromocitoma	Surpresa positiva intensa
Crise intensa de asma	Casamento
Trauma ortopédico	Ganho de prêmio
Dor intensa	Reencontro com ente querido
Pós-quimioterapia	
Síndrome de abstinência a drogas ou álcool	
Hipertireoidismo	
Pós-cesariana	
Pós-infusão de catecolaminas	

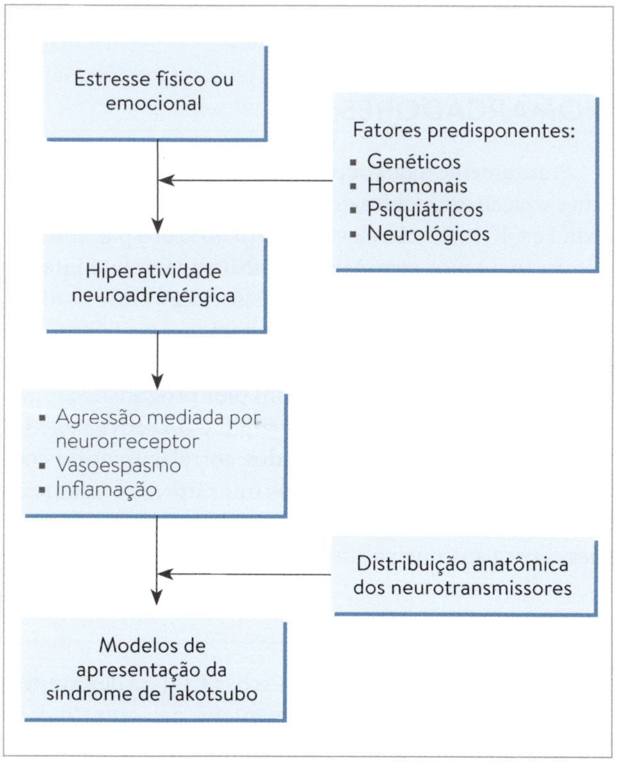

FIGURA 1 Fisiopatologia do desenvolvimento da takotsubo.

a takotsubo; alterações neurológicas e feocromocitoma como possíveis gatilhos para takotsubo; possibilidade de coexistência de doença coronariana obstrutiva significativa, sendo proposta a classificação da takotsubo de acordo com o tipo de gatilho que a antecede em tipo 1, 2, 2a, 2b e 3 (Tabela 3).

TABELA 2 Critérios diagnósticos de takotsubo

Critérios revisados da Clínica Mayo	Critérios da InterTAK
▪ Discinesia transitória dos segmentos mediais do VE, com ou sem envolvimento apical; alteração segmentar estende-se além do território de uma coronária epicárdica; gatilho por estresse frequentemente presente ▪ Ausência angiográfica de doença coronária obstrutiva ou ruptura aguda de placa ▪ Alterações agudas no ECG, supra-ST e/ou inversão de onda T ou alterações modestas da troponina ▪ Ausência de feocromocitoma ou miocardite	▪ Disfunção transitória do VE (hipocinesia, acinesia ou discinesia) apresentando-se como balonamento apical ou mesoventricular, basal, ou alteração segmentar focal. Pode ter envolvimento do VD. Pode-se ter transição entre os diferentes tipos de alteração segmentar. Alteração segmentar estende-se além do território de uma coronária epicárdica; contudo raramente se tem alteração segmentar correspondente ao território de uma coronária ▪ Estresse físico ou emocional, ou combinados, frequentemente precedem episódio de takotsubo ▪ Alteração neurológica (hemorragia subaraquinoide, AVC, convulsões); feocromocitoma pode ser gatilho. ▪ Alterações agudas no ECG, com supra ou infra de ST, inversão de onda T e QT prolongado, e raramente ECG normal ▪ Moderada elevação de troponina T ou I e CK-MB. Frequente elevação do BNP ▪ Doença coronariana significativa não exclui takotsubo ▪ Ausência de miocardite ▪ Predominantemente acomete mulheres na fase pós-menopausa

TABELA 3 Classificação InterTAK da takotsubo de acordo com o tipo de gatilho.

Classe I	Takotsubo relacionada a gatilho de estresse emocional
Classe II	Takotsubo relacionada a gatilho de estresse físico ▪ IIa: secundária a atividade física, procedimentos médicos, doenças agudas ▪ IIb: secundária a distúrbios neurológicos
Classe III	Takosubo sem gatilho identificado

TIPOS ANATÔMICOS DE TAKOTSUBO

A takotsubo é uma síndrome cardíaca aguda de caráter transitório com disfunção contrátil ventricular, na qual se tem a descrição de cinco tipos anatômicos (Figura 1):

- Padrão clássico: observado em cerca de 70 a 80% dos pacientes. Acinesia ou hipocinesia apical com hipercontratilidade dos segmentos basais, conferindo o aspecto clássico de armadilha de polvo que conferiu o nome de takotsubo.
- Mesoventricular: observado em cerca de 15% dos pacientes. Hipocinesia da porção média do ventrículo esquerdo, e hipercontratilidade dos segmentos apical e basal.
- Invertida ou basal: observado em cerca de 3 a 5% dos pacientes. Hipocinesia ou acinesia dos segmentos basais e médio ventriculares com hipercontratilidade apical.
- Focal: observado em cerca de 5,5% dos pacientes. Hipocinesia ou acinesia de segmentos isolados, usualmente anterolateral.
- Biventricular ou acometimento isolado do ventrículo direito < 0,5%: apresenta uma prevalência desconhecida, sendo considerado raro o seu acometimento.

APRESENTAÇÃO CLÍNICA

A apresentação clínica da takotsubo é mais frequente em mulheres em fase pós-menopausa que apresentam um estresse emocional ou físico inesperado, sendo seguido de quadro clínico de dor precordial (75%), dispneia (50%), tonteiras (> 25%), síncope ou pré-síncope (5 a 10%), palpitações devido a taquicardia sinusal, ou em formas clínicas mais severas como insuficiência cardíaca aguda, choque cardiogênico ou morte súbita abortada. Os principais diagnósticos diferenciais na sala de emergência são com a síndrome coronariana aguda e miocardite aguda. Como usualmente tem-se quadro clínico semelhante à síndrome coronariana aguda, acompanhado de alterações eletrocardiográficas e elevação de enzimas de injúria cardíaca, apesar de ausência de doença cornaria obstrutiva, a takotsubo foi classificada na última definição universal de infarto agudo do miocárdio (IAM), como infarto agudo do miocárdico com coronárias normais (MINOCA), sendo, portanto, necessário encaminhar esses pacientes para cineangiocoronariografia para confirmação diagnóstica.

O quadro clínico admissional pode ser predominantemente definido pelas manifestações da doença que ocasionou o estresse físico, como acidente vascular encefálico e convulsões, e a manifestação da takotsubo poderá ser através de somente om desenvolvimento de disfunção ventricular ao ecocardiograma, ou com distúrbios hemodinâmicos inesperados como hipotensão ou choque. Nos pacientes com estresse físico emocional, observa-se com maior frequência o quadro clínico de dor precordial e palpitações, ou de dispneia.

ELETROCARDIOGRAMA

O eletrocardiograma (ECG) encontra-se anormal na maioria dos pacientes com takotsubo (> 95%), sendo usuais alterações sugestivas de doença isquêmica coronariana do segmento ST e onda T. Na fase aguda encontra-se supra do segmento ST em 44% usualmente envolvendo as derivações anterior, apical e lateral sugerindo infarto anterior extenso, e infra do segmento ST sendo incomum ocorrendo em 8%. A inversão da onda T é difusa e acomete em 41%, a presença de ondas Q patológicas em 15% e bloqueio de ramo esquerdo 5%. Após 24 a 48 horas do início dos sintomas, há inversão da onda T e importante prolongamento do intervalo QT, predispondo a taquicardia ventricular polimórfica (*torsade de pointes*) e fibrilação ventricular. A inversão de onda T, assim como alongamento do intervalo QT, estão relacionados com presença de edema miocárdico, sendo que a subsequente gradual resolução pode levar de dias a semanas. A análise das alterações no ECG apresenta uma alta acurácia na diferenciação do IAM, assim como a presença de supra do segmento ST em aVR e na derivação anterosseptal V1 a V4, ou supra do segmento ST em aVR com inversão de onda T, apresentam alta acurácia. Contudo, em função da alta prevalência de doença coronariana aguda com as características clínicas e eletrocardiográficas semelhantes ao takotsubo, todos os pacientes necessitam de avaliação por coronariografia com ventriculografia para o diagnóstico diferencial.

BIOMARCADORES

Praticamente todos os pacientes com takotsubo apresentam elevação enzimática de necrose miocárdica. Troponina T ou I e CK-MB estão elevadas em > 90% dos pacientes na admissão. O pico enzimático é substancialmente inferior ao do IAM, demonstrando uma dissociação entre os níveis enzimáticos com a extensão das alterações no ECG e com a disfunção ventricular. Presença de níveis enzimáticos elevados está correlacionada com pior prognóstico.

Os peptídeos natriuréticos (BNP e pro-BNP) encontram-se frequentemente elevados correlacionando com o grau das alterações funcionais miocárdicas e disfunção ventricular. Apresentam pico em 48 horas, podendo levar meses para sua normalização.

ECOCARDIOGRAMA

O ecocardiograma transtorácico (ECO) irá demonstrar e quantificar as alterações segmentares da contratilidade miocárdica, quantificar o grau de disfunção e avaliar a presença de complicações como trombo intracavitário, obstrução intraventricular e desenvolvimento de insuficiência mitral por dilatação ventricular ou por alteração segmentar. As alterações ao ECO, embora possam ser fortemente sugestivas de takotsubo, não permitem diferenciar ou afastar o IAM. O ECO apresenta um grande valor no acompanhamento dos pacientes, com a observação da involução da disfunção regional.

RESSONÂNCIA MAGNÉTICA CARDÍACA

A ressonância magnética cardíaca (RMC) é realizada usualmente após as primeiras 24 a 48 horas da admissão. A importância da RMC está não só na avaliação da extensão da disfunção ventricular, mas também para o diagnóstico diferencial de miocardite.

Os achados na RMC envolvem a análise funcional ventricular com quantificação da extensão das alterações segmentares, grau de disfunção ventricular, avaliação do acometimento do ventrículo direito e a presença de complicações como trombo intracardíaco e obstrução intracardíaca, e análise morfológica com pesquisa de edema miocárdico, de infamação e fibrose através da análise do realce tardio do gadolínio (RT).

O edema miocárdico é observado na fase aguda através na técnica de T2 da RMC, com a demonstração na fase T2 de um intenso aumento do sinal, tendo distribuição difusa, podendo ser transmural e fortemente relacionado com as regiões com alteração na contratilidade, não tendo correlação com anatomia coronariana, o que diferencia do IAM e da miocardite que apresenta edema sem correlação com as alterações da contratilidade e sendo mais comum em parede lateral e epicárdico. O RT usualmente está ausente, o que ajuda na diferenciação da miocardite ou do IAM. Contudo, tem sido descrito RT positivo com predomínio na região apical, com intensidade de sinal reduzida, com relatos de RT transmural persistente. A persistência de RT positivo tem demonstrado relação com pior prognóstico evolutivo com potencial de arritmias.

MEDICINA NUCLEAR

A cintilografia miocárdica com 123I-*m*IBG tem sido utilizada para avaliar a atividade do sistema simpático no miocárdio através da atividade de captação dos neuroreceptores. Na fase aguda da takotsubo observa-se uma redução na captação miocárdica correspondente às regiões com disfunção contrátil, consistente com disfunção da atividade dos neurorreceptores simpáticos, sendo mais comum a redução de captação na região apical e anterior do miocárdio. Essas anormalidades podem persistir por vários meses, e o 123I-*m*IBG tem um papel de confirmação diagnóstica nos casos em que permaneceram sem diagnóstico ou em dúvida durante a internação ou pacientes com história prévia sem confirmação. A presença de 123I-*m*IBG positivo e sua extensão tem correlação com pior prognóstico no desenvolvimento de insuficiência cardíaca e mortalidade.

CINEANGIOCORONARIOGRAFIA

A maioria dos pacientes é avaliada pela cineangiocoronariografia (CAT) na admissão hospitalar para afastar o diagnóstico de IAM. A takotsubo tipicamente não apresenta lesão coronariana obstrutiva correspondente à região anatômica com alteração contrátil, portanto é necessária a realização de CAT para confirmação diagnóstica na fase aguda e diferenciação de IAM ou miocardite. Em decorrência do fato de que grande parte dos pacientes com takotsubo são idosos, pode-se encontrar em cerca de 10% dos pacientes doença coronariana incipiente ou em outras coronárias não correspondentes à região anatômica comprometida. Na presença de lesão coronariana significativa correspondente à região anatômica, devem-se utilizar métodos de avaliação intravascular como ultrassonografia ou tomografia de coerência ótica intracoronariana, para a exclusão de ruptura de placa, trombo intracoronário ou dissecção coronariana, para se confirmar o diagnóstico de takotsubo. A realização concomitante de ventriculografia permite demonstrar as disfunções contráteis típicas da takotsubo, além de estimar o grau de disfunção ventricular e avaliar a presença de trombo intracardíaco, insuficiência mitral e obstrução do trato de saída do ventrículo esquerdo.

ANGIOTOMOGRAFIA CORONARIANA

A angiotomografia coronariana tem sido proposta para os pacientes estáveis com baixa suspeita de IAM ou com apresentação tardia, ou como análise retrospectiva de pacientes com história prévia não confirmada de takotsubo, como método não invasivo para a exclusão de doença coronariana obstrutiva.

CRITÉRIOS DE PONTOS DA INTERTAK PARA PREVER O DIAGNÓSTICO DA TAKOTSUBO

A apresentação clínica, alterações no ECG e nas enzimas de injúria miocárdica da takotsubo são muito semelhantes ao IAM, não sendo possível a diferenciação entre ambas as patologias de forma consistente por nenhum método não invasivo. Portanto, na fase aguda, a maioria dos pacientes necessita ser avaliada pela coronariografia para o estabelecimento do diagnóstico. Os critérios de pontos da InterTAK foram desenvolvidos a partir de um modelo de probabilidade diagnóstica que envolve sete variáveis clínicas e eletrocardiográficas de maior prevalência em pacientes com takotsubo comparados com pacientes com IAM, nas quais quanto maior o somatório de pontos, maior a probabilidade do diagnóstico de takotsubo. Esse modelo se propõe a ser um guia para o questionamento da probabilidade de diagnóstico e não para afirmativa diagnóstica (Tabela 4).

O somatório de pontos apresenta uma capacidade de previsão de diagnóstico de takotsubo na fase aguda, com maior capacidade de previsão diagnóstica com somatório dos valores > 70 pontos, indicando uma probabilidade > 85%; já valores < 35 pontos têm 95% de possibilidade do diagnóstico ser de doença coronariana aguda. Em pacientes idosos com alta fragilidade, clinicamente estáveis, pode-se utilizar o critério de pontos para avaliar o risco e

Tipos anatômicos de Takotsubo	Prevalência
Apical 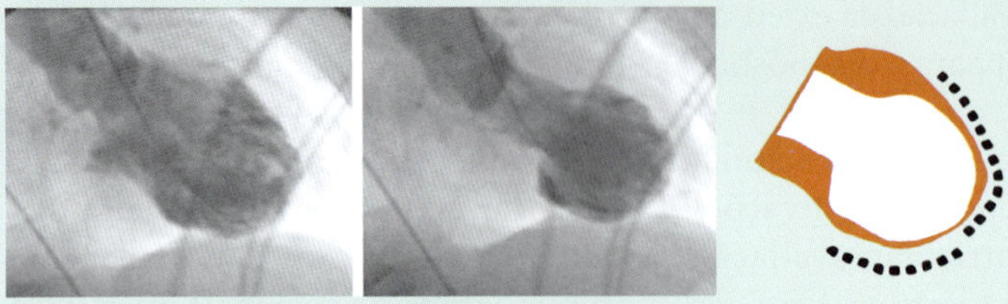	70-80%
Mesoventricular 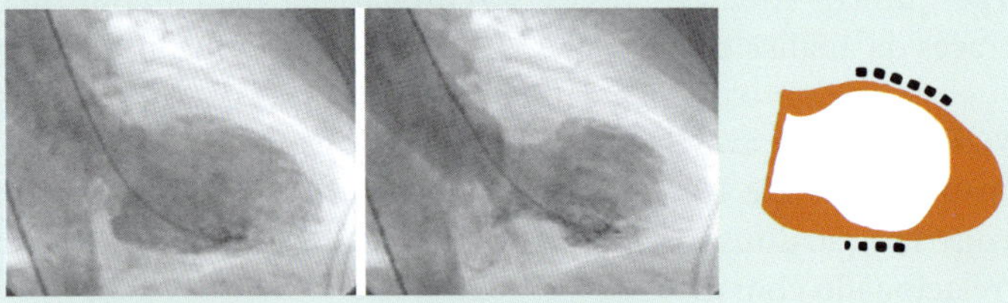	10-20%
Basal 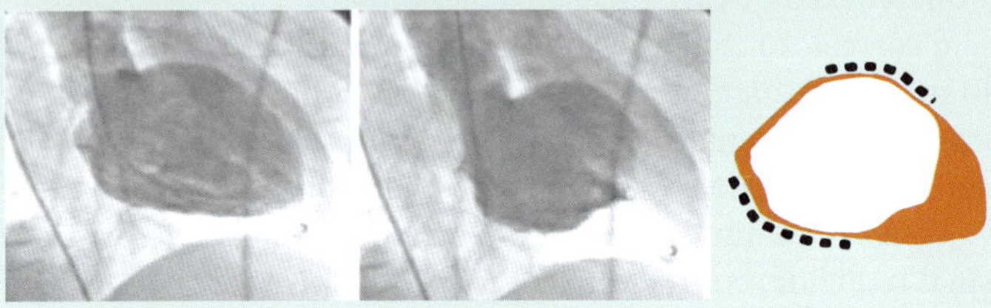	5%
Localizada 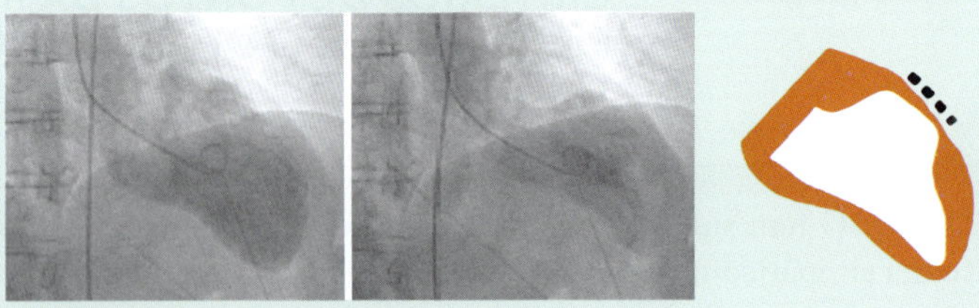	< 5,5%
Biventricular 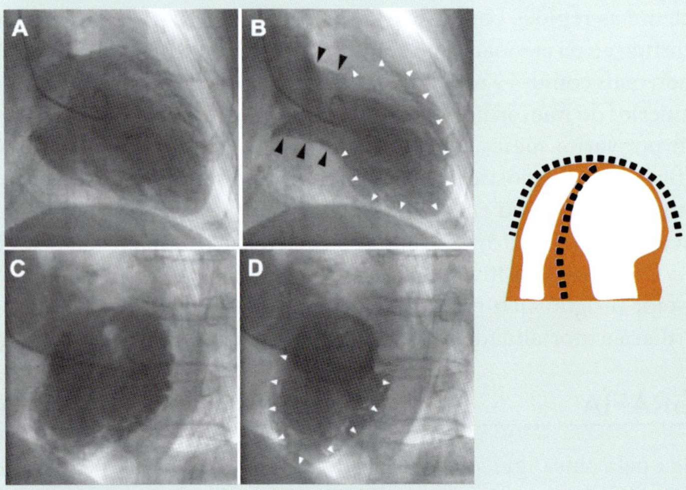	< 0,5%

FIGURA 2 Tipos anatômicos da takotsubo.

TABELA 4 Preditores clínicos para o diagnóstico de takotsubo

Critério	Pontuação	Predição de takotsubo (OR)	P
Sexo feminino	25	68	P < 0,001
Gatilho emocional	24	65	P < 0,001
Gatilho físico	13	8,7	P < 0,001
Ausência de infra-SST	12	7,2	P < 0,001
Distúrbio psiquiátrico	11	7,0	P < 0,001
Distúrbio neurológico	9	4,9	P < 0,001
QTc prolongado	6	2,8	P = 0,006

benefício da realização do CAT, ou do início de terapêutica antiplaquetária, e optar pelo diagnóstico integrado de multimodalidade de imagem para a definição da probabilidade diagnóstica e do acompanhamento evolutivo da disfunção ventricular.

DIAGNÓSTICO INTEGRADO DE MULTIMODALIDADE

A capacidade do diagnóstico integrado de multimodalidade em afirmar o diagnóstico da takotsubo e a sua diferenciação com IAM e miocardite, assim como de detecção de complicações cardíacas, estarão relacionados aos cenários clínicos e as fases evolutivas da takotsubo em que foram realizados. Estas irão definir atuações diferenciadas das diferentes modalidades na avaliação diagnóstica da takotsubo e dos diagnósticos diferenciais.

Takotsubo clássica

Usualmente ocasionada por um fator desencadeador ou gatilho, em paciente do sexo feminino em fase pós-menopausa, mais frequentemente com dor precordial e ou dispneia, ECG e enzimas cardíacas indicativas de injúria miocárdica. Nesse cenário o diagnóstico está voltado para a síndrome coronariana aguda e a takotsubo é uma suspeita secundária, em que o aspecto de disfunção apical e anterior e hiperdinamia basal, com balonamento apical, ao ecocardiograma pode sugerir takotsubo, mas não permite a afirmativa diagnóstica. Nesse cenário, na sala de emergência, a realização de CAT é necessário para afastar o diagnóstico de IAM e definir sugerir o diagnóstico de takotsubo ou no caso de doença coronariana não significativa associada à presença de MINOCA. A realização de RMC é fundamental por fortalecer o diagnóstico de takotsubo ou sugerir miocardite ou MINOCA, além de avaliar a extensão e grau de disfunção ventricular e a presença de complicações cardíacas e de ter valor prognóstico.

Takotsubo não clássica

É a apresentação sem a identificação de fator precipitante ou gatilho, com clínica de síncope, tonteiras ou morte súbita abortada, geralmente em pacientes do sexo masculino, podendo ou não ser idosos, sem supra de segmento ST no ECG, elevação enzimática discreta, em que o ecocardiograma não é fortemente indicativo de takotsubo, com alteração segmentar medial ou basal. Nesse cenário, a RMC tem um papel mais significativo para avaliação no diagnóstico diferencial com miocardite, e em pacientes estáveis pode-se indicar a angiotomografia coronariana para avaliar a presença de DAC. Nesses pacientes, no caso de permanecer a dúvida diagnóstica, a realização de cintilografia miocárdica com MIBG poderá ajudar em estabelecer ou afastar o diagnóstico de takotsubo.

Takotsubo intra-hospitalar

Está usualmente associada a estresse físico decorrente a patologias ou pós-procedimentos, podendo ter apresentação clássica de balonamento apical ou atípica com alteração segmentar. O ecocardiograma nesse cenário tem importante para orientação diagnóstica, prognóstica e acompanhamento da disfunção ventricular quanto a sua resposta à terapêutica ou involução espontânea.

Nesse contexto, o diagnóstico diferencial está relacionado ao IAM ou cardiomiopatia metabólica. Nos pacientes instáveis usualmente não é factível a realização da RMC, e de acordo com o grau de suspeição clínica se fará necessária a realização de CAT para avaliar o diagnóstico de DAC.

Após a estabilização clínica e hemodinâmica, pode-se realizar a RMC para avaliar a extensão do grau de disfunção ventricular. O ecocardiograma nesse cenário tem importante papel no acompanhamento da evolução da disfunção ventricular e do desenvolvimento de complicações cardíacas.

Takotsubo de confirmação tardia

Situação na qual os pacientes apresentam história prévia de diagnóstico sugestivo sem confirmação. Nos pacientes com disfunção persistente, a RMC e a angiotomografia coronariana podem ajudar a elucidar o diagnóstico. Nos pacientes sem disfunção ventricular a realização de MIBG que pode demonstrar alterações na captação dos neurorreceptores em até 12 meses após o evento, podendo sugerir o diagnóstico no caso de ser positivo, mas não afasta no caso de ser negativo.

TABELA 5 Métodos de imagem na avaliação da síndrome de takotsubo e suas características

Métodos	Características
Ecocardiograma	▪ Método de fase aguda ▪ Método mais utilizado na prática para identificação precoce da alteração segmentar e levantar a suspeita de takotsubo ▪ Alteração segmentar e função ventricular ▪ Complicações: insuficiência mitral, trombo cardíaco, OTSVE, derrame pericárdio ▪ Acompanhamento da recuperação
RMC	▪ Método de fase subaguda ou tardia ▪ Extensão da alteração segmentar ▪ Acometimento do VD ▪ Complicações: insuficiência mitral, trombo cardíaco, OTSVE, derrame pericárdio ▪ Diagnóstico diferencial: miocardite, DAC
CAT	▪ Método de fase aguda ▪ Avaliação de DAC e MINOCA ▪ Alteração segmentar e função ventricular ▪ Complicações: insuficiência mitral, trombo cardíaco, OTSVE
Angio-TC coronárias	▪ Método de fase subaguda ▪ Avaliação de DAC e MINOCA
Medicina nuclear	▪ Método de fase subaguda ou tardia ▪ Confirmação diagnóstica tardia ▪ Diagnóstico diferencial tardio de MINOCA ou miocardite

TABELA 6 Complicações intra-hospitalares da takotsubo

Frequentes	ICAD (12 a 45%) OTSVE (10 a 25%) Insuficiência mitral (14 a 25%) Choque cardiogênico (6 a 20%)
Moderadas	Fibrilação atrial (5 a 15%) Trombo ventrículo esquerdo (2 a 8%) Parada cardíaca (4 a 6%) Bloqueio atrioventricular avançado (5%)
Raras	Taquiarritmias (2 a 5%) Bradiarritmias (2 a 5%) *Torsades-de-pointes* (2 a 5%) Morte (1 a 4,5%) Taquicardia-fibrilação ventricular (3%) Ruptura de parede livre do ventrículo esquerdo < 1%

ICAD: insuficiência cardíaca aguda descompensada; OTSVE: obstrução do trato de saída do ventrículo esquerdo.

TRATAMENTO

A takotsubo na fase aguda tem como característica a presença de alteração segmentar associada ou não a disfunção ventricular, que é reversível em curto período de tempo. Durante o período de recuperação da função ventricular, cerca de 50% dos pacientes podem apresentar complicações, como edema agudo de pulmão e choque cardiogênico em 9% e 11% dos pacientes, respectivamente. Outras complicações como arritmia ventriculares, obstrução do trato de saída do ventrículo esquerdo (OTSVE), trombo mural e ruptura ventricular podem também ocorrer, determinando um pior prognóstico (Tabela 6).

O tratamento da takotsubo pode ser dividido em duas etapas: 1) tratamento das complicações da fase aguda (Figura 3); 2) tratamento da fase tardia.

Tratamento da fase aguda

Tratamento da insuficiência cardíaca aguda

Nos pacientes na fase aguda que apresentam a forma branda sem sinais de insuficiência cardíaca de congestão ou baixo débito cardíaco e OTSVE, o tratamento limita-se a tratar as comorbidades como hipertensão arterial sistêmica, que possam agravar a disfunção ventricular. Com relação ao betabloqueador nos primeiros dias da admissão com o objetivo de cardioproteção à agressão neuroadrenérgica, embora seja utilizado rotineiramente, não há estudos que demonstrem benefícios em curto e longo prazo na melhora do prognóstico.

Em pacientes que apresentam OTSVE, o uso do esmolol ou metoprolol intravenosos, por suas propriedades de bloqueio beta-1-seletivo, podem apresentar benefícios na redução da obstrução e da pressão arterial, como demonstrado em uma série de casos por Santoro et al.

Cerca de até 45% dos pacientes podem apresentar congestão pulmonar sem sinais de baixo débito, em que o objetivo do tratamento é a redução da congestão pulmonar, com o uso e vasodilatores e diurético endovenosos (na ausência de OTSVE), e de cardioproteção com inibidores da enzima de conversão ou bloqueadores do receptor da angiotensina e betabloqueadores, que podem trazer benefícios no prognóstico em longo prazo e na redução de recorrência.

O desenvolvimento de choque cardiogênico varia entre 6 e 20%. Tendo que a condição de disfunção ventricular é transitória, o tratamento tem como objetivo oferecer suporte clínico-hemodinâmico através do uso de inotrópicos com pouco ou sem estímulo catecolaminérgico, como milrinona, levosimendam, dobutamina, como ponte para a recuperação da função ventricular.

Nos pacientes com OTSVE e choque cardiogênico, não está indicado o uso de inotrópicos, sendo que podem ser utilizados betabloqueadores seletivos como esmolol ou metoprolol endovenosos, para a redução da contratilidade basal (pelo predomínio beta 1 receptor na porção basal) e caso seja necessária expansão volêmica, para redução da obstrução e melhora do débito cardíaco. O registro RETAKO demonstrou que o uso de betabloqueador na alta hospitalar nos pacientes que apresentaram choque cardiogênico com OTSVE apresentou uma melhor sobrevida ao fim de 1 ano.

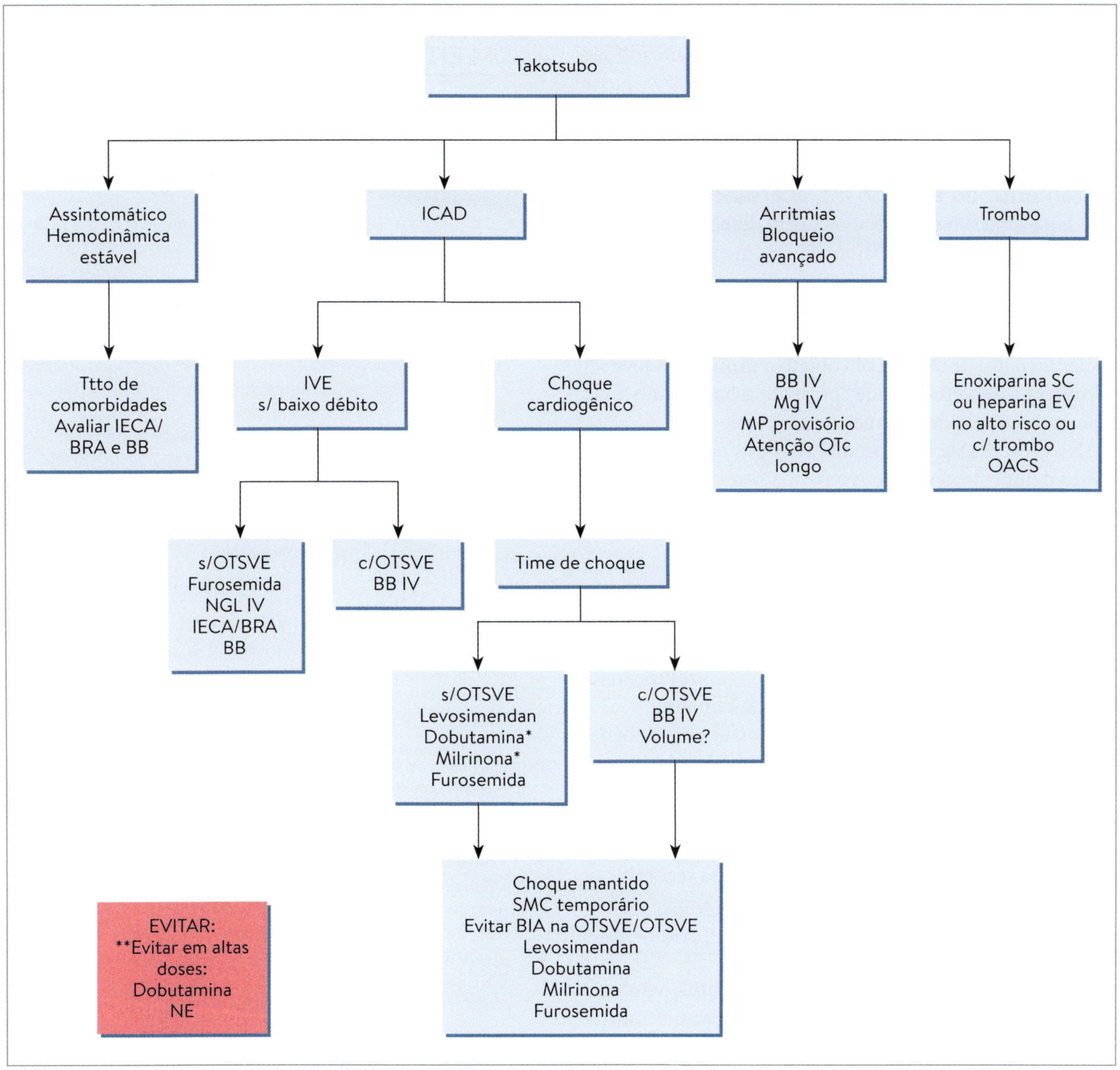

FIGURA 3 Fluxograma terapêutico da takotsubo na fase aguda.

NGL: nitroglicerina; SMC: suporte mecânico circulatório; NE: noradrenalina; MP: marca-passo.

Na presença de choque refratário a utilização da membrana extracorpórea de oxigenação ECMO venoarterial (VA) seria a opção para manutenção do fluxo e redução da OTSVE, devendo-se evitar o uso do BIA nesse cenário.

Em todos os pacientes com takotsubo que evoluem com choque cardiogênico, deve-se acionar o time multidisciplinar de choque (cardiologista, enfermeira, intensivista) para avaliar precocemente a utilização de suporte mecânico circulatório temporário, como balão intra-aórtico de contrapulsação, Impella® ou ECMO VA. Os resultados do registro europeu não demonstraram benefícios com o uso do BIA, na redução do tempo de permanência ou mortalidade intra-hospitalar. A utilização de ECMO VA com Impella® tem sido uma associação cada vez mais frequente, por oferecer aumento do fluxo sistêmico com descompressão do ventrículo esquerdo.

Tratamento das arritmias e distúrbios de condução

As arritmias ventriculares e bloqueios atrioventriculares podem ocorrer em até 6% dos pacientes e usualmente estão associados com prolongamento do intervalo QT. No manuseio terapêutico das arritmias ventriculares, utilizam-se sulfato de magnésio e betabloqueares endovenosos seletivos (esmolol ou metoprolol) ou cardioversão elétrica. Deve-se ter cuidado com a utilização de amiodarona ou sotalol, na presença de prolongamento intervalo QT. Os pacientes que desenvolvem bloqueio atrioventricular avançado são manuseados agudamente com implante de marca-passo provisório, sendo que a maioria desses pacientes evoluem para implante de marca-passo definitivo.

Tratamento do trombo intracardíaco

Os pacientes com takotsubo podem desenvolver trombo intracardíaco na admissão e em até 2 semanas após alta. A presença de balonamento apical associado com elevação de troponina é indicador de risco para o desenvolvimento de trombo mural e de eventos cardioembólicos. Nesses pacientes o uso de OACS com objetivo profilático deve ser considerado, exceto nos que apresentam balomento basal (takotsubo invertido) ou mesoventricular.

Na presença de trombo mural, o uso de OACS por 3 meses demonstrou ser efetivo para a resolução completa da trombose.

Tratamento da fase tardia

O tratamento da fase tardia com IECA/BRA e betabloqueadores após a alta hospitalar tem como objetivos a cardioproteção para preservar a função ventricular e melhora da sobrevida em longo prazo e a prevenção de recorrência ao fim de 1 ano de acompanhamento.

A associação dos fármacos apresentou um maior benefício na redução de recorrência que o uso isolado.

O tratamento de fatores secundários, como distúrbios psicoemocionais, doenças neuropsiquiátricas, disfunção tireoidiana, redução do estresse físico e emocional, pode ser medida efetiva na redução do gatilho para recorrência.

PROGNÓSTICO

Embora a takotsubo seja considerada uma patologia benigna de caráter reversível, ela apresenta uma mortalidade superior ao infarto agudo não complicado com uma mortalidade intra-hospitalar de até 8%, podendo chegar a 20% nos pacientes com choque cardiogênico. O prognóstico intra-hospitalar dos pacientes com takotsubo está relacionado ao desenvolvimento de complicações intra-hospitalares (Tabela 6). Outros fatores clínicos adicionais impõem um pior prognóstico: sexo masculino, idade > 70 anos, persistência de supra do segmento ST; níveis elevados de NT-proBNP, diabete melito tipo 2 e fibrilação atrial.

O prognóstico em longo prazo apresenta uma baixa taxa de recorrência em longo prazo de cerca de 5%, e uma mortalidade de até 5,6% e de eventos cardíacos e cerebrovasculares de 10% ao ano.

LEITURA SUGERIDA

1. Citro Chair R, Okura Co-Chair H, Ghadri JR, Izumi C, Meimoun P, et al. Multimodality imaging in takotsubo syndrome: a joint consensus document of the European Association of Cardiovascular Imaging (EACVI) and the Japanese Society of Echocardiography (JSE). J Echocardiogr. 2020;4:1-26.
2. Citro R, Okura H, Ghadri JR, Izumi C, Meimoun P, Izumo M, et al. Multimodality imaging in takotsubo syndrome: a joint consensus document of the European Association of Cardiovascular Imaging (EACVI)and the Japanese Society of Echocardiography(JSE). European Heart Journal - Cardiovascular Imaging. 2020;00:1-24.
3. Ding KJ, Cammann VL, Szawan KA, Stähli BE, Wischnewsky M, Di Vece D, et al. Intraventricular thrombus formation and embolism in takotsubo syndrome: insights from the International Takotsubo Registry. Arterioscler Thromb Vasc Biol. 2020;40(1):279-87.
4. Lyon AR, et al. Pathophysiology of takotsubo syndrome: JACC State-of-the-Art review. J Am Coll Cardiol. 2021;77(7):902-21.
5. Lu X, et al. Prognostic factors of takotsubo cardiomyopathy: a systematic review. ESC Heart Failure. 2021.
6. Mariani S, Richter J, Pappalardo F, Bělohlávek J, Lorusso R, Schmitto JD, et al. Mechanical circulatory support for Takotsubo syndrome: A systematic review and meta-analysis. Int J Cardiol. 2020;316:31-9.
7. Matsuura T, Ueno M, Iwanaga Y, Miyazaki S. Importance of sympathetic nervous system activity during left ventricular functional recovery and its association with in-hospital complications in Takotsubo syndrome. Heart Vessels. 2019;34(8):1317-1324.
8. Santoro F, Núñez Gil IJ, Stiermaier T, El-Battrawy I, Guerra F, Novo G, et al. Assessment of the German and Italian Stress Cardiomyopathy Score for Risk Stratification for in-hospital complications in patients with takotsubo syndrome. JAMA Cardiol. 2019;4(9):892-9.
9. Santoro F, Nunez Gil IJ, Stiermaier T, El-Battrawy I, Guerra F, Arcari L, et al. Intra-aortic balloon counterpulsation in takotsubo syndrome complicated by cardiogenic shock: Shortand long-term results from a cohort of 2250 patients of the German-Italian-Spanish registry. Eur Heart J. 2019;40:ehz745.0545.
10. Thygesen K, ESC Scientific Document Group, Alpert JS, Jaffe AS, Chaitman BR, Bax JJ, et al. Fourth universal definition of myocardial infarction. Eur Heart J. 2019;40:237-69.

NOTA DOS EDITORES

Este capítulo possui bibliografia adicional, recomendada pelos autores, na plataforma digital complementar do livro. Para acesso a esse material, utilize o QR code abaixo, digite a senha: **COMPLEMENTO2022** e faça seu cadastro.

18

Cardiomiopatias e arboviroses

Carlos Henrique Miranda
Odilson Marcos Silvestre

DESTAQUES

- As arboviroses são um problema de saúde pública em nosso país.
- A infecção aguda pode causar descompensação de cardiomiopatias crônicas.
- O envolvimento cardíaco pode ocorrer durante a infecção aguda.
- Pode desencadear arritmias, insuficiência cardíaca aguda secundária à miocardite, dor torácica e derrame pericárdico secundário à pericardite.
- Profissionais de saúde devem estar atentos para essas manifestações cardíacas, principalmente durante epidemias.

INTRODUÇÃO

Arboviroses são doenças causadas por vírus transmitidos por artrópodes, principalmente insetos hematófagos, como o mosquito do gênero *Aedes*, sobretudo pelo *Aedes aegypti*. As principais doenças que compõem esse grupo são: dengue, zika, chikungunya e febre amarela.

Arboviroses são um problema de saúde pública, com estimativa de 50 a 100 milhões de pessoas infectadas por ano no mundo. A urbanização do mosquito *Aedes aegypti* tem causado sucessivas epidemias em vários países tropicais e subtropicais, inclusive no Brasil. O envolvimento do coração pode ocorrer durante o curso dessas infecções; contudo, a real prevalência dessa manifestação é desconhecida. De uma forma geral, o acometimento cardíaco parece ser infrequente. Contudo, durante epidemias, com a infecção acometendo grande número de indivíduos, essas apresentações atípicas podem surgir. Além disso, o comprometimento cardíaco foi mais estudado na dengue, tanto nas formas primárias como nas secundárias; contudo, também foi descrito na zika e na chikungunya.

QUADRO CLÍNICO

A infecção por esses vírus pode levar a um grande espectro de apresentações clínicas, desde pacientes assintomáticos até casos graves com choque circulatório. A forma mais comum de apresentação é uma síndrome febril associada à mialgia, cefaleia, *rash* cutâneo e artralgia. Manifestações hemorrágicas com grave plaquetopenia também podem ocorrer na dengue. A Tabela 1 compara as características da apresentação clínica das três principais arboviroses.

As possíveis formas de apresentação clínica do envolvimento cardíaco são mostradas na Tabela 2. Como toda doença infecciosa aguda, as arboviroses podem ser o fator responsável pela descompensação aguda de cardiomiopatias crônicas das mais diversas etiologias. Nos últimos anos, o envolvimento do coração vem sendo descrito na literatura científica com documentação de casos de miocardites, pericardites e miopericardites. Estudos mostraram a presença de partículas virais no músculo cardíaco por imuno-histoquímica sugerindo um possível cardiotropismo e lesão direta por esses vírus. Uma reação de hipersensibilidade causando dano miocárdico imunomediado pode ser um outro mecanismo responsável.

A maioria dos pacientes com miopericardites tem apresentações subclínicas; contudo, alguns podem apresentar manifestações clínicas. Distúrbios do ritmo cardíaco foram descritos. A bradicardia sinusal parece ser a alteração do ritmo cardíaco mais frequente, encontrada em 8,77 a 32% dos casos. Outras bradiarritmias, como bloqueios sinoatrial e atrioventriculares, são raras, mas também já foram descritas. A ocorrência de extrassístoles ventriculares frequentes associadas a bigeminismo e trigeminismo, taquicardia

TABELA 1 Diagnóstico clínico diferencial das principais arboviroses

Características	Zika	Dengue	Chikungunya
Febre	++	+++	+++
Rash cutâneo	+++	+	++
Conjuntivite	++	-	+
Artralgia	++	+	+++
Artrite	-	-	+++
Mialgia	+	++	+
Cefaleia	+	++	++
Hemorragia	-	++	-
Choque circulatório	-	+	-

TABELA 2 Apresentação clínica do envolvimento cardíaco nas arboviroses

Formas de apresentação	Tipos de acometimento
Distúrbios do ritmo	Bradicardia sinusal Taquicardia sinusal Bloqueio atrioventricular Bloqueio sinoatrial Bigeminismo e trigeminismo ventricular Fibrilação atrial aguda Taquicardia paroxística supraventricular
Exacerbação de IC crônica	Descompensação aguda de cardiomiopatias crônicas
IC aguda	Miocardite
Dor torácica	Pericardite/miocardite
Choque circulatório	Choque cardiogênico Tamponamento cardíaco

paroxística supraventricular e fibrilação atrial já foi descrita durante a infecção aguda. Todos esses relatos de arritmias foram transitórios com completa recuperação. Existe dúvida se essas arritmias são decorrentes do desarranjo metabólico ou eletrolítico observado na dengue grave com disfunção orgânica ou se podem ocorrer independentemente dessas alterações. Estudo recente apontou a possiblidade de uma miocardite subclínica ser o substrato para o desencadeamento dessas arritmias.

A real prevalência de miocardite aguda nesses pacientes com arboviroses é desconhecida. Alguns estudos mostram uma prevalência entre 9 e 15%; contudo, não houve uma padronização adequada da definição do comprometimento cardíaco entre os estudos, que incluíram pacientes com diferentes gravidades da doença. Houve a descrição de quadros de insuficiência cardíaca aguda, choque cardiogênico, pericardite com dor torácica associada e até mesmo de derrame pericárdico evoluindo com tamponamento cardíaco. Utilizando-se de ventriculografia radioisotópica, um estudo mostrou depressão da função sistólica do ventrículo esquerdo (< 40%) em sete pacientes entre 17 com dengue. Em um outro relato de 102 crianças com dengue hemorrágica, foi observado em quatro delas o desenvolvimento de insuficiência cardíaca aguda com necessidade do uso de medicamento inotrópico. Em estudo brasileiro, foram observados quatro casos de insuficiência cardíaca aguda entre 81 pacientes com dengue grave referenciados a um hospital terciário. Também há alguns relatados de miocardite aguda de evolução fulminante com desenvolvimento de choque cardiogênico refratário.

A depressão da função sistólica do ventrículo esquerdo parece ser transitória com completa recuperação durante o acompanhamento clínico. A evolução tardia para cardiomiopatia dilatada ainda é controversa, pois nenhum estudo de coorte prospectivo avaliou adequadamente essa hipótese.

EXAMES COMPLEMENTARES

Deve-se buscar a confirmação etiológica da infecção viral. Em pacientes com duração dos sintomas inferior a cinco dias, orienta-se a solicitação de exames com o objetivo de detecção do vírus ou antígenos virais como: isolamento viral, reação em cadeia da polimerase (PCR) e pesquisa de NS-1 (proteína não estrutural 1 do vírus dengue). Em pacientes com duração dos sintomas superior a cinco dias, recomenda-se a solicitação de exames sorológicos (IgG/IgM) para dengue, zika ou chikungunya (Figura 1).

Na suspeita de acometimento cardíaco, os seguintes exames complementares deverão ser solicitados: radiografia de tórax, eletrocardiograma, ecocardiograma, biomarcadores, como os peptídeos natriuréticos (BNP ou NT-proBNP), e de injúria miocárdica, como a troponina. A radiografia de tórax pode mostrar cardiomegalia, sinais de congestão pulmonar e derrame pleural. No eletrocardiograma, além dos

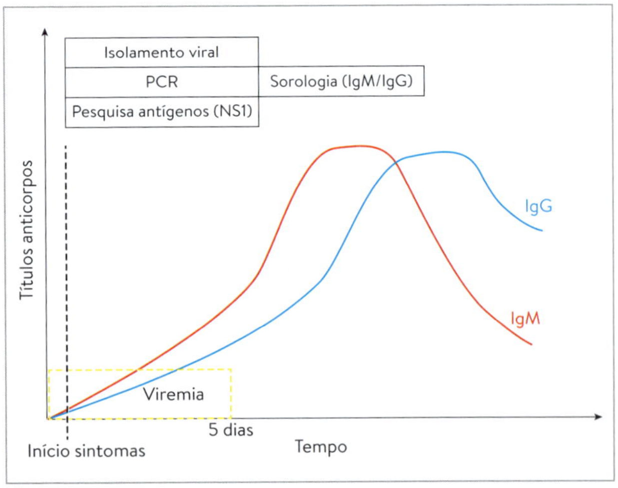

FIGURA 1 Método laboratorial para confirmação diagnóstica da infecção pelos arbovírus de acordo com o tempo de evolução dos sintomas.

NS1: proteína não estrutural do vírus da dengue; Ig: imunoglobulina.

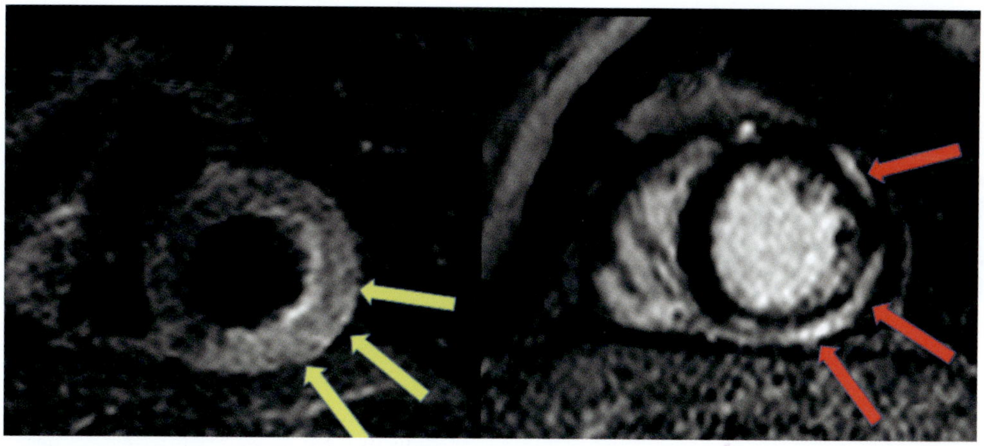

FIGURA 2 Alterações observadas na ressonância magnética cardíaca de paciente com miopericardite por dengue. Presença de aumento de sinal na sequência em T2 sugerindo edema miocárdico (setas amarelas) e realce tardio mesocárdico e subepicárdico (setas vermelhas).

distúrbios do ritmo relatados, pode-se observar a presença de supradesnível do segmento ST difuso, não respeitando o território correspondente a uma artéria coronariana. Em uma investigação, foi observada elevação significativa de NT-proBNP em 10% e elevação de troponina I em 7% dos pacientes com dengue. O ecocardiograma transtorácico pode mostrar disfunção segmentar ou global da função sistólica do ventrículo esquerdo e derrame pericárdico. A ressonância magnética cardíaca é considerada como o padrão-ouro para a avaliação desses pacientes, porém seu uso é limitado pela disponibilidade do método e custos associados. Além da avaliação da função contrátil dos ventrículos, ela permite a caracterização tecidual miocárdica por meio do realce precoce do gadolínio em áreas com inflamação, refletindo a hiperemia e o aumento da permeabilidade capilar no local, presença de edema miocárdico na sequência de T2 e realce tardio pelo gadolínio compatível com áreas de cicatriz fibrótica com distribuição multifocal acometendo principalmente o mesocárdio e o epicárdio (Figura 2). Além disso, permite também avaliação do acometimento pericárdico pela presença de derrame pericárdico, hipersinal na sequência de T2 ou realce tardio do pericárdio.

TRATAMENTO

Não há nenhum tratamento específico para as arboviroses, considerando-se somente o tratamento de suporte. Se for possível, os anticoagulantes e antiplaquetários deveriam ser suspensos em pacientes com dengue associada à plaquetopenia e tendência hemorrágica. O tratamento da insuficiência cardíaca aguda deve seguir as diretrizes (vide capítulo específico) com uso de diuréticos, inibidores da enzima conversora de angiotensina, betabloqueadores e antagonista da aldosterona. Nos pacientes com suspeita de comprometimento cardíaco, a hidratação deverá ser realizada de forma cautelosa até a avaliação da função ventricular ser realizada pelo ecocardiograma. Pacientes com choque cardiogênico devem ser tratados com drogas inotrópicas (dobutamina) e dispositivos de assistência circulatória. O tratamento da pericardite deverá ser realizado com o uso de anti-inflamatórios (preferencialmente ibuprofeno, desde que não haja contraindicações) por 2 semanas associado à colchicina por 3 a 6 meses conforme recomendações gerais. Apesar de não haver um consenso, sugere-se a reavaliação cardíaca a curto prazo com exames de imagem (ecocardiograma e/ou ressonância nuclear magnética do coração) naqueles pacientes com comprometimento cardíaco durante a fase aguda da doença. Em relação à prevenção, existe uma vacina contra a dengue aprovada em cerca de 20 países; contudo, seu uso é restrito de acordo com a idade e o *status* sorológico do indivíduo. Há várias outras vacinas sendo avaliadas em estudos clínicos em andamento. O controle do vetor e o uso de repelentes tópicos durante os períodos de maior transmissão durante o verão devem ser considerados para prevenção em áreas endêmicas.

LEITURA SUGERIDA

1. Cotella JI, Sauce AL, Saldarriaga CI, Perez GE, Farina JM, Wyss F, et al. Chikungunya and the Heart. Cardiology. 2021;146(3):324-34.
2. Minhas AM, Nayab A, Iyer S, Narmeen M, Fatima K, Khan MS, Constantin J. Association of zika virus with myocarditis, heart failure, and arrhythmias: a literature review. Cureus. 2017;9(6):e1399.
3. Miranda CH, Borges Mde C, Matsuno AK, Vilar FC, Gali LG, Volpe GJ, et al. Evaluation of cardiac involvement during dengue viral infection. Clin Infect Dis. 2013;57(6):812-9.
4. Rajapakse S, Wattegama M, Weeratunga P, Sigera PC, Fernando SD. Beyond thrombocytopaenia, haemorrhage and shock: the expanded dengue syndrome. Pathog Glob Health. 2018;112(8):404-14.
5. Resiere D, Fergé JL, Fabre J, Raad M, Aitsatou S, Inamo J, et al. Cardiovascular complications in patients with Zika virus-induced Guillain-Barré syndrome. J Clin Virol. 2018;98:8-9.
6. Yacoub S, Wertheim H, Simmons CP, Screaton G, Wills B. Cardiovascular manifestations of the emerging dengue pandemic. Nat Rev Cardiol. 2014;11(6):335-45.

19

Taquicardiomiopatias ou cardiomiopatias induzidas por arritmias

Elerson Arfelli

DESTAQUES

- A taquicardiomiopatia (TCMP) é uma causa importante da disfunção ventricular esquerda e da insuficiência cardíaca que pode ser potencialmente reversível após o controle da arritmia cardíaca.
- Identificar e tratar prontamente produz impacto significativo na morbidade e no prognóstico da patologia.
- Os mecanismos principais baseiam-se em frequência cardíaca elevada, dissincronia ventricular e irregularidade do ritmo.
- Suspeitar quando presença simultânea de arritmia e disfunção sistólica no paciente sem histórico de doença cardiaca preexistente ou na piora da disfunção ventricular esquerda quando aparecimento ou descontrole de arritmia em paciente com doença cardíaca subjacente.
- O tratamento da TCMP visa eliminar ou controlar a arritmia, por meio de fármacos antiarrítmicos ou ablação por cateter, juntamente com a terapêutica para IC.
- O diagnóstico é confirmado após a normalização da função ventricular esquerda obtida após semanas a meses.
- O tratamento da disfunção ventricular não deve ser retirado, mesmo que ocorra sua normalização.

INTRODUÇÃO

A insuficiência cardíaca (IC) e as arritmias são importantes manifestações clínicas cardiovasculares que frequentemente coexistem, com interações complexas e sobreposições de mecanismos, os quais requerem reconhecimento e abordagem específica. A IC é capaz de promover os remodelamentos estrutural e elétrico dos átrios e ventrículos, propiciando o aparecimento das arritmias; estas, por sua vez, quando não controladas, podem resultar ou desencadear uma cardiomiopatia não isquêmica, denominada taquicardiomiopatia (TCMP) ou cardiomiopatia induzida por arritmias (CMP-IA). A primeira descrição desse fenômeno foi há mais de um século, entretanto, somente nas últimas décadas se consolidou, após observada natureza reversível da condição, ganhando merecido destaque como causa de IC.

DEFINIÇÃO

A TCMP é uma causa importante da disfunção ventricular esquerda (VE) e de IC, que pode ser potencialmente reversível após o controle da arritmia cardíaca. A identificação e o tratamento precoces produzem impacto significativo na morbidade e no prognóstico da patologia. Originalmente, os casos descritos de TCMP foram relacionados à frequência cardíaca (FC) elevada, reportada nas taquiarritmias supraventriculares e ventriculares de características persistentes. Contudo, foi possível verificar que a FC elevada não era o único distúrbio do ritmo capaz de comprometer o miocárdio. O ritmo irregular e a ativação ventricular assíncrona, presentes principalmente na fibrilação atrial (FA) e extrassistolia ventricular, também foram descritos como causas de TCMP. Assim, o termo cardiomiopatia induzida por arritmia (CMP-IA) está emergindo, pois parece descrever o fenômeno englobando seus diversos mecanismos. A CMP-IA pode ser classificada em duas categorias:

- CMP-IA Tipo I – A arritmia é a única razão para a disfunção ventricular (cardiomiopatia induzida pela arritmia).
- CMP-IA Tipo II – A arritmia exacerba a disfunção ventricular e/ou piora a IC em paciente com doença cardíaca subjacente (cardiomiopatia mediada pela arritmia).

FISIOPATOLOGIA E MECANISMOS

Até o momento os mecanismos não são totalmente esclarecidos e, na tentativa de elucidar a fisiopatologia da TCMP/CMP-IA, os estudos experimentais em modelos animais têm sido de fundamental importância. Nesses modelos, animais submetidos à estimulação rápida atrial e/ou ventricular, de maneira persistente, desenvolveram disfunção VE e IC. As alterações moleculares, celulares e neuro-hormonais provenientes da estimulação rápida em geral são reprodutíveis e tempo dependentes, descritas em três fases distintas:

- Fase 1: fase compensatória (até 7 dias). Durante essa fase, existe aumento da ativação neuro-hormonal com ativação simpática, promovendo alterações precoces na matriz extracelular, mas a função sistólica do VE ainda é preservada.
- Fase 2: fase de disfunção do VE (1 a 3 semanas). Há remodelamento celular, com presença de dilatação, disfunção sistólica e contrátil do VE. A atividade neuro-hormonal é contínua e tem ativação inicial do sistema renina-angiotensina-aldosterona (SRAA).
- Fase 3: fase de insuficiência e falência do VE (> 3 semanas). Remodelamento adverso do VE com dilatação importante. Ocorrem significativa ativação do sistema neuro-hormonal (SRAA e peptídeos vasoativos) e anormalidade da homeostase do cálcio intracelular. Presença de comprometimento hemodinâmico, com edemas sistêmico e pulmonar.

Ao cessar a estimulação rápida, a recuperação da fração de ejeção (FE) do VE e do débito cardíaco ocorre em 48 horas e a normalização completa, após 1 a 2 semanas. É importante salientar que em alguns casos, apesar do sucesso na eliminação da arritmia e da normalização FEVE, algumas alterações, como a fibrose, parecem persistir, correlacionando-se com risco de morte cardíaca súbita (MCS).

Geralmente, as cardiomiopatias manifestas logo após o início da arritmia são mais propensas a estar relacionadas com batimentos cardíacos elevados (p. ex.: *flutter* e taquicardia atrial), enquanto mudanças mais tardias são mais prováveis de serem decorrentes de uma combinação da arritmia (irregularidade do ritmo/ativação ventricular assíncrona) e IC subjacente. A Tabela 1 mostra os principais mecanismos e arritmias potencialmente causadoras da TCMP/CMP-IA.

TABELA 1 Mecanismos principais e arritmias causadoras de cardiomiopatia induzida por arritmias

Mecanismo	Arritmia
Frequência cardíaca elevada	Fibrilação atrial *Flutter* atrial Taquicardia atrial Taquicardia por reentrada nodal Taquicardia por reentrada atrioventricular Taquicardia juncional reciprocante permanente (Coumel) Taquicardias fasciculares
Assincronia ventricular	Alta porcentagem diária de estimulação ventricular pelo marca-passo Pré-excitação ventricular Extrassístoles ventriculares frequentes Presença de bloqueio de ramo Taquicardia ventricular ramo a ramo Taquicardia ventricular de via de saída
Irregularidade do ritmo	Fibrilação atrial Extrassístoles atriais frequentes

DIAGNÓSTICO: MANIFESTAÇÕES CLÍNICAS, FATORES DE RISCO E EXAMES COMPLEMENTARES

Existem descrições de TCMP em todas as fases da vida, desde intraútero manifesto por hidropisia fetal até idades mais avançadas. As manifestações clínicas podem ser as mais variadas, desde assintomáticos, passando por palpitações taquicardicas até IC avançada. Acredita-se que a presença de taquiarritmias persistentes por mais de 10 a 15% do dia pode resultar em cardiomiopatia. Não existe consenso sobre qual valor de FC pode levar à TCMP, contudo, taxas acima de 100 bpm, ritmo não sinusal, já são consideradas potencialmente deletérias. A FA é uma causa frequente de TCMP, que reúne duas condições para seu desenvolvimento: a FC elevada e a irregularidade do ritmo. No entanto, existem dúvidas em quais condições ela predispõe a TCMP. Pelo fato da coexistência entre FA e IC, o diagnóstico da TCMP muitas vezes é difícil, sendo possível somente após a melhora da função sistólica do VE com o controle ou eliminação da arritmia. Em relação aos pacientes com extrassístoles ventriculares, a alta densidade diária – 15 a 25% dos batimentos totais em 24 horas – tem se correlacionado como fator de risco para desenvolver dilatação e disfunção do VE. Porém, muitos pacientes, apesar da alta carga de extrassístoles ventriculares (EV), não desenvolvem TCMP. Alguns estudos têm demonstrado outros fatores de risco, como tempo de arritmia, intervalo de acoplamento, duração do QRS > 150 ms, origem do foco (epicárdico, via de saída ventricular), todavia os dados ainda não são suficientes para predizer o risco.

A chave para o diagnóstico é manter alto grau de suspeição nas seguintes situações clínicas: (a) presença simultânea de arritmia (taquiarritmias ou ectopias frequentes) e disfunção sistólica no paciente sem histórico de doença cardíaca preexistente; (b) paciente sabidamente portador de doença cardíaca estrutural que apresenta piora da disfunção ventricular esquerda e IC secundária à arritmia; (c) recuperação da função ventricular esquerda após o controle da arritmia; (d) declínio rápido da FEVE após a recorrência de arritmia em paciente com função ventricular recuperada após seu controle prévio.

Em relação aos exames complementares, o ECG tem papel limitado no diagnóstico, salvo quando taquicardias sustentadas, e devemos sempre que possível priorizar tempo maior de monitorização eletrocardiográfica. Para isso, a análise do ritmo por meio de Holter seriado ou monitores de eventos presentes nos dispositivos cardíacos implantáveis (DCI) é muito útil até mesmo para identificar arritmias subclínicas. Digno de nota, ao realizar a telemetria do DCI é importante verificar o tempo (%) de estimulação da câmara ventricular. Períodos longos de estimulação unicameral podem se correlacionar com o surgimento ou piora da IC, pelo mecanismo de dissincronismo.

Já os exames de imagem, como ecocardiograma e ressonância magnética cardíaca, são importantes ferramentas diagnósticas e podem auxiliar a excluir outras etiologias. As características das imagens que favorecem o diagnóstico de TCMP são: dilatação discreta do VE, presença de disfunção biventricular, hipocinesia difusa, espessuras normais das paredes septal e posterior e ausência de fibrose. A Tabela 2 mostra os principais achados dos exames de imagem na distinção diagnóstica entre CMP-IA e CMP dilatada.

TABELA 2 Dados utilizados na diferenciação diagnóstica entre cardiomiopatia induzida por arritmias e cardiomiopatia dilatada

Parâmetros	CMP-IA	CMP dilatada
Diâmetro diastólico final do ventrículo esquerdo	Pequeno aumento	Grande aumento
Disfunção sistólica do ventrículo direito	Precoce	Tardio
Distribuição do *strain*	Diminuição do *strain* longitudinal nos segmentos apicais	Diminuição do *strain* longitudinal nos segmentos basais
Presença de fibrose na ressonância cardíaca	Não	Sim

CMP-IA: cardiomiopatia induzida por arritmias; CMP: cardiomiopatia.

TRATAMENTO

O tratamento da TCMP tem como objetivo eliminar ou controlar a arritmia, por meio de fármacos antiarrítmicos ou ablação por cateter, visando aliviar os sintomas e reverter a disfunção sistólica ventricular. A escolha terapêutica dependerá da arritmia de base e é fundamental que o manejo otimizado da IC seja feito simultaneamente. No cenário de disfunção ventricular, a escolha farmacológica preferencial é a amiodarona, porém sua principal limitação são os efeitos colaterais, como toxicidade não cardíaca e bradicardia acentuada. A ablação por cateter tem sido o método preferencial de tratamento das TCMP, pela possibilidade da eliminação definitiva da arritmia. Nos pacientes com taquicardia supraventricular persistentes (*flutter* atrial/taquicardia atrial e taquicardia por reentrada atrioventricular), a taxa de sucesso da ablação é acima de 90%. Na FA, recentes estudos clínicos compararam o controle do ritmo vs. controle da FC em pacientes com IC, com demonstração da superioridade da ablação por cateter em desfechos de hospitalizações e mortalidade. Nos ensaios clínicos, utilizando somente antiarrítmicos, a estratégia de controle do ritmo não foi superior. Em casos selecionados, o controle da FC, com betabloqueadores e ablação do nó AV com implante de marca-passo biventricular ou estimulação fisiológica, poderá ser uma importante estratégia terapêutica.

O avanço tecnológico da ablação com cateter utilizando sistema de mapeamento eletroanatômico tridimensional tem levado à alta taxa de sucesso no tratamento das arritmias ventriculares, possibilitando abordagem com substratos desafiadores.

Apesar do sucesso da terapêutica, com reversão da disfunção ventricular, ainda permanece incerta a possibilidade de suspensão do tratamento medicamentoso da disfunção. Manter o acompanhamento clínico se faz primordial, tendo em vista o risco de recorrência da arritmia e da disfunção ventricular e até mesmo risco de morte súbita cardíaca. Na Figura 1, apresentamos um fluxograma de diagnóstico e tratamento das TCMP/CMP-IA.

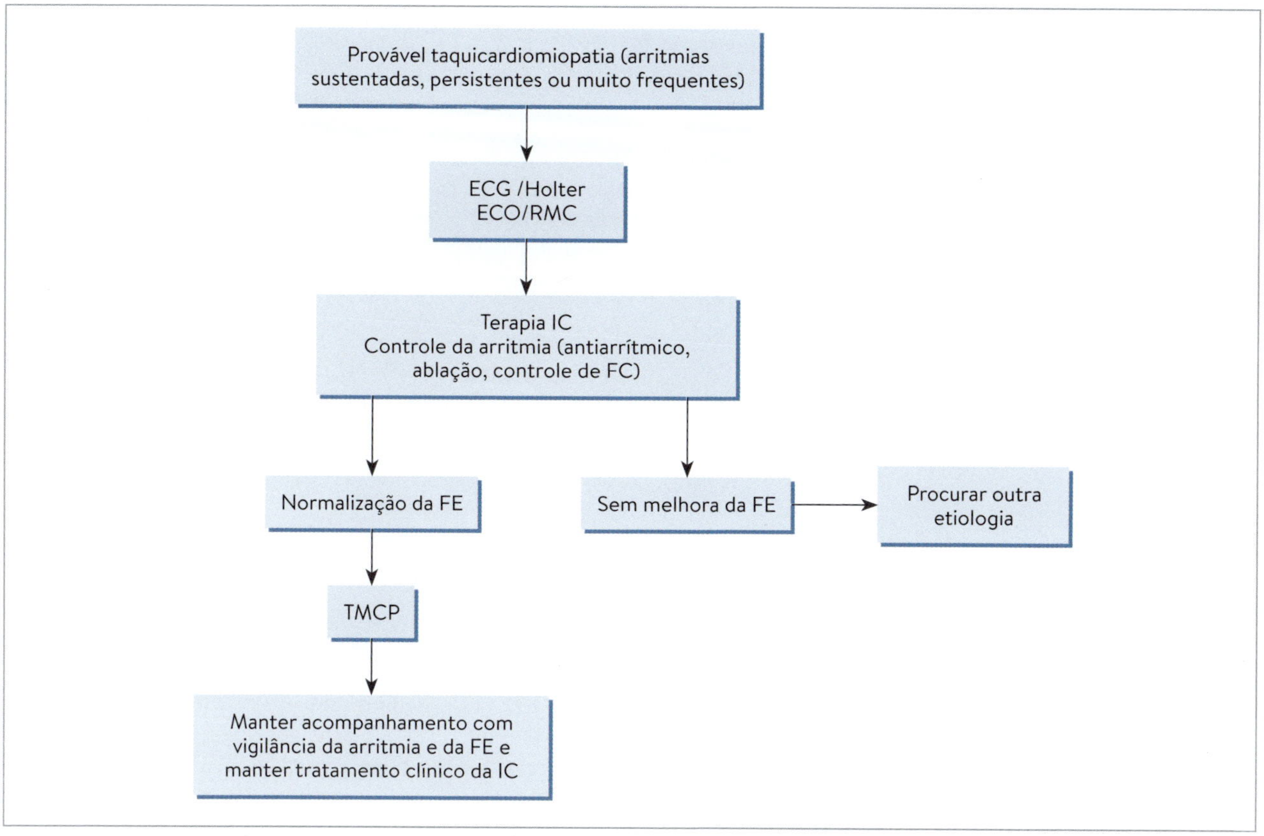

FIGURA 1 Fluxograma de diagnóstico e tratamento da taquicardiomiopatia (TCMP).

ECO: ecocardiograma; FC: frequência cardíaca; FE: fração de ejeção; IC: insuficiência cardíaca; RMC: ressonância magnética cardíaca.

LEITURA SUGERIDA

1. Della Rocca DG, et al. Novel perspectives on arrhythmia-induced cardiomyopathy: Pathophysiology, clinical manifestations and an update on invasive management strategies. Cardiology in Review. 2015;23(3).
2. Gopinathannair R, et al. Arrhythmia-induced cardiomyopathies. J Am Coll Cardiol. 2015;66(15):1714-28.
3. Huizar Jose F, et al. Arrhythmia-induced cardiomyopathy. J Am Coll Cardiol. 2019;73(18):2328-44.
4. Latchamsetty R, Bogun F. Premature ventricular complex-induced cardiomyopathy. JACC: Clinical Electrophysiology. 2019;5(5):537-50.
5. Marrouche NF, et al. Catheter ablation for atrial fibrillation with heart failure. N Engl J Med. 2018;378(5):417-27.
6. Martin CA, Lambiase PD. Pathophysiology, diagnosis and treatment of tachycardiomyopathy. Heart. 2017;103(19):1543.
7. Raymond-Paquin A, et al. Mechanisms and clinical significance of arrhythmia-induced cardiomyopathy. Can J Cardiol. 2018;34(11):1449-60.
8. Sugumar H, et al. Arrhythmia induced cardiomyopathy. Journal of Arrhythmia. 2018;34(4):376-83.
9. Ulus T, et al. Turkish Society of Cardiology consensus paper on management of arrhythmia-induced cardiomyopathy. Anatol J Cardiol. 2019;21(2):98-106.

SEÇÃO IX

INSUFICIÊNCIA CARDÍACA COM FRAÇÃO DE EJEÇÃO PRESERVADA

1

Epidemiologia da insuficiência cardíaca com fração de ejeção preservada

Ana Paula Chedid Mendes
Larissa Ribas Carestiato do Vale
Katia Luz
Evandro Tinoco Mesquita

DESTAQUES

- A definição de insuficiência cardíaca (IC) varia de acordo com os estudos, tornando um desafio obter dados precisos sobre a epidemiologia da IC com fração de ejeção preservada (ICFEp).
- Aproximadamente metade dos pacientes com IC apresenta fração de ejeção do ventrículo esquerdo preservada.
- A prevalência de ICFEp aumenta com a idade e é maior entre as mulheres.
- São fatores de risco relacionados à ICFEp: hipertensão arterial, doença arterial coronariana, *diabetes mellitus*, fibrilação atrial e obesidade. Casos de miocardite, cardiotoxicidade e cardiopatia ligada à pré-eclâmpsia estão associados à ICFEp.
- A maioria das mortes em pacientes com ICFEp é por causa cardiovascular, mas a proporção de mortes não cardiovasculares é maior em ICFEp do que em IC com fração de ejeção reduzida.

HISTÓRICO

O primeiro conceito de insuficiência cardíaca (IC) publicado em livro foi de Lewis, em 1933, e apresentava forte correlação com estado edematoso, uma vez que a IC, na época, era o principal fator fisiopatológico contribuinte para edema e dispneia. Era descrita, portanto, como "condição em que o coração não consegue descarregar seu conteúdo adequadamente". Com o advento do estudo hemodinâmico invasivo, em 1992, Braunwald publicou uma nova, e mais atual, definição para IC, em que se acrescenta e destaca o conceito das pressões de enchimento, descrevendo a IC como "incapacidade do coração de bombear sangue de forma a atender às necessidades metabólicas tissulares, ou pode fazê-lo somente com elevadas pressões de enchimento".

A avaliação não invasiva pelo ecocardiograma incorporou a fração de ejeção do ventrículo esquerdo (FEVE) como medida de avaliação da função do VE, e o que se observou foi que muitos pacientes com sinais e sintomas de IC não apresentavam reduções evidentes na função sistólica, levando ao reconhecimento de que a IC poderia ser consequência de anormalidade na diástole. O conceito de IC diastólica foi consolidado com a publicação de dois artigos, independentes, que demonstraram a presença de IC em pacientes com FEVE > 45% (avaliação pela medicina nuclear) e a ausência de relação entre capacidade funcional e FEVE. Topol et al. publicaram um artigo seminal identificando pacientes com queixa de dispneia ou dor torácica, hipertensos, idosos e sem doença isquêmica e ecocardiograma com hipertrofia concêntrica, cavidade pequena do ventrículo esquerdo e função diastólica anormal. Porém, hoje, o que se sabe é que a disfunção diastólica é somente um dentre diferentes mecanismos alterados nesses pacientes para o desenvolvimento da IC com fração de ejeção preservada (ICFEp). Essa terminologia é a mais atual e aceita para descrever essa condição que compreende, de acordo com a definição universal de IC, pacientes com sinais e sintomas de IC, evidência de congestão e FEVE ≥ 50%.

Essa perspectiva histórica explica a variabilidade dos conceitos incorporados nos estudos e os desafios no entendimento da síndrome, inclusive em relação aos dados epidemiológicos.

PREVALÊNCIA E INCIDÊNCIA

Recentemente, a abordagem da IC em estudos epidemiológicos considera os sinais e sintomas e a FEVE, sem dados adicionais sobre função do VE e alteração estrutural. Grande parte dos estudos apresenta um percentual de pacientes com ICFEp dentre a coorte de pacientes com IC. Embora as estimativas de ICFEp apresentem variações de acordo com a população estudada e com os pontos de corte da FEVE, a maioria dos estudos demonstrou que pelo menos metade dos pacientes com IC tem ICFEp (Tabela 1). Um único estudo europeu avaliou a prevalência de acordo com idade e sexo, e mostrou que, para ambos os tipos de IC, a prevalência aumentou com a idade, mas a prevalência da ICFEp se associa mais fortemente com a idade do que a de IC com fração de ejeção reduzida (ICFEr). Além disso, a prevalência de ICFEp em qualquer idade foi maior entre as mulheres.

No Brasil, um estudo transversal realizado na atenção primária em saúde em Niterói, no Rio de Janeiro, incluiu 633 indivíduos, com idade ≥ 45 anos, selecionados de forma aleatória, e teve o propósito de estimar a prevalência dos estágios de IC (A, B, C e D, de acordo com *guideline* ACCF/AHA; estágio 0 para pacientes sem fatores de risco e assintomáticos) e seus fenótipos. Todos os pacientes foram submetidos a uma avaliação que incluía anamnese, exame físico; exames laboratoriais, incluindo BNP; eletrocardiograma e ecocardiograma. O diagnóstico de ICFEp foi confirmado nos pacientes com história de IC ou presença de sinais e sintomas de IC e FEVE ≥ 50%. Entre os 9,3% dos casos com IC sintomática (estágio C), a prevalência de ICFEp foi maior do que a prevalência de ICFEr (59% vs. 41%) (Figura 1). Em relação ao sexo, a ICFEp foi mais frequente no sexo feminino e a ICFEr, no masculino.

Em termos de incidência de ICFEp com base em coortes da comunidade, as taxas de ICFEp representam 40 a 50% da incidência em IC. A Tabela 2 resume resultados agrupados de três coortes epidemiológicas longitudinais que demonstraram uma variação da incidência da ICFEp (definida como FE ≥ 45%) de acordo com a média idade de cada coorte, sendo maior na coorte *Cardiovascular Health Study (CHS)* (idade média de 73 anos), menor na coorte *Prevention of REnal and Vascular ENdstage Disease Intervention Trial (PREVEND)* (idade média de 49 anos) e intermediária na coorte *Framingham Study* (FHS) (idade média de 58 anos). Em 2015, Gerber et al. publicaram sobre a incidência de IC, por idade e sexo, de 2000 a 2010 em Olmsted, Minnesota, EUA. Dos 2.762 casos de IC, a ICFEp foi responsável por 53% dos casos de IC. A IC diminuiu durante o período do estudo em 37%. No entanto, a magnitude desse declínio foi menor para ICFEp (redução de 28%) em comparação com ICFEr (redução de 45%).

FATORES DE RISCO

A idade avançada e o sexo feminino são fatores fortemente associados à ICFEp e essa relação tem sido confirmada repetidamente em estudos epidemiológicos. Dados da comunidade de Olmsted sugerem que os pacientes que desenvolvem ICFEp são seis anos mais velhos em relação aos com ICFEr. Existem dados epidemiológicos menos robustos sobre diferenças raciais e étnicas na ICFEp. A ICFEp é responsável por até 70% da prevalência da IC em negros e existem diferenças importantes em relação ao

TABELA 1 Estudos de prevalência da insuficiência cardíaca com fração de ejeção preservada

Estudo	Anos	População	FEVE – ICFEP (%)	Proporção ICFEP (%)
Redfield et al.	1997-2000	Olmsted County, Minnesota, USA	≥50	44 (20/45)
Bursi et al.	2003-2005	Olmsted County, Minnesota, USA	≥50	55 (308/556)
Lee et al.	1981-2004	Framingham Heart Study	>45	41 (220/534)
Bhatia et al.	1999-2001	Ontario, Canada	>50	31 (880/2.802)
Devereaux et al.	1993-1995	Strong Heart Study	≥55	53 (50/95)
Gottdiener et al.	1989-1993	Cardiovascular Health Study	≥55	22.3 (60/269)
Philbin et al.	1995 e 1997	Community hospital registry	>50	24 (312/1.291)
MacCarthy et al.	1993-1996	UK-HEART study	≥50	31 (163/522)
Lenzen et al.	2000-2001	Euro HF Survey	≥40	46 (3.148/6.806)
Yancy et al.	2001-2004	ADHERE hospitalization database	≥40	50,4 (26.322/52.187)
Owan et al.	1987-2001	Hospitalized at Mayo Clinic, Minnesota, USA	≥50	47,1 (2.167/4.596)
Lagoeiro et al.	2011-2012	Atenção primária – Niterói, RJ, BR	≥ 50	59% (35/59)

Fonte: adaptada de Dunlay et al., 2017.

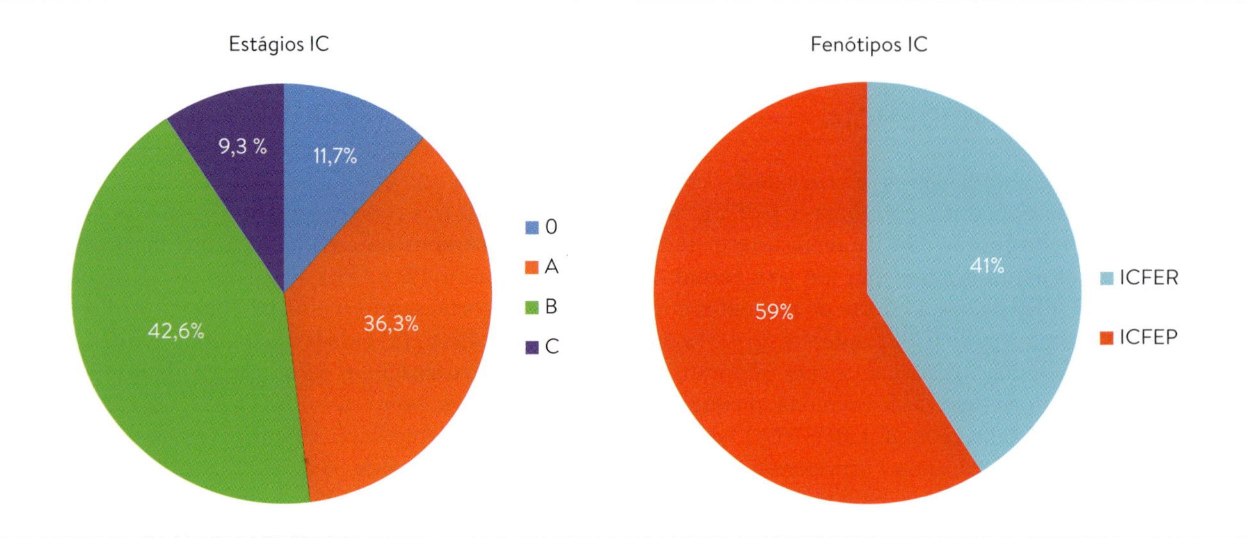

FIGURA 1 Prevalência dos estágios de insuficiência cardíaca e seus fenótipos na atenção primária da cidade de Niterói, RJ.

TABELA 2 Estudos de incidência da insuficiência cardíaca com fração de ejeção preservada

Estudo coorte	Idade média no momento da inclusão	Incidência cumulativa 12 anos (%)	Proporção ICFEP (%)
Cardiovascular Health Study	73	13,7	53,3
Framingham Heart Study	58	6,7	46,5
PREVEND	49	4,2	36,9

Fonte: adaptado de Dunlay et al., 2017.

sexo nos pacientes negros, sendo a incidência de ICFEr particularmente alta entre os homens negros, enquanto as mulheres negras demonstram taxas mais altas de ICFEp.

A alta prevalência de comorbidades cardiovasculares e não cardiovasculares na ICFEp é bem reconhecida e a doença cardiovascular mais frequente é a hipertensão arterial. Apesar de fortemente associada à ICFEr, a doença arterial coronariana (DAC) é também comum na ICFEp, com prevalência de 35 a 60% em estudos epidemiológicos e registros clínicos. Quando presente, a DAC relaciona se com risco de declínio rápido da FEVE e mortalidade. Embora não sejam relatados de maneira uniforme, os fatores de risco cardiovasculares prevalentes na ICFEp em estudos e registros incluem: obesidade (41 a 46%), *diabetes mellitus* (13 a 70%), fibrilação atrial (15 a 41%) e dislipidemia (16 a 77%). Condições não cardiovasculares também são altamente prevalentes em ICFEp, consistentes com uma população idosa, e incluem insuficiência renal, doença pulmonar crônica, anemia, neoplasias, doença hepática, úlcera péptica e hipotireoidismo.

No estudo Digitalis, pacientes com ICFEp apresentaram uma idade média de 72,5 (± 11,8) anos e as frequências das características clínicas dos pacientes com ICFEp foram: hipertensão arterial (89%), diabetes (29%), obesidade (34%), DAC (23%) e fibrilação atrial (9%).

Estudos mais recentes têm demonstrado a relação de casos de miocardite, cardiotoxicidade e cardiopatia ligada a pré-eclâmpsia com a ICFEp.

DESFECHOS

Independentemente da FEVE, a IC está associada a maiores morbidade e mortalidade em comparação com pacientes livres de IC. As hospitalizações por ICFEp são comuns e frequentemente decorrentes de causas não cardiovasculares. Dos pacientes internados por ICFEp, 20% são readmitidos em 30 dias da alta hospitalar e mais de 50% no período de um ano.

A mortalidade varia de 20 a 29% em um ano, com as maiores taxas representadas em estudos com pacientes que foram hospitalizados no início da inclusão e menor mortalidade em estudos que identificaram pacientes desde o momento do diagnóstico. Pelo menos metade dos pacientes com ICFEp morre em cinco anos após a primeira hospitalização, com estimativas de mortalidade publicadas variando de 53 a 74%. Estudos epidemiológicos sugerem que a maioria das mortes em pacientes com ICFEp é cardiovascular, mas a proporção de mortes não cardiovasculares é maior em ICFEp do que em IC com fração de ejeção reduzida, semelhante aos resultados de ensaios clínicos.

Estudos epidemiólogicos ainda são escassos no Brasil, porém, condições cardiometabólicas (hipertensão, obesidade, diabetes) e mulheres idosas representam grupo de risco. ICFEp e sua epidemioogia necessitam de um maior grau de alerta na população e da construção de um registro nacional de ICFEp.

LEITURA SUGERIDA

1. Braunwald E. Heart disease: a textbook of cardiovascular medicine. 4.ed. Philadelphia: Saunders; 1992.
2. Chang PP, Wruck LM, Shahar E, Rossi JS, Loehr LR, Russell SD, et al. Trends in hospitalizations and survival of acute decompensated heart failure in four US Communities (2005-2014): ARIC Study Community Surveillance. Circulation. 2018;138:12-24.
3. Dawber TR, Kannel WB, Lyell LP. An approach to longitudinal studies in a community: the Framingham Study. Ann NY Acad Sci. 1963;107:539-56.
4. Diercks GF, et al. Rationale, design, and baseline characteristics of a trial of prevention of cardiovascular and renal disease with fosinopril and pravastatin in nonhypertensive, nonhypercholesterolemic subjects with microalbuminuria (the Prevention of REnal and Vascular ENdstage Disease Intervention Trial [PREVEND IT]). Am J Cardiol. 2000;86:635-8.
5. Dougherty AH, Naccarelli GV, Gray EL, Hicks CH, Goldstein RA. Congestive heart failure with normal systolic function. Am J Cardiol. 1984;54:778-82.
6. Dunlay SM, Roger VL, Redfield MM. Epidemiology of heart failure with preserved ejection fraction. Nature Reviews Cardiology. 2017;14:591-602.
7. Gerber Y, et al. A contemporary appraisal of the heart failure epidemic in Olmsted County, Minnesota, 2000 to 2010. JAMA Intern Med. 2015;175:996-1004.
8. Gupta DK, Shah AM, Castagno D, Takeuchi M, Loehr LR, Fox ER, et al. Heart failure with preserved ejection fraction in African Americans: The ARIC (Atherosclerosis Risk In Communities) study. JACC Heart Fail. 2013;1:156-63.
9. Hwang SJ, Melenovsky V, Borlaug BA. Implications of coronary artery disease in heart failure with preserved ejection fraction. J Am Coll Cardiol. 2014;63:2817-27.
10. Jorge AL, Rosa MLG, Martins WA, Correia DMS, Fernandes LCM, Costa JA, et al. The prevalence of stages of heart failure in primary care: A population based study. J Cardiac Fail. 2016;22(2):153-7.
11. Lam CS, Donal E, Kraigher-Krainer E, Vasan RS. Epidemiology and clinical course of heart failure with preserved ejection fraction. Eur J Heart Fail. 2011;13:18-28.
12. Lewis T. Diseases of the heart. London: MacMillian; 1933.
13. Pfeffer MA, Shah AM, Borlaug BA. Heart failure with preserved ejection fraction in perspective. Circ Res. 2019;124:1598-617.
14. Psaty BM, et al. Methods of assessing prevalent cardiovascular disease in the Cardiovascular Health Study. Ann Epidemiol. 1995;5:270-7.
15. Soufer R, Wohlgelernter D, Vita NA, Amuchestegui M, Sostman HD, Berger HJ, Zaret BL. Intact systolic left ventricular function in clinical congestive heart failure. Am J Cardiol. 1985;55:1032-6.
16. Topol EJ, Traill TA, Fortuin NJ. Hypertensive hypertrophic cardiomyopathy of the elderly. N Engl J Med. 1985;312:277-83.

2

Fisiopatologia da insuficiência cardíaca com fração de ejeção preservada

Antonio José Lagoeiro Jorge

DESTAQUES

- A insuficiência cardíaca com fração de ejeção preservada (ICFEp) não é uma condição que se resume somente à hipertensão arterial e à hipertrofia cardíaca.
- ICFEp é considerada atualmente como uma síndrome multifatorial, via final de várias anormalidades metabólicas e hemodinâmicas, causadas por mecanismos fisiopatológicos complexos.
- As comorbidades são relevantes na fisiopatologia da ICFEP.
- Um melhor entendimento da fisiopatologia da ICFEp é fundamental na busca por um tratamento efetivo.

INTRODUÇÃO

A insuficiência cardíaca com fração de ejeção preservada (ICFEp) é uma síndrome complexa e, atualmente, mais de 70% dos pacientes com insuficiência cardíaca (IC) com idade maior que 65 anos têm fração de ejeção preservada. A incidência e prevalência de ICFEp vêm crescendo 10% a cada 10 anos em relação à IC com fração de ejeção reduzida (ICFEr). A fisiopatologia da ICFEp é altamente complexa em razão de suas múltiplas etiologias e associação com diferentes comorbidades (Figura 1). Inicialmente, a disfunção diastólica foi reconhecida como o principal contribuidor para o desenvolvimento da apresentação clínica da ICFEp. Muitos outros mecanismos, desde então, foram identificados por desempenhar papéis importantes. Alguns deles incluem inflamação, estresse oxidativo, disfunção sistólica, acoplamento ventricular-vascular anormal, incompetência cronotrópica, hipertensão arterial pulmonar (HAP) e fibrilação atrial (FA).

DISFUNÇÃO DIASTÓLICA

A disfunção diastólica do ventrículo esquerdo (VE) é uma particularidade definidora fundamental da ICFEp, é caracterizada por alterações do enchimento diastólico do VE, que podem incluir a diminuição no relaxamento e alterações na distensibilidade ventricular. Disfunção diastólica e ICFEp não são termos sinônimos. A disfunção diastólica indica uma anormalidade funcional do relaxamento diastólico, enchimento ou distensibilidade do VE, independentemente se a fração de ejeção do VE (FEVE) é normal ou anormal e se o paciente é sintomático ou não. Assim, a disfunção diastólica refere-se às propriedades mecânicas anormais do ventrículo e é um fator de risco para o desenvolvimento da ICFEp. As principais anormalidades na função diastólica estão listadas no Quadro 1. Piora de um ou mais desses parâmetros irá causar uma diminuição da distensibilidade do VE e um aumento na pressão diastólica para qualquer volume no VE.

A titina é uma proteína contrátil do citoesqueleto que atua como uma mola bidirecional, sendo a principal responsável pela tensão passiva dos cardiomiócitos, que regula a rigidez ventricular. No músculo cardíaco, existem duas isoformas da titina: a N2B, menor, mais rígida e mais prevalente (70%); e a N2Ba, maior, mais complacente e menos prevalente (30%). As funções da titina podem ser moduladas, permitindo então ao miocárdio regular sua elasticidade e rigidez. Essa modulação de função ocorre principalmente de dois modos: por meio da mudança da expressão das suas isoformas e/ou por alteração do estado de fosforilação da titina, sendo que essas duas alterações contribuem para alterações fisiopatológicas relacionadas à rigidez ventricular presentes em pacientes com ICFEp (Figura 2).

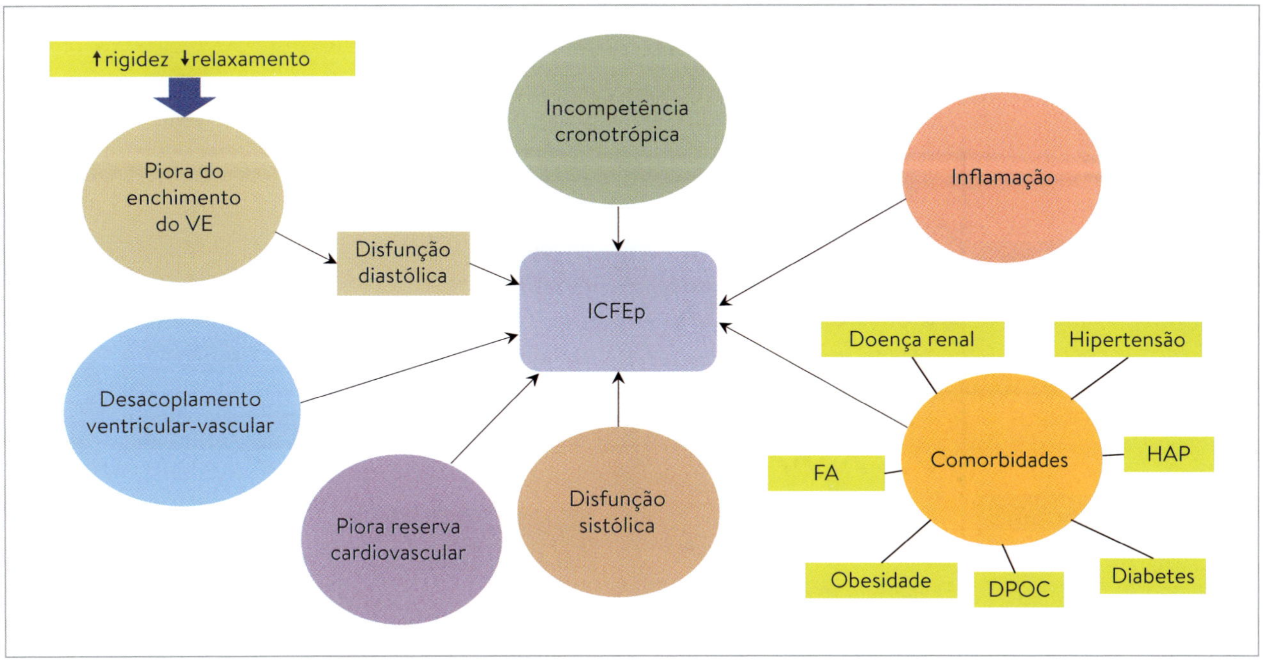

FIGURA 1 Múltiplos fatores que contribuem para a fisiopatologia da insuficiência cardíaca com fração de ejeção preservada.
VE: ventrículo esquerdo; HAP: hipertensão arterial pulmonar; DPOC: doença pulmonar obstrutiva crônica; FA: fibrilação atrial.
Fonte: adaptada de Kanwar, 2016.

QUADRO 1 Principais anormalidades na função diastólica em pacientes com insuficiência cardíaca com fração de ejeção preservada

Mecanismo	Alteração
Relaxamento miocárdico	Lento, incompleto
Enchimento do ventrículo esquerdo	Prejudicada
Sucção ventricular	Reduzida
Pressão do átrio esquerdo	Aumentada durante o enchimento inicial
Rigidez passiva do ventrículo esquerdo	Aumentada
Distensibilidade do ventrículo esquerdo	Diminuição
Relaxamento ventricular no exercício	Incapacidade de aumentar
Pressão venosa pulmonar	Aumentada (repouso/exercício)

Na ICFEp, o cardiomiócito apresenta um diâmetro aumentado com pouca ou nenhuma alteração no seu comprimento, que corresponde ao aumento da espessura da parede do VE sem alteração no volume do VE. Pacientes com ICFEp também apresentam um aumento na quantidade de colágeno. Embora haja tipicamente mais fibrose intersticial na ICFEp do que controles saudáveis, as diferenças não são marcantes, e muitos pacientes podem não apresentar evidência de fibrose.

O remodelamento estrutural que frequentemente ocorre em pacientes com ICFEp difere daquele observado nos pacientes com ICFEr. Pacientes com ICFEp, de modo geral, exibem um padrão concêntrico de remodelamento do VE com volume diastólico final normal ou quase normal e massa do VE aumentada. Por outro lado, os pacientes com ICFEr tipicamente exibem um padrão de remodelamento excêntrico com um aumento no volume diastólico final.

MECANISMOS NÃO DIASTÓLICOS NA INSUFICIÊNCIA CARDÍACA COM FRAÇÃO DE EJEÇÃO PRESERVADA

Estado inflamatório sistêmico e comorbidades

Pacientes com ICFEp apresentam múltiplas comorbidades associadas que desempenham um papel importante na fisiopatologia da ICFEp. A obesidade é caracterizada por um padrão alterado de secreção de adipocina e por uma resposta inflamatória sistêmica de baixo grau, que também está presente na DPOC e na hipertensão. O *diabetes*

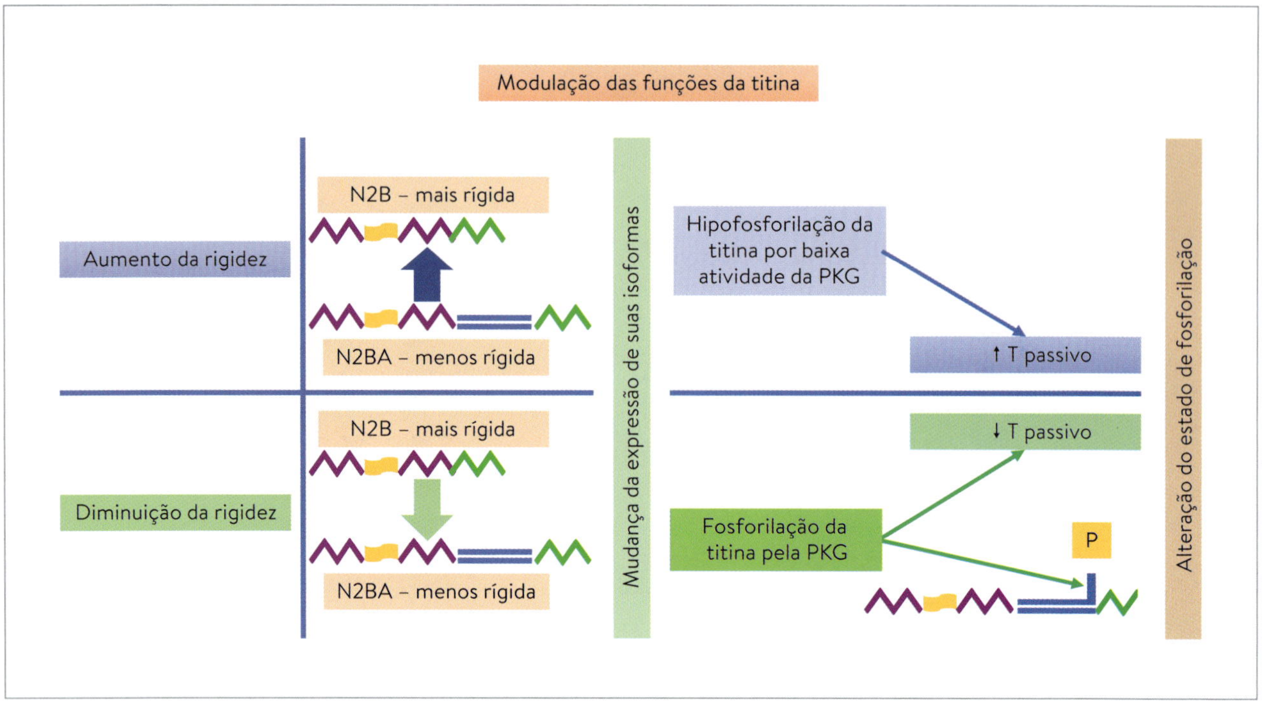

FIGURA 2 O papel da titina na regulação da rigidez do cardiomiócito.
PKG: proteína quinase G.
Fonte: Willis, 2014.

mellitus leva à diminuição da densidade capilar, ao comprometimento do fornecimento de oxigênio e à liberação de citocinas pró-inflamatórias, enquanto a doença renal está associada a altos níveis de FGF23 e toxinas urêmicas.

As comorbidades causam um estado pró-inflamatório, por meio da sinalização endotélio-cardiomiócito, fazendo com que as células endoteliais microvasculares coronárias produzam espécies reativas de oxigênio que reduzem a biodisponibilidade do óxido nítrico que, por sua vez, diminui a atividade da proteína quinase G nos cardiomiócitos. A baixa atividade da proteína quinase G causa hipofosforilação da titina, uma proteína contrátil do citoesqueleto que irá causar um aumento da tensão passiva do cardiomiócito, induzindo o seu enrijecimento e sua hipertrofia (Figura 3). As células endoteliais microvasculares coronárias também produzem moléculas de adesão de células vasculares e E-selectina, que promovem a migração de monócitos para o subendotélio. Os monócitos irão estimular a conversão de fibroblastos em miofibroblastos, que depositam colágeno no espaço intersticial, aumentando ainda mais a rigidez miocárdica (Figura 3).

DISFUNÇÃO SISTÓLICA

Estudos que avaliam as medidas independentes da carga e da função contrátil do miocárdio mostraram que há diminuições na função sistólica em pacientes com ICFEp em comparação com controles saudáveis pareados por idade, assim como hipertensos assintomáticos. Os achados de comprometimento da função sistólica foram confirmados em numerosos estudos utilizando técnicas de Doppler tecidual e de imagem.

ACOPLAMENTO VENTRÍCULO-ARTERIAL E RESERVA CARDIOVASCULAR

O acoplamento ventrículo-arterial é a interação entre o coração e o sistema vascular e pode ser avaliado pela relação entre elastância arterial e a elastância do ventrículo esquerdo no final da sístole. O acoplamento permite manter um fluxo contínuo de sangue durante a ejeção ventricular sem flutuações exageradas da pressão arterial, o que garante a proteção dos órgãos periféricos. O principal mecanismo que leva à alteração do acoplamento ventrículo-arterial na ICFEp é o aumento da rigidez do sistema cardiovascular.

Em indivíduos saudáveis, durante o exercício ocorre uma diminuição dessa relação à custa do aumento da elastância ventricular indicando, então, a presença de reserva cardiovascular. Em pacientes com ICFEp, a rigidez ventricular e arterial causa um aumento da relação em decorrência do aumento mais acentuado da elastância arterial indicando a perda da reserva cardiovascular. O aumento da elastância arterial explicaria a maior prevalência de hipertensão arterial sistólica e a maior labilidade da pressão arterial em pacientes com ICFEp. Esse maior

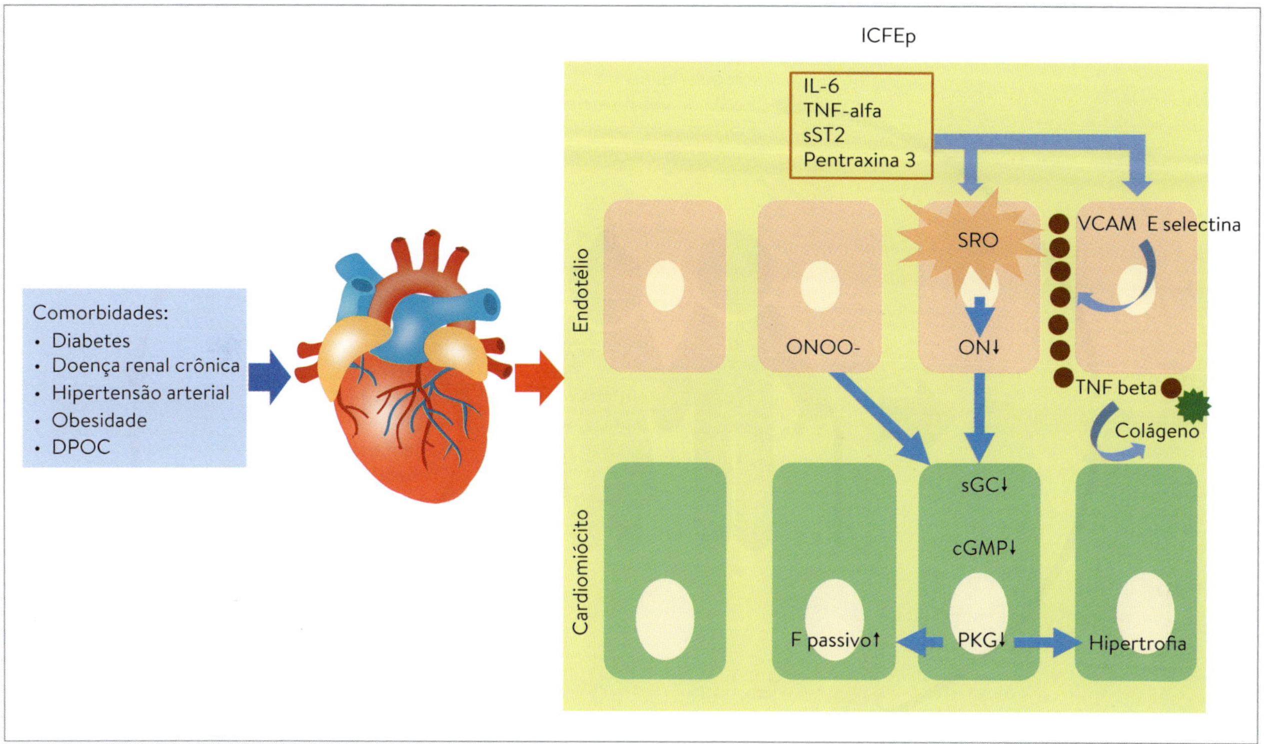

FIGURA 3 A inflamação e o remodelamento ventricular.

cGMP: monofosfato gaunisina cíclica; DPOC: doença pulmonar obstrutiva crônica; Fpassivo: tensão em repouso; IL-6: interleucina 6; ON: óxido nítrico; ONOO-: peroxinitrito; PKG: proteína G quinase; sCG: guanilato ciclase solúvel; sST2: ST2 solúvel; TNF: fator de necrose tumoral; VCAM: molécula de adesão celular.

Fonte: adaptada de Paulus et al., 2013.

aumento pode estar associado à maior incidência de edema agudo de pulmão nesse grupo de pacientes.

INCOMPETÊNCIA CRONOTRÓPICA

A incompetência cronotrópica é muito comum na ICFEp e pode ser entendida como a incapacidade do coração de elevar a frequência cardíaca (FC) de acordo com o aumento da atividade física ou da demanda do organismo, e seria uma das causas da intolerância ao exercício observada em pacientes com ICFEp, sendo também um preditor de eventos cardiovasculares e mortalidade total. Estudo mostra que pacientes com ICFEp têm até 40% menos aumento da FC durante o exercício quando comparado com indivíduos do grupo controle e 53% dos pacientes com ICFEp apresentam recuperação anormal da FC após esforço físico. Embora a incompetência cronotrópica seja comum em ICFEp, não há evidências, até o momento, de que a estimulação adaptativa de FC seja benéfica nesses pacientes

HIPERTENSÃO PULMONAR

A maioria dos pacientes com ICFEp possui algum grau de hipertensão pulmonar, com pressões sistólicas da artéria pulmonar muitas vezes superiores a 40 mmHg. Pacientes com ICFEp desenvolvem HAP em decorrência da disfunção diastólica, que causa aumento das pressões do átrio esquerdo, consequência direta do relaxamento reduzido e do aumento da rigidez do VE, e da pressão venosa pulmonar que, por sua vez, irá elevar a pressão da artéria pulmonar por meio da retrotransmissão passiva dessa pressão hidrostática. Além disso, pacientes com ICFEp também apresentam aumento da resistência vascular pulmonar decorrentes da vasoconstrição arterial pulmonar reativa. Esse processo reativo pode ser mais evidente durante o exercício físico. A presença de pressões elevadas da artéria pulmonar em pacientes com ICFEp possui implicações prognósticas e está associada a uma taxa de morbidade e mortalidade mais elevada.

DISFUNÇÃO ATRIAL

A FA é comum e está associada a resultados adversos na ICFEp. Existe uma relação fisiopatológica indissolúvel entre ICFEp e FA. O desenvolvimento dessas duas condições está associado a vários fatores de risco comuns como envelhecimento, hipertensão, diabetes e obesidade. Uma vez instaladas, FA e ICFEp têm a capacidade de interagir uma com a outra formando, então, um ciclo vicioso que irá

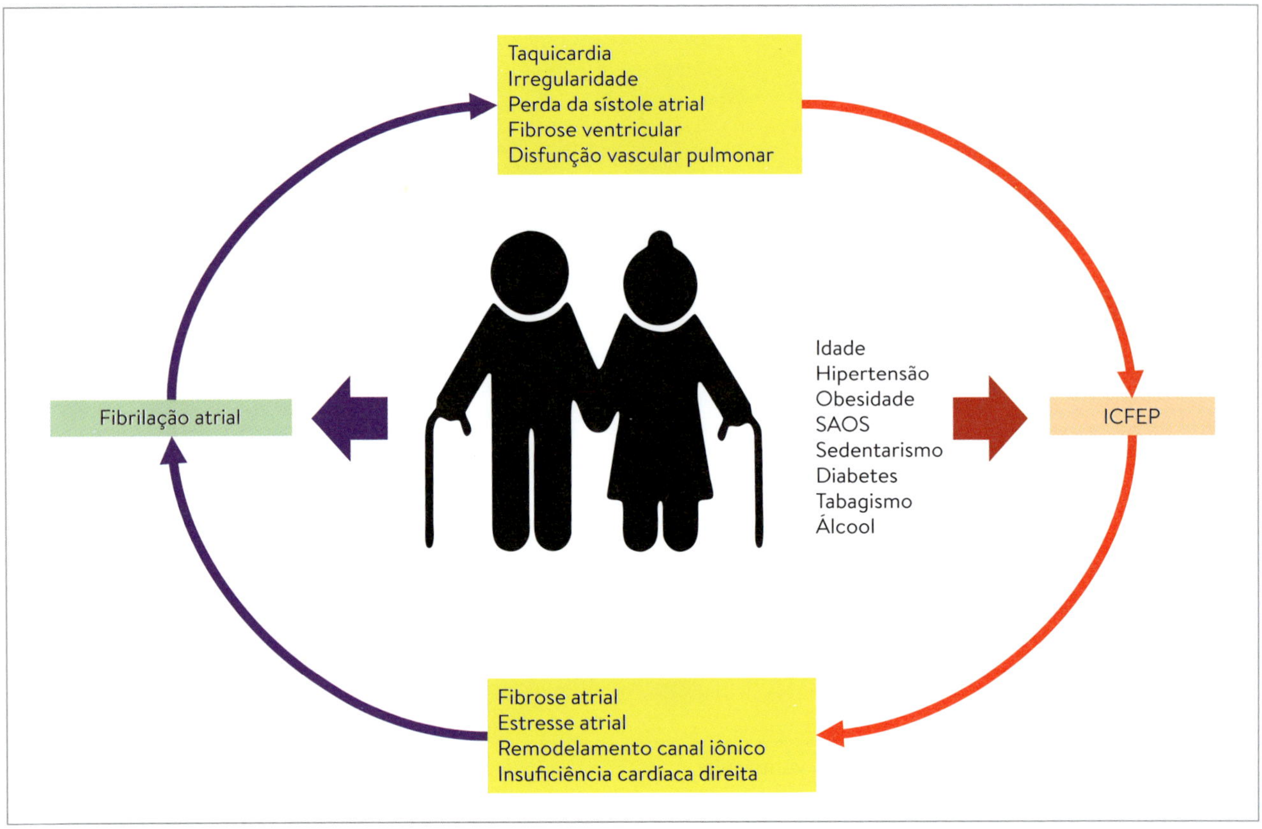

FIGURA 4 Relação fisiopatológica entre insuficiência cardíaca com fração de ejeção preservada (ICFEP) e fibrilação atrial.
SAOS: síndrome da apneia obstrutiva do sono.
Fonte: adaptada de Ariyaratnam et al., 2021.

causar alterações estruturais e hemodinâmicas significativas (Figura 4). Na presença de FA permanente, pacientes com ICFEp apresentam em sua maioria mais disfunção vascular pulmonar e IC direita, com aumento da restrição pericárdica em decorrência da dilatação atrial, que afeta negativamente o débito cardíaco e as pressões de enchimento. Essas diferenças fisiopatológicas únicas sugerem que os pacientes com FA permanente podem responder de maneira diferente ao tratamento e devem ser considerados como um fenótipo separado de ICFEp.

LEITURA SUGERIDA

1. Ariyaratnam JP Lau DH, Sanders P, Kalman JM. Atrial fibrillation and heart failure: epidemiology, pathophysiology, prognosis and management. Card Electrophysiol Clin. 2021;13:47-62.
2. Bonow RO, Libby P, Mann DL, Tomaselli GF, Zipes DP. Braunwald's heart disease: a textbook of cardiovascular medicine, 11.ed. Philadelphia: Elsevier; 2018.
3. Borlaug BA, Lam CS, Roger VL, et al. Contractility and ventricular systolic stiffening in hypertensive heart disease insights into the pathogenesis of heart failure with preserved ejection fraction. J Am Coll Cardiol. 2009;54:410.
4. Borlaug BA. Evaluation and management of heart failure with preserved ejection fraction. Nat Rev Cardiol. 2020;17(9):559-73.
5. Brubaker PH, Kitzman DW. Chronotropic incompetence: causes, consequences, and management. Circulation. 2011;123:1010.
6. Castro I (ed.). Livro-texto da Sociedade Brasileira de Cardiologia, 3.ed. Barueri: Manole; 2021.
7. Castro-Ferreir R, Fontes-Carvalho R, Falcão-Pires I, Leite-Moreira AF. Papel da titina na modulação da função cardíaca e suas implicações fisiopatológicas. Arq Bras Cardiol. 2011;96(4):332-9.
8. Guazzi M. Pulmonary hypertension in heart failure preserved ejection fraction: prevalence, pathophysiology, and clinical perspectives. Circ Heart Fail. 2014;7(2):367-77.
9. Kanwar M, Walter C, Clarke M, Patarroyo-Aponte M. Targeting heart failure with preserved ejection fraction: current status and future prospects. Vasc Health Risk Manag. 2016;12:129-41.
10. Marcondes-Braga FG, Moura LAZ, Issa VS, Vieira JL, Rohde LE, Simões MV, et al. Atualização de tópicos emergentes da Diretriz de Insuficiência Cardíaca – 2021. Arq Bras Cardiol. 2021;116(6):1174-212.
11. Paulus WJ, Tschöpe C. A novel paradigm for heart failure with preserved ejection fraction: comorbidities drive myocardial dysfunction and remodeling through coronary microvascular endothelial inflammation. J Am Coll Cardiol. 2013;(4):263-71.
12. Reddy, Yogesh NV, et al. Atrial dysfunction in patients with heart failure with preserved ejection fraction and atrial fibrillation. J Am Coll Cardiol. 2020;76,9:1051-64.
13. Willis MS. Titin regulation of cardiac stiffness: molecular mechanisms of diastolic dysfunction. Biomedicine & Biochemistry. 2014.

3

Insuficiência cardíaca com fração de ejeção preservada: diagnóstico

Miguel Morita Fernandes-Silva

DESTAQUES

- Segundo a definição universal, a insuficiência cardíaca (IC) é uma síndrome caracterizada por um conjunto de sintomas e/ou sinais de IC atuais ou prévios causados por uma anormalidade cardíaca estrutural e/ou funcional e corroborada por um aumento dos peptídeos natriuréticos ou pela evidência objetiva de congestão pulmonar cardiogênica ou sistêmica.
- O diagnóstico da IC com fração de ejeção preservada (ICFEP) é confirmado quando são preenchidos os critérios da definição universal de IC na presença de fração de ejeção do ventrículo esquerdo ≥ 50%.
- Nos casos em que há dúvida, os escores H2FPEF e HFA-PEFF auxiliam no diagnóstico, estabelecendo a probabilidade de ICFEP em baixa, intermediária e alta.
- Quando a probabilidade é baixa, ICFEP é improvável e devem ser pesquisadas causas alternativas para os sintomas.
- Quando a probabilidade é alta, ICFEP está confirmada.
- Quando a probabilidade é intermediária, a dúvida persiste e pode ser usado o teste de exercício hemodinâmico.
- Nos pacientes com ICFEP, a possibilidade de uma etiologia específica deve ser considerada e investigada quando houver suspeita.

DEFINIÇÃO UNIVERSAL DE INSUFICIÊNCIA CARDÍACA

A insuficiência cardíaca (IC) é uma síndrome clínica com diferentes etiologias e vias fisiopatológicas, o que torna sua definição mais complexa do que a de outras doenças específicas que possuem um padrão-ouro baseado em patologia (p. ex.: câncer). Sua definição tem uma conexão direta com o diagnóstico, e diversas outras foram desenvolvidas ao longo da história, com uma ampla variedade na literatura médica. A fim de padronizar o diagnóstico e esclarecer conceitos vagos, um documento recentemente elaborado por diversas sociedades internacionais em quatro continentes propôs uma definição universal para insuficiência cardíaca.

Segundo a definição universal, IC é uma síndrome que compreende: (1) um conjunto de sintomas e/ou sinais de IC atuais ou prévios (Tabela 1) causados por uma anormalidade cardíaca estrutural e/ou funcional; e (2) corroborada por um aumento dos peptídeos natriuréticos ou pela evidência objetiva de congestão pulmonar cardiogênica ou sistêmica. A Figura 1 esquematiza e detalha essa definição.

Um aspecto importante dessa nova definição é o requerimento dos peptídeos natriuréticos ou de exames complementares para evidenciar a presença de congestão ou aumento das pressões de enchimento como alternativa. Embora haja valores de corte específicos para peptídeos natriuréticos, estes devem ser observados no contexto de outras condições, não relacionadas ao diagnóstico de IC, que podem aumentar seus níveis, incluindo causas cardiovasculares (p. ex.: síndrome coronária aguda, embolia pulmonar, miocardite, arritmias) e não cardiovasculares (p. ex.: idade, doença renal crônica). Há também condições que reduzem os níveis de peptídeos natriuréticos, como obesidade e doenças pericárdicas.

TABELA 1 Sinais e sintomas de insuficiência cardíaca (IC)

Sintomas de IC		**Sinais de IC**	
Típicos	Dispneia Ortopneia Dispneia paroxística noturna Bendopneia Intolerância ao exercício Fadiga, cansaço Edema	Mais específicos	Pressão venosa jugular elevada B3, Galope de soma Cardiomegalia, desvio lateral do *ictus* Refluxo hepatojugular Respiração de Cheyne-Stokes
Menos típicos	Tosse noturna Sibilância Plenitude pós-prandial Perda de apetite Redução da função cognitiva Depressão Tonturas, síncope	Menos específicos	Edema periférico Estertores pulmonares Ganho de peso não intencional (> 2 kg/semana) Perda de peso com sarcopenia e caquexia (IC avançada) Derrame pleural Taquicardia, pulso irregular Pressão de pulso diminuída Hepatomegalia, ascite Extremidades frias Oligúria

Fonte: Rohde et al., 2018; Bozkurt et al., 2021.

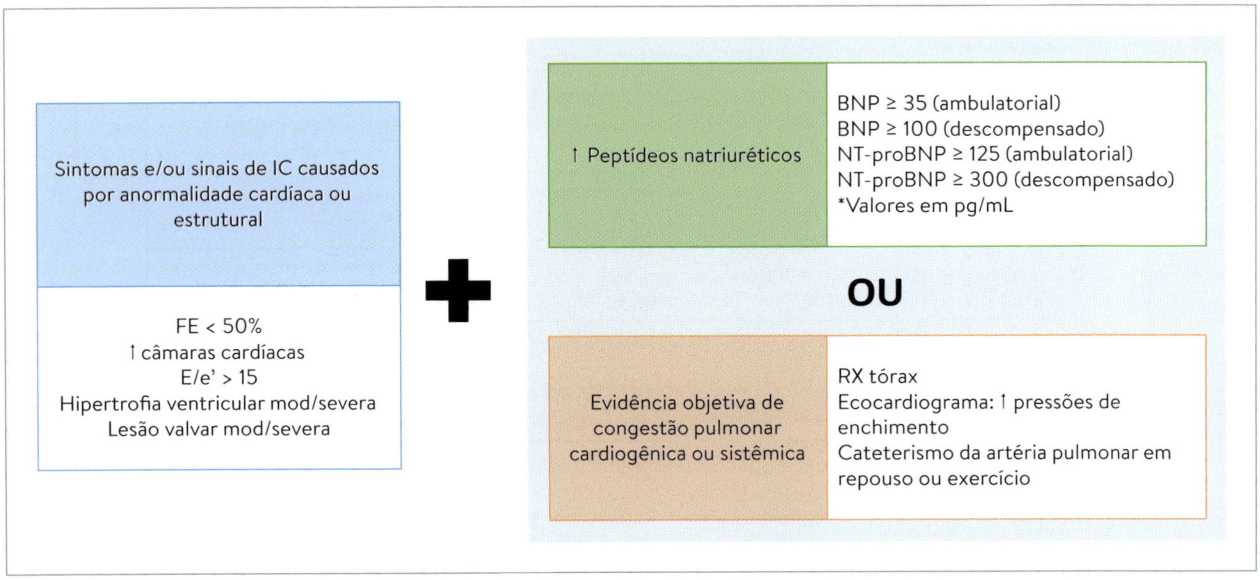

FIGURA 1 Definição universal da insuficiência cardíaca.

FE: Fração de ejeção; BNP: peptídeo natriurético do tipo B; NT-proBNP: peptídeo natriurético N-terminal pró-tipo B.

DIAGNÓSTICO DE INSUFICIÊNCIA CARDÍACA COM FRAÇÃO DE EJEÇÃO PRESERVADA

O diagnóstico da insuficiência cardíaca com fração de ejeção preservada (ICFEP) pode ser feito a partir dos critérios utilizados na definição universal de IC em um paciente que tem fração de ejeção (FE) ≥ 50%. No entanto, o conjunto dos sinais e sintomas de IC frequentemente se confunde com aqueles decorrentes de outras doenças concomitantes na ICFEP. Além disso, a ICFEP está associada à idade avançada, em que anormalidades da estrutura e função cardíacas são relativamente comuns, ainda que não tenham IC. Por isso, o diagnóstico da ICFEP muitas vezes é complexo e desafiador, especialmente em situações em que não há evidência objetiva e inequívoca de congestão em repouso, podendo haver necessidade de documentar aumento das pressões de enchimento no esforço. Sendo assim, foram propostos escores objetivos a fim de facilitar e aumentar a sensibilidade e a especificidade do diagnóstico da ICFEP.

A atualização da diretriz brasileira de IC utiliza um algoritmo para o diagnóstico da ICFEP, que será detalhado neste capítulo. Esse algoritmo será utilizado neste capítulo, mas será incorporada uma abordagem em quatro etapas para fins didáticos: Etapa 1 (avaliação clínica pré-teste

teste), Etapa 2 (escore diagnóstico), Etapa 3 (teste de exercício hemodinâmico para os casos duvidosos) e Etapa 4 (busca de etiologia específica da IC). As etapas 1 e 2 estão esquematizadas na Figura 2.

Etapa 1 – avaliação clínica pré-teste

O primeiro passo é determinar a probabilidade pré-teste – ou seja, a probabilidade de IC antes de calcular os escores diagnósticos – a partir do quadro clínico e exames complementares iniciais. Para isso, inicia-se com anamnese e exame físico minuciosos, com enfoque no conjunto de sintomas e sinais característicos de IC (Tabela 1). Vale ressaltar que sinais e sintomas prévios, mas que não estão presentes no momento da avaliação, também podem ser considerados para o diagnóstico. Nessa etapa, também podem ser considerados eletrocardiograma, radiografia de tórax, ecocardiograma e peptídeos natriuréticos, conforme sua disponibilidade.

A partir da avaliação inicial, o médico deve elaborar a hipótese diagnóstica e a probabilidade pré-teste. Deve-se levar em consideração que, embora não haja um padrão-ouro para o diagnóstico de ICFEP, devem ser observados os critérios utilizados na definição universal de IC. Assim, a presença de congestão pulmonar na radiografia de tórax ou o aumento dos peptídeos natriuréticos corroboram ao diagnóstico de IC. As anormalidades no ecocardiograma podem ser estruturais ou funcionais, na presença de FEVE ≥ 50% devem explicar os sintomas e sinais. Por exemplo, em um paciente com sinais e sintomas de IC esquerda, espera-se aumento do átrio esquerdo, aumento da relação E/e' e hipertrofia ou remodelamento concêntrico em um ventrículo não dilatado. Doenças valvares graves ou cardiopatias congênitas resultando em IC são entidades específicas e, por isso, sugere-se que não seja considerada ICFEP.

Etapa 2 – aplicação dos escores diagnósticos

Dois sistemas de pontuação foram desenvolvidos para estabelecer a probabilidade de ICFEP: o escore H_2FPEF e o escore HFA-PEFF. O escore H_2FPEF foi derivado a partir de um conjunto de variáveis demográficas, clínicas e do ecocardiograma, usando como padrão-ouro parâmetros invasivos que demonstravam aumento das pressões de enchimento para o diagnóstico de ICFEP em pacientes com dispneia de origem indeterminada (Tabela 2). É atribuída uma pontuação para cada característica que estiver presente e a somatória dos pontos é o escore H_2FPEF.

O escore HFA-PEFF, por sua vez, utiliza uma análise mais detalhada do ecocardiograma, com critérios funcionais e morfológicos avaliados por meio de valores de corte bem

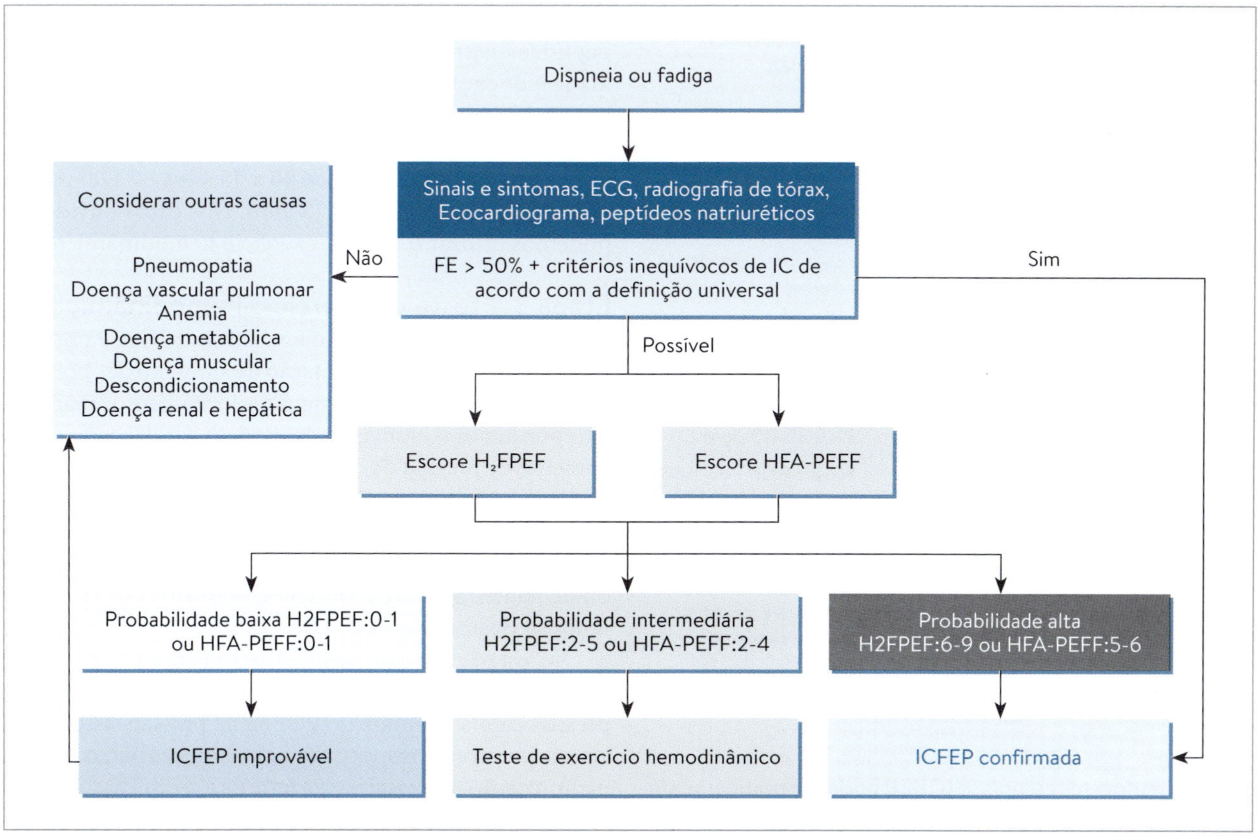

FIGURA 2 Fluxograma para o diagnóstico de insuficiência cardíaca com fração de ejeção preservada.
Fonte: adaptada de Marcondes-Braga et al., 2021.

TABELA 2 Escore H2FPEF

	Variável	Característica	Pontos
H_2	Obesidade (*heavy*)	IMC > 30 kg/m²	2
	Hipertensão	2 ou mais anti-hipertensivos	1
F	Fibrilação atrial	Paroxística ou persistente	3
P	Hipertensão pulmonar	PSAP > 35 mmHg (ecocardiograma)	1
E	Idade avançada (*elderly*)	Idade > 60 anos	1
F	Pressões de enchimento (*filling pressures*)	E/e' > 9 (ecocardiograma)	1

IMC: índice de massa corpórea; PSAP: pressão sistólica da artéria pulmonar

específicos, e os valores séricos dos peptídeos natriuréticos. Esse escore foi validado em coortes independentes externamente com boa acurácia. Ele é composto de três categorias: funcional, morfológica e biomarcador. Devem ser atribuídos 1 ou 2 pontos para cada categoria, a partir de critérios menores ou maiores, respectivamente, sendo a somatória o escore HFA-PEFF (Tabela 3).

TABELA 3 Escore HFAPEFF

Critério	Maior (2 pontos)	Menor (1 ponto)
Funcional	e' septal < 7 ou e' lateral < 10 ou E/e' > 15 ou Velocidade RT > 2,8 m/s (PSAP > 35 mmHg)	E/e' 9-14 ou GLS < 16%
Morfológico	VAEi > 34 mL/m² ou Massa VE > 149/122 g/m² (H/M) e ERP > 0,42	Vol AE 29-34 mL/m² ou Massa VE > 115/95 g/m² (H/M) ou ERP > 0,42 ou Septo ou PP ≥ 12 mm
Biomarcador (ritmo sinusal)	NT-proBNP > 220 pg/mL ou BNP > 80 pg/mL	NT-proBNP 125-220 pg/mL ou BNP 35-80 pg/mL
Biomarcador (fibrilação atrial)	NT-proBNP > 660 pg/mL ou BNP > 240 pg/mL	NT-proBNP 365-660 pg/mL ou BNP 105-240 pg/mL

* a pontuação máxima de cada categoria é 2. RT: regurgitação tricúspide; PSAP: pressão sistólica da artéria pulmonar; VAEi: volume do átrio esquerdo indexado pela superfície corpórea; VE: ventrículo esquerdo; H: homens; M: mulheres; ERP: espessura relativa da parede; PP: parede posterior; GLS: strain longitudinal global; BNP: peptídeo natriurético do tipo B; NT-proBNP: peptídeo natriurético N-terminal pró-tipo B.

A partir desses escores, a ICFEP pode ser praticamente afastada em pacientes com escores abaixo de 2 pontos. Nesse caso, devem ser pesquisadas outras causas para os sintomas, como aqueles que causam intolerância aos esforços (Figura 2). Por outro lado, a presença de escores elevados (H_2FPEF ≥ 6 ou HFA-PEFF ≥ 5) confirma o diagnóstico de ICFEP. Nos pacientes com pontuações intermediárias (H_2FPEF 2 a 5 ou HFA-PEFF 2 a 4), o diagnóstico é incerto e pode ser utilizado o teste de exercício hemodinâmico para auxílio diagnóstico.

A escolha do escore a ser utilizado dependerá dos recursos disponíveis em cada cenário e da preferência e familiaridade de cada um. Enquanto o escore H_2FPEF permite uma utilização mais ampla, ele não envolve aspectos mecanísticos, nem a dosagem dos peptídeos natriuréticos. O HFA-PEFF, por sua vez, requer que medidas específicas do ecocardiograma sejam realizadas e relatadas no laudo, além da dosagem dos peptídeos natriuréticos. Este último está cada vez mais disponível em nosso meio com sua incorporação no Sistema Único de Saúde.

Independentemente do escore utilizado, o diagnóstico deve observar a definição universal de IC. Nota-se que nenhum dos escores inclui sintomas e sinais de IC, pois eles assumem que já há uma suspeita prévia a partir do quadro clínico. Portanto, reforço que o primeiro passo é uma boa anamnese e exame físico para o diagnóstico correto da IC. Além disso, há variações nos valores de corte para os peptídeos natriuréticos que podem diferir conforme o cenário. O escore HFA-PEFF atribui diferentes valores de corte para pacientes em fibrilação atrial, a fim de contemplar o aumento dos níveis de BNP/NT-proBNP atribuíveis a essa condição isolada. No entanto, outras fontes de variação dos peptídeos natriuréticos devem ser consideradas, como a idade e doença renal crônica. Por exemplo, em pacientes hospitalizados (descompensados), os valores de corte de NT-proBNP seriam 450 pg/mL para pacientes < 50 anos, 900 pg/mL para pacientes de 50 a 75 anos e 1.800 pg/mL para aqueles com mais de 75 anos. Nos casos duvidosos, podemos utilizar o teste de exercício hemodinâmico.

Etapa 3 – teste de exercício hemodinâmico

Nos casos duvidosos, o diagnóstico da ICFEP pode ser corroborado pela documentação de aumento das pressões de enchimento em um teste de esforço hemodinâmico. Isto porque os sintomas de IC podem ser decorrentes de aumento de pressão de enchimento identificáveis somente no esforço, em vista da redução da complacência ventricular. Ele pode ser realizado de maneira não invasiva com um ecocardiograma de esforço (teste de estresse diastólico) ou de maneira invasiva (teste hemodinâmico invasivo de repouso e esforço).

No teste de estresse diastólico, a razão E/e' e a velocidade pico da regurgitação tricúspide (VRT) indicam aumento na pressão capilar pulmonar (PCP) e na pressão sistólica da artéria pulmonar, respectivamente. Embora não haja uma padronização universal para o teste de estresse diastólico, os protocolos de exercício diferem dos protocolos tradicionais para investigação de isquemia miocárdica. Uma proposta é realizar o teste em ciclo-ergômetro em posição semissupina com um incremento de carga em estágios, iniciando com 25 watts a 60 rpm (ou mais baixa) e aumentar a carga a cada 3 minutos (incrementos de 5 a 25 watts dependendo da tolerância) até o paciente desenvolver sintomas limitantes. A captação da imagem ecocardiográfica deve ser preferencialmente realizada durante o exercício de forma a permitir a medida da relação E/e' e da VRT, o que pode requerer um limite máximo da frequência cardíaca. O valor atingido da relação E/e' e da VRT é convertido em pontos (2 pontos se E/e' > 15; 3 pontos se E/e' > 15 e VRT > 3,4 m/s) e adicionado à pontuação obtida na Etapa 2 pelo escore HFA-PEFF. Se a soma for 5, ele atende ao critério de diagnóstico.

Alternativamente, pode ser realizado o teste hemodinâmico invasivo de repouso e esforço. Este permite a medida direta da pressão diastólica final do ventrículo esquerdo e da PCP. A presença de uma PCP ≥ 15 mmHg no repouso ou ≥ 25 mmHg no exercício indica o diagnóstico de ICFEP.

Etapa 4 – Etiologia específica

Diferentemente da ICFEr, as intervenções que comprovadamente reduzem os eventos cardiovasculares e modificam a evolução da ICFEP são limitadas. Por esse motivo, a busca de etiologia ou fenótipos específicos pode ter um importante impacto no manejo desses pacientes.

Embora a maioria dos casos de ICFEP seja relacionada a um conjunto de fatores de risco e comorbidades, a possibilidade de uma etiologia específica deve ser sempre considerada. Algumas etiologias específicas são passíveis de tratamentos que revertem a evolução da doença. Além disso, a identificação dessas etiologias na prática irá impulsionar o desenvolvimento de terapias específicas.

As etiologias específicas estão listadas na Tabela 4.

Nos casos em que não há uma etiologia específica, deve-se considerar que a fisiopatologia da ICFEP é complexa, envolvendo aumento da rigidez arterial, redução da complacência ventricular, disfunção sistólica do VE e incompetência cronotrópica. Além disso, a ICFEP está associada a um conjunto de comorbidades e fatores de risco, com diferentes fenótipos dessa doença. Tem sido proposto manejo da ICFEP com base na classificação de diferentes fenótipos, embora essa abordagem não tenha sido testada em ensaios clínicos. Uma delas propõe a divisão em diferentes fenótipos, conforme o mecanismo predominante da limitação ao esforço: congestão pulmonar, incompetência cronotrópica, hipertensão pulmonar, fraqueza muscular esquelética ou fibrilação atrial. Diferentes combinações de fenótipos envolvendo diferentes mecanismos e comorbidades também têm sido propostas e alguns parecem ser mais comuns dependendo da etnia e região do mundo.

TABELA 4 Etiologias específicas da insuficiência cardíaca com fração de ejeção preservada

Etiologia	Comentários e especificações
Isquêmica	Cicatriz pós-infarto do miocárdio, miocárdio hibernante, equivalente anginoso
Tóxica	Abuso de substâncias (álcool, cocaína), antraciclinas, metais pesados (sobrecarga de ferro, chumbo, cobre)
Radiação	Radiação cardíaca > 3 Gy
Miocardites	Virais, miocardite linfocítica, doenças autoimunes
Infiltrativas	Amiloidose, sarcoidose, doença de Fabry, doença de Danon, doença de Pompe, doença de Gaucher
Metabólicas	Doenças da tireoide, doenças da paratireoide, doença de Cushing, deficiência de tiamina
Genética	Cardiomiopatia hipertrófica, cardiomiopatia restritiva
Outras	Fístula arteriovenosa, doença de Paget, endomiocardiofibrose

LEITURA SUGERIDA

1. Bozkurt B, Coats AJS, Tsutsui H, et al. Universal definition and classification of heart failure: a report of the Heart Failure Society of America, Heart Failure Association of the European Society of Cardiology, Japanese Heart Failure Society and Writing Committee of the Universal Definition of Heart Failure: Endorsed by the Canadian Heart Failure Society, Heart Failure Association of India, Cardiac Society of Australia and New Zealand, and Chinese Heart Failure Association. Eur J Heart Fail. 2021;23:352-80.
2. Bozkurt B, et al. Universal definition and classification of heart failure. Eur J Heart Fail. 2021;23:352-80.
3. Fernandes-Silva MM, Mourilhe-Rocha R, Brito F de S, et al. Emerging topics in heart failure: Heart failure with preserved and mid-range ejection fraction. Arq Bras Cardiol. 2020;115:949-52.
4. Marcondes-Braga FG, et al. Emerging topics update of the Brazilian Heart Failure Guideline – 2021. Arq Bras Cardiol. 2021;116(6):1174-212
5. Pieske B, Tschöpe C, de Boer RA, et al. How to diagnose heart failure with preserved ejection fraction: the HFA-PEFF diagnostic algorithm: a consensus recommendation from the Heart Failure Association (HFA) of the European Society of Cardiology (ESC). Eur Heart J. 2019;40:3297-317.
6. Reddy YNV, Carter RE, Obokata M, et al. A simple, evidence-based approach to help guide diagnosis of heart failure with preserved ejection fraction. Circulation. 2018;138:861-70.
7. Rohde LEP, Montera MW, Bocchi EA, et al. Diretriz brasileira de insuficiência cardíaca crônica e aguda. Arq Bras Cardiol. 2018;111:436-539.
8. Shah SJ, Kitzman DW, Borlaug BA, et al. Phenotype-specific treatment of heart failure with preserved ejection fraction. Circulation. 2016;134:73-90.

4

Insuficiência cardíaca com fração de ejeção preservada: tratamento atual e novas perspectivas

Luiz Claudio Danzmann

DESTAQUES

- O tratamento farmacológico da insuficiência cardíaca com fração de ejeção preservada (ICFEp) pode reduzir a hospitalização por insuficiência cardíaca, melhorar qualidade de vida e aumentar a capacidade funcional.
- O EMPEROR-*Preserved Trial*, testando a empagliflozina x placebo, foi o primeiro estudo a demonstrar redução de desfechos clínicos robustos em ICFEp.
- O tratamento das comorbidades associadas à ICFEp tem plausibilidade clínica.
- O exercício é uma poderosa ferramenta para melhorar a capacidade funcional e a qualidade de vida na ICFEp.
- As futuras perspectivas estão voltadas para tratamentos mais específicos para os diferentes fenótipos da ICFEp.

INTRODUÇÃO

A fisiopatologia da insuficiência cardíaca com fração de ejeção preservada (ICFEp) cursa sem a mesma resposta neuro-humoral que é verificada na insuficiência cardíaca com fração de ejeção reduzida (ICFEr). Esse dado permite a compreensão dos resultados negativos na redução do desfecho de mortalidade nos participantes dos estudos que tiveram o foco na modulação dos sistemas nervoso simpático, renina-angiotensina-aldosterona e peptídeos natriuréticos (PN). No entanto, vários estudos demonstram efeitos inequívocos na redução da hospitalização por IC, na melhora da qualidade de vida e da capacidade funcional, principalmente quando reduziram a congestão ou enfrentaram as comorbidades que compõem os diferentes fenótipos da síndrome (Figura 1).

TRATAMENTO FARMACOLÓGICO BASEADO EM ENSAIOS CLÍNICOS

Diuréticos

O tratamento da congestão na insuficiência cardíaca (IC) guiado por dados provenientes de um dispositivo de detecção da pressão implantado na artéria pulmonar foi testado no estudo CHAMPION *Trial*. A população não era especificamente de fração de ejeção do ventrículo esquerdo (FEVE) preservada, mas 23% dos participantes apresentavam FEVE ≥ 40%. Os pacientes guiados pelo dispositivo tiveram redução significativa na taxa de hospitalização por IC e isso foi associado a adequações nas doses do diurético.

O estudo *Hong Kong* testou o tratamento com diuréticos (furosemida ou tiazídico) isolados ou associados a inibidores da enzima de conversão da angiotensina (iECA) ou bloqueadores dos receptores da angiotensina II (BRA) na qualidade de vida, capacidade funcional e índices de função cardíaca em uma população de 150 participantes com IC classe II-IV da New York Heart Association (NYHA) e FEVE > 45%. O estudo não foi controlado por placebo. Os resultados demonstraram que, após 1 ano de acompanhamento, o uso do diurético isolado reduziu sintomas de IC e melhorou a qualidade de vida, sendo que a associação com o irbersartana ou o ramipril não acrescentou benefício clínico adicional.

A Atualização das Diretrizes Brasileiras de Insuficiência Cardíaca 2021 ratifica a terapia diurética como classe de recomendação I e nível de evidência B para os pacientes com ICFEp com evidências de congestão clínica.

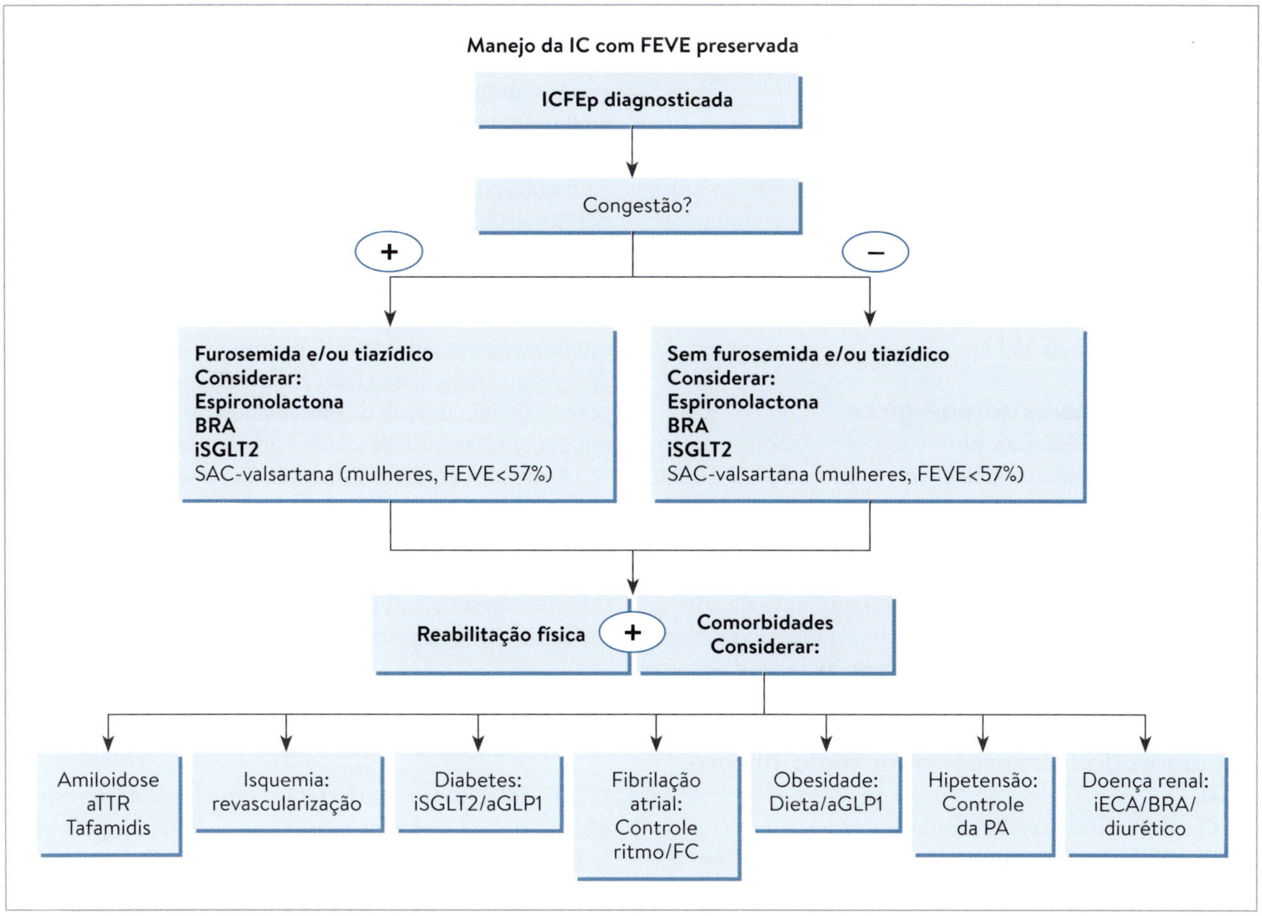

FIGURA 1 Fluxograma de tratamento para insuficiência cardíaca com fração de ejeção preservada (ICFEp).

BRA: bloqueadores dos receptores da angiotensina II; iSGLT2: inibidores da sódio-glicose transportador 2; Sac-Valsartan: sacubitril-valsartana; aTTR: amiloidose relacionada à transtiretina; aGLP1: agonistas do peptídeo *glucagon-like* 1; Fib. atrial: fibrilação atrial; PA: pressão atrial; iECA: inibidores da enzima da conversão da angiotensina.

Bloqueadores dos receptores da angiotensina II

O estudo *CHARM-Preserved Trial* alocou 3.023 pacientes com IC classe funcional II e III e fração de ejeção > 40%, os quais foram randomizados para candesartana vs. placebo. O resultado demonstrou uma discreta redução na hospitalização por IC. As recomendações atuais para o uso dos BRAs na ICFEp são de classe de recomendação IIb e com nível de evidência B, sendo importante citar que os melhores resultados são nos pacientes com fenótipo de FEVE mais próximo a 40%.

Antagonistas dos receptores mineralocorticoides

O maior estudo testando os antagonistas dos receptores dos mineralocorticoides (AMC) foi o *TOPCAT trial*, no qual foram alocados 3.445 pacientes com IC e FEVE ≥ 45% randomizados para espironolactona vs. placebo. Apesar de o desfecho primário composto de mortalidade cardiovascular total, morte súbita ou hospitalização por IC não ter sido alcançado significativamente no grupo espironolactona, a taxa de hospitalização por IC foi reduzida em 14%. Uma análise subsequente, testando somente a população por critério de peptídeos natriuréticos elevados, verificou uma redução de 35% no desfecho primário. Esses dados embasaram uma recomendação classe IIa pelas atuais Diretrizes Brasileiras de IC do uso de espironolactona para pacientes com ICFEp, em especial naqueles com o objetivo de reduzir as taxas de hospitalização por IC.

Sacubitril-valsartana

O ensaio randomizado *PARAGON-HF Trial*, que alocou 4.796 participantes com FEVE ≥ 45%, PN elevados e classe funcional II-IV da NYHA, não verificou benefício do fármaco em relação ao placebo na mortalidade cardiovascular e/ou hospitalização por IC. Em uma análise de subgrupo pré-especificada, foi observada a redução do desfecho primário nas participantes femininas e naqueles de ambos os sexos que apresentavam FEVE < 57%. Esses resultados apontaram para uma possível efetividade da Sacubitril-valsartana populações com ICFEp de difícil controle dos sintomas e com FEVE abaixo de 57%, mas é recomendada somente para pacientes com IC com FEVE levemente reduzida na Atualização das Diretrizes Brasileiras de IC 2021.

Inibidores da enzima de conversão da angiotensina

A principal evidência dessa classe de medicamento, que testou o perindopril vs. placebo em participantes com mais de 70 anos de idade, não demonstrou diminuição nos desfechos de morte ou internação por IC. As Diretrizes Brasileiras de Insuficiência Cardíaca não contemplam essa classe de fármaco na ICFEp.

Betabloqueadores adrenérgicos

A melhor evidência publicada até o momento foi uma revisão sistemática que envolveu os dados de 14.262 participantes de 11 ensaios clínicos, mas não evidenciou benefício de mortalidade ou hospitalização por IC na população com ICFEp. Portanto, esses fármacos permanecem sendo recomendados somente para tratamento da angina pectoris nos pacientes com ICFEp associados ao fenótipo isquêmico ou para o controle da frequência cardíaca em caso de fibrilação atrial.

Inibidores do cotransportador sódio-glicose (SGLT)

O ensaio clínico randomizado *SOLOIST-WHF Trial* recrutou uma população de pacientes diabéticos tipo 2 e com internação recente por IC e testou a sotagliflozina vs. placebo e verificou uma redução significativa do desfecho de morte cardiovascular e hospitalização por piora da IC tanto em pacientes com FEVE reduzida quanto em preservada (RRR = 0,67; 95% IC, 0,52–0,85, P<0,001). O estudo *EMPEROR Preserved* (NCT03057951), ensaio clínico randomizado, placebo controlado, alocou 5.988 participantes com sinais e sintomas de IC, com padrão de ICFElr + ICFEp (FEVE > 40%) e elevado nível sérico de peptídeos natriuréticos. A população foi equilibrada em relação ao sexo (55% masculinos), predominante caucasianos (76%), hipertensos (90%) e com taxa de diabéticos de 49%. O resultado do estudo demonstrou redução de 21% do risco relativo para o desfecho combinado de morte cardiovascular ou internação por IC (HR: 0,71-0,79; IC95% 0,69 a 0,90; P < 0,001), sendo o primeiro estudo a demonstrar redução do desfecho primário em populações com IC e FEVE > 40%.

Medicamentos sem eficácia comprovada em ensaios clínicos

Os estudos testando inibidores da fosfodiesterase-5, ivabradina, digoxina, bloqueadores dos canais do cálcio, vericiguat e isossorbida não conseguiram provar eficácia em desfechos clínicos robustos em pacientes com ICFEp e, até agora, não são recomendados para tratamento regular da síndrome.

REABILITAÇÃO FÍSICA EM ICFEP

A reabilitação física é uma poderosa ferramenta para melhorar a qualidade de vida e a capacidade funcional nos pacientes com ICFEp e sua ação terapêutica ocorre, principalmente, pela melhora da função endotelial e do processo periférico de extração do oxigênio no músculo esquelético. Em revisão sistemática envolvendo oito estudos randomizados, Fukuta et al. demonstraram que o treinamento físico combinado melhorou significativamente o pico do consumo de oxigênio em 1,66 mL.kg.min e o escore de QoL do *Minnesota Living with Heart Failure Questionnaire* em 9,05 pontos. O treinamento da musculatura inspiratória também pode melhorar índices de capacidade funcional e de QoL.

A prescrição da reabilitação deve ser priorizada em todos os pacientes que estejam em estabilidade clínica, na frequência de 2 a 5 vezes por semana, e deve englobar treinamento aeróbico primeiramente. Os exercícios resistidos devem ser adicionados após a melhora da capacidade funcional como a primeira modalidade (Figura 1).

EVIDÊNCIAS NO CONTROLE DAS MORBIDADES

O controle das morbidades tem classe de recomendação I pelas Diretrizes Brasileiras de IC 2021, pois pode reduzir a progressão da síndrome, melhorar os desfechos de congestão, capacidade funcional e de qualidade de vida (Figura 1).

OBESIDADE

A obesidade é geradora e fator causal da ICFEp. Kitzman et al. testaram um modelo de restrição calórica (déficit médio de 400 kcal/dia) e/ou exercício físico com perfil aeróbico na frequência de 3 vezes por semana, durante 20 semanas, comparado a grupo controle. O benefício na capacidade de exercício foi observado tanto no grupo do exercício quanto no grupo com dieta hipocalórica. A combinação das duas intervenções determinou perda de 10% do peso corporal.

HIPERTENSÃO

A hipertensão é um dos principais fatores de risco para ICFEp. Em termos de evidência, o estudo *ALLHAT* comprovou o benefício da clortalidona em reduzir a incidência de ICFEp comparado aos fármacos lisinopril, anlodipino e doxazosina. Não há ensaios clínicos testando estratégia específica de redução da hipertensão em pacientes com ICFEp instalada, mas as recentes diretrizes recomendam metas de pressão arterial sistólica abaixo de 130 mmHg.

ISQUEMIA MIOCÁRDICA

Pacientes com isquemia e ICFEp têm risco mais baixo do que nos casos de ICFEr. Ainda assim, as diretrizes atuais preconizam que pacientes com ICFEp e cardiopatia isquêmica sintomática, apesar do tratamento médico otimizado, têm indicação de revascularização miocárdica.

DIABETES

São várias evidências de que o tratamento de diabetes tipo 2 com biguanidas, inibidores da SGLT2 e agonistas da GLP1 é benéfico para redução de desfechos cardiovasculares em pacientes com cardiopatia ou alto risco cardiovascular. Para pacientes com hospitalização recente por IC, o uso da sotagliflozina, preliminarmente, já evidenciou redução do desfecho combinado morte cardiovascular e/ou hospitalização ou IC. Estudos específicos em ICFEp ainda são aguardados.

FIBRILAÇÃO ATRIAL

Há evidências preliminares não definitivas de que o tratamento da fibrilação atrial por radioablação pode reduzir desfechos em pacientes com ICFEp, mas é inequívoco que o controle da frequência cardíaca é eficaz na redução dos sintomas. Ainda assim, a miopatia atrial, uma alteração das propriedades elétricas, mecânicas e hormonais da câmara, pode permanecer mesmo quando se restaura o ritmo sinusal.

A Diretriz Brasileira de IC recomenda a tentativa de restauração do ritmo ou o controle da frequência cardíaca.

CARDIOMIOPATIA POR AMILOIDOSE POR TRANSTIRRETINA

A amiloidose cardíaca ligada à transtirretina (ATTR) secundária à mutação genética ou na sua forma selvagem, bem como a forma associada a cadeias leves (AL) é uma forma tratável de ICFEp secundária. O estudo ATTR-ACT demonstrou que o fármaco tafamidis reduziu significativamente a morbidade e a mortalidade em pacientes com amiloidose ATTR e já é recomendado pelas recentes diretrizes de tratamento de IC.

TRATAMENTO BASEADO EM FENÓTIPOS

São múltiplos os fenótipos determinados por um conjunto de características semelhantes. Shah et al. identificaram por técnica de inteligência artificial pelo menos três fenótipos distintos: fenótipo 1 – mais jovem e com BNP mais baixo do que os participantes dos outros grupos; fenótipo 2 – maior prevalência de obesidade, *diabetes mellitus* e apneia obstrutiva do sono e teve a maior glicemia de jejum; fenótipo 3 – a idade é mais alta, mais propensos a ter doença renal crônica e tiveram valores de pressão pulmonar, pontuação de risco BNP e do escore MAGGIC mais altos. Ao assumir a particularidade de cada fenótipo, podemos focalizar melhor o alvo do tratamento (Quadro 1).

QUADRO 1 Manejo da insuficiência cardíaca com fração de ejeção preservada (ICFEp) com base em agrupamento de comorbidades e diferentes fenótipos clínicos

Comorbidades	Fenótipo I Disfunção diastólica ao exercício	Fenótipo II Congestão circulatória	Fenótipo III Hipertensão pulmonar exacerbada
Hipertensão	Dieta, tiazídicos e BRA Treinamento físico	Diuréticos, BRA e AMC Considerar: SAC-VAL	Diuréticos, BRA e AMC TMI
Isquemia miocárdica	Considerar BB/revascularização Se estável: reabilitação física	Diuréticos, BRA e AMC (SAC-VAL) Considerar BB e revascularização	IECA/BRA, AMC, TMI Considerar BB e revascularização
Fibrilação atrial	BRA, ACO Controle da FC ou ritmo	Diurético, BRA e AMC Controle da FC ou ritmo	Controle da FC ou ritmo TMI, diuréticos, BRA, AMC, ACO
Diabete e obesidade	IECA/BRA e iSGLT2 (aGLP1) Dieta e treinamento físico	Diurético, BRA, AMC, iSGLT2 (aGLP1) Dieta e treinamento físico	BRA, AMC iSGLT2 (aGLP1) Dieta, TMI e treino aeróbico
Doença renal	IECA/BRA Diuréticos, se necessário	Diurético, IECA/BRA e AMC Considerar ultrafiltração	IECA/BRA e TMI Considerar: furosemida
Fraqueza muscular	Treinamento físico combinando dieta	Diurético, BRA e AMC treinamento físico combinado	TMI, diurético, BRA e AMC treinamento físico combinado

IECA: inibidores da enzima conversora da angiotensina; BRA: bloqueadores dos receptores da angiotensina; AMC: antagonistas dos mineralocorticoides; TMI: treinamento muscular inspiratório; ACO: anticoagulante oral; FC: frequência cardíaca; BB: betabloqueadores; Sac-val: sacubitril-valsartana; aGLP1: agonistas do peptídeo glucagon-*like* 1.

FUTURAS PERSPECTIVAS NO TRATAMENTO DA ICFEP

As perspectivas estão voltadas para estudos com uma escolha mais racional das populações, respeitando as características fenotípicas e investindo em moléculas com ação mais específica na inflamação, fibrose, produção de energia celular, otimizadores da função endotelial e em dispositivos reguladores da sobrecarga circulatória (Quadro 2).

QUADRO 2 Futuras perspectivas no tratamento da insuficiência cardíaca com fração de ejeção preservada

Mecanismo do tratamento	Fármacos ou dispositivos
Inibidores do cotransportador da sódio-glicose: drogas efetoras de glicosúria, natriurese e redutoras da congestão intersticial	Dapagliflozina, empagliflozina, sotagliflozina
Regulação do eixo monóxido de nitrogênio-guanosina monofosfato cíclico-proteína quinase: drogas que atuam em um dos eixos da disfunção diastólica e fibrose entre o endotélio e o miócito	Inibidores da fosfodiesterase 5; estimuladores da guanilil-ciclase; inibidores da neprilisina; nitratos orgânicos e inorgânicos; beta 3 antagonistas seletivos e incrementadores da eNOS
Restauradores de energia na mitocôndria: moléculas que se ligam à cardiolipina no interior da mitocôndria e a protegem da oxidação, prevenindo o estresse oxidativo no local	Elamipretide, neladenoson bialatato e suplementos de ferro
Anti-inflamação e antifibrose cardíaca: drogas que atuam em vários sítios bloqueando inflamação e sua consequente fibrose	MicroRNAs, pirfenidona, anakira, canakinumab, terapia celular e novos antagonistas dos mineralocorticoides (finerenona).
Derivação interatrial esquerda-direita: transfere a pressão e o volume atrial esquerdo através de um pertuito interatrial, para o átrio direito	*Interatrial Shunt Device* (IASD; Corvia Medical Inc)
Dispositivo de monitorização da pressão pulmonar implantado: permite a monitorização da congestão a distância	*CardioMEMS*

LEITURA SUGERIDA

1. Anker SD, Butler J, Filippatos G, et al. EMPEROR-Preserved Trial Committees and Investigators. Baseline characteristics of patients with heart failure with preserved ejection fraction in the EMPEROR-Preserved trial. Eur J Heart Fail. 2020;22(12):2383-92.
2. Anker SD, Butler J, Filippatos G, et al. Empagliflozin in heart failure with preserved ejection fraction EMPEROR-Preserved Trial Investigators. N Engl J Med. 2021.
3. Cosentino F, Grant PJ, Aboyans V, et al. 2019 ESC Guidelines on diabetes, pre-diabetes, and cardiovascular diseases developed in collaboration with the EASD. Eur Heart J. 2020;41(2):255-323.
4. Ferrnandes-Silva, Mourilhe-Rocha R, Brito FS, et al. Emerging topics in heart failure: Heart failure with preserved and mid-range ejection fraction. Arq Bras Cardiol. 2020;115(5):949-52.
5. Kitzman DW, Brubaker P, Morgan T, et al. Effect of caloric restriction or aerobic exercise training on peak oxygen consumption and quality of life in obese older patients with heart failure with preserved ejection fraction: A randomized clinical trial. JAMA. 2016;315(1):36-46.
6. Marcondes-Braga FG, Moura LAZ, Issa VS, Vieira JL, Rohde LE, Simões MV, et al. Atualização de tópicos emergentes da Diretriz de Insuficiência Cardíaca – 2021. Arq Bras Cardiol. 2021; [online].ahead print
7. Pitt B, Pfeffer MA, Assmann SF, et al. Spironolactone for heart failure with preserved ejection fraction. N Engl J Med. 2014;370(15):1383-1392.
8. Rohde LEP, Montera MW, et al. Diretriz Brasileira de Insuficiência Cardíaca Crônica e Aguda [published correction appears in Arq Bras Cardiol. 2019;112(1):116]. Arq Bras Cardiol. 2018;111(3):436-539.
9. Shah SJ, Katz DH, Selvaraj S, Burke MA, Yancy CW, Gheorghiade M, Bonow RO, Huang CC, Deo RC. Phenomapping for novel classification of heart failure with preserved ejection fraction. Circulation. 2015;131(3):269-79.
10. Solomon SD, McMurray JJV, Anand IS, et al. Angiotensin-neprilysin inhibition in heart failure with preserved ejection fraction. N Engl J Med. 2019; 381:1609.
11. Wintrich J, Kindermann I, Ukena C, et al. Therapeutic approaches in heart failure with preserved ejection fraction: past, present, and future. Clin Res Cardiol. 2020;10.1007/s00392-020-01633-w.
12. Yusuf S, Pfeffer MA, Swedberg K, et al. Effects of candesartan in patients with chronic heart failure and preserved left-ventricular ejection fraction: the CHARM-Preserved Trial. Lancet. 2003;362:777.

SEÇÃO X

INSUFICIÊNCIA CARDÍACA AGUDA

1

Insuficiência cardíaca aguda: definições, classificação e escores prognósticos

Germana Porto Linhares Almeida
João Davi de Souza-Neto

DESTAQUES

- A incidência da insuficiência cardíaca aguda é crescente.
- A taxa de mortalidade por insuficiência cardíaca aguda no Brasil excede em muito à de países desenvolvidos.
- A insuficiência cardíaca aguda tem se tornado um problema de saúde pública.
- A presença ou ausência de hipervolemia e baixo débito classifica o paciente em quatro perfis hemodinâmicos.
- A classificação da INTERMACS ajuda a identificar o melhor momento para o implante de suporte circulatório.
- Os escores prognósticos em insuficiência cardíaca aguda não foram validados na população brasileira.

INTRODUÇÃO

A insuficiência cardíaca aguda (ICA) é a principal causa de hospitalização em indivíduos acima de 65 anos no mundo ocidental. A idade avançada do paciente com ICA (média 72 anos) e a frequente ocorrência de comorbidades (DPOC, diabetes, doença renal crônica) contribuem para a mortalidade hospitalar, que varia de 4 a 7% em países desenvolvidos a 11% no Brasil.

O número de internações por ICA está aumentando e reflete, dentre outros fatores, a maior longevidade da população, a maior sobrevida de doenças cardiovasculares como IC crônica e hipertensão arterial sistêmica e as menores taxas de mortalidade após infarto agudo do miocárdio. Dados do Datasus apontam que, a cada ano, 190 mil pacientes são internados por ICA em nosso país. A taxa de readmissões é alta, da ordem de 40% em 90 dias. O grande volume e alto custo das hospitalizações por ICA constitui grave problema de saúde pública.

Neste capítulo, serão revisados o conceito de insuficiência cardíaca aguda, a classificação de acordo com quatro critérios e escores prognósticos.

DEFINIÇÕES

A insuficiência cardíaca aguda (ICA) é definida como início rápido ou piora dos sinais e sintomas de IC, resultando na necessidade urgente de terapia.

Não há um limite temporal para a classificação da IC como aguda. Além disso, apesar dessa denominação, os sintomas não necessariamente têm início súbito. A maioria dos pacientes apresenta um agravamento gradual dos sintomas até que seja necessária a avaliação médica não programada.

CLASSIFICAÇÃO

Existe relativa heterogeneidade dos pacientes com ICA, e não há um consenso sobre a melhor forma de classificá-los. As classificações conforme a classe funcional (New York Heart Association) e a classificação em estágios ABCD (American College of Cardiology, American Heart Association) não se aplicam aos pacientes com ICA.

A Sociedade Brasileira de Cardiologia (SBC) propôs, em sua diretriz de 2018, uma classificação baseada em quatro critérios, descritos a seguir.

Quanto ao tempo de evolução da doença

A ICA pode instalar-se em um paciente sem antecedentes de IC (IC *de novo*), como no caso da ICA por infarto agudo do miocárdio, miocardite, cardiomiopatia de takotsubo, dentre outros. Nesse caso, a congestão frequentemente se instala de forma muito rápida (horas), e o mecanismo envolve redistribuição vascular da volemia e não retenção hidrossalina, como acontece na IC crônica descompensada. Essas diferenças fisiopatológicas têm implicação terapêutica, e na ICA *de novo* o emprego de vasodilatadores se impõe.

Na maioria das vezes, no entanto, a ICA representa a piora funcional em pacientes com IC já diagnosticada. Em dois grandes registros norte-americanos (ADHERE e OPTIMIZE-HF), que totalizaram mais de 150 mil pacientes, havia história de IC em 75% e 87% dos pacientes, respectivamente.

Os pacientes com ICA que complica a IC crônica desenvolvem seus sintomas de forma mais insidiosa, por vezes ao longo de dias. O quadro clínico desses pacientes costuma ser menos dramático, já que a natureza crônica da IC leva a recrutamento de mecanismos compensatórios.

Quanto à síndrome clínica de apresentação

A ICA tem espectro amplo de manifestações. Os pacientes podem se apresentar em insuficiência cardíaca esquerda, insuficiência cardíaca congestiva, choque cardiogênico e edema agudo de pulmão, conforme a recente diretriz de IC aguda da Sociedade Brasileira de Cardiologia. A ocorrência de choque cardiogênico é incomum, representando menos de 5% dos casos. A maioria desses pacientes apresenta infarto agudo do miocárdio.

Quanto à fração de ejeção

O primeiro registro brasileiro de ICA (estudo BREATHE) demonstrou que 59% dos pacientes possuem IC de fração de ejeção reduzida (ICFER). Os pacientes com IC de fração de ejeção preservada (ICFEp) têm mortalidade hospitalar mais baixa, porém as taxas de reospitalizações são similares nos dois grupos. Além disso, são mais suscetíveis a falecerem de causas não cardiovasculares, refletindo o impacto da idade e das comorbidades.

Perfis hemodinâmicos da insuficiência cardíaca descompensada

Na avaliação de pacientes com ICA, é mandatória a pesquisa de sinais de hipervolemia (pulmonar e/ou sistêmica) e baixo débito cardíaco. Infelizmente, mesmo médicos experientes podem ter dificuldade na caracterização dos estados de hipervolemia e má perfusão periférica, em razão da baixa acurácia do exame clínico (cerca de 50%) quando comparado à monitorização hemodinâmica invasiva.

Os sinais e sintomas de hipervolemia incluem dispneia, hepatomegalia dolorosa, turgência jugular, edema periférico, dispneia, sensação de empachamento pós-prandial, dentre outros. A ausculta de crepitações pulmonares é um sinal específico, mas muito pouco sensível de congestão pulmonar na IC de longa evolução. O edema periférico também apresenta muito baixa sensibilidade como sinal de hipervolemia. A turgência jugular é o sinal do exame físico de maior acurácia para estimar as pressões de enchimento das câmaras cardíacas.

A avaliação da perfusão tissular é mais sujeita a erro. A hipoperfusão decorrente de baixo débito cardíaco deve ser suspeitada quando houver hipotensão, baixa pressão de pulso, hiponatremia, oligúria, obnubilação ou piora da função renal com IECA ou BRA. Hipotensão não obrigatoriamente denota baixo débito, mas baixo débito com frequência cursa com hipotensão.

As combinações entre a presença ou ausência de congestão e baixo débito tornam possível classificar o indivíduo com IC aguda em quatro perfis hemodinâmicos (Tabela 1). Essa classificação direciona o tratamento adequado e tem implicações prognósticas. O perfil B caracteriza-se pelas elevadas pressões de enchimento ventricular esquerdo e/ou direito em pacientes com perfusão normal. Perfaz 65% dos casos de ICA. Pacientes do perfil C têm evidência de congestão e baixo débito cardíaco. Representam cerca de 20% dos pacientes com ICA. São pacientes de pior prognóstico. Os raros pacientes sem congestão e com baixo débito são classificados como perfil L (do inglês *lukewarm*, morno).

TABELA 1 Perfis hemodinâmicos na insuficiência cardíaca descompensada

A (quente, seco)	B (quente, úmido)
L (frio, seco)	C (frio, úmido)

Essa classificação orienta a terapêutica a ser instituída (p. ex., diuréticos, vasodilatadores, inotrópicos, reposição de volume). Pacientes com perfil C (frio e úmido) devem inicialmente corrigir o estado de baixo débito para, então, tratar a congestão.

O Intermacs (*Interagency Registry for Mechanically Assisted Circulatory Support*) é um registro norte-americano iniciado em 2005 com o intuito de acompanhar os pacientes com IC avançada (não obrigatoriamente com IC aguda) candidatos a suporte circulatório mecânico, bem como o desfecho após o implante. Foram definidos sete perfis hemodinâmicos INTERMACS (Tabela 2), que definem de forma mais acurada o estado do paciente e permitem melhor definição do momento ideal para o implante do dispositivo de assistência ventricular.

Pacientes em *status* INTERMACS 1 e 2 têm maior mortalidade imediata pós-transplante cardíaco, devendo ser feitos esforços no sentido da estabilização deles.

TABELA 2 Classificação INTERMACS da insuficiência cardíaca

	Inotrópicos	Descrição	Classificação NYHA	Modificadores
Intermacs 1	Sim	Choque cardiogênico crítico	IV	A, SCT
Intermacs 2	Sim	Piora progressiva em uso de inotrópicos	IV	A, SCT
Intermacs 3	Sim	Estável em uso de inotrópicos	IV	A, FF, SCT
Intermacs 4	Não	Sintomas em repouso, em seu domicílio	IVa	A, FF
Intermacs 5	Não	Confortável em repouso, sintomas aos mínimos esforços, restrito ao seu domicílio.	IVa	A, FF
Intermacs 6	Não	Atividades diárias possíveis, mas limitação funcional	IIIb	A, FF
Intermacs 7	Não	IC classe III avançada	III	A, FF

A: arritmia; SCT: suporte circulatório temporário; FF: *frequent flyer*, pacientes com internações recorrentes.

ESCORES PROGNÓSTICOS

A mortalidade da ICA no Brasil é de 12% de acordo com o registro BREATHE, e excede em muito à dos países desenvolvidos (4%). Os pacientes com choque cardiogênico têm prognóstico ominoso, com mortalidade em torno de 40%.

Algumas variáveis têm se demonstrado preditores de desfechos em pacientes com ICA. Deve ser lembrado que a hospitalização *per se* já é uma mudança na história natural da doença e anuncia uma piora substancial do curso clínico em muitos casos.

A estimativa do perfil de risco admissional do paciente de mortalidade intra-hospitalar deve ser estabelecida por meio do perfil de risco clínico, que avalia a apresentação clínica da IC aguda e pelos escores de risco. Dentre eles, o mais validado é a escala de risco do registro ADHERE (Tabela 3), que avaliou 39 variáveis e verificou os níveis elevados de BUN (*blood urea nitrogen*, ureia), PAS mais baixa e creatinina sérica mais alta como melhores prognosticadores da mortalidade intra-hospitalar.

Deve ser ressaltado que esse escore não foi validado em nossa população, cujas particularidades incluem a prevalência considerável de pacientes com IC por doença de Chagas, de prognóstico reconhecidamente pior que as demais etiologias.

TABELA 3 Escala e risco ADHERE de mortalidade intra-hospitalar

Perfil	BUN (mg/dL)	PAS (mmHg)	Mortalidade (%)
Baixo	≤ 43	≥ 115	2,14
Intermediário baixo	≤ 43	≤ 115	5,49
Intermediário médio	≥ 43	≥ 115	6,4
Intermediário alto	≥ 43 (Cr < 2,7)	≤ 115	12,28
Alto	≥ 43 (Cr ≥ 2,7)	≤ 115	21,9

BUN: *blood urea nitrogen* (nitrogênio ureico sanguíneo); PAS: pressão arterial sistólica.

Os demais escores prognósticos, como MAGGIC, SHFM e HFSS, foram desenhados para pacientes com IC crônica e não se aplicam a pacientes com IC aguda.

LEITURA SUGERIDA

1. Agostoni P, Paolillo S, Mapelli M, Gentile P, Salvioni E, Veglia F, et al. Multiparametric prognostic scores in chronic heart failure with reduced ejection fraction: a long-term comparison. Eur J Heart Fail. 2018;20:700-10.
2. Comitê Coordenador da Diretriz de Insuficiência Cardíaca. Diretriz brasileira de insuficiência cardíaca crônica e aguda. Arq Bras Cardiol. 2018;111(3):436-539.
3. Felker M, Mann D. Heart failure: a companion to Braunwald's heart disease, 4.ed. Philadelphia: Elsevier; 2019.
4. Harjola VP, Mullens W, Banaszewski M, Bauersachs J, Brunner-La Rocca HP, Chioncel O, et al. Organ dysfunction, injury and failure in acute heart failure: from pathophysiology to diagnosis and management. A review on behalf of the Acute Heart Failure Committee of the Heart Failure Association (HFA) of the European Society of Cardiology (ESC). Eur J Heart Fail. 2017;19:821-36.
5. Kobashigawa J. Clinical guide to heart transplantation. 1.ed. Elsevier, 2017.
6. Kurmani S, Squire I. Acute heart failure: definition, classification and epidemiology. Curr Heart Fail Rep. 2017;14:385-92.
7. Miró O, Rossello X, Platz E, Masip J, Gualandro DM, Peacock WF, et al.; The Study Group on Acute Heart Failure of the Acute Cardiovascular Care Association of the European Society of Cardiology. Risk stratification scores for patients with acute heart failure in the Emergency Department: a systematic review. Eur Heart J Acute Cardiovascular Care. 2020;9(5):375-98.
8. Nohria A, Tsang SW, Fang JC, Lewis EF, Jarcho JA, Mudge JH, Stevenson LW. Clinical assessment identifies hemodynamic profiles that predict outcomes in patients admitted with heart failure. J Am Coll Cardiol. 2003;41(10):1797-804.
9. Pocock SJ, Ariti CA, McMurray JJ, Maggioni A, Kober L, Squire IB, et al. Predicting survival in heart failure: a risk score based on 39 372 patients from 30 studies. Eur Heart J. 2013;34:1404-13.
10. Tubaro M, Vranckx P, Price S. The ESC textbook of intensive and acute cardiovascular care, 2.ed. Oxford: Oxford University Press; 2016.

2

Fluxograma de utilização das ferramentas diagnósticas na insuficiência cardíaca aguda

Luiz Claudio Danzmann

DESTAQUES

- O diagnóstico da insuficiência cardíaca aguda (ICA) na sala de emergência tem como base a coleta dos dados clínicos, o eletrocardiograma e o exame de imagem identificador de congestão circulatória.
- A redução do tempo para início da terapia apropriada tem potencial efeito na redução dos desfechos relativos à ICA.
- Os peptídeos natriuréticos (PN) apresentam grande valor preditivo negativo, quando abaixo do ponto de corte e fornecem informação diagnóstica e prognóstica, quando efetivamente elevados.
- A ultrassonografia pulmonar é um método com rendimento diagnóstico comprovado e está presente na maioria dos fluxogramas contemporâneos de diagnóstico de ICA.
- A ecografia cardíaca focada é uma ferramenta com benefício potencial no diagnóstico diferencial de insuficiência respiratória, desde que seja utilizada por profissionais com o devido treinamento.
- O ecocardiograma compreensivo precoce (até 24h) permite acesso a informações estruturais e hemodinâmicas fornecidas essenciais para a programação terapêutica em tempo apropriado.

INTRODUÇÃO

A insuficiência cardíaca aguda (ICA) é mais do que uma doença específica geradora de insuficiência respiratória, como asma ou embolia pulmonar. A ICA consiste em uma síndrome clínica com variados cenários fisiopatológicos, hemodinâmicos, fatores precipitantes e comorbidades que agregam uma complexidade.

A ICA é comumente classificada em: (a) insuficiência cardíaca esquerda, quando ocorrem sintomas ou sinais de congestão pulmonar exclusivamente; (b) edema agudo pulmonar, quando o quadro de congestão pulmonar é mais dramático; (c) insuficiência cardíaca congestiva, quando envolve congestão venosa sistêmica; e (d) choque cardiogênico, quando a hipoperfusão periférica é o cenário mais importante. Pode-se apresentar por piora da insuficiência cardíaca (IC) crônica ou como primeira manifestação da IC, a chamada "*de novo*". Uma outra forma de acessar informações diagnósticas e prognósticas é pela fração de ejeção do ventrículo esquerdo (FEVE) ou pelos perfis clínico-hemodinâmicos A, B, C e L. No entanto, nos modelos atuais de enfrentamento da ICA, tem se focalizado na compreensão diagnóstica no menor tempo possível, com a finalidade de identificar instabilidade hemodinâmica e seus fatores precipitantes e iniciar o tratamento precocemente, visto que são várias as evidências que apontam para a redução potencial dos desfechos clínicos. No manejo contemporâneo da ICA, o tempo pauta as condutas.

ETAPA 1 – AVALIAÇÃO INICIAL: TEMPO < 60 MINUTOS

Nessa etapa, o foco é fazer o diagnóstico e detectar instabilidade hemodinâmica e seus fatores precipitantes em menor período possível para que o tratamento se inicie mais rapidamente. A monitorização inicial não invasiva da pressão arterial, do ritmo cardíaco, da saturação tecidual de oxigênio e do volume urinário deve ser solicitada na admissão.

- Dados clínicos: devem ser coletados da maneira mais completa que a situação de emergência permitir, associados a exame físico objetivo, tentando evidenciar os sinais de congestão (crepitantes pulmonares, terceira bulha, turgência jugular e edema periférico), sobretudo os sinais de hipoperfusão (pele das pernas e antebraços fria e hipotensão) e hipoxemia (cianose central).
- Eletrocardiograma (ECG): oferece informações sobre ritmo, isquemia, sobrecarga e, em casos de traçado normal, confere valor preditivo negativo elevado para o diagnóstico de ICA.
- Exames laboratoriais: devem ser solicitados na chegada do paciente. Dentre os exames, destacam-se eletrólitos (Na^+, K^+ e Mg^{++}), provas de função renal (ureia e creatinina), proteína C reativa, coagulograma, provas de função hepática, glicemia e dímeros-D. A gasometria arterial está indicada em casos de disfunção respiratória grave. Os peptídeos natriuréticos (PN) têm função importante nesse contexto, pois apresentam elevado valor preditivo negativo para valores séricos abaixo dos pontos de corte, mas confirmam o diagnóstico quando acima do ponto de corte e fornecem informação prognóstica de acordo com seu nível sérico (Quadro 1). Os marcadores de lesão miocárdica são importantes para o diagnóstico de síndrome coronariana aguda (SCA), como causa da ICA e, também, como valor prognóstico na síndrome de IC. A dosagem do lactato sérico pode complementar informações relativas a hipoperfusão. Recentemente, a verificação dos depósitos de ferro (ferritina sérica e saturação da transferrina) tem sido recomendada até a alta hospitalar.
- Investigação hemodinâmica invasiva: em casos de infarto agudo do miocárdio como causa básica de uma ICA, deve ser realizado o manejo da síndrome conforme as diretrizes vigentes.

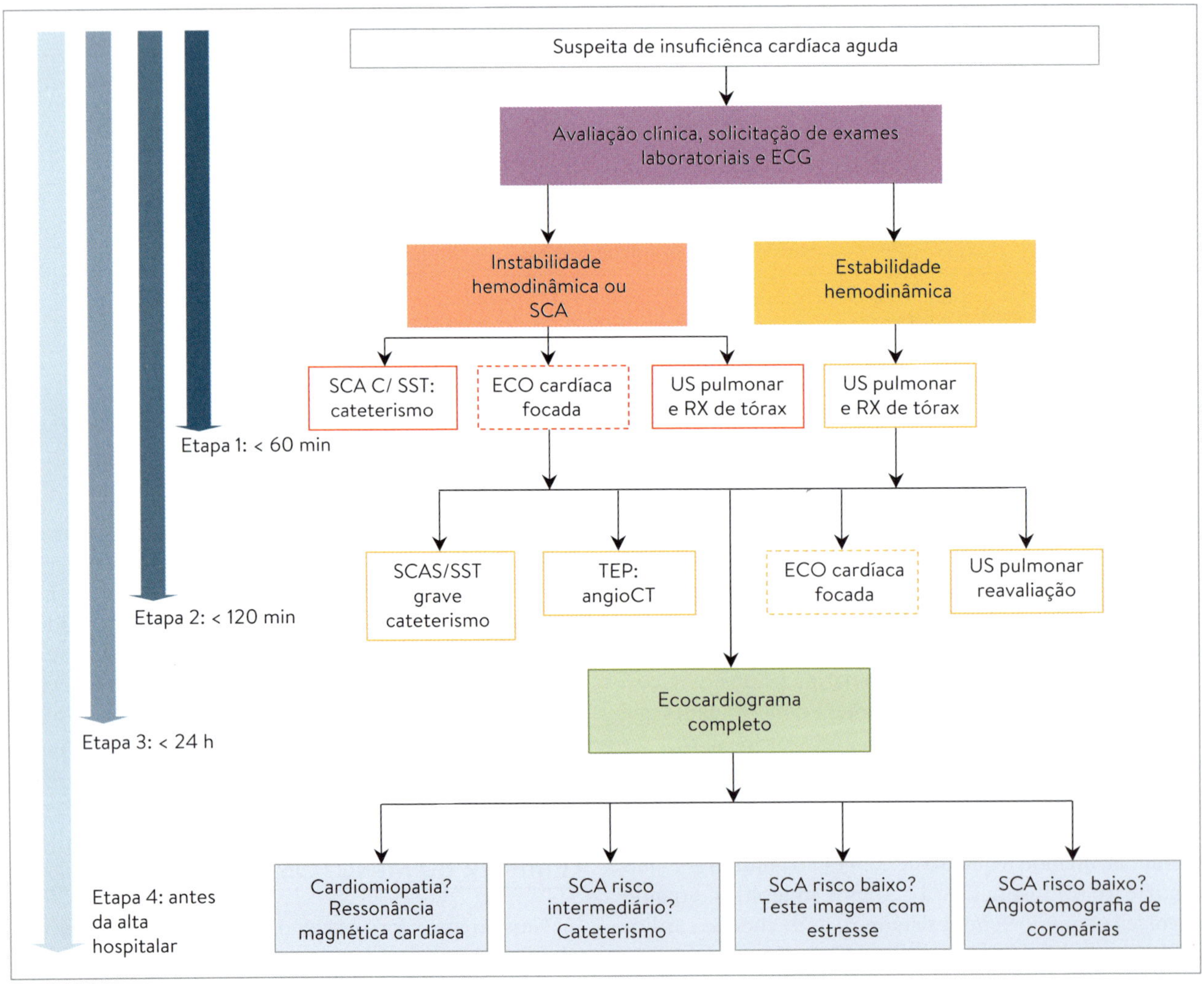

FIGURA 1 Fluxograma para o diagnóstico da insuficiência cardíaca aguda no contexto temporal.

Lab: exames laboratoriais; ECG: eletrocardiograma; SCA: síndrome coronariana aguda; SCA C/ SST: síndrome coronariana aguda com supradesnivelamento do segmento ST; ECO: ecografia; US pulmonar: ultrassonografia pulmonar; RX: radiografia; SCAS/SST: síndrome coronariana aguda sem supradesnível do segmento ST; TEP: tromboembolismo pulmonar; AngioCT: angiotomografia pulmonar.

QUADRO 1 Pontos de corte dos peptídeos natriuréticos

Peptídeos natriuréticos: pontos de corte
Pacientes ambulatoriais (não agudos):
BNP: > 35 pg/mL
NT proBNP: > 125 pg/mL
Pacientes agudos:
BNP: > 100 pg/mL
NT proBNP: > 300 pg/mL

- Ultrassonografia pulmonar (UP) ou torácica extracardíaca: consiste na observação sobretudo do pulmão, mas também de pleuras e veia cava inferior, com o objetivo de detectar sinais de congestão (Figura 2). O exame é realizado à beira do leito, com equipamento portátil e, portanto, rápido e reprodutível. Para o exame, o tórax do paciente, em decúbito dorsal, é dividido em áreas que vão de 4 a 28 campos, desde a região anterossuperior até as regiões mais basais e posteriores. A posição sentada não é muito utilizada no paciente com ICA. A acurácia em detectar congestão em pacientes com dispneia na sala de emergência é superior à radiografia torácica. As alterações típicas de congestão são as linhas B pulmonares, imagens verticais lineares hiperecoicas, produto das móveis, que surgem a partir da linha pleural e que podem ser identificadas contadas com o congelamento das imagens. A presença de três ou mais linhas B em mais de um campo identifica uma região positiva para síndrome intersticial, que não necessariamente é por congestão, mas também por consolidação, processo intersticial pulmonar infeccioso, fibrótico ou inflamatório. A presença de campos positivos bilaterais reforça o diagnóstico de congestão. O derrame pleural e o calibre da veia cava inferior também podem ser avaliados pela ultrassonografia, permitindo a compreensão da volemia venosa sistêmica adicionalmente.
- Ecografia cardíaca focada ou *focused ultrasound (FOCUS)*: essa modalidade, se disponível, tem papel central na definição diagnóstica precoce, pois acessa informações cardíacas básicas a partir de janelas acústicas utilizadas no ecocardiograma convencional, mas sendo realizada não necessariamente por um ecocardiografista, mas por um profissional médico devidamente treinado em um grau de complexidade menor do que na formação do ecocardiografista. O

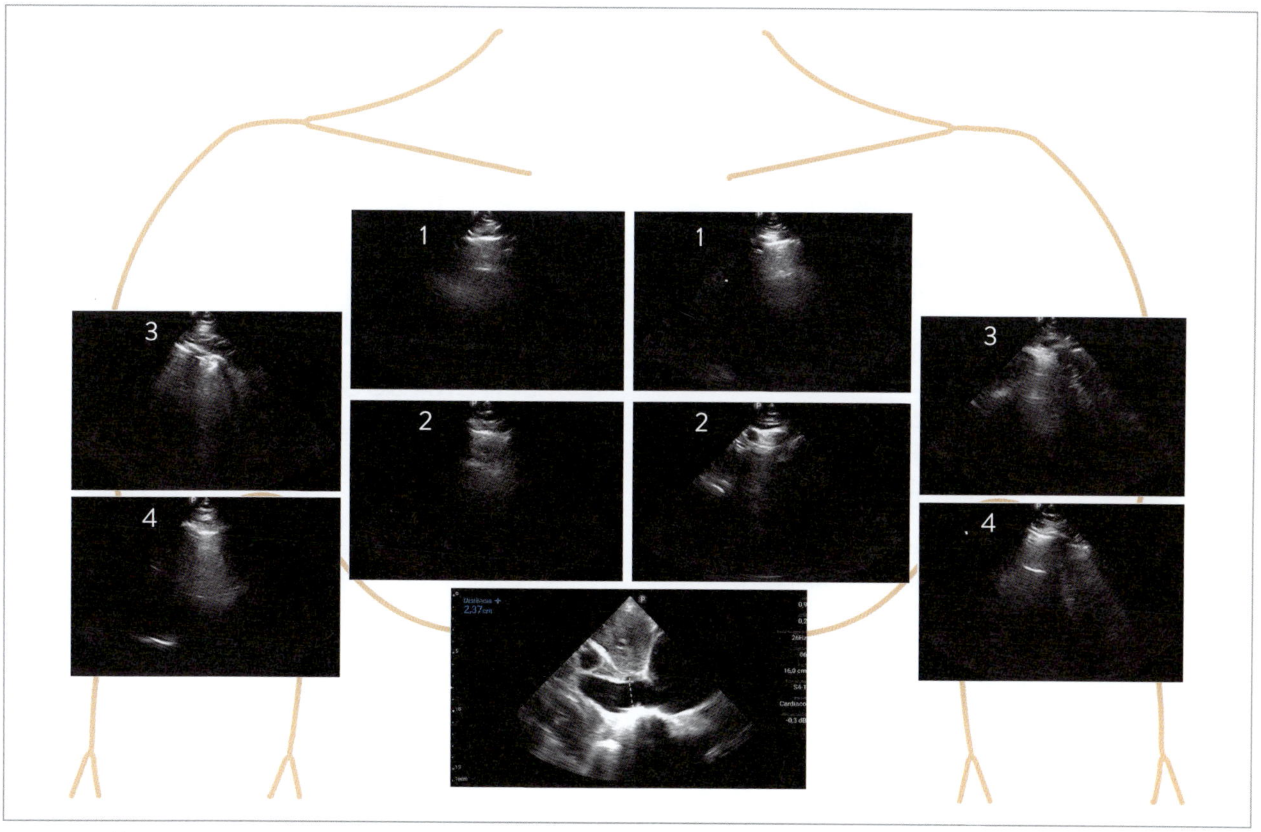

FIGURA 2 Método de coleta de imagens por ultrassonografia torácica. Disposição em quatro campos pulmonares em cada hemitórax, sendo coletados a partir dos espaços intercostais. Os campos 1 e 2 devem ser coletados a partir do tórax anterossuperior e inferior, respectivamente, entre as linhas hemiclaviculares e o esterno. Os campos 3 e 4 devem ser coletados a partir do tórax lateral superior e inferior, respectivamente, entre as linhas hemiclaviculares e axilar posterior. As imagens da veia cava inferior são complementares e coletadas a partir da região subxifoide, entre o tórax e o abdome.

exame também é realizado à beira do leito, sendo de grande utilidade para a detecção da causa de choque circulatório e, portanto, muito útil para o diagnóstico nos primeiros minutos de admissão em pacientes com instabilidade hemodinâmica. O objetivo do exame é detectar: alterações estruturais e disfunção do ventrículo esquerdo (VE); alterações valvares graves; alterações estruturais e disfunção sistólica do ventrículo direito, derrame pericárdico e tamponamento cardíaco, massas cardíacas, aneurismas e calibre da veia cava inferior e sua variação inspiratória. A técnica tem sido utilizada em todo o mundo e, no Brasil, alguns serviços de medicina de emergência e de cardiologia de hospitais terciários também a aplicam nas suas rotinas.

- Radiografia do tórax: esse método ainda é, das três modalidades de imagem citadas para o manejo do diagnóstico da ICA, o mais disponível nos serviços de emergência em todo o mundo, apesar de ser mais demorado e ter menor acurácia para a detecção de congestão do que a UP. O método permite a imagem para definir área cardíaca e congestão pulmonar, mas deve-se salientar que uma radiografia normal não afasta totalmente a possibilidade de existir congestão, principalmente em cenários mais crônicos de IC.

ETAPA 2 – APRIMORANDO O DIAGNÓSTICO: TEMPO < 120 MINUTOS

- Cateterismo cardíaco: em casos de SCA sem supradesnivelamento do segmento ST de muito alto risco.
- Angiotomografia computadorizada pulmonar: em casos de suspeita forte de tromboembolismo pulmonar.
- Ecografia cardíaca focada: para pacientes que não a realizaram na fase inicial, quando esta estiver disponível.
- UP: pode se iniciar uma monitorização da congestão por esse método nessa fase precoce.

ETAPA 3 – MELHORA DA COMPREENSÃO DA FISIOPATOLOGIA E ETIOLOGIA DA ICA: TEMPO < 24 HORAS

O ecocardiograma compreensivo completo define: estrutura das câmaras; função sistólica global e segmentar; estima pressões de enchimento do VE e pressão pulmonar; verifica função valvar; estrutura e função das câmaras direitas; derrame do pericárdio e anatomia dos grandes vasos da base.

ETAPA 4 – DEFINIÇÃO DA ETIOLOGIA E REVISÃO DA CONGESTÃO PULMONAR: ANTES DA ALTA HOSPITALAR

- Ressonância magnética: o mais completo exame de imagem estrutural e funcional, também permite verificação de edema típico de miocardites, fibrose, sinais de infiltração miocárdica e até isquemia.
- Cateterismo cardíaco: pode ser necessário para investigação de quadro de SCA sem supradesnivelamento do segmento ST de alto risco ou de síndrome coronariana crônica com grave disfunção do VE.
- Exame de imagem com estresse (ecocardiograma, cintilografia perfusional, ressonância magnética) em casos de SCA sem supradesnível do segmento ST de baixo risco ou em síndrome coronariana com maior gravidade.
- US pulmonar: a monitorização por UP pré-alta hospitalar de pacientes com ICA, mostrou-se eficaz em prognosticar reinternação e óbito. O tratamento guiado por UP parece ser mais eficaz que o convencional em termos de internação e/ou óbito.

MONITORIZAÇÃO INVASIVA EM PACIENTES COM INSUFICIÊNCIA CARDÍACA AGUDA

A monitorização invasiva da pressão arterial por cateterização arterial deve ser priorizada para pacientes em instabilidade hemodinâmica que estejam em ambiente de cuidados intensivos. A monitorização hemodinâmica por cateter pulmonar também pode ser útil em pacientes selecionados que se enquadrem no *status* de IC avançada.

CONSIDERAÇÕES FINAIS

A estratégia contemporânea de fluxo diagnóstico para ICA objetiva a obtenção do melhor rendimento diagnóstico e reconhece que o tempo para início da terapia parece influenciar o prognóstico, agregando a preocupação com a etiologia da IC e a monitorização da congestão circulatória.

LEITURA SUGERIDA

1. Celutkienė J, Lainscak M, Anderson L, et al. Imaging in patients with suspected acute heart failure: timeline approach position statement on behalf of the Heart Failure Association of the European Society of Cardiology. Eur J Heart Fail. 2020;22(2):181-195. Erratum in: Eur J Heart Fail. 2020;22(7):1287.
2. Labovitz AJ, Noble VE, Bierig M, Goldstein SA, Jones R, Kort S, et al. Focused cardiac ultrasound in the emergent setting: a consensus statement of the American Society of Echocardiography and American College of Emergency Physicians. J Am Soc Echocardiogr. 2010;23(12):1225-30.
3. Marcondes-Braga FG, Moura LAZ, Issa VS, Vieira JL, Rohde LE, Simões MV, et al. Atualização de Tópicos Emergentes da Diretriz de Insuficiência Cardíaca – 2021. Arq Bras Cardiol. 2021.
4. Mebazaa A, Yilmaz MB, Levy P, et al. Recommendations on pre-hospital & early hospital management of acute heart failure: a consensus paper from the Heart Failure Association of the European Society of Cardiology, the European Society of Emergency Medicine and the Society of Academic Emergency Medicine. Eur J Heart Fail. 2015;17:544-58.

5. Neskovic AN, Edvardsen T, Galderisi M, Garbi M, Gullace G, Jurcut R, et al. Focus cardiac ultrasound: the European Association of Cardiovascular Imaging viewpoint. Eur Heart J Cardiovasc Imaging. 2014;15:956-60.
6. Pivetta E, Goffi A, Nazerian P, Castagno D, Tozzetti C, Tizzani P, et al. Lung ultrasound integrated with clinical assessment for the diagnosis of acute decompensated heart failure in the emergency department: a randomized controlled trial. Eur J Heart Fail. 2019;21:754-66.
7. Platz E, Jhund PS, Girerd N, et al. Study Group on Acute Heart Failure of the Acute Cardiovascular Care Association and the Heart Failure Association of the European Society of Cardiology. Expert consensus document: Reporting checklist for quantification of pulmonary congestion by lung ultrasound in heart failure. Eur J Heart Fail. 2019;21(7):844-51.
8. Ponikowski P, Voors AA, Anker SD, et al. 2016 ESC guidelines for the diagnosis and treatment of acute and chronic heart failure: The Task Force for the diagnosis and treatment of acute and chronic heart failure of the European Society of Cardiology (ESC). Developed with the special contribution of the Heart Failure Association (HFA) of the ESC. Eur J Heart Fail. 2016;18:891-975.
9. Price S, Platz E, Cullen L, et al. Acute Heart Failure Study Group of the European Society of Cardiology Acute Cardiovascular Care Association. Expert consensus document: Echocardiography and lung ultrasonography for the assessment and management of acute heart failure. Nat Rev Cardiol. 2017;14(7):427-40.
10. Rohde LEP, Montera MW, et al. Diretriz Brasileira de Insuficiência Cardíaca Crônica e Aguda [published correction appears in Arq Bras Cardiol. 2019;112(1):116]. Arq Bras Cardiol. 2018;111(3):436-539.

3

Metas terapêuticas e marcadores prognósticos na insuficiência cardíaca aguda

Germano Emílio Conceição Souza
Luhanda Leonora Cardoso Monti Sousa

DESTAQUES

- O rápido diagnóstico e a abordagem inicial sistematizada objetivando metas, sobretudo a atuação em causas potencialmente reversíveis, tornam-se de suma importância para melhorar a sobrevida na insuficiência cardíaca aguda (ICA).
- Para efetuar o diagnóstico e ajudar no prognóstico desses pacientes, pode-se usar biomarcadores como o BNP e o NT-pro-BNP, além da utilização da troponina para o diagnóstico de eventuais situações de agressão aos cardiomiócitos, lembrando que nem toda elevação de troponina enseja o diagnóstico de infarto agudo do miocárdio.
- O arsenal terapêutico da ICA é amplo e deve ser utilizado de forma individualizada, de acordo com as características fenotípicas de cada paciente.
- Nesse contexto, a precisão diagnóstica, o alto índice de suspeição e o pronto reconhecimento de condições ameaçadoras de vida, inclusive o estado de pré-choque e seu respectivo tratamento, são fundamentais para o sucesso.

INTRODUÇÃO

Apesar dos recentes avanços no arsenal terapêutico da insuficiência cardíaca (IC) crônica, a IC aguda (ICA) ainda representa um importante problema de saúde pública, estando relacionada à elevadas morbidade e mortalidade, necessidade de reinternação e alto custo para o sistema de saúde. Nesse contexto, o rápido diagnóstico e a abordagem inicial sistematizada objetivando metas, sobretudo a atuação em causas potencialmente reversíveis, tornam-se de suma importância para melhorar a sobrevida desses pacientes. O objetivo deste capítulo é descrever as principais metas terapêuticas a serem buscadas durante o manejo da ICA, bem como apresentar uma visão crítica da utilização dos principais biomarcadores dos processos fisiopatológicos dessa síndrome na prática clínica.

O registro brasileiro de ICA, o BREATHE, que incluiu 1.263 pacientes em 51 centros de diferentes regiões do Brasil, demonstrou que os pacientes apresentaram alta taxa de mortalidade intra-hospitalar (13%) e baixa taxa de prescrição de medicamentos baseados em evidências.

Marcadores prognósticos como BNP, NT-pro-BNP e troponina podem auxiliar na tomada de decisão tanto no auxílio ao diagnóstico como no auxílio da definição do prognóstico e/ou contribuindo para confirmar ou afastar importantes diagnósticos diferenciais. O foco do tratamento consiste no alívio dos sintomas e na prevenção de complicações clínicas e morte, por meio de medidas que reduzam as pressões de enchimento ventricular e restabeleçam o DC adequado e que permitam a transição para o tratamento capaz de modificar a história natural da doença em curto, médio e longo prazos.

A IMPORTÂNCIA DOS PEPTÍDEOS NATRIURÉTICOS

A compreensão fisiopatológica da IC descompensada de acordo com a presença ou ausência de disfunção ventricular e tempo de instalação da IC, ou seja, se aguda ou crônica agudizada, é de suma importância para o adequado manejo na emergência.

Em resposta à elevação das pressões de enchimento, o coração passa a atuar como órgão endócrino, secretando, principalmente, o peptídeo natriurético do tipo B (BNP) e o NT-pro-BNP. Na realidade, os cardiomiócitos, em resposta a um estresse de parede encontrado nos estados de

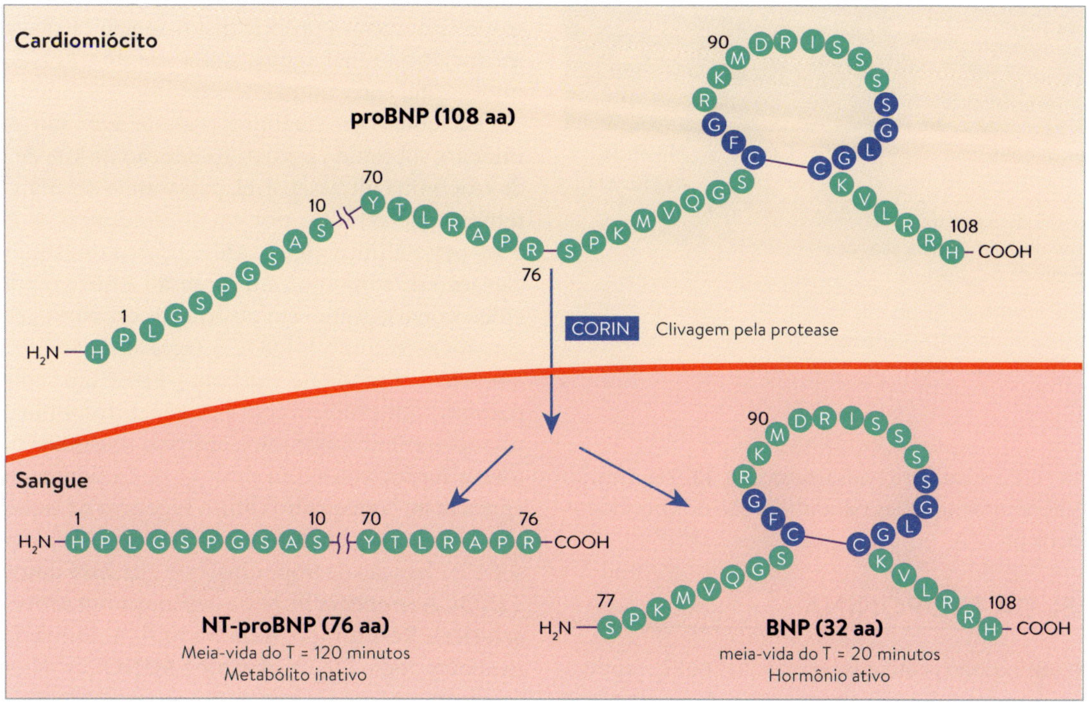

FIGURA 1 Representação esquemática do pro-BNP sendo clivado em BNP e NT-pro-BNP.

congestão, secretam uma molécula chamada de pro-BNP que é clivada em BNP e NT-pro-BNP (Figura 1). O BNP é um hormônio ativo com meia-vida de 20 minutos e que apresenta diversas ações biológicas *in vivo*, destacadamente natriurética, de relaxamento da musculatura lisa das arteríolas sistêmicas, inibição do sistema renina-angiotensina-aldosterona, melhora no lusitropismo, além de efeitos antiapoptóticos em nível dos cardiomiócitos; do ponto de vista hemodinâmico, portanto, tem efeito contrarregulador, reduzindo pressões de enchimento e a pós-carga do ventrículo esquerdo. Esse hormônio pode ser dosado no sangue total ou mesmo em exames mais práticos como ensaios *point-of-care* (da mesma forma que a glicemia capilar). Há forte correlação entre os níveis de BNP na admissão de pacientes com dispneia aguda na sala de emergência e o diagnóstico de ICA (Figura 2). Além disso, os seus níveis também apresentam forte correlação direta com eventos cardiovasculares adversos em pacientes com ICA. Pacientes que tenham uma variação negativa do BNP da admissão para a alta têm melhor prognóstico, enquanto aqueles cujos níveis de BNP se mantiveram estáveis ou aumentaram desde a admissão para a alta têm pior prognóstico. Também há correlação positiva entre os níveis de BNP e a classe funcional do paciente com IC.

O NT-pro-BNP também tem sido validado como biomarcador desse processo fisiopatológico com algumas diferenças em relação ao BNP: (1) é biologicamente inativo; (2) tem meia-vida mais longa (1,5 a 2h); (3) seus níveis não são influenciados pela utilização do sacubitril-valsartana, tratamento que ganhou destaque no manejo de pacientes com IC crônica e, mais recentemente, aguda em que, por ser um inibidor da neprilisina (enzima que cliva diversos peptídeos, inclusive o BNP), tem o efeito de aumentar a biodisponibilidade dessa molécula, com consequente aumento nos seus efeitos hemodinâmicos e neuro-humorais. Portanto, o NT-pro-BNP é o biomarcador de escolha para avaliação de prognóstico em pacientes sob

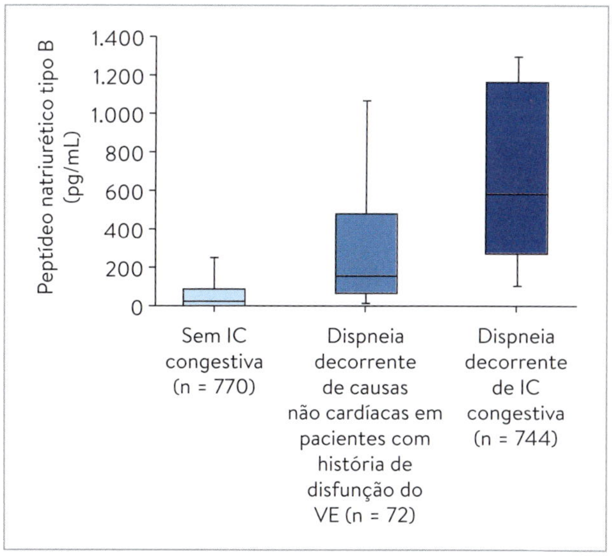

FIGURA 2 Correlação entre níveis de BNP e diagnóstico de insuficiência cardíaca (IC) aguda em pacientes com dispneia na sala de emergência.

Fonte: Maisel et al., 2002.

TABELA 1 Recomendações da Diretriz de Insuficiência Cardíaca Aguda e Crônica da Sociedade Brasileira de Cardiologia 2018 para utilização de biomarcadores na insuficiência cardíaca aguda

Recomendações	Classe	Nível de evidência
NP, NT-pro-BNP para auxílio no diagnóstico de insuficiência cardíaca aguda, se dúvida diagnóstica	I	A
NT-proBNP em uso de sacubitril--valsartana na insuficiência cardíaca aguda, se dúvida diagnóstica	I	A

tratamento com sacubitril-valsartana. Na Tabela 1 estão dispostas as recomendações para utilização dos peptídeos natriuréticos na ICA.

O PAPEL DA TROPONINA

As troponinas são proteínas regulatórias que compõem o aparelho contrátil dos cardiomiócitos. A cinética das troponinas depende da liberação aguda do componente citosólico e da liberação gradual do componente conjugado ao aparelho contrátil da célula. No caso de disponibilidade dos *kits* de troponina ultrassensível, essa repetição poderá ser realizada em 1 a 2 horas, diminuindo, portanto, o tempo necessário para a confirmação ou afastamento desse diagnóstico.

Entretanto, é importante salientar que nem toda elevação de troponina é diagnóstica de infarto agudo do miocárdio. Nesse contexto, é fundamental a caracterização clínica eletrocardiográfica de isquemia, bem como a verificação de um padrão de ascensão e queda da troponina, para se diferenciar de outras causas de elevação de troponina, como a própria insuficiência cardíaca crônica, insuficiência renal aguda, síndrome de takotsubo, sepse, miocardite, entre outras.

Pacientes com qualquer grau de agressão ao cardiomiócito, sobretudo a partir da adoção de kits de dosagem de troponina ultrassensível, passaram a ser mais frequentemente detectados; por exemplo, uma ICA associada a suspeita clínica eletrocardiográfica de isquemia com elevação de troponina em ascensão e queda, porém com cinecoronariografia sem obstrução coronária, recebe uma classificação como MINOCA (*myocardial infarction with non obstructive coronary arteries*). Esse é um subgrupo dos pacientes que evoluem com elevação de troponina, mas que não apresentam obstrução coronária ao cateterismo; dessa forma, há pacientes com elevação de troponina que não se apresentam com quadro clínico sugestivo de isquemia, mas sim com outros quadros como sepse, por exemplo, e que sofrem elevação de troponina; esse quadro é descrito como TINOCA (*troponin increase with non obstructive coronary arteries*). Resumindo, toda MINOCA é uma TINOCA, mas nem toda TINOCA é uma MINOCA. Na Figura 3, apresentamos um resumo de potenciais etiologias, inclusive de ICA, que podem estar vinculadas a essas definições e dispomos um algoritmo de avaliação dos casos de elevação de troponina. Pacientes com diagnóstico de ICA e que apresentem elevação de troponina devem ser avaliados sistematicamente para os diagnósticos diferenciais não só de infarto agudo do miocárdio clássico complicado com insuficiência cardíaca, mas também os demais diagnósticos diferenciais compreendidos na TINOCA.

MANEJO NA EMERGÊNCIA

A abordagem inicial de paciente com suspeita de ICA na sala de emergência deve ser realizada de forma

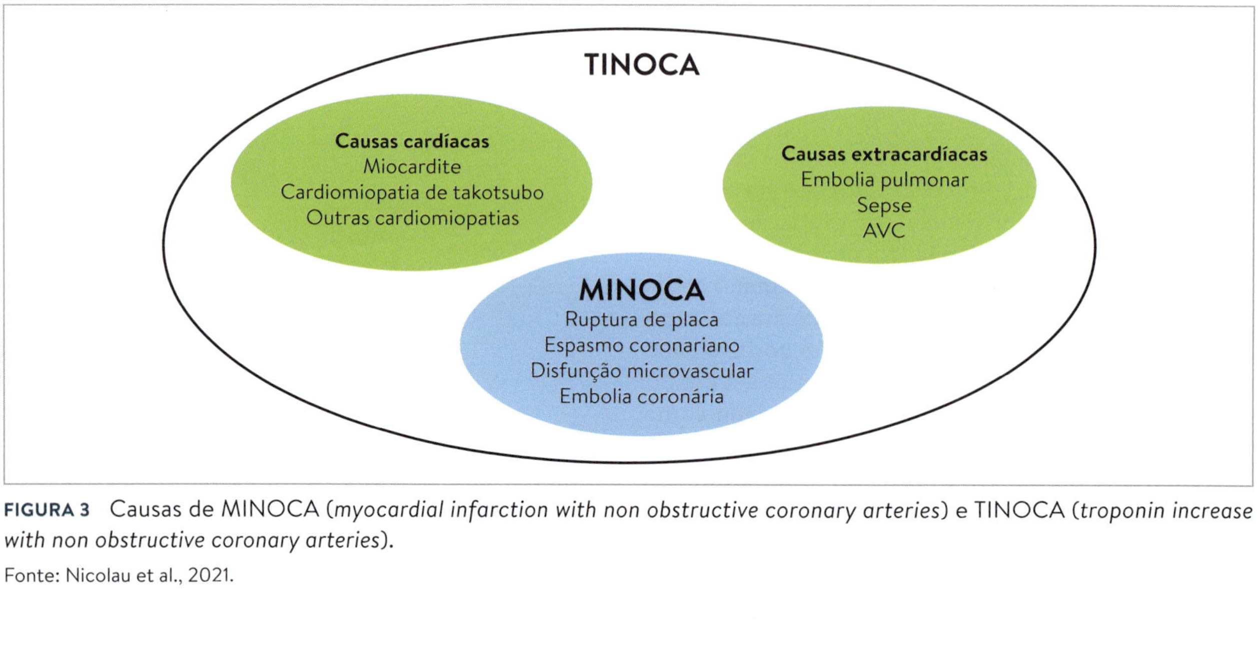

FIGURA 3 Causas de MINOCA (*myocardial infarction with non obstructive coronary arteries*) e TINOCA (*troponin increase with non obstructive coronary arteries*).

Fonte: Nicolau et al., 2021.

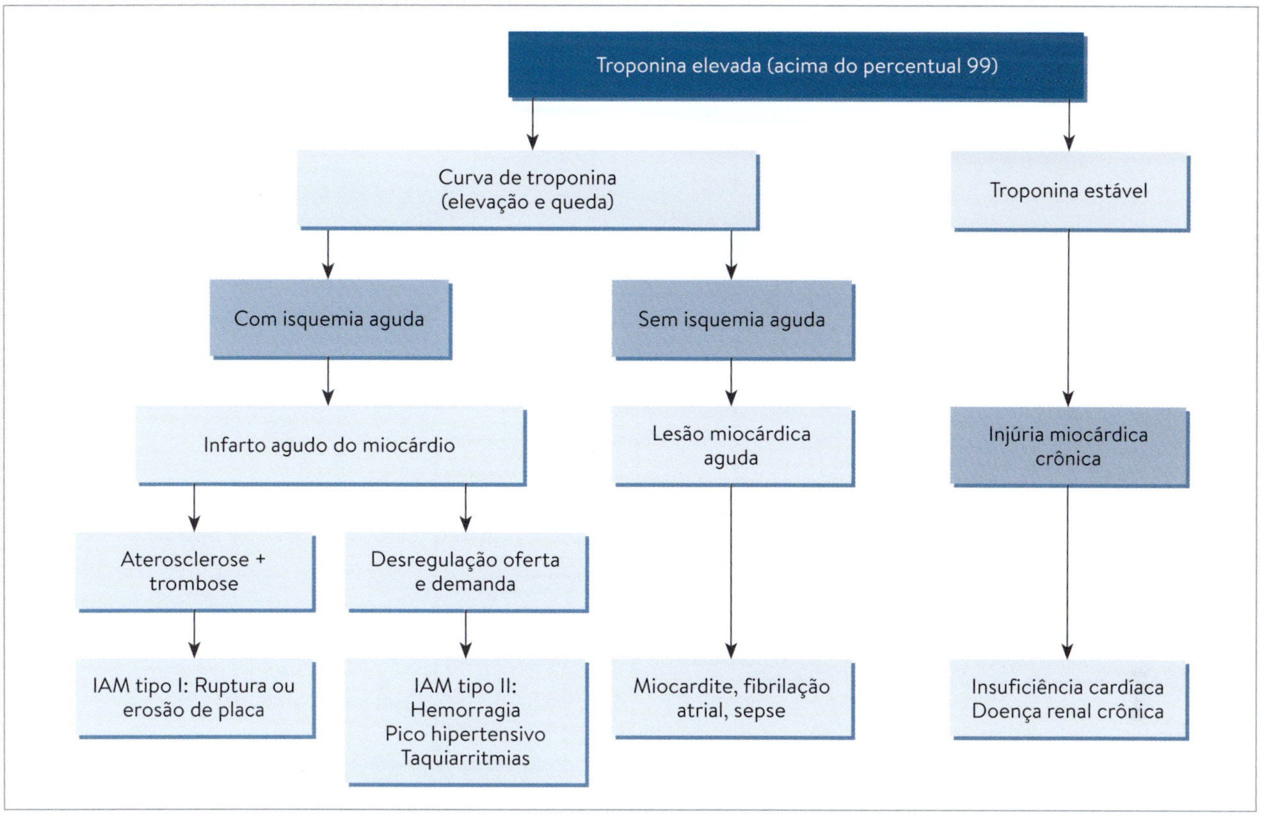

FIGURA 4 Algoritmo de interpretação da elevação da troponina.
Fonte: Nicolau et al., 2021.

sistematizada, idealmente dentro dos primeiros 120 minutos de admissão, seguindo quatro etapas distintas de avaliação. A finalidade é estabelecer o tratamento da ICA de forma rápida visando melhor evolução prognóstica intra-hospitalar. O algoritmo sugerido para o manejo inicial dos quadros de suspeita de ICA na sala de emergência com suas respectivas metas de tempo está apresentado na Figura 5.

Definição de risco imediato de morte, fatores de descompensação

- Risco imediato de morte: instabilidade hemodinâmica com baixo DC, choque cardiogênico, bem como causas potencialmente reversíveis como infarto agudo de miocárdio (IAM), bradi ou taquiarritmias (essa análise deve ser feita de forma imediata, tendo como meta confirmação ou afastamento desses diagnósticos nos primeiros 30 minutos da chegada do paciente à sala de emergência).
- Possíveis causas de descompensação: infecções, má adesão medicamentosa, sobrecarga hidrossalina, presença de arritmias ou bradiarritmias, IAM, bem como presença de elevação de troponina ou dos indicadores de inflamação.

Diagnóstico de insuficiência cardíaca aguda e definição do perfil clínico-hemodinâmico

É possível estabelecer o diagnóstico de ICA à beira do leito a partir de:

- Sinais e sintomas de congestão (estase jugular, hepatomegalia, estertores crepitantes bilaterais, edema de membros inferiores);
- Baixo DC (tempo de reenchimento capilar prolongado > 3 s), hipotensão (PAS < 90 mmHg ou relativamente baixa em pacientes previamente hipertensos ou para uma determinada demanda), náuseas e vômitos, sudorese fria, rebaixamento do nível de consciência.
- Perfil clínico-hemodinâmico: a partir dos dados anteriores é possível estabelecer quatro perfis de ICA:
  - Perfil A (quente-seco): sem DC ou congestão.
  - Perfil B (quente-congesto): sem DC com congestão.
  - Perfil C (frio-congesto): baixo DC e congestão.
  - Perfil L (frio-seco): baixo DC e sem congestão.

Perfil de risco prognóstico intra-hospitalar e comorbidades não cardíacas descompensadas

A partir de marcadores prognósticos como FEVE reduzida, troponina, BNP, marcadores inflamatórios, disfunção renal/síndrome cardiorrenal, idade e histórico de múltiplas

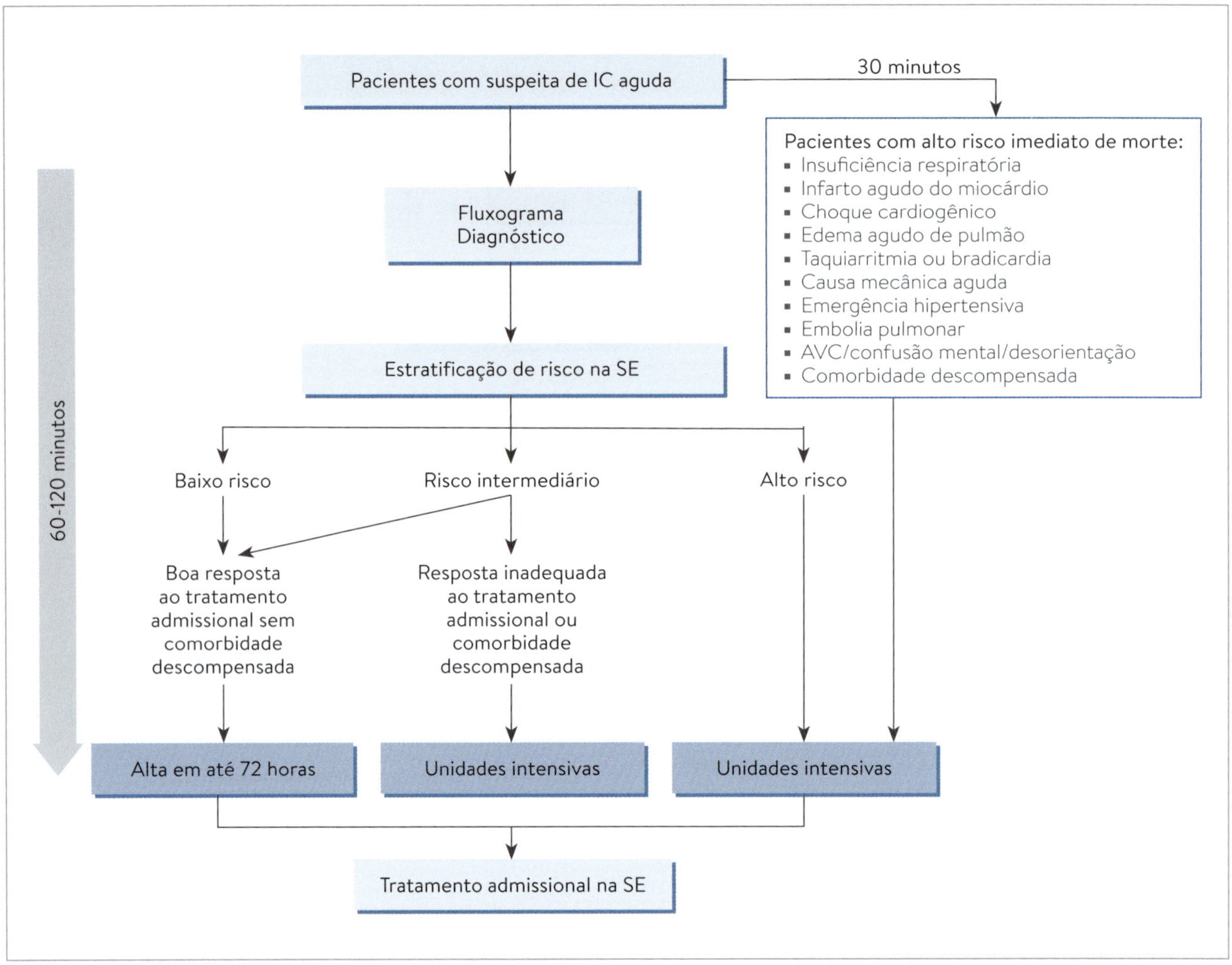

FIGURA 5 Algoritmo para o manejo inicial dos quadros de suspeita de insuficiência cardíaca (IC) aguda na sala de emergência (SE).

Fonte: adaptada de Comitê Coordenador da Diretriz de Insuficiência Cardíaca, 2018.

internações por IC descompensada. Definir pacientes candidatos a medidas paliativas, quando em estágio de IC avançada sem perspectiva de reversão do quadro. A estimativa de risco admissional mais validada é a escala de risco do registro ADHERE, que utiliza as variáveis de PAS, *blood urea nitrogen* (BUN; ureia) e creatinina sérica. De acordo com o perfil de risco admissional, os pacientes são alocados nos protocolos terapêuticos e na unidade de internação mais adequada.

Comorbidades não cardíacas descompensadas: a detecção e o tratamento da presença de comorbidades descompensadas não cardiovasculares fazem parte do fluxo diagnóstico admissional e impactam diretamente no prognóstico, pois influenciam na resposta terapêutica da ICA e no prognóstico intra-hospitalar. Até 75% dos pacientes apresentam ao menos uma comorbidade, sendo as mais comumente observadas diabetes, DPOC, asma brônquica, hipotireoidismo, insuficiência renal crônica agudizada, ansiedade e depressão.

Um fluxograma da avaliação diagnóstica do paciente com suspeita de ICA na sala de emergência levando em conta a utilização de biomarcadores está disposto na Figura 6.

METAS TERAPÊUTICAS

O objetivo principal é o alívio dos sintomas, a redução das pressões de enchimento ventricular com furosemida e/ou vasodilatadores e a melhora do débito cardíaco com inotrópico quando apropriado, nos perfis B e C. No perfil L (frio e seco), são necessárias alíquotas de solução cristaloide, podendo ou não evoluir com necessidade de inotrópico. A classificação clínico-hemodinâmica da admissão ajuda a estabelecer as prioridades terapêuticas e uma estimativa inicial do prognóstico, contudo a acurácia em definir o real perfil hemodinâmico por meio apenas do exame clínico é baixa (cerca de 50%).

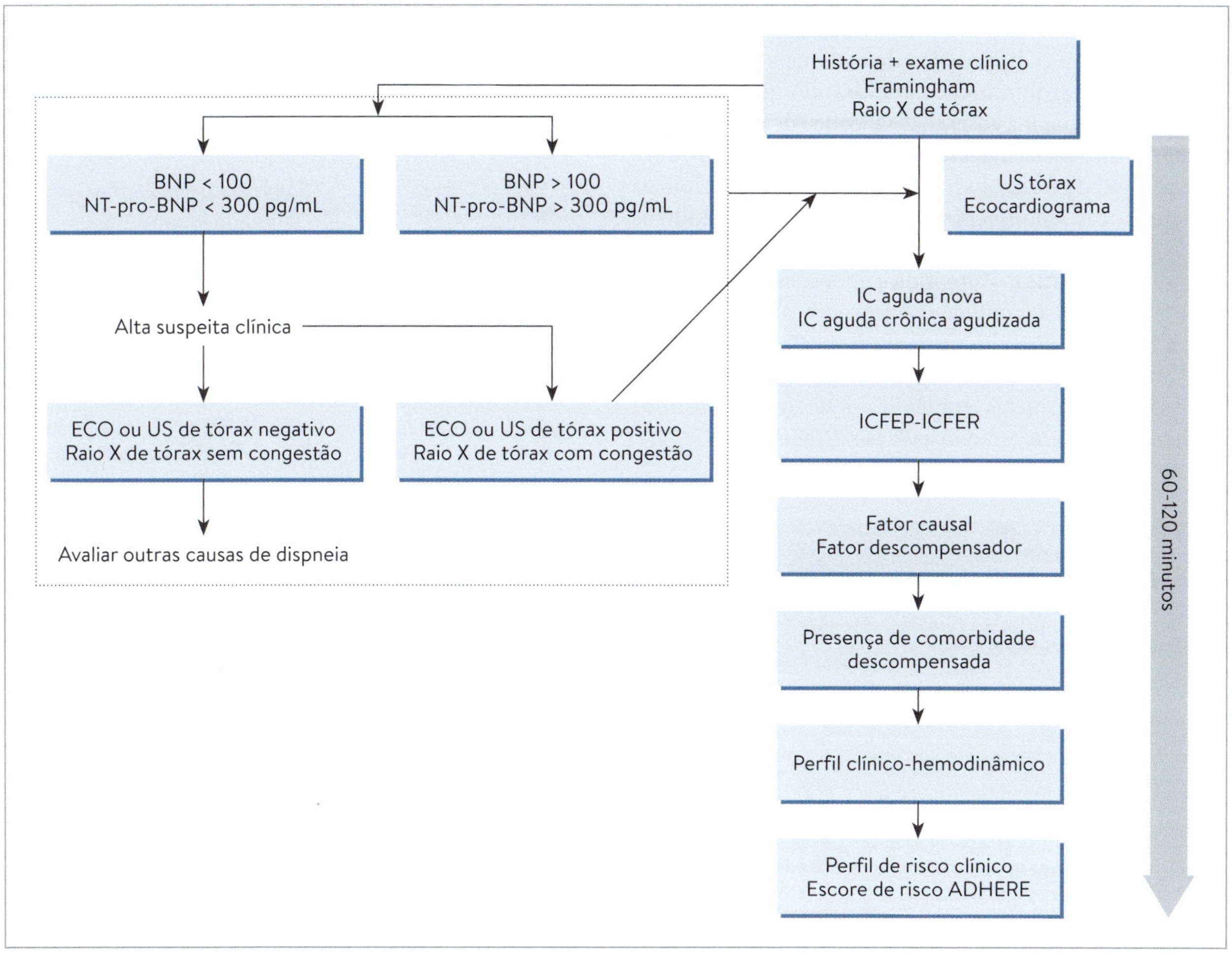

FIGURA 6 Fluxograma da avaliação diagnóstica do paciente com suspeita de insuficiência cardíaca aguda na sala de emergência.

Fonte: adaptada de Comitê Coordenador da Diretriz de Insuficiência Cardíaca, 2018.

Parâmetros de avaliação

Pode ser realizada por meio da análise de marcadores macro e micro-hemodinâmicos como saturação venosa central, lactato, PA, tempo de reenchimento capilar, controle de débito urinário e função renal e melhora dos sinais e sintomas de congestão.

Manejo da congestão

Na presença de congestão, que está presente em cerca de 85% dos pacientes com ICA, a furosemida é o principal diurético utilizado no nosso meio, devendo ser usado de forma intensa e com início precoce, para promover a descongestão de forma eficaz, com resultados de melhora clínica, redução do tempo de internação e reinternação por IC.

Insuficiência renal e ICA são condições comuns e podem coexistir em até 40% dos pacientes, sendo esse quadro definido como "síndrome cardiorrenal", e se relaciona a uma piora do prognóstico intra-hospitalar. A pressão venosa central, associada ou não a baixo fluxo, ou a hipotensão arterial e inflamação, é o determinante mais importante da síndrome cardiorrenal.

Alvos clínicos de descongestão com a terapêutica diurética

Diurese eficaz (1 L nas primeiras 6 horas; 1,5 a 2,5 mL/kg/hora); ausência de ortopneia e esforço respiratório em 24 horas; ausência de dispneia aos mínimos esforços em até 72 horas; $SatO_2 > 90\%$ em ar ambiente; frequência cardíaca < 100 ppm; frequência respiratória < 22 irpm; PAS 110 a 130 mmHg. A resposta terapêutica da furosemida depende de vários fatores que influenciam em sua atuação, devendo ser identificados e corrigidos para potencializar a ação diurética (Tabela 2).

Portanto, o manejo atual da ICA deve ser feito de forma rápida e sistemática, com o emprego de ferramentas para o diagnóstico tanto da própria condição de ICA quanto de situações com alto risco de morte dentro dos primeiros 30 minutos do atendimento. Para efetuar o diagnóstico e ajudar no prognóstico desses pacientes, pode-se usar biomarcadores como o BNP e o NT-pro-BNP, além da troponina, para o diagnóstico de eventuais situações de agressão aos cardiomiócitos, lembrando que nem toda elevação de troponina enseja o diagnóstico de infarto agudo do miocárdio. O arsenal terapêutico da ICA é amplo e deve ser utilizado de forma individualizada, de acordo com as características fenotípicas de cada paciente, seguindo as metas terapêuticas dispostas na Tabela 2. Nesse contexto, a precisão diagnóstica, o alto índice de suspeição e o pronto reconhecimento de condições ameaçadoras de vida, inclusive o estado de pré-choque e seu respectivo tratamento, são fundamentais para o sucesso.

As principais metas terapêuticas a serem atingidas nos pacientes com ICA estão dispostas na Tabela 2.

TABELA 2 Metas terapêuticas para pacientes admitidos com insuficiência cardíaca aguda
Alívio sintomático, principalmente congestão e baixo débito.
Restaurar oxigenação normal.
Restaurar euvolemia.
Identificar a etiologia.
Identificar e tratar fatores precipitantes.
Otimização do tratamento farmacológico oral.
Minimizar para efeitos de medicamentos.
Identificar pacientes que possam se beneficiar de procedimentos de revascularização.
Identificar pacientes que possam se beneficiar de procedimentos de implantes de dispositivos.
Identificar risco de tromboembolismo e necessidade de terapia anticoagulante.
Educar pacientes a respeito de tratamento farmacológico e automonitoramento da insuficiência cardíaca.
Considerar e, quando possível, iniciar programa de manejo de doença crônica.

LEITURA SUGERIDA

1. Albuquerque DC, Neto JD, Bacal F, Rohde LE, Bernardez-Pereira S, Berwanger O, et al.; Investigadores Estudo BREATHE. I Brazilian Registry of Heart Failure - Clinical aspects, care quality and hospitalization outcomes. Arq Bras Cardiol. 2015;104(6):433-42.
2. Comitê Coordenador da Diretriz de Insuficiência Cardíaca. Diretriz Brasileira de Insuficiência Cardíaca Crônica e Aguda. Arq Bras Cardiol. 2018;111(3):436-539.
3. Filho RK, Fuster V, Albuquerque CP. Insuficiência cardíaca. Medicina cardiovascular – reduzindo o impacto das doenças. São Paulo: Atheneu; 2016. p.1060-1109.
4. Magorien RD, Unverferth DV, Leier CV. Hydralazine therapy in chronic congestive heart failure. Sustained central and regional hemodynamic responses. Am J Med. 1984;77(2):267-74.
5. Maisel AS, Krishnaswamy P, Nowak RM, McCord J, Hollander JE, Duc P, et al. Rapid measurement of B-Type natriuretic peptide in the emergency diagnosis of heart failure. N Engl J Med. 2002;347:161-7.
6. Marcondes-Braga FG, Moura LAZ, Issa VS, Vieira JL, Rohde LE, Simões MV, et al. Atualização de Tópicos Emergentes da Diretriz de Insuficiência Cardíaca – 2021. Arq Bras Cardiol. 2021;116(6):1174-212.
7. Nicolau JC, Feitosa-Filho G, Petriz JL, Furtado RHM, Précoma DB, Lemke W, et al. Diretrizes da Sociedade Brasileira de Cardiologia sobre Angina Instável e Infarto Agudo do Miocárdio sem Supradesnível do Segmento ST – 2021. Arq Bras Cardiol. 2021.
8. Simões MM, Schwartzmann PV. Emprego de drogas inotrópicas e vasodilatadoras na insuficiência cardíaca aguda. In: Moreira MC, Montenegro ST, de Paola AM (eds.). Livro Texto da Sociedade Brasileira de Cardiologia, 2.ed. Barueri: Manole; 2015. p. 1195-212.
9. Tehrani BN, Truesdell AG, Psotka MA, Rosber C, Singh R, Sinha SS, Damluji AA, Batchelor WB. A standardized and comprehensive approach to the management of cardiogenic shock. J Am Coll Cardiol HF. 2020;8(11):879-91.

4

Tratamento farmacológico: inotrópicos

Rodrigo Moreno Dias Carneiro

DESTAQUES

- Inotrópicos são utilizados em tratamento para insuficiência cardíaca descompensada (aguda ou avançada) com o objetivo de aumentar o débito cardíaco, elevando a contratilidade.
- Além do débito cardíaco, alguns inotrópicos podem provocar vasodilatação, sendo também chamados de inodilatadores, e aumento na frequência cardíaca.
- Formam, juntamente com diuréticos e vasodilatadores, os pilares do tratamento da insuficiência cardíaca descompensada.

INTRODUÇÃO

Os inotrópicos são classificados em três classes: agonistas beta-adrenérgicos, inibidores da fosfodiesterase tipo 3 e sensitizadores de cálcio:

- Agonistas beta-adrenérgicos: dobutamina.
- Inibidores da fosfodiesterase III: milrinone.
- Sensitizadores de cálcio: levosimendan.

AGONISTAS BETA-ADRENÉRGICOS

A dobutamina é uma catecolamina sintética análoga à dopamina com atividade agonista em receptores beta 1 e beta 2 aumentando a contratilidade miocárdica com menos vasoconstrição e efeito cronotrópico. Atua estimulando receptores adrenérgicos beta 1 da sarcolema, com aumento de AMPc, aumentando liberação de cálcio pelo retículo sarcoplasmático. Dessa forma, eleva a interação actina-miosina, gerando aumento de contratilidade cardíaca e de consumo de oxigênio. Alguns pacientes podem apresentar hipotensão decorrente de seu efeito em receptores beta 2, causando vasodilatação. Dobutamina pode causar miocardite eosinofílica e eosinofilia periférica. Seu uso prolongado pode induzir ao efeito de tolerância farmacológica, além de não ter demonstrado aumento de sobrevida. Tem uso importante em pacientes com IC avançada, como ponte para transplante, ponte para decisão ou como cuidados paliativos.

INIBIDORES DA FOSFODIESTERASE III

O milrinone é um bipiridino, inotrópico não catecolaminérgico, que atua aumentando AMPc dos cardiomiócitos, inibindo sua degradação pela PDE3, aumentando níveis de cálcio intracelular. O aumento do cálcio intracelular eleva a contratilidade cardíaca por uma via que não utiliza receptores beta-adrenérgicos, o que torna seu uso preferível à dobutamina nos pacientes em uso de betabloqueadores no tratamento da IC. Nas células musculares lisas dos vasos sanguíneos, o aumento do AMPc proporciona maior saída de cálcio celular, gerando vasodilatação periférica e pulmonar. Os principais efeitos colaterais são hipotensão e arritmia. Em razão de seu metabolismo renal, deve ser evitado em pacientes com insuficiência renal e, por ter meia-vida longa, seus efeitos colaterais podem persistir por horas após sua descontinuação.

SENSITIZADORES DE CÁLCIO

O levosimendan é um agente sensitizador de cálcio que atua elevando a sensibilidade dos cardiomiócitos ao cálcio intracelular ligado com a troponina C e, dessa forma, aumentando seu inotropismo e lusitropismo. Levosimendan também causa vasodilatação periférica por abrir canais de ATP dependente de potássio nas células musculares lisas. Em doses mais altas, pode ter efeito de inibição de fosfodiesterase (PDE). Por ter meia-vida longa de seu metabólito

TABELA 1 Mecanismo de ação e posologia dos inotrópicos

Agente	Dobutamina	Milrinone	Levosimendan
Mecanismo de ação	B1 > B2 > alfa	Inibição da PDE	Sensitização do cálcio, inibição da PDE
Efeito inotrópico	++	+	+
Vasodilatação	+	+++	++
Vasoconstrição	+ (altas doses)	0	0
Vasodilatação pulmonar	+ ou 0	++	++
Eliminação	2-4 minutos	2,5 horas	1,3 hora (metabólito ativo até 80 horas)
Posologia	2,5 mcg/kg/minuto	0,375 mcg/kg/minuto	0,05 mcg/kg/minto (ajuste a cada 4 horas com infusão em 24 horas)
Dose máxima	10-20 mcg/kg/minuto	0,75 mcg/kg/minuto 0,5 mcg/kg/minuto na presença de IRA	0,2 mcg/kg/minuto

(80 horas), levosimendan tem efeito prolongado, podendo durar dias e, em pacientes com insuficiência renal, esse efeito pode durar até 1,5 vez mais.

USO NA INSUFICIÊNCIA CARDÍACA

Inotrópicos são utilizados para reverter disfunção de órgãos na IC aguda, para manutenção das funções vitais na IC avançada, como ponte para transplante ou como tratamento paliativo. Estudos prévios não demonstraram superioridade de uma classe específica no tratamento da insuficiência cardíaca, não tendo atingido desfecho de redução de mortalidade. A escolha do inotrópico deve ser realizada de acordo com a apresentação da descompensação, nível pressórico e uso ou não de betabloqueadores.

O estudo OPTIME CHF, que selecionou 949 pacientes com ICFER descompensados para receber infusão de milrinone por 48 a 72 horas ou placebo, não mostrou benefício em reduzir mortalidade nem reospitalizações. Quando comparado por etiologia da ICFER, mostrou efeito deletério em cardiopatia isquêmica e neutro em cardiopatia não isquêmica. Hipotensão sustentada e arritmias atriais foram os efeitos colaterais mais comuns.

Foi avaliada no estudo SURVIVE a infusão de levosimendan vs. dobutamina em 1.327 pacientes com ICFER aguda descompensada que necessitavam de suporte inotrópico. Não houve superioridade em relação ao *endpoint* primário (mortalidade por todas as causas em 180 dias), nem nos *endpoints* secundários. Já no REVIVE II, quando comparado com placebo, não houve melhora na mortalidade e houve mais efeitos colaterais com hipotensão e arritmias. Mais recentemente, foi avaliado o efeito do levosimendan em pacientes não hospitalizados com IC descompensada. No LevoRep, foram randomizados 120 pacientes para receber infusão de levosimendan ou placebo por 6 semanas a cada 2 semanas, porém não teve efeito na redução de desfecho primário (melhora no teste de caminhada de seis minutos e no questionário de qualidade de vida), apesar da diminuição de desfechos secundários. No estudo LIONHEART, 69 pacientes foram randomizados para receber infusão contínua de levosimendan por 6 horas a cada 2 semanas por 12 semanas vs. placebo. Tanto o desfecho primário (redução nos níveis de BNP) quanto os secundários (redução de reospitalizações e piora no questionário de qualidade de vida) foram favoráveis ao grupo do levosimendan, aumentando a possibilidade de uso ambulatorial para pacientes graves em possível abordagem paliativa.

TABELA 2 O que as diretrizes dizem

Recomendações	Classe	Nível de evidência
Dobutamina para pacientes com hipotensão arterial e sinais de baixo débito	IIA	C
Levosimendan ou milrinone para pacientes sem hipotensão e com sinais de baixo débito, sem choque cardiogênico, em uso de betabloqueador	IIA	C
Associação de levosimendan na tentativa de retirada de dobutamina	IIB	B
Dobutamina, milrinone ou levosimendan para pacientes sem sinais de baixo débito	III	B

Fonte: Comitê Coordenador da Diretriz de Insuficiência Cardíaca, 2018.

LEITURA SUGERIDA

1. Ahmad T, Miller PE, McCullough M, Desai NR, Riello R, Psotka M, et al. Why has positive inotropy failed in chronic heart failure? Lessons from prior inotrope trials. Eur J Heart Fail. 2019;21:1064-78.
2. Altenberger J, Parissis JT, Costard-Jaeckle A, Winter A, Ebner C, Karavidas A, et al. Efficacy and safety of the pulsed infusions of levosimendan in outpatients with advanced heart failure (LevoRep) study: a multicentre randomized trial. Eur J Heart Fail. 2014;16(8):898-906.
3. Bistola V, Arfaras-Melainis A, Polyzogopoulou E, Ikonomidis I, Parissis J. Inotropes in acute heart failure: from guidelines to practical use: therapeutic options and clinical practice. Card Fail Rev. 2019;5(3):133-9.
4. Comitê Coordenador da Diretriz de Insuficiência Cardíaca. Diretriz Brasileira de Insuficiência Cardíaca Crônica e Aguda. Arq Bras Cardiol. 2018;111(3):436-539.
5. Comín-Colet J, Manito N, Segovia-Cubero J, Delgado J, García Pinilla JM, Almenar L, et al.; LION-HEART Study Investigators. Efficacy and safety of intermittent intravenous outpatient administration of levosimendan in patients with advanced heart failure: the LION-HEART multicentre randomised trial. Eur J Heart Fail. 2018;20(7):1128-36.
6. Farmakis D, Agostoni P, Baholli L, Bautin A, Comin-Colet J, Crespo-Leiro MG, et al. A pragmatic approach to the use of inotropes for the management of acute and advanced heart failure: an expert panel consensus. Int J Cardiol. 2019;297:83-90.
7. Farmakis D, Agostoni P, Baholli L, Bautin A, Comin-Colet J, Crespo-Leiro MG, et al. A pragmatic approach to the use of inotropes for the management of acute and advanced heart failure: an expert panel consensus. Int J Cardiol. 2019;297:83-90.
8. Felker GM, Benza RL, Chandler AB, Leimberger JD, Cuffe MS, Califf RM, et al.; OPTIME-CHF Investigators. Heart failure etiology and response to milrinone in decompensated heart failure: results from the OPTIME-CHF study. J Am Coll Cardiol. 2003;41(6):997-1003.
9. Francis GS, Bartos JA, Adatya S. Inotropes. J Am Coll Cardiol. 2014; 63(20):2069-78.
10. Guarracino F, Zima E, Pollesello P, Masip J. Short-term treatments for acute cardiac care: inotropes and inodilators. Eur Heart J Supplements. 2020;22(SupplD):D3-D11.
11. Maack C, Eschenhagen T, Hamdani N, Heinzel FR, Lyon AR, Manstein DJ, et al. Treatments targeting inotropy: a position paper of the Committees on Translational Research and Acute Heart Failure of the Heart Failure Association of the European Society of Cardiology. Eur Heart J. 2019;40(44):3626-44.
12. Mebazaa A, Nieminen MS, Packer M, Cohen-Solal A, Kleber FX, Pocock SJ, et al; SURVIVE Investigators. Levosimendan vs dobutamine for patients with acute decompensated heart failure: the SURVIVE Randomized Trial. JAMA. 2007;297(17):1883-91.
13. Packer M, Colucci W, Fisher L, Massie BM, Teerlink JR, Young J, et al.; REVIVE Heart Failure Study Group. Effect of levosimendan on the short-term clinical course of patients with acutely decompensated heart failure. JACC Heart Fail. 2013;1(2):103-11.
14. Tariq S, Aronow WS. Use of inotropic agents in treatment of systolic heart failure. Int J Mol Sci. 2015;16(12):29060-8.
15. Teerlink JR, Felker GM, McMurray JJV, Ponikowski P, Metra M, Filippatos GS, et al.; ATOMIC-AHF Investigators. Acute treatment with Omecamtiv Mecarbil to increase contractility in acute heart failure: The ATOMIC-AHF Study. J Am Coll Cardiol. 2016;67(12):1444-55.

5

Tratamento farmacológico: vasodilatadores intravenosos

Marciane Maria Rover

DESTAQUES

- O uso de vasodilatadores é uma estratégia importante no tratamento farmacológico de quadros agudos de descompensação da insuficiência cardíaca. A nitroglicerina e o nitroprussiato são os vasodilatadores intravenosos mais amplamente utilizados.
- No manejo dos vasodilatadores, destacam-se as doses iniciais e os ajustes de dose de nitroglicerina e nitroprussiato para a otimização do tratamento.
- Há uma carência de ensaios clínicos randomizados nesse cenário. As evidências para a indicação de vasodilatadores intravenosos não são robustas e, para alguns fármacos, há ensaios clínicos que demonstraram resultados desfavoráveis como, por exemplo, para o nesiritide.
- Há dificuldades na condução de ensaios clínicos randomizados e placebo-controlados no contexto agudo de descompensação da insuficiência cardíaca. Mesmo assim, são destacados alguns ensaios clínicos com novos vasodilatadores testados e com os respectivos resultados, infelizmente, pouco promissores.

INTRODUÇÃO

Vasodilatadores constituem um dos importantes pilares no tratamento da insuficiência cardíaca. A terapia com vasodilatadores tem marcado efeito hemodinâmico sobre as pressões de enchimento em pacientes com insuficiência cardíaca aguda (ICA), contribuindo, dessa forma, para a compensação do quadro clínico com a redução da pré e da pós-cargas. Apesar dos potenciais benefícios, segundo o registro norte-americano ADHERE, apenas cerca de 9% dos pacientes atendidos por ICA receberam nitroglicerina intravenosa (IV), enquanto a diureticoterapia já é mais amplamente utilizada, chegando a 80% dos casos.

No cenário da ICA, os vasodilatadores são indicados especialmente no perfil hemodinâmico quente e congesto (perfil B), sendo que os dados referentes aos tratamentos e seus potenciais benefícios são derivados, principalmente, de grandes registros retrospectivos. No *Alarm-HF* (registro europeu), a avaliação de quase 5 mil pacientes de mais de 600 hospitais evidenciou uma significativa redução de mortalidade no grupo de pacientes tratado com diurético e vasodilatadores intravenosos, quando comparado com o grupo que utilizou apenas diurético ou grupo de diurético e inotrópico. Entretanto, em análise de registro canadense que envolveu cerca de 11 mil pacientes não se demonstrou benefícios em termos de redução de mortalidade com o uso de nitratos no manejo da ICA em nenhum dos tempos de acompanhamento avaliados (7, 30 ou 365 dias), ou seja, resultados divergentes demonstrando a limitação da avaliação de impacto de terapias em redução de desfechos em estudos retrospectivos.

A escolha adequada do vasodilatador depende de alguns aspectos hemodinâmicos. O nitroprussiato, que apresenta ação importante na redução do tônus arterial, é recomendado para pacientes com necessidade de redução da pós-carga (especialmente pacientes com hipertensão). Por outro lado, a terapia vasodilatadora com nitroglicerina, que primariamente reduz o tônus venoso, pode ser usada como adjuvante na terapia com diuréticos para otimização da resposta aos tratamentos no cenário de ICA. A base para o uso de vasodilatadores deve-se muito mais à opinião de especialistas, à resposta hemodinâmica e a alguns pequenos estudos do que à eficácia e segurança, que são limitadas por falta de ensaios clínicos randomizados nesse cenário.

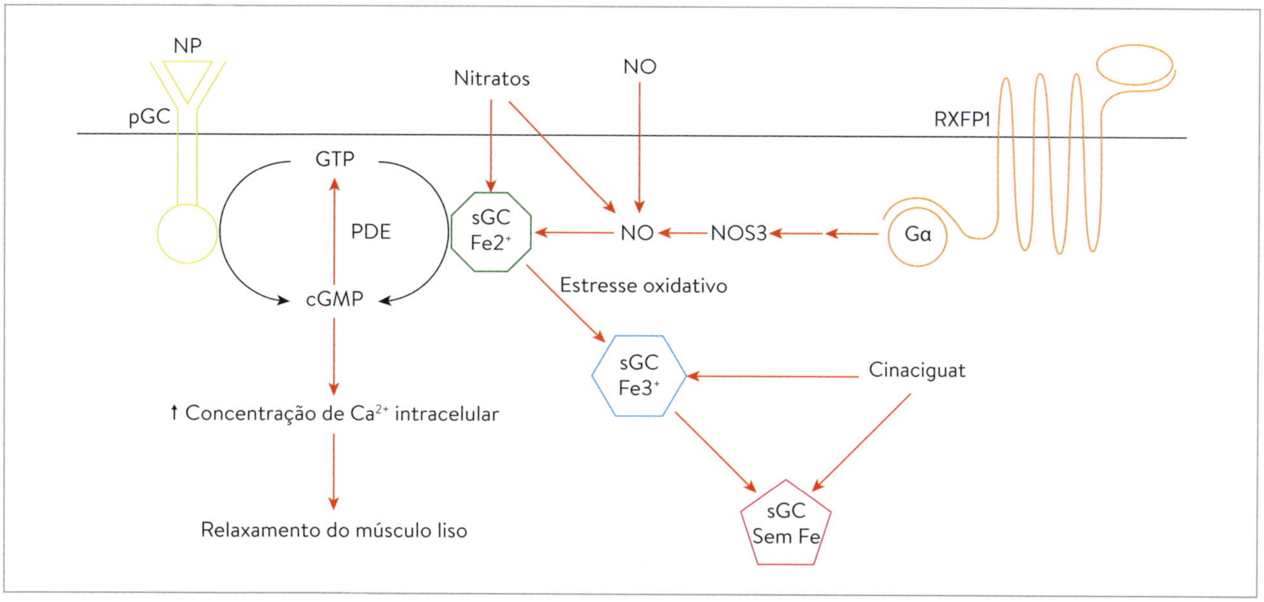

FIGURA 1 Mecanismo de ação dos vasodilatadores.

NO: óxido nítrico; GTP: trifosfato da guanosina; cGMP: monofosfato da guanosina cíclico; sGC: guanilato ciclase solúvel; NP: peptídeos natridiuréticos; RXFP1: receptor 1 do peptídeo da família do tipo relaxina; pGC: particular guanilil ciclase.

Fonte: adaptada de Carlson et al., 2013.

Na Figura 1, é possível visualizar as principais vias ou mecanismos de ação dos vasodilatadores testados e utilizados no manejo da ICA. O óxido nítrico (p. ex., metabólito do nitroprussiato e dos nitratos) converte GTP em cGMP, o qual aumenta o cálcio intracelular, resultando em relaxamento do músculo liso e vasodilatação. Cinaciguat atua via sGC (que também é um receptor do óxido nítrico – NO), levando à importante vasodilatação. NPs agem via pGC ligado à membrana. Relaxina se liga à RXFP1 e aumenta o óxido nítrico intracelular.

NITRATOS

Nitroglicerina é o vasodilatador mais comumente utilizado na ICA. Apresenta efeito predominante venodilatador diminuindo as pressões de enchimento e a pressão venosa pulmonar, contribuindo para a melhora da dispneia e congestão. Em altas doses, tem efeito também vasodilatador arterial. A dose inicial e o manejo de tratamento/ajuste de dose encontram-se detalhados na Tabela 1. Com relação aos efeitos adversos, cabe pontuar a ocorrência de tolerância (taquifilaxia) após 24 a 48h de infusão, assim como cefaleia (como efeito adverso mais comum chegando a 20% dos casos) e hipotensão. Outro aspecto relevante é que o uso concomitante de inibidores da fosfodiesterase 5 (p. ex.: sildenafil, tadalafil) pode ser catastrófico e causar hipotensão grave sendo, portanto, contraindicado. Alguns estudos, incluindo dois *trials* pequenos randomizados de qualidade limitada, sugerem que altas doses de nitrato no tratamento da ICA tenham melhores resultados (como, por exemplo, redução da necessidade de ventilação mecânica) do que baixas doses.

NITROPRUSSIATO DE SÓDIO

Efeito vasodilatador arterial e venoso, atuando, dessa forma, na redução das pressões de enchimento e, também, na queda da resistência vascular sistêmica. A meia-vida é curta – de segundos a poucos minutos –, sendo rapidamente metabolizado a NO e cianeto. A dose preconizada e o manejo do tratamento estão descritos com detalhes na Tabela 1. Nesse cenário, também faltam ensaios clínicos randomizados para suportar o uso com maior nível de evidência. No contexto de insuficiência cardíaca com baixo débito – frio e úmido (ou seja, perfil C) – estudo clássico, porém não randomizado, avaliou o uso de nitroprussiato em pacientes com sinais de baixo débito, excluindo-se os hipotensos graves com pressão arterial média (PAM) menor que 60 mmHg e titulando a dose para PAM alvo de 65 a 70 mmHg, demonstrando benefícios hemodinâmicos e redução da mortalidade por todas as causas. O uso do nitroprussiato necessita de monitorização invasiva contínua da pressão arterial e tem maior efeito hipotensor quando comparado aos nitratos intravenosos, podendo causar taquicardia reflexa. Portanto, o uso deve ser cauteloso em pacientes com quadro de isquemia coronariana não compensada, mas o maior limitante, de fato, para o uso é o acúmulo dos metabólitos tóxicos. A toxicidade por cianeto ou, raramente, por tiocianato pode ser fatal. Os sintomas da intoxicação por cianeto são: náuseas, dor abdominal, disforia, ansiedade e sintomas dissociativos. É de extrema importância a monitorização e vigilância quanto à possibilidade de acúmulo de metabólicos tóxicos, especialmente em situações de uso prolongado ou de doses elevadas, ou, ainda, em pacientes com insuficiência renal.

NESIRITIDE

É a forma recombinante do BNP humano. Apresenta potente efeito vasodilatador arterial e venoso, reduzindo as pressões de enchimento e otimizando o débito cardíaco. Estudos menores promissores levaram à aprovação pelo FDA (Food and Drug Administration) em 2001, porém, ensaio clínico randomizado bem conduzido, duplo-cego, placebo-controlado com mais de 7 mil pacientes com ICA (ASCEND *trial*) não demonstrou redução em mortalidade ou redução de internação. Além disso, demonstrou apenas discreto benefício em reduzir dispneia, à custa de maior índice de hipotensão (11% dos pacientes). Digno de nota, o medicamento não se encontra mais disponível para uso clínico e foi retirado do mercado nos Estados Unidos.

Com a melhora hemodinâmica e a compensação do quadro de ICA, recomendam-se introdução e otimização dos vasodilatadores enterais antes de iniciar com o desmame progressivo dos intravenosos, que são utilizados na fase mais precoce. Em casos de descompensação leve, é comum o uso de diurético IV e a otimização de vasodilatadores orais já na chegada à emergência. As diferentes classes medicamentosas de vasodilatadores orais serão abordadas em capítulos específicos.

NOVOS VASODILATADORES

Segue a busca por um vasodilatador perfeito que seja seguro e demonstre eficácia em redução de desfechos. Porém, a grande maioria dos ensaios clínicos publicados tem demonstrado resultados desfavoráveis. Seguem pontuados principais drogas e ensaios clínicos com resultados detalhados na Tabela 2. Os resultados negativos podem ser atribuídos a vários fatores, especialmente no cenário da ICA, no qual estudos controlados e randomizados são difíceis de serem adequadamente conduzidos. A diversidade da

TABELA 1

Vasodilatador	Dose inicial	Ajustes da infusão	Efeitos adversos
NITROGLICERINA Acesso central ou periférico Frasco de vidro (Recipientes de PVC podem adsorver 30 a 80% do princípio ativo) Gravidez: classe C	Diluição padrão: 50 mg (1 amp) em 250 mL de SG 5% (pode em fisiológico 0,9% também) Concentração: 200 µg/mL Dose inicial: 10-20 µg/min ~ 3-6 mL/h	PAM > 70 mmHg: aumentar a infusão 10 a 20 µg/min (possíveis aumentos a cada 5 min se PA elevada e/ou angina associada) PAM 65-70 mmHg: manter infusão PAM < 65 mmHg: diminuir a infusão em 2 mL/h e repetir aferição em 15 min PAM < 55 mmHg: suspender a infusão. Reiniciar quando PAM > 65 mmHg	Hipotensão Cefaleia Taquifilaxia Raramente: metemoglobinemia. Não administrar em pacientes em uso recente de inibidores da fosfodiesterase 5 ou ergotamínicos
NITROPRUSSIATO Acesso central ou periférico Necessidade de proteção à luz Gravidez: classe C	Diluir padrão: 50 mg (1 amp) em 250 mL de SG 5% de preferência (mas pode em fisiológico 0,9% também) Concentração: 200 µg/mL Dose inicial: 10-40 µg/min = 3-12 mL/h Ou: Inicial: 0,3µg/kg/min Máxima: 5 µg/kg/min	PAM > 70 mmHg: aumentar em 0,3 a 0,5 µg/kg/min PAM 65-70 mmHg: manter infusão PAM < 65 mmHg: diminuir a infusão em 2 mL/h, repetir e reavaliar em 15 min PAM < 55 mmHg: suspender a infusão. Reiniciar quando PAM > 65 mmHg	Hipotensão Taquicardia reflexa Intoxicação por cianeto/ tiocianato: – Náuseas, vômitos, cefaleia, diaforese, dor abdominal, acidose lática, falta de ar, confusão. Metemoglobinemia (raro) ▪ Cuidados em insuficiência renal (risco maior) ▪ Doses acima de 2 µg/kg/ min – deve-se monitorar sintomas de intoxicação e dosar tiocianato * tratamento da intoxicação
NESIRITIDE**	2 µg/kg em *bolus* e após: 0,010 µg/kg/min infusão contínua	Aumento de 0,005 µg/kg/min a cada 3 horas até dose máxima de 0,030 µg/kg/min	Hipotensão Cefaleia (menos que nitrato)

* Hidroxicobalamina (precursora da vitamina B12) contém porção de cobalto que se liga avidamente ao cianeto intracelular. A dose recomendada é 70 mg/kg. Outra alternativa para manejo de intoxicação é o uso de tiossulfato de sódio.
**Não disponível e nem aprovada para uso em todos os países. Retirada do mercado nos Estados Unidos.

TABELA 2

Ensaio/ano	Droga/mecanismo	População	Tratamentos	Resultados	Efeitos adversos
True-AHF 2017	Ularitide: hormônio sintético (semelhante à urodilatina, que é um peptídeo natridiurético secretado pelos túbulos distais do rim)	N: 2157 > 18 anos. ICA BNP > 500 ou Nt-pto BNP > 2000 PAS > 116 mmHg	Placebo X Ularitide (15 ng/kg/ minuto/48 horas	Negativo	Hipotensão
Relax AHF2 2019	Serelaxin uma nova forma recombinante da relaxina humana-2. Um hormônio vasodilatador que contribui para adaptações cardiovasculares e renais durante a gravidez	N:6545 Dispneia em repouso aos mínimos esforços, RX com congestão, BNP > 500 (ou nt proBNP > 2000 DCE entre 25 a 75. PAS > 125 mmHg	Placebo X Serelaxin (30 μg/kg/dia a cada 48h)	Negativo para morte cardiovascular	Similar em ambos os grupos
Cinaciguat	Potente ativador do sGC – que é um receptor para o óxido nítrico. Isso aumenta a biossíntese de GMP cíclico, resultando em vasodilatação	139 pacientes com ICA FE < 40% randomizados 2:1 (cinaciguat x placebo)	Infusão IV mantida por 16 a 40 horas (dose inicial: 100/μg/h)	Hipotensão grave Estudos interrompidos precocemente Outra droga que é estimuladora do sGC de uso oral; o vericiguat será abordado em capítulo específico.	
Blast-AHF	TRV027 – Inibição do AT1 e ativação do B-arrestin	História de IC Peptídeos natridiuréticos elevados PAS > 120 mmHg ou menor que 200 mmHg Sem uso de inotrópico ou vasopressores	Placebo (n = 183) X TRV027 1 mg/h (n = 128) TRV027 5 mg/h (n = 182) TRV027 25 mg/h (n = 125)	Negativo para todos os desfechos avaliados (incluindo melhora da dispneia) e para as diferentes doses avaliadas	

PAS: pressão arterial sistêmica. AT1: angiotensina II receptor tipo 1.

fisiopatologia e o espectro de apresentação são possíveis fatores que dificultam, impactando na escolha adequada dos pacientes para inclusão. Além disso, temos ainda aspectos relacionados às drogas a serem testadas – falha de eficácia, bem como aspectos relacionados ao tempo de infusão e aos próprios desfechos avaliados.

LEITURA SUGERIDA

1. Carlson MD, Eckman PM, et al. Review of vasodilators in acute decompensated heart failure: The old and the new. J Cardiac Fail. 2013;19:478-493.
2. Comitê Coordenador da Diretriz de Insuficiência Cardíaca. Diretriz Brasileira de Insuficiência Cardíaca Crônica e Aguda. Arq Bras Cardiol. 2018;111(3):436-539.
3. Cotter G, Metzkor E, Kaluski E, et al. Randomised trial of high-dose isosorbide dinitrate plus low-dose furosemide versus high-dose furosemide plus low-dose isosorbide dinitrate in severe pulmonary oedema. Lancet. 1998;351:389.
4. Erdmann, E, Semigran, MJ, Nieminen, MS, et al. Cinaciguat, a soluble guanylate cyclase activator, unloads the heart but also causes hypotension in acute decompensated heart failure. Eur Heart J. 2013;34(1):57-67.
5. Fonarow GC, Heywood JT, Heidenreich PA, Lopatin M, Yancy CW. Temporal trends in clinical characteristics, treatments, and outcomes for heart failure hospitalizations, 2002 to 2004: findings from Acute Decompensated Heart Failure National Registry (ADHERE). Am Heart J. 2007;153:1021-8.
6. Heart Failure Society of America, Lindenfeld J, Albert NM, et al. HFSA 2010 Comprehensive Heart Failure Practice Guideline. J Card Fail. 2010;16:e1.
7. Ho EC, Parker JD, Austin PC, Tu JV, Wang X, Lee DS. Impact of nitrate use on survival in acute heart failure: A propensity-matched analysis. J Am Heart Assoc. 2016;5(2):e002531.
8. Hollenberg SM, Stevenson LW, Ahmad T, Amin VJ, Bozkurt B, Butler J, et al. 2019 ACC expert consensus decision pathway on risk assessment, management, and clinical trajectory of patients hospitalized with heart failure: a report of the American College of Cardiology Solution Set Oversight Committee. J Am Coll Cardiol. 2019;74:1966-2011.
9. Holt, D.B., Pang, P.S. Vasodilator therapies in the treatment of acute heart failure. Curr Heart Fail Rep. 2019;16:32-7.
10. Kitai T, Tang WHW, Xanthopoulos A, et al. Impact of early treatment with intravenous vasodilators and blood pressure reduction in acute heart failure. Open Heart. 2018;5:e000845.
11. Mebazaa A, Parissis J, Porcher R, Gayat E, Nikolaou M, Boas FV, Delgado JF, Follath F. Short-term survival by treatment among patients hospitalized with acute heart failure: the global ALARM-HF registry using propensity scoring methods. Intensive Care Med. 2011;37(2):290-301.
12. Metra M, Teerlink JR, Cotter G, Davison BA, Felker GM, Filippatos G, et al. RELAX-AHF-2 Committees and Investigators. Effects of serelaxin in patients with acute heart failure. N Engl J Med. 2019;381:716-26.

13. Mullens W, Abrahams Z, Francis GS, Skouri HN, Starling RC, Young JB, Taylor DO, Tang WH. Sodium nitroprusside for advanced low-output heart failure. J Am Coll Cardiol. 2008;52(3):200-7.
14. Njoroge JN, Teerlink JR. Pathophysiology and therapeutic approaches to acute decompensated heart failure. Circ Res. 2021;128:1468-86.
15. O'Connor CM, Starling RC, Hernandez AF, Armstrong PW, Dickstein K, Hasselblad V, et al. Effect of nesiritide in patients with acute decompensated heart failure. N Engl J Med. 2011;365:32-43.
16. Paker M, et al. Effect of ularitide on cardiovascular mortality in acute heart failure. N Engl J Med. 2017;376:1956-64.
17. Pang PS, Butler J, Collins SP, Cotter G, Davison BA, Ezekowitz JA, et al. Biased ligand of the angiotensin II type 1 receptor in patients with acute heart failure: a randomized, double-blind, placebo-controlled, phase IIB, dose-ranging trial (BLAST-AHF). Eur Heart J. 2017;38:2364-73.
18. Publication Committee for the VMAC Investigators (Vasodilatation in the Management of Acute CHF). Intravenous nesiritide vs nitroglycerin for treatment of decompensated congestive heart failure: a randomized controlled trial. JAMA. 2002;287(12):1531-40.
19. Sharon A, Shpirer I, Kaluski E, et al. High-dose intravenous isosorbide-dinitrate is safer and better than Bi-PAP ventilation combined with conventional treatment for severe pulmonary edema. J Am Coll Cardiol. 2000;36:832.
20. Singh A, Laribi S, Teerlink JR, Mebazaa A. Agents with vasodilator properties in acute heart failure. Eur Heart J. 2017;38(5):317-25.
21. Writing Committee Members, Yancy CW, Jessup M, et al. 2013 ACCF/AHA guideline for the management of heart failure: a report of the American College of Cardiology Foundation/American Heart Association Task Force on practice guidelines. Circulation. 2013;128:e240.

6

Tratamento farmacológico: algoritmo de tratamento da insuficiência cardíaca aguda

Pedro Vellosa Schwartzmann

DESTAQUES

- Insuficiência cardíaca aguda (ICA) é frequente causa de hospitalização e carrega um pior prognóstico.
- A abordagem deve ser guiada pelo perfil clínico-hemodinâmico e pelo reconhecimento do tipo de apresentação clínica: ICA nova ou crônica-descompensada.
- Deve-se buscar fator causal e desencadeante da descompensação.
- A abordagem é guiada conforme os algoritmos.
- O uso da furosemida será importante em pacientes com congestão e, principalmente, hipervolemia associada (ICA crônica-descompensada).
- Pacientes com pressão arterial sistólica superior a 85 mmHg devem ser tratados preferencialmente com vasodilatadores. Associar inotrópicos em caso de resposta insatisfatória com vasodilatadores.
- Tentar manter as drogas com impacto em prognóstico.

INTRODUÇÃO

A insuficiência cardíaca aguda (ICA) é uma das principais causas de hospitalização no Brasil e no mundo e está intimamente relacionada a um pior prognóstico, com alto risco de mortalidade e re-hospitalizações nos meses subsequentes à hospitalização. Dados do Registro Brasileiro de ICA (BREATHE) exemplificam esse cenário, com cerca de 25% de mortalidade em 6 meses e quase 40% de reinternações dentro de 6 meses após a alta hospitalar. Além disso, a mortalidade intra-hospitalar no Brasil é de 12%, quase o triplo do observado nos Estados Unidos, por exemplo.

Todos esses dados ilustram a importância do adequado reconhecimento de pior prognóstico dessa condição e canalizam os esforços para a otimização do manejo desses pacientes não somente no cenário hospitalar, mas principalmente enfocando nas medicações com comprovado benefício em desfechos.

ABORDAGEM INICIAL

Perfil clínico-hemodinâmico

Os pacientes admitidos por ICA devem ser classificados de acordo com o perfil clínico-hemodinâmico na chegada. O tratamento farmacológico será diretamente influenciado pela condição clínica que o paciente apresentar na chegada e durante a resposta ao tratamento. É importante ressaltar que esses pacientes podem apresentar variações ao longo de algumas horas do tratamento, com compensação rápida em alguns casos, ou deterioração clínica com piora da perfusão ou redução da diurese, que demandam uma reclassificação e adequação do tratamento. Várias drogas têm sido empregadas para controle dos sintomas e correção dos distúrbios hemodinâmicos nos pacientes com IC aguda, como os diuréticos, agentes vasodilatadores e inotrópicos. A decisão clínica sobre o uso de cada uma delas prende-se fundamentalmente à definição sobre quais distúrbios hemodinâmicos de redução do débito cardíaco e aumento das pressões de enchimento estejam presentes ou predominantes em cada caso.

A definição dos perfis clínico-hemodinâmicos à beira do leito, de forma não invasiva a partir de aspectos do exame físico, é uma estratégia segura e amplamente utilizada para orientar o emprego das drogas vasodilatadoras e/ou agentes inotrópicos nos pacientes com IC aguda. Os perfis clínico-hemodinâmicos já foram discutidos anteriormente.

Insuficiência cardíaca aguda: nova ou crônica-descompensada

Além dos perfis clínico-hemodinâmicos, faz-se necessário tentar reconhecer qual o tipo de descompensação da IC: uma IC aguda crônica descompensada ou um quadro novo de abertura de IC (IC aguda nova). Na Figura 1, observa-se a diferença entre esses dois tipos de apresentação: geralmente, o padrão de ICA crônica-descompensada apresenta cardiomegalia e predomínio de congestão sistêmica, enquanto o padrão de ICA nova caracteriza-se por má distribuição vascular, com congestão pulmonar predominante e área cardíaca normal (o exemplo clássico é a síndrome coronariana aguda, com possibilidade de edema agudo de pulmão em paciente que estava sem qualquer sinal de hipervolemia ou cardiopatia prévia). A Figura 1 traz uma caracterização gráfica dos dois tipos, e a Tabela 1 coloca as características que podem ajudar na diferenciação da apresentação clínica.

No paciente em vigência de um quadro agudo de descompensação, essa diferenciação do tipo de apresentação (ICA nova ou ICA crônica-descompensada) levará a diferentes tratamentos. Enquanto nos pacientes claramente portadores de hipervolemia e congestão sistêmica o pilar do tratamento será a diureticoterapia (buscar a redução do volume extracelular e o balanço hídrico negativo), os pacientes com ICA nova apresentam como alvo de tratamento a redução da carga (aumento de capacitância venosa), utilizando vasodilatadores venosos ou arteriais. A Figura 2 resume esse importante passo no tratamento dos pacientes com ICA.

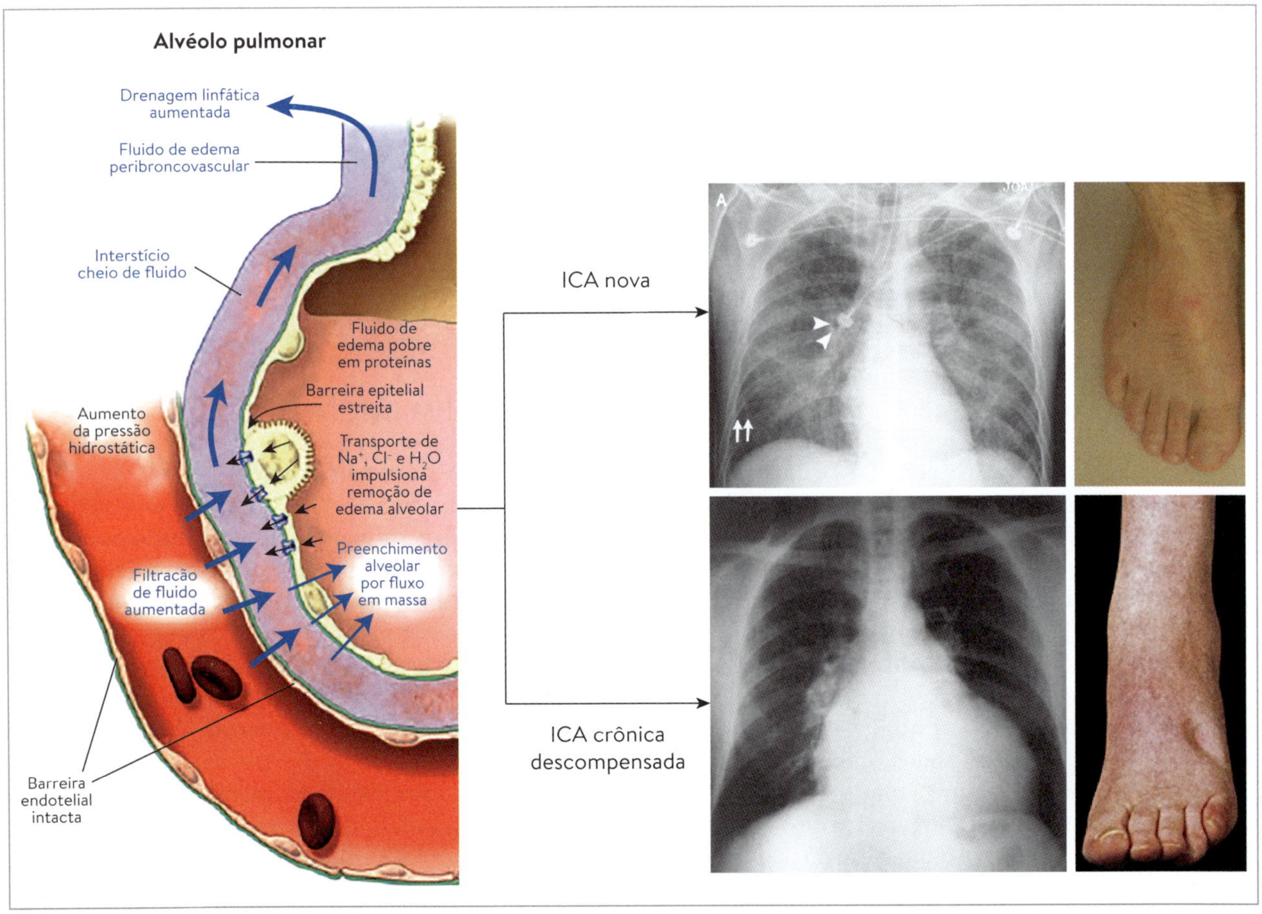

FIGURA 1 Diferentes apresentações de insuficiência cardíaca aguda (ICA). Um dos tipos é a ICA nova, com predomínio de congestão pulmonar, com área cardíaca geralmente normal e sem hipervolemia. O outro tipo é a ICA crônica-descompensada, com predomínio de congestão sistêmica (edema periférico) e, geralmente, área cardíaca aumentada na radiografia de tórax.

Fonte: adaptada de Ware et al., 2005.

TABELA 1 Características que ajudam a diferenciar a insuficiência cardíaca (IC) aguda nova da IC aguda crônica-descompensada

	IC aguda crônica-descompensada (60 a 75% dos pacientes)	IC aguda nova (25 a 40% dos pacientes)
Mecanismo	↓ Contratilidade Retenção de água e de sódio	↑ Pós-carga e/ou disfunção diastólica do VE Perda aguda da contração
Padrão de congestão	Aumento global da volemia (hipervolêmico absoluto)	Redistribuição da volemia da periferia para o pulmão (hipovolêmico periférico, hipervolêmico no pulmão)
Início dos sintomas	Gradual (dias)	Rápido (horas)
Sintoma principal	Dispneia ou fadiga	Dispneia
PAS	Normal ou baixa	Alta ou normal/incomum baixa
PD2	+++	+++++
FEVE e DC	Reduzidos	Normais ou reduzidos
Edema de MIS	Frequente	Infrequente
Ganho de peso	Sim	Não

VE: ventrículo esquerdo; PAS: pressão arterial sistólica; PD2: pressão diastólica final do ventrículo esquerdo; FEVE: fração de ejeção do ventrículo esquerdo; DC: débito cardíaco; MIS: membros inferiores. Fonte: adaptada de Comitê Coordenador da Diretriz de Insuficiencia Cardíaca, 2018.

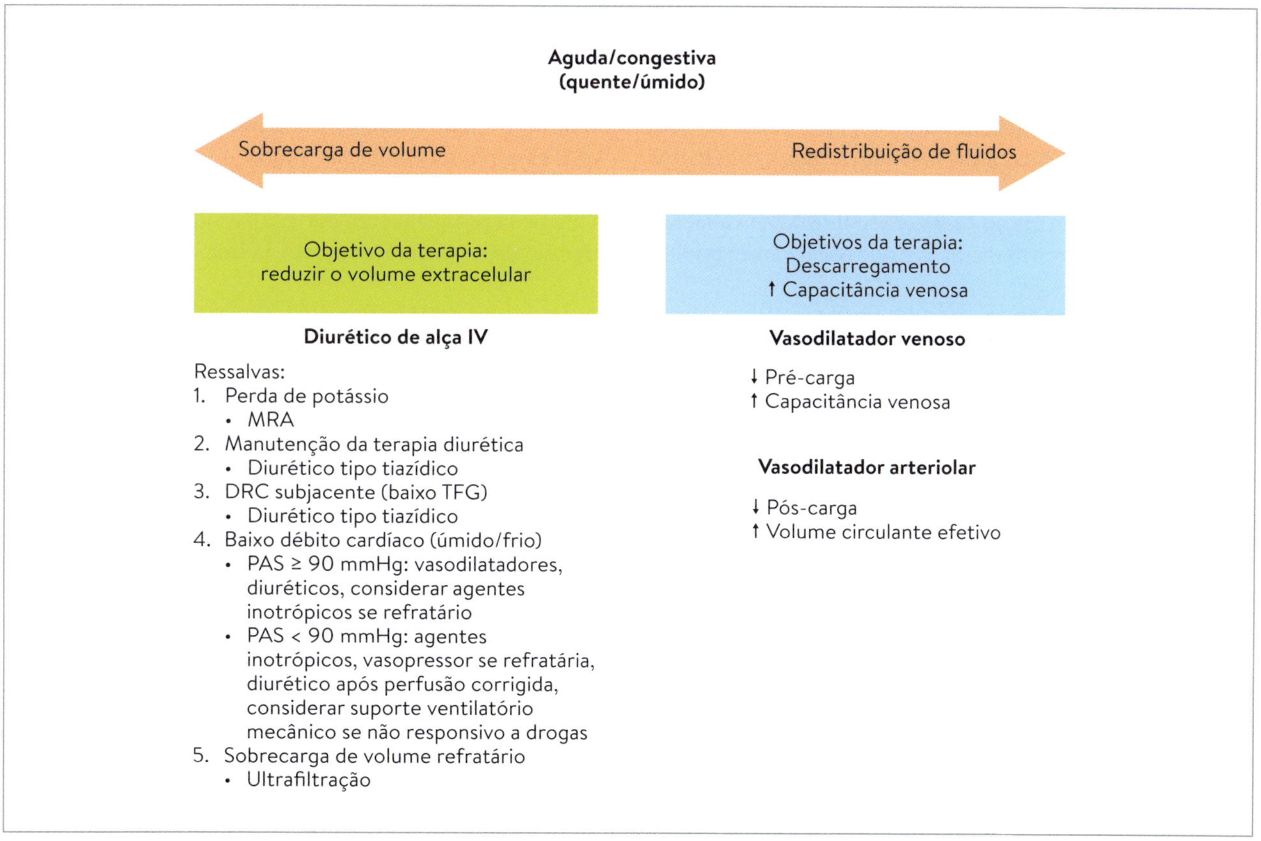

FIGURA 2 Em pacientes com perfil hemodinâmico B (quente e úmido) na insuficiência cardíaca aguda, reconheça se apresentam hipervolemia ou má distribuição de volume. A hipervolemia levará ao foco de diuréticos de alça endovenosos com o objetivo de redução de volume extracelular, enquanto a má distribuição de volume desencadeará o uso de agentes vasodilatadores.

DRC: doença renal crônica; MRA: antagonistas receptores de mineralocorticoides; PAS: pressão arterial sistólica; TFG: taxa de filtração glomerular.

Fonte: adaptada de Harjola et al., 2017.

Algoritmo de tratamento farmacológico

Já em relação ao fluxograma de tratamento da ICA, é importante associar três características relevantes para considerar o manejo:

- Presença ou não de hipervolemia (geralmente na ICA crônica-agudizada);
- Perfil clínico-hemodinâmico;
- Pressão arterial sistólica no momento da avaliação: observar que esse parâmetro pode ser muito dinâmico em vigência de um quadro de ICA, além de sofrer interferência com o tratamento prescrito. Sempre que iniciar uma intervenção, faça reavaliações curtas para avaliar a resposta ao tratamento e decidir rapidamente se haverá necessidade de modificações e/ou adições ao tratamento inicialmente considerado.

A Figura 3 contém o algoritmo de abordagem da ICA.

O uso de vasodilatadores deve ser encorajado em pacientes com pressão arterial sistólica acima de 85 mmHg e a diureticoterapia endovenosa, enfatizada em pacientes com congestão e hipervolemia (Figura 2). Atentar para buscar manter as medicações já em uso e que apresentam impacto em prognóstico, como betabloqueador, antagonismo do sistema renina-angiotensina-aldosterona – não só pelo benefício em desfechos cardiovasculares, mas também por ser mais difícil a reintrodução delas.

Essa abordagem inicial deve ser seguida de reavaliações frequentes no mesmo dia, uma vez que os pacientes podem apresentar respostas rápidas ao tratamento ou respostas insatisfatórias, que motivarão ajustes adicionais da terapêutica. Um exemplo são pacientes em perfil frio-úmido alocados inicialmente para tratamento com vasodilatador endovenoso, mas que não toleram doses crescentes em decorrência de hipotensão arterial importante – claramente, esses são pacientes candidatos à terapia com inotrópicos associados e esse reconhecimento da "falha" terapêutica deve ser feito algumas horas após.

Após a fase inicial de compensação, vale ressaltar a importância de adicionar e/ou otimizar as drogas que impactam de forma positiva no prognóstico da IC. A hospitalização é um evento grave e que carrega um prognóstico mais ominoso, mas também pode ser uma ótima oportunidade para ajustar o tratamento do paciente portador de IC, especialmente de IC com fração de ejeção reduzida.

CONSIDERAÇÕES FINAIS

A IC aguda é uma entidade de apresentação clínica heterogênea que deve ser abordada de acordo com o perfil de cada paciente, levando-se em consideração o perfil hemodinâmico e a pressão arterial sistólica do paciente, além da caracterização em IC aguda nova ou crônica-agudizada. Após essa rápida avaliação inicial, o tratamento deve ser instituído o mais precocemente possível e sob extrema vigilância da resposta, para correção e ajustes de tratamento em caso de resposta insatisfatória inicial.

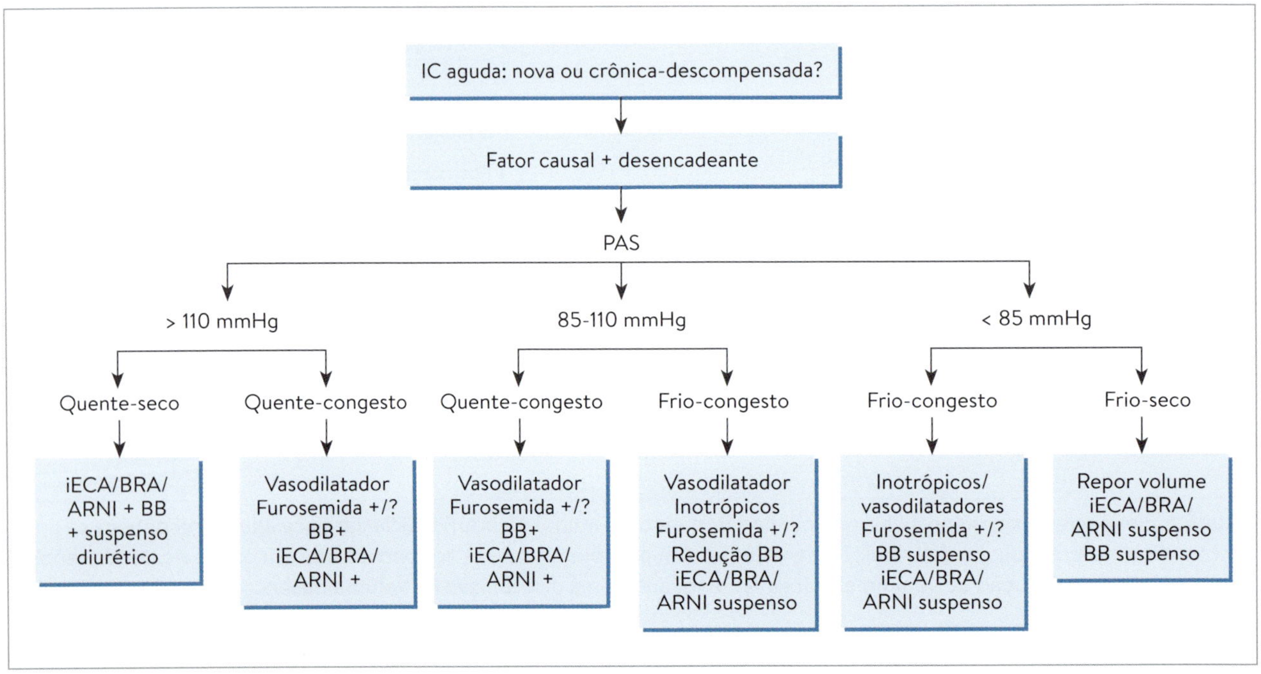

FIGURA 3 Algoritmo adaptado de tratamento farmacológico da insuficiência cardíaca aguda.

BB: betabloqueador; iECA: inibidor de enzima de conversão de angiotensina; BRA: bloqueador do receptor de angiotensina; ARNI: antagonista de neprilisina e do receptor de angiotensina; PAS: pressão arterial sistólica. Fonte: adaptada de Comitê Coordenador da Diretriz de Insuficiência Cardíaca, 2018.

LEITURA SUGERIDA

1. Albuquerque DC, Neto JD, Bacal F, Rohde LE, Bernardez-Pereira S, Berwanger O, et al. I Brazilian registry of heart failure: clinical aspects, care quality and hospitalization outcomes. Arq Bras Cardiol. 2015;104(6):433-42.
2. Comitê Coordenador da Diretriz de Insuficiencia Cardíaca; Rohde LEP, Montera MW, Bocchi EA, Clausell NO, Albuquerque DC, et al. Arq Bras Cardiol. 2018;111(3):436-539.
3. Fonarow GC, Abraham WT, Albert NM, Stough WG, Gheorghiade M, Greenberg BH, et al. Influence of beta-blocker continuation or withdrawal on outcomes in patients hospitalized with heart failure: findings from the OPTIMIZE-HF program. J Am Coll Cardiol. 2008;52(3):190-9.
4. Harjola VP, Mullens W, Banaszewski M, Bauersachs J, Brunner-La Rocca HP, Chioncel O, et al. Organ dysfunction, injury and failure in acute heart failure: from pathophysiology to diagnosis and management. A review on behalf of the Acute Heart Failure Committee of the Heart Failure Association (HFA) of the European Society of Cardiology (ESC). Eur J Heart Fail. 2017;19(7):821-36.
5. McDonagh TA, Metra M, Adamo M, Gardner RS, Baumbach A, Böhm M, et al.; ESC Scientific Document Group,.2021 ESC Guidelines for the diagnosis and treatment of acute and chronic heart failure: Developed by the Task Force for the diagnosis and treatment of acute and chronic heart failure of the European Society of Cardiology (ESC) with the special contribution of the Heart Failure Association (HFA) of the ESC. Eur Heart J. 2021;42(36):3599-726.
6. Njoroge JN, Cheema B, Ambrosy AP, et al. Expanded algorithm for managing patients with acute decompensated heart failure. Heart Fail Rev. 2018;23:597-607.
7. Verbrugge FH, Grieten L, Mullens W. New insights into combinational drug therapy to manage congestion in heart failure. Curr Heart Fail Rep. 2014;11(1):1-9.
8. Ware LB, Matthay MA. Clinical practice. Acute pulmonary edema. N Engl J Med. 2005;353(26):2788-96.

7

Utilização de diuréticos na insuficiência cardíaca aguda

Mauro Rogério de Barros Wanderley Júnior

DESTAQUES

- Noventa por cento dos pacientes internados no Brasil entre 2011 e 2012 apresentavam congestão.
- É importante distinguir redistribuição aguda de volume de sobrecarga de volume.
- Avaliação de congestão na admissão e antes da alta hospitalar deve ser realizada de forma multiparamétrica por meio de exame físico, avaliação de biomarcadores, ecocardiograma transtorácico e ultrassom pulmonar. Atingir euvolemia antes da alta hospitalar reduz evento adverso e readmissão hospitalar.
- É importante avaliar sódio urinário e ter atenção às causas de resistência a diuréticos.
- Realizar escalonamento da terapia diurética é fundamental para o manejo de casos refratários.
- Diuréticos tiazídicos são os que mais se associam à hipocalemia.

INTRODUÇÃO

A história natural da insuficiência cardíaca (IC) envolve episódios de descompensações agudas que aumentam a morbidade e a mortalidade da doença, com consequente elevação do custo para o sistema de saúde. Dados do Datasus apontam que 33% do total de internações clínicas por doenças cardiovasculares no período de 2008 a 2018 foram consequentes a IC. O registro BREATHE demonstrou que aproximadamente 90% dos pacientes internados entre os anos de 2011 e 2012 no Brasil apresentavam congestão, sendo que a maioria não demonstrava sinais e sintomas de hipoperfusão. A mortalidade intra-hospitalar foi de 12,6% no registro supracitado. Em razão do papel central da congestão na IC, diuréticos são parte fundamental do tratamento.

DEFINIÇÃO E FISIOPATOLOGIA

Congestão em IC é definida como o acúmulo de fluido extracelular levando ao aumento das pressões de enchimento cardíaco que, por sua vez, são o resultado integrado das funções cardíacas sistólica e diastólica, do volume plasmático e da capacitância venosa. Na IC, a hiperativação neuro-hormoral (principalmente por meio do sistema renina-angiotensina-aldosterona – SRAA) induz à retenção de sódio e água, com consequente aumento do volume plasmático. O aumento do tônus simpático resulta em vasoconstrição esplâncnica e consequente redistribuição do sangue da capacitância vascular esplâncnica para o

QUADRO 1 Distinguir redistribuição aguda de volume de sobrecarga de volume
Parte dos pacientes hospitalizados por insuficiência cardíaca (IC) aguda apresenta ganho de peso < 1 kg no mês precedente à admissão hospitalar; a sobrecarga volêmica caracteriza em parte a fisiopatologia da IC aguda
Redistribuição de volume pode contribuir para o desenvolvimento de sinais e sintomas de congestão
Caquexia interfere na interpretação do ganho de peso por sobrecarga volêmica, além de resultar em hipoalbuminemia com consequente redução da pressão oncótica, dificultando o reenchimento plasmático proveniente do interstício

volume circulatório, levando ao aumento do volume circulante efetivo. Como resultado, o retorno venoso e as pressões intracavitárias sofrem incremento. É importante ressaltar que a insuficiência cardíaca aguda (ICA) é uma síndrome heterogênea, e pacientes com ICA *de novo* podem ter sobrecarga hídrica com menor frequência do que os com IC crônica.

DIURÉTICOS DE ALÇA

Os diuréticos de alça atuam por meio da inibição da bomba de Na^+-K^+-Cl^{-2} no segmento ascendente da alça de Henle e têm o mais potente efeito diurético, promovendo a excreção de Na^+ e Cl^-. Apesar de espoliar K^+, fazem-no em menor grau que os diuréticos tiazídicos. São utilizados em

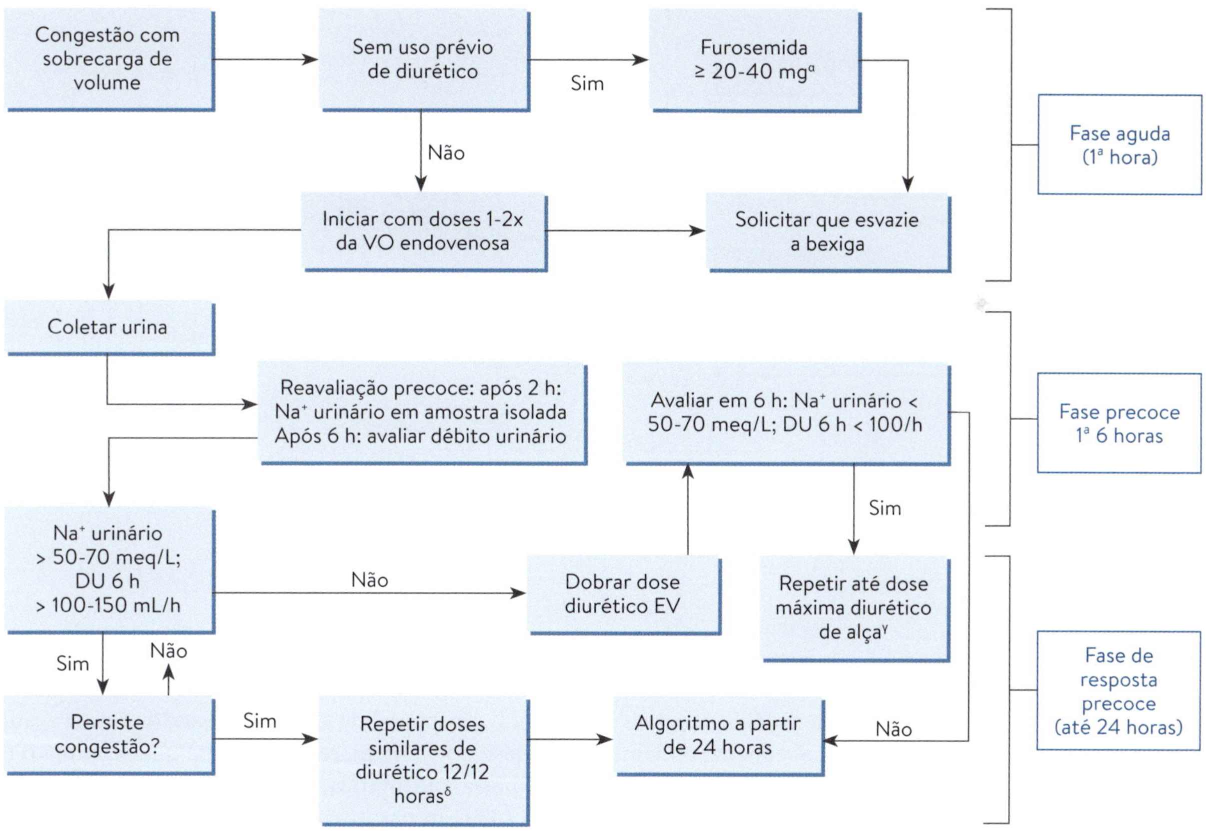

Em paralelo:

- Monitorização (FC, ritmo, FR, Sat.O_2, PA). Avaliar sinais e sintomas de hipoperfusão. Considerar PAi se hipotensão. Avaliar peso diariamente.
- Manter medicações modificadoras de doença, considerar uso precoce ARM em caso de hipoK, restrição água e sal, K e Mg EV se necessário

Se descongestão completa, preparar alta

1. Estabilidade clínica com medicação VO ≥ 24 h
2. Retorno precoce ambulatorial (em 2 semanas)
3. Laboratório (função renal e eletrólitos) em 2 semanas
4. Estabelecer dose de diurético de alça para casa
5. Ajuste de doses de medicações modificadoras de doença

FIGURA 1 Diureticoterapia nas primeiras 24 horas após admissão hospitalar na insuficiência cardíaca aguda. (1) Congestão com sobrecarga de volume. (B) Algoritmo de tratamento após 24 horas. Diurético de alça pode ser administrado como infusão contínua ou em *bolus*.

VO: via oral; EV: endovenosa; DU: débito urinário; UF: ultrafiltração.

[α] Doses maiores em pacientes com disfunção renal devem ser consideradas.

[β] Considerar outras causas de dispneia visto a rápida resolução da congestão.

[γ] Dose máxima de diurético EV: 400-600 mg furosemida ou 10-15 mg bumetanida.

[δ] Em pacientes com diurese adequada seguida de dose única de diurético, pode-se considerar dose única diária.

Fonte: adaptada de Mullens et al., 2019.

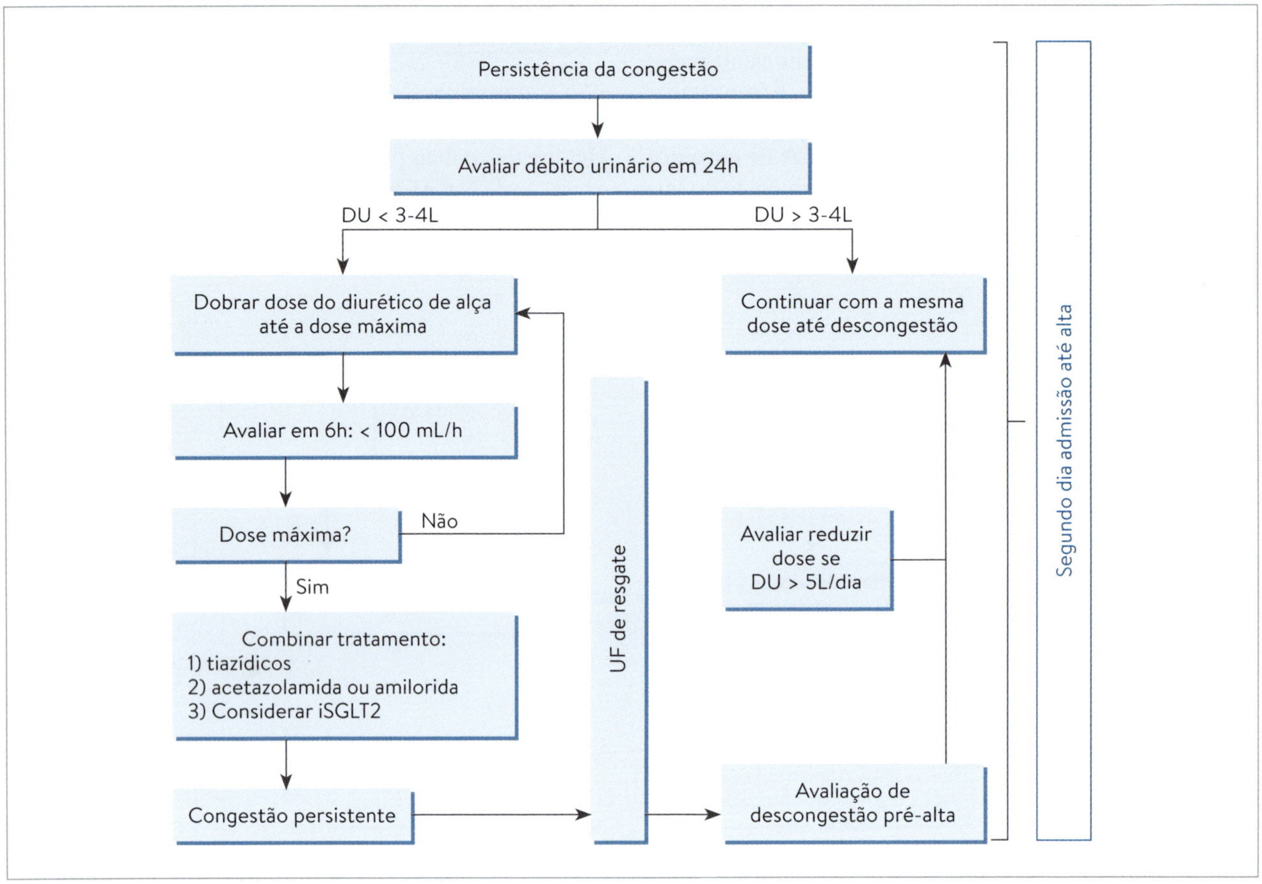

FIGURA 2 Fluxograma do segundo dia de admissão até a alta hospitalar.

mais de 90% dos pacientes com ICA e se ligam fortemente a proteínas, sendo secretados no túbulo contornado proximal (TCP). A perfusão renal comprometida na ICA e a possibilidade de conteúdo proteico plasmático reduzido podem reduzir a secreção do diurético de alça. Dentre os diuréticos de alça disponíveis, a biodisponibilidade da administração oral da furosemida é altamente variável, enquanto a torsemida e a bumetanida têm biodisponibilidade elevadas. A meia-vida da torsemida é maior e pequenos estudos sugerem efeito diurético superior, embora até o momento não tenhamos resultados de grandes estudos comparativos. O TRANSFORM-HF (*Torsemide comparison with furosemide for management of heart failure* – NCT03296813) planeja randomizar 6 mil pacientes hospitalizados por IC para tratamento com furosemida ou torsemida, com objetivo de redução de mortalidade por todas as causas. A equivalência de dose entres os diuréticos de alça é de 0,5 mg bumetanida: 10 mg torsemida: 20 mg furosemida.

Diuréticos de alça podem levar à liberação de renina pela mácula densa pelo bloqueio da reabsorção de cloreto, com estimulação posterior do SRAA. Ademais, o uso crônico de diurético de alça induz à reabsorção de sódio de forma compensatória pelo túbulo distal por meio da hipertrofia das células tubulares, levando à redução da natriurese. O diurético de alça possui um limiar de concentração para provocar natriurese, necessitando de mínima dose que exceda o nível basal de excreção de sódio. Posteriormente, a dose pode ser incrementada até que se atinja o teto da resposta natriurética, a partir do qual um incremento não resulta em natriurese significativa, porém leva a um período mais prolongado de concentração do diurético acima do limiar, podendo gerar aumento da natriurese total. Similarmente, múltiplas administrações podem causar natriurese adicional, à medida que também aumentam o período em que a concentração do diurético fica acima do limiar natriurético.

O estudo DOSE-AHF demonstrou que altas doses de diurético de alça (2,5 vezes a dosagem usual domiciliar com mínimo de 80 mg/dia de furosemida) em comparação a doses baixas (dose EV similar à dose VO domiciliar) apresentaram efeito favorável no desfecho secundário de melhora da dispneia, mudança de peso e maior negativação do balanço hídrico, apesar do aumento maior da creatinina nesse grupo. Entretanto, análise *post-hoc* desse estudo constatou que o maior aumento de creatinina não foi associado a pior desfecho. Adicionalmente, quando se ajustou pela quantidade total de diurético recebido, o grupo de altas doses apresentou melhor desfecho, sugerindo que

QUADRO 2 Recomendações no manejo do diurético de alça
Insuficiência cardíaca aguda sem tratamento prévio com diurético, utilizar mínimo de furosemida endovenosa (EV) 20-40 mg ou equivalente
Considerar doses iniciais maiores em pacientes com disfunção renal preexistente (curva dose-resposta desviada para a direita)
Pacientes com dose via oral (VO) devem receber pelo menos dose equivalente EV
Determinar o teto individual da dose é complexo e pode ser influenciado por: tratamento prévio com diuréticos de alça, composição corporal, grau de congestão e função renal
Dose EV máxima diária: 400-600 mg de furosemida ou 10-15 mg de bumetanida ou 200-300 mg de torsemida, acima da qual há discreta natriurese adicional com maiores efeitos colaterais
Deve ser administrado o mais precoce possível, visto que o tratamento precoce diminui mortalidade intra-hospitalar
Se optar por infusão EV contínua, realizar dose de ataque de diurético EV previamente
A maior parte do efeito do diurético EV ocorre nas primeiras 2 horas, com retorno à excreção basal de Na^+ em 6-8 horas
Avaliar precocemente a resposta ao diurético para ajuste de dose ou bloqueio sequencial do néfron por meio da combinação de diuréticos com mecanismos de ação diferentes

a adequação na dose para se atingir o teto é uma estratégia eficaz. Apesar de esse estudo não ter apresentado diferença no desfecho primário entre infusão contínua e em *bolus*, o primeiro grupo não recebeu dose de ataque endovenosa, o que pode ter resultado em doses séricas da infusão contínua abaixo do limiar de natriurese.

ESCALONAMENTO DE TERAPIA DIURÉTICA

Durante a instituição e o manejo da terapia diurética, deve-se avaliar a resposta e otimizar condutas de forma dinâmica e objetiva. Razões que justificam essa conduta estão pontuadas no Quadro 3. O Na^+ urinário após 1 a 2 horas de terapia diurética deve ser avaliado em parcial de urina simples, após esvaziamento completo da bexiga, tendo valor prognóstico independentemente do débito urinário. Se Na^+ urinário em pacientes congestos < 50 a 70 mEq/L ou débito urinário < 100 a 150 mL/h durante as primeiras 6 horas, deve-se dobrar a dose do diurético a fim de se atingir o teto da dose mais precocemente. Após essa dose ser atingida, deve-se associar outra classe de diurético para obtenção de incremento significativo na natriurese. O estudo CARESS-HF comparou terapia escalonada de diurético *vs.* ultrafiltração (UF) na ICA com congestão persistente e piora da função renal. A estratégia de ajuste de dose de diurético de alça conforme débito urinário e adição de diurético tiazídico resultou em descongestão similar a UF, porém com menor número de eventos adversos.

QUADRO 3 Razões para otimização precoce da diureticoterapia
Congestão persistente pode comprometer função orgânica
A proporção em que o fluido é mobilizado do interstício para o plasma pode reduzir durante a congestão
Em ambiente de unidade de terapia intensiva, a adaptação da dose e a avaliação da resposta são facilitadas
Descongestão rápida pode impactar o tempo de internação e o custo hospitalar
Utilizar sódio urinário para otimização e avaliação da resposta ao diurético

DIURÉTICOS TIAZÍDICOS

Os diuréticos tiazídicos bloqueiam o cotransportador de Na^+Cl^- no túbulo contornado distal. Podem reduzir o aumento da avidez de sódio causado pela hipertrofia do néfron distal que acompanha o uso crônico de diuréticos de alça, justificando em parte a resistência a diuréticos. A metolazona e a clortalidona possuem absorção gastrointestinal lenta, meia-vida longa e devem ser administradas horas antes do diurético de alça (exceção é a hidroclorotiazida, que possui meia-vida curta). Em indivíduos saudáveis, o efeito máximo do tiazídico quando em monoterapia equivale a 30 a 40% do efeito do diurético de alça. Também circulam ligados a proteínas plasmáticas e espoliam mais K^+ do que o diurético de alça, pois a cada íon de Na^+ secretado espolia-se o dobro ou o triplo de K^+. Em situações de hiperaldosteronismo, como na IC, a perda de potássio é mais pronunciada. O diurético tiazídico apresenta efetividade reduzida em pacientes com taxa de filtração glomerular (TFG) < 30 mL/min, porém podem ser utilizados nesse contexto. Deve-se dar preferência ao aumento de dose dos diuréticos de alça antes da associação dos tiazídicos em razão do aumento da incidência de hiponatremia e hipocalemia com a utilização dessa classe, com uma tendência à maior mortalidade por todas as causas.

ANTAGONISTAS DE RECEPTORES DE MINERALOCORTICOIDE (ARM)

Essa classe de diuréticos faz parte da terapia modificadora de doença da ICFER, atuando no bloqueio da aldosterona e contrapondo o hiperaldosteronismo da IC. Modula a expressão e atividade dos canais de Na^+/K^+ no néfron distal. O estudo ATHENA-HF comparou diferentes doses de espironolactona na ICA e demonstrou que 100 mg/dia não foi superior a 25 mg/dia em reduzir NT-proBNP ou aumentar débito urinário após 96 horas. No entanto, não houve diferença em desfecho de segurança, como piora da função renal e hipercalemia. O ARM deve ser iniciado o mais precocemente possível no tratamento da ICA e contrapõe o efeito hipocalêmico dos outros diuréticos,

TABELA 1 Farmacologia dos diuréticos

	Acetazolamida	Diuréticos de alça	Diuréticos tiazídicos	ARM	Amilorida
Sítio de ação	Néfron proximal	Alça de Henle (ascendente)	Túbulo contornado distal (início)	Túbulo distal (final)	Túbulo distal (final)
Dose inicial e dose crônica usual	VO: 250-375 mg EV: 500 mg	Furosemida 20-40/40-240 mg Bumetanida 0,5-1/1-5 mg Torsemida 5-10/10-20 mg	HCTZ: 25/12,5-100 mg Metolazona: 2,5/2,5-10 mg Clortalidona: 25/25-200 mg Clorotiazida (EV): 500-1.000 mg	Espironolactona (ESP) 25/25-50 mg Eplerenone 25/25-50 mg	5/10 mg
Dose máxima recomendada/dia	VO: 500 mg 3 x ao dia EV: 500 mg 3 x ao dia	Furosemida 400-600 mg Bumetanida 10-15 mg Torsemida 200-300 mg	HCTZ: 200 mg Metolazona: 20 mg Clortalidona: 100 mg Clorotiazida (EV): 1.000 mg	50-100 mg (doses de até 400 mg/dia são utilizadas na hepatologia)	20 mg
Meia-vida	2,4-5,4 horas	Furosemida 1,5-3h Bumetanida 1-1,5h Torsemida 3-6h	HCTZ: 6-15 horas Metolazona: 6-20 horas Clortalidona: 45-60 horas	Eplerenone 3-6 horas	TFG nl: 6-9h TFG < 50 mL/minuto: 21-144h
Início	VO: 1 hora EV: 15-60 minutos	VO: 0,5-1 hora EV 5-10 minutos SC 0,5 hora	VO: 1-2,5 h EV: clorotiazida é disponível EV com início de ação em 30 minutos	VO: 48-72 horas	VO: 2 horas
Biodisponibilidade oral	Absorção é dose-dependente; doses > 10 mg/kg absorção variável	Furosemida 10-100% Bumetanida 80-100% Torsemida 80-100%	HCTZ: 65-75% Metolazona: 60-65% Clortalidona: desconhecido Clorotiazida (EV): 9-56%	Espironolactona: 90% Eplerenone: 69%	30-90%
Absorção enteral afetada por alimentação	Pode ser ingerido com comida; alimentação reduz efeitos adversos GI	Furosemida: sim (retardada) Bumetanida: sim (retardada) Torsemida: não	HCTZ: desconhecido Metolazona: desconhecido Clortalidona: desconhecido	ESP: aumenta com alimentação rica em gordura EPL: desconhecido	Desconhecido
Potência-FENa%	4%	20-25%	5-8%	2%	2%

FENa: Fração de excreção de sódio; TFG: taxa de filtração glomerular; ARM: antagonista de receptor mineralocorticoide; HCTZ: hidroclorotiazida; VO: via oral; SC: subcutâneo; EV: endovenoso; FENa é a porcentagem de sódio filtrada pelo rim, que é excretada pela urina. É medida baseada no Na urinário e plasmático. E pode ser calculada como parte da avaliação da efetividade diurética. Valor normal <2% em pacientes com função renal relativamente intacta. Diuréticos aumentam FeNa, sendo os de alça os mais potentes. FeNa = 100 x (Na urin x Cr plasm)/(Na plasm x Cr urin).
Fonte: adaptada de Mullens et al., 2019.

porém deve-se ter cautela em pacientes com insuficiência renal aguda e com hipercalemia de base.

ACETAZOLAMIDA

É um inibidor da anidrase carbônica, reduzindo a reabsorção de sódio no túbulo proximal. A acetazolamida demonstrou incremento da resposta ao diurético de alça em pequeno estudo de pacientes com congestão volêmica aguda refratária a diurético de alça.

O estudo ADVOR (*Acetazolamide in Decompensated Heart Failure with Volume OveRload* – NCT 03505788) irá avaliar a combinação de acetazolamida e diurético de alça em ICA.

USO DE DIURÉTICOS E ALTERAÇÕES ELETROLÍTICAS

Hiponatremia (Na < 135 mEq/L) é a principal anormalidade da homeostase do Na^+ na IC aguda, consequente à depleção de Na^+ e à inabilidade em excretar água. No registro OPTMIZE-HF, 20% dos pacientes apresentavam hiponatremia na admissão hospitalar e 15 a 25% durante a internação. A correção de K^+ é a terapia farmacológica mais empregada na IC e o tratamento, além da suplementação de potássio, inclui a associação de ARM e otimização de BRA/IECA/INRA. Os diuréticos tiazídicos são os que mais induzem hipocalemia. A hipomagnesemia também é frequente com a utilização de diuréticos e pode contribuir para hipocalemia refratária.

QUADRO 4 Outros potenciais agentes para descongestão
Inibidores de SGLT2: inibem a absorção proximal de Na^+ e têm efeito natriurético e diurético. Além disso, são drogas modificadoras de doença na ICFER.
Amilorida: inibe canais de Na^+ epiteliais distais e pode contribuir para descongestão.
Antagonistas de vasopressina: limitam a reabsorção de água pelo néfron distal por meio da ação da vasopressina-arginina. Há aumento da aquarese sem natriurese significativa. O antagonista seletivo do receptor V2 – Tolvaptan – não resultou em redução de morbidade e mortalidade na IC aguda quando adicionado ao tratamento padrão no estudo EVEREST. Atualmente, sua indicação é restrita a pacientes com resistência ao diurético, disfunção renal e hiponatremia severa. Limitado pelo alto custo.
Ultrafiltração: reservada como terapia de resgate para aliviar congestão se houver falha da terapia diurética escalonada. CARRESS-HF não demonstrou superioridade da UF em relação à terapia diurética escalonada, e esteve associada com maior taxa de eventos adversos em pacientes internados por ICA, piora da função renal e congestão persistente. Estudo PURE-HF (*Peripheral Ultrafiltration for the RElief from congestion in Heart Failure* – NCT 03161158) está em andamento e deve trazer mais respostas a respeito da UF.

LEITURA SUGERIDA

1. Albuquerque DC, Neto JD, Bacal F, Rohde LE, Bernardez-Pereira S, Berwanger O, et al.; Investigadores Estudo BREATHE. I Brazilian Registry of Heart Failure – Clinical Aspects, care quality and hospitalization outcomes. Arq Bras Cardiol. 2015;104(6):433-42.
2. Ali S, Jung S, Nandkeolyar S, et al. Inpatient diuretic management of acute heart failure: a practical review. Am J Cardiovasc Drugs. 2021.
3. Arrigo M, Jessup M, Mullens W, et al. Acute heart failure. Nat Rev Dis Primers. 2020;6:16.
4. Bart BA, Goldsmith SR, Lee KL, Givertz MM, O'Connor CM, Bull DA, et al. Ultrafiltration in decompensated heart failure with cardiorrenal syndrome. N Eng J Med. 2012;367:2296-304.
5. Butler J, Anstrom KJ, Felker GM, Givertz MM, Kalogeropoulos AP, Konstam MA, et al. Efficacy and safety of spironolactone in acute heart failure. The ATHENA-HF randomized clinical trial. JAMA Cardiol. 2017;2(9):950-58.
6. Comitê Coordenador da Diretriz de Insuficiência Cardíaca. Diretriz Brasileira de Insuficiência Cardíaca Crônica e Aguda. Arq Bras Cardiol. 2018;111(3):436-539.
7. Felker GM, Lee KL, Bull DA, Redfield MM, Stevenson LW, Goldsmith SR, et al. NHLBI Heart Failure Clinical Research Network. Diuretic strategies in patients with acute decompensated heart failure. N Engl J Med. 2011;364:797-805.
8. Konstam MA, Gheorghiade M, Burnett JC Jr, Grinfeld L, Maggioni AP, Swedberg K, et al. Effects of oral tolvaptan in patients hospitalized for worsening heart failure. The EVEREST Outcome Trial. JAMA. 2007;297(12):1319-31.
9. McDonagh TA, Metra M, Adamo M, Gardner RS, Baumbach A, Böhm M, et al.; ESC Scientific Document Group. 2021 ESC Guidelines for the diagnosis and treatment of acute and chronic heart failure: Developed by the Task Force for the diagnosis and treatment of acute and chronic heart failure of the European Society of Cardiology (ESC) with the special contribution of the Heart Failure Association (HFA) of the ESC. Eur Heart J. 2021;42(36):3599-726.
10. McMurray JJV, Solomon SD, Inzucchi SE, et al. Dapagliflozin in patients with heart failure and reduced ejection fraction. N Eng J Med. 2019;381:1995-2008.
11. Mullens W, Damman K, Harjola VP, Mebazaa A, Brunner-La Rocca HP, Martens P, et al. The use of diuretics in heart failure with congestion – a position statement from the Heart Failure Association of the European Society of Cardiology. Eur J Heart Fail. 2019;21:137-55.
12. Packer M, Anker SD, Butler J, et al., on behalf of the EMPEROR-Reduced Trial Investigators. Cardiovascular and renal outcomes with empagliflozin in heart failure. N Engl J Med. 2020;383:1413-24.
13. Stevenson LW, Perloff JK. The limited reliability of physical signs for estimating hemodynamics in chronic heart failure. JAMA. 1989;261:884-88.

8

Planejamento de cuidados para alta e período vulnerável

Juliano Novaes Cardoso
Ricardo Santiago Ferreira Coelho
Antonio Carlos Pereira Barretto

DESTAQUES

- A fase vulnerável se refere ao período logo após a alta hospitalar e está relacionada a altas taxas de readmissões por insuficiência cardíaca (IC) de até 30% nos 2 meses pós-alta, com pico no terceiro dia e mortalidade de 10%.
- Marcadores como NT-ProBNP elevado, troponina elevada 30 dias após alta e osmolaridade sérica baixa são úteis como marcadores prognósticos.
- Iniciar e otimizar as doses durante a hospitalização de vasodilatadores, betabloqueador e antagonista mineralocorticoide é ponto fundamental para reduzir mortalidade e reinternação.
- Após a alta hospitalar, medidas com acompanhamento multidisciplinar e retorno precoce em consulta especializada ajudam na redução da taxa de reinternação.

INTRODUÇÃO

A população portadora de insuficiência cardíaca está em constante expansão, seja pelo aumento da expectativa de vida da população em geral, ou pelo desenvolvimento de novas terapias farmacológicas ou de dispositivos implantados que reduzem a mortalidade e a morbidade. Apesar disso, as taxas de admissão, readmissão e mortalidade permanecem elevadas. Como demonstrado na Figura 1, a redução progressiva da função cardíaca está relacionada à progressão da evolução e ao aumento das hospitalizações.

O período pós-alta imediato traz risco particularmente alto de mau desfecho clínico e é conhecido como "período vulnerável", iniciando-se com a exacerbação da insuficiência cardíaca aguda, e dura até 6 meses pós-alta. Associa-se a elevado risco de readmissão, chegando até 30% nos dois meses pós-alta e mortalidade de 10%. A reinternação tem um pico no terceiro dia após a alta, com gradativa queda de até 50% após o 38º dia. Na Figura 2, estão representados o período pós-alta e a taxa de readmissão.

As alterações fisiopatológicas do período vulnerável podem ser atribuídas a diversos fatores, como a piora em curto prazo da situação hemodinâmica atribuída à falha de identificar a congestão durante a hospitalização, levando a progressivo aumento das pressões de enchimento do ventrículo esquerdo, e a consequente perpetuação de congestão hemodinâmica subclínica, pouco reconhecida na alta. Estudos que avaliaram a monitorização ambulatorial da pressão pulmonar revelaram pressões de enchimento elevadas com consequente descompensação e hospitalização,

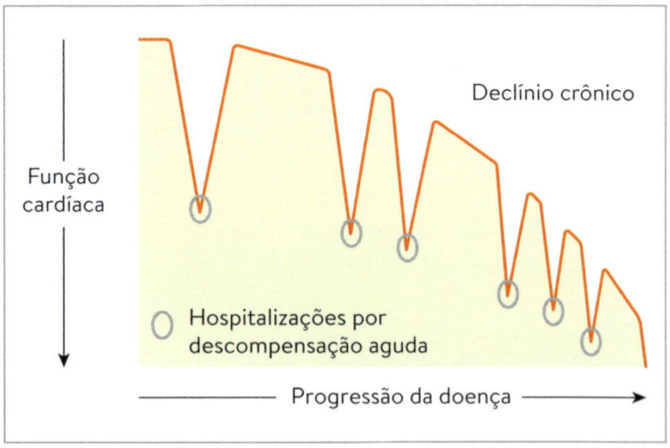

FIGURA 1 A insuficiência cardíaca é uma doença progressiva com deterioração da função cardíaca e da qualidade de vida.
Fonte: adaptada de Gheorghiade, et al., 2005.

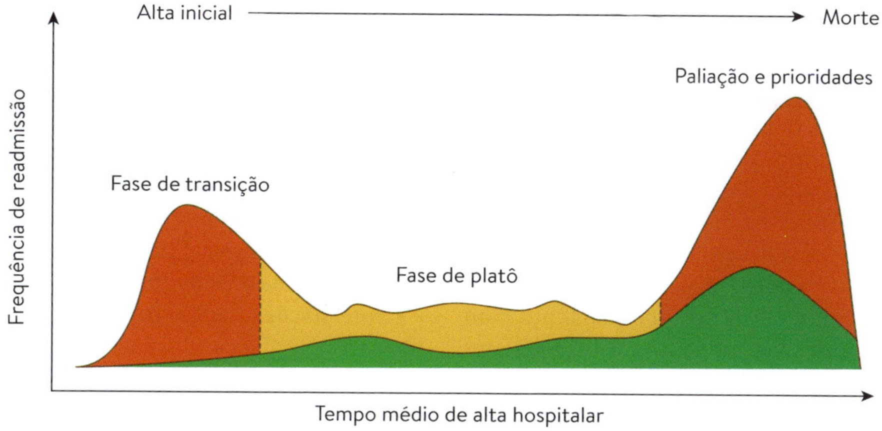

FIGURA 2 Período pós-alta e taxa de readmissão. No gráfico, a área vermelha indica o período de maior risco de reinternação imediatamente após a alta e antecedendo a morte.

Fonte: adaptada de: Desai e Stevenson, 2012.

sugerindo limitação dos achados clínicos em identificar o fenômeno congestivo persistente.

MARCADORES PROGNÓSTICOS

Há certos subgrupos de pacientes que apresentam maior risco de eventos pós-alta que outros, e a identificação destes com o uso de biomarcadores de prognóstico, assim como ferramentas de estratificação de risco, pode permitir o tratamento direcionado durante a hospitalização ou no período imediatamente após alta. O aumento do NT-pro-BNP ou do BNP é associado de forma independente à mortalidade cardiovascular e ao quadro de insuficiência cardíaca aguda e, quando acompanhado de melhora clínica da congestão, a queda desse marcador representa redução geral do risco de readmissão por insuficiência cardíaca. O uso de NT-proBNP não foi útil em predizer o tempo para a primeira descompensação de insuficiência cardíaca ou mortalidade cardiovascular nessa população. A elevação de troponina 30 dias após a alta é marcador associado com aumento da mortalidade geral e cardiovascular e exacerbação de insuficiência cardíaca em 12 meses. Outro marcador útil é a osmolaridade sérica baixa na alta, achado preditor de maior mortalidade geral e associado a sinais de insuficiência cardíaca avançada, representando marcador residual de congestão.

MANEJO DURANTE HOSPITALIZAÇÃO

O objetivo do tratamento durante a hospitalização deve ser a obtenção de descongestão tanto clínica quanto subclínica, assim, a avaliação e a classificação da congestão antes da alta devem ser ponto importante do exame pré-alta, constituindo oportunidade ímpar para identificar e tratar pacientes que não atingiram euvolemia ideal.

Existe largo espectro de medicações que mostraram reduzir mortalidade na insuficiência com fração de ejeção reduzida, como betabloqueadores, vasodilatadores (inibidores da enzima de conversão de angiotensina, bloqueadores do receptor da angiotensina e inibidores do receptor de neprilisina-angiotensina) e antagonistas dos receptores de mineralocorticoides. No entanto, apesar da eficácia comprovada, o início e a titulação desses medicamentos permanecem abaixo do ideal. A digoxina também é subutilizada, apesar de não trazer benefício na mortalidade, é capaz de diminuir a hospitalização em 28%. Além disso, em pacientes de alto risco (NYHA classe III-IV, fração de ejeção < 25%, ou índice cardiotorácico > 55%) a digoxina mostrou redução no composto de mortalidade ou hospitalização por todas as causas, enquanto a suspenção dessa terapia leva a risco de falência cardíaca aumentado. Acrescenta-se a esses medicamentos clássicos a prescrição dos inibidores da SLGT2 que, com o efeito natriurético, contribuirão para a descongestão dos pacientes.

O início e a titulação agressiva dessas medicações antes da alta foram associados à redução significativa no risco ajustado de morte e reospitalização. A prescrição dos betabloqueadores nas doses-alvo (doses utilizadas nos ensaios clínicos) foi associada com melhora geral do prognóstico comparado com doses médias e baixas. Aqueles que continuaram ou começaram a receber as medicações antes da alta tiveram melhora significativa na mortalidade em 30 dias em comparação com os que não iniciaram a terapia, com mortalidade em 1 ano de 28,2% para os que continuaram e 29,7% para os que iniciaram IECA/BRA comparado com 41,6% nos que descontinuaram e 41,7% para os que não iniciaram a terapia. Pacientes com insuficiência cardíaca grave devem ser avaliados para cardiodesfibrilador implantável ou terapia de ressincronização cardíaca antes da alta.

MANEJO PÓS-ALTA

Cuidados na programação da alta hospitalar (Figura 3) associados a medidas no pós-alta, como a educação do paciente, monitorização domiciliar e acompanhamento próximo com equipe multidisciplinar, são estratégias adicionais que servem para abordar os fatores que potencializam as readmissões na insuficiência cardíaca. O acompanhamento pós-alta dentro de uma semana após a alta leva à redução da readmissão em 30 dias. Serviços de transição de cuidados, como acompanhamento com programas de visita domiciliar, clínicas multidisciplinares de insuficiência cardíaca e suporte telefônico estruturado, reduzem readmissão e mortalidade por todas as causas em 3 a 6 meses pós-alta.

A população com insuficiência cardíaca frequentemente apresenta comorbidades cardíacas e não cardíacas que contribuem de maneira substancial para a taxa de eventos pós-alta precoce. Essas comorbidades e o manejo podem direta e indiretamente contribuir para desfechos pobres, resultando em reospitalização. Lidar com essas comorbidades é crucial para melhorar o desfecho pós-alta, especialmente considerando que 40% de todas as mortes e reinternações dentro de 60 dias após hospitalização por insuficiência cardíaca são decorrentes de causas não cardiovasculares.

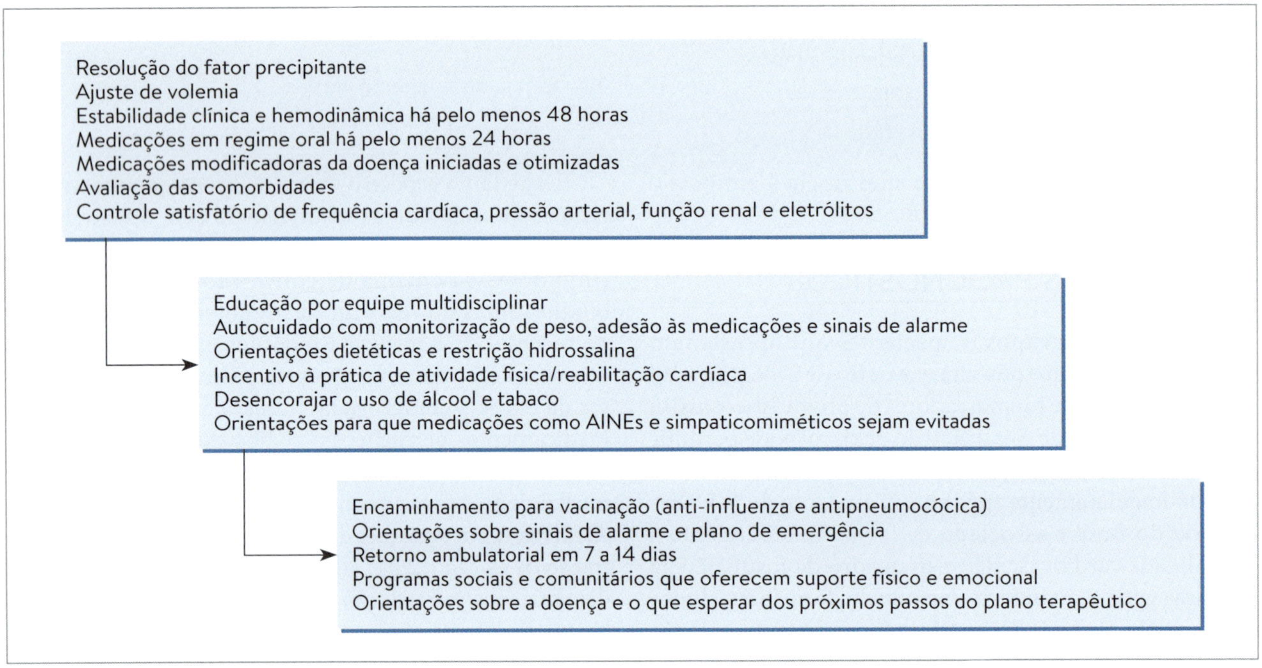

FIGURA 3 Modelo de sistematização de cuidados na alta hospitalar em três etapas. AINE: anti-inflamatórios não esteroides.
Adaptada de: Rohde et al., 2018.

LEITURA SUGERIDA

1. Desai AS, Stevenson LW. Rehospitalization for heart failure: predict or prevent? Circulation. 2012;126(4):501-6.
2. Dharmarajan K, Hsieh AF, Kulkarni VT, Lin Z, Ross JS, Horwitz LI, et al. Trajectories of risk after hospitalization for heart failure, acute myocardial infarction, or pneumonia: retrospective cohort study. BMJ. 2015;350:h411.
3. Gheorghiade M, De Luca L, Fonarow GC, Filippatos G, Metra M, Francis GS. Pathophysiologic targets in the early phase of acute heart failure syndromes. Am J Cardiol. 2005;96:11G-17G.
4. Gracia E, Singh P, Collins S, Chioncel O, Pang P, Butler J. The vulnerable phase of heart failure. Am J Therapeutics. 2018;25(4):e456-e464.
5. Greene S, Fonarow G, Vaduganathan M, Khan S, Butler J, Gheorghiade M. The vulnerable phase after hospitalization for heart failure. Nature Rev Cardiol. 2015;12(4):220-9.
6. Mesquita E, Jorge A, Rabelo L, Souza Jr. C. Understanding hospitalization in patients with heart failure. Int J Cardiovasc Sci. 2017;30(1):81-90.
7. Ponikowski P, Voors A, Anker S, Bueno H, Cleland J, Coats A, et al. 2016 ESC Guidelines for the diagnosis and treatment of acute and chronic heart failure. Eur J Heart Fail. 2016;18(8):891-975.
8. Rohde L, Montera M, Bocchi E, Clausell N, Albuquerque D, Rassi S, et al. Diretriz Brasileira de Insuficiência Cardíaca Crônica e Aguda. Arq Bras Cardiol. 2018.
9. Yancy C, Jessup M, Bozkurt B, Butler J, Casey D, Colvin M, et al. 2017 ACC/AHA/HFSA Focused Update of the 2013 ACCF/AHA Guideline for the Management of Heart Failure: A Report of the American College of Cardiology/American Heart Association Task Force on Clinical Practice Guidelines and the Heart Failure Society of America. Circulation. 2017;136(6).

SEÇÃO XI

INSUFICIÊNCIA CARDÍACA AVANÇADA

1

Insuficiência cardíaca avançada: definições, classificação e escores prognósticos

Gustavo Luiz Gouvêa de Almeida Junior

DESTAQUES

- O termo insuficiência cardíaca (IC) avançada é usado para descrever as formas mais graves de IC, com maior adoecimento e fragilidade sistêmica.
- Uma técnica mnemônica particularmente útil é o *I-NEED-HELP*, que integra dados clínicos e de tratamento para definição de IC avançada.
- Várias são as classificações de insuficiência cardíaca e todas elas são complementares entre si e não excludentes. As mais conhecidas e utilizadas são: NYHA, Classificação em Estágios do ACC, INTERMACS e a de choque cardiogênico da sociedade de intervenção e angiografia cardiovascular (SCAI).
- Diversos escores prognósticos em IC foram avaliados por metanálise e revisão sistemática e mostraram uma acurácia apenas moderada na predição de mortalidade.

DEFINIÇÃO

O termo insuficiência cardíaca (IC) avançada é usado há muito tempo na literatura para descrever as formas mais graves de IC, em geral aquelas com indicação de transplante cardíaco. No passado, a classe funcional III ou IV da New York Heart Association (NYHA), a disfunção sistólica ventricular esquerda importante (fração de ejeção do ventrículo esquerdo – FEVE – < 30%) e o consumo de oxigênio (VO_2) baixo (< 12 a 14 mL/kg/min) no teste de esforço eram os marcadores tradicionais de IC avançada. Conforme o entendimento da doença avançou, assim como suas possibilidades de tratamento, as definições de IC avançada também evoluíram. Novas drogas para o tratamento de pacientes com disfunção ventricular, acompanhamento com times multidisciplinares de IC, *devices* e possibilidades de melhora da disfunção com abordagens mecânicas no coração, especialmente percutâneas e, também, controle da disfunção elétrica melhoraram o prognóstico e tiraram muitos pacientes da lista de transplante. Portanto, várias definições existem e devem ser aplicadas em conjunto para que se identifique corretamente pacientes de alto risco, ditos portadores de IC avançada.

De forma geral, definimos atualmente a IC avançada como: pacientes com FEVE reduzida e sintomas gravemente limitantes, que, após ajuste clínico, mecânico e elétrico por especialistas em IC, mantêm disfunção ventricular esquerda importante (FEVE ≤ 30%) e sintomas graves (VO_2 < 12 a 14 mL/kg/min). A Figura 1 detalha essa definição.

Uma técnica mnemônica particularmente útil e que pode ajudar a identificar pacientes que precisam de encaminhamento a um especialista em IC é o *I-NEED-HELP* (Quadro 1), que integra a história clínica, as hospitalizações e a intolerância medicamentosa, além de sintomas e a disfunção de órgão-alvo.

CLASSIFICAÇÃO

Várias são as classificações de insuficiência cardíaca e todas elas são complementares entre si e não excludentes. Devemos estar atentos aos aspectos dos subgrupos de maior gravidade de cada uma delas, o que define a presença de IC avançada. As mais conhecidas e utilizadas são: NYHA, Classificação em Estágios do ACC, INTERMACS e a de choque cardiogênico da sociedade de intervenção e angiografia cardiovascular (SCAI). A Tabela 1 mostra essas classificações.

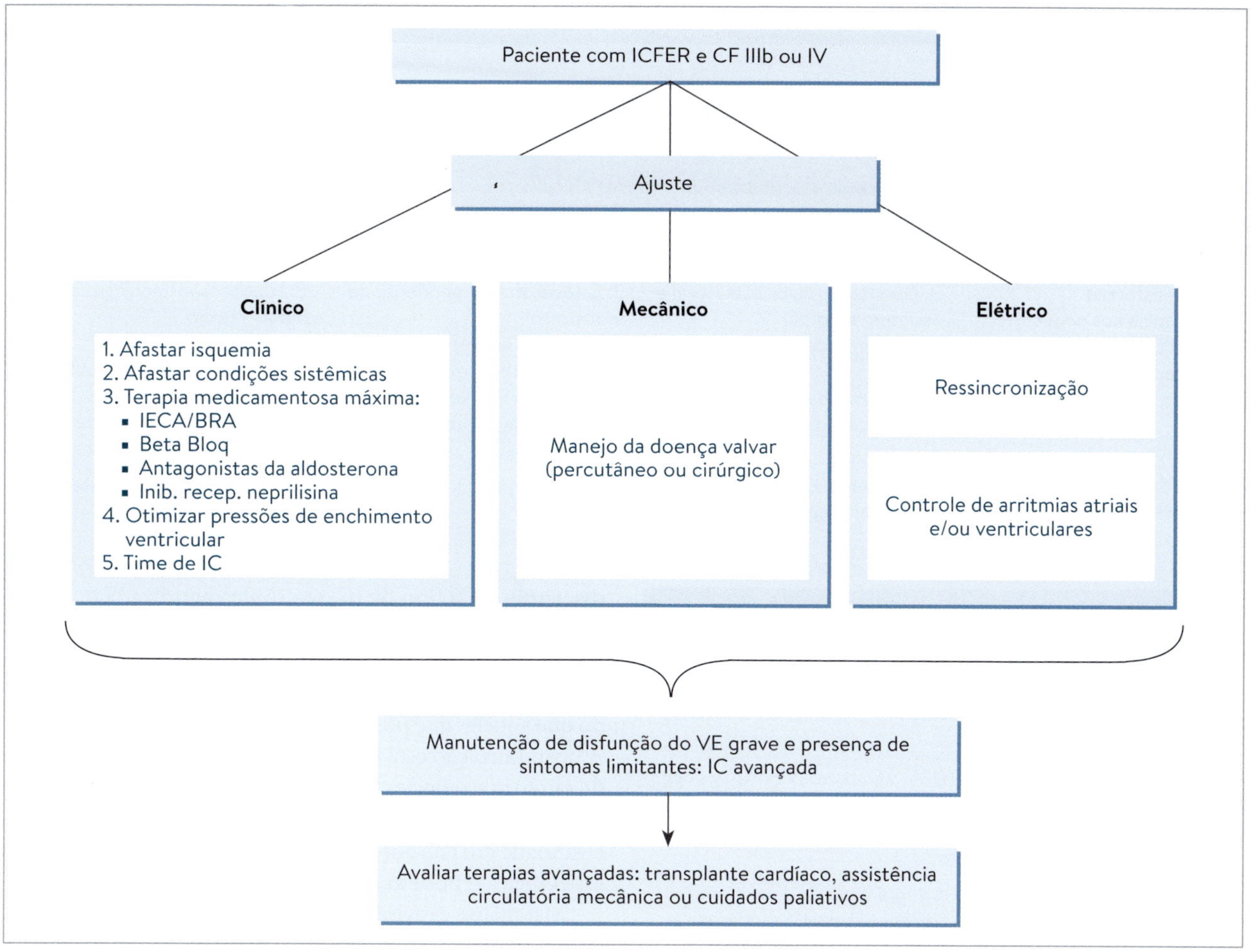

FIGURA 1 Insuficiência cardíaca avançada.

ICFER: Insuficiência cardíaca com fração de ejeção reduzida; CF: Classe funcional; IC: insuficiência cardíaca; IECA: inibidor da enzima conversora da angiotensina; BRA: bloqueador dos receptores da angiotensina II.

QUADRO 1 Sinais de alerta no paciente com insuficiência cardíaca avançada

I	Inotrópico dependente/tolerância à terapia otimizada
N	NYHA III/IV persistente
E	Ejeção (fração) menor que 20%
E	Edema persistente, refratário a doses progressivas de diuréticos
D	Desfibrilador (choque apropriado recorrente)
H	Hospitalizações e visitas à emergência recorrentes nos últimos 12 meses
E	Elevação persistente de peptídeos natriuréticos
L	Lesão em órgão-alvo
P	Pressão arterial sistólica persistentemente menor que 90 mmHg

ESCORES PROGNÓSTICOS

As diretrizes das sociedades de cardiologia e de insuficiência cardíaca já definiram diversos marcadores prognósticos individuais em pacientes portadores de IC. Isso inclui dados demográficos, comorbidades, marcadores bioquímicos, de imagem, hemodinâmicos, funcionais, dentre outros. A Tabela 2 exemplifica esses marcadores. Agrupando diversos desses marcadores, foram criados e testados escores prognósticos distintos, a fim de se identificar subgrupos de maior risco, com IC mais grave, passíveis de indicação de terapias mais avançadas para IC. São bons para uso populacional em médio/longo prazo ou em ensaios clínicos, porém não são tão aplicáveis para uso individualizado e em curto prazo. Não servem para predizer o tipo de morte (se súbita ou por progressão de doença) e não

TABELA 1 Classificação de insuficiência cardíaca e suas correlações entre si

NYHA		I	II	III	IV
Estágio do ACC	A	B	C		D
INTERMACS				7 6 5	4 3 2 1
SCAI					A B C D E

NYHA	Estágios do ACC	INTERMACS	SCAI
I. Sem dispneia de esforço II. Dispneia aos grandes/ médios esforços III. Dispneia aos pequenos esforços IV. Dispneia de repouso	A. Risco de IC, porém coração normal B. Doença cardíaca estrutural e assintomático C. Sintomas de IC atual ou passado D. IC avançada necessitando de hospitalização	1. Choque cardiogênico 2. Deterioração progressiva 3. Estável, mas dependente de inotrópico 4. Sintomas em repouso 5. Intolerante ao exercício 6. Limitação ao exercício 7. Classe III avançada	A. Ainda sem sintomas de choque, mas sob risco B. Hipotensão/taquicardia sem hipoperfusão C. Hipoperfusão D. Hipoperfusão sem melhora com intervenção inicial E. Choque refratário a despeito de múltiplas intervenções

NYHA: New York Heart Association; ACC: American College of Cardiology; INTERMACS: Interagency Registry for Mechanically Assisted Circulation; SCAI: Society for Cardiovascular Angiography and Interventions.

TABELA 2 Marcadores prognósticos em insuficiência cardíaca

Área	Marcador prognóstico
Demográfico	Status socioeconômico, sexo masculino, idade
Status clínico	Classe NYHA, VO_2 baixo, VE-VCO_2 *slope* elevado, ventilação de Cheyne-Stokes, caquexia, reduzida distância no teste de 6 minutos
Ecocardiográfica	FEVE ≤ 30%, grande área de acinesia/ discinesia ou aneurisma, IM moderada a grave, disfunção do VD, PSAP ≥ 50 mmHg, IT moderada a grave, VCI dilatada, dissincronia, pressões de enchimento elevadas
Eletrocardiográfica	Complexo QRS largo, arritmias ventriculares malignas
Biomarcadores	Sódio baixo, BNP elevado, atividade da renina plasmática elevada, elevação da aldosterona, catecolamina e endotelina-1, troponina elevada
Comorbidades	*Diabetes melittus*, anemia, fibrilação atrial, hepatopatia, insuficiência renal, depressão, apneia do sono, DPOC, disfunção cognitiva, AVE prévio, doença vascular periférica
Não adesão terapêutica	Não adesão ao tratamento recomendado nas diretrizes de IC
Eventos	Hospitalização (descompensação), morte súbita abortada, choque de desfibrilador

NYHA: New York Heart Association; VO_2: consumo de oxigênio; VE-VCO_2 Slope: curva de ventilação-produção de dióxido de carbono; FEVE: fração de ejeção do ventrículo esquerdo; IM: insuficiência mitral; VD: ventrículo direito; PSAP: pressão sistólica da artéria pulmonar; IT: insuficiência tricúspide; VCI: veia cava inferior; BNP: peptídeo natriurético tipo B; DPOC: doença pulmonar obstrutiva crônica; AVE: acidente vascular encefálico; IC: insuficiência cardíaca.

discriminam o tipo de IC: se crônica agudizada ou aguda nova, que por si só são bem diferentes. Além disso, escores que predizem evento combinado de morte/hospitalização ou hospitalização apenas têm menos poder discriminatório do que aqueles que predizem exclusivamente a mortalidade. A hospitalização está muito relacionada ao tipo de sistema de saúde que o paciente está inserido e isso é muito heterogêneo. Por fim, a grande maioria desses escores foi criada e validada em ensaios clínicos controlados, em populações específicas, e podem não refletir o "mundo real".

Metanálise e revisão sistemática já foram realizadas para avaliar o poder dessas dezenas de escores prognósticos em IC e mostraram uma acurácia apenas moderada na predição de mortalidade. Para hospitalização, essa acurácia foi ainda menor. Os exemplos mais conhecidos desses escores são: *Seattle Heart Failure Model* (SHFM), *Heart Failure Survival Score* (HFSS), *Metabolic Exercise Cardiac Kidney Index* (MECKI) *Score*, *Meta-Analysis Global Group in Chronic Heart Failure* (MAGGIC) *Score*, CHARM *Programme Score*, dentre outros. Esses escores estão disponíveis para cálculos on-line em diversos sites.

Ainda é um desafio para o médico prognosticar pacientes individualmente com IC, devendo-se levar em conta os múltiplos fatores discutidos no texto, mas sempre tentando personalizar essa avaliação ao máximo, de acordo com as características individuais do paciente e do sistema de saúde em que ele está inserido.

LEITURA SUGERIDA

1. Corra U, Magini A, Paolillo, Frigerio M. Comparison among different multiparametric scores for risk stratification in heart failure patients with reduced ejection fraction. Eur J Preventive Cardiol. 2020;27(2S):12-8.
2. Greene SJ, Fonarow GC, Butler J. Risk profiles in heart failure: Baseline, residual, worsening, and advanced heart failure risk. Circ Heart Fail. 2020;13:e007132.
3. Marcondes-Braga FG, Vieira JL, Souza Neto JD, Calado G, Ayub-Ferreira SM, Bacal F, Clausell N. Tópicos emergentes em insuficiência cardíaca: abordagem contemporânea da insuficiência cardíaca avançada. Arq Bras Cardiol. 2020;115(6):1193-6.
4. Muñoz MA, Garcia R, Navas E, Duran J, Val-Garcia JL, Verdú-Rotellar JM. Relationship between the place of living and mortality in patients with advanced heart failure. BMC Family Practice. 2020;21:145-55.
5. Pastore MC, Mandoli GE, Aboumarie HS, Santoro C, Bandera F, D'Andrea A, et al. On behalf of the Working Group of Echocardiography of the Italian Society of Cardiology. Basic and advanced echocardiography in advanced heart failure: an overview. Heart Fail Rev. 2020;25(6):937-48.
6. Ponikowski P, Voors AA, Anker SD, Bueno H, Cleland JGF, Coats AJS, et al. ESC Scientific Document Group, 2016 ESC Guidelines for the diagnosis and treatment of acute and chronic heart failure: The Task Force for the diagnosis and treatment of acute and chronic heart failure of the European Society of Cardiology (ESC). Developed with the special contribution of the Heart Failure Association (HFA) of the ESC, European Heart Journal. 2016;37(Issue 27):2129-200.
7. Truby LK, Rogers JG. Advanced heart failure: epidemiology, diagnosis, and therapeutic approaches. JACC Heart Fail. 2020;8(7):523-36.

2

Abordagem farmacológica com foco no paciente com insuficiência cardíaca avançada

Laura Caroline Tavares Hastenteufel
Lidia Einsfeld
Livia Adams Goldraich

DESTAQUES

- Pacientes com insuficiência cardíaca (IC) avançada representam um desafio especial em relação à farmacoterapia, que pode ser impactada pela faixa etária mais avançada, pela própria progressão da IC e pelas demais comorbidades.
- Mesmo em pacientes com doença avançada, deve-se procurar otimizar o manejo farmacológico baseado em diretrizes até as doses máximas toleradas.
- Aspectos clínicos específicos e comorbidades precisam ser identificados e peculiaridades de fármacos precisam ser bem conhecidos a fim de se ter maior assertividade no esquema terapêutico para incremento de tolerância.
- Reavaliações periódicas do plano terapêutico e estratégias personalizadas centradas no paciente são necessárias nesse estágio da doença.

INTRODUÇÃO

O manejo farmacológico de pacientes com insuficiência cardíaca (IC) avançada é desafiador. Tradicionalmente, é reconhecido que o tratamento baseado em evidências é pouco efetivo na IC avançada, trazendo limitado ou nenhum alívio de sintomas e/ou modificação significativa favorável no curso da doença. No entanto, também em pacientes com doença avançada, deve-se procurar otimizar o manejo farmacológico baseado em diretrizes até as doses máximas toleradas. Características clínicas e comorbidades precisam ser identificadas nesse estágio da doença, e aspectos peculiares de fármacos precisam ser bem conhecidos para que seja possível delinear um esquema terapêutico que o paciente possa tolerar e do qual possa obter benefícios, mesmo que reduzidos.

Neste capítulo, revisaremos os objetivos do manejo farmacológico na IC avançada, comorbidades que impactam no uso de medicamentos, características específicas de alguns fármacos com relevância nesse estágio e estratégias peculiares envolvendo uso crônico de medicamentos orais e inotrópicos intravenosos.

FARMACOTERAPIA

O principal orientador da farmacoterapia em pacientes com IC avançada é a definição dos objetivos de cuidado, sejam eles candidatura a terapias avançadas (transplante cardíaco ou implante de dispositivos de assistência ventricular de longa duração) ou cuidados paliativos. Além de terapias modificadoras de doença que possam promover aumento de sobrevida, nessa fase da doença também ganham espaço medidas para controle de sintomas e promoção de qualidade de vida. Nesse sentido, algumas terapias podem já não ser apropriadas para os alvos de tratamento desejados e, portanto, sugere-se considerar ajustes para a redução de efeitos colaterais indesejáveis.

Embora o tratamento baseado em evidência com uso de inibidores da enzima conversora de angiotensina (ECA), inibidores da neprilisina, bloqueadores dos receptores de angiotensina, betabloqueadores e antagonistas de mineralocorticoides seja empregado em pacientes com IC avançada em classes funcionais III e IV da New York Heart Association (NYHA), nem todas as classes farmacológicas possuem efetividade e segurança bem conhecidas nesse subgrupo de pacientes, por uma menor representatividade em estudos clínicos. A Tabela 1 descreve proporção e particularidades de pacientes em classes funcionais NYHA III e IV nos principais ensaios clínicos contemporâneos que orientam boa parte das diretrizes de tratamento da IC. Além disso, a implementação na prática clínica do conjunto de medicamentos recomendados por diretrizes é, muitas vezes, desafiadora na população de pacientes com IC avançada e limitada por valores de pressão arterial, frequência cardíaca e taxas elevadas de efeitos colaterais. Nesses casos, utilizar doses menores individualmente de cada fármaco pode permitir maior tolerabilidade. Em pacientes com IC avançada, fadiga e hipotensão são causa frequente de descontinuação ou redução de dose de vasodilatadores e betabloqueadores.

No estudo PARADIGM, o subgrupo de pacientes com IC classe funcional NYHA III-IV, que representou 25% da

TABELA 1 Considerações dos principais ensaios clínicos de farmacoterapia em pacientes com insuficiência cardíaca em classes funcionais NYHA III e IV

Medicamento	Ensaio clínico (ano)	Pacientes NYHA III-IV	Dose média diária do medicamento	Efeito em pacientes NYHA III-IV	Considerações
Inibidores da neprilisina e dos receptores da angiotensina					
Sacubitril/valsartana	PARADIGM (2014)	25%	375±71 mg	Não demonstrou benefício em análise de subgrupo	Excluiu pacientes com PAS < 95 mmHg na randomização ou com TFG < 30 mL/min/1,73 m²
Inibidores da enzima conversora de angiotensina (IECA)					
Enalapril	CONSENSUS (1987)	100%	18,4 mg	Redução de mortalidade	Hipotensão foi um limitante para uso
Captopril	SAVE (1992)	Não específica	Não específica	Redução de mortalidade	Excluiu pacientes com Cr ≥ 2,5 mg/dL ou instáveis
Lisinopril	ATLAS (1999)	85%	2,5-5 mg vs. 32,5-35 mg	Benefício de dose maior é menos evidente em pacientes NYHA IV	Mais efeitos adversos no grupo com dose maior, porém sem maior taxa de suspensão do medicamento
Antagonistas do receptor da angiotensina II (ARA II)					
Losartana	ELITE I (1997)	35%	42,6 mg	Redução de mortalidade sem particularidade em NYHA III-IV	Incluiu apenas pacientes > 65 anos Losartana foi mais bem tolerado (menor descontinuação)
	ELITE II (2000)	48%	50 mg	Sem benefício de losartana em relação a enalapril sem particularidade em NYHA III-IV	Losartana foi mais bem tolerado (menor descontinuação)
	HEAAL (2009)	31%	50 mg vs. 150 mg	Não houve benefício no desfecho primário de mortalidade e hospitalização por IC em pacientes classe III- IV	Excluiu pacientes com creatinina Cr ≥ 2,5 mg/dL, potássio < 3,5 ou > 5,7 mmol/L ou PA sistólica < 90 mmHg
Candesartan	CHARM-ALTERNATIVE (2003)	52%	23 mg	Benefício candesartan vs. placebo em geral (redução de morte CV e hospitalização por IC), independentemente de classe NYHA	Hipotensão, aumento de creatinina e potássio no grupo candesartan
Betabloqueadores					
Bisoprolol	CIBIS 1 (1994)	100%	5 mg	Melhora de classe funcional, sem diferença em sobrevida	Aumento gradual de dose, até máximo de 5 mg

(continua)

TABELA 1 Considerações dos principais ensaios clínicos de farmacoterapia em pacientes com insuficiência cardíaca em classes funcionais NYHA III e IV (*continuação*)

Medicamento	Ensaio clínico (ano)	Pacientes NYHA III-IV	Dose média diária do medicamento	Efeito em pacientes NYHA III-IV	Considerações
Betabloqueadores					
Bisoprolol	CIBIS II (1999)	100%	10 mg	Redução de 32% do risco de morte e hospitalização por IC no grupo que recebeu bisoprolol comparado com placebo	Excluiu pacientes com pressão arterial descontrolada ou sistólica < 100 mmHg, infarto ou angina nos últimos 3 meses, bloqueio AV de segundo grau ou mais, frequência cardíaca basal < 60 bpm, asma
Metoprolol *extended release*	MERIT-HF (1999)	59%	159 mg	Benefício sustentado em pacientes NYHA III, porém menos evidentes em NYHA IV	Incluiu apenas 4% de pacientes NYHA IV
Carvedilol	COPERNICUS (2001)	100%	37 mg	Redução da mortalidade total e hospitalizações por qualquer causa	Excluiu pacientes com doença hepática, pulmonar ou renal (creatinina > 2,8 mg/dL) graves, PAS < 85 mmHg ou FC < 68 bpm
Antagonistas da aldosterona					
Espironolactona	RALES (1999)	99,5% (1656)	26 mg	Redução da mortalidade total, morte cardiovascular (progressão de IC e morte súbita) e hospitalizações cardiovasculares. Melhora de classe funcional NYHA	Excluiu pacientes com creatinina > 2,5 mg/dL e K > 5,0 mmol/L
Vasodilatadores					
Hidralazina e nitrato	A-HeFT (2004)	100%	~175 mg de hidralazina/ 90 mg de isosorbida Dinitrato diariamente	Redução de mortalidade	Incluiu apenas pacientes autodeclarados negros
Digitálico					
Digoxina	DIG (1997)	33%	0,25 mg	Redução de morte total ou hospitalizações por IC	Subgrupos de maior benefício: NYHA II-IV e menor fração de ejeção
Inibição da corrente					
Ivabradina	BEAUTIFUL (2008)	23%	12,4 mg	Não houve benefício em desfecho cardiovascular composto (morte cardiovascular e internação hospitalar por infarto agudo do miocárdio ou insuficiência cardíaca descompensada)	Classe funcional e idade não foram indicadores de benefício ou de ausência de benefício do medicamento
	SHIFT (2010)	52%	13 mg	Redução de desfecho composto (morte cardiovascular ou hospitalização por IC descompensada)	Benefício mais evidente em pacientes com < 65 anos de idade

(continua)

TABELA 1 Considerações dos principais ensaios clínicos de farmacoterapia em pacientes com insuficiência cardíaca em classes funcionais NYHA III e IV (*continuação*)

Medicamento	Ensaio clínico (ano)	Pacientes NYHA III-IV	Dose média diária do medicamento	Efeito em pacientes NYHA III-IV	Considerações
Inibidores da SGLT2					
Dapaglifozina	DAPA-HF (2019)	32,3%	10 mg	Menor benefício em pacientes NYHA III-IV comparado com pacientes NYHA II	Excluiu pacientes com PAS < 95 mmHg na randomização ou com TFG < 30 mL/min/1,73 m²
Empaglifozina	EMPEROR-REDUCED (2020)	24,9%	10 mg	Menor benefício em pacientes NYHA III-IV comparado com pacientes NYHA II	Maior frequência de infecções de trato urinário em uso de Empaglifozina em relação ao placebo
Diuréticos de alça					
Furosemida	DOSE (2011)	Pacientes hospitalizados por IC descompensada nas últimas 24h	Dose alta (257 mg ou 2,5 x dose habitual oral) vs. dose baixa (120 mg ou equivalente da dose oral habitual), em *bolus* ou uso contínuo	Não houve vantagem da estratégia de dose alta vs. dose baixa ou no uso de diurético em bolus vs. uso contínuo no desfecho primário de escala bem-estar global	Excluídos pacientes com pressão arterial sistólica < 90 mmHg e/ou creatinina > 2 mg/dL
	CARESS-HF (2012)	Pacientes hospitalizados por IC descompensada	Ultrafiltração vs. furosemida endovenosa	Ultrafiltração foi associada à maior taxa de eventos adversos (em especial, piora da função renal), sem vantagem no ritmo de alívio da congestão	Excluídos pacientes com creatinina > 3,5 mg/dL ou uso de drogas vasoativas

amostra, não apresentou benefício com uso de sacubitril/valsartana comparado ao grupo que recebeu enalapril. Muito recentemente, o estudo LIFE (LCZ696 in Advanced Heart Failure) foi pioneiro em avaliar a eficácia e a segurança de sacubitril/valsartana especificamente em pacientes com IC avançada. Apesar de interrompido precocemente em razão da pandemia da Covid-19, dados preliminares não demonstraram benefício em redução de NT-proBNP (desfecho primário) ou desfechos cardiovasculares combinados (desfecho secundário) com uso de sacubitril/valsartana comparado com uso de valsartana, além de repercutir em maior incidência de hipercalemia.

Nessa fase, é comum haver crescente refratariedade ao uso de diuréticos com dificuldades para o controle de hipervolemia. Nesse sentido, o uso racional e sequencial de diuréticos é frequentemente necessário para a obtenção de razoável grau de controle de sintomas congestivos. Aspectos relativos à refratariedade a diuréticos e manejo da congestão estão abordados em capítulo específico.

O uso de inotrópicos pode ser considerado em pacientes com hipotensão (pressão arterial sistólica < 90 mmHg) e sinais de hipoperfusão e/ou disfunção orgânica com objetivos de ponte até terapia definitiva (transplante ou dispositivo de assistência ventricular de longa permanência), ponte para recuperação de funções orgânicas ou tratamento paliativo para melhora da qualidade de vida. Seu principal uso é no contexto hospitalar, em ambientes de terapia intensiva ou semi-intensiva, e seu uso parece ser seguro em unidades de enfermaria se guiado por protocolo orientado em segurança, que inclui monitorização cardíaca contínua. As principais opções e suas características estão descritas na Tabela 2.

COMORBIDADES

Como reflexo do incremento de terapias efetivas modificadoras de doenças cardiológicas, a prevalência de IC e a sobrevida dos pacientes têm aumentado. Portanto, essa população tem alcançado idade mais avançada e enfrentado grau crescente de morbidades de múltiplos sistemas. A própria falência crônica da bomba cardíaca repercute especialmente em diversas funções orgânicas, levando à insuficiência renal, por exemplo, e potencializando efeitos adversos de medicamentos como inibidores da ECA e antagonistas de receptor mineralocorticoide. O envelhecimento tem papel importante na farmacocinética dos medicamentos em uso, pois cursa com redução da eliminação renal e do metabolismo hepático de diversas drogas, prolongando a meia-vida e seu efeito. A Tabela 3 inclui as principais comorbidades dos pacientes com IC avançada e considerações nesses cenários.

TABELA 2 Principais características dos inotrópicos endovenosos mais utilizados no manejo de pacientes com insuficiência cardíaca avançada

Inotrópico	Mecanismo	Dose	Meia-vida	Inotropismo	Vasoconstrição	Vasodilatação	Vantagem	Desvantagem
Agonista adrenérgico								
Dobutamina	β1 > β2 > α	2-20 mcg/kg/min	2 minutos	++	+ Alta dose	+	Mais seguro se insuficiência renal	Taquiarritmia, hipotensão, cefaleia, eosinofilia Efeito antagonizado por betabloqueador
Dopamina	Dopa > β, α	5-20 mcg/kg/min	2 minutos	++	++ Alta dose	++ Baixa dose	Vasoconstrição pulmonar e periférica em alta dose	Taquiarritmia, hipo/hipertensão, cefaleia Efeito inotrópico isolado apenas em baixa dose (< 10 mcg/kg/min)
Adrenalina	α = β1 > β2	0,01-0,1 mcg/kg/min	< 5 minutos	++	++	+	Uso em cenários de hipotensão com vasodilatação ou vasoplegia (p. ex., sepse)	Taquiarritmia Piora de perfusão de órgãos-alvo Efeito inotrópico isolado apenas em baixa dose (< 0,03 mcg/kg/min)
Inibidor da fosfodiesterase								
Milrinone	Inibidor da fosfodiesterase-3	0,10-0,75 mcg/kg/min	2,3 horas	+	0	++	Vasodilatação pulmonar	Taquiarritmia, hipotensão Eliminação renal
Sensibilizadores de cálcio								
Levosimendan	Sensibilização de canais de cálcio mediada por troponina C, inibição de fosfodiesterase-3	0,05-0,2 mcg/kg/min	80 horas	+	++	++	Efeito hemodinâmico prolongado após fim da infusão	Taquiarritmia, hipotensão

α indica receptor α; β1, receptor β1; β2, receptor β2; 0, significa sem efeito; + a ++, efeito mínimo a máximo.

TABELA 3 Considerações em relação ao tratamento farmacológico e às principais condições apresentadas por pacientes com insuficiência cardíaca avançada

Comorbidade/ condição	Considerações
Hipotensão	Confirmar hipotensão e investigar se há sintomas relacionados a essa queixa. Avaliar volemia, uso de fármacos com efeito hemodinâmico (p. ex., anticolinérgicos ou alfabloqueadores), disfunção autonômica ou administração concomitante de múltiplos medicamentos hipotensores.
Insuficiência renal/ hipercalemia	Avaliar potenciais causas (volemia, baixo débito, uso de medicamentos nefrotóxicos etc.). Revisar doses de inibidores da neprilisina, inibidores da ECA, BRA e diuréticos. Revisar doses de medicamentos de excreção renal, ajustando conforme *clearance* – em especial antibioticoterapia. Evitar uso de betabloqueadores de eliminação renal (p. ex., sotalol, bisoprolol) ou, então, ajustar conforme *clearance*.
Insuficiência hepática/ hepatopatia congestiva	Atentar para utilização de fármacos com metabolização pela via hepática: ▪ Betabloqueadores como carvedilol, metoprolol succinato, bisoprolol e nebivolol; ▪ ARA II, como losartana e candesartana: tendem a acumular no organismo, aumentando a chance de desenvolvimento de toxicidades; ▪ Ivabradina: contraindicada em pacientes hepatopatas (Child-Pugh C); ▪ Digoxina: por sofrer metabolização hepática, pode levar à intoxicação digitálica e reforça ainda mais a necessidade de revisão de interações medicamentosas com outros fármacos prescritos; ▪ Estatinas: solicitar exames laboratoriais de provas hepáticas pré e pós-inserção de estatinas; ▪ Varfarina e anticoagulantes de ação direta (DOACs): avaliar risco-benefício de instituição e anticoagulação em pacientes hepatopatas, dado o elevado risco de sangramento; considerar dabigatran como opção de DOAC nesses pacientes.
Dor crônica	Investigar potenciais causas e mecanismos de dor. Tratamento não farmacológico e farmacológico: ▪ Evitar uso de medicamentos nefrotóxicos, por exemplo, anti-inflamatórios não esteroides; ▪ Uso com cautela de medicamentos para tratamento de dor neuropática, como carbamazepina, gabapentina ou pregabalina, pelo risco de exacerbar sintomas de insuficiência cardíaca.

(continua)

TABELA 3 Considerações em relação ao tratamento farmacológico e às principais condições apresentadas por pacientes com insuficiência cardíaca avançada (*continuação*)

Comorbidade/ condição	Considerações
Doenças psiquiátricas (depressão, ansiedade)	Monitorar efeitos adversos do tratamento, por exemplo, efeito pró-arrítmico de antidepressivos tricíclicos. Avaliar interações medicamentosas, por exemplo: ▪ Aumento do efeito de betabloqueadores com o uso de inibidores seletivos da recaptação de serotonina (ISRS); ▪ Aumento do risco de sangramento com o uso de antiplaquetários/varfarina e ISRS e/ ou mirtazapina; ▪ Aumento do intervalo QT e arritmias com o uso de amiodarona e ISRS e/ou antidepressivos tricíclicos; ▪ Aumento da incidência de hiponatremia com o uso de diurético tiazídico e ISRS; ▪ Efeito sedativo com o uso de amiodarona combinada com alprazolam.
Envelhecimento	Evitar uso de medicamentos com carga anticolinérgica moderada a alta, evitando *delirium* hipo e hiperativo (p. ex., amitriptilina, dimenidrinato ou dexclorfeniramina). Considerar avaliação de medicamentos potencialmente inapropriados para pessoas com idade avançada com escores específicos (p. ex., critérios de Beers). Monitorar hipotensão sintomática e tonturas pelo alto risco de quedas.

CUIDADO FARMACÊUTICO

A polifarmácia é comum em pacientes com IC avançada, em especial idosos, e está associada a desfechos adversos como aumento do risco de quedas e hospitalizações. A presença de comorbidades é o principal fator associado à polifarmácia na alta hospitalar, e medicamentos não cardiovasculares podem ser responsáveis por até 50% dos tratamentos prescritos. Nesse cenário, são primordiais o cuidado farmacêutico qualificado e sistemático para conciliação medicamentosa desses pacientes e a avaliação do risco-benefício das terapias em uso individualmente. Os farmacêuticos, como membros da equipe multidisciplinar, contribuem para a educação do paciente sobre a doença e seus tratamentos, favorecendo a adesão e o autocuidado diante da complexidade de manejo dessa população.

CONSIDERAÇÕES FINAIS

Pacientes com IC avançada representam um desafio especial em relação à farmacoterapia, que pode ser impactada pela faixa etária mais avançada, pela própria progressão da

IC e pelas demais comorbidades. Reavaliações periódicas do plano terapêutico e estratégias personalizadas centradas no paciente são necessárias nesse estágio da doença.

LEITURA SUGERIDA

1. Farmakis D, Agostoni P, Baholli L, Bautin A, Comin-Colet J, Crespo-Leiro MG, et al. A pragmatic approach to the use of inotropes for the management of acute and advanced heart failure: An expert panel consensus. Int J Cardiol. 2019;297:83-90.
2. Marcondes-Braga FG, Moura LAZ, Issa VS, Vieira JL, Rohde LE, Simões MV, et al. Atualização de Tópicos Emergentes da Diretriz Brasileira de Insuficiência Cardíaca - 2021. Arq Bras Cardiol. 2021;116(6):1174-212.
3. Metra M, Dinatolo E, Dasseni N. The New Heart Failure Association Definition of Advanced Heart Failure. Card Fail Rev. 2019;5(1):5-8.
4. Milfred-LaForest SK, Chow SL, DiDomenico RJ, Dracup K, Ensor CR, Gattis-Stough W, et al. Clinical pharmacy services in heart failure: An opinion paper from the Heart Failure Society of America and American College of Clinical Pharmacy Cardiology Practice and Research Network. J Card Fail. 2013;19(5):354-69.
5. Page RL, O'Bryant CL, Cheng D, Dow TJ, Ky B, Stein CM, et al. Drugs that may cause or exacerbate heart failure: A scientific statement from the American Heart Association. Circ J. 2016;134(6):e32-e69.
6. Piña IL, Di Palo KE, Ventura HO. Psychopharmacology and cardiovascular disease. J Am Coll Cardiol. 2018;71(20):2346-59.
7. Ponikowski P, Voors AA, Anker SD, Bueno H, Cleland JGF, Coats AJS, et al. 2016 ESC Guidelines for the diagnosis and treatment of acute and chronic heart failure: The Task Force for the diagnosis and treatment of acute and chronic heart failure of the European Society of Cardiology (ESC) Developed with the special contribution of the Heart Failure Association (HFA) of the ESC. Eur J Heart Fail. 2016;18(8):891-975.
8. Rohde LEP, Montera MW, Bocchi EA, Clausell NO, Albuquerque DC, Rassi S, et al. Diretriz Brasileira de Insuficiência Cardíaca Crônica e Aguda. Arq Bras Cardiol. 2018;11(3):436-539.

3

Congestão refratária e resistência a diuréticos

Marcely Gimenes Bonatto
Natália Duarte Barroso
Fabiana Goulart Marcondes-Braga

DESTAQUES

- A congestão refratária e a resistência a diuréticos são marcadores de mau prognóstico na insuficiência cardíaca (IC).
- As estratégias para descongestão em pacientes com resistência diurética são diversas e podem ser escalonadas em etapas, dependendo da resposta clínica individual.
- Monitorizar dados vitais, peso, diurese, exames laboratoriais e sinais de congestão diariamente é necessário.
- A piora de função renal, que ocorre frequentemente durante o processo de descongestão, não indica necessariamente a interrupção da terapia diurética, em especial quando o paciente apresenta melhora clínica e dos parâmetros congestivos.
- A ultrafiltração é uma possibilidade terapêutica de resgate, devendo-se individualizar sua prescrição e monitorizar o paciente durante sua realização.
- A diálise peritoneal tem demonstrado redução de hospitalizações em pacientes com IC com fração de ejeção reduzida em diversos estudos.
- O telemonitoramento tem impacto positivo no prognóstico de pacientes com IC, com redução de mortalidade e hospitalizações.
- Avaliação de congestão subclínica pode refinar o *status* volêmico do paciente, garantindo alta sem congestão residual e, com isso, reduzindo as chances de morte ou reospitalização.
- A monitorização invasiva remota da congestão, por meio de dispositivo implantável na artéria pulmonar, o CardioMEMS, pode reduzir hospitalizações e mortalidade.

INTRODUÇÃO

Resistência a diuréticos é a incapacidade de atingir a descongestão apesar da dose apropriada ou escalonada de diuréticos, e caracteriza-se por necessidade de alta dose da droga associada à baixa eficiência diurética. A eficiência diurética é a relação entre a capacidade de excreção de sódio, alteração de peso e aumento de volume de diurese, ajustada para a dose de diurético em uso. A resistência representa um importante marcador prognóstico, aumentando a mortalidade e o risco de hospitalização por IC, e está presente em cerca de 20 a 30% dos indivíduos com a doença.

MECANISMOS E ESTRATÉGIAS TERAPÊUTICAS

Os diuréticos apresentam diferentes sítios de ação dentro do néfron, cada um desses locais responsáveis por uma porcentagem da reabsorção de sódio e, portanto, com mecanismo de ação e potencial de natriurese diferentes (Figura 1). Além disso, as variações em absorção, biodisponibilidade e meia-vida podem influenciar de maneira significativa a resposta, devendo todos esses aspectos ser considerados na escolha do melhor esquema.

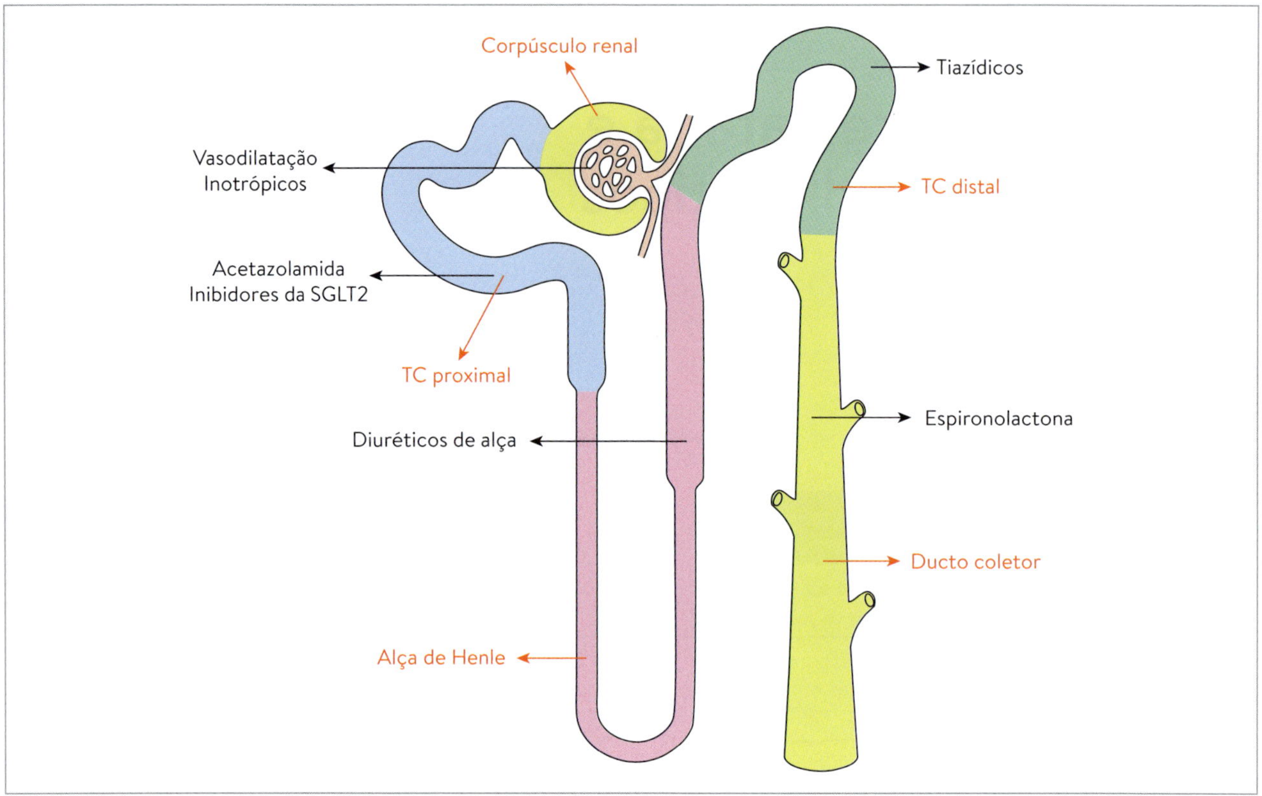

FIGURA 1 Sítio de ação do néfron nas principais terapias utilizadas para descongestão.

Vasodilatadores e inotrópicos agem aumentando a perfusão glomerular e reduzindo a hipertensão intraglomerular. Acetazolamida e inibidores da SGLT2 agem no túbulo contorcido (TC) proximal, diuréticos de alça na Alça de Henle, diuréticos tiazídicos e metazolona no TC distal e antagonistas mineralocorticoides no ducto coletor.

Diversos mecanismos podem estar implicados na resistência à diuréticos e essa compreensão é importante para a escolha da melhor estratégia terapêutica (Figura 2). Alguns aspectos relevantes são:

- O processo de descongestão deve garantir um balanço hídrico negativo. Controlar a ingesta de água, sódio, soluções de diluição de medicamentos faz parte desse processo.
- Na presença de congestão, drogas orais podem ter sua absorção variável. Utilizar esquemas endovenosos é recomendado por garantir maior biodisponibilidade da droga.
- Os diuréticos de alça apresentam curva dose-resposta, em que o aumento de dose leva a aumento da resposta natriurética até uma resposta máxima, acima da qual não é esperado que a natriurese aumente. Inicialmente, é necessário ultrapassar o limiar diurético para que a natriurese ocorra de maneira efetiva. Nos indivíduos com IC, esse limiar é mais alto. Se esse limiar não for atingido com a dose inicial escolhida, ela deve ser dobrada até a dose máxima. Indivíduos com disfunção renal e redução da taxa de filtração glomerular também necessitam frequentemente de doses mais altas para ultrapassar esse limiar, pois existe menor concentração da droga no sítio de ação. Além disto, é necessário manter a concentração sérica do diurético acima desse limiar pelo maior tempo possível, o que, em geral, exige administração de doses mais frequente.

Mecanismos compensatórios renais podem influenciar de modo significativo a resposta aos diuréticos. Um deles é a hipertrofia compensatória das células tubulares renais, que passam a reabsorver mais sódio e, com isso, tornam menos efetiva a resposta aos diuréticos de alça. Outros mecanismos compensatórios renais são: (a) reabsorção rebote de sódio – funciona como uma tentativa renal de homeostase para reabsorver o sódio excretado após a administração do diurético; (b) "*braking phenomenon*" – mecanismo adaptativo pelo uso crônico de diuréticos no qual a resposta diminui a cada dose pela redução do volume extracelular e ativação neuro-hormonal.

Para vencer a resistência a diuréticos, algumas estratégias são fundamentais.

Associação de diuréticos

A associação de diuréticos de alça com diuréticos tiazídicos, que agem nas células tubulares renais, pode ser eficiente estratégia por permitir o bloqueio sequencial do

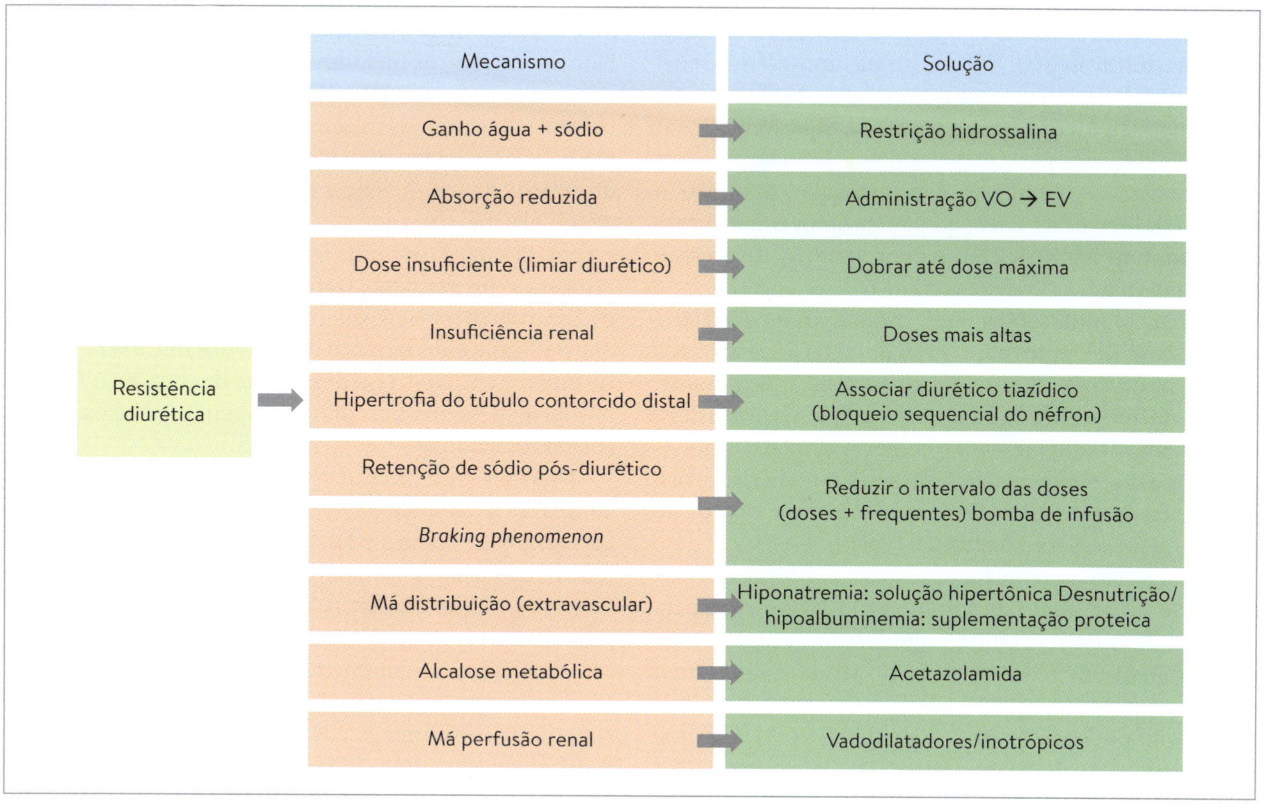

FIGURA 2 Mecanismos de resistência a diurético e estratégias terapêuticas.

néfron. Esse bloqueio pode ser triplo [diurético de alça (alça de Henle) + tiazídico (túbulo contorcido distal) + antagonista mineralocorticoide (ducto coletor)]. Já existem na literatura proposições sobre um bloqueio quádruplo, em que se associa uma droga que age no túbulo contorcido proximal, como acetazolamida, ou, mais recentemente, os inibidores de SGLT2. Acetazolamida é um inibidor da anidrase carbônica que bloqueia a reabsorção do bicarbonato de sódio nos túbulos proximais. Seu uso não é frequente e está recomendado especialmente nos casos de hipervolemia e alcalose metabólica. Estudos com inibidores SGLT2 no contexto de IC aguda estão em andamento e devem ter seus resultados publicados em breve. O uso de doses altas de antagonistas mineralocorticoides (100 mg) não demonstrou benefício em relação à dose padrão (25 mg). Antagonistas dos receptores V2 da vasopressina (aquaréticos) são capazes de inibir a reabsorção de água ao bloquear os receptores de vasopressina ao longo do ducto coletor. Aumentam a osmolaridade sem ativação rebote neuro-hormonal e podem ser indicados para o tratamento da hiponatremia hipervolêmica ou euvolêmica. Estudos demonstram redução na sobrecarga de volume sem benefício sobre mortalidade ou hospitalizações em IC.

Os outros dois mecanismos (reabsorção rebote de sódio e *braking phenomenon*) podem ser manejados com doses mais frequentes de diurético ou com o uso em bomba de infusão contínua.

Diurético em bomba de infusão contínua

O uso de diurético de alça em bomba de infusão contínua foi testado no estudo DOSE (*Diuretic Strategies in Patients with Acute Decompensated Heart Failure*) e não demonstrou benefício quando comparado ao uso em *bolus*. Entretanto, algumas características desse estudo devem ser revisitadas antes de considerar que não há benefício com essa estratégia: não houve dose de ataque, as doses não foram escalonadas progressivamente e a população selecionada não era de indivíduos com resistência a diuréticos. Estudos mais recentes, em populações selecionadas, têm demonstrado benefício e segurança nessa estratégia. Assim, o uso de diuréticos em bomba de infusão contínua permanece como uma opção em grupos selecionados de pacientes com congestão refratária, especialmente na presença de síndrome cardiorrenal e disfunção de ventrículo direito. O preparo da solução pode ser feito com furosemida pura ou diluída em pequenos volumes de soro fisiológico e a dose pode ser titulada conforme a resposta de diurese, ponderando os riscos de alteração eletrolítica, piora de função renal e ototoxicidade.

Solução salina hipertônica

O excesso de sódio e água pode estar concentrado no espaço extravascular por extravasamento. Desnutrição com hipoalbuminemia e hiponatremia são fatores que colaboram para tal. Nesses casos, o uso de diuréticos pode levar à piora de função renal de forma aguda, pois estimula a redução do espaço intravascular, causando uma hipovolemia renal relativa. Uma estratégia útil nos casos de hiponatremia com congestão é o uso de solução salina hipertônica, com o objetivo de aumentar a osmolaridade plasmática e, com isso, mobilizar o volume para o intravascular. Após isso, o uso de diurético de alça *in bolus* deve promover natriurese de modo mais efetivo e com menor variação de pressão intraglomerular.

A solução hipertônica pode ser preparada em 100 a 150 mL com diferentes concentrações (NaCl 1,4 a 7,5%), administrada duas vezes ao dia, durante 30 a 60 minutos, seguida de furosemida *in bolus*. A dose da furosemida deve ser individualizada conforme o contexto clínico. Os trabalhos com essa estratégia demonstraram que ela é segura e está associada a aumento da diurese/natriurese e perda de peso, com preservação da função renal.

A congestão presente na IC associa-se à hipervolemia em razão do acúmulo de sódio e água promovido pela ativação do sistema renina-angiotensina-aldosterona, mas também por redistribuição do volume sanguíneo por vasoconstrição esplâncnica. Dessa forma, o melhor tratamento pode variar entre a perda efetiva de volume e a redistribuição do volume existente. Outro aspecto diz respeito à perfusão renal. Em situações de muito baixo débito por disfunção ventricular grave, o rim encontra-se com aporte sanguíneo muito reduzido, sofrendo injúria e reduzindo sua capacidade de promover diurese de modo satisfatório. Assim, todos os indivíduos devem ser avaliados em paralelo à terapia diurética quanto à possibilidade de otimizar a vasodilatação e à necessidade de associar inotrópicos. Os inotrópicos devem ser reservados para os casos em que existem sinais de baixo débito/má perfusão tecidual. Já os vasodilatadores devem ser otimizados até a maior dose tolerada, desde que não haja hipotensão arterial grave ou sintomática, quando a perfusão renal voltará a ser reduzida (Figura 3).

Métodos dialíticos

Apesar das diferentes estratégias descritas apresentarem boa eficácia em vencer a resistência a diuréticos, o uso combinado em altas doses pode causar injúria renal, hiperativação neuro-hormonal e alterações eletrolíticas. Nesses cenários, os métodos dialíticos ganham espaço.

A ultrafiltração (UF) é um método alternativo para controle de sintomas relacionados à sobrecarga de volume na IC, especialmente nos pacientes com resistência a diuréticos ou insuficiência renal. Consiste na produção de um plasma, chamado de "ultrafiltrado", através da passagem do sangue por uma membrana semipermeável em resposta a um gradiente transmembrana. Sua capacidade de controle preciso na remoção de sódio e água permite que o ultrafiltrado retirado do soro durante a terapia seja isotônico, enquanto os diuréticos de alça resultam na produção de urina hipotônica, podendo gerar os efeitos colaterais citados.

Diversos ensaios clínicos randomizados objetivaram comparar segurança e eficácia da UF com a da terapia farmacológica, como o UNLOAD (*the Ultrafiltration versus Intravenous Diuretics for Patients Hospitalized for Acute Decompensated heart Failure*) e o CARRESS-HF (*Cardiorenal Rescue Study in Acute Decompensated Heart Failure*), mas seus resultados são conflitantes. No estudo UNLOAD, que incluiu 200 pacientes com IC descompensada e sinais de sobrecarga de volume, a UF gerou maior perda de peso e fluidos quando comparada com terapia com diuréticos de alça, além de ter reduzido reospitalizações em 90 dias, presumivelmente pela descongestão mais eficaz. Já no estudo CARRESS-HF, com n = 2033, não foi encontrada melhor descongestão nem melhores desfechos clínicos relacionados à UF com taxa fixas quando comparada com a terapia farmacológica, além de ter mais eventos adversos relacionados ao cateter e complicações relacionadas a sangramentos. Além disso, houve maior recuperação na taxa de filtração glomerular após 60 dias no grupo do tratamento medicamentoso.

Diante de tais resultados, é razoável que se busque inicialmente a otimização da terapia farmacológica, reservando a ultrafiltração como terapia de resgate em casos de congestão refratária. É importante ressaltar que pacientes submetidos à UF devem ser cuidadosamente monitorizados quanto à pressão arterial, evitando episódios de hipotensão, e a terapia deve ser titulada individualmente. A seleção do paciente, bem como a quantidade, duração e taxa de remo-

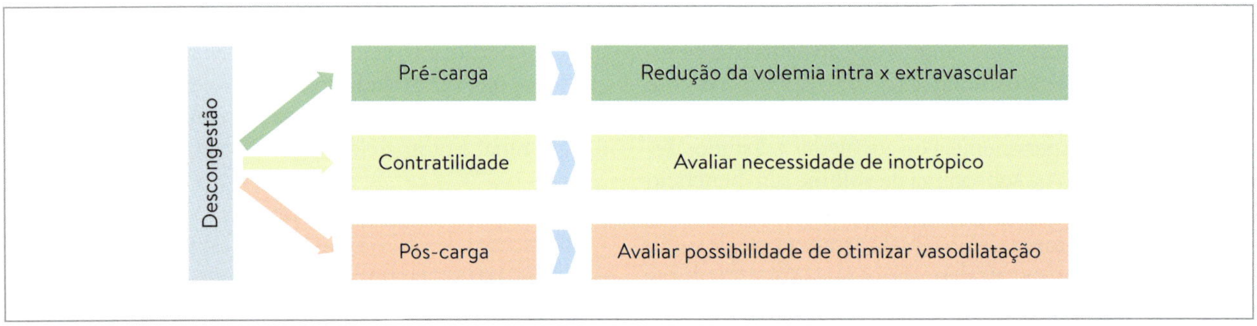

FIGURA 3 Componentes do processo de congestão.

ção de fluidos devem ser guiadas por medidas objetivas de sobrecarga de volume e função renal.

A Figura 4 propõe um fluxograma de abordagem em etapas para manejo da congestão em pacientes com IC.

MONITORIZAÇÃO CLÍNICA

A congestão está presente em cerca de 80 a 90% dos pacientes com IC descompensada. Estima-se que até 50% dos pacientes recebem alta hospitalar ainda congestos, o que fatalmente contribuirá para readmissão hospitalar e piora prognóstica. De modo inverso, a ausência de congestão após a alta está associada a melhores taxas de sobrevida. Portanto, tratar a congestão e garantir o melhor equilíbrio volêmico possível antes da alta é parte fundamental do manejo da IC descompensada (Figura 5).

A anamnese, o exame físico e a radiografia de tórax têm sensibilidade limitada na avaliação da congestão, especialmente em indivíduos com IC crônica. Após o início da descongestão, os sinais de congestão avaliados por esses parâmetros podem normalizar mesmo na presença de pressões de enchimento ainda aumentadas.

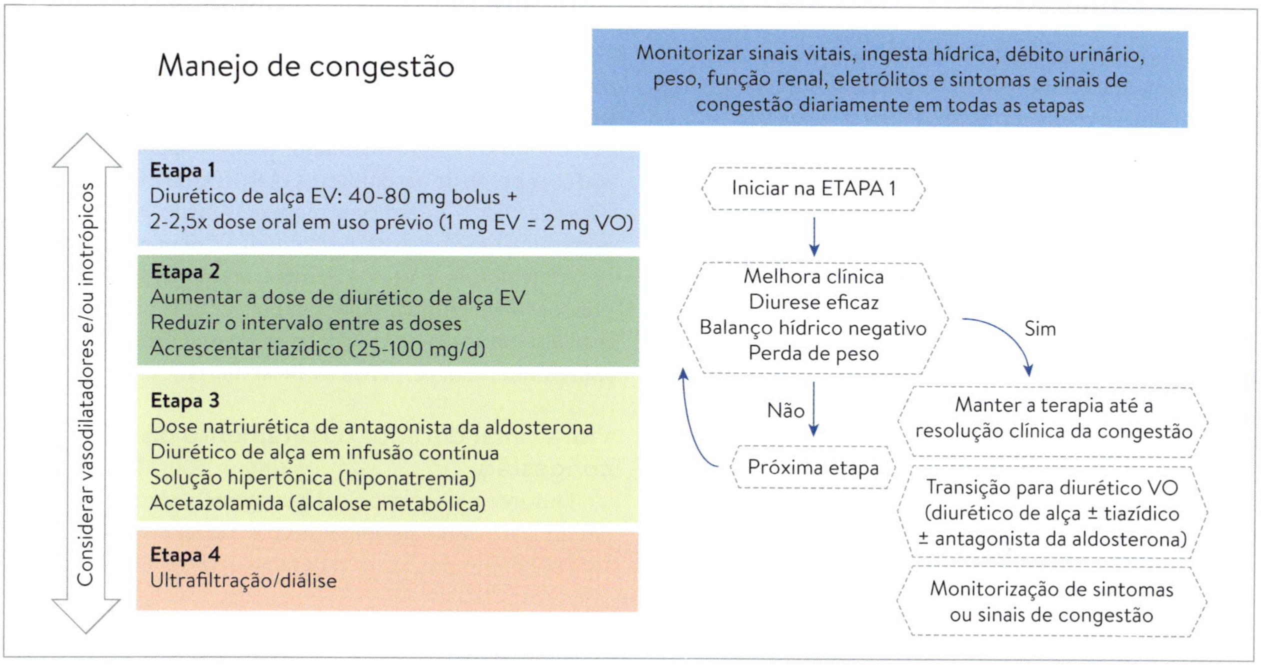

FIGURA 4 Racional de manejo da congestão em etapas.

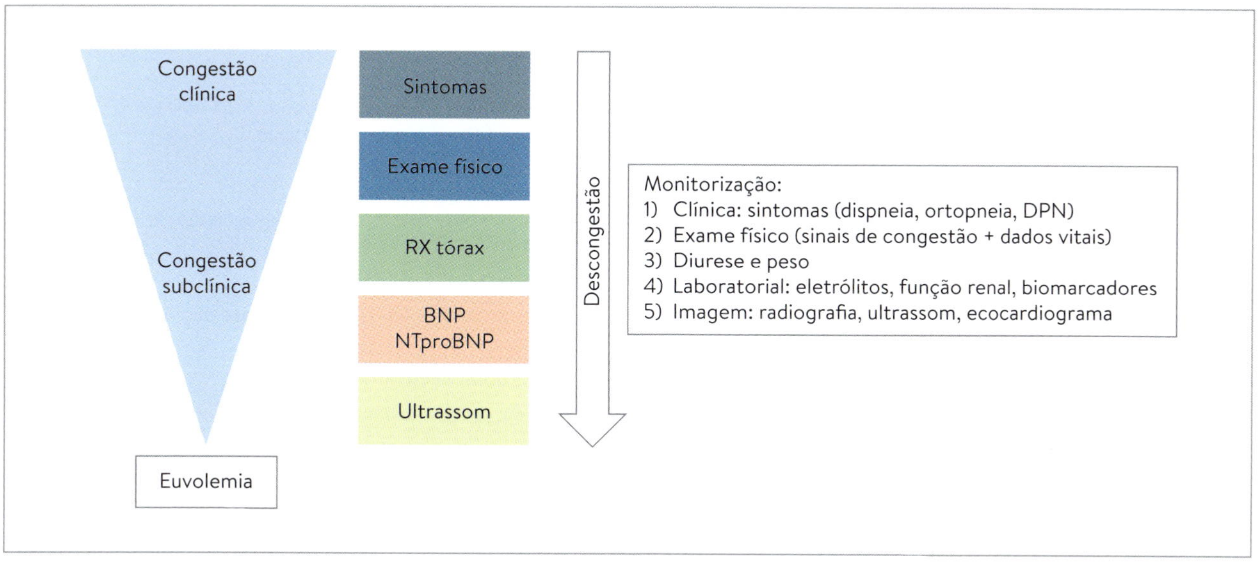

FIGURA 5 Avaliação da congestão clínica e subclínica.

A avaliação com ultrassom à beira do leito pode auxiliar na detecção de congestão subclínica e, assim, oferecer um manejo mais adequado da volemia. São avaliados o diâmetro e a variabilidade respiratória da veia cava inferior (correlação com a pressão do átrio direito), a relação E/E′ do Doppler tissular mitral (correlação com pressão do átrio esquerdo/pressão capilar pulmonar), bem como a presença de linhas B pulmonares.

Adicionalmente, o descenso de peptídeos natriuréticos entre a admissão e a alta com queda de 30% ou mais esteve associado à melhor resolução da congestão.

O uso de diuréticos, especialmente em doses altas, ou associados, traz consigo riscos de efeitos adversos, dentre os quais distúrbios hidroeletrolíticos, distúrbios ácido-base, hipovolemia, piora de função renal, hiperuricemia e ototoxicidade. Durante o processo de descongestão está recomendada a monitorização de uma série de parâmetros descritos na Tabela 1.

Não há consenso sobre qual o alvo de diurese e/ou perda de peso diário a ser atingido. No estudo DOSE, por exemplo, o subgrupo de doses maiores de diuréticos (2,5 vezes a dose oral em uso prévio) obteve maior alívio de dispneia, perda de peso e perda de volume apesar de piora transitória da função renal. A média de diurese nesse grupo foi de 1,6L com perda de 1,3 kg/dia. No estudo CARRESS, a dose inicial de diurético endovenoso foi dividida em quatro níveis de acordo com a dose oral em uso ambulatorial (em média a dose endovenosa foi de 2,5 vezes a dose oral), e o alvo de diurese diária foi de 3 a 5L/dia, alvo também proposto pelo estudo AVOID-HF. A perda média de peso foi de 1,4 kg/dia. Em 2019, a Sociedade Europeia de Cardiologia, em um posicionamento sobre o uso de diuréticos em pacientes com IC, também propôs um algoritmo de tratamento da congestão com alvo de diurese de 3 a 5L/dia. Se esse alvo não for atingido, é recomendado escalonar a terapia (aumento de dose ou uso de estratégias para resistência diurética). O protocolo permite ainda diurese > 5L/dia na ausência de distúrbios hemodinâmicos ou hidroeletrolíticos.

Variação de peso é um parâmetro de avaliação bastante utilizado, mas pode sofrer influência de caquexia, dieta e outros fatores confundidores. Além disso, parte do processo de descongestão pode ser atingido com a redistribuição do volume existente, especialmente nos pacientes em que a vasoconstrição tem maior importância que a hipervolemia. Estudos mostram que 54% dos pacientes hospitalizados por IC ganharam < 1 kg no mês que antecedeu a internação, mostrando que a congestão nem sempre corresponde à hipervolemia de modo isolado. Por outro lado, o aumento de peso de modo agudo é um fator preditor de hospitalização na IC. A perda de peso durante o processo da descongestão não deve ser o único parâmetro utilizado para avaliar a resposta ao processo de descongestão, nem para estabelecer a euvolemia. Estudos demostraram que variações nas pressões de enchimento podem não ter uma boa correlação com a variação do peso. Não há recomendação na literatura sobre uma meta de perda de peso diária.

Piora renal durante o tratamento da congestão

Durante o processo de descongestão, alguns pacientes podem apresentar aumento de escórias renais. Essas alterações são comuns e, em geral, transitórias, sem necessidade

TABELA 1 Parâmetros de congestão e objetivos do tratamento

Avaliar	Parâmetro	Objetivo
Sintomas	Dispneia, ortopneia, DPN, tosse seca	Ausência de sintomas de congestão
Sinais	Crepitantes pulmonares, turgência jugular patológica, refluxo hepatojugular, edema periférico, hepatomegalia, B3, ascite	Ausência de sinais de congestão
	Dados vitais	Evitar hipotensão e alterações de FC > 100 bpm. Manter FR < 22 irpm e Saturação O_2 > 92%.
	PVC	< 8 mmHg
	Peso	Perda de peso diária
	Diurese	Alvo de 3-5 litros ao dia
	Balanço hídrico	Negativo
Exames	Função renal	Monitorizar função renal diariamente durante a descongestão
	Eletrólitos e equilíbrio ácido-base	Monitorizar necessidade de correção
	Biomarcadores	Queda, preferencialmente > 30%
Radiografia de tórax	Congestão peri-hilar, inversão da trama vascular, derrame pleural, cisurite, linhas B Kerley, edema alveolar	Ausência de sinais de congestão
Ultrassom	Veia cava inferior	< 22 mm com colapsabilidade > 50%
	Linhas B pulmonares	< 15 linhas nos 28 sítios de avaliação

DPN: dispneia paroxística noturna; FC: frequência cardíaca; FR: frequência respiratória; PVC: pressão venosa central.

de suspender diuréticos, especialmente se a descongestão está sendo eficiente e acompanhada de melhora clínica. Alguns estudos têm demonstrado que uma estratégia mais agressiva de remoção de fluidos associa-se à maior sobrevida, apesar da piora transitória de função renal, exceto se a piora de função renal ocorrer em vigência de congestão persistente ou deterioração clínica.

Quando a piora de função renal ocorre acompanhada de evolução clínica não favorável, uma série de condições deve ser revista, e na ausência de melhora, ultrafiltração e diálise podem ser necessárias (Figura 6).

Diuréticos em regime de hospital-dia

Considerando que congestão é a principal causa de hospitalização de pacientes com IC, presente em 80 a 90% das admissões, propor estratégias para evitar internação é de grande valia. A internação hospitalar é imprescindível naqueles indivíduos com alterações hemodinâmicas, sinais de baixo débito, comorbidades descompensadas ou com necessidades adicionais de manejo hospitalar além do uso do diurético. Nos pacientes com menor risco, em que a única terapia endovenosa necessária é o diurético endovenoso, a administração em hospital-dia é uma alternativa para evitar hospitalização e reduzir os custos para o sistema de saúde.

Protocolos internacionais descrevem a administração de *in bolus* inicial seguido de infusão endovenosa de 20 mg/h por 3 horas. A dose do *bolus* inicial é baseada na dose de manutenção utilizada em ambiente domiciliar, convertida para uso endovenoso. O paciente é monitorizado quanto a alterações hemodinâmicas e laboratoriais (eletrólitos e função renal), além de débito urinário, alteração do peso e melhora dos sintomas.

Inovações em telemonitoramento na insuficiência cardíaca

A detecção precoce de descompensações clínicas é essencial para a prevenção e redução de hospitalizações por IC, e pode melhorar potencialmente a qualidade de vida e sobrevida dos pacientes, além de reduzir custos ao sistema de saúde. Nesse cenário, diversas estratégias de monitoramento remoto de pacientes com IC crônica têm sido desenvolvidas.

As metanálises envolvendo estudos observacionais e randomizados de monitoramento e suporte a distância invasivo ou não invasivo têm mostrado impacto positivo no prognóstico de pacientes com IC, sugerindo reduções

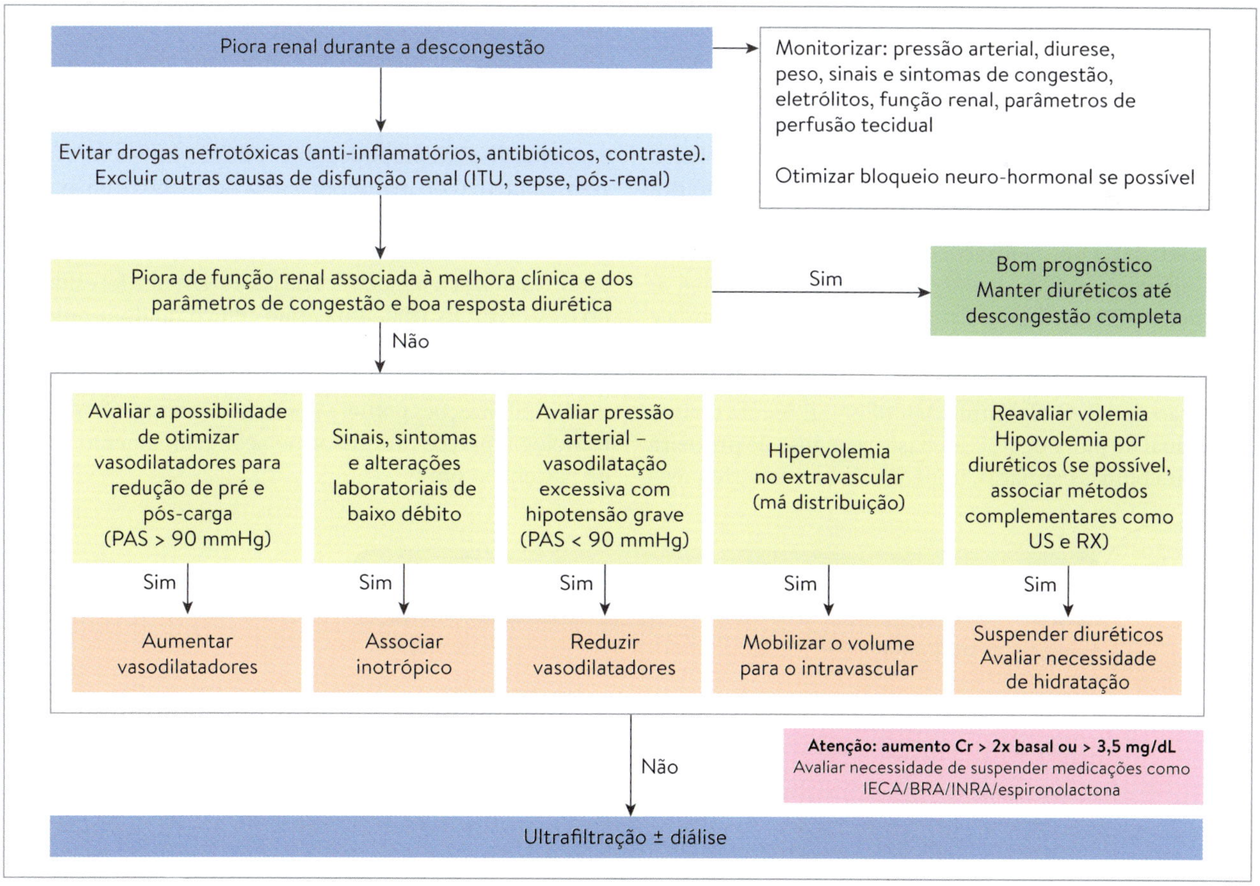

FIGURA 6 Abordagem das alterações na função renal durante o processo de descongestão.

ITU: infecção do trato urinário; US: ultrassom; RX: radiografia; Cr: creatinina; IECA: inibidores da enzima de conversão da angiotensina; BRA: bloqueadores do receptor da angiotensina II; INRA: inibidores da neprilisina e dos receptores de angiotensina.

em mortalidade geral e frequência de internações que podem chegar a 30%, especialmente nos pacientes mais sintomáticos, em classe funcional (CF) III/IV, segundo a New York Heart Association (NYHA). Os estudos incluíram diferentes estratégias de intervenção, como ligações telefônicas, monitoramento de peso diário, sinais vitais e sintomas, variações eletrocardiográficas e de pulso, e saturação periférica de oxigênio.

A inteligência artificial apresenta aplicações em estudo para IC, seja como diagnóstico, avaliação de prognóstico, telemonitoramento ou, ainda, para selecionar pacientes com maior benefício para diversas terapias, como, por exemplo, a partir da análise do ECG basal a fim de identificar paciente melhor respondedor à terapia de ressincronização cardíaca.

A atual Diretriz Brasileira de Insuficiência Cardíaca recomenda o uso de monitoramento e suporte a distância (telemonitoramento) para manejo de pacientes com IC crônica. O uso de *wearables* como ferramentas auxiliares no manejo diagnóstico, terapêutico e de reabilitação em pacientes com IC crônica ou aguda também pode ser feito.

Telemonitoramento remoto utilizando dispositivos implantáveis

Diversos estudos se propuseram a investigar as habilidades de monitoramento remoto de dispositivos implantáveis, como o cardiodesfibrilador implantável (CDI) e a terapia de ressincronização cardíaca (TRC) em pacientes com IC crônica, mas seus resultados são conflitantes. Uma metanálise de 11 ensaios clínicos randomizados, com 5.702 pacientes, realizada em 2016 mostrou redução no número de consultas dos pacientes com monitoramento remoto por CDI/TRC, embora não tenha encontrado efeito sobre mortalidade ou hospitalizações por IC nesses pacientes. O MultiSENSE trial (*The Multisensor Chronic Evaluation in Ambulatory Heart Failure Patients*) mostrou que o índice multissensorial e o algoritmo de alerta HeartLogic (Boston Scientific, EUA) podem ser bons preditores de descompensação de IC. O algoritmo MultiSENSE prediz o risco individual de piora de IC com base na análise de primeira e terceira bulhas cardíacas, impedância torácica, frequência respiratória (FR), relação entre FR e volume corrente, frequência cardíaca e atividade do paciente. No entanto, a sensibilidade é de 70%. Espera-se melhores resultados no futuro, à medida que a metodologia para monitoramento remoto usando dispositivos implantáveis avança.

Monitoramento da pressão da artéria pulmonar sem fio na insuficiência cardíaca crônica – o CardioMEMS

Sabe-se que as pressões de enchimento cardíacas se elevam semanas antes de uma exacerbação de IC, enquanto os sintomas clínicos de congestão surgem mais tardiamente, em geral pouco tempo antes de levar a uma hospitalização. Nos últimos anos, buscou-se desenvolver dispositivos implantáveis para monitorização hemodinâmica e de pressões de enchimento, a partir do entendimento de que esta seria uma boa estratégia para detectar descompensações de IC de forma precoce, permitindo intervenções mais prematuras e guiadas. De todos os métodos de monitoramento remoto atualmente disponíveis, o monitoramento hemodinâmico remoto por meio do sistema CardioMEMS parece ser o mais promissor no que diz respeito à segurança, durabilidade e possibilidade de prevenção de desfechos clínicos relevantes.

O CardioMEMS, aprovado pelo Food and Drug Administration (FDA), é um sensor sem fio implantado na artéria pulmonar através de cateterização direita, e utiliza um sistema microeletromecânico com uma membrana piezoelétrica para realizar medidas diárias das pressões da artéria pulmonar. Tais medidas são lidas por um sistema eletrônico, e o médico assistente do paciente pode então realizar ajustes terapêuticos com o objetivo de manter pressões normais e, consequentemente, a estabilidade clínica. As medidas diárias também servem como *feedback* para avaliar mudanças de tratamento e individualizar a terapêutica da IC. Tal sistema foi estudado no CHAMPION trial, um ensaio clínico randomizado envolvendo 550 pacientes com IC crônica classe funcional III de NYHA, e mostrou redução estatisticamente significativa nas hospitalizações por IC e por todas as causas. O uso dessa tecnologia parece promissor no acompanhamento clínico de pacientes com IC.

O QUE AS DIRETRIZES RECOMENDAM

- Comitê Coordenador da Diretriz de Insuficiência Cardíaca. Diretriz Brasileira de Insuficiência Cardíaca Crônica e Aguda. Arq Bras Cardiol. 2018;111(3):436-539.
- Marcondes-Braga FG, Moura LAZ, Issa VS, Vieira JL, Rohde LE, Simões MV, et al. Atualização de Tópicos Emergentes da Diretriz de Insuficiência Cardíaca – 2021. Arq Bras Cardiol. 2021;116(6):1174-212.
- Mullens W, Damman K, Harjola VP, Mebazaa A, Brunner-La Rocca HP, Martens P, et al. The use of diuretics in heart failure with congestion - a position statement from the Heart Failure Association of the European Society of Cardiology. Eur J Heart Fail. 2019;21(2):137-55.
- Mullens W, Damman K, Testani JM, Martens P, Mueller C, Lassus J, et al. Evaluation of kidney function throughout the heart failure trajectory – a position statement from the Heart Failure Association of the European Society of Cardiology. Eur J Heart Fail. 2020;22(4):584-603.

LEITURA SUGERIDA

1. Brisco MA, Zile MR, Hanberg JS, Wilson FP, Parikh CR, Coca SG, et al. Relevance of changes in serum creatinine during a heart failure trial of decongestive strategies: Insights from the DOSE Trial. J Card Fail. 2016;22(10):753-60.
2. Choi HM, Park MS, Youn JC. Update on HF management. Korean J Intern Med. 2019;34(1).
3. Desai AS, Bhimaraj A, Bharmi R, Jermyn R, Bhatt K, Shavelle D, et al. Ambulatory hemodynamic monitoring reduces heart failure hospitalizations in "real-world" clinical practice. J Am Coll Cardiol. 2017;69(19):2357-65.
4. Ellison DH, Felker GM. Diuretic treatment in heart failure. N Engl J Med. 2017;377(20):1964-75. Erratum in: N Engl J Med. 2018;378(5):492.
5. Felker GM, Ellison DH, Mullens W, Cox ZL, Testani JM. Diuretic therapy for patients with heart failure: JACC State-of-the-Art Review. J Am Coll Cardiol. 2020;75(10):1178-95.
6. Felker GM, Lee KL, Bull DA, Redfield MM, Stevenson LW, Goldsmith SR, et al. Diuretic strategies in patients with acute decompensated heart failure. N Engl J Med. 2011;364:797-805.
7. Givertz MM, Stevenson LW, Costanzo MR, Bourge RC, Bauman JG, Ginn G, et al. Pulmonary artery pressure-guided management of patients with heart failure and reduced ejection fraction. J Am Coll Cardiol. 2017;70(15):1875-86.
8. Martens P, Mullens W. Congestion in acute heart failure. Korean J Intern Med. 2018;33:462-473.
9. Pham D, Grodin JL. Dilemmas in the dosing of heart failure drugs: Titrating diuretics in chronic heart failure. Card Fail Rev. 2017;3(2):108-12.
10. Verbrugge FH, Grieten L, Mullens W. Management of the cardiorenal syndrome in decompensated heart failure. Cardiorenal Med. 2014;4:176-88.

NOTA DOS EDITORES

Este capítulo possui bibliografia adicional, recomendada pelos autores, na plataforma digital complementar do livro. Para acesso a esse material, utilize o QR code abaixo, digite a senha: **COMPLEMENTO2022** e faça seu cadastro.

4

Choque cardiogênico

Fernando Luís Scolari
Vitor Salvatore Barzilai
Gustavo Calado de Aguiar Ribeiro
Livia Adams Goldraich

DESTAQUES

- A incidência do choque cardiogênico aumentou, mas a mortalidade permanece elevada.
- Nova classificação do choque cardiogênico tem auxiliado na identificação dos pacientes.
- Equipe multidisciplinar (time de choque) tem melhorado a qualidade do atendimento.
- Monitorização e estratificação com cateter de artéria pulmonar auxiliam a terapêutica.
- Implementação de protocolos de atendimento e uso de suporte circulatório extracorpóreo (ECLS) em centros de referência poderão reduzir a mortalidade do choque cardiogênico.

INTRODUÇÃO

O choque cardiogênico (CC) é um estado de severa redução do débito cardíaco, promovendo hipoperfusão tecidual sistêmica, ativação de cascata inflamatória e vasoconstrição. As alterações fisiológicas relacionadas podem levar à vasodilatação sistêmica e à disfunção multiorgânica, fazendo do CC a condição de maior mortalidade dentre os distúrbios cardiovasculares. Recentemente, maior utilização de cateter de monitorização hemodinâmica, novas abordagens por meio do uso de dispositivos de assistência circulatória e tratamento em centros especializados em choque têm reduzido a mortalidade histórica do CC.

EPIDEMIOLOGIA

Dados populacionais de coortes norte-americanas e europeias evidenciam elevação na incidência de CC na última década de 1,2 vez para choque de etiologia isquêmica e de 4 vezes para choque não isquêmico. O maior aumento ocorreu entre aqueles admitidos por síndrome coronariana aguda (SCA) sem supraelevação do segmento ST, enquanto SCA com supraelevação do segmento ST apresentou redução de progressão para CC no mesmo período. A mortalidade relatada do CC varia conforme os estudos, mas apresenta-se em torno de 50% na maioria das coortes. Contudo, estudo recente não apenas confirmou o aumento na incidência em torno de 4 vezes, mas também demonstrou redução na mortalidade de 45 a 50% no início da última década para 35 a 40%, tanto para etiologia isquêmica como não isquêmica. O envelhecimento da população e os avanços no tratamento clínico das síndromes isquêmicas e da insuficiência cardíaca podem explicar, em parte, o aumento da incidência do CC. No entanto, outros fatores, como o aumento na taxa de diagnósticos de casos menos graves, também devem ser considerados. No mesmo período, verificou-se um expressivo aumento no uso de suporte circulatório extracorpóreo (ECLS). Em razão do caráter observacional dos dados disponíveis, não é possível afirmar se a redução da mortalidade observada no período está diretamente relacionada à introdução dos ECLS ao manejo do CC.

DEFINIÇÃO

Diversas definições têm sido empregadas para caracterizar o CC utilizando-se de critérios clínicos e hemodinâmicos. Atualmente, critérios utilizados em diversos estudos incluem: pressão arterial sistólica (PAS) < 90 mmHg por mais de 30 min ou a necessidade de vasopressor/inotrópico para manter a PAS > 90 mmHg, ou índice cardíaco < 2,2 L/min/m^2 em uso de vasopressor/inotrópico, ou < 1,8 L/min/m^2 sem vasopressor/inotrópico; e sinais de disfunção orgânica (débito urinário < 0,5 mL/kg/h, lactato sérico > 2 mmol/L, pele moteada, aumento do enchimento capilar > 3 s). Contudo, esses critérios incluem apenas os indivíduos com manifestações clínicas inequívocas de hipoperfusão e colapso circulatório. Pacientes em estágios mais precoces do CC podem manifestar-se, inicialmente, apenas com hipotensão arterial ou redução de parâmetros hemodinâmicos basais/usuais, sobretudo em cenários de insuficiência cardíaca crônica, mas igualmente associados a risco elevado de morbidade e mortalidade.

CLASSIFICAÇÃO E ESTRATIFICAÇÃO DE RISCO

Os diversos cenários de apresentação levaram a diversas iniciativas de classificação do CC de acordo com manifestações hemodinâmicas, clínicas e etiológicas. O uso de ECLS no choque contribuiu para a necessidade de maior entendimento do cenário clínico desse tipo de paciente. Dessa forma, a Society for Cardiovascular Angiography and Interventions (SCAI) sugeriu classificação do CC conforme cinco estratos (Tabela 1). Essa classificação possui validação externa em cenários de etiologia isquêmica, IC descompensada e não isquêmica/não IC com valor prognóstico importante.

Outros fatores podem ser utilizados na estratificação inicial do paciente com CC. A estratificação hemodinâmica do CC pode auxiliar tanto no manejo quanto na classificação de risco. A disfunção biventricular e o acometimento isolado do ventrículo direito estão associados à mortalidade elevada (35 a 50%) em ambos os cenários, isquêmicos e não isquêmicos. Por outro lado, pacientes com acometimento isolado de ventrículo esquerdo apresentam menor mortalidade (15 a 25%). A avaliação metabólica por meio da aferição de lactato plasmático, além de amplamente disponível, apresenta baixo custo e é de fácil reprodução. Valores aferidos tão precoces quanto 6 h, 12 h e 24 h já apresentam capacidade prognóstica. Embora ainda se discuta o ponto de corte ideal, os valores absolutos e a redução do lactato em 24h parecem apresentar a maior acurácia prognóstica após início de ECLS.

Além da classificação do estágio relacionado ao CC, diversos escores foram propostos como ferramentas clínicas de avaliação prognóstica. Esses escores propõem avaliação de indivíduos em estado de pré-choque (ORBI *score*), em choque (SHOCK, CARD-SHOCK, IABP-SHOCK II *risk score*) e em suporte com ECLS (SAVE *score*). O uso desses escores possui caráter complementar à avaliação clínica do paciente, não devendo substituí-la.

SHOCK TEAM, PROTOCOLOS DE ATENDIMENTO E CENTROS DE CHOQUE

A complexidade do paciente em CC requer avaliação multidisciplinar e cuidados intensivos. Recentemente, o uso de equipes de tratamento de choque com protocolos de atendimento bem determinados demonstrou benefício em aumento na sobrevida histórica. Os times de choque em geral são formados por membros das equipes de insuficiência cardíaca avançada, cardiologia intervencionista, cirurgia cardiovascular e terapia intensiva. Modificações e inclusões de outras equipes podem variar conforme o cenário de cada instituição.

Da mesma forma, a implementação de protocolos e a definição da estratégia utilizada no atendimento inicial, que podem incluir local de tratamento do paciente, definição do líder, localização dos materiais utilizados, dispositivos disponíveis (cateteres no laboratório de hemodinâmica, balão intra-aórtico etc.), demonstraram impacto em redução de mortalidade. Recentemente, vários grupos têm utilizado protocolos de atendimento para definir quais pacientes são mais propensos a se beneficiar de ECLS, empregando o uso desses dispositivos com a maior brevidade possível a fim de evitar a espiral danosa do choque com comprometimento metabólico avançado. Embora nenhuma intervenção tenha se mostrado efetiva de forma isolada, o conjunto de ações e a experiência do grupo poderão potencialmente melhorar a qualidade de atendimento e impactar em desfechos.

Assim como os times de choque e os protocolos de atendimento, evidências recentes demonstram benefício em desfechos clínicos com a organização do atendimento de pacientes em CC em centros de maior volume. Experiência brasileira do estudo DACs (PROADI-SUS) demonstrou redução da mortalidade do CC tratado com ECMO ou cateter Impella® conforme progressão no número de casos e centro com maior número de pacientes. Esses centros de atendimento em CC caracterizam-se por centros terciários com laboratório de hemodinâmica 7 dias/24h, cirurgia cardíaca em sobreaviso, time de choque multidisciplinar, disponibilidade de ECLS e terapias avançadas para insuficiência cardíaca.

EVIDÊNCIAS NO MANEJO CLÍNICO DO CHOQUE CARDIOGÊNICO

O manejo clínico do CC visa promover a perfusão tecidual, reduzir o dano miocárdico relacionado à etiologia subjacente e permitir a recuperação da função cardíaca ou manter o paciente em condições de ser submetido a terapias avançadas, como dispositivo de assistência circulatória de longa duração ou transplante cardíaco. O suporte inicial deve se dar por meio de avaliação clínica e monitorização não invasiva (sinais vitais, aferição de débito urinário etc.). A avaliação criteriosa das funções orgânicas é fundamental para o suporte e a estratificação de risco do paciente. A Tabela 2 resume a avaliação inicial do paciente em CC.

A busca pela etiologia do CC é de suma importância, pois direciona as intervenções iniciais. No choque de etiologia isquêmica, por exemplo, a revascularização e o uso de antiagregantes plaquetários apresentam benefícios em mortalidade. Descompensações de pacientes com IC crônica poderão ter como agente etiológico novas síndromes isquêmicas, agentes infecciosos, perda de ressincroniza-

TABELA 1 Classificação do choque cardiogênico segundo a Society for Cardiovascular Angiography and Interventions (SCAI)

Estágio	Descrição	Exame físico/sinais à beira do leito	Biomarcadores	Hemodinâmica
A – Sob risco	Pacientes sem sinais ou sintomas de CC, mas sob risco. Inclui paciente com infarto agudo do miocárdio extenso e/ou descompensação aguda de IC crônica.	Sem turgência jugular Pulmões limpos Pulsos periféricos cheios e extremidades perfundidas	Exames laboratoriais normais Lactato plasmático normal Função renal normal	Normotenso (PAS > 100 mmHg) IC > 2,5 PVC < 10 mmHg Saturação venosa central ≥ 65%
B – Início do choque	Paciente com evidência clínica de hipotensão relativa ou taquicardia, mas sem hipoperfusão.	Turgência jugular Crepitantes pulmonares basais Pulsos periféricos cheios e extremidades perfundidas	Lactato plasmático normal Mínima redução da função renal BNP elevado	PAS < 90 mmHg ou PAM < 60 mmHg ou redução de 30 mmHg da PAS basal Pulso ≥ 100 bpm IC ≥ 2,2 Saturação venosa central ≥ 65%
C – CC clássico	Manifestação clínica de hipoperfusão que requer intervenção (vasopressor, inotrópico e/ou DACs), além de ressuscitação volêmica para restaurar perfusão. Comumente apresentam-se hipotensos.	Mau estado geral Pele fria e moteada Sobrecarga volêmica Crepitantes pulmonares difusos Killip 3 e 4 BIPAP ou ventilação mecânica invasiva Redução do nível de consciência Débito urinário < 300 mL/h	Lactato plasmático ≥ 2 mmol/L Aumento de 2x na creatinina sérica ou redução > 50% da taxa de filtração glomerular Aumento de transaminases hepáticas BNP elevado	PAS < 90 mmHg ou PAM < 60 mmHg ou redução de 30 mmHg da PAS basal e uso de drogas vasopressoras e/ou inotrópicos IC < 2,2 POAP > 15 mmHg PVC/POAP ≥ 0,8 PAPI < 1,85 CPO ≤ 0,6
D – Deterioração	Paciente semelhante ao estágio C, mas em evidente deterioração. Falha de resposta ao tratamento inicial.	Semelhante ao estágio C	Semelhante ao estágio C e deteriorando	Semelhante ao estágio C e necessidade de múltiplos vasopressor/inotrópicos e/ou de DACs para manter perfusão tecidual
E – Extremo	Paciente em parada cardiorrespiratória e/ou ECMO, em suporte com múltiplas intervenções.	Pulsos periféricos quase ausentes Colapso cardíaco Ventilação mecânica Uso de desfibrilador	Moribundo pH ≤ 7,2 Lactato plasmático ≥ 5 mmol/L	PAS dependente de reanimação cardiopulmonar AESP ou TV/FV refratária Hipotensão a despeito de suporte máximo

AESP: atividade elétrica sem pulso; BIPAP: *bi-level positive airway pressure*; CC: choque cardiogênico; CPO: *cardiac power output*; DAC: dispositivo de assistência circulatória; ECMO: *extracorporeal membrane oxygenation*; FV: fibrilação ventricular, IC: índice cardíaco; PAM: pressão arterial média; PAPI: *pulmonary artery pulsatility index*; PAS: pressão arterial sistólica; POAP: pressão de oclusão da artéria pulmonar; PVC: pressão venosa central; TV: taquicardia ventricular. Adaptado de Baran et al., 2019.

TABELA 2 Avaliação multiorgânica no atendimento inicial do paciente em choque cardiogênico

Avaliação	Instrumento
Cardíaca e vascular	Ecocardiograma à beira do leito e realizado por ecocardiografista Identificar complicações mecânicas como insuficiência valvar aguda, rompimento de músculo papilar, avaliação da função ventricular direita e esquerda, tamponamento Perfusão tecidual periférica Presença de hematomas vasculares pós-procedimentos
Pulmonar	Ecografia pulmonar à beira do leito RX tórax
Renal	Estimativa do débito urinário com sonda urinária Avaliação laboratorial (creatinina, ureia)
Hepática	Avaliação laboratorial (bilirrubinas, TGO, TGP, fibrinogênio, tempo de protrombina e tempo de tromboplastina parcial ativada)
Hematológica	Hemoglobina, hematócrito, leucócitos, plaquetas
Neurológica	Escala de coma de Glasgow Pós-parada cardiorrespiratória ou suspeita de acidente vascular, avaliação de extensão do comprometimento neurológico e prognóstico
Metabólica	Lactato plasmático em medidas seriadas a cada 6h nas primeiras 24h Gasometria arterial e eletrólitos
Infecciosa	Hemograma, proteína C-reativa, cultura de sangue periférico, urina ou outros tecidos Presença de infecção associada pode ser a causa da infecção. A avaliação deve ser orientada pelo quadro clínico

ção, bloqueios avançados, eventos arrítmicos, sobrecarga volêmica insidiosa, entre outros. Miocardites podem ser reversíveis, e a função ventricular recuperar-se; no caso da miocardite por células gigantes, o uso de corticosteroides ou imunossupressores pode modificar o curso da doença. Muitas vezes, arritmias ventriculares são secundárias à própria doença cardíaca subjacente, mas o controle destas poderá promover melhora hemodinâmica e resolução do choque. É importante salientar que as distintas etiologias possuem prognósticos variados e podem requerer a pronta avaliação para terapias avançadas ou sugerir a perspectiva de completa recuperação da função ventricular em curto e médio prazos. A seguir, estão resumidas algumas das intervenções discutidas no tratamento do CC.

Cateter de artéria pulmonar

O uso de cateter de artéria pulmonar, também conhecido como cateter de Swan-Ganz, foi muito discutido no passado em razão da ausência de benefício clínico, em especial em casos de pacientes críticos, não necessariamente em choque, deixando de ser utilizado de forma rotineira no CC. Contudo, recentemente, diversos centros têm se utilizado dessa ferramenta para avaliação volêmica e/ou fenotípica do CC (disfunção uni ou biventricular) e como guia terapêutico. Diferentes protocolos para atendimento do CC propõem a inclusão de duas variáveis para estratificação do suporte necessário: *cardiac power output* (CPO) (W) [(pressão arterial média *vs.* débito cardíaco)/451], que auxilia na identificação daqueles com necessidade de suporte circulatório mecânico quando CPO < 0,6; e *pulmonary artery pulsatility index* (PAPI) [(pressão sistólica arterial pulmonar – pressão diastólica arterial pulmonar)/pressão no átrio direito], que identifica maior comprometimento do ventrículo direito, quando < 1,0. A avaliação completa do perfil hemodinâmico com o uso do cateter de artéria pulmonar associou-se à redução na mortalidade em estudo retrospectivo realizado com mais de 1.400 indivíduos em CC.

Revascularização

Pacientes admitidos em CC decorrente de infarto agudo do miocárdio apresentam indicação inequívoca de revascularização precoce nas primeiras 12h, com benefício em mortalidade tardia evidenciado pelo SHOCK trial. Além disso, evidências mais recentes sugerem que a revascularização apenas do vaso culpado em pacientes com doença multiarterial no momento agudo do CC reduz mortalidade. A terapia com fibrinolítico, nesse contexto, apresenta poucas evidências, pois a maioria dos estudos não incluiu pacientes em CC. Assim, a revascularização invasiva segue como terapia de escolha. A efetividade da terapia antitrombótica após angioplastia coronariana nesse cenário pode estar reduzida em decorrência da diminuição de absorção intestinal. Contudo, recomenda-se uso de antitrombótico como inibidor da glicoproteína IIb/IIIa apenas em casos de contraindicação ou impossibilidade de administração de antiplaquetários orais.

Drogas vasoativas

A hipotensão do paciente em CC pode requerer o uso de vasopressores e inotrópicos para manutenção da perfusão tecidual. No entanto, essas drogas possuem efeitos adversos danosos que potencializam arritmias, isquemia miocárdica e vasoconstrição periférica. Poucos estudos avaliaram o uso dessas drogas no CC, e a maioria das evidências é decorrente de análises de subgrupos. Nesse contexto, a noradrenalina apresenta o perfil de menores efeitos deletérios e incidência de arritmias quando comparada à dopamina, sendo o fármaco de escolha. A adrenalina foi testada contra a noradrenalina e demonstrou desfechos semelhantes em termos de mortalidade. Vasopressina tem sido utilizada em choque refratário como droga adjuvante pelo seu efeito não catecolaminérgico. No entanto, as evidências dessa droga provêm de estudo em choque séptico, sendo escassos aqueles que incluíram pacientes com CC. Os estudos dos inotrópicos no cenário do CC baseiam-se em trabalhos pequenos, limitando a interpretação de seus achados. Milrinone foi comparado à dobutamina em ensaio clínico randomizado recente, mas não demonstrou superioridade em desfechos duros. Contudo, cabe crítica às altas doses utilizadas. Em relação ao levosimendan, este também foi comparado à dobutamina, com benefício demonstrado em revisão sistemática, mas com baixo nível de evidência. No entanto, a longa duração de ação desse fármaco pode limitar seu uso no contexto agudo do CC. Escore vasopressor/inotrópico (VIS) calculado por:

dose dopamina (mg/kg/min) + dobutamina (mg/kg/min) + 100*epinefrina (mg/kg/min) + 10*milrinone (mg/kg/min) + 10.000*vasopressina (unidade/kg/min) + 100*norepinefrina (mg/kg/min)

pode ser utilizado como ferramenta na estratificação de risco e possui implicações prognósticas. Atualmente, há uma tendência de priorizar a associação de drogas com distintos mecanismos de ação em detrimento de altas doses de um único fármaco, reduzindo os efeitos deletérios de doses elevadas. Dessa maneira, o escore VIS auxilia na avaliação da magnitude dessas associações. Um resumo das características de drogas vasopressoras e inotrópicas que podem ser utilizadas no atendimento de pacientes com CC é apresentado na Tabela 3.

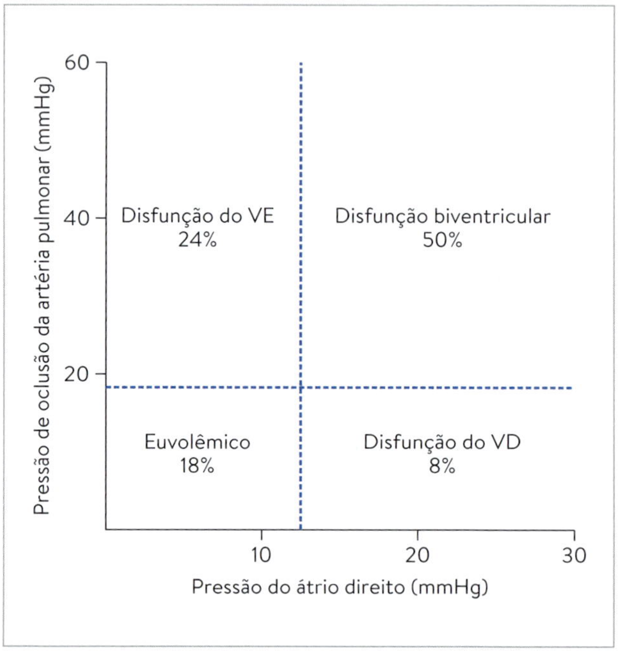

FIGURA 1 Perfil hemodinâmico do choque cardiogênico.
VE: ventrículo esquerdo; VD: ventrículo direito.
Fonte: adaptada de Thayer et al., 2020.

Suporte de vida extracorpóreo

O uso dos ECLS no contexto de tratamento do CC aumentou expressivamente na última década. A possibilidade de aumento do débito cardíaco e de descompressão de câmaras cardíacas, com consequente redução das pressões de enchimento, promovidos por esses dispositivos torna-os extremamente atraentes, mas a invasividade das intervenções não é isenta de complicações. As características específicas de cada um serão abordadas em um capítulo específico. Cabe ressaltar que a maioria dos dados disponíveis para o uso desses dispositivos provém de estudos observacionais e sugere que o maior benefício se dá com a sua utilização nas primeiras horas de desenvolvimento do CC, e não em fases tardias de comprometimento hemimetabólico.

TABELA 3 Perfil das drogas vasopressoras e inotrópicas utilizadas no choque cardiogênico

Droga	Dose	α1	β1	β2	Efeitos adversos
Dopamina	2-20 mcg/kg/minuto	+++	++++	++	Arritmias ventriculares, isquemia cardíaca
Noradrenalina	0,01-3 mcg/kg/minuto	+++++	+++	++	Arritmias, bradicardia, isquemia tecidual periférica
Adrenalina	0,01-0,1 mcg/kg/minuto	+++++	++++	+++	Arritmias ventriculares, isquemia cardíaca, morte súbita
Isoproterenol	2-10 mcg/kg/minuto	0	+++++	+++++	Arritmias ventriculares, isquemia cardíaca, hipertensão, hipotensão
Vasopressina	0,01-0,1 unidade/minuto	Recep. V1 (musculatura vascular lisa) Recep. V2 (sistema coletor renal)			Arritmias, hipertensão, isquemia cardíaca, vasoconstrição periférica e esplâncnica
Dobutamina	2-20 mcg/kg/minuto	+	+++++	+++	Taquicardia, arritmias ventriculares, isquemia cardíaca
Milrinone	0,375-0,75 mcg/kg/minuto	0	0	0	Arritmias ventriculares, hipotensão, isquemia cardíaca, *torsades de pointes*
Levosimendan	0,05-0,2 mcg/kg/minuto	0	0	0	Taquicardia, aumento na condução AV, hipotensão

Adaptado de Overgaard e Dzavik, 2008.

O ECLS mais amplamente utilizado e disponível é o balão intra-aórtico. O IABP-SHOCK II testou esse dispositivo de forma randomizada e aberta em pacientes com CC secundário a infarto agudo do miocárdio. Os resultados demonstraram ausência de benefício, levando à modificação da classe de recomendação em diretrizes. Contudo, questiona-se a magnitude do choque e o tempo ideal de sua inserção pelo potencial benefício de seu uso antes da revascularização. No entanto, dados observacionais demonstram benefício dessa terapia em cenário de pacientes não isquêmicos, nos quais a utilização do balão intra-aórtico pode estar associada a aumento expressivo no débito cardíaco.

Em razão do maior grau de suporte circulatório proporcionado, recentemente os protocolos de tratamento do CC têm proposto o uso de ECLS baseado em critérios clínicos e hemodinâmicos (p. ex., CPO e PAPI), com benefício em redução de mortalidade. Resumidamente, o cateter Impella® estaria indicado nos casos de disfunção isolada de ventrículo esquerdo e o suporte extracorpóreo com membrana oxigenadora (ECMO), naqueles com disfunção biventricular, disfunção respiratória e/ou estados mais avançados de choque. Contudo, a disponibilidade de distintos dispositivos de ECLS, o alto custo e a complexidade do manejo do paciente em uso desses dispositivos limitam o seu uso a centros de referência.

CONSIDERAÇÕES FINAIS

O aumento da incidência e a mortalidade elevada fazem do CC um desafio na medicina cardiovascular. A abordagem precoce do paciente por meio de protocolos de atendimento, times de choque e intervenções guiadas pela etiologia é fundamental para a melhor qualidade assistencial do atendimento. A incorporação sistemática da estratificação hemodinâmica pode auxiliar não apenas no manejo clínico, mas também na seleção de dispositivos de assistência circulatória. Em conjunto, essas intervenções poderão ser responsáveis pela redução da morbidade e da mortalidade relacionadas ao CC.

LEITURA SUGERIDA

1. Baran DA, Grines CL, Bailey S, et al. SCAI clinical expert consensus statement on the classification of cardiogenic shock. Catheterization and Cardiovascular Interventions. 2019:1-9.
2. Basir MB, Schreiber T, Dixon S, et al. Feasibility of early mechanical circulatory support in acute myocardial infarction complicated by cardiogenic shock: The Detroit cardiogenic shock initiative. Catheterization and Cardiovascular Interventions. 2018;91(3):454-61.
3. Garan AR, Kanwar M, Thayer KL, et al. Complete hemodynamic profiling with pulmonary artery catheters in cardiogenic shock is associated with lower in-hospital mortality. JACC: Heart Failure. 2020;8(11):903-13.
4. Luis D, Montera MW, Bocchi EA, et al. Diretriz Brasileira de Insuficiência Cardíaca Crônica e Aguda. Arq Bras Cardiol. 2018;111(3):436-539.
5. Osman M, Syed M, Patibandla S, et al. Fifteen-year trends in incidence of cardiogenic shock hospitalization and in-hospital mortality in the United States. J Am Heart Association. 2021;10(15):e021061.
6. Overgaard CB, Dzavik V. Inotropes and vasopressors: review of physiology and clinical use in cardiovascular disease. Circulation. 2008;118:1047-56.
7. Scolari FL, Schneider D, Fogazzi DV, et al. Association between serum lactate levels and mortality in patients with cardiogenic shock receiving mechanical circulatory support: a multicenter retrospective cohort study. BMC Cardiovascular Disorders. 2020;20(1).
8. Tehrani BN, Truesdell AG, Psotka MA, et al. A standardized and comprehensive approach to the management of cardiogenic shock. JACC: Heart Failure. 2020;8(11):879-91.
9. Thayer KL, Zweck E, Ayouty M, et al. Invasive hemodynamic assessment and classification of in-hospital mortality risk among patients with cardiogenic shock. Circulation: Heart Failure. 2020;13(9):334-49.
10. Thiele H, Ohman EM, Waha-thiele S de, Zeymer U, Desch S. Management of cardiogenic shock complicating myocardial infarction: an update 2019. Eur Heart J. 2019:1-15.
11. van Diepen S, Katz JN, Albert NM, et al. Contemporary management of cardiogenic shock: A scientific statement from the American Heart Association. Circulation. 2017;136(16):e232-e268.

NOTA DOS EDITORES

Este capítulo possui bibliografia adicional, recomendada pelos autores, na plataforma digital complementar do livro. Para acesso a esse material, utilize o QR code abaixo, digite a senha: **COMPLEMENTO2022** e faça seu cadastro.

5

Terapias avançadas em pacientes com insuficiência cardíaca: indicações e resultados

Jefferson Luís Vieira
Maria Tereza Sampaio de Sousa Lira
Silvia Moreira Ayub Ferreira

DESTAQUES

- A consideração da candidatura para terapias avançadas de insuficiência cardíaca (IC) é apropriada para pacientes com disfunção ventricular e sintomas limitantes, apesar das tentativas agressivas de otimização médica, elétrica e mecânica.
- O transplante cardíaco (TxC) é a terapia padrão ouro para pacientes selecionados com IC avançada em razão das melhoriasna qualidade de vida, estado funcional e longevidade quando comparado com a terapia convencional. No entanto, a escassez crônica de doadores levou à expansão nas indicações de dispositivo de assistência circulatória mecânica (DACM).
- O aspecto fundamental de um programa de TxC e DACM bem-sucedido é baseado no referenciamento oportuno e na seleção adequada de pacientes com IC avançada.
- Os DACM de curta permanência fornecem suporte para pacientes em choque cardiogênico, IC aguda descompensada, intervenções coronárias percutâneas de alto risco ou parada cardíaca, enquanto os DACM de média e longa permanência podem ser usados como ponte para TxC ou terapia de destino.
- A clipagem percutânea da valva mitral com o dispositivo MitraClip® pode ser utilizada em pacientes com IC com fração de ejeção reduzida, sintomáticos apesar de tratamento médico otimizado e com insuficiência mitral funcional importante.
- Novas opções terapêuticas também têm sido desenvolvidas para o tratamento percutâneo da insuficiência tricúspide, embora ainda em fase experimental.
- Deve-se continuar a integrar os cuidados paliativos centrados no paciente e baseados nos sintomas da IC avançada, em um esforço para ajudar os pacientes não apenas a viver mais, mas a viver melhor.

INTRODUÇÃO

A síndrome da insuficiência cardíaca (IC) é a apresentação final de uma série de doenças cardíacas. Segundo o Datasus, as doenças cardiovasculares são a terceira causa de internações hospitalares e a IC é a principal causa de internação cardiovascular no Brasil.

O avanço no tratamento da IC com disfunção sistólica teve impacto significativo na sobrevida desses pacientes. Ainda assim, parte significativa desses pacientes permanece sintomática apesar do tratamento otimizado e das terapias avançadas, tais como transplante cardíaco (TxC) e suporte com dispositivo de assistência circulatória mecânica (DACM). Pacientes com IC avançada representam cerca de 1 a 10% da população com IC e essa prevalência tem aumentado com o passar dos anos em decorrência de um melhor tratamento e sobrevida. Em 2020, mais de 3 mil pacientes foram tratados com um dispositivo de assistência ventricular esquerda e mais de 3 mil pacientes receberam transplantes cardíacos nos Estados Unidos, com um adicional de 3.500 pacientes aguardando transplante.

ABORDAGEM CLÍNICA PARA PACIENTE COM IC CRÔNICA AVANÇADA

Os pacientes devem passar por uma avaliação completa para excluir as causas reversíveis de IC e garantir a terapia médica otimizada e orientada por diretrizes. A consideração da candidatura para terapias avançadas de IC é apropriada para aqueles com disfunção ventricular e sintomas limitantes, apesar das tentativas agressivas de otimização médica, elétrica e mecânica. Na ausência de contraindicações, o paciente deve ser submetido à avaliação de estabilidade clínica e hemodinâmica, perfusão sistêmica e função do órgão-alvo. A evidência de choque ou disfunção renal/hepática deve levar ao encaminhamento de urgência a um centro especializado em IC.

TRANSPLANTE CARDÍACO

Na indicação do TxC, deve-se contemplar a relação risco-benefício individual e, idealmente, populacional. A alocação de órgãos para transplante possui implicações éticas, pois são recursos escassos que devem ser preferencialmente ofertados para aqueles com maior probabilidade de sobrevida no longo prazo.

O TxC é a terapia padrão-ouro para pacientes selecionados com IC avançada e, razão das melhorias demonstráveis na qualidade de vida, estado funcional e longevidade quando comparado com a terapia convencional. O sucesso dessa terapia depende da seleção criteriosa dos candidatos, que se reflete em uma sobrevida no primeiro ano maior que 90% (segundo o ISHLT), uma sobrevida média de 12,2 anos e uma condicional de 14,2 anos.

Segundo os dados da Associação Brasileira de Transplante de Órgãos, no Brasil, a sobrevida de 1 ano após transplante cardíaco é de 75 e 65% em 5 anos.

As indicações de transplante cardíaco estão relacionadas nas Tabelas 1 e 2.

Embora a sobrevida pós-transplante permaneça excelente, o tempo de isquemia, o reconhecimento imunológico do hospedeiro ao órgão transplantado, infecções sistêmicas, medicamentos e fatores de risco tradicionais para doença coronariana limitam o verdadeiro potencial do TxC. A disfunção primária do enxerto continua a contribuir para a mortalidade pós-transplante precoce. O manejo dessa complicação envolve a identificação intraoperatória imediata, instituição precoce de suporte com circuito de oxigenação por membrana extracorpórea venoarterial (ECMO-VA) e titulação pós-operatória de imunossupressão, incluindo evitar terapia de indução na ausência de sensibilização, insuficiência renal ou outras características de alto risco.

Outra estratégia para melhorar os resultados pós-transplante incluem o manejo da rejeição celular e humoral, imunossupressão personalizada e obtenção de um equilíbrio ideal entre os dois. Embora a biópsia endomiocárdica continue sendo o padrão para detectar rejeição no período pós-transplante inicial, o perfil de expressão gênica com *Allomap* (CareDx, Brisbane, Califórnia) e a medição de

TABELA 1 Indicações de transplante cardíaco – III Diretriz de Transplante Cardíaco

Classe de recomendação	Indicação	Nível de evidência
Classe I	IC avançada na dependência de drogas inotrópicas e/ou suporte circulatório mecânico	C
	IC avançada classe funcional III persistente e IV, com tratamento otimizado na presença de outros fatores de mau prognóstico	
	IC avançada e VO_2 de pico ≤ 12 mL/kg/min em pacientes em uso de betabloqueadores	B
	IC avançada e VO_2 de pico ≤ 14 mL/kg/min em pacientes intolerantes a betabloqueadores	
	Arritmias ventriculares sintomáticas e refratárias ao manejo com fármacos, dispositivos elétricos e procedimentos de ablação	C
Classe IIa	IC refratária e VO_2 de pico ≤ 50% do previsto em pacientes com < 50 anos e mulheres	B
	Doença isquêmica com angina refratária sem possibilidade de revascularização	C
Classe IIb	IC refratária e VO_2 de pico ajustado para massa magra ≤ 19 mL/kg/min em pacientes com índice de massa corpórea > 30	B
	IC refratária e equivalente ventilatório de gás carbônico (relação VE/VCO_2) > 35, particularmente se VO_2 de pico ≤ 14 mL/kg/min e/ou teste cardiopulmonar submáximo (RER < 1,05)	
Classe III	Disfunção sistólica isolada	C
	Prognóstico adverso estimado apenas por escores prognósticos ou VO_2 de pico isoladamente	
	IC classe funcional NYHA III-IV sem otimização terapêutica	

Fonte: adaptada de Bacal et al., 2018.

TABELA 2 Indicações de transplante em situações especiais – III Diretriz de Transplante Cardíaco

Classe de recomendação	Indicação	Nível de evidência
I	IC avançada e cardiomiopatia restritiva	C
IIa	Tumores cardíacos com potencial de cura com explante cardíaco	C
	Amiloidose cardíaca relacionada a mutações da transtirretina (ATTR) sem perspectiva ou resposta a tratamentos específicos, associado a transplante de fígado	B
	IC secundária à amiloidose AL com contraindicação para terapias específicas pelo envolvimento cardíaco, na ausência de envolvimento extracardíaco, seguido de transplante de medula	
IIb	IC refratária em pacientes com infecções crônicas por HBV ou HCV, na ausência de sinais clínicos, radiológicos ou bioquímica de cirrose, hipertensão portal ou carcinoma hepatocelular	C
	IC refratária em pacientes HIV-positivos sem história de infecções oportunísticas, que estejam clinicamente estáveis, em uso de terapia antirretroviral combinada com carga viral indetectável e contagem de CD4 > 200 células/mcl	

Adaptada de Bacal et al., 2018.

DNA livre de células derivado de doador estão sendo cada vez mais usados para facilitar a triagem não invasiva para rejeição.

A sobrevida de longo prazo do enxerto também é limitada pelo desenvolvimento de doença vascular do enxerto (DVE), uma doença das artérias coronárias caracterizada por hiperplasia fibrointimal disseminada que afeta até 75% dos pacientes 3 anos após o transplante. O uso de ultrassom intravascular (IVUS) como parte da angiografia coronária de rotina aumentou a sensibilidade do rastreamento, com DEV encontrado em quase metade dos pacientes em 1 ano usando IVUS em comparação com 10 a 20% usando apenas angiografia coronária padrão.

Após o transplante, uma terapia para redução de lipídios deve ser prescrita (com atenção à possibilidade de rabdomiólise quando associado a inibidor de calcineurina), com pravastatina, em particular. Essas medicações demonstraram melhora nos níveis de colesterol LDL e triglicerídeos, aumento do colesterol HDL, redução da espessura da íntima e DVE, melhorando a sobrevida. Os agentes antiproliferativos mais recentes, micofenolato de mofetil, sirolimus e everolimus, também demonstraram ser mais eficazes na prevenção de DVE em comparação com a azatioprina.

DISPOSITIVOS DE ASSISTÊNCIA CIRCULATÓRIA MECÂNICA

A escassez crônica de doadores de órgãos combinada com uma população crescente de pacientes com IC avançada considerados inelegíveis para TxC levou a uma expansão nas indicações para o uso de DACM. Os dispositivos atualmente disponíveis podem ser implantados por via percutânea ou cirúrgica e fornecem suporte de curta, média ou longa permanência. O aspecto fundamental de um programa de DACM bem-sucedido é baseado no gerenciamento oportuno e na seleção adequada do paciente com IC avançada.

Insuficiência cardíaca avançada e choque cardiogênico

A gravidade da IC pode ser determinada por meio de diversos sistemas de classificação prognóstica, incluindo aqueles baseados na intensidade dos sintomas (classes funcionais da New York Heart Association [NYHA]) e na progressão da doença (estágios da American College of Cardiology/American Heart Association [ACC/AHA]). Entretanto, apesar de sua grande utilização na prática clínica, essas duas abordagens são imprecisas quanto à escolha do DACM certo para o paciente certo, no momento certo. O registro norte-americano *Interagency Registry for Mechanically Assisted Circulatory Support* (INTERMACS) definiu sete perfis clínicos para portadores de IC avançada, tendo como objetivo estabelecer diferenças clinicamente importantes na gravidade da doença e identificar pacientes que possam se beneficiar do DACM. Os pacientes encaminhados para DACM são predominantemente categorizados como perfis INTERMACS 1 a 4 (Tabela 3).

Recentemente, a Society for Cardiovascular Angiography and Interventions (SCAI) propôs uma classificação de choque cardiogênico (CC) em cinco estágios, visando estabelecer uma linguagem comum para facilitar a identificação das diferentes fases do CC e planejar o manejo acertado (Figura 1).

Seleção de pacientes para o suporte circulatório mecânico

Os DACM de curta permanência fornecem suporte uni ou biventricular para diversas situações clínicas, como CC, IC aguda descompensada, intervenções coronárias percutâneas de alto risco ou parada cardíaca (Figura 2). Os dispositivos mais utilizados no mundo são o balão intra-

TABELA 3 Classificação de Interagency Registry for Mechanically Assisted Circulatory Support (INTERMACS)

Perfil	Descrição	Estado hemodinâmico	Tempo para intervenção
1	Choque cardiogênico grave	Hipotensão persistente, apesar do uso de inotrópicos e BIA associada à disfunção orgânica	Horas
2	Declínio progressivo, apesar do uso de inotrópico	Declínio da função renal, hepática, nutricional e lactatemia, a despeito do uso de agentes inotrópicos em doses otimizadas	Dias
3	Estável à custa de inotrópico	Estabilidade clínica em vigência de terapia inotrópica, mas com histórico de falência do desmame	Semanas a meses
4	Internações frequentes	Sinais de retenção hídrica, sintomas ao repouso e passagens frequentes a unidades de emergência	Semanas a meses
5	Em casa, intolerante aos esforços	Limitação marcante para atividades, porém confortável ao repouso, a despeito de retenção hídrica	Urgência variável, dependente do estado nutricional e do grau de disfunção orgânica
6	Limitação aos esforços	Limitação moderada aos esforços e ausência de sinais de hipovolemia	Urgência variável, dependente do estado nutricional e do grau de disfunção orgânica
7	NYHA III	Estabilidade hemodinâmica e ausência da hipovolemia	Sem indicação

Adaptada de Ayub-Ferreira et al., 2016.

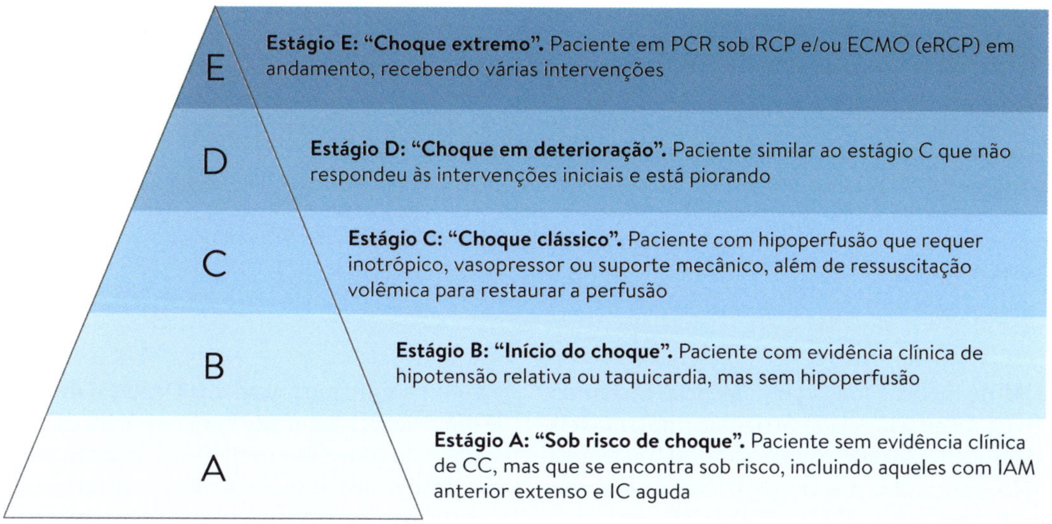

FIGURA 1 Classificação da Society for Cardiovascular Angiography and Interventions (SCAI) para o choque cardiogênico.
CC: choque cardiogênico; ECMO: oxigenação por membrana extracorpórea; IAM: infarto agudo do miocárdio; IC: insuficiência cardíaca; PCR: parada cardiorrespiratória; RCP: ressuscitação cardiorrespiratória.
Fonte: adaptada de Baran et al., 2019.

-aórtico (BIA), o Impella®, o TandemHeart® e a ECMO-VA. Apesar de esses dispositivos atenuarem a espiral de dano hemodinâmico e metabólico com sucesso, estudos randomizados não demonstraram redução de mortalidade no CC. Além disso, há evidência sugerindo maiores custos e mais eventos adversos com Impella® do que com BIA. As opções atuais para suporte percutâneo de ventrículo direito (VD) incluem o Impella RP® e o TandemHeart® com cânula Protek-Duo®, além da ECMO-VA.

Sugestões de suporte circulatório mecânico na parada cardíaca, choque cardiogênico, insuficiência cardíaca refratária e intervenções coronárias percutâneas de alto risco

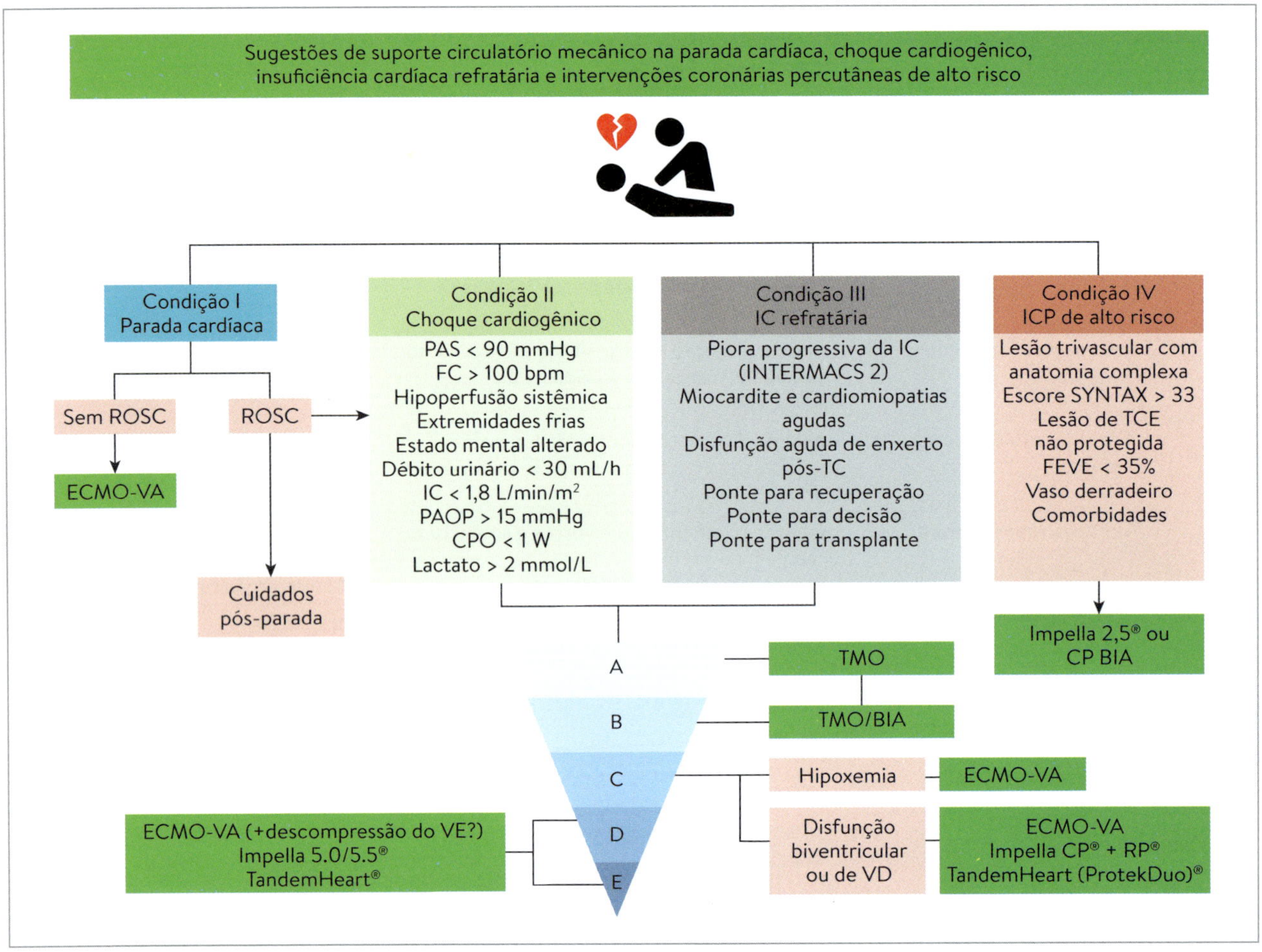

FIGURA 2 Algoritmo para seleção de DACM percutâneo de curto prazo.

BIA: balão intra-aórtico; CPO: potência cardíaca; ECMO-VA: membrana extracorpórea venoarterial; FC: frequência cardíaca; FEVE: fração de ejeção do ventrículo esquerdo; IC: índice cardíaco; ICP: intervenção coronária percutânea; PAOP: pressão de oclusão do capilar pulmonar; PAS: pressão arterial sistólica; ROSC: retorno de circulação espontâneo; TMO: terapia médica otimizada; VD: ventrículo direito.

Adaptada de Vieira et al., 2020.

Os DACM de média e longa permanência, incluindo os dispositivos de assistência ventricular implantáveis (DAVi), podem ser usados como ponte para TxC ou terapia de destino. Na prática, essa distinção é bastante arbitrária e muitos candidatos se beneficiam de DACM como uma ponte para a recuperação, quando existe a perspectiva de melhora da função ventricular após o insulto agudo, ou como uma ponte para a decisão, em que a estratégia final de tratamento é incerta até que o suporte seja fornecido. A incorporação do HeartMate 3™ resultou em benefício clínico expressivo, com redução significativa nas taxas de arritmia ventricular, reinternações e eventos adversos de hemocompatibilidade, como sangramento, trombose e acidente vascular cerebral. No entanto, é provável que estejamos apenas nos estágios iniciais de desenvolvimento dos DAVi, e vários desafios ainda precisam ser superados antes que esses sistemas possam ser considerados uma verdadeira alternativa ao TxC. Futuros avanços devem envolver a miniaturização dos DAVi e o desenvolvimento de um sistema totalmente intracorpóreo. Além disso, o uso combinado com o dispositivo implantável CardioMEMS™, que fornece monitorização direta da artéria pulmonar, pode tornar os DAVi adaptáveis às oscilações fisiológicas de demanda, como aquelas provocadas pelo exercício físico. Para suporte biventricular de longa duração, alguns centros internacionais têm utilizado DAVi comercialmente disponíveis, sobretudo o HeartWare®, mas também o HeartMate 3® e o Jarvik-2000®. O Quadro 1 demonstra uma lista de indicações e contraindicações para DACM.

Vários escores de risco foram desenvolvidos para estimar a mortalidade após o implante de DAVi, como o escore de risco HeartMate II, o Lietz-Miller e o Penn-Columbia. Além disso, os escores SAVE e ENCOURAGE podem ser usados em pacientes com CC após infarto do miocárdio tratados com ECMO-VA. Essas ferramentas de prognóstico fornecem um ponto de partida para o processo de toma-

QUADRO 1 Indicações e contraindicações aos DACM

Dispositivos de média e longa permanência
Dependência de inotrópicos (INTERMACS ≤ 3)
Caquexia cardíaca progressiva
Hospitalizações recorrentes por IC descompensada/VO_2 pico ≤ 14 mL/kg/minuto
Intolerância à terapia médica otimizada e/ou classe funcional de NYHA III-IV com baixa qualidade de vida
Disfunção reversível de órgão- alvo causada por baixo DC*
Distância de caminhada em teste de 6 minutos < 300 m
Não respondedores a TRC
Terapia de destino
Dispositivos de curta permanência
Choque cardiogênico (todos os estágios)
Intervenções coronárias percutâneas de alto risco
Reanimação cardiopulmonar extracorpórea
Choque pós-cardiotomia/falha de desmame de CEC
Complicações mecânicas pós-IAM
Miocardite e cardiomiopatias agudas
Disfunção aguda de enxerto após transplante cardíaco
Arritmias refratárias
Ponte para recuperação, decisão ou transplante
Contraindicações**
Lesão neurológica irreversível
Estado moribundo/doença sistêmica que limita a sobrevivência
Doença da artéria aórtica ou periférica intratável
Coagulopatias e distúrbios hemorrágicos ou contraindicações para anticoagulação
Trombos ventriculares esquerdos ou atriais esquerdos intratáveis
Sepse não controlada
Defeito do septo ventricular, aneurisma aórtico ou dissecção
Barreiras socioeconômicas, psicológicas, cognitivas ou comportamentais
Fragilidade avançada, improvável de responder ao suporte cardíaco

CEC: circulação extracorpórea; IAM: infarto do miocárdio; IC: insuficiência cardíaca; NYHA: New York Heart Association; SCM: suporte circulatório mecânico; TC: transplante de coração; TMO: terapia médica otimizada; TRC: terapia de ressincronização cardíaca; VO_2: consumo de oxigênio.
* Síndrome cardiorrenal, cirrose cardíaca e hipertensão venosa pulmonar.
** As contraindicações podem se aplicar a alguns, mas não a outros dispositivos, e várias são relativas, não absolutas.

da de decisão compartilhada em um modelo de cuidado centrado no paciente; no entanto, embora possam ajudar a identificar um fenótipo vulnerável de pacientes, a maioria está restrita a dispositivos específicos e não considera aspectos relevantes de fragilidade, suporte psicossocial ou condições de autocuidado.

A disfunção de VD pode complicar até um terço de todos os implantes de DAVi, aumentando o risco de sangramento, desnutrição, insuficiência renal, tempo de internação e morte. A maioria dos casos de disfunção de VD após implante está associada a doenças cardíacas ou pulmonares preexistentes, que podem ser exacerbadas pela alteração induzida na geometria do septo ventricular. A Tabela 4 mostra alguns parâmetros para a avaliação da função sistólica do VD. Como a disfunção de VD tem maior chance de ser reversível do que a de ventrículo esquerdo (VE), certos DACM de curta permanência podem ser usados em combinação com o DAVi para pacientes que precisam apenas de curtos períodos de suporte.

TABELA 4 Parâmetros para avaliar a função sistólica do ventrículo direito

Parâmetro	**Fórmula**	**Valor normal**
Pressão Venosa Central	PAD média	0-7 mmHg
Pressões de enchimento cardíaco	PAD/PAOP	< 0,63
Gradiente transpulmonar	PMAP-PAOP	< 15 mmHg
Resistência vascular pulmonar	PMAP-PAOP/DC	< 4 unidades Woods
Gradiente pulmonar diastólico	PDAP-PAOP	< 7 mmHg
Índice do trabalho sistólico do ventrículo direito (RVSWI)	(PMAP-PAD)/IVS	> 300 mmHg. mL/m²
Índice de pulsatilidade da artéria pulmonar (PAPi)	(PSAP-PDAP)/ PAD	> 1,85
Excursão sistólica do plano anular tricúspide (TAPSE)	Medida ecocardiográfica (modo M)	> 0,75 cm

DC: débito cardíaco; PAD: pressão atrial direita; IVS: índice de volume sistólico; PAOP: pressão de oclusão do capilar pulmonar; PDAP: pressão diastólica da artéria pulmonar; PMAP: pressão média da artéria pulmonar; PSAP: pressão sistólica da artéria pulmonar.

Pacientes com cardiomiopatia hipertrófica, infiltrativa ou restritiva, bem como alguns casos de cardiopatia congênita, são frequentemente candidatos ruins para DAVi, pois o implante da cânula de entrada pode ser desafiador em ventrículos pequenos e/ou com anatomia distorcida. Portadores de válvulas aórticas mecânicas que não puderam ser convertidas para uma bioprótese ou suturadas no momento do implante também não costumam ser bons candidatos. Da mesma forma, forame oval patente ou defeitos do septo atrial devem ser fechados para mitigar o risco de *shunt* direita-esquerda ocasionado pela disfunção do VD.

No campo da pesquisa clínica, o sistema de assistência ventricular intravascular NuPulseCV (iVAS) é um dispositivo minimamente invasivo que fornece contrapulsação ambulatorial de longa permanência por meio de um balão implantável inserido pela artéria subclávia e controlado por uma unidade externa. O iVAS supera muitas limitações do BIA e parece ser uma opção promissora na IC avançada. Outros dispositivos percutâneos sob investigação incluem o sistema de suporte pulsátil PulseCath iVAC 2L® e o dispositivo de fluxo axial HeartMate PHP® (*Percutaneous Heart Pump*)™.

TRATAMENTO PERCUTÂNEO DE VALVA MITRAL E TRICÚSPIDE

Estudos para correção cirúrgica da insuficiência mitral funcional (IMF) secundária à disfunção e dilatação do VE já foram conduzidos, porém com resultados desapontadores. Recentemente, foi introduzido na prática médica o MitraClip®, que é um dispositivo minimamente invasivo para tratamento percutâneo *edge-to-edge* com clipagem mitral. Os estudos MITRA-FR e COAPT apresentaram resultados aparentemente divergentes, mas que são complementares se avaliados em conjunto, indicando um potencial benefício do MitraClip® em pacientes com IC com fração de ejeção reduzida, sintomáticos apesar de tratamento médico otimizado e com IMF importante. A última atualização da diretriz brasileira de IC reforça a importância da avaliação formal com um *Heart Team*, que deverá avaliar os seguintes critérios:

- IMF puramente atribuível à gravidade da insuficiência mitral e não a outros fatores como idade, comorbidades, outras doenças cardíacas, grau de disfunção ventricular, extensão da fibrose ou extensão do remodelamento;
- Avaliação de parâmetros objetivos como orifício regurgitante efetivo (ERO) ≥ 30 mm^2 ou volume regurgitante (VR) de 45 mL por batimento, fração de ejeção do VE entre 20 e 50% e diâmetro sistólico do VE < 70 mm.

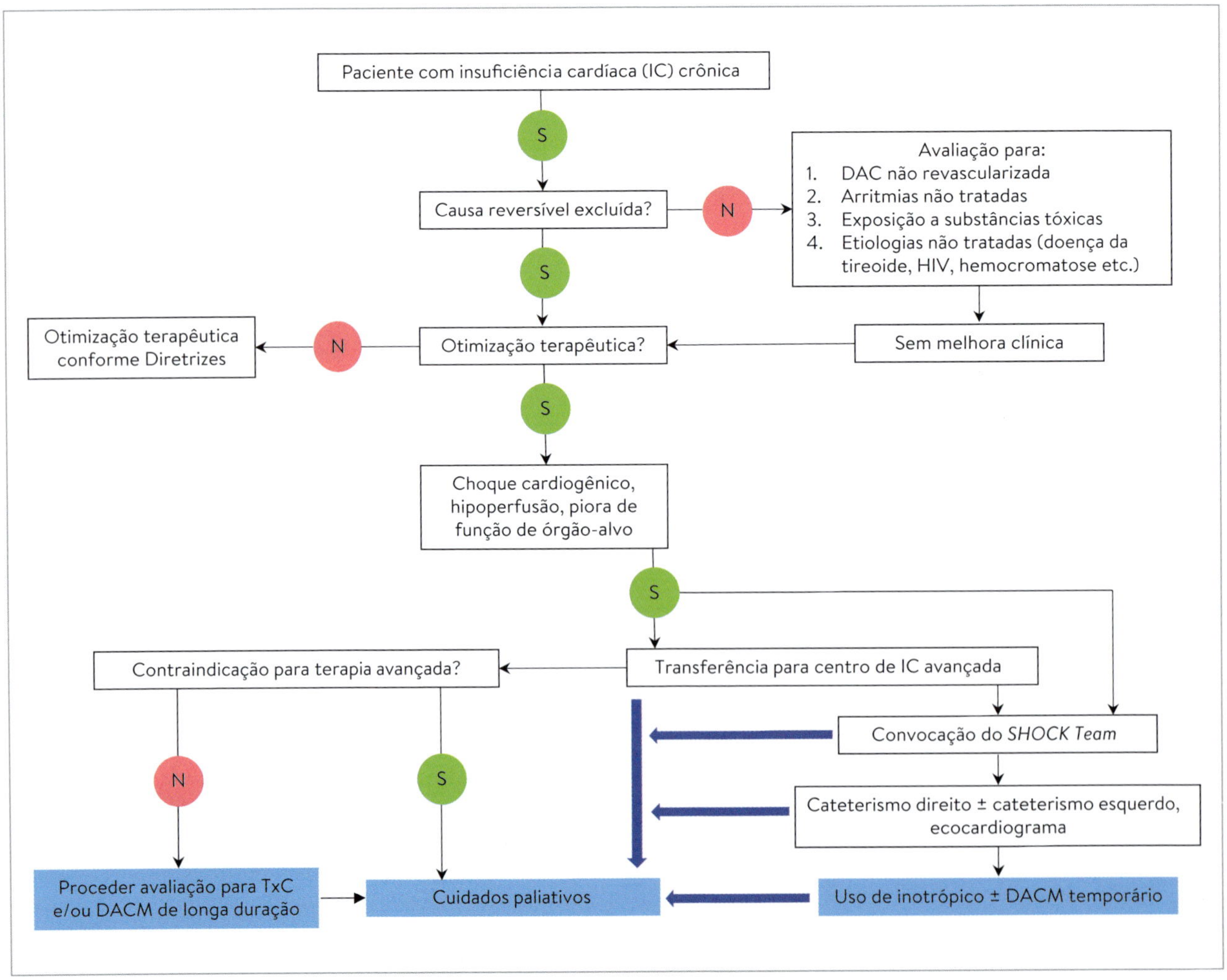

FIGURA 3 Fluxograma de tratamento de insuficiência cardíaca (IC) avançada.

DAC: doença arterial coronária; DACM: dispositivo de assistência circulatória mecânica; TxC: transplante cardíaco.

Fonte: adaptada de Truby et al., 2020.

Nos últimos anos, novas opções terapêuticas também têm sido desenvolvidas para o tratamento percutâneo da insuficiência tricúspide que, embora ainda em fase experimental, são uma fronteira em expansão nas intervenções cardíacas estruturais. Os desafios anatômicos incluem o anel grande e assimétrico, a escassez de calcificação, a adjacência do sistema da artéria coronária direita e a fragilidade do tecido valvar. As abordagens atuais sob investigação sobre a viabilidade e os ensaios clínicos de fase inicial incluem reparo de *edge-to-edge*, aumento da coaptação, anuloplastia, implante de válvula cava heterotópica e substituição percutânea da válvula tricúspide.

ORIENTAÇÃO E CONCLUSÕES FUTURAS

A síndrome da IC avançada continua sendo um desafio epidemiológico, clínico e financeiro para pacientes, médicos e legisladores. Melhorias recentes em terapias avançadas ajudaram esse perfil de pacientes a viver mais, mas aumentaram substancialmente a complexidade clínica e o custo do atendimento.

À medida que o uso de DAVi aumenta, os critérios e diretrizes para a seleção dos pacientes devem ser padronizados a fim de reduzir os custos do tratamento e melhorar os resultados pós-implantação. No TxC, o trabalho para expandir o grupo de doadores deve continuar enquanto pesquisas são feitas para entender como melhorar a longevidade do aloenxerto, prevenindo e tratando disfunção primária de enxerto e DVE. Abordagens personalizadas para imunossupressão também são necessárias para maximizar a tolerância do enxerto e minimizar o risco de infecção. Por último, deve-se continuar a integrar os cuidados paliativos centrados no paciente e baseados nos sintomas da IC avançada, em um esforço para ajudar os pacientes não apenas a viver mais, mas a viver melhor.

LEITURA SUGERIDA

1. Ayub-Ferreira SM, Souza Neto JD, Almeida DR, Biselli B, Avila MS, Colafranceschi AS, et al. Diretriz de Assistência Circulatória Mecânica da Sociedade Brasileira de Cardiologia. Arq Bras Cardiol. 2016;107(2 Suppl 2):1-33.
2. Bacal F, Marcondes-Braga FG, Rohde LEP, Xavier Júnior JL, de Souza Brito F, Moura LZ, et al. 3ª Diretriz Brasileira de Transplante Cardíaco. Arq Bras Cardiol. 2018;111(2):230-89.
3. Baran DA, et al. SCAI clinical expert consensus statement on the classification of cardiogenic shock: This document was endorsed by the American College of Cardiology (ACC), the American Heart Association (AHA), the Society of Critical Care Medicine (SCCM), and the Society of Thoracic Surgeons (STS) in April 2019. Catheter Cardiovasc Interv. 2019;94(1):29-37.
4. Barros-Gomes S, Tarasoutchi F, Rodrigues ACT, et al. Percutaneous treatment of secondary mitral regurgitation by MitraClip: Mitra-FR vs. COAPT. Tratamento percutâneo da insuficiência mitral secundária por MitraClip: Mitra-FR versus COAPT. Arq Bras Cardiol. 2021;116(5):1011-8.
5. Crespo-Leiro MG, Metra M, Lund LH, Milicic D, Costanzo MR, Filippatos G, et al. Advanced heart failure: a position statement of the Heart Failure Association of the European Society of Cardiology. Eur J Heart Fail. 2018;20(11):1505-35.
6. Marcondes-Braga FG, Moura LAZ, Issa VS, Vieira JL, Rohde LE, Simões MV, et al. Atualização de Tópicos Emergentes da Diretriz Brasileira de Insuficiência Cardíaca – 2021. Arq Bras Cardiol. 2021;116(6):1174-212.
7. Nenna A, Singh SSA, Nappi P, Chello M, Nappi F. Transcatheter tricuspid valve interventions: Current approaches and future perspectives. Surg Technol Int. 2019;34:321-9.
8. Tarasoutchi F, Montera MW, Ramos AIO, Sampaio RO, Rosa VEE, Accorsi TAD, et al. Atualização das Diretrizes Brasileiras de Valvopatias – 2020. Arq Bras Cardiol. 2020;115(4):720-75.
9. Truby LK, Rogers JG. Advanced heart failure: Epidemiology, diagnosis, and therapeutic approaches. JACC Heart Fail. 2020;8(7):523-36.
10. Vieira JL, Mehra MR. Heart transplantation candidacy. Curr Opin Organ Transplant. 2021;26(1):69-76.
11. Vieira JL, Ventura HO, Mehra MR. Mechanical circulatory support devices in advanced heart failure: 2020 and beyond. Prog Cardiovasc Dis. 2020;63(5):630-9.

NOTA DOS EDITORES

Este capítulo possui bibliografia adicional, recomendada pelos autores, na plataforma digital complementar do livro. Para acesso a esse material, utilize o QR code abaixo, digite a senha: **COMPLEMENTO2022** e faça seu cadastro.

6

Abordagem paliativa

Fernando Luís Scolari
Ana Paula Chedid Mendes
Nadine Oliveira Clausell

DESTAQUES

- A abordagem paliativa é subutilizada na insuficiência cardíaca.
- Cuidados paliativos devem ser integrados a todas as fases da doença, reduzindo custos e hospitalizações.
- Ferramentas validadas auxiliam a implementação dos cuidados paliativos.
- Deve-se antecipar a discussão das expectativas e preferências do paciente.
- Os sintomas podem ser manejados por meio de tratamentos específicos.
- Terapêutica com inotrópico domiciliar pode ser implantada nas fases finais da doença.
- A inativação de dispositivos pode evitar terapias desnecessárias.

INTRODUÇÃO

O tratamento contemporâneo baseado em evidências modificou a história natural da insuficiência cardíaca (IC). Contudo, com o atual envelhecimento da população com IC e o número de comorbidades, há um grande grupo de indivíduos inelegíveis a terapias avançadas e que se beneficiam de cuidados paliativos. Cuidados paliativos possuem como objetivo aliviar o sofrimento de pacientes frente a condições ameaçadoras à vida. A IC apresenta diversos sintomas que reduzem a qualidade de vida, como dispneia, falta de apetite, náusea, alterações de humor, alterações do ciclo sono-vigília, redução da mobilidade, entre outros. Ensaios clínicos randomizados demonstraram que programas de cuidados paliativos em IC apresentaram melhora em questionários de qualidade de vida, classe funcional, redução na taxa de hospitalização, tempo fora do hospital e custos. Contudo, menos de 20% daqueles com indicação recebem algum nível de suporte. Alguns fatores relacionam-se a essa baixa taxa de prescrição, como a má comunicação entre provedor/paciente, má educação/percepção sobre cuidados paliativos, trajetória não previsível da doença, baixo entendimento sobre a condição clínica, pouca compreensão do prognóstico e o tempo reduzido no contato com esses pacientes na rotina assistencial.

SELEÇÃO DOS PACIENTES

A identificação do prognóstico dos indivíduos é fundamental na implementação da estratégia de cuidados paliativos na IC. Algumas ferramentas, como as escalas de *Seattle Heart Failure Model* e *Heart Failure Survival Score*, têm sido amplamente utilizadas, mas podem subestimar o risco naqueles com formas avançadas. Ferramentas como o "*I Need Help*" nos auxiliam na identificação de casos mais graves. Os cuidados paliativos devem ser introduzidos no início do curso da doença, enquanto o paciente ainda apresenta algum grau de autonomia, em paralelo com a terapia médica otimizada, e não restritos a momentos de internação hospitalar ou em fase terminal. A abordagem sobre cuidados paliativos deve integrar a trajetória clínica esperada com o aumento gradual da incapacidade funcional e perda de independência, estratégias para controle de sintomas, terapias avançadas e definição de tratamentos invasivos como intubação e reanimação cardiovascular.

A Figura 1 exemplifica a integração dos cuidados paliativos na trajetória da IC. Todas as medidas devem ser adequadas às concepções e expectativas de vida do indivíduo, incluindo otimização de medidas sobre qualidade/aumento da sobrevida.

Diagnóstico → Morte

Suporte de pacientes, familiares e cuidadores Informação, comunicação e decisão compartilhada	Fase crônica	Descompensação	Fase terminal
Avaliar e otimizar	Tratamento baseado em evidências Sinais e sintomas Necessidades espirituais, psicossociais e físicas Comorbidades	Motivo da descompensação Tratamento baseado em evidência Sinais e sintomas Necessidades espirituais, psicossociais e físicas	Sinais e sintomas Necessidades espirituais, psicossociais e físicas
Discutir	Autocuidado Papel do paciente, família e cuidadores	Preferências e possibilidades de tratamento e cuidado Papel do paciente, família e cuidadores	Preferências e possibilidades de tratamento, cuidado e local Decisão sobre desligar dispositivos (leis locais e aspectos culturais) Discutir a suspensão de medicamentos
Planejar futuro próximo	Preferências e expectativas Discutir trajetória e prognóstico individualizado	Discutir a suspensão de medicamentos Avaliação de necessidades paliativas Referenciamento a especialista em cuidados paliativos	Preparar e explicar o óbito Aumentar o suporte emocional para pacientes, familiares e cuidadores
Plano de tratamento avançado	Preparar manejo para crises	Rediscutir a trajetória da IC Rever plano de tratamento avançado Iniciar discussão de terminalidade	Esclarecer plano de reanimação Qualidade de vida no óbito Apoio ao luto

FIGURA 1 Integração dos cuidados paliativos na trajetória do paciente com insuficiência cardíaca.
Fonte: adaptada de Hill et al., 2020.

FERRAMENTAS DE AVALIAÇÃO

Pacientes com IC tendem a reportar menos seus sintomas. Portanto, algumas ferramentas auxiliam na identificação e implementação de cuidados paliativos. Dentre estas, destacam-se as ferramentas POS (*Palliative Care Outcome Scale* – disponível em *http://pos-pal.org*) e NAT-PF:HF (*Needs Assessment Tool: Progressive Disease – Heart Failure*), que auxiliam o reconhecimento de domínios específicos, enquanto a escala PPSv2 (*Palliative Performace Scale Version 2*) identifica a performance. A escala NECPAL foi recentemente traduzida e validada em população brasileira com IC e mostrou-se capaz de identificar pacientes elegíveis para cuidados paliativos.

RESPALDO EM DIRETRIZES

A atual diretriz brasileira de insuficiência cardíaca aguda e crônica, assim como a diretriz do American College of Cardiology, respaldam a inclusão de cuidados paliativos na trajetória do paciente com IC. A European Society of Cardiology publicou recentemente documento sobre o posicionamento da integração dos cuidados paliativos na abordagem do tratamento incluindo recomendações e estratégias.

AVALIAÇÃO E PLANEJAMENTO DO CUIDADO

Os objetivos e a construção do cuidado devem ser discutidos e decididos em conjunto com o paciente e sua família com base em quatro grandes aspectos do "estar doente": (1) sintomas físicos; (2) sintomas mentais e psicológicos; (3) necessidades sociais; (4) necessidades espirituais ou existenciais. A comunicação da equipe com o paciente e seus familiares é fundamental para garantir que a tomada de decisão seja centrada no paciente e em seus valores. As etapas para um planejamento eficaz de cuidados avançados envolvem: introduzir o assunto; estruturar uma discussão; rever planos previamente discutidos com paciente e familiares; documentação e atualização periódica, de acordo com episódios de descompensação da IC; eventuais eventos adversos; e mudanças na vontade do paciente. No Brasil, a Resolução n. 1.995 do CFM, de agosto de 2012, regulamenta e respalda as diretivas antecipadas de vontade.

A avaliação de sintomas físicos e mentais deve identificar as fontes do sofrimento e como interferem na vida do paciente. Dessa forma, o alívio dos sintomas e a melhora da qualidade de vida ganham prioridade em detrimento de intervenções que objetivam desfechos de médio e longo prazos (Tabela 1). A equipe multidisciplinar deve analisar as condições financeiras, a situação atual de relacionamentos importantes e as necessidades de cuidadores. O sofrimento espiritual pode amplificar outros tipos de sofrimento e até

TABELA 1 Avaliação e manejo dos principais sintomas

Sintoma	Condições relacionadas	Medidas não farmacológicas	Medidas farmacológicas
Dispneia	Anemia, DPOC Doença pulmonar intersticial, TEP crônico	Restrição hídrica Sentar com a coluna ereta Ventiladores de mão Exercícios de respiração e relaxamento	Otimizar terapia IC Inotrópico Benzodiazepínico e opioide Oxigênio suplementar com pouco benefício
Edema	IRC Síndrome cardiorrenal	Restrição hídrica Elevar os membros inferiores Uso de meias elásticas	Diurético venoso ou subcutâneo; Inotrópico – intermitente ambulatorial ou contínuo em domicílio
Tosse	Medicamentos Congestão pulmonar Pneumonia aspirativa	Trocar IECA por BRA	Opioides, diurético
Sede	IRC, restrição hídrica, diurético, diabetes, ansiedade	Liberar ingesta hídrica Chupar gelo e bala de hortelã/menta	Otimizar terapia IC Controle de glicemia
Xerostomia	Câncer, Infecção oral Diabetes	Higiene oral frequente Chupar gelo	Saliva artificial
Dor	Isquêmica Musculoesquelética	Acupuntura, fisioterapia Técnicas de relaxamento	Opioides – primeira linha Dor neuropática (anticonvulsivantes e antidepressivo) Dor isquêmica: antianginosos
Náusea e vômitos	Câncer, Diabetes Disfunção orgânica	Revisar prescrição: medicações provocadoras Evitar cheiros desencadeantes Dieta personalizada	Bromoprida Ondansetron
Constipação	Câncer, diabetes, depressão, demência, restrição hídrica	Atividade física Mudança na dieta Revisar dose de opioides	Laxantes. Agentes osmóticos Grave: extração manual e enema
Fadiga	Descondicionamento Deficiência de ferro Anemia, Disfunção de tireoide, IRC, DPOC SAHOS, Câncer Depressão	Exercícios (aeróbio e de resistência leve) Dieta, suplementos	Ajustar prescrição – dose de betabloqueador, diurético. Considerar comorbidades – reposição de ferro
Depressão e ansiedade	Bem-estar espiritual debilitado	Terapia cognitiva comportamental	Primeira linha: ISRS Alternativo: ADT (início de ação tardio; aumento intervalo QT)
Distúrbio do sono	SAHOS	Higiene do sono – evitar cafeína, álcool e excesso de líquidos Rever horário do diurético SAHOS-CPAP	Insônia – zolpidem
Confusão e delírio	Hipoperfusão cerebral Microêmbolos repetidos	Revisar prescrição: ajustar dose/descontinuar opioides e benzodiazepínicos Hipotensão importante: revisar prescrição Regular o meio – garantir luz solar no dia	Haloperidol, especialmente se agitação e combatividade

DPOC: doença pulmonar obstrutiva crônica; TEP: tromboembolismo pulmonar; IRC: insuficiência renal crônica; SAHOS: síndrome da apneia hipopneia obstrutiva do sono; IECA: inibidor da enzima conversora angiotensina. BRA: bloqueador receptor de angiotensina; ISRS: inibidor seletivo da recaptação de serotonina; ADT: antidepressivo tricíclico.
Fonte: adaptada de Hill et al., 2020.

mascarar-se sob a forma de dores físicas intratáveis e ansiedade. A equipe deve ser capaz de detectar tais necessidades e assistentes religiosos/espirituais podem ser úteis, quer seja da instituição médica ou da comunidade do paciente.

INOTRÓPICOS

A terapia domiciliar com inotrópico pode ser considerada e integrada aos cuidados paliativos gerais. A diretriz ACCF/AHA 2013 recomenda suporte inotrópico contínuo para controle de sintomas em pacientes não elegíveis para suporte circulatório mecânico ou transplante cardíaco (IIb). A seleção deve ser baseada em aspectos clínicos, econômicos e sociais. O uso em domicílio só deverá ser considerado se após o início, ainda em âmbito hospitalar, ocorrer uma melhora dos sintomas e estabilidade hemodinâmica. A maioria dos estudos mostra uma melhora na classe funcional. Arritmias, infecções e hospitalizações são complicações frequentes com essa modalidade. O plano para alta hospitalar com inotrópico deve envolver uma equipe multidisciplinar e profissionais de cuidados paliativos, assim como treinamento e educação do paciente, família e cuidadores. Idealmente, a infusão deve ser realizada por acesso central periférico e mantida a menor dose eficaz para melhorar hemodinâmica e sintomas, minimizando os efeitos colaterais. Diversas limitações podem inviabilizar a implementação dessa estratégia (econômicas, sociais e estruturais). Nesses casos, o inotrópico deve ser descontinuado ainda no hospital, geralmente com utilização de doses altas de diuréticos, opioides e outros medicamentos para aliviar os sintomas, como ansiedade, insônia e dispneia.

INATIVAÇÃO DE DISPOSITIVOS

A inativação de CDI deve ser discutida junto à equipe e aos familiares sempre que esse procedimento concorrer para efeitos adversos frequentes, como os choques inapropriados, em pacientes diagnosticados como em fim de vida. Tal prática é reconhecida como ética pelo Conselho Federal de Medicina. Em relação aos dispositivos de assistência ventricular de longa permanência, é importante a criação de um plano de cuidado (previamente à implantação do dispositivo) que inclua as preferências dos pacientes em longo prazo e que seja elaborado junto às equipes de cuidados paliativos e da cardiologia.

CONSIDERAÇÕES FINAIS

A abordagem paliativa na IC é extremamente necessária face aos sintomas limitantes da doença e a alta taxa de morbidade e mortalidade. A implementação dessa estratégia deve integrar todas as fases da doença, impactando em melhora da qualidade de vida, hospitalizações e custos. A discussão das expectativas e preferências do paciente deve ser realizada de maneira antecipada e, preferencialmente, em períodos de estabilidade. Diversas ferramentas foram validadas e estão disponíveis para auxiliar a equipe assistente. O manejo dos sintomas pode ser guiado por meio de terapêutica específica, focando nas necessidades do paciente. Em fases terminais, o uso de inotrópico domiciliar pode ser uma opção em casos selecionados. A inativação de CDI, em fases terminais, pode evitar a ocorrência de choques desnecessários.

LEITURA SUGERIDA

1. Chuzi S, Allen LA, Dunlay SM, Warraich HJ. Palliative inotrope therapy: a narrative review. JAMA Cardiology. 2019;4:815-22.
2. Chuzi S, Khan SS, Pak ES. Primary palliative care education in advanced heart failure and transplantation cardiology fellowships. J Am Coll Cardiol. 2021;77:50-5.
3. Crimmins RM, Elliott L, Absher DT. Palliative care in a death-denying culture: exploring barriers to timely palliative efforts for heart failure patients in the primary care setting. Am J Hospice and Palliative Med. 2021;38:77-83.
4. Fernández-Martinez J, Romero-Correa M, Salamanca-Bautista P, Aramburu-Bodas Ó, Formiga F, Vázquez-Rodríguez P, et al. Prevalence of advanced heart failure and use of palliative care in admitted patients: findings from the EPICTER study. International Journal of Cardiology. 2021;327:125-31.
5. Hill L, Prager Geller T, Baruah R, Beattie JM, Boyne J, de Stoutz N, et al. Integration of a palliative approach into heart failure care: a European Society of Cardiology Heart Failure Association position paper. Eur J Heart Fail. 2020;22:2327-39.
6. Kavalieratos D, Kamal AH, Abernethy AP, Biddle AK, Carey TS, Dev S, et al. Comparing unmet needs between community-based palliative care patients with heart failure and patients with cancer. J Palliative Med. 2014;17:475-81.
7. Luis D, Montera MW, Bocchi EA, Clausell N, Albuquerque C, Rassi S, et al. Diretriz Brasileira de Insuficiência Cardíaca Crônica e Aguda. Arq Bras Cardiol. 2018;111:436-539.
8. Orzechowski R, Galvão AL, Nunes T da S, Campos LS. Palliative care need in patients with advanced heart failure hospitalized in a tertiary hospital. Revista da Escola de Enfermagem. 2019;53:e03413.
9. Puckett C, Goodlin SJ. A modern integration of palliative care into the management of heart failure. Can J Cardiol. 2020;36:1050-60.
10. Rogers JG, Patel CB, Mentz RJ, Granger BB, Steinhauser KE, Fiuzat M, et al. Palliative care in heart failure: The PAL-HF Randomized, Controlled Clinical Trial. J Am Coll Cardiol. 2017;70:331-41.
11. Stevenson LW, Hellkamp AS, Leier C v., Sopko G, Koelling T, Warnica JW, et al. Changing preferences for survival after hospitalization with advanced heart failure. J Am Coll Cardiol. 2008;52:1702-8.
12. Wong FKY, Ng AYM, Lee PH, Lam PT, Ng JSC, Ng NHY, et al. Effects of a transitional palliative care model on patients with end-stage heart failure: a randomised controlled trial. Heart. 2016;102:1100-8.
13. Yancy C, Jessup M, Bozkurt B, Butler J, Casey DE, Drazner MH, et al. 2013 ACCF/AHA Guideline for the management of heart failure. J Am Coll Cardiol. 2013;62:e147-e239.

SEÇÃO XII

MISCELÂNEA

1

Custo-efetividade na insuficiência cardíaca

Eduardo Gehling Bertoldi
Carisi Anne Polanczyk

DESTAQUES

- A insuficiência cardíaca implica elevados custos diretos e indiretos ao sistema de saúde.
- Novas terapias têm aumentado a sobrevida e a qualidade de vida dos pacientes, muitas vezes com incremento nos custos globais ao sistema de saúde.
- Métricas econômicas, como razão de custo-efetividade incremental, têm sido empregadas para a escolha racional dos recursos quando da incorporação de tecnologias no sistema.
- Terapias não farmacológicas e farmacológicas no manejo da insuficiência cardíaca se mostraram, na maioria dos cenários, economicamente favoráveis e devem ser preferidas. Dispositivos implantáveis, de suporte, e mesmo transplante cardíaco, são de alto custo e seu uso requer cautela para assegurar benefício para aqueles que mais se beneficiam.

INTRODUÇÃO

O mundo vem observando aumento da incidência, prevalência e mortalidade por insuficiência cardíaca (IC) nas últimas décadas. Por conta disso, os sistemas de saúde precisam investir progressivamente mais recursos para abordagem e tratamento de casos de IC, gerando significativo incremento de gastos em saúde.

O custo total do manejo da IC é composto por vários elementos, incluindo atendimentos ambulatoriais, fármacos, atendimentos hospitalares por descompensação e cuidados domiciliares. Adicionalmente, as terapias invasivas ou baseadas em dispositivos, como terapia de ressincronização cardíaca (TRC), cardiodesfibriladores implantáveis (CDI), intervenções valvares percutâneas e dispositivos de assistência ventricular, vêm se tornando elementos fundamentais do manejo da IC.

Junto com a possibilidade de oferecer terapias modernas e melhorar o prognóstico dos pacientes, infelizmente ocorre o aumento progressivo do custo do tratamento, geralmente em um crescimento exponencial. Sendo assim, torna-se cada vez mais importante avaliar de forma racional e científica a relação entre o potencial benefício dos tratamentos disponíveis e o seu custo, permitindo que médicos e gestores possam tomar decisões informadas a respeito de quais intervenções devem ser priorizadas.

CUSTO-EFETIVIDADE EM SAÚDE: CONCEITOS BÁSICOS

Os recursos financeiros em saúde são finitos e, portanto, insuficientes para satisfazer a todas as necessidades de forma absoluta. Sendo assim, sempre haverá necessidade de decidir quais tecnologias ou tratamentos serão disponibilizados. Essa decisão deve ser baseada na eficácia (benefício clínico em condições ideais), efetividade (benefício clínico no mundo real), qualidade, segurança e custo das tecnologias. A análise econômica em saúde pode ser aplicada para avaliar o custo de determinada intervenção ou condição clínica, e determinar se o benefício da intervenção justifica o seu custo.

As análises de custo-efetividade combinam uma métrica de custo com uma medida de efetividade não monetária, como um evento clínico fatal ou não fatal, ou qualidade de vida relacionada à saúde. Frequentemente, são utilizadas medidas combinadas de sobrevida e qualidade de vida, denominadas anos de vida ajustados para qualidade, ou QALY na sigla em inglês. O uso do QALY como desfecho permite comparar tecnologias com diferentes impactos em sobrevida ou morbidade.

A comparação entre tecnologias, em termos de custo-efetividade, geralmente é realizada por meio da medida da razão de custo-efetividade incremental (RCEI), calculada pela fórmula do Quadro 1.

QUADRO 1 Cálculo da razão de custo-efetividade incremental (RCEI)

$$RCEI = \frac{(CUSTO_{\text{Nova tecnologia}} - CUSTO_{\text{Tecnologia padrão}})}{(EFETIVIDADE_{\text{Nova tecnologia}} - EFETIVIDADE_{\text{Tecnologia padrão}})}$$

A partir do cálculo da RCEI, é necessário, para uso racional dos recursos na tomada de decisão, definir o limiar aceitável de custo-efetividade para incorporação de uma tecnologia – seja um medicamento, intervenção ou dispositivo – ao sistema de saúde em questão. Cada sistema estabelece o seu próprio limiar ou metodologia; uma proposta frequentemente adotada é o valor de 1 a 3 vezes o PIB *per capita* do país em questão, por QALY ganho.

CUSTO-EFETIVIDADE NA INSUFICIÊNCIA CARDÍACA

O consumo de recursos no tratamento de pacientes com IC inclui gastos relacionados ao tratamento clínico de manutenção, abordagem de descompensações, hospitalizações, intervenções e dispositivos implantáveis, e transplante cardíaco.

Os estudos de custo-efetividade na área da IC vêm sendo publicados há décadas, porém sua interpretação deve sempre levar em conta aspectos regionais, particularmente com relação ao custo do tratamento; é comum que exista significativa variação da diferença entre os custos de consultas, exames e procedimentos em diferentes países.

Ainda assim, podemos identificar alguns padrões de distribuição da custo-efetividade de intervenções em IC, ao separá-las em grupos amplos (Tabela 1). De forma geral, intervenções não farmacológicas, como acompanhamento domiciliar de enfermagem, ou programas de atividade física, são altamente custo-efetivos, assim como o tratamento farmacológico clássico da IC. Fármacos recentemente introduzidos ao arsenal terapêutico da IC, como sacubitril-valsartana e inibidores da SGTLT2, ainda não foram submetidos a avaliações econômicas sob perspectivas tão variadas, mas algumas análises iniciais demostram que são custo-efetivos na maioria dos contextos.

O mesmo não pode ser dito sobre as terapias baseadas em dispositivos; no caso dessas tecnologias mais custosas, a custo-efetividade é dependente do contexto do sistema de saúde, do custo do dispositivo em questão e do perfil da população de pacientes para os quais se está propondo a intervenção.

CUSTO-EFETIVIDADE DE DISPOSITIVOS IMPLANTÁVEIS NA INSUFICIÊNCIA CARDÍACA

O potencial dos dispositivos como cardiodesfibriladores implantáveis (CDIs) e ressincronizadores cardíacos, para reduzir morbidade e mortalidade, traz consigo o custo elevado desses dispositivos. A proposta de implante desses dispositivos em suas indicações mais amplas tem impacto enorme no sistema de saúde, em razão do grande número de pacientes elegíveis para o tratamento. Por outro lado, restringir o acesso aos dispositivos ao aplicar um limiar de custo-efetividade mais baixo pode privar pacientes de terapias potencialmente salvadoras. Análises econômicas em diferentes contextos foram publicadas, buscando definir em que contextos e subgrupos o custo da terapia baseada em dispositivos é aceitável para sistemas de saúde e para a sociedade.

No caso do CDI para prevenção primária de morte súbita, as análises econômicas mostraram cenários mais atraentes nas populações com risco mais elevado de taquicardia ventricular, sugerindo que países com limitação no

TABELA 1 Estudos de custo-efetividade de terapias para insuficiência cardíaca em diferentes sistemas de saúde

Perspectiva	Análise	RCEI
Estados Unidos	Enalapril *vs.* placebo	R$ 800 / QALY
Estados Unidos	Metoprolol *vs.* placebo	Dominante
Irlanda	Espironolactona *vs.* placebo	R$ 3.500 / AVG
Brasil	Sacubitril/valsartana *vs.* placebo	R$ 21.200 / QALY
Grécia	TRC *vs.* tratamento clínico	R$ 39.500 / QALY
Suíça	Eplerenone *vs.* placebo	R$ 65.000 – 135.000 / QALY
Brasil	TRC *vs.* tratamento clínico	R$ 84.000 / QALY
Reino Unido	CDI em prevenção primária	R$ 277.000 / QALY
Brasil	CDI+TRC *vs.* TRC	R$ 451.000 / QALY
Reino Unido	ECMO	R$ 555.000 / QALY
Reino Unido	Heartmate II (ponte por 12 m.)	R$ 1.414.000 / QALY

*Extraídos de Rohde et al., 2013, e convertidos para Reais, ou obtidos da literatura. RCEI: razão de custo-efetividade incremental; QALY: ano de vida ajustado para qualidade; AVG: ano de vida ganho; TRC: terapia de ressincronização cardíaca; CDI: cardiodesfibrilador implantável; ECMO: oxigenação por membrana extracorpórea.

orçamento de saúde devam, do ponto de vista de custo-efetividade, restringir a indicação de CDI para pacientes com IC isquêmica e documentação de arritmias ventriculares.

Para a terapia de ressincronização cardíaca (TRC), os estudos econômicos geralmente mostram resultados bastante favoráveis na comparação entre TRC e tratamento clínico. No entanto, um escalonamento da TRC "pura" para os dispositivos combinados TRC e CDI traz resultados heterogêneos nas análises de custo-efetividade, principalmente por conta do custo significativamente mais elevado do dispositivo.

CUSTO-EFETIVIDADE DE TERAPIAS AVANÇADAS PARA INSUFICIÊNCIA CARDÍACA

Casos de IC avançada podem ser elegíveis para transplante cardíaco ou suporte circulatório mecânico. O transplante cardíaco é atualmente considerado a primeira opção para pacientes refratários ao tratamento clínico ou cirúrgico; no entanto, sua aplicabilidade é limitada pelos custos elevados e pela disponibilidade limitada de doadores.

As análises econômicas disponíveis sugerem que o transplante cardíaco, quando disponível, é mais custo-efetivo que outras formas de transplante torácico, como o pulmonar, e significativamente mais custo-efetivo que o uso de dispositivos de suporte circulatório, como ponte para transplante, ou como terapia de destino.

No entanto, o campo relativamente novo dos dispositivos de assistência ventricular apresenta evolução rápida das tecnologias e melhora progressiva de desfechos. Há potencial de mudança do cenário com relação à comparação entre esses dispositivos e o transplante cardíaco nos próximos anos, requerendo a atualização das análises econômicas.

CONSIDERAÇÕES FINAIS

A IC tem grande impacto nos sistemas de saúde; esse impacto deve aumentar ainda mais com o crescimento da prevalência da doença e o aumento da diversidade e complexidade dos tratamentos disponíveis. Gestores e profissionais de saúde devem estar preparados para a inevitável necessidade de tomar decisões sobre quais tratamentos devem ser disponibilizados e quais subgrupos de pacientes devem ser priorizados. Para isso, é necessário olhar além dos dados de eficácia e efetividade, passando a analisar a custo-efetividade das intervenções e o seu potencial impacto financeiro nos sistemas de saúde. Tão importante quanto a decisão por implantar determinada tecnologia é assegurar que os resultados esperados sejam alcançados – melhor sobrevida e qualidade de vida dos pacientes, dentro um orçamento estimado e pactuado.

LEITURA SUGERIDA

1. Brooke BS, Kaji AH, Itani KMF. Practical guide to cost-effectiveness analysis. JAMA Surg. 2020;155(3):250-1.
2. Di Tanna GL, Bychenkova A, O'Neill F, et al. Evaluating cost-effectiveness models for pharmacologic interventions in adults with heart failure: a systematic literature review. PharmacoEconomics. 2019;37:359-89.
3. Hlatky MA. The economics of heart failure. Comparative-effectiveness research in heart failure: Elsevier Health Sciences; 2013.
4. Hlatky MA. Considering cost-effectiveness in cardiology clinical guidelines: Progress and prospects. Value Health. 2016;19(5): 516-9.
5. McEwan P, Darlington O, McMurray JJ, Jhund PS, Docherty KF, Böhm M, et al. Cost-effectiveness of dapagliflozin as a treatment for heart failure with reduced ejection fraction: a multinational health-economic analysis of DAPA-HF. Eur J Heart Fail. 2020;22:2147-56.
6. Perera K, Ademi Z, Liew D, Zomer E. Sacubitril-valsartan versus enalapril for acute decompensated heart failure: a cost-effectiveness analysis. Eur J Prevent Cardiol. 2021;28(9):966-72.
7. Rohde LE, Bertoldi EG, Goldraich L, Polanczyk CA. Cost-effectiveness of heart failure therapies. Nat Rev Cardiol. 2013; 10(6):338-54.
8. Sanders GD, Neumann PJ, Basu A, et al. Recommendations for conduct, methodological practices, and reporting of cost-effectiveness analyses: Second Panel on Cost-effectiveness in Health and Medicine. JAMA. 2016;316(10):1093-103.
9. Teimourizad A, Rezapour A, Sadeghian S, et al. Cost-effectiveness of cardiac resynchronization therapy plus an implantable cardioverter-defibrillator in patients with heart failure: a systematic review. Cost Eff Resour Alloc. 2021;19:31.
10. Weintraub WS. Cardiovascular health care economics. Totowa: Humana Press; 2014. xii, 436 p.

2

Saúde baseada em valor na insuficiência cardíaca: avaliando desfechos

Sabrina Bernardez Pereira
Carisi Anne Polanczyk

DESTAQUES

- O valor em saúde é a relação entre os resultados que importam ao paciente, ou seja, os desfechos clínicos e o custo para atingi-los.
- A mensuração de desfechos clínicos reportados pelo paciente (*patient-reported outcomes measures* – PROM) é indispensável para demonstrar a melhoria nos processos assistenciais e na aquisição de resultados de forma mais eficiente. Essas medidas envolvem a qualidade de vida, aspectos emocional e cognitivo ou prejuízo funcional.
- A baixa qualidade de vida em pacientes com insuficiência cardíaca (IC) está ligada a resultados clínicos negativos, incluindo altas taxas de hospitalização e mortalidade. Portanto, a análise desse aspecto é de fundamental importância para o cuidado da IC.
- Porter ordena a mensuração de desfechos clínicos em uma hierarquia de três níveis (*status* de saúde alcançado, processo de recuperação e sustentabilidade da saúde). Cada uma dessas dimensões deve ter uma métrica, junto com o tempo e a frequência da medição. O ideal é que pelo menos uma dimensão de resultado em cada nível da hierarquia seja incluída em suas medições.
- A iniciativa ICHOM (International Consortium for Health Outcomes Measurement) orienta a mensuração de um conjunto de desfechos na IC, definido por um grupo de especialistas, que inclui as dimensões de sobrevida, aspectos funcionais, psicossociais e carga de cuidados por meio dos questionários *Kansas City Cardiomyopathy Questionnaire* (KCCQ), *Patient-Reported Outcomes Measurement Information System* (PROMIS) e *Patient Health Questionnaire-2* (PHQ-2).

A insuficiência cardíaca (IC) é uma das principais causas de hospitalizações e readmissões, principalmente entre os idosos, e projeções norte-americanas estimam que seus custos podem chegar a US$ 70 bilhões até 2030. Além dos custos diretos para o manejo desses pacientes, cada vez mais se tem abordado o desperdício quando falamos em custos assistenciais. O relatório histórico da OCDE de 2017 sobre "Desperdício de gastos em saúde" apresentou dados alarmantes sobre cuidados inadequados e recursos desperdiçados. O relatório enfatizou que uma quantidade significativa de gastos com saúde é "na melhor das hipóteses ineficaz e, na pior, um desperdício".

Nesse contexto, é cada vez mais importante que os sistemas de saúde gastem os recursos que eles têm com sabedoria e eficiência. Consequentemente, sistemas de saúde baseados em valor são vistos por alguns como uma mudança estrutural no modelo de saúde no sistema que poderia melhorar a qualidade dos cuidados de saúde para pacientes e, consequentemente, seus resultados individuais e coletivos, ao mesmo tempo que otimiza os recursos, podendo tornar a saúde mais econômica.

De acordo com Porter, o sistema de saúde deve se afastar daquele voltado para a oferta e organizado em torno do que os médicos fazem, colocando-se em direção a um sistema centrado na pessoa e organizado em torno do que os pacientes precisam.

Para o mesmo autor, valor em saúde é definido como os resultados que são importantes para os pacientes e os custos para alcançá-los.

$$\text{Valor} = \frac{\text{Resultados (desfechos) de saúde que são importantes para os pacientes}}{\text{Custo para entrega desses resultados}}$$

As necessidades do paciente são frequentemente medidas levando em consideração diferentes aspectos da qualidade de vida, como dor, aspectos emocional e cognitivo ou prejuízo funcional. Além disso, uma revisão recente sobre as percepções do paciente sobre a qualidade do atendimento enfatiza a comunicação, o acesso aos cuidados de saúde e a tomada de decisão compartilhada como elementos-chave em um ambiente de saúde baseada em valor.

A mensuração de desfechos clínicos em saúde incluindo resultados relatados pelo paciente (*patient-reported outcomes measures* – PROM) é indispensável para demonstrar a melhoria nos processos, avaliar o valor das abordagens terapêuticas alternativas e encontrar formas de proporcionar melhores resultados de maneira mais eficiente. Essas medidas são as ferramentas mais importantes para impulsionar a inovação na prestação de cuidados de saúde.

Existem diretrizes importantes para o manejo da IC, recomendando terapias que afetam o curso da doença. No entanto, essas diretrizes mais comumente enfocam a mortalidade, hospitalização ou desfechos substitutos, como mudança na fração de ejeção ou remodelamento ventricular. Embora a redução dos sintomas e o aumento da capacidade funcional e da qualidade de vida sejam metas comumente definidas, há menos consenso sobre a melhor forma de atingir esses resultados.

Os PROM capturam a perspectiva do paciente e podem ser avaliados sistematicamente com questionários estruturados. Essas mensurações incluindo sintomas e suas limitações funcionais associadas, bem como aspectos emocionais, sociais e de qualidade de vida (QV) contribuem substancialmente para a morbidade de pacientes com insuficiência cardíaca.

Esse tem sido o caso da avaliação da QV em pacientes com IC, que costuma estar gravemente prejudicada mesmo quando comparada a pacientes com outras doenças crônicas. Pacientes com baixa QV podem apresentar uma série de sintomas, como dor, problemas de sono, depressão e ansiedade limitando, assim, seu envolvimento nas atividades. A baixa QV em pacientes com IC está ligada a resultados clínicos negativos, incluindo altas taxas de hospitalização e mortalidade. Portanto, o rastreamento de déficits de QV é de fundamental importância para o cuidado da IC. Ainda assim, dada a complexidade do cuidado da IC, tempo e recursos limitados e a falta de utilidade clínica para medidas de QV específicas da IC, a avaliação desse domínio em pacientes com IC é frequentemente negligenciada.

Uma crítica comum relacionada aos resultados relatados pelo paciente, como QV, é a utilidade prática de medir esses resultados. Apesar do amplo número de estudos com esses instrumentos, é conhecido que fatores locais, culturais e socioeconômicos são associados com as respostas, necessitando de uma customização de resultados. Pesquisas futuras são necessárias para examinar a sensibilidade e especificidade desses questionários na detecção de déficits de qualidade de vida em uma população de IC mais representativa e a fim de determinar as melhores práticas em situações de pontuações elevadas.

Determinar o grupo de desfechos relevantes para medir qualquer condição médica (ou população no contexto da atenção primária) deve seguir vários princípios. Os resultados devem incluir as circunstâncias de saúde mais relevantes para os pacientes. Eles devem abranger o curto prazo e a saúde em longo prazo, abordando um período longo o suficiente para abranger os resultados do atendimento. A medição do resultado deve incluir medição suficiente de fatores de risco ou condições iniciais para permitir o ajuste de risco.

Porter oferece uma estrutura de como visualizar medidas de desfechos: um conjunto completo de resultados para qualquer condição médica pode ser ordenado em uma hierarquia de três níveis com dimensões de resultados capturando aspectos específicos da saúde do paciente. Cada uma dessas dimensões deve ter uma métrica, junto com o tempo e a frequência da medição, para capturar o sucesso das ações em saúde. O ideal é que pelo menos uma dimensão de resultado em cada nível da hierarquia (e uma em cada nível, se possível) seja incluída em suas medições (Figura 1).

Nesse contexto, a iniciativa ICHOM – *International Consortium for Health Outcomes Measurement* –, com uma abordagem construída sobre uma sólida estrutura desenvolvida pela *Harvard Business School*, *The Boston Consulting Group* e *Karolinska Institute*, apresenta a missão de desenvolver o potencial de valor em cuidados de saúde por meio da definição de um conjunto padrão global de medidas de desfechos que realmente importam para os pacientes entre as condições médicas mais relevantes. Na área da IC, um grupo de especialistas e representantes de pacientes construiu, após detalhada revisão de literatura, um conjunto de desfechos relevantes ao paciente com IC. O objetivo do grupo de trabalho foi permitir comparação internacional no atendimento à IC, usando parâmetros padronizados e resultados centrados no paciente para avaliações de qualidade de atendimento na saúde e a real entrega de valor (Quadro 1).

Novos modelos de prestação de serviços de saúde enfatizam uma abordagem orientada à equipe para o atendimento ao paciente e o compartilhamento de dados do paciente, de modo que o atendimento seja coordenado e os resultados possam ser medidos facilmente.

O atendimento baseado em valor difere de uma abordagem de *fee for service* (taxa por serviço) ou capitalizada, em que os provedores são pagos com base na quantidade de serviços de saúde que prestam. O "valor" em cuidados de saúde baseados em valor é derivado da mensuração dos resultados de saúde em comparação com o custo na entrega desses resultados. No Brasil, em 2017, a Associação Nacional dos Hospitais Privados (ANAHP), em parceria com a ICHOM, coordenou a implementação do *Standard Set* de Insuficiência Cardíaca em um grupo de hospitais privados,

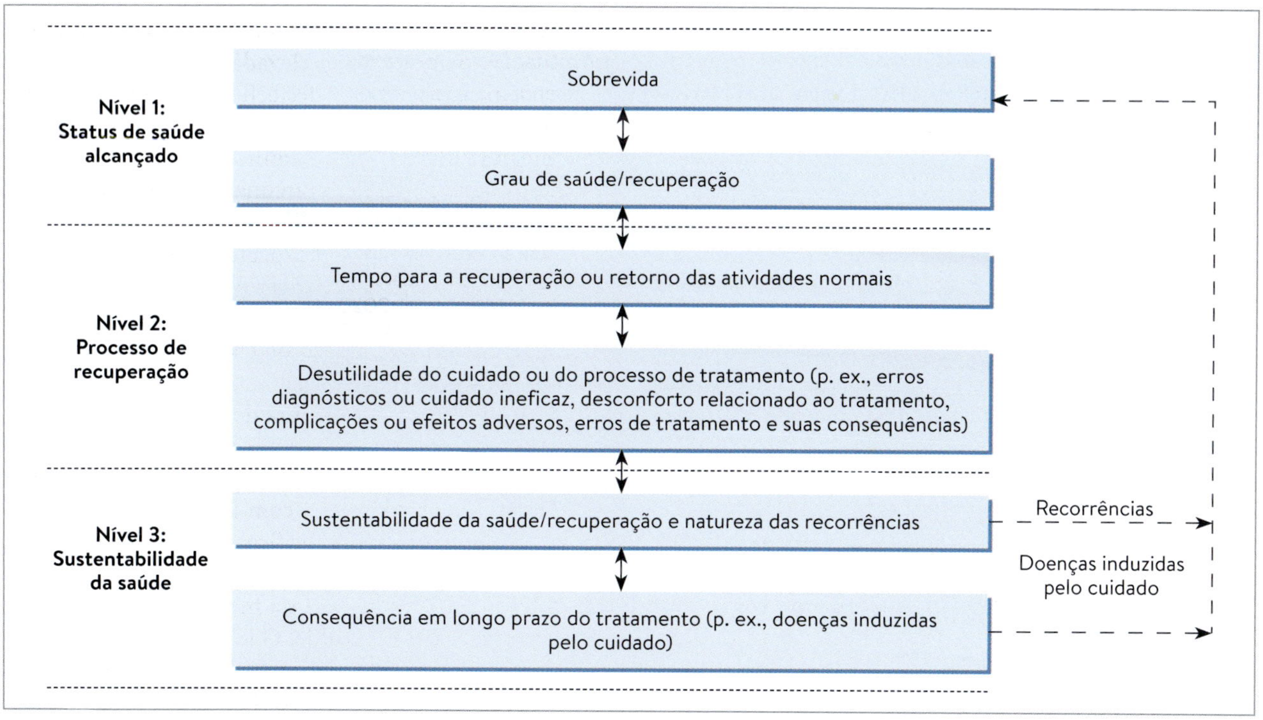

FIGURA 1 A hierarquia de medidas de desfecho.

Fonte: traduzido e adaptado de Porter.

QUADRO 1 Conjunto de desfechos clínicos (*standard set*) na insuficiência cardíaca de acordo com ICHOM

Mensuração de acordo com as dimensões
Sobrevida Mortalidade
Funcional Esforço físico máximo* Controle de sintomas: falta de ar** Controle de sintomas: fadiga e cansaço** Autocuidado; vida independente**& Emprego** Edema periférico** Controle de sintomas: distúrbios do sono**
Psicossocial Qualidade de vida** Depressão e ansiedade§ Confiança/autoestima**
Carga do cuidado Efeitos adversos dos medicamentos Carga financeira Complicações do tratamento Número de consultas hospitalares Número de readmissões hospitalares Dias de internação

*Monitorado pela classificação funcional da New York Heart Association (NYHA); **Monitorado pelo Questionário *Kansas City Cardiomyopathy Questionnaire* (KCCQ); &Monitorado pelo Questionário *Patient-Reported Outcomes Measurement Information System* (PROMIS); §Monitorado pelo Questionário *Patient Health Questionnaire-2* (PHQ-2). ICHOM: International Consortium for Health Outcomes Measurement.
Fonte: adaptado de Burns et al., 2020.

por meio do projeto Desfechos Clínicos. O objetivo desse projeto é suportar os hospitais participantes na implementação da mensuração de desfechos, bem como construir um *benchmarking* nacional, a fim de gerar informação para cada hospital participante na construção de melhorias assistenciais no atendimento desses pacientes e em futuras implementações de novos modelos de remuneração.

Por fim, o cuidado de saúde baseado em valor é um modelo em evolução da prestação de cuidados que visa alcançar melhores resultados clínicos com custo adequado. Essa prática requer sistemas de informações eficientes para medidas confiáveis de desfechos clínicos. Quando os desfechos são medidos, há uma promoção consequente das melhores práticas clínicas. Compreender os desfechos clínicos na insuficiência cardíaca é fundamental para fornecer valor e representa uma oportunidade para redefinir o atendimento ao paciente com essa condição.

LEITURA SUGERIDA

1. Burns DJP, Arora J, Okunade O, Beltrame JF, Bernardez-Pereira S, Crespo-Leiro MG, et al. International Consortium for Health Outcomes Measurement (ICHOM): standardized patient-centered outcomes measurement set for heart failure patients. JACC Heart Fail. 2020;8(3):212-22.
2. Cavanagh CE. Quality of life in heart failure: screening alone is insufficient. Eur Heart J. 2019;5(3):191-2.

3. Fayers PM, Machin D. Quality of life: The assessment, analysis and interpretation of patient-reported outcomes. Hoboken: John Wiley & Sons, 2013.
4. International Consortium for Health Outcomes (ICHOM) [Internet]. Estados Unidos/ Inglaterra [citado em 30 de junho de 2021]. Disponível em: http://www.ichom.org/.
5. Joynt Maddox K, Bleser WK, Crook HL, et al. Advancing value-based models for heart failure: A call to action from the value in healthcare initiative's value-based models learning collaborative. Circ Cardiovasc Qual Outcomes. 2020;13(5):e006483.
6. Mohammed K, Nolan MB, Rajjo T, Shah ND, Prokop LJ, Varkey P, et al. Creating a patient-centered health care delivery system a systematic review of health care quality from the patient perspective. Am J Med Qual. 2016;31(1):12-21.
7. Organisation for Economic Co-operation and Development (OECD). Tackling wasteful spending on health. 2017. Disponível em: <https://www.oecdilibrary.org/content/publication/9789264266414-en>.
8. Porter M, Teisberg E. Repensando a Saúde: estratégias para melhorar a qualidade de vida e reduzir custos. Porto Alegre: Bookman, 2007.
9. Porter ME. What is value in health care? N Engl J Med. 2010;363: 2477-81.
10. Wadhera RK, Vaduganathan M, Jiang GY, et al. Performance in federal value-based programs of hospitals recognized by the American Heart Association and American College of Cardiology for high-quality heart failure and acute myocardial infarction care. JAMA Cardiol. 2020;5(5):515-21.
11. Zanotto BS, Etges APBDS, Marcolino MAZ, Polanczyk CA. Value-based healthcare initiatives in practice: a systematic review. J Healthc Manag. 2021;66(5):340-65.

3

Telemedicina em insuficiência cardíaca

Germano Emílio Conceição Souza
Gustavo Arruda Braga

DESTAQUES

- O Ministério da Saúde define campos de atuação em telessaúde, como inovação em saúde digital, teleconsultoria, telediagnóstico, telemonitoramento, telerregulação e teleducação.
- Os métodos de telemedicina podem ser categorizados como assíncronos ou síncronos.
- De maneira geral, as evidências são favoráveis ao uso do suporte telefônico e telemonitoramento não invasivo.
- O uso dos "vestíveis" ou *wearables* está se tornando cada vez mais popular

INTRODUÇÃO

A telemedicina consiste no emprego de tecnologias de informação e comunicação na saúde visando oferecer serviços relacionados à saúde de forma ampla, para fins de assistência (abrangendo os aspectos de promoção, prevenção, diagnóstico, tratamento e reabilitação), educação, pesquisa e prevenção de doenças e promoção à saúde, de modo a facilitar o acesso e a oportunidade de prestação de serviços à população com limitação de fornecimento e/ou de acesso a serviços em sua área geográfica.

Uma vasta proporção de custos associados ao manejo de pacientes com insuficiência cardíaca (IC) consiste em visitas ambulatoriais, visitas ao departamento de emergência e hospitalizações (sem diferença entre pacientes com IC de fração de ejeção reduzida – ICFER – ou preservada – ICFEP). Até 40% dos pacientes com IC terão ao menos quatro hospitalizações durante o curso da doença, com risco de mortalidade aumentada diante de histórico de múltiplas hospitalizações prévias. Um dos fatores contribuintes para hospitalizações repetidas é a baixa adesão à modificação de estilo de vida e ao tratamento medicamentoso. Nos últimos anos, grande energia tem sido investida em métodos de telemonitoramento que poderiam melhorar a adesão, predizer e auxiliar a prevenir episódios de descompensação de IC e permitir aos pacientes monitorização mais próxima sem necessidade de visitas presenciais.

CONCEITOS

O Ministério da Saúde define campos de atuação em telessaúde, a saber:

- Inovação em saúde digital: busca resolução de problemas a partir de necessidades em saúde.
- Teleconsultoria: consultoria entre trabalhadores da saúde para esclarecer dúvidas sobre procedimentos clínicos, ações de saúde, podendo ser em tempo real ou *off-line*.
- Telediagnóstico: presta-se a abreviar tempo diagnóstico por meio das tecnologias de informação, pela avaliação de exames a distância.
- Telemonitoramento: monitoramento de parâmetros de saúde; envolve a coleta de dados clínicos, a transmissão, o processamento e o manejo por profissional de saúde.
- Telerregulação: visa facilitar acesso e equidade dos serviços em saúde por meio de ações em sistemas de regulação.
- Teleducação: utiliza-se das ferramentas de tecnologia de informação para disseminar conteúdo de aprendizagem no âmbito da saúde.

LEGISLAÇÃO E REGULAMENTAÇÃO

O Marco Civil da Internet (Lei Federal n. 12.965, de 23 de abril de 2014) e a Lei Geral de Proteção de Dados

(LGPD) (Lei Federal n. 13.709, de 14 de agosto de 2018) estabelecem, respectivamente, as bases jurídicas para o uso da rede mundial de computadores no Brasil e a segurança e o sigilo de informação no que diz respeito ao tratamento de dados pessoais.

A Resolução 1.643/2002 do Conselho Federal de Medicina (CFM) definiu e disciplinou a prestação de serviços por meio da telemedicina. Mais recentemente, no contexto da pandemia pelo SARS-CoV 2 (Covid-19), o CFM publicou o Ofício 1.756/2020 – Cojur, por meio do qual promoveu a flexibilização da telemedicina em caráter emergencial (enquanto durar a crise ocasionada pelo coronavírus). A telemedicina foi, então, autorizada temporariamente no Brasil desde abril de 2020 pela Lei n. 13.989/2020. Nesse período, três modalidades estão regulamentadas: a teleorientação (médicos orientam e encaminham os pacientes remotamente), o telemonitoramento (monitoramento remoto de parâmetros de saúde por profissional especializado) e a teleinterconsulta (discussão de casos entre profissionais de saúde para auxílio diagnóstico e terapêutico).

TIPOS DE TELEMONITORAMENTO EM INSUFICIÊNCIA CARDÍACA

Em geral, métodos de telemedicina podem ser categorizados como assíncronos (*store and forward*, não simultâneos: utilizam armazenamento e envio de dados para revisão posterior) ou síncronos (em tempo real, simultâneo). Ambos têm sido usados para telemonitoramento em pacientes com IC. As principais ferramentas utilizadas são:

- Suporte telefônico estruturado.
- Telemonitoramento não invasivo de parâmetros pré-especificados: peso corporal diário, pressão arterial, eletrocardiograma, oximetria de pulso, aferição de níveis glicêmicos, avaliação subjetiva de sintomas de IC ou níveis de depressão e adesão ao tratamento medicamentoso. Dispositivos advindos de "tecnologias vestíveis", ou *wearables*, têm apresentado uso crescente.
- Telemonitoramento invasivo por meio de dispositivos implantáveis com a única função de monitorização remota (medir marcadores substitutos de enchimento ventricular esquerdo, como pressão de ventrículo direito, pressão de artéria pulmonar e pressão de átrio esquerdo).
- Telemonitoramento invasivo por meio de dispositivos cardíacos implantáveis, tais como CDIs ou ressincronizadores.

EVIDÊNCIAS RECENTES

Suporte telefônico estruturado e telemonitoramento não invasivo

Ensaios clínicos de telemonitoramento não invasivo têm apresentado resultados conflitantes.

O estudo Tele-HF (2010) foi um ensaio clínico randomizado que comparou o telemonitoramento não invasivo, que consistia em suporte telefônico e avaliação de sintomas e peso (826 pacientes) *versus* cuidado usual (827 pacientes) em pacientes recentemente hospitalizados por IC. O estudo falhou em demonstrar benefício em redução de readmissão hospitalar por qualquer causa ou morte por qualquer causa em 180 dias. Na mesma linha, o estudo BEAT-HF (2016), um ensaio clínico randomizado multicêntrico, estudou 1.437 pacientes associando suporte telefônico estruturado ao telemonitoramento não invasivo (pressão arterial, frequência cardíaca, peso e sintomas) em pacientes recentemente hospitalizados por IC. Também não demonstrou diferença nas taxas de readmissão hospitalar em 180 dias. Entretanto, questiona-se a baixa taxa de adesão aos procedimentos do grupo intervenção (61,4% dos pacientes aderiram a mais de 50% das chamadas telefônicas e telemonitoramento em 30 dias no BEAT-HF, enquanto no Tele-HF 86% dos pacientes da intervenção usaram a ferramenta no mínimo uma vez, com 55% de adesão na semana final do estudo).

Por outro lado, o estudo TIM-HF2 (2018), um ensaio clínico randomizado multicêntrico, avaliou 1.571 pacientes CF NYHA II e III admitidos por IC nos últimos 12 meses, com FEVE abaixo de 45%, ou acima disso em uso de diuréticos. A intervenção incluía suporte telefônico estruturado, transmissão de múltiplos parâmetros para central 24/7 e educação ao paciente. Pacientes do grupo intervenção tiveram menor porcentagem de dias perdidos por hospitalização cardiovascular não planejada ou morte por qualquer causa (mas não houve redução de morte cardiovascular). Outro estudo recente, OSICAT (2020), um ensaio clínico randomizado multicêntrico, incluiu 937 pacientes com IC com hospitalização nos últimos 12 meses e com acesso à internet, dos quais 482 randomizados para o grupo de telemonitoramento. A intervenção consistia em medir peso corporal, avaliação de sintomas e educação, e o desfecho primário avaliava hospitalização não planejada ou mortalidade geral. Não houve diferença no desfecho primário, entretanto a avaliação ajustada de acordo com fatores de risco demonstrou redução de hospitalização não planejada por IC de 21%, chegando a 38% em pacientes socialmente isolados.

De maneira geral, as evidências são favoráveis ao uso do suporte telefônico e telemonitoramento não invasivo. Revisão sistemática ampla da Cochrane datada de 2015 incluiu 41 estudos, e demonstrou (com moderada evidência de qualidade) redução de mortalidade por todas as causas com o suporte telefônico estruturado (RR 0,87, IC 95% 0,77-0,98; n = 9.222) e de hospitalizações por IC (RR 0,85, IC 95% 0,77-0,93; n = 7.030). Quanto ao telemonitoramento, também se percebeu redução de mortalidade por todas as causas (RR 0,80, IC 95% 0,68-0,94; n = 3.740) e de hospitalizações relacionadas a IC (RR 0,71, IC 95% 0,60-0,83; n = 2.148).

Metanálise que avaliou 39 estudos randomizados controlados (comparando suporte telefônico e telemonitoramento não invasivo *versus* conduta usual) totalizou 11.758 pacientes e avaliou internação hospitalar por todas as causas, internação hospitalar por IC, mortalidade e período de permanência. A mortalidade geral (OR = 0,80, 95% IC 0,71 a 0,91, p < 0,001), hospitalização por IC (OR = 0,63, 95% IC 0,53 a 0,76, p < 0,001) e tempo de permanência hospitalar associado a IC (média = −0,37, 95% CI −0,72 a −0,02, p = 0,041) foram menores no grupo telemedicina.

Telemonitoramento invasivo por meio de dispositivos implantáveis

A monitorização da pressão de artéria pulmonar por aparelho específico tem sido, até o momento, o método de monitorização com evidências mais sólidas. Um sensor implantado via percutânea chamado CardioMEMS transmite os valores pressóricos para um servidor seguro. O estudo CHAMPION foi um ensaio clínico randomizado e multicêntrico no qual 550 pacientes em CF III NYHA e internação hospitalar prévia foram randomizados para grupo intervenção (tratamento guiado pelo dispositivo) e controle, com acompanhamento inicial de seis meses. O estudo demonstrou redução de 33% na taxa de internação por IC (*hazard ratio* [HR] 0,67 [95% CI 0,55–0,80]; p < 0,0001). Após abertura dos dados do grupo controle após os 6 meses iniciais, as taxas de internação por IC nesse grupo ao longo do acompanhamento médio de 13 meses caiu em 48% em comparação ao período da randomização. A taxa de complicação associada ao implante do dispositivo foi pequena (cerca de 2,8% de eventos adversos). Estudos de custo-efetividade foram feitos no Reino Unido e Estados Unidos, sugerindo perfil favorável ao uso do dispositivo.

Estudos adicionais como o GUIDE-HF estão em andamento a fim de trazer mais dados a respeito dessa intervenção. Outras pesquisas têm sido feitas, com aparelhos com diferentes características, mas até o momento sem nenhum estudo clínico randomizado controlado de grande porte. Dentre estes, citam-se aparelhos de monitorização invasiva de pressão de átrio esquerdo (o único ensaio clínico foi terminado precocemente por alta taxa de complicações associada a implante).

Telemonitoramento invasivo por meio de dispositivos cardíacos implantáveis

Quase todos os ensaios clínicos com dispositivos cardíacos implantáveis em um contexto anterior (SENSE-HF, DOT-HF, OptiLink HF) resultaram neutros, dessa forma, demonstrando o baixo valor preditivo da avaliação isolada da medida de impedância intratorácica (um marcador de piora do *status* volêmico e de eventual descompensação aguda). A monitorização de um único parâmetro de congestão foi substituída pela telemonitorização multiparâmetro, de modo a integrar vários parâmetros objetivos ao suporte telefônico estruturado e a avaliação de sintomas de IC. Tal abordagem obteve sucesso no estudo IN-TIME, no qual 664 pacientes foram randomizados para grupo controle e grupo intervenção (telemonitoramento multiparâmetro – avaliação de taquiarritmias atriais e ventriculares, baixa porcentagem de *pacing* biventricular, aumento na frequência de extrassístoles, redução da atividade do paciente e eletrograma intracardíaco anormal). Houve melhora do desfecho primário no grupo intervenção (redução do escore clínico composto de mortalidade geral, admissão hospitalar por IC, mudança de classe funcional e mudança na autoavaliação do paciente). Houve redução de 37% em um ano de acompanhamento no desfecho estudado; já a mortalidade geral no grupo telemonitoramento foi de 3,4% *versus* 8,7% (*log-rank* p=0,004; HR 0,36, 95% IC 0,17–0,74).

Abordagem semelhante foi vista no estudo TELECART, com redução de hospitalização nos pacientes monitorizados após implante de CDI-R.

Além dos dispositivos cardíacos implantáveis, os dispositivos de assistência ventricular de longa duração (LVADs) demandam otimizações que requerem recursos em saúde e geram inúmeros parâmetros potencialmente monitorizáveis. Dispositivos de assistência ventricular que atualmente permitem telemonitorização incluem o HeartAssist 5 LVAD e aVAD (ReliantHeart).

NOVAS TENDÊNCIAS

O uso dos "vestíveis" ou *wearables* está se tornando cada vez mais popular. A maioria já consegue com relativa fidedignidade medir movimento, frequência cardíaca, pressão arterial, detectar e monitorar arritmias, prover suporte a treinamento físico ou mesmo reabilitação. Variam desde pulseiras de atividade, pedômetros, passando por *smart watches* e chegando a adesivos ou mesmo vestes que monitoram impedância torácica e eletrocardiograma.

Apesar de poucos estudos avaliarem como melhor integrar o uso dessas ferramentas na prática clínica, seu uso poderia em tese ajudar na otimização do tratamento e tomada de decisão médica. Entretanto, empecilhos existem quanto à validade de dados e segurança, falta de evidência de impacto favorável, interoperabilidade e inércia clínica.

O estudo LINK-HF (2020) avaliou cem pacientes no intuito de predizer re-hospitalização por IC, utilizando uma combinação de monitorização multissensor com o uso de um adesivo, associado a análise de dados contínuos adquiridos do sensor por meio de *machine learning*. Dados derivados do sensor permitiam inferir frequência cardíaca, variabilidade de FC, densidade de arritmia, frequência respiratória, postura corporal, caminhada ou sono. A plataforma foi capaz de detectar precursores de hospitalização por exacerbação de IC com sensibilidade de 76 a 88% e especificidade de 85%. A média de tempo da readmissão desde o alerta inicial foi de 6,5 dias.

Outra ferramenta que tem sido aprimorada rapidamente é a inteligência artificial (IA). Estudos demonstram que ela pode ser aliada ao diagnóstico, avaliação prognóstica e melhor seleção de pacientes para determinada terapia em IC. Estudo recente demonstrou que uma ferramenta de suporte à decisão clínica com base em inteligência artificial foi capaz de auxiliar médicos no diagnóstico de IC, com uma concordância de diagnóstico de 98% entre a ferramenta e especialistas em IC, enquanto a concordância diagnóstica entre médicos não especialistas e especialistas em IC foi de 76%. Outros cenários de emprego da IA envolve seleção de melhores respondedores para terapia de ressincronização, bem como na distinção de variados fenótipos da doença, aproximando-se do conceito de medicina de precisão.

PERSPECTIVAS NO CONTEXTO BRASILEIRO

É inegável que os avanços inerentes da tecnologia, em consonância com a atualização da jurisprudência a respeito do tema, associada à alta demanda por serviços médicos especializados diante de uma distribuição desigual de médicos no território brasileiro, criam um terreno fértil para a expansão e sedimentação da telemedicina no contexto da insuficiência cardíaca.

A prática da telemedicina em IC está encorajada pelo próprio Ministério da Saúde em seus protocolos clínicos e diretrizes terapêuticas sobre insuficiência cardíaca. A literatura carece de estudos de boa qualidade metodológica sobre o impacto econômico, porém acredita-se que a ferramenta tem o potencial de reduzir custos associados à saúde. É imperativo que possamos agregar mais essa ferramenta no trato do paciente sem, entretanto, incorrer na fragmentação do cuidado ou prejuízo do relacionamento médico-paciente. As recomendações da Sociedade Brasileira de Cardiologia sobre telemonitoramento, *wearables*, inteligência artificial e *machine learning* na IC estão dispostas na Tabela 1.

TABELA 1 Recomendações da Sociedade Brasileira de Cardiologia sobre telemonitoramento, *wearables*, inteligência artificial e *machine learning* na insuficiência cardíaca

Recomendações	Classe	NE	Comentário	Tabela 2018
Uso de monitoramento e suporte a distância (telemonitoramento) para manejo de pacientes com insuficiência cardíaca crônica	IIa	A	NOVA: Existem metanálises mostrando diminuição na mortalidade e na internação por insuficiência cardíaca	Nova
Wearables como ferramentas auxiliares no manejo diagnóstico, terapêutico e de reabilitação em pacientes com insuficiência cardíaca crônica ou aguda	IIa	B	NOVA: Vários estudos observacionais mostram o benefício do uso de *wearables* em paciente com insuficiência cardíaca	Nova
Uso da inteligência artificial no diagnóstico, avaliação de prognóstico, ou seleção de pacientes com maior benefício para diversas terapias	IIb	B	NOVA: Estudos observacionais apontam para o benefício do uso de *machine learning* e inteligência artificial no diagnóstico e prognóstico da insuficiência cardíaca	Nova

IC: insuficiência cardíaca.
Fonte: Marcondes-Braga et al., 2021.

O QUE AS DIRETRIZES RECOMENDAM

- Lopes MAC, Oliveira GMM, Ribeiro ALP, Pinto FJ, Rey HCV, Zimerman LI, et al. Diretriz da Sociedade Brasileira de Cardiologia sobre Telemedicina na Cardiologia – 2019. Arq Bras Cardiol. 2019;113(5): 1006-56.
- Marcondes-Braga FG, Moura LAZ, Issa VS, Vieira JL, Rohde LE, Simões MV, et al. Atualização de Tópicos Emergentes da Diretriz de Insuficiência Cardíaca – 2021. Arq Bras Cardiol. 2021;116(6):1174-212.
- Comitê Coordenador da Diretriz de Insuficiência Cardíaca. Diretriz Brasileira de Insuficiência Cardíaca Crônica e Aguda. Arq Bras Cardiol. 2018;111(3):436-539.

LEITURA SUGERIDA

1. Abraham WT, Stevenson LW, Bourge RC, Lindenfeld JA, Bauman JG, Adamson PB, et al. Sustained efficacy of pulmonary artery pressure to guide adjustment of chronic heart failure therapy: complete follow-up results from the CHAMPION randomised trial. Lancet. 2016;387(10017):453-61.
2. Brasil. Ministério da Saúde. Protocolos clínicos e diretrizes terapêuticas sobre insuficiência cardíaca. Internet. Disponível em http://conitec.gov.br/images/Relatorios/Portaria/2020/20201211_Portaria_Conjunta_Diretrizes_Brasileiras_ICFER_setembro_2020.pdf. Acesso em: 01 Jul.2021.
3. Chaudhry SI, Mattera JA, Curtis JP, Spertus JA, Herrin J, Lin Z, et al. Telemonitoring in patients with heart failure. N Engl J Med. 2010;363:2301-9.
4. Choi DJ, Park JJ, Ali T, Lee S. Artificial intelligence for the diagnosis of heart failure. NPJ Digit Med. 2020;3:54. https://doi.org/10.1038/s41746-020-0261-3
5. Conselho Federal de Medicina. Disponível em https://portal.cfm.org.br/images/PDF/2020_oficio_telemedicina.pdf. Acesso em: 01 Jul.2021.
6. Conselho Federal de Medicina. Disponível em https://sistemas.cfm.org.br/normas/visualizar/resolucoes/BR/2002/1643. Acesso em: 01 Jul.2021.
7. Galinier M, Roubille F, Berdague P, Brierre G, Cantie P, Dary P, et al. Telemonitoring versus standard care in heart failure: a randomised multicentre trial. Eur J Heart Fail. 2020;10.1002/ejhf.1906.
8. Gensini GF, Alderighi C, Rasoini R, Mazzanti M, Casolo G. Value of telemonitoring and telemedicine in heart failure management. Cardiac Failure Review. 2017;3(2):116-21.
9. Hindricks G, Taborsky M, Glikson M, Heinrich U, Schumacher B, Katz A, et al. Implant-Based Multiparameter Telemonitoring of Patients with Heart Failure (IN-TIME): a randomised controlled trial. Lancet. 2014;384:583-90.
10. Inglis SC, Clark RA, Dierckx R, Prieto-Merino D, Cleland JG. Structured telephone support or non-invasive telemonitoring for patients with heart failure. Cochrane Database Syst Rev. 2015;(10):CD007228.
11. Koehler F, Koehler K, Deckwart O, Prescher S, Wegscheider K, Kirwan BA, et al. Efficacy of telemedical interventional management in patients with heart failure (TIM-HF2): a randomised, controlled, parallel-group, unmasked trial. Lancet. 2018;392(10152):1047-57.
12. Lin MH, Yuan WL, Huang TC, Zhang HF, Mai JT, Wang JF. Clinical effectiveness of telemedicine for chronic heart failure: a systematic review and meta-analysis. J Investig Med. 2017;65(5):899-911.
13. Mortazavi BJ, Downing NS, Bucholz EM, Dharmarajan K, Manhapra A, Li SX, et al. Analysis of machine learning techniques for heart failure readmissions. Circ Cardiovasc Qual Outcomes. 2016;9(6):629-40.
14. Ong MK, Romano PS, Edginton S, Aronow H, Auerbach AD, Black JT, et al. Effectiveness of remote patient monitoring after discharge of hospitalized patients with heart failure: The Better Effectiveness After Transition – Heart Failure (BEAT-HF) Randomized Clinical Trial. JAMA Int Med. 2016;176:310-8.
15. Planinc I, Milicic D, Cikes M. Telemonitoring in heart failure management. Cardiac Failure Review. 2020;6:e06.
16. Portal da Câmara dos Deputados. Disponível em https://www2.camara.leg.br/legin/fed/lei/2020/lei-13989-15-abril-2020-790055-publicacaooriginal-160405-pl.html. Acesso em: 02 Jul.2021.
17. Singhal A, Cowie MR. The role of wearables in heart failure. Curr Heart Fail Rep. 2020;17(4):125-32.
18. Stehlik J, Schmalfuss C, Bozkurt B, Nativi-Nicolau J, Wohlfahrt P, Wegerich S, et al. Continuous wearable monitoring analytics predict heart failure hospitalization. Circ Heart Fail. 2020;13:e006513.